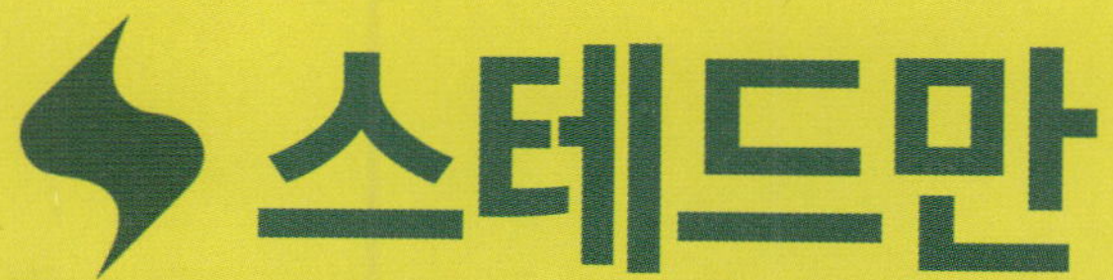

의학용어 2판

STEDMAN'S Medical Terminology

Judi L. Nath

백형환

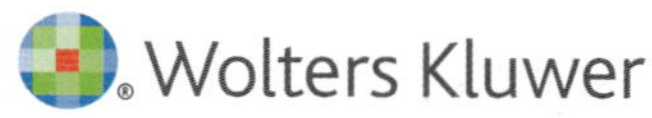

Philadelphia • Baltimore • New York • London
Buenos Aires • Hong Kong • Sydney • Tokyo

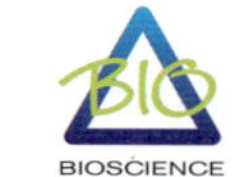

(주)바이오사이언스출판

이 도서의 국립중앙도서관 출판시 도서목록 (CIP)은 e-CIP 홈페이지
(http://www.nl.go.kr/cip.php)에서 이용하실 수 있습니다.
(CIP 제어번호: CIP2020030800)

스테드만 의학용어 2판

초판 인쇄: **2021년 1월 25일**
초판 발행: **2021년 1월 30일**

저　자: **Judi L. Nath**
역　자: **백 형 환**
발행인: 문 정 구
발행처: (주)바이오사이언스출판
본　사: **10860 경기도 파주시 탄현면 국화향길 10-56, 1동**
서울 사무소: **06569 서울특별시 서초구 도구로 115, 1층(방배동)**
전　화: (02)581-4057~8
팩　스: (02)581-4059
이메일: inquiry@biosciencepub.com
홈페이지: http://www.biobooks.co.kr
ISBN: 978-89-6824-107-9 93510

등록번호: 제22-3079호
값 38,000원

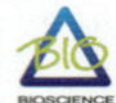
(주)바이오사이언스출판

■ 서 문

스테드만 의학용어(*Stedman's Medical Terminology*) 2판에 온 것을 환영한다! 수십 년의 교육과 저술 경험을 가진 전문가가 저술한 이 학습교재는 효과적인 전략을 사용하여 의학용어를 배울 기회를 제공한다. 이 교재와 보조자료는 의학용어를 처음 배우는 학생들에게 오늘날의 건강관리 체계에 대해 제대로 이해를 하는 데 필요한 다양한 단어성분과 의학용어를 소개하고 있다. 용어표와 풍부한 연습문제를 통하여 의학용어에 대한 완전한 이해를 학생들에게 제공하여, 이를 위한 교과 과정에 완벽한 교재이다. 또한 반복과 응용을 통해 의학용어를 배우고 싶은 독학 학습자에게도 적합하다. 스테드만 의학용어는 "실습형" 학습 접근 방식을 사용하며, 이 방식에 따라 관련 용어와 시각 자료에 일련의 연습문제가 바로 이어진다. 이 방식을 사용하면 배운 내용을 즉시 기억하고 적용할 수 있다. 이 방법으로부터 최대의 효과를 얻으려면, 용어와 이와 동시에 제공되는 시각 자료를 함께 공부한 다음에 용어표를 학습하고 최종적으로 각각의 단어성분 또는 의학용어가 확실하게 기억에 남을 때까지 연습문제를 풀어보아야 한다.

이 책의 구성

의학용어는 건강관리 체계에서 이루어지는 성공적인 의사소통의 핵심이며, 이 책의 16개 단원은 각각 의학용어를 유창하게 사용할 수 있도록 준비하는 데 중점을 두고 있다. 단원 1과 단원 2는 단어구조와 의학적인 단어가 어떻게 형성되는가를 설명함으로써 의학용어를 소개하고, 단원 3은 전신에 관한 일반적인 용어들을 설명한다. 단원 4부터 단원 15까지는 각각의 몸 계통을 다루고 있으며, 해부학과 생리학을 적절하게 적용하고, 나중에 각 단원에서 나오는 내용을 이해할 때 필요한 용어들을 포함한다. 각각의 단원은 전형적인 해부학 및 생리학 교과서에서 볼 수 있는 순서대로 학습자료를 다룬다. 이 책의 마지막 단원은 앞의 전체 단원에서 제시한 용어들로 구성되는 종양학과 암에 관한 용어로 끝난다. 부록은 단어성분과 그 의미, 약어, 그 밖의 필수 의료정보 등에 대해 빨리 참조할 수 있다.

이 책의 특징

건강관리 언어를 제대로 이해할 때 효과적인 도움이 되는 요소들을 통합하는 것에 의도적으로 주의를 기울였다. 스테드만 의학용어는 판에 박힌 단순한 암기를 넘어서 다음과 같은 특징으로 학습교재 접근방식을 강화했다.

- **용어의 논리적 분류.** 이 책 전체에서 용어들은 사용하기 쉽고 이해하기 쉽도록 명확하게 정의된 범주별 표로 분류되어 있다. 이러한 고유 범주에는 해부학과 생리학, 단어성분(연결형, 접두사, 접미사), 형용사와 그 밖의 관련 용어, 건강 상태, 검사실 검사와 시술, 외과처치와 치료시술, 투약과 약물요법, 전문분야와 전문가, 약어 등이 포함된다.

- **의미있는 단계별 연습문제.** 각 단원은 풀어보고 싶고 효율적인 다양한 연습문제를 포함하고 있어 모든 학습자에게 흥미를 끌 수 있다. 각각의 새로운 용어 무리를 접할 때, 이에 관한 연습문제는 5단계 학습을 통해 의미있는 방식으로 진행된다.

  SIMPLE RECALL 단순기억: 간단한 "용어 정의(term-and-definition)" 형태의 연습을 통해 기억에 몰입하는 것을 촉진한다.

  ADVANCED RECALL 상급기억: 비슷한 내용을 다른 방식으로 제시하는 것으로 단순기억 형태의 연습문제를 기반으로 한다.

  TERM CONSTRUCTION 용어 구성 및 해체: 의학용어 학습의 핵심 방법을 구상하고, 단어성분의 의미에 따라 용어를 구성하고 이해하는 방법을 연습할 수 있다.

  COMPREHENSION 이해: 이 단원에서 용어를 연결하고 더 깊이 이해할 것을 요구한다.

  APPLICATION 응용과 분석: "실제 세상"에서 용어가 사용되는 방법을 보여 주면서 또한 비판적 사고 기술을 마련함으로써 교실 밖에서의 삶을 준비할 수 있다.

  각 단원은 그 단원의 전체 용어를 포함하는 "복습"에서 완성된다. 삽화 학습활동, 발음 검토, 철자 연습문제 등이 유용한 연습문제를 마무리한다.

- **실제상황 적용.** 증례기반 연습문제, 증례연구, 실제 의무기록 등은 당신이 배우고 있는 실제 상황에 적용하는 내용과 연결될 수 있다. 의무기록 시나리오를 통해 당신은 "실제생활" 연결을 위한 건강관련 직업을 체험할 수 있다.
- **뛰어난 시각 자료.** 생생한 사진, 그림, 삽화 등은 핵심 개념을 생생하게 표현하고, 그림과 본문을 연결하며, 어려운 개념에 대한 이해를 더욱 넓힐 수 있다. 16쪽에 달하는 놀랄만한 스테드만 해부학도감(Stedman's Anatomy Atlas)은 각각의 몸 계통의 구조에 대한 포괄적인 참조 역할을 한다.
- **폭넓은 내용.** 스테드만 의학용어는 기존 학습자와 강사들이 요구사항을 수용하여, 각각의 몸 계통 단원 속에 약리학 용어를 포함한다. 또한 혈액과 면역은 이 중요한 2가지 주제를 포괄적으로 확립하기 위해 자체 단원(단원 9)에서 다루고, 종양학(단원 16)은 한 단원 전체에서 다룬다.
- **그 밖의 특징.** "학습팁(Study Tips)"과 "별도추가!(Extra! Extra!)". 본문 전체에 흩어져 있는 "별도추가!" 상자는 학습을 돕고 또한 주제와의 관련성을 보다 높이기 위한 추가 정보가 포함된다.

성공을 위한 경로:
"스테드만 의학용어"의 사용방법

스테드만 의학용어는 건강관리에 대한 언어를 배울 때 매력적이고 실제적인 방법을 제공한다. 이 책은 교과서적 접근 방식과 의미있는 연습문제 풀이를 통하여 건강관리 분야에서 성공적으로 의사소통하는 데 필요한 지식을 공급한다. 그 과정에서 제시된 자료를 탐색하고 이해하는 데 도움이 되는 특별한 기능과 도구를 만날 것이다. 아래 단락에서 각 단원을 최대한 활용하는 방법을 설명하고 있으므로 각자 전공에 맞는 건강관리 직업에서 사용하는 새로운 언어를 학습할 수 있다!

단원 테두리 이 단락은 단원의 내용에 대한 간결한 개요를 보여준다. 이 단락을 읽고 이 단원에서 다루는 내용을 이해한 다음, 이를 이정표로 활용하여 자료를 쉽게 확인하자.

학습 성과 이 단락은 각 단원의 기본 학습목표를 열거하고 이를 완료한 후 수행할 수 있는 결과를 보여준다. 학습할 내용을 알기 위해 완료해야 하는 학습과제를 식별하려면 각 단원을 시작하기 전에 이 내용을 검토하자. 단원 연습문제를 마쳤으면 학습 성과를 검토하여 숙달 수준을 평가해보자.

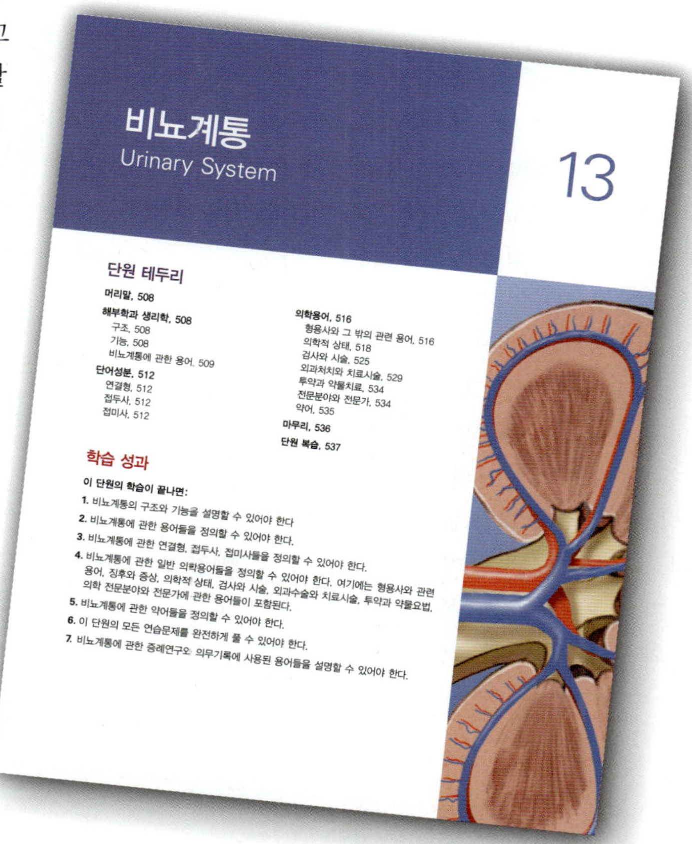

비뇨계통
Urinary System

13

단원 테두리

학습 성과

이 단원의 학습이 끝나면:

1. 비뇨계통의 구조와 기능을 설명할 수 있어야 한다
2. 비뇨계통에 관한 용어들을 정의할 수 있어야 한다.
3. 비뇨계통에 관한 연결형, 접두사, 접미사들을 정의할 수 있어야 한다.
4. 비뇨계통에 관한 일반 의학용어들을 정의할 수 있어야 한다. 여기에는 형용사와 관련 용어, 징후와 증상, 의학적 상태, 검사와 시술, 외과수술와 치료시술, 투약과 약물요법, 의학 전문분야와 전문가에 관한 용어들이 포함된다.
5. 비뇨계통에 관한 약어들을 정의할 수 있어야 한다.
6. 이 단원의 모든 연습문제를 완전하게 풀 수 있어야 한다.
7. 비뇨계통에 관한 증례연구와 의무기록에 사용된 용어들을 설명할 수 있어야 한다.

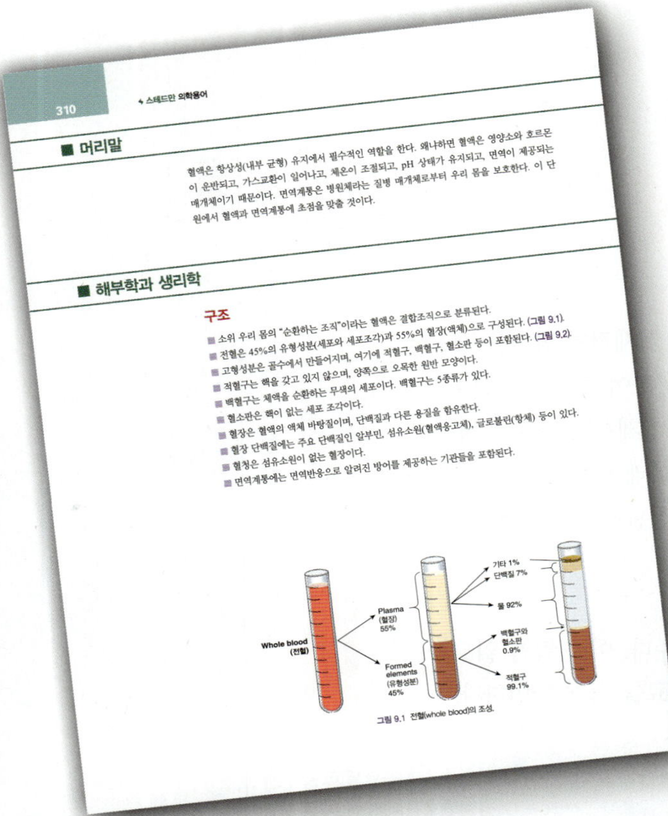

머리말 이 단락은 단원의 단계를 설정하고 앞으로 나올 내용에 대한 간략한 개요를 제공한다. 본질적으로 이것은 단원의 주요 내용을 시작하려 한다는 것을 나타낸다.

해부학과 생리학, 각각의 몸 계통의 첫 번째 단락은 해부학과 생리학으로, 각 단원의 의학용어를 학습하기 위한 문맥을 제공한다. 몸 계통의 주요 구조와 기능을 보여주는 본질적 사실과 색깔로 구별된 자세한 삽화가 포함되어 있다. 이전에 해부학과 생리학을 공부하지 않은 경우, 이 자료를 활용하여 특정 몸 계통에 익숙해지기 바란다. 이미 해부학과 생리학을 공부했다면 이 단락에서 핵심 개념을 다시 보충할 수 있다.

단어성분표 이 단락은 각 단원의 주제 또는 각 단원의 몸 계통에 관한 용어에 대한 연결형, 접두사, 접미사 등을 나열한다. 이 단어성분의 의미를 학습하면 의학용어를 만들고 어휘를 개발하는 데 도움이 된다. 익숙하지 않은 용어를 분해하여 그 의미를 알아내는 데 도움이 되도록 단어성분을 이해하자.

의학용어표 이 단락은 특정 몸 계통에 대해 알아야 할 용어를 제시한다. 이 용어들은 다양한 건강관리 환경에서 관련된 실용적이고 명확하게 정의된 범주로 구성된다. 용어표의 각 용어를 검토하면서 읽고, 발음을 연습하고, 그 의미를 공부하자. 나열된 동의어를 익혀 어휘와 이해의 범위를 확장해 보자. 관련 용어는 함께 묶어져 있으므로 특정 몸 구조와 쉽게 연결되는 것을 알 수 있다.

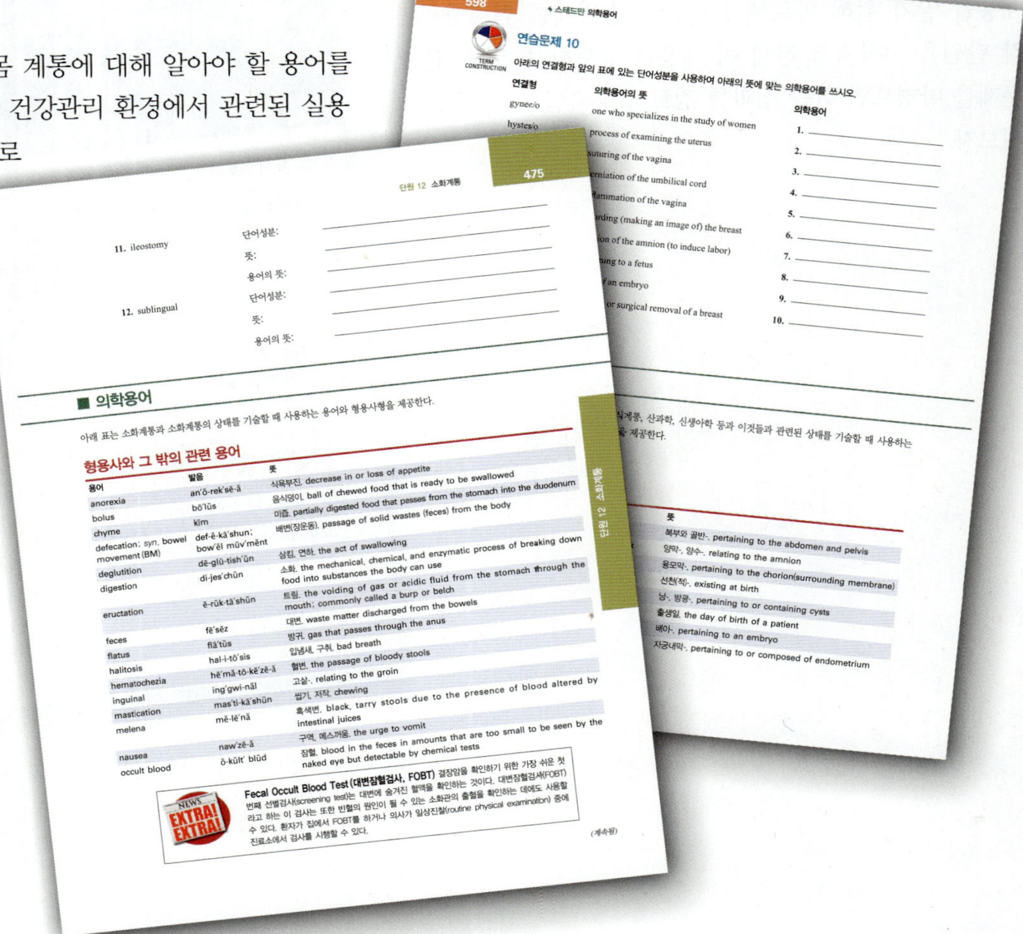

투약과 약물요법 이 단락은 각 단원에 통합되어 있으며, 그 단원의 주제 또는 몸 계통에 관련된 장애에 대한 일반적인 약리학적 개입을 반영한다. 이러한 상황을 이해하면 의학적 상태를 치료에 사용되는 약물에 연결하는 데 도움이 될 것이다.

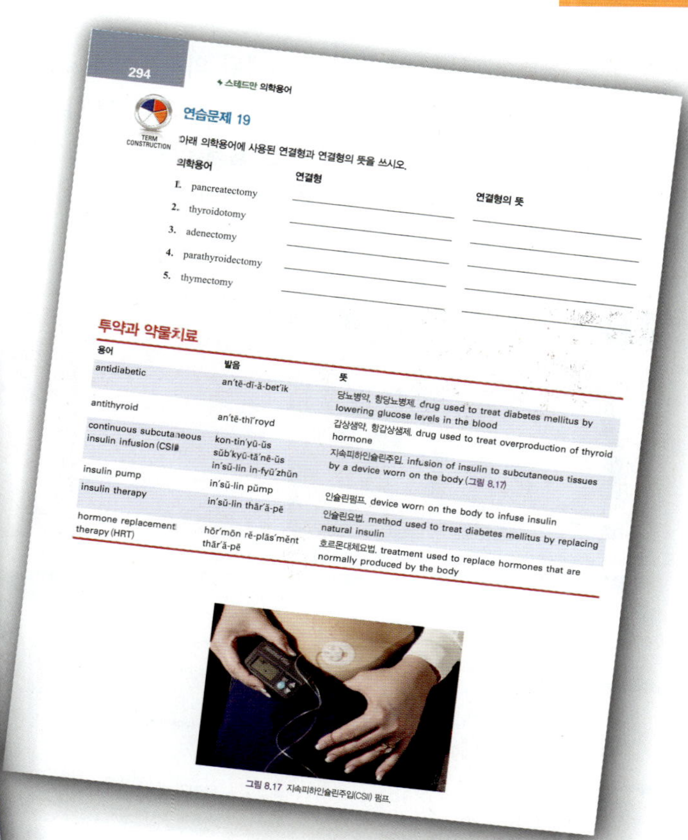

294 스테드만 의학용어

연습문제 19

TERM CONSTRUCTION

아래 의학용어에 사용된 연결형과 연결형의 뜻을 쓰시오.

의학용어	연결형	연결형의 뜻
1. pancreatectomy		
2. thyroidotomy		
3. adenectomy		
4. parathyroidectomy		
5. thymectomy		

투약과 약물치료

용어	발음	뜻
antidiabetic	an'tē-dī-ă-bet'ik	당뇨병약, 항당뇨병제, drug used to treat diabetes mellitus by lowering glucose levels in the blood
antithyroid	an'tē-thī'royd	갑상샘약, 항갑상샘제, drug used to treat overproduction of thyroid hormone
continuous subcutaneous insulin infusion (CSII)	kon-tin'yū-ŭs sŭb'kyū-tā'nē-ŭs in'sū-lin in-fyū'zhŭn	지속피하인슐린주입, infusion of insulin to subcutaneous tissues by a device worn on the body (그림 8.17)
insulin pump	in'sū-lin pŭmp	인슐린펌프, device worn on the body to infuse insulin
insulin therapy	in'sū-lin thār'ă-pē	인슐린요법, method used to treat diabetes mellitus by replacing natural insulin
hormone replacement therapy (HRT)	hōr'mōn rē-plās'mĕnt thār'ă-pē	호르몬대체요법, treatment used to replace hormones that are normally produced by the body

그림 8.17 지속피하인슐린주입(CSII) 펌프.

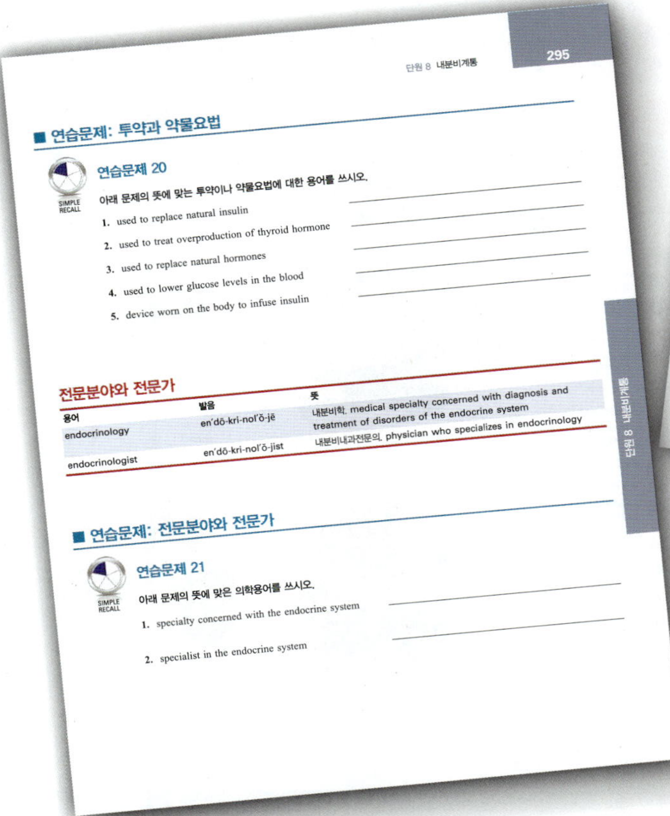
단원 8 내분비계통 295

■ 연습문제: 투약과 약물요법

연습문제 20

SIMPLE RECALL

아래 문제의 뜻에 맞는 투약이나 약물요법에 대한 용어를 쓰시오.

1. used to replace natural insulin
2. used to treat overproduction of thyroid hormone
3. used to replace natural hormones
4. used to lower glucose levels in the blood
5. device worn on the body to infuse insulin

전문분야와 전문가

용어	발음	뜻
endocrinology	en'dō-kri-nol'ŏ-jē	내분비학, medical specialty concerned with diagnosis and treatment of disorders of the endocrine system
endocrinologist	en'dō-kri-nol'ŏ-jist	내분비내과전문의, physician who specializes in endocrinology

■ 연습문제: 전문분야와 전문가

연습문제 21

SIMPLE RECALL

아래 문제의 뜻에 맞은 의학용어를 쓰시오.

1. specialty concerned with the endocrine system
2. specialist in the endocrine system

단원 8 내분비계통

연습문제 다양한 형태와 양식을 사용하는 연습문제 단락은 이 교재 전체에 걸쳐 각 단원 단락 뒤에 나타난다. 질문은 기본적인 기억에서 더 높은 수준의 비판적 사고를 수반하는 활동에 이르기까지 진행된다. 제시한 대로 각 연습문제를 완료해 나가면 습관이 되고 꾸준히 지식이 쌓이고 학습이 강화될 것이다. 다음 단락으로 계속 진행하기 전에 이해의 정도를 확인하시오.

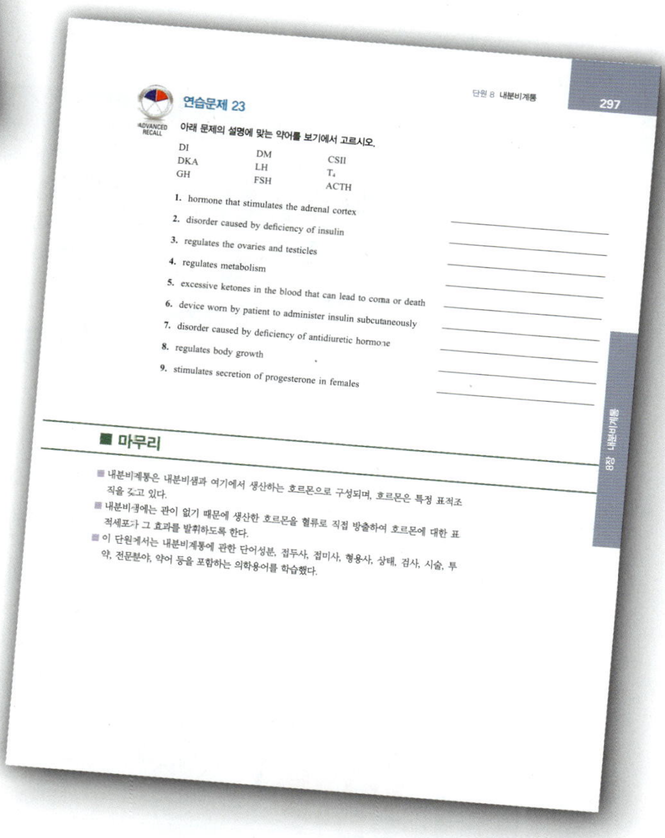

단원 8 내분비계통 297

연습문제 23

ADVANCED RECALL

아래 문제의 설명에 맞는 약어를 보기에서 고르시오.

DI DKA GH DM LH FSH CSII T_4 ACTH

1. hormone that stimulates the adrenal cortex
2. disorder caused by deficiency of insulin
3. regulates the ovaries and testicles
4. regulates metabolism
5. excessive ketones in the blood that can lead to coma or death
6. device worn by patient to administer insulin subcutaneously
7. disorder caused by deficiency of antidiuretic hormone
8. regulates body growth
9. stimulates secretion of progesterone in females

■ 마무리

- 내분비계통은 내분비샘과 여기에서 생산하는 호르몬으로 구성되며, 호르몬은 특정 표적조직을 갖고 있다.
- 내분비샘에는 관이 없기 때문에 생산한 호르몬을 혈류로 직접 방출하여 호르몬에 대한 표적세포가 그 효과를 발휘하도록 한다.
- 이 단원에서는 내분비계통에 관한 단어성분, 접두사, 접미사, 형용사, 상태, 검사, 시술, 투약, 전문분야, 약어 등을 포함하는 의학용어를 학습했다.

단원 8 내분비계통

마무리 마무리 단락은 각 단원의 끝 부분에 다달았다는 신호와 함께 몇 가지 중요한 개념을 나열하고 있다. 이것은 여러분이 이 단원의 내용을 완성했다는 것을 알 수 있도록 하는 길잡이이며, 이제 여러분은 최종 검토 질문과 실생활 연습에 대비해야 한다.

총천연색의 삽화와 사진 이 단락은 선택된 의학용어와 주요 개념에 대한 상세한 의견을 제공한다. X선, CT 스캔, MRI 스캔, 기타 진단검사 등의 영상은 추가적인 실제 상황의 예를 제공한다. 각 해부학 그림과 사진을 관련 용어와 함께 검토하고 시각적으로 연결해 나가면 기억과 이해에 도움이 될 것이다.

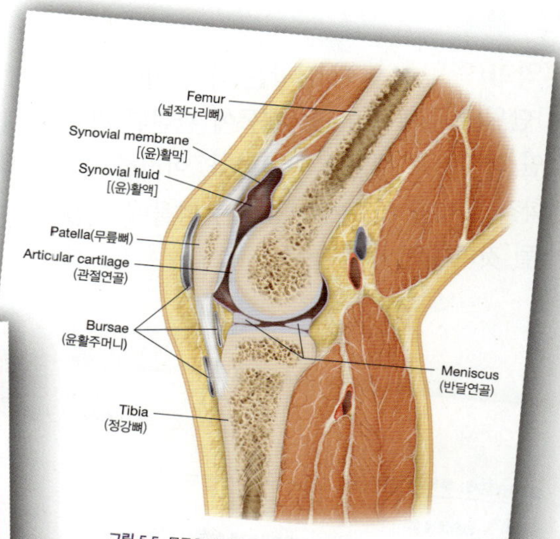

그림 5.5 무릎은 윤활관절(synovial joint)이다.

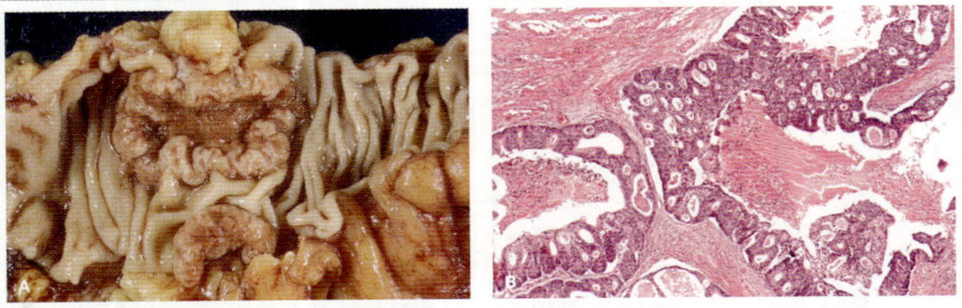

그림 16.4 결장의 샘암종(adenocarcinoma of colon). A. 잘라낸 결장의 겉모습. B. 현미경 사진.

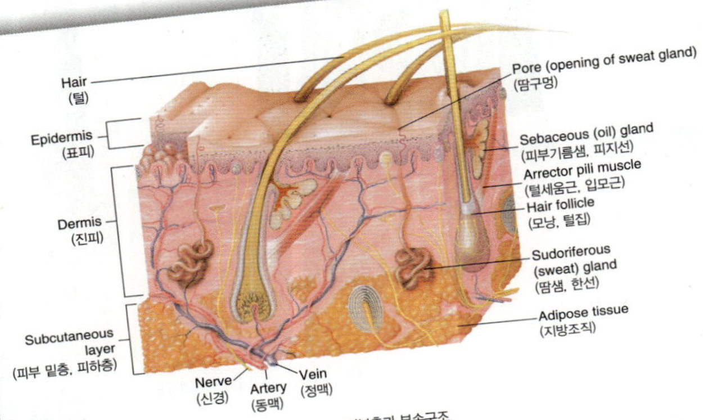

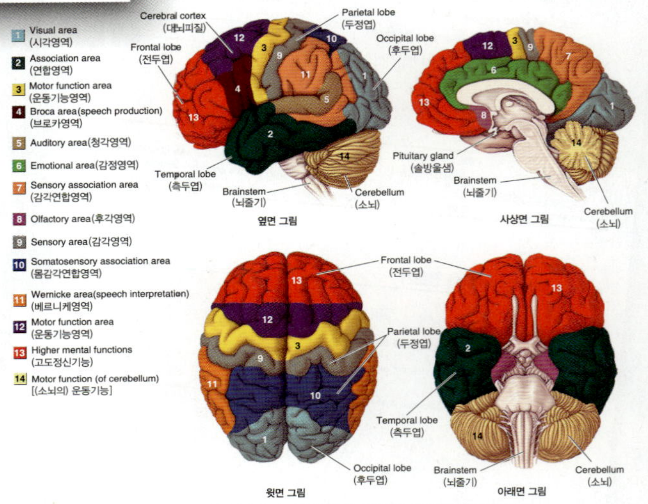

그림 6.2 여러 각도에서 바라보는 뇌 그림(다양한 기능을 담당하는 뇌의 특수영역을 보여준다).

그림 4.1 피부층과 부속구조.

Study Tip

모음, 벌림, 뒤침, 엎침: 모음과 벌림을 구별하려면 일반용어 abduct의 뜻이 'take away, 버리다'라는 것을 기억하시오. Adduction에는 'add, 모으다'라는 뜻이 들어 있다. 뒤침과 엎침의 차이점을 기억하려면 'soup' 그릇을 나를 때 손의 위치를 생각해 보시오. 즉 'soup'를 나르기 위해서는 손이 '*supinate*' 해야 하고, 이것의 반대말이 '*pronate*'인 것이다.

특별 단락 이 단락은 학습팁(Study Tip)과 별도추가(Extra! Extra!) 상자를 포함한다. 학습팁을 기억재생기로 사용하면 혼동이 일어날 가능성이 있는 용어에 대한 학습이나 철자법에 도움이 될 것이다. 별도추가 상자를 읽어보면 주요 개념에 관련된 주제에 대한 지식이 늘어날 것이다.

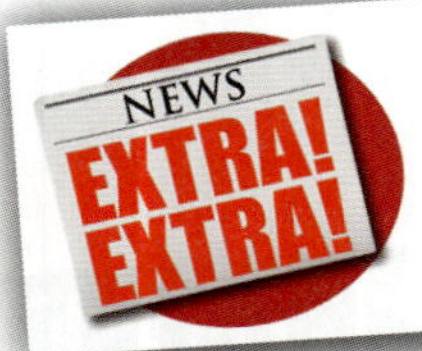

Cauda Equina(말총) cauda equina라는 이름은 '말의 꼬리'를 나타내는 라틴어이다. 척수 신경들이 다양한 단계에서 끝나고 척수 끝에서 가지를 친 모습이 말 꼬리의 모습을 나타내기 때문에 이 이름이 붙여졌다.

증례보고와 의무기록

이 단락은 건강관리 환경에서 흔히 접하는 임상보고의 표본을 제시한다. 이러한 실제 예들을 사용하여 용어를 문맥에서 확인하면 용어를 배우고 기억하는 데 도움이 될 것이다. 각 증례보고와 의무기록을 검토하여 임상 상황을 전반적으로 파악하시오. 새 용어를 해독하려고 중단하지 말고 새 용어에 밑줄을 긋고 계속 읽어 나가시오. 그 다음에 돌아가서 문맥의 단서들을 사용하면 생소한 새 용어의 뜻을 분석하는 데 도움이 될 것이다. 필요한 경우 의학사전을 사용할 수 있다.

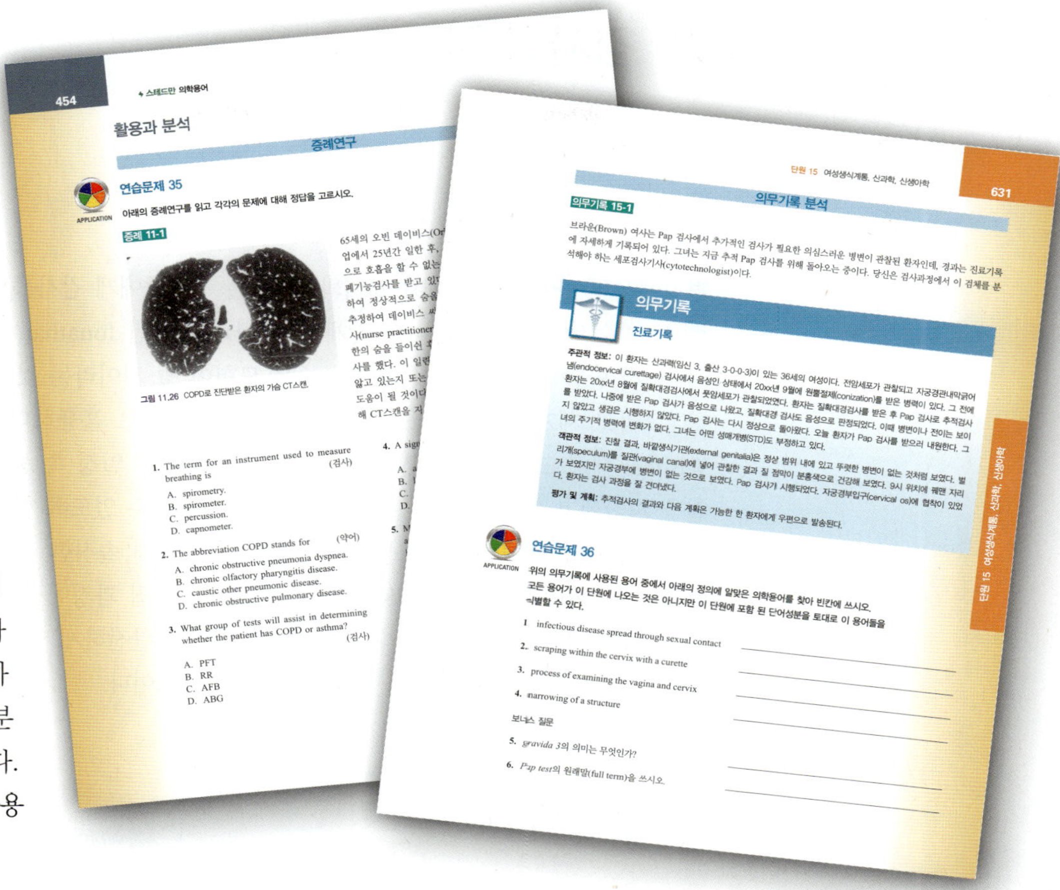

454 스테드만 의학용어

활용과 분석

증례연구

연습문제 35

아래의 증례연구를 읽고 각각의 문제에 대해 정답을 고르시오.

증례 11-1

그림 11.26 COPD로 진단받은 환자의 가슴 CT스캔.

1. The term for an instrument used to measure breathing is (검사)
   A. spirometry.
   B. spirometer.
   C. percussion.
   D. capnometer.
2. The abbreviation COPD stands for (약어)
   A. chronic obstructive pneumonia dyspnea.
   B. chronic olfactory pharyngitis disease.
   C. caustic other pneumonic disease.
   D. chronic obstructive pulmonary disease.
3. What group of tests will assist in determining whether the patient has COPD or asthma? (검사)
   A. PFT
   B. RR
   C. AFB
   D. ABG

단원 15 여성생식계통, 신과학, 신생아학 631

의무기록 분석

의무기록 15-1

브라운(Brown) 여사는 Pap 검사에서 추가적인 검사가 필요한 의심스러운 병변이 관찰된 환자인데, 경과는 진료기록에 자세하게 기록되어 있다. 그녀는 지금 추적 Pap 검사를 위해 돌아오는 중이다. 당신은 검사과정에서 이 검체를 분석해야 하는 세포검사기사(cytotechnologist)이다.

의무기록

진료기록

주관적 정보: 이 환자는 산과력(임신 3, 출산 3-0-0-3)이 있는 36세의 여성이다. 전임세포가 관찰되고 자궁경관내막긁어냄(endocervical curettage) 검사에서 음성인 상태에서 20xx년 8월에 질확대경검사에서 뚜렷한 병변이 관찰되었다. ... 20xx년 9월에 원뿔절제(conization)를 받은 병력이 있다. ...

객관적 정보: 진찰 결과, 바깥생식기관(external genitalia)은 정상 범위 내에 있고 뚜렷한 병변이 없는 것처럼 보였다. ...

평가 및 계획: 추적검사의 결과와 다음 계획은 가능한 한 환자에게 우편으로 발송된다.

연습문제 36

위의 의무기록에 사용된 용어 중에서 아래의 정의에 알맞은 의학용어를 찾아 빈칸에 쓰시오. 모든 용어가 이 단원에 나오는 것은 아니지만 이 단원에 포함 된 단어성분을 토대로 이 용어들을 구별할 수 있다.

1. infectious disease spread through sexual contact
2. scraping within the cervix with a curette
3. process of examining the vagina and cervix
4. narrowing of a structure

보너스 질문

5. *gravida 3*의 의미는 무엇인가?
6. *Pap test*의 원래말(full term)을 쓰시오.

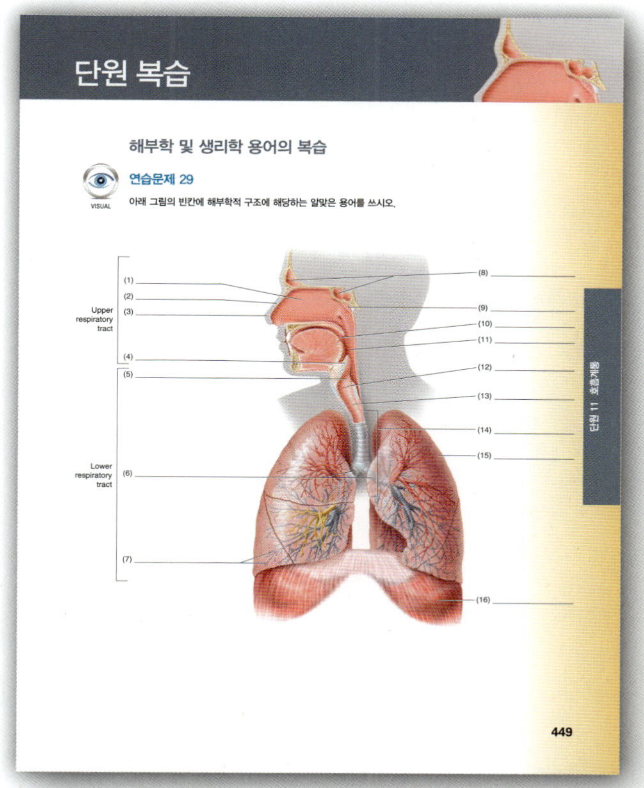

단원 복습

해부학 및 생리학 용어의 복습

연습문제 29

아래 그림의 빈칸에 해부학적 구조에 해당하는 알맞은 용어를 쓰시오.

449

단원 복습 이 단락에서 연습문제는 각 단원에 제시되었던 용어에 대해 학습한 지식을 측정한다. 용어들을 각 단원의 해부학에 연결하는 데 도움을 주는 삽화 문제도 포함되어 있으며, 발음 학습은 정확한 발음을 연습하는 데 도움을 준다. 자료들을 철저히 검토하여 모든 연습문제를 완료한 후, 정답을 확인하여 이해의 정도를 평가하자.

용어구조 이해하기

연습문제 31

아래 문제의 의학용어를 단어성분으로 나누고 그 성분들의 뜻을 쓰시오. 또한 의학용어의 뜻을 쓰시오. (참고: 이 문제는 다른 단원에서 배운 단어성분이 필요할 수도 있음).

예: laryngospasm — 단어성분: laryng/o, -spasm; 뜻: larynx, involuntary movement; 용어의 뜻: involuntary movement of the larynx

1. laryngeal — 단어성분: / 뜻: / 용어의 뜻:
2. rhinorrhea — 단어성분: / 뜻: / 용어의 뜻:

■ 감사의 글

편집에서 출판에 이르기까지 지켜봐 준 많은 사람들에게 감사를 드린다. 그 중에서도 처음으로 이 저술작업에 내가 흥미를 갖게 만든 나의 편집인 Jonathan Joyce에게 가장 먼저 감사드린다. 첫 만남 후에 나는 이 과정이 좋은 모험이 될 것이라는 것을 알았다. 끝없는 지원, 솔직함, 그리고 제2판의 결실을 맺는 그의 능력은 정말로 훌륭하다. 이 작업의 관리자인 Staci Wolfson에게 크게 감사의 말을 전한다. Staci는 바쁜 일정 속 중간에 합류했지만, 열정적으로 일을 시작했고 이 책에 대한 우리의 목표를 달성할 수 있도록 했다. 이 교재를 사용하는 학생, 강사, 사용자들에게 항상 감사를 드린다. 그들이 보낸 솔직한 검토와 도움이 될만한 제안들을 발판으로 2판이 만들어졌다. Kelsey Lindsley는 편집 과정에서 그녀의 기술과 세심한 주의를 보여주었으며, 이에 감사드린다. 이 일련의 일들을 완전하게 인지할 수 있도록 만드는 사람은 언제나 내가 하는 모든 일들을 지지하는 남편 Mike이다.

■ 감수자

Vanessa Austin, RMA, AHI(AMT), MEd
Program Director
Medical Assistant Program
National American University
Indianapolis, Indiana

Sarah Bolmarcich, PhD
Multi-Year Lecturer
School of International Letters and Cultures
Arizona State University
Tempe, Arizona

Kari Cook, MSRS
Assistant Professor
School of Allied Health
Northwestern State University
Alexandria, Louisiana

Stephanie Counts, PharmD, MEd
Associate Professor
Pharmacy Practice
Midwestern University-Glendale
Glendale, Arizona

Jamie Cuda, MS
Assistant Professor
Health & Life Sciences, Allied Health
Mohawk Valley Community College
Utica, New York

Steven Goldschmidt, DC
Instructor
Health care Management
Inver Hills Community College
Inver Grove Heights, Minnesota

Timothy Jones, MA
Adjunct Professor
Health Professions
Oklahoma City Community College
Oklahoma City, Oklahoma

Amie Mayhall, MBA, CCA
Lead Instructor
Medical Office
Olney Central College
Olney, Illinois

Pele Rich, PhD
Instructor Biology
North Hennepin Community College
Brooklyn Park, Minnesota

Kim Rumley, BSHSA, AASMA, RMA(AMT), PN
Program Coordinator
Medical Assisting
National American University
Independence, Missouri

Gina Stephens, BSN
Assistant Dean
Business Administrative Technologies
Georgia Northwestern Technical College
Rome, Georgia

Monica Taylor, MSN
Professor
Associate Degree Nursing
San Jacinto College
Pasadena, Texas

■ 역자 일러두기

이 책의 특징이나 참조할 사항은 저자의 '서문'과 '스테드만 의학용어의 사용방법'을 참고하기 바란다.

이 책을 번역하는 데 있어서 그 원칙을 요약하면 다음과 같다.

1. 주로 최근에 발간된 대한의사협회의 의학용어집 제6판(2020년 발행), 대한화학회, 대한생화학분자생물학회, 대한해부학회, 국립국어연구원 등의 인터넷 홈페이지에서 제공하는 용어나 술어를 참고하였다.
2. 일반 용어뿐만 아니라 학술용어도 되도록 한자어가 아닌 우리말을 사용하도록 노력하였다.
3. 화학물질과 고유의 인명이나 지명은 국립국어원의 외래어표기법을 기준으로 국적에 따라 소리나는 대로 표기함을 원칙으로 하였다. [예: Babinski sign → 바뱅스키징후(프랑스의사), Hashimoto thyroiditis → 하시모토갑상샘염(일본의사)]
   외래어표기법의 원칙과 다르지만 이미 굳어져 통용되고 있는 용어는 예외적으로 그대로 사용하였다.

   예: allergy → 알레르기, hormone → 호르몬, vitamin → 비타민
4. 우리말 용어를 표기할 때 사용한 기호는 다음과 같은 의미를 갖는다.
   / : 한 개의 영어용어에 해당하는 우리말 동의어가 여러 개일 때
   (예: 신장/콩팥, 손목굴증후군/수근관증후군)
   = : 두 개 이상의 영어용어가 동의어일 때
   [예: 근위축측삭경화증(=루게리그병), 콩다래끼(=마이봄낭)]
   ( ) : 괄호속 용어는 생략할 수 있을 때 [예: 양전자(방출)단층촬영, 심(장)혈관계통]

이상과 같은 원칙으로 번역에 충실하고자 노력하였으나 우리나라는 아직 전문용어의 번역에 있어서 완벽하게 통일이 이루어지지 않았기 때문에 이 시점에서 어쩔 수 없는 많은 오류가 있을 것이다. 이러한 문제점에 대한 것은 독자들의 양해를 바라며, 아주 작은 것이라도 잘못된 부분이나 다른 의견이 있으면 아낌없이 지적해 주기 바란다. 그러나 이 책의 번역에 따르는 모든 오류는 전적으로 역자에게 책임이 있음을 밝혀둔다.

백형환 (hhbaik@khu.ac.kr)
경희대학교 의과대학/의학전문대학원 생화학분자생물학교실
2021년 1월

■ 역자 소개

대표역자

백 형 환 경희대학교 의과대학/의학전문대학원 생화학분자생물학교실

편집위원

김 수 강 가톨릭관동대학교 임상병리학과

김 예 은 부산가톨릭대학교 병원경영학과

김 지 훈 가야대학교 작업치료학과

김 판 길 김해대학교 임상병리과

김 희 건양대학교 작업치료학과

류 장 근 동주대학교 보건의료행정과

박 세 진 남부대학교 물리치료학과(박사과정)

배 원 진 인제대학교 작업치료학과

안 희 정 나사렛대학교 응급구조학과

유 민 정 김해대학교 응급구조과

유 성 훈 남부대학교 물리치료학과

이 나 경 건양대학교 물리치료학과

이 동 섭 혜전대학교 임상병리과

임 재 길 가천대학교 물리치료학과

조 경 희 분당서울대학교병원

한 은 경 한국국제대학교 보건행정학과

허 서 윤 경복대학교 작업치료학과

(가나다 순)

■ 차 례

의학용어 입문
Introduction to Medical Terminology

1

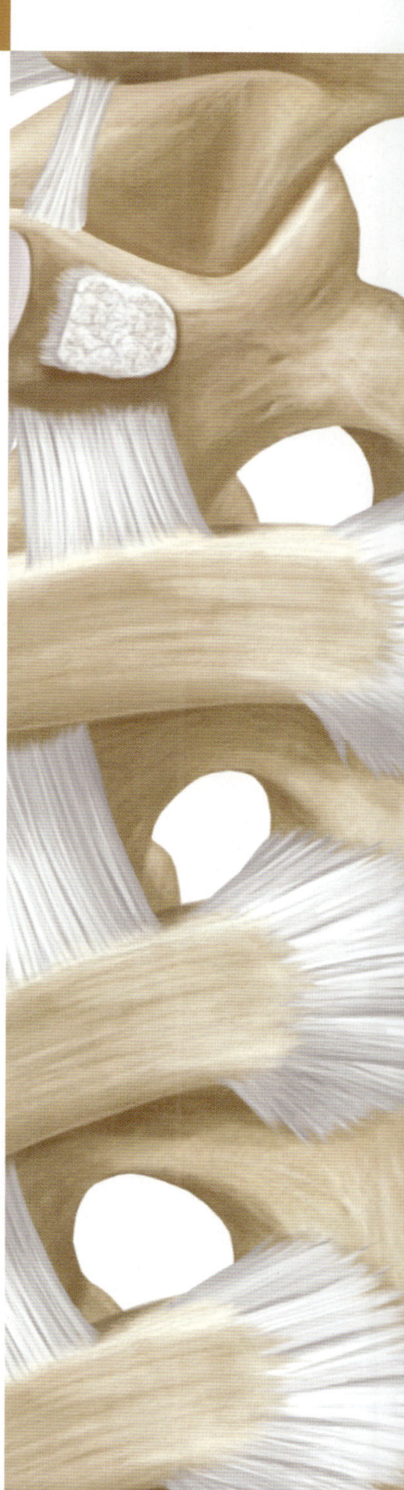

단원 테두리

학습 성과

이 단원의 공부가 끝나면:

1. 의학용어를 이해하는 것이 왜 중요한가를 설명할 수 있어야 한다.

2. 세 가지 기본 단어성분을 정의할 수 있어야 한다.

3. 단어성분을 모아 의학용어를 만드는 방법을 설명하고 예를 들 수 있어야 한다.

4. 단어성분을 분석하여 의학용어를 이해할 수 있어야 한다.

5. 의학용어에 연결모음과 복수형 어미를 붙이는 방법을 이해할 수 있어야 한다.

6. 발음기호를 사용하여 의학용어를 발음할 수 있어야 한다.

7. 이 단원 모든 연습문제를 완전하게 풀 수 있어야 한다.

머리말

모든 전문가 직업은 현장에서 일정량의 특수용어를 사용한다. 건강 관련 직업에서 일하는 사람들은 매일 의료분야에서 사용하는 의학용어를 읽고, 쓰고, 말하고, 이해하여야 한다. 의학용어를 이해하는 것 또한 몸을 배우는 길로 들어가는 통로이다. 의학용어를 배우면 단어(*words*) 이상의 뜻을 느끼게 되는데, 즉 건강과 질병 상태의 몸에 대한 기본 개념을 알게 된다.

왜 의학용어를 사용하는가? 왜 일상언어를 바로 사용하지 않는가? 예를 들어, *stomach ache*(위통)이라고 말하지 않고 *gastritis*(위염)이라고 하는가? 곧 알게 되겠지만 의학용어는 일상으로 사용하는 단어보다 훨씬 더 정확하다. 보통 stomach ache(위통)이라 하면 gastritis(위 염증)으로 생기는 통증을 말하는 것이지만, 이 일반용어는 위궤양, 궤양결장염, 복막염 등과 같은 다른 병에 의해 발생하는 증상을 가리키는 말이기도 하다. 이 의학용어들은 보건의료전문가에게는 전혀 다른 뜻으로 다가온다. 이것들은 일반적으로 완전한 의학적인 뜻을 나타내는 의학용어에 대한 글자 그대로의 단순한 "일반영어"식의 번역이 아니다. 올바른 용어를 익혀 의학적 상황을 완전하게 이해해야만 한다.

그러나 다행스럽게 의학용어는 처음에 느껴지는 것처럼 그렇게 어려운 것이 아니다(**그림 1.1**). 예를 들어, 위통증을 유발하는 질병에 대한 세 개의 의학용어의 어미에 모두 염증을 뜻하는 *-itis*가 붙어 있는 것을 알아차렸는가? 단어성분 *-itis*가 염증을 뜻한다는 것을 안다면 그 세 가지 용어의 뜻을 쉽게 이해하게 될 것이다. 사실 흔히 쓰는 많은 의학용어의 어미에 *-itis*가 붙기 때문에 한 단어의 어미를 알게 되면 한꺼번에 수십 개의 용어를 이해할 수 있다. 의학용어를 이해할 때 많은 단어성분을 기억해야 하겠지만, 의학용어가 흔한 단어성분으로 구성된다는 것을 배우고 나면 보다 빠르게 이해력이 늘 것이다. 이 책의 초점은 새로운 의학용어를 배우고 어휘력을 늘리는 데 도움을 주는 것이다.

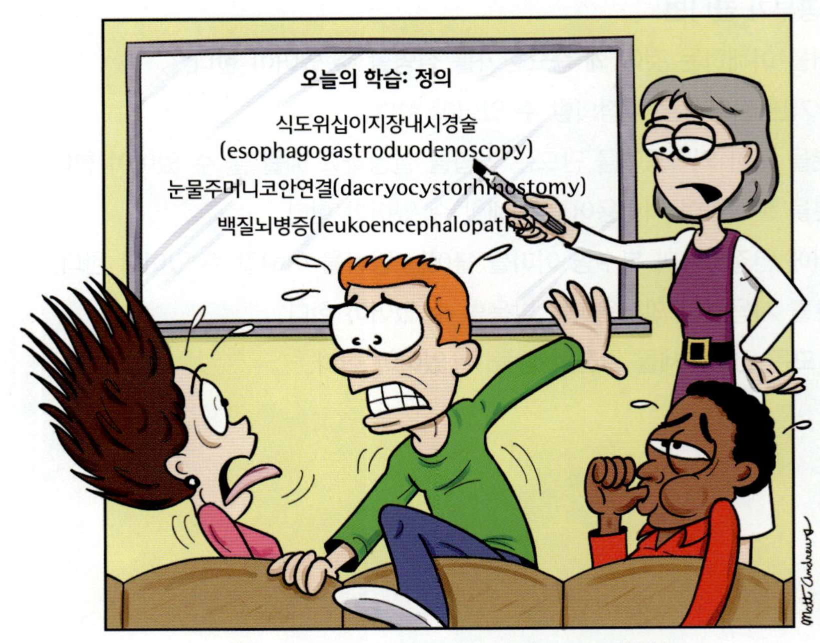

"'esophagogastroduodenoscopy'라는 용어의 정의를 내릴 사람 있습니까?"

그림 1.1

■ 의학용어(medical terminology)의 어원

기본 단어성분의 기원과 의학용어가 만들어지는 방식을 이해하면 의학용어 배우기가 더욱 쉬워진다. 옛날 초기의 의사들은 일반적으로 2000년 이상 과학과 교육 분야의 언어로 사용하고 있었던 그리스어와 라틴어로 쓰고, 말하고, 읽었다. 오늘날 보건의료분야에서 그리스어나 라틴어를 공부하는 사람은 거의 없지만 의학용어는 아직 이 언어들을 기초로 하고 있다.

대부분의 의학용어는 단어성분으로 구성된다. 대부분 고유의 그리스어나 라틴어를 배우지 않고 대신에 어근(*word root*)을 배울 것이다. 어근은 용어의 기본성분으로서 그리스어나 라틴어에서 유래한다. 예를 들어, 어근 *gastr*는 배나 위를 뜻하는 그리스어에서 온 것이다. 이 어근으로부터 만들어진 몇 가지의 의학용어의 예가 gastritis, gastrointestinal, gastroenteritis, gastroesophageal, gastrostomy 등이다(그림 1.2). 어근과 단어성분을 더 많이 알수록 많은 의학용어들을 쉽게 이해할 수 있다.

일부의 의학용어들은 단어성분으로 구성하지 않고 현대언어에서 유래하는 것도 있다. 이것은 새로운 의료기술이나 치료법을 개발하는 경우에 해당한다. 또한 처음으로 병의 원인을 밝혀내거나 치료법을 개발한 사람의 이름에서 유래할 수 있다. 이러한 용어를 **이름유래어**(eponym)라고 한다. 이름유래어의 예로서 *Kaposi sarcoma*(카포시육종, 헝가리 피부과 의사인 Moritz Kaposi가 1872에 처음으로 이 피부암에 대해 기술함)를 들 수 있다.

■ 단어성분(word parts)을 통해 용어 이해하기

이미 배운 것처럼 대부분의 의학용어는 다른 단어성분을 연결하여 구성한다. 기본 단어성분에는 어근, 접두사, 접미사가 있다. 이 단어성분에 관하여 이 단원에서 자세하게 다룰 것이다. 이 성분들을 모아 의학용어를 만들 때 그 용어의 뜻은 각각의 성분의 뜻에서 나올 것이다. 용어를 배운 다음, 예를 들어 stomach inflammation에 대해 처음으로 *gastritis*라는 용어를 만들어 낼 수 있다. *Gastr-*는 위를 뜻하고 *-itis*는 염증을 뜻하기 때문에 결국 gastritis는 위염을 뜻하는 것이 된다.

용어를 단어성분으로 분리하여 용어의 뜻을 이해할 수도 있다. *Gastrotomy*라는 용어를 처음 보았다고 하자. *Gastr*의 뜻이 위라는 것은 이미 알고 있다. *-tomy*가 '무엇을 자르다'라는 뜻이라는 것도 안다면 *gastrotomy*가 위를 자르다(절개)라는 뜻을 쉽게 연상할 수 있을 것이다.

*Crani*의 뜻이 skull(cranium, 머리뼈)이라고 알고 있다면 craniotomy가 무엇을 뜻하는가를 알 수 있겠는가? Craniotomy의 뜻이 머리뼈를 자르다(절개)라고 말한다면, 그것이 정답이다.

어근(word root)

어근이 의학용어의 핵심성분 또는 주성분이다. 대부분의 의학용어는 어근을 갖고 있다. 어근이란 접두사나 접미사가 없는 어간(word stem)이라고 생각하시오.

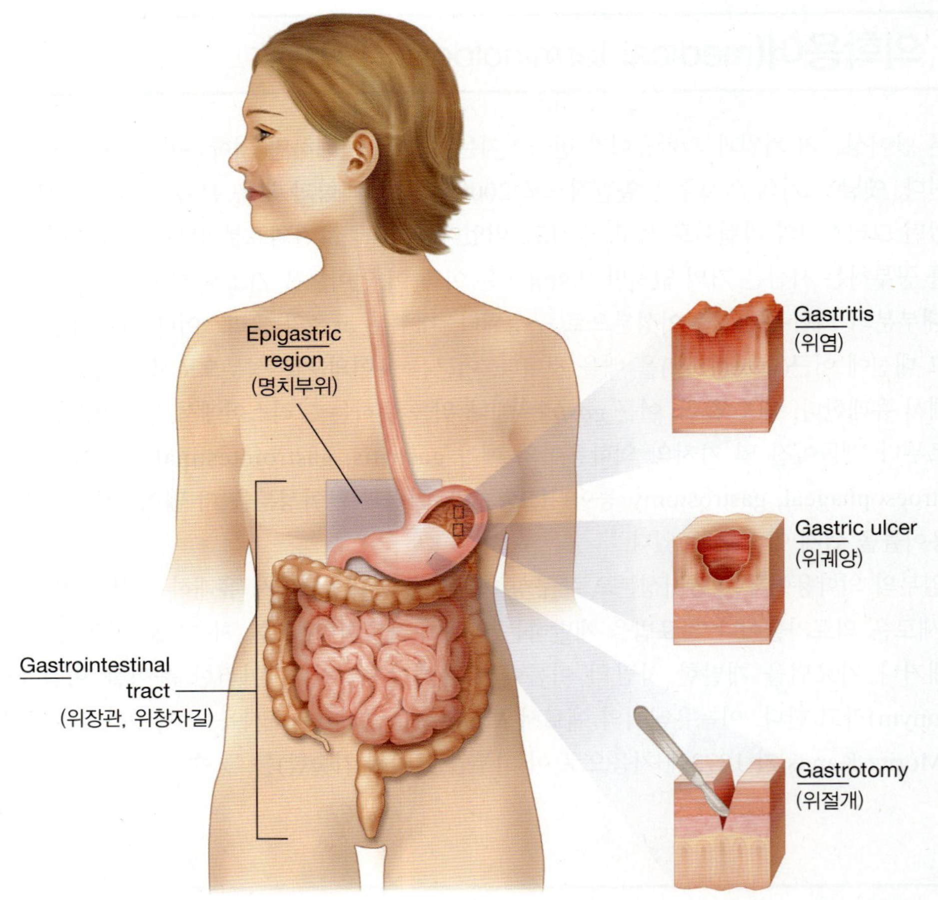

그림 1.2 하나의 어근으로부터 많은 의학용어가 만들어진다.

많은 경우에 어근의 뜻을 암기해야 한다. 매일 사용하는 일부의 단어들이 어근으로부터 유래된 것이 때문에 우리는 이미 많은 어근을 알고 있다. 때때로 같은 뜻을 갖는 두 개 이상의 어근들도 있다는 것도 기억하시오. 어근의 뜻을 알면 어근이 포함된 다른 단어들의 뜻을 이해할 수 있다**(그림 1.2)**. 아래의 흔히 사용하는 어근을 암기한 후에 아래의 연습문제를 풀어보시오.

어근	뜻
cardi	심장. heart
cerebr	뇌, brain, cerebrum
colo, colon	결장/잘록창자. colon (section of large intestine)
crani	머리뼈/두개골. cranium, skull
dermat	피부. skin
gastr	위. stomach
nephr	신장/콩팥. kidney
neuron	신경. nerve
ost	뼈/골. bone
pulmon	폐/허파. lung
ren	신장/콩팥. kidney
vas	관, 혈관. vessel

■ 연습문제: 어근

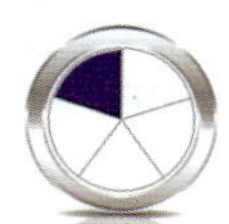
SIMPLE RECALL

연습문제 1

아래 문제의 어근의 뜻을 쓰시오.

1. ost ______________________

2. cardi ______________________

3. cerebr ______________________

4. pulmon ______________________

5. dermat ______________________

SIMPLE RECALL

연습문제 2

아래 용어의 뜻에 해당하는 어근을 쓰시오.

1. skull ______________________

2. heart ______________________

3. stomach ______________________

4. colon ______________________

5. kidney ______________________

접두사(prefix)

접두사는 어근 앞에 오는 단어성분이다. 많은 의학용어는 접두사로 구성된다. 일반적으로 접두사는 어근의 뜻을 조정하거나 제한함으로써 용어의 뜻이 추가된다.

이 책에서 하이픈(-)은 접두사, 접미사, 연결형을 나타낼 때 사용하여 의학용어를 만들 때 사용되는 단어성분의 위치를 가리킨다. 예를 들어 *hypo*-처럼 하이픈이 단어성분 뒤에 위치하면 접두사를 의미한다. *Hypo*-가 '아래'를 뜻하고 *gastric*이 '배'를 뜻한다면 *hypogastric*의 뜻은 무엇인가? Hypogastric의 뜻은 '아랫배'이다.

다른 예를 들어보자. 접두사 *post*-는 '-후, after'를 뜻한다. *Post*-는 *pre*-의 상대어이다. 그러므로 *postsurgical*이라는 용어의 뜻은 수술 후에 일어나는 무엇을 의미한다. 예를 들어, 수술후 투약(postsurgical medication)은 수술(operation) 후에 주어진다.

아래에 흔히 사용하는 접두사를 암기한 후에 아래의 연습문제를 풀어보시오.

접두사	뜻
a-, an-	무-, 부-. without, not
dys-	아픈, 어려운, 비정상의. painful, difficult, abnormal
inter-	사이. between, among
intra-	속, 내. inside, within
peri-	주위, 둘레. around, surrounding
poly-	많은. many, much
post-	뒤, 후. after, behind
pre-	앞, 전. before
sub-, infra-	아래, 밑에. below, beneath
supra-, super-	위. above

■ 연습문제: 접두사

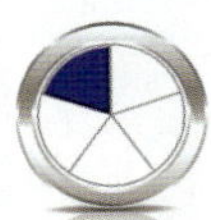

연습문제 3

아래 접두사의 뜻을 쓰시오.

1. dys- ______________________
2. intra- ______________________
3. peri- ______________________
4. post- ______________________
5. poly- ______________________

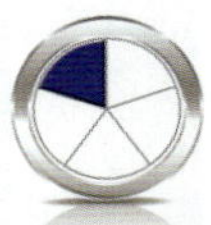

연습문제 4

아래 문제의 뜻에 맞는 접두사를 쓰시오.

1. before ______________________
2. between, among ______________________
3. without, not ______________________
4. above ______________________
5. below, beneath ______________________

접미사(suffix)

접두사처럼 **접미사**도 어근에 결합하지만 어근의 뒤에 결합한다. 하이픈은 단어성분 앞에 위치한다. 예를 들어, *-ac*은 단어성분이 접미사라는 것을 나타낸다. 접미사 *-ac*은 "~에 관한"을 뜻한다. 그러므로 *cardiac*은 단순히 "심장에 관한"이라는 뜻이다. 접미사 *-al*도 또한 "-에 관한"

이라는 뜻이면 *cranial*의 뜻은 무엇인가? Cranial은 "두개골에 관한"이라는 뜻이다.

많은 의학용어들이 접미사로 구성된다. 접미사는 어근의 뜻에(또한 접두사가 있다면 접두사의 뜻에) 접미사의 뜻이 더해지는 식으로 용어의 뜻에 기여한다.

아래의 흔히 사용하는 접두사를 암기한 후에 아래의 연습문제를 풀어보시오.

접미사	뜻
-ac, -al, -ary, -ic, -ous	-에 관한. pertaining to
-algia	통증. pain
-ectomy	절제. excision, surgical removal
-gram	기록. record, recording
-ism, -ia	-의 상태. condition of
-itis	염, 염증. inflammation
-ium	신체부위, 구조에 관한. pertaining to body region, structure
-logy	-학. study of
-oma	종양. tumor
-tomy	절개. incision

■ 연습문제: 접미사

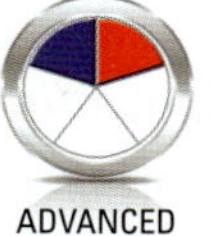

연습문제 5

아래 문제의 뜻에 맞는 접미사를 연결하시오.

-tomy	-ism	-oma	-ectomy	-al
-ium	-gram	-algia	-itis	-logy

1. incision ____________________
2. pertaining to body region, structure ____________________
3. record, recording ____________________
4. pertaining to ____________________
5. study of ____________________
6. pain ____________________
7. inflammation ____________________
8. surgical removal ____________________
9. condition of ____________________
10. tumor ____________________

어근에 결합하는 연결모음(combining vowel)

연결모음은 단어성분 사이에 사용된다. 연결모음은 어근, 접두사, 접미사와 다르게 자체의 뜻을 갖고 있지 않다. **연결모음**(combining vowel)은 어근에 결합하여 용어가 더 쉽게 발음되도록 도와주는 모음인데, o가 주로 사용되고, 그 밖에 i와 e도 사용된다. 연결모음은 자음으로 시작하는 접미사가 자음으로 끝나는 어근에 연결될 때 사용된다. 예를 들어, 어근 *dermat*(피부)에 접미사 *-logy*(-학)를 연결하면 "dermatlogy"가 되는데, 이것은 발음할 때 무엇인가 아주 이상하게 들릴 것이다. 발음을 쉽게 하기 위하여 연결모음 "o"를 사용하여 "dermatology"를 만들 수 있다. *Dermatlogy*와 *dermatology*의 발음을 비교해 보시오.

연결형(combining form)은 연결모음이 결합되어 있는 어근을 말한다. 이 책은 어근보다 연결형을 사용하기 때문에 연결형(어근 + 연결모음)을 배우기가 더 쉬울 수 있다. 예를 들어, 어근 *cardi*를 배우는 것보다 바로 연결형 *cardi/o*를 배우게 될 것이다. 연결형 *cardi/o.* 빗금(/)은 어근에 연결되는 여러 가지 단어성분에 따라 연결모음이 달라진다는 것을 나타낼 때 사용한다. 아래 용어에서 차이점을 주목하시오.

peri- + cardi/o + ium = pericardium(심장 주위의 조직) — "o"가 사용되지 않았다.
cardi/o + -logy = cardiology(심장학) — "o"가 사용되었다.

연결모음이 필요하지 않을 때 굳이 넣으려고 한다면 단어의 발음에 문제가 생길 것이다. 예를 들어, 용어 *pericardioum*처럼 연결모음을 사용하면 너무 많은 모음을 갖게 된다! 반대로 연결모음이 필요할 때 넣지 않는다면 이 또한 용어의 발음에 문제가 생길 것이다. 예를 들어, 연결모음이 없는 *cardilogy*라는 철자는 너무 적은 모음을 갖게 된다!

위에서 예를 든 *pericardium*의 구조에 주목할 부분이 있다. 이 단어의 연결형은 *cardi/o*이고, 접미사는 *–ium*이다. 단순히 이 두 단어성분을 연결하면 어근 뒤가 "i"이고 접미사 앞이 "i"이기 때문에 가운데에서 두 개의 "i"를 갖게 될 것이다. 결과적으로 "pericardiium"이 만들어지지만, 이것을 어떻게 발음할 것인가? 이와 같은 경우, 언어의 원칙은 상식적으로 발음하기 쉬운 쪽으로 정해진다. 이 경우의 원칙은 간단하다: 어근 뒤와 접미사 앞의 모음이 같을 때에는 두 번째 모음을 탈락시켜 중복을 방지한다.

다행스럽게 단어성분으로 용어를 구성할 때 철자를 어떻게 할 것인가에 대한 원칙은 단지 몇 가지밖에 없다. 다음 단원에서 이 원칙들을 다룰 것이다.

아래에서 흔히 사용하는 연결형의 철자를 기억하시오. 연결모음 앞에 위치한 빗금은 연결형이 단어성분과 결합할 때 사용되는 모음을 나타낸다는 것을 상기하시오.

연결형	뜻
cardi/o	심장. heart
cerebr/o	뇌, 대뇌. brain, cerebrum
col/o, colon/o	결장/잘록창자. colon(section of large intestine)
crani/o	머리뼈/두개골. cranium, skull
dermat/o	피부. skin
gastr/o	위. stomach
nephr/o, ren/o	신장/콩팥. kidney
neur/o	신경, 신경조직. nerve, nerve tissue
oste/o	뼈/골. bone
pulmon/o	폐/허파. lung

■ 연습문제: 연결형

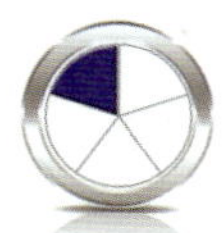

연습문제 6

아래 용어들의 뜻에 맞는 연결형을 쓰시오.

1. nerve, nerve tissue ______________________

2. stomach ______________________

3. kidney ______________________

4. heart ______________________

5. cranium, skull ______________________

6. bone ______________________

7. lung ______________________

8. brain, cerebrum ______________________

9. skin ______________________

10. colon ______________________

단어성분 연결하기

의학용어는 접두사에 연결된 연결형과 접미사로 구성된다. 용어가 만들어질 때 연결모음이 포함되는 원칙은 대부분 간단하다.

1. 연결형이 모음으로 시작하지 않는 접미사와 연결될 때 연결모음을 사용하시오.
nephr/o(신장) + -logy(-학) = nephr<u>o</u>logy(신장학)

2. 연결형이 모음으로 시작하는 접미사와 연결될 때 연결모음을 사용하지 마시오.
arthr/o(관절) + -itis(염증) = arthritis(no *o*)(관절염)

3. 접미사 앞의 모음이 연결형 뒤의 모음과 같을 때 모음을 중복시키지 마시오.
cardi/o + -itis = carditis(심장염)

4. 두 개의 연결형을 결합시킬 때 연결모음을 사용하시오.
my/o(근육) + cardi/o(심장) + -al = my*o*cardial(심장근육에 관한-)

이 원칙은 두 번째 연결형이 모음으로 시작하는 경우라도 지켜진다는 점에 유의하시오.
oste/o(뼈, 골) + arthr/o(관절) + -itis = osteoarthritis(골관절염)

이 원칙이 다소 흔들릴 특별한 경우가 있지만, 이 개별적인 예외들은 나중에 배우게 될 것이다. 이 원칙들은 발음을 쉽게 하기 위하여 용어의 철자를 어떻게 할 것인가에 달려 있기 때문에 이 책에서 예외를 볼 때마다 큰 소리로 말하는 습관을 들이시오. 용어의 발음에 따라 연결모음을 사용해야 할지 말아야 할지 머지않아 저절로 알게 될 것이다.

■ 연습문제: 단어성분 연결하기

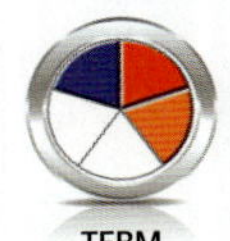
TERM CONSTRUCTION

연습문제 7

아래의 단어성분들을 사용하여 아래의 뜻에 맞는 의학용어를 쓰시오.

1. intra- + crani/o + -al = ________________ (pertaining to within the skull. 머리속)

2. sub- + pulmon/o + -ary = ________________ (pertaining to below the lungs. 허파밑)

3. cardi/o + -gram = ________________ (record of heart activity. 심전도)

4. oste/o + -algia = ________________ (pain in a bone. 뼈통증)

5. gastr/o + -tomy = ________________ (incision into the stomach. 위절개)

■ 복수형 어미

영어에서는 대개 명사의 끝에 -s나 -es를 붙이면 복수형이 된다. 예를 들어, *student*의 복수형은 *students*이다. 일부의 의학용어도 역시 -s나 -es를 붙여 복수형을 만들지만 많은 경우가 그렇지 않다. 이 용어들은 그리스어나 라틴어 어원과 관련 있는 특별한 끝을 갖고 있다. 예를 들어, 단수명사가 vertebra(척추)처럼 *a*로 끝나면, 복수형은 vertebrae처럼 *ae*로 끝난다.

아래 표는 의학용어에 흔한 특별한 복수형의 끝글자를 보여준다. 이 특별한 복수형은 이 끝글자들을 가진 모든 용어에 적용되는 것은 아니다. 예를 들어 sinus의 복수형은 sinuses이다. 대부분의 경우 이러한 용어들이 나올 때마다 그에 맞는 복수형을 배워야 한다.

의학용어 복수형을 만드는 원칙

단수형 끝글자	원칙	복수형 끝글자	예
a	-a 유지, -e 첨가	ae	vertebra → vertebrae (척추)
en	-en 탈락, -ina 첨가	ina	foramen → foramina (구멍)
ex	-ex 탈락, -ices 첨가	ices	pollex → polices (엄지손가락)
ion	-ion 탈락, -ia 첨가	ia	ganglion → ganglia (신경절)
is	-is 탈락, -es 첨가	es	ankylosis → ankyloses (관절강직) testis → testes (고환)
on	-on 탈락, -a 첨가	a	phenomenon → phenomena (현상) spermatozoon → spermatozoa (정자)
ix	-ix 탈락, -ices 첨가	ices	appendix → appendices (충수/막창자꼬리)
ium	-ium 탈락, -ia 첨가	ia	epithelium → epithelia (상피)
um	-um 탈락, -a 첨가	a	diverticulum → diverticula (곁주머니/게실) atrium → atria (심방)
us	-us 탈락, -i 첨가	i	nucleus → nuclei (핵) embolus → emboli (색전)
x	-x 탈락, -ges 첨가	ges	phalanx → phalanges (손발가락뼈)
y	-y 탈락, -ies 첨가	ies	biopsy → biopsies (생검)

■ 연습문제: 복수형 어미

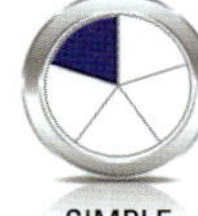

연습문제 8

SIMPLE RECALL

아래 문제의 단수형에 맞는 복수형을 쓰시오.

1. glomerulus (사구체, 토리) ______

2. varicosis (정맥류증) ______

3. ovum (난자) ______

4. larynx (후두) ______

5. ulcer (궤양) ______

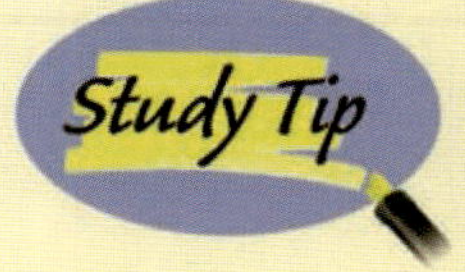

단어의 철자: 의료현장에서 의학용어 철자를 정확하게 사용하는 것은 아주 중요하다(그림 1.3). 예를 들어, 환자 기록에서 용어 철자를 잘못 기록하면 혼동을 주거나 다른 의료인들이 잘못 이해했을 때 위험한 상황까지 유발할 수 있다. 많은 용어들이 거의 비슷하게 보이거나 똑같게 들릴 수도 있다. 예를 들면, *ileum*(회장, 돌창자)과 *ilium*(엉덩뼈, 장골)은 철자가 비슷하게 보이고 발음도 비슷하지만, 이 두 용어는 아주 다른 몸 부위를 나타낸다. 그러므로 시간을 들여 정확한 철자를 배워야 한다. 이 단원의 철자 연습문제를 철저하게 풀어서 모든 연습문제의 용어들을 완전하게 쓸 수 있도록 한다.

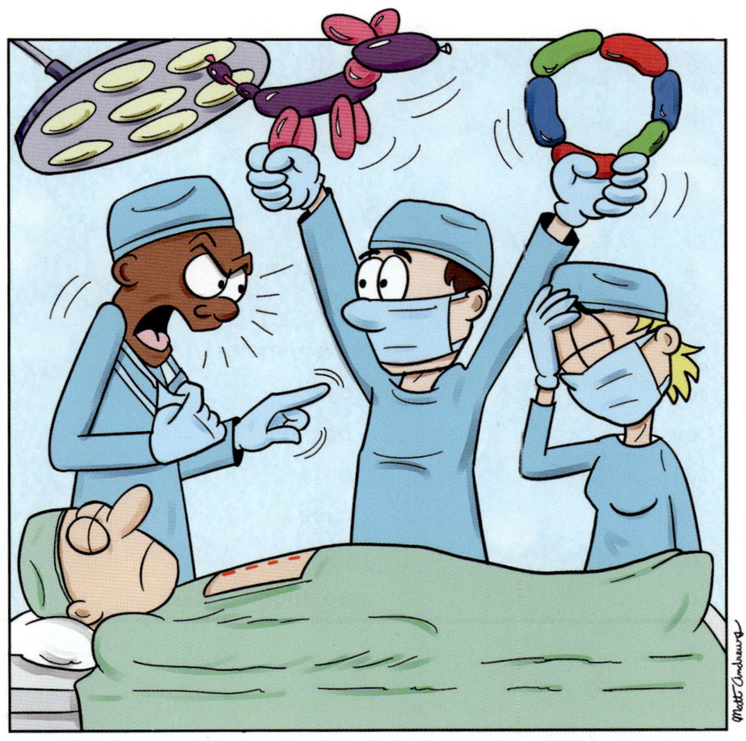

"젠킨스, 이 멍청아! 내가 balloon stunt(풍선묘기)가 아니고 balloon stent(풍선내관)라고 했잖아!"

그림 1.3

■ 발음표

이 책 전반에 걸쳐 의학용어에 발음을 달아 놓았다. 용어를 배울 때 동시에 발음도 배우는 것이 최선이다. 모든 용어를 큰 소리로 말하는 것이 그 뜻과 철자를 기억하는 데 도움을 줄 것이다.

발음은 알파벳 글자와 강하게 발음해야 하는 음절을 나타내는 강세표시(ʹ)로 표현한다. 아래에 어떻게 강세표시와 발음이 사용되는가에 대한 전형적인 예를 보여준다.

Nucleus(핵) nūʹklē-ŭs

강세표시에 익숙하지 않다면, 발음을 할 때 더 강하게 말하는 음절을 강세표시라고 생각하시오. Nucleus의 경우, 다음과 같이 발음한다: NU-cle-us. 따라서 다음과 같이 발음하지 않아야 한다: nu-cle-US.

아래 표의 기호는 발음할 때 사용되는 서로 다른 모음소리이다.

발음기호	기호와 같은 소리의 예
ā	day
a	mat, far
ă	about
ah	father
aw	raw, fall
ē	beet, here
e	bed
ĕ	system
ī	island
i	hip
ĭ	pencil
ō	go, form
o	got
ŏ	oven, motor
ow	cow
oy	boy, oil
ū	prune
yū	cube
u	put
ŭ	up, tough

아래 표의 기호는 발음할 때 사용되는 자음소리이다.

발음기호	기호와 같은 소리의 예
b	bad, tab
ch	child, itch
d	dog, good
f	fit, defect, phase
g	got, bag
h	hit, behold
j	jade, gender, rigid, edge
k	cut, tic
ks	extra, tax
kw	quick, aqua
l	law, kill
m	me, bum
n	no, run
ng	ring
p	pain, top
r	rot, tar
s	so, mess, center
sh	show, wish
t	ten, put
th	thin, with
v	vote, nerve
w	we, tow
y	yes
z	zero, disease, xiphoid
zh	vision, measure

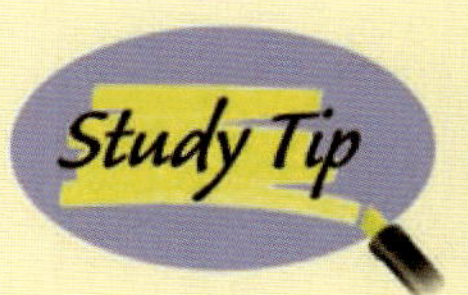

읽기, 쓰기, 말하기, 듣기: 감각(시각, 청각, 촉각)을 사용하는 것이 학습을 강화시키고 기억을 도와준다라는 사실이 과학자들에 의해 밝혀졌다. 이 책을 사용할 때 각각의 쪽에 있는 용어들를 그저 수동적으로 읽지 마시오.

다음 연습문제는 발음기호를 사용하는 연습용으로써 익숙하지 않은 단어를 발음하는 법을 배우게 된다.

■ 용어구조 이해하기

의학용어의 뜻이 용어를 구성하는 단어성분의 뜻에서 유래한다는 것을 기억하시오. 의학용어들을 따로따로 그대로 외우려는 것은 별로 의미가 없다. 각각의 성분들의 뜻을 배우고, 그 다음에 같은 성분을 사용하는 많은 용어들에 그 뜻을 적용하는 것이 훨씬 더 쉽다.

더 많은 뜻을 이해하기 위하여 단어성분을 분석하는 것은 처음으로 접하는 의학용어를 만나거나 사전이나 참고서적을 갖고 있지 않을 때에도 또한 유용하다. 각각의 단어성분의 뜻을 알고 있다면 꽤 자주 새로운 용어의 뜻도 연상할 수 있다.

예를 들어, 접미사 *-itis*가 염증이라는 것은 이미 알고 있다. 앞에서 보았던 단어 *diverticulum*은 기관(주로 큰창자) 안에 생기는 주머니 또는 낭(囊)이다. 이 용어의 연결형은 *diverticul/o*이다. 이와 같은 정보로부터 *diverticulitis*의 뜻에 대해 경험적 추측을 할 수 있겠는가?

Diverticulitis는 '곁주머니염'을 뜻한다.

단어성분으로 구성된 용어를 정의하기 위하여 아래 단계를 차례로 시행하시오.

1. 접미사의 뜻을 분석하시오.
2. 접두사의 뜻을 분석하시오.
3. 어근의 뜻을 분석하시오.

예를 들어:

intra- (-속) + *cerebr/o* (뇌) + *-al* (-에 관한)
2 3 1

따라서 intracerebral의 뜻은 "뇌내-"이다.

아래의 연습문제는 단어성분을 분석하여 용어를 이해할 때 그에 대한 연습이 될 것이다. 이 책의 각 단원들을 공부함으로써 단어성분을 더 많이 배우면, 그것이 자연스럽게 하나의 과정이라는 것을 알게 될 것이다.

■ 연습문제: 용어

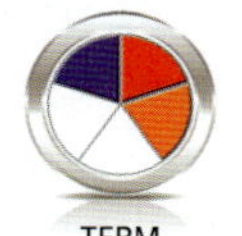

연습문제 9

예:

nephrectomy
단어성분: nephr/o, -ectomy
뜻: 신장 절제
용어의 뜻: 신장의 외과적 절제(신장절제)

1. arthritis
단어성분: ______
뜻: ______
용어의 뜻: ______

2. pulmonary
단어성분: ______
뜻: ______
용어의 뜻: ______

3. colonitis
단어성분: ______
뜻: ______
용어의 뜻: ______

4. osteal
단어성분: ______
뜻: ______
용어의 뜻: ______

5. cardiotomy
단어성분: ______
뜻: ______
용어의 뜻: ______

■ 용어 만들기

용어는 단어성분으로 나누고 그 뜻을 분석하여 이해할 수 있다. 단어성분을 조합하여 용어를 구성해 보는 것도 도움이 된다. 현실에서 의학용어들은 대부분 이미 존재하고 있지만 스스로 용어를 구성해 보는 것이 보다 효과적으로 배우는 데 도움이 된다.

예를 들어, 우리는 이미 *cardi/o*가 심장을 뜻하는 연결형이라고 알고 있다. 그래서 심장의 염증을 뜻하는 의학용어를 만든다고 하자. 이미 배운 내용으로부터 이 용어를 만들고 쓸 수 있어야만 한다.

____

당연히 답은 *carditis*이다. ("i"가 중복되지 않는다는 것을 기억하는가?) 의학 용어사전을 찾아보면 이것이 진짜 의학용어라는 것을 알 수 있다. 그 뜻이 심장의 염증(심장염)이라는 것을 찾게 되어도 놀라지 마시오.

아래 연습문제는 더 많이 용어를 만드는 연습이 될 것이다.

■ 연습문제: 용어 만들기

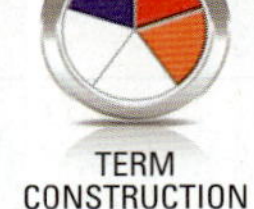

TERM CONSTRUCTION

연습문제 10

이 단원에 나온 단어성분을 사용하여 아래의 뜻을 나타내는 의학용어를 만들어 보시오. 그 다음 답이 맞는지 또는 철자가 맞는지를 의학용어사전을 찾아 확인하시오.

1. 피부의 염증 ____________________

2. 심장 주변의 영역에 관한~ ____________________

3. 신경을 연구하는 학문 ____________________

4. 뼈의 종양 ____________________

5. 신장에 관한~ ____________________

■ 마무리

- 아래의 의학용어는 기본 단어성분을 포함한다.

  어근: 단어의 중심성분(*crani*)

  접두사: 어근의 앞에 붙는 단어성분(*intra-*)

  접미사: 어근의 뒤에 붙는 단어성분(*-al*)

  intra- + crani + -al = intracranial

- 연결형은 연결모음이 결합한 어근으로서 어근에 접미사가 결합할 때 단어의 발음을 쉽게 해 준다.

  cardi/o (연결형) + -logy (접미사) = cardiology

- 의학용어를 이해하려면 먼저 단어성분을 분석하시오. 그리하면 대개 용어의 뜻을 단어성분의 뜻에서 유래한 것을 알 수 있다.
- 의학용어를 만들려면 어근, 접두사, 접미사의 정의를 사용하여 단어성분을 조합하시오.

단원 복습

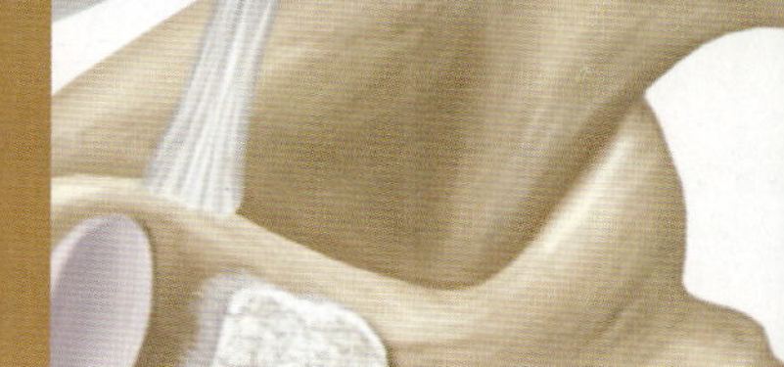

용어 복습

아래의 연습문제에서 이 단원에서 보지 못했던 몇 개의 의학용어를 접하게 될 것이다. 그럼에도 불구하고 단어성분에 기반을 둔 용어이기 때문에 답을 할 수 있어야 한다. 필요하면 앞에서 보여준 단어성분표의 뜻을 복습하시오.

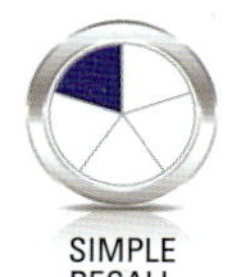
SIMPLE RECALL

연습문제 11

아래의 빈칸에 알맞은 용어를 써 넣어 문장을 완성하시오.

1. The cerebral cortex is a part of the brain. A subcortical tumor would therefore be located ____________________ the cortex.

2. A tumor that grows from bone tissue is called a(n) ______________________________________.

3. Given that the suffix *-scopy* means visual examination using an instrument, the term for such an examination of the colon is ____________________________.

4. A dermatologist is a specialist physician who treats ____________________________ disorders.

5. A gastric ulcer seems most likely to cause bleeding inside the ____________________________________.

6. An intervertebral disk is located _____________________ two vertebrae (bones of spine).

7. The term *cardiac* means pertaining to the ____________________.

8. A physician specializing in cardiopulmonary diseases might often require x-rays of a patient's heart and ____________________.

9. The prefix *an-* means __________________________.

10. A tumor in lymph tissue (combining form: *lymph/o*) is called a(n) ______________________________.

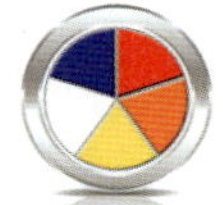
COMPREHENSION

연습문제 12

아래 문제들의 정답을 고르시오.

1. Which term refers to surgical removal of the stomach? (외과적 위절제)

A. gastrotomy
B. gastrostomy
C. gastrology
D. gastrectomy

2. Given that the combining form *my/o* means muscle, which of the following refers to muscle pain? (근육통)

A. myogram
B. myalgia
C. myocardium
D. myoma

3. The term renal means (뜻)
   A. pertaining to the kidney.
   B. pertaining to the skull.
   C. pertaining to the lung.
   D. pertaining to the skin.

4. A patient who is having difficulty breathing may have what kind of problem? (호흡곤란)
   A. cerebral
   B. gastric
   C. cardiac
   D. pulmonary

5. Referring to surgery, an intraoperative procedure is carried out (수술중)
   A. before the surgery begins.
   B. during the surgery.
   C. after the surgery.
   D. at any time.

6. Which of the following best defines the term *abacterial*? (무균)
   A. full of bacteria
   B. not pertaining to bacteria
   C. eaten by bacteria
   D. resulting from bacterial presence

7. The medical term *dysuria* is most likely to mean (배뇨통)
   A. painful urination.
   B. frequent urination.
   C. infrequent urination.
   D. normal urination.

8. The medical term *polyuria* is most likely to mean (다뇨)
   A. painful urination.
   B. frequent urination.
   C. infrequent urination.
   D. normal urination.

9. A patient with a cerebral hemorrhage is experiencing bleeding inside the (뇌출혈)
   A. kidney.
   B. lungs.
   C. brain.
   D. heart.

10. Even if you have never seen the term *angiogram* (an x-ray record of blood vessels), you can assume the combining form used to make this term is (혈관조영상)
    A. ang/i.
    B. angi/o.
    C. angiogr/a.
    D. angiogra/o

철자법

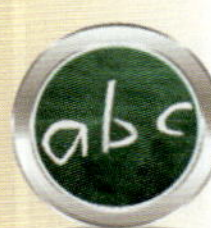

SPELLING

연습문제 13

아래의 문제에서 철자가 맞는 용어를 고르시오.

1.	cardioitis	cardiitis	carditis
2.	phenomena	phenomenons	phenomeni
3.	pericardial	perocardial	pericardiol
4.	gastroctomy	gastrectomy	gastroectomy
5.	nucleuses	nuclae	nuclei
6.	ostearthritis	osteoarthritis	ostarthriti
7.	cardigraphy	cardography	cardiography
8.	vertebrae	vertebraes	vertebriae
9.	dermatitis	dermatoitis	dermatotis
10.	cardipulmonary	cardiopulmonary	cardopulmonary

MEMO

접두사, 접미사, 약어
Prefixes, Suffixes, and Abbreviations

2

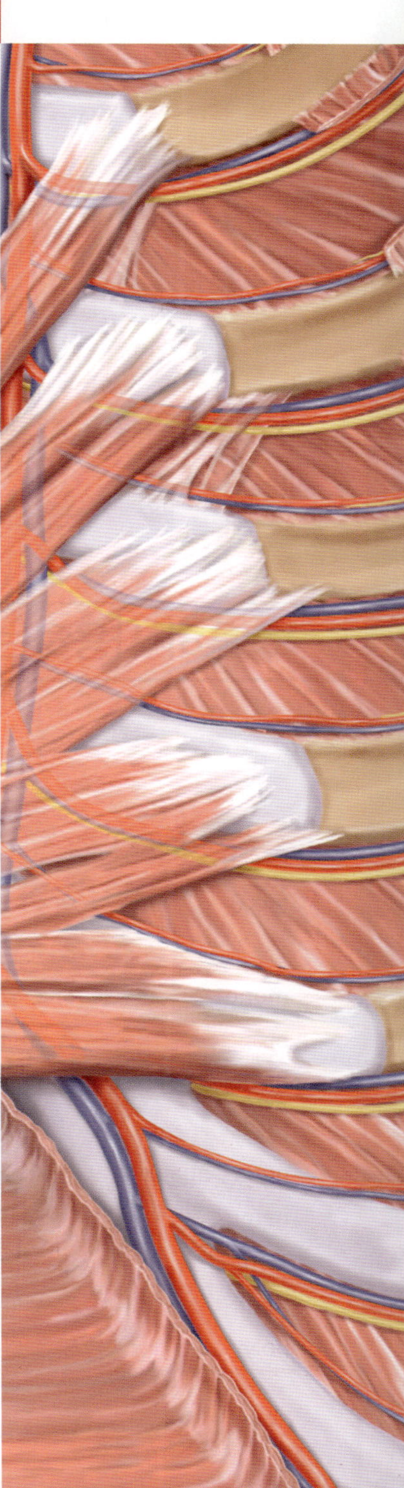

단원 테두리

학습 성과

이 단원의 학습이 끝나면:

1. 의학용어로 흔히 사용하는 접두사를 정의할 수 있어야 한다.

2. 의학용어로 흔히 사용하는 접미사를 정의할 수 있어야 한다.

3. 접두사와 접미사를 분석하여 의학용어를 이해할 수 있어야 한다.

4. 흔히 사용하는 접두사와 접미사로 이루어진 의학용어를 정확하게 쓰고 또한 발음할 수 있어야 한다.

5. 의료 분야에서 흔히 사용하는 약어를 이해할 수 있어야 한다.

6. 이 단원의 모든 연습문제를 완전하게 풀 수 있어야 한다.

머리말

단원 1에서 배운 것처럼 접두사와 접미사는 많은 의학용어에 사용되는 기본 단어성분이다(그림 2.1). 이 단원에는 가장 흔히 사용하는 접두사와 접미사가 포함된다. 이들을 배우면 이후의 단원에서 몸 계통에 관한 의학용어를 공부하는 길이 열릴 것이다.

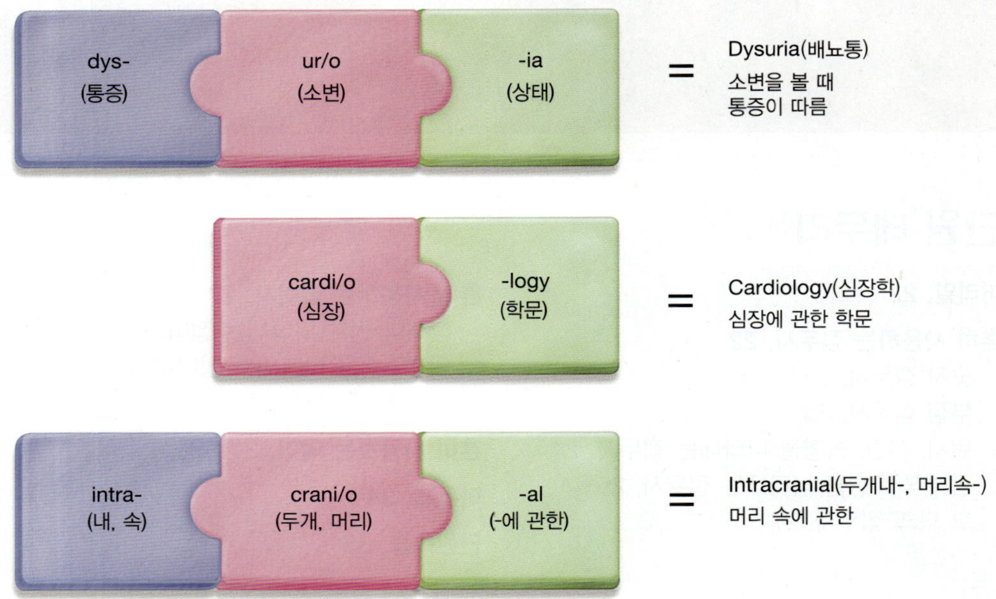

그림 2.1 단어성분은 의학용어를 만들 때 조각그림 맞추기의 조각처럼 서로 딱 맞는다.

흔히 사용하는 접두사

접두사는 어근이나 어근이 결합하는 연결형의 뜻을 변형시킨다. 접두사는 아래 표에서 보이는 것처럼 숫자, 비슷한 뜻, 반대의 뜻에 바탕을 둔 무리로 이해할 수 있다.

숫자 접두사

접두사	뜻	예
uni-	하나, 일. one	unilateral (한쪽-. 편측-. relating to one side of the body)
mono-	하나, 일. one	mononeural (단일신경-. supplied by one nerve)
bi-	둘, 이. two	bilateral (양쪽-, 양측-. relating to two sides)
di-	둘. two	diarthric (두관절-. relating to two joints)
tri-	셋, 삼. three	trimester (석달, 삼분기. three months; one-third the length of pregnancy)
quad-, quadri-	반. four	quadruplets (네쌍둥이. four infants born together)
hemi-	반. half	hemiplegia [반신(완전)마비. paralysis of one side of the body]
semi-	반, 부분. half, partly	semirecumbent [반누운(자세)-. position of half sitting up in bed]
multi-	많은, 다-. many	multicellular (다세포-. composed of many cells)
poly-	많은, 다-. many, much	polyarteritis (다(발)동맥염. inflammation of several arteries]

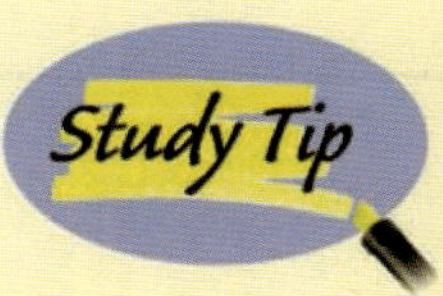

같은 뜻을 가진 접두사: 여러 접두사가 같은 뜻을 갖고 있지만 그들은 주어진 어근에서 서로 바꿔서 사용하지 않는다. 예를 들어, *bi*-와 *di*-는 둘 다 '둘'이라는 뜻이지만, '양쪽'을 표현하기 위해 *lateral*라는 단어에 붙는 접두사로 di-를 사용하지는 않는다. 바른 용어는 *bilateral*이다. 불행하게도 같은 뜻을 가진 접두사의 사용에 대한 규칙은 없다. 그러나 각 단원에서 실제로 의학용어가 나올 때마다 각 단어가 어떤 접두사와 함께 쓰이는지 배우게 될 것이다.

■ 연습문제: 숫자 접두사

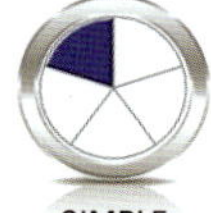
SIMPLE RECALL

연습문제 1

아래 문제의 뜻에 맞는 접두사를 쓰시오.

1. one: ________________ or ________________
2. two: ________________ or ________________
3. three: ________________
4. four: ________________ or ________________
5. many: ________________ or ________________

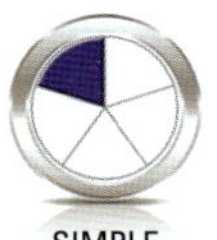
SIMPLE RECALL

연습문제 2

아래 접두사의 뜻을 쓰시오.

1. semi- ________________
2. hemi- ________________
3. poly- ________________
4. uni- ________________
5. quadr- ________________

부정 접두사

접두사	뜻	예
a-, an-	무-, (없음), without, not	afebrile (열 없는, without fever), anaerobic (무산소의, without oxygen)
anti-, contra-	항-, (반대), against	antibacterial (항균-, active against bacteria) contraception (피임, prevention of conception or pregnancy)
de-	탈-, (제거), away from, cessation, without	deaminase (아미노기제거효소, enzyme that takes away an amino group from a compound)
dis-	(분리), separate	disarticulate (관절을 분리하다, separate bones at the joint)
im-, in-, non-	(부정), not	impotent (성교불능, not able to perform sexual intercourse), incompetent (부전, 무능, not capable), noninfectious (비감염-, 비전염-, not able to spread disease)

■ 연습문제: 부정 접두사

SIMPLE RECALL

연습문제 3

아래 접두사의 뜻을 쓰시오.

1. contra- ________________

2. im- ________________

3. de- ________________

4. an- ________________

5. dis- ________________

위치, 시간, 방향을 나타내는 접두사

접두사	뜻	예
ab-	멀리. away from	abduct (벌리다. move a limb away from the body's midline)
ad-	가까이. to, toward	adduct (모으다. move a limb toward the body's midline)
ect-, ecto-	바깥, 외-. outer, outside	ectoderm (외배엽. outer layer of cells in the embryo)
en-, end-, endo-	속, 안, 내-. in, within	endemic (풍토병-, 지방유행병-. present within a region or group) endocardium (심내막/심장속막. innermost layer of the heart)
ex-, exo-	밖으로. out of, away from	exhale (숨을 내쉬다. to breathe out) exoenzyme (세포바깥효소. enzyme that functions outside the cell)
infra-	아래. below, beneath	infrasplenic (비장하-, 지라아래. below the spleen)
inter-	사이. between	intercostal (갈비사이-/늑간-. between the ribs)
intra-	안, 속, 내. within	intra-articular (관절내-. within the cavity of a joint)
per-	통한, 경유. through	percutaneous (피부경유-/경피-. passage of a substance through unbroken skin)
peri-	둘레. around, surrounding	pericarditis (심장막염. inflammation of the membrane around the heart)
post-	뒤, 후. after, behind	postmortem (사후-. occurring after death)
pre-	앞, 전. before (in time or space)	precancerous (전암-/풋암-. lesion that has not yet become cancerous)
sub-	아래, 밑, 하. below, beneath	subcutaneous (피부밑-/피부하-. beneath the skin)
super-, supra-	위, 상. above	superinfection (중복감염. 균교대감염.) suprarenal (부신-, 신장위-. above the kidney)
sym-, syn-	함께, 결합. together, with	symphysis (결합. type of joint where bones come together) synapse (연접/시냅스. where one nerve cell meets another)
trans-	통과. across, through	transection (가로절단/횡단. cutting across)

■ 연습문제: 위치, 시간, 방향을 나타내는 접두사

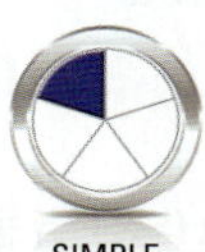

SIMPLE RECALL

연습문제 4

아래 문제의 뜻에 맞는 접두사를 쓰시오.

1. between ________________

2. after, behind ______________________________

3. through ______________ or ______________

4. above ______________ or ______________

5. within ______________ or ______________

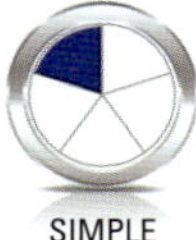

연습문제 5

아래 접두사의 뜻을 쓰시오.

1. ecto- ______________________________
2. ab- ______________________________
3. pre- ______________________________
4. sub- ______________________________
5. syn- ______________________________

상대적 특성을 나타내는 접두사

많은 접두사는 어떤 것에 상대적인 특성을 나타낸다. '상대적인'이란 말은 어떤 것과 관계가 있거나 그것에 비교될 수 있다는 것을 의미한다. 앞의 범주에 들어가는 몇 가지의 접두사를 이미 보았다. 시간이 포함된 접두사 (이전에 있었던 접두사) 또는 공간이 포함된 접두사 (그 아래에 위치) 등이 그 예가 된다.

종종 이 접두사들은 정상적인 상황과 비교된 어떤 것의 질이나 특성을 나타낸다(**그림 2.2**).

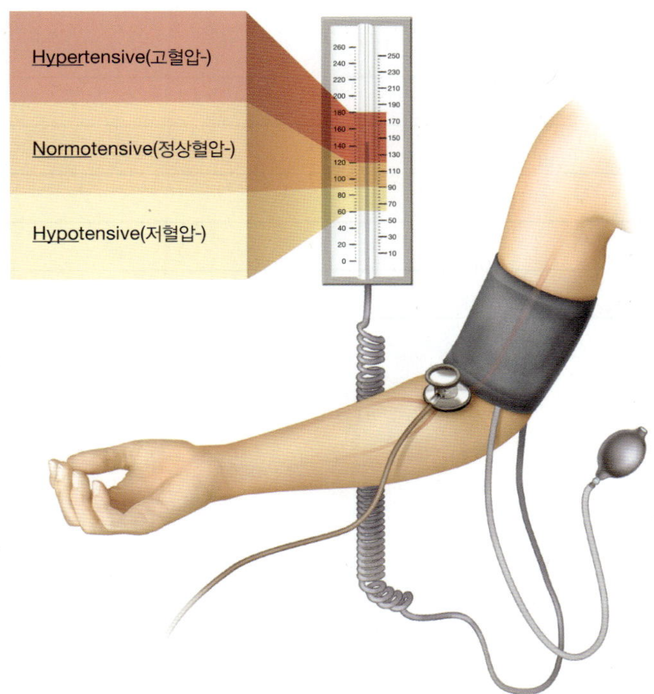

그림 2.2 같은 어근과 접미사로 사용된 다른 접두사는 단어의 뜻과 환자의 상태를 극적으로 바꿀 수 있다.

상대적 특성을 나타내는 접두사

접두사	뜻	예
dys-	통증, 어려운, 비정상. painful, difficult, abnormal	dyspepsia (소화불량. having impaired gastric function)
eu-	좋은, 정상. good, normal	eupeptic (소화가 잘 되는. having good digestion)
hetero-	다른, 이질. other, different	heterogeneous (이질-. made up of elements with different properties)
homo-, homeo-	같은, 동질. same, alike	homogeneous (동질-. of uniform structure throughout) homeometric (등척성-. the same size)
hyper-	높은, 고-. above normal, excessive	hypertension (고혈압. high blood pressure)
hypo-	낮은, 저. below normal, deficient	hypoglycemia (저혈당. below normal blood sugar)
iso-	같은, 동등. equal, alike	isomorphous (같은 모양-, 동형-. having the same form or shape)
macro-	큰, 대, 긴, 장. large, long	macrosomia (거구증/큰몸증. abnormally large body)
mega-, megalo-	큰, 과도. large, oversize	megadose (대량, 대량투여. larger-than-normal dose) megalosplenia (거대비장. enlarged spleen)
micro-	작은, 소. small	microcardia (작은심장증. abnormally small heart)
normo-	정상, 보통. normal, usual	normotensive (정상혈압. normal blood pressure)
pan-	모든, 전체, 범-. all, entire	panlobar (범폐엽-. pertaining to the entire lung lobe)
ultra-	과도, 초과. excess, beyond	ultrasonograph (초음파검사기. diagnostic instrument that uses very high sound frequencies)

■ 연습문제: 상대적 특성을 나타내는 접두사

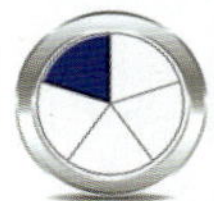

SIMPLE RECALL

연습문제 6

아래 문제의 뜻에 맞는 접두사를 쓰시오.

1. other, different ______________________

2. normal ______________________

3. large ____________, ____________, or ____________

4. good, normal ______________________

5. alike ____________ or ____________

6. small ____________ or ____________

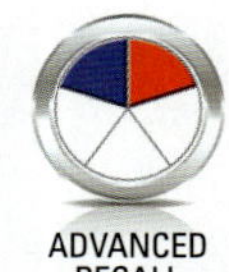

ADVANCED RECALL

연습문제 7

아래 문제의 뜻에 맞는 접두사를 연결하시오.

hypo-	iso-	eu-
dys-	hyper-	pan-

1. painful, difficult, abnormal ______________________

2. good, normal ____________________

3. above normal, excessive ____________________

4. all, entire ____________________

5. equal, alike ____________________

6. below normal, deficient ____________________

그 밖의 접두사

접두사	뜻	예
brady-	느린, 서-. slow	bradycardia (서맥/느린맥. a slow heartbeat)
neo-	새, 신-. new	neonate (신생아. a newborn infant)
pseudo-	거짓. false	pseudomalignancy (거짓암. benign, noncancerous tumor that appears to be malignant cancer)
re-	다시, 뒤로. again, backward	reactivate (재활성화하다. to activate again)
tachy-	빠른, 빈-. rapid, fast	tachycardia (빈맥/빠른맥. a rapid heartbeat)

■ 연습문제: 그 밖의 접두사

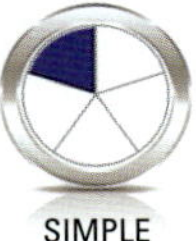
SIMPLE RECALL

연습문제 8

아래 접두사의 뜻을 쓰시오.

1. tachy- ____________________

2. neo- ____________________

3. brady- ____________________

4. re- ____________________

5. pseudo- ____________________

■ 흔히 사용하는 접미사

접두사와 마찬가지로 접미사는 접미사가 결합된 어근의 뜻을 변형시킨다. 접미사는 아래의 표에서 볼 수 있듯이 비슷한 의미 또는 반대의 뜻으로 무리로 배울 수 있다. 많은 의학 용어는 접미사를 갖고 있다. 접미사와 연결형은 일반적으로 명사 또는 형용사를 만든다.

상태나 병을 나타내는 접미사

접미사	뜻	예
-algia	통증. pain	myalgia (근육통. pain in one or more muscles)

(계속됨)

상태나 병을 나타내는 접미사 *(계속됨)*

접미사	뜻	예
-emia	혈증. blood (condition of)	hypoxemia (저산소혈증. condition of abnormally low oxygen in arterial blood)
-ia	(상태). state or condition	pneumonia (폐렴. condition involving inflammation in the lung)
-ism	(상태). condition, disease, or disorder	albinism (백색증. disorder resulting in a lack of skin pigment)
-itis	염증. inflammation	gastritis (위염. inflammation of the stomach)
-megaly	큰, 비대. large, enlargement	cardiomegaly (심장비대. enlargement of the heart)
-oma	종양. tumor	osteoma (골종. bone tumor)
-osis	증(비정상 상태) abnormal condition	osteoporosis (골다공증. brittle bone condition)
-pathy	병증. disease	craniopathy (머리뼈병증/두개골병증. disease involving the cranial bones)
-rrhea	흐름, 분비. flow, discharge	diarrhea (설사. frequent discharge of semisolid or fluid feces)

■ 연습문제: 상태나 병을 나타내는 접미사

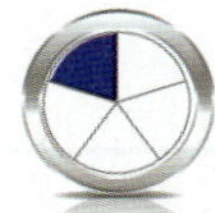

SIMPLE RECALL

연습문제 9

아래 접미사의 뜻을 쓰시오.

1. -megaly ____________________

2. -osis ____________________

3. -ism ____________________

4. -ia ____________________

5. -rrhea ____________________

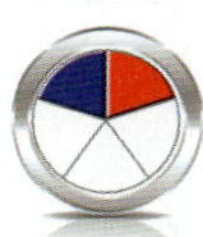

ADVANCED RECALL

연습문제 10

아래 문제의 뜻에 맞는 접미사를 연결하시오.

-itis	-emia	-pathy
-algia	-oma	-rrhea

1. pain ____________________

2. inflammation ____________________

3. flow, discharge ____________________

4. blood (condition of) ____________________

5. tumor ____________________

6. disease ____________________

외과수술을 나타내는 접미사

접미사	뜻	예
-centesis	천자. puncture to remove fluid	amniocentesis (양막천자/양수천자. needle puncture of amniotic sac in a pregnant woman to remove fluid for diagnosis)
-ectomy	절제. surgical removal	appendectomy (충수절제. surgical removal of the appendix)
-plasty	복원, 성형. surgical repair, reconstruction	abdominoplasty (복부성형. surgical repair of the abdominal wall)
-rrhaphy	봉합. suturing	cystorrhaphy (방광봉합. suture of a wound in the urinary bladder)
-stomy	절개, 창냄술. surgical opening	colostomy (결장창냄술. surgical creation of an outside opening into the colon)
-tomy	절개. incision, cutting	gastrotomy (위절개. incision into the stomach)

■ 연습문제: 외과수술을 나타내는 접미사

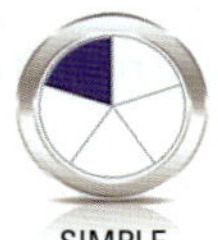
SIMPLE RECALL

연습문제 11

아래 접미사의 뜻을 쓰시오.

1. -centesis ____________________
2. -ectomy ____________________
3. -stomy ____________________
4. -plasty ____________________

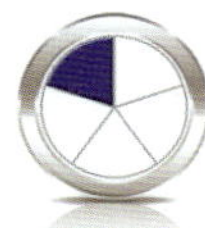
SIMPLE RECALL

연습문제 12

아래 문제의 뜻에 맞는 접미사를 쓰시오.

1. incision, cutting ____________________
2. suturing ____________________
3. surgical opening ____________________
4. surgical removal ____________________

그 밖의 접미사

접미사	뜻	예
-al	(-에 관한). pertaining to	cranial (두개-/머리-. pertaining to the skull)
-ar	(-에 관한). pertaining to	articular (관절-. pertaining to a joint)
-ary	(-에 관한). pertaining to	pulmonary (폐-/허파-. pertaining to the lungs)
-ic, -ac	(-에 관한). pertaining to	cardiac (심(장)-. pertaining to the heart)
-ous	(-에 관한). pertaining to, (특징) characterized by	edematous (부종-. characterized by edema, which is a type of swelling)

(계속됨)

그 밖의 접미사 *(계속됨)*

접미사	뜻	예
-genic, -genesis	생성, 발생, 형성. produced by, formed by	carcinogenic (발암-/암발생-. causing cancer) osteogenesis (골형성/뼈형성. the formation of bone)
-gram	기록(물). record, recording	cystogram (방광조영상. x-ray of the bladder)
-graphy	기록법. process of recording	radiography (방사선)영상촬영. x-ray studies)
-ium	조직, 구조. tissue, structure	myocardium (심근/심장근육. heart muscle tissue)
-logist, -ist	전문가, 학자. one who specializes in	dermatologist (피부과전문의. physician who treats skin conditions) dentist (치과의사. doctor who treats conditions of the teeth)
-logy	학문. study of	dermatology (피부과학. study of skin conditions)
-meter	측정기구. instrument for measuring	thermometer (온도계. instrument to measure heat)
-oid	(비슷, 유사). resembling	lymphoid (림프모양-. resembling lymph)
-scope	검사기구. instrument for examination	microscope (현미경. instrument for examining very small things)
-scopy	검사법. process of examining, examination	endoscopy (내시경술. examination of the interior of a structure using a special instrument)

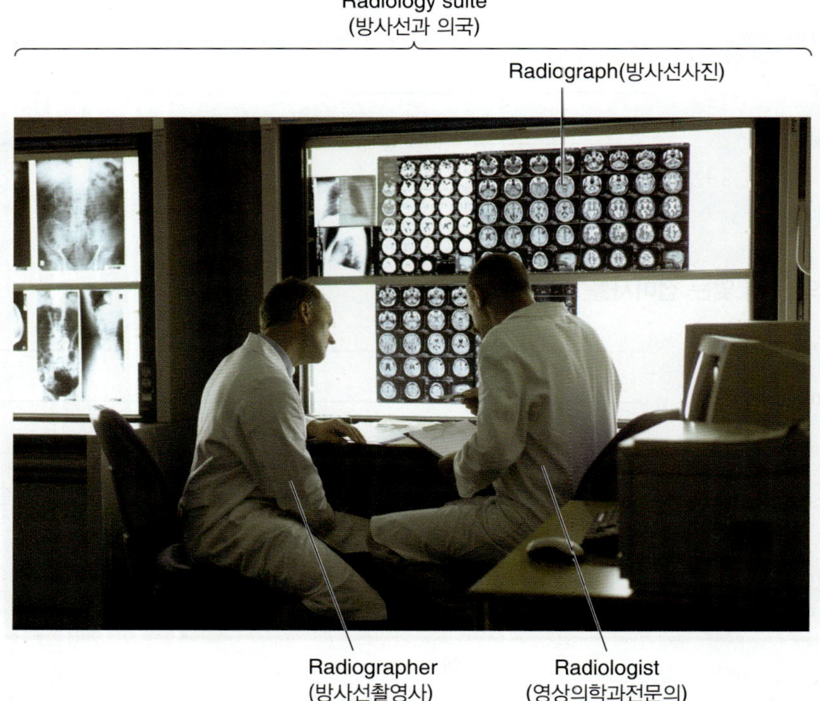

그림 2.3 같은 어근에 결합한 다른 접미사들은 같은 전문분야에서 용어를 구별하는 데 도움을 준다.

하나의 어근을 이해하면 접두사 또는 접미사를 추가하여 어근을 명확히 할 수 있다**(그림 2.3)**. 용어가 같은 전문분야와 관련이 있더라도 같은 어근을 공유하기 때문에 추가되는 접두사와 접미사에 따라 매우 다른 의미를 갖는다.

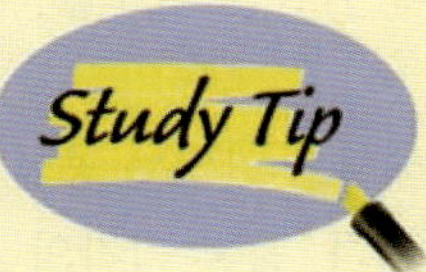

*-scope*와 *-scopy*: 일부 접미사는 아주 밀접하게 관련되어 있어서 쉽게 혼동된다. 예를 들어, *-scope*는 검사를 위한 도구를 의미하고 *-scopy*는 검사 과정을 의미한다. Gastroscope는 위를 검사할 때 사용하는 기구이며, *gastroscophy*는 gastroscope을 사용하는 실제 검사를 의미한다. 이 접미사들이 들어 있는 의학용어가 많기 때문에 이것들을 잘 이해하면 나중에 혼란이 적고 쉽게 기억된다.

■ 연습문제: 그 밖의 접미사

연습문제 13

SIMPLE RECALL

아래 접미사의 뜻을 쓰시오.

1. -meter ______________________
2. -graphy ______________________
3. -al ______________________
4. -scopy ______________________
5. -gram ______________________
6. -ary ______________________
7. -logy ______________________
8. -ic ______________________

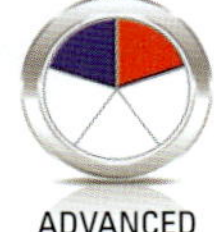

연습문제 14

ADVANCED RECALL

아래 문제의 뜻에 맞는 접미사를 연결하시오.

-genic	-scope	-oid
-ary	-logist	-ium

1. specialist ______________________
2. resembling ______________________
3. tissue ______________________
4. pertaining to ______________________
5. produced by, formed by ______________________
6. instrument for examination ______________________

■ 흔히 사용하는 약어

약어는 보통 건강관리 분야에서, 특히 손으로 필기할 때 사용되며, 바쁜 의료종사자가 원래의 용어나 표현을 쓰지 않아도 되므로 시간을 절약할 수 있다. 이 책 전체를 통하여 흔히 사용하는 약어를 배우게 된다. 다음에서 일반적인 약어의 몇 가지 예를 보여준다. 부록 D에서 완전한 의학약어의 목록을 볼 수 있다.

약어를 사용하는 것이 편리하지만, 일부 약어는 잘못된 해석으로 인해 위험한 의료오류가 발생할 수 있다는 것을 명심하시오.

이 문제를 피하기 위해 공동위원회는 보건관리 종사자가 절대로 사용해서는 안되는 공식적인 약어 목록인 '사용하지 마시오'를 발표하였다. 이것은 부록 D에 나와 있다. 물론 각각의 건강관리 시설에는 피해야 하거나 사용할 수 있는 약어 목록을 갖고 있을 수 있기 때문에 이 내용들을 신중하게 검토하고 일상생활에서 그 지침을 따라야 한다.

약어	뜻
진단과 치료	
Dx	진단. diagnosis
H&P	병력청취와 진찰. history and physical (examination)
Hx	병력. history
pt	환자. patient
Px	예후. prognosis
Rx	처방. prescription
Sx	증상. symptom
Tx, Tr	치료. treatment
진료분야와 전문의	
CAM	보완대체의학complementary and alternative medicine
DC	지압요법의사. doctor of chiropractic medicine
DDS	구강외과의사. doctor of dental surgery
ENT	이비인후. ears, nose, throat
ER, ED	응급실, 응급의학과. emergency room, emergency department
ICU	중환자실/집중치료실. intensive care unit
MD	의사. doctor of medicine
OB/GYN	산부인과. obstetrics/gynecology
OD	눈측정사. doctor of optometry
PA	의사보조사. physician's assistant
Peds	소아청소년과(학). pediatrics
PT	물리치료/물리요법, 물리치료사. physical therapy, physical therapist
측정 단위	
C	섭씨(온도). Celsius, centigrade (temperature)
cc	밀리리터. cubic centimeter
F	화씨(온도). Fahrenheit (temperature)
g or gm, mg, kg	그램, 밀리그램, 킬로그램. gram, milligram, kilogram
L, mL	리터, 밀리리터. liter, milliliter
m, cm, mm	미터, 센티미터, 밀리미터. meter, centimeter, millimeter
oz	온스. ounce
처방	
b.i.d.	하루에 두 번. twice a day (라틴어, *bis in die*)
noct.	밤. night (라틴어, *nocte*)

약어	뜻
p.c.	식후. after meals (라틴어, *post cibum*)
p.r.n.	필요에 따라, 수시로. as needed (라틴어, *pro re nata*)
q.i.d.	하루에 네 번. four times a day (라틴어, *quater in die*)
그 밖의 약어	
ADL	일상활동. activities of daily living
AP	앞뒤-/전후-. anteroposterior (from front to back)
BP	혈압. blood pressure
CT	컴퓨터단층촬영. computed tomography (type of x-ray)
Ht	키. height
lab	검사실. laboratory
MRI	자기공명영상. magnetic resonance imaging
NPO, npo	금식. nothing by mouth (don't eat or drink) (라틴어, *non per os*)
P	맥박수. pulse rate
postop, post-op	수술후-. postoperative (after surgery)
preop, pre-op	수술전-. preoperative (before surgery)
R	호흡수. respiratory rate
RBC	적혈구. red blood cell
STAT, stat	즉시. immediately
T	체온. temperature
VS	활력징후. vital signs
WBC	백혈구. white blood cell
Wt	체중. weight

■ 연습문제: 흔히 사용하는 약어

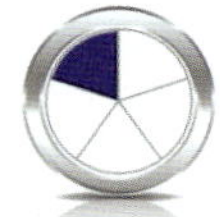

SIMPLE RECALL

연습문제 15

아래 약어의 뜻을 쓰시오.

1. ICU ______________________

2. RBC ______________________

3. P ______________________

4. H&P ______________________

5. ADL ______________________

6. ED ______________________

7. L ______________________

8. Tx ______________________

9. ENT ______________________

10. lab ______________________

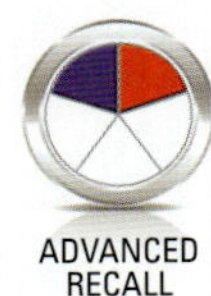

연습문제 16

아래 문제의 뜻에 맞는 약어를 연결하시오.

Rx	R	STAT	VS
PT	Sx	Hx	BP
p.r.n.	noct.	Ht	Dx

1. symptom ______________________

2. vital signs ______________________

3. diagnosis ______________________

4. height ______________________

5. immediately ______________________

6. as needed ______________________

7. respiratory rate ______________________

8. blood pressure ______________________

9. prescription ______________________

10. night ______________________

11. physical therapy ______________________

12. history ______________________

■ 마무리

- 의학용어는 흔히 사용하는 접두사, 접미사, 약어 등을 사용한다.
- 접두사는 숫자, 부정, 위치, 시간, 방향, 상대적인 특성 등을 나타낸다.
- 접미사는 상태, 질병, 수술 등을 나타낸다.
- 이 단어성분들은 눈에 보이는 거의 모든 의학용어를 이해하는 데 도움이 된다.
- 약어는 건강관리 편의적으로 필기에 흔히 사용되며, 이것을 배우면 속기를 이해하는 데 도움이 된다.

단원 복습

아래 연습문제에서 이 단원에서 보지 못했던 몇 가지의 의학용어를 만나게 된다. 그럼에도 불구하고 이 용어들에 사용된 단어성분을 바탕으로 하여 이 질문들에 답할 수 있어야 한다. 필요하다면 접두사와 접미사의 뜻을 보여주는 이전의 표를 참고하시오.

접두사와 접미사에 대한 복습

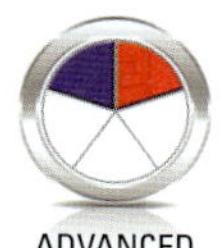
ADVANCED RECALL

연습문제 17

아래 문제의 뜻에 맞는 접두사를 연결하시오.

hypo-	hetero-	dys-	im-	intra-
hemi-	ad-	exo-	per-	poly-

1. not __________

2. toward __________

3. many __________

4. through __________

5. within __________

6. outside __________

7. half __________

8. different __________

9. below normal __________

10. painful __________

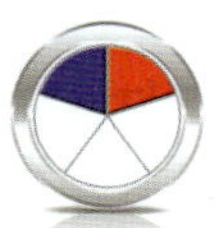
ADVANCED RECALL

연습문제 18

아래 문제의 뜻에 맞는 접미사를 연결하시오.

-plasty	-pathy	-ium	-emia	-gram
-graphy	-ar	-osis	-tomy	-rrhaphy

1. abnormal condition __________

2. suturing __________

3. record, recording __________

4. incision ____________________
5. blood(condition of) ____________________
6. disease ____________________
7. pertaining to ____________________
8. surgical repair ____________________
9. recording process ____________________
10. tissue ____________________

용어의 뜻 추측하기

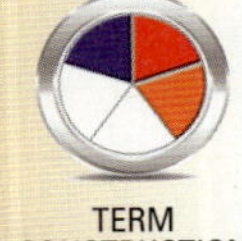
TERM CONSTRUCTION

연습문제 19

아래 문제의 뜻에 맞는 의학용어를 연결하시오. 이 용어의 일부에 사용된 연결형은 아직 배우지 않았기 때문에 접두사나 접미사의 뜻을 바탕으로 용어의 뜻을 추측해야 할 경우도 있을 것이다.

bisect	polyarthritis	semiconscious	submandibular	panarthritis
cardiotomy	endoscope	cavitary	psychology	thrombosis

1. 두 부분으로 자르다 ____________________
2. 하악(아래턱) 아래 ____________________
3. 안(강, 공간)에 관한~ ____________________
4. 심장벽 절개 ____________________
5. 심리 작용을 연구하는 학문 ____________________
6. 기관(장기)의 내부를 검사하는 기구 ____________________
7. 여러 관절에 발생하는 염증 ____________________
8. 혈전이 발생한 상태 ____________________
9. 몸의 모든 관절에 발생하는 염증 ____________________
10. 졸리면서 부분적으로 의식이 있는~ ____________________

용어 만들기

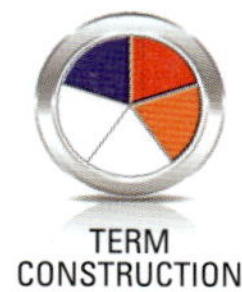

연습문제 20

아래의 연결형과 이 단원의 접두사나 접미사(때로는 둘 다)를 사용하여 의학용어의 뜻에 맞는 의학용어를 만드시오.

연결형 사용	의학용어의 뜻	의학용어
myos/o + suffix	inflammation of muscle	**1.** ______
lob/o + suffix	surgical removal of lobe	**2.** ______
cardi/o + suffix	disease of the heart	**3.** ______
prefix + cost/o (rib) + suffix	pertaining to between the rib	**4.** ______
prefix + nas/o (nose) + suffix	pertaining to behind the nose	**5.** ______
prefix + bi/o + suffix	one who specializes in the study of very small life forms	**6.** ______
lymph/o + suffix	tumor of lymph tissue	**7.** ______
dermat/o + suffix	resembling skin	**8.** ______
crani/o + suffix	surgical repair of the skull	**9.** ______
ten/o (tendon) + suffix	suture of a tendon	**10.** ______

철자법

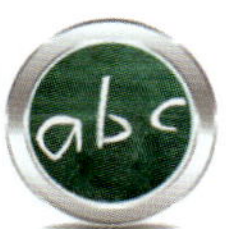

연습문제 21

아래 문제에서 철자가 맞는 용어를 고르시오.

1. mononeural	monaneura	mononueral
2. hemopleiga	hemaplegia	hemiplegia
3. ectiderm	ectoderm	ectaderm
4. infrisonic	infrosonic	infrasonic
5. pericarditis	perocarditis	perecarditis
6. megalaspenia	megalesplenia	megalosplenia
7. hetrogeneous	heterogeneous	hetarogeneous
8. bradycardia	bradcardia	braydcardia
9. diarhea	diarrhea	diareah

10. hetrogenic	hetarogenic	heterogenic
11. mylgia	myolgia	myalgia
12. cystorhraphy	cystorrhaphy	cystorhaphry
13. osteogenesis	osteogenisis	osteoginesis
14. edematuos	edematous	edematus
15. gastrotomy	gastrotomomy	gastrotommy

MEMO

온몸에 관한 용어
Terms Related to the Whole Body

3

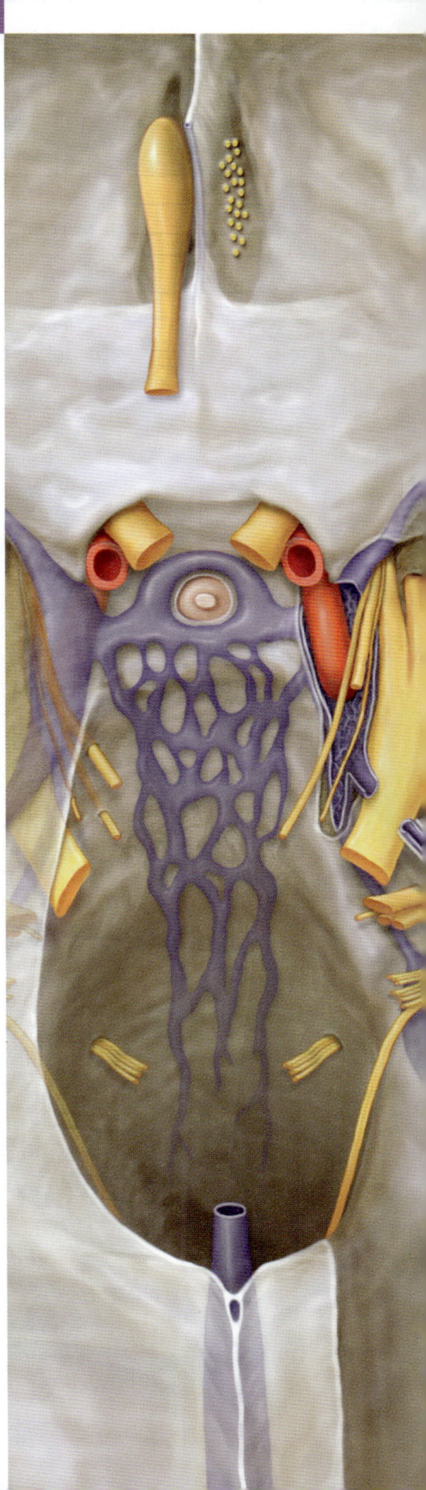

단원 테두리

학습 성과

이 단원의 학습이 끝나면:

1. 몸의 구조, 부위, 공간에 관한 단어성분을 정의할 수 있어야 한다.
2. 몸의 구조, 부위, 방향, 자세, 색에 관한 용어를 정의할 수 있어야 한다.
3. 몸 전체에 관한 일반적인 연결형, 접두사, 접미사로 만들어진 의학용어들의 철자를 알고 또한 발음할 수 있어야 한다.
4. 건강관리 환경에서 사용하는 의무기록의 일반적인 유형들을 기술할 수 있어야 한다.
5. 몸 계통이 무엇인지, 또한 몸 계통으로 의학용어를 배우는 것이 왜 유용한지를 설명할 수 있어야 한다.
6. 이 단원의 모든 연습문제를 완전하게 풀 수 있어야 한다.

■ 머리말

이 단원은 계속적으로 단원 1, 2에서 배운 단어성분으로 구성된다. 이제 초점은 특정의 몸 계통이 아니라 몸 전체를 나타낼 때 사용되는 일반적인 용어들이 포함되도록 확장하는 것이다. 자세한 내용은 이후의 단원에서 설명한다.

■ 건강 및 병 상태의 몸 구조

건강한 상태란 몸이 병이나 이상의 징후 없이 최적으로 작용을 하는 상태이다. 이 상태에서 몸은 항상성 균형(*homeostatic balance*)을 유지한다. 불균형이 생기면 병이나 장애가 발생한다. 이 단락에서는 건강 및 병 상태의 몸 구조에 관한 단어성분을 소개한다.

건강 및 병 상태의 몸 구조에 관한 단어성분

연결형	뜻	연결형	뜻
aden/o	샘, 선. gland	morph/o	형태. form, shape
blast/o	미성숙세포. immature cell	my/o, myos/o	근육. muscle
cyt/o	세포. cell	necr/o	죽음. death
fibr/o	섬유. fiber	neur/o	신경. nerve
gluc/o, glyc/o	포도당, 당. glucose, sugar	nucle/o	핵. nucleus
hem/o, hemat/o	혈액. blood	oste/o	뼈/골. bone
hist/o	조직. tissue	path/o	병. disease
hydr/o	물. water, watery fluid	sarc/o	고기, 육. flesh
lei/o	민무늬-. smooth	troph/o	영양. nourishment
lip/o	지방. fat	viscer/o	내장. internal organs

접미사	뜻
-cyte	세포. cell
-oma	종양. tumor
-osis	비정상 상태. abnormal condition
-pathy	병증. disease
-plasia	형성, 성장. formation (especially of cells), growth
-stasis	정지. stopping, standing still

■ 연습문제: 건강 및 병 상태의 몸 구조에 관한 단어성분

SIMPLE RECALL

연습문제 1

아래 단어성분의 뜻을 쓰시오.

1. fibr/o ______
2. necr/o ______
3. my/o ______
4. -oma ______
5. hydr/o ______
6. path/o ______
7. neur/o ______
8. hem/o ______
9. lei/o ______
10. morph/o ______

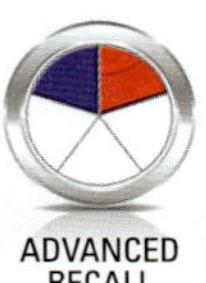

ADVANCED RECALL

연습문제 2

아래 문제의 뜻에 맞는 단어성분을 연결하시오.

oste/o	hist/o	-osis	lip/o	-cyte
blast/o	-pathy	viscer/o	gluc/o	aden/o

1. glucose ______
2. immature cell ______
3. internal organs ______
4. tissue ______
5. disease ______
6. abnormal condition ______
7. bone ______
8. fat ______
9. cell ______
10. gland ______

단원 3 온몸에 관한 용어

건강 및 병 상태의 몸 구조에 관한 용어

용어	발음	뜻
body system	bod′ē sis′tĕm	몸 계통. group of organs with related functions; organ system
cell	sel	세포. smallest independent unit of a living structure
chromosome	krō′mŏ-sōm	염색체. structure in the cell nucleus that carries information in the form of genes
cytoplasm	sī′tō-plazm	세포질. substance of a cell excluding the nucleus
gene	jēn	유전자. sequence of DNA on a chromosome that determines heredity
nucleus	nū′klē-ŭs	핵. central structure in a cell that contains chromosome
cytology	sī-tol′ŏ-jē	세포학. study of cells
histology	his-tol′ŏ-jē	조직학. study of cells and tissues
homeostasis	hō′mē-ō-stā′sis	항상성. state of equilibrium
metabolism	mĕ-tab′ŏ-lizm	대사. sum of the normal chemical and physical changes occurring in tissue
organ	ōr′găn	기관. grouping of two or more tissues that are integrated to perform a specific function
organ system	ōr′găn sis′tĕm	기관 계통. group of organs with related functions; body system
somatic	sō-mat′ik	몸, 신체-. pertaining to the body
systemic	sis-tem′ik	전신-, 체계-. pertaining to the body as a whole
tissue	tish′ū	조직. grouping of similar cells that perform a specific function
visceral	vis′ĕr-ăl	내장-. pertaining to the internal organs
		상태와 병에 관한 용어
acute	ă-kyūt′	급성-. referring to a disease of sudden onset and brief course
course chronic	kron′ik	만성-. referring to a persistent disease or illness
etiology	ē′tē-ol′ŏ-jē	병인, 병인학. study of the cause of disease

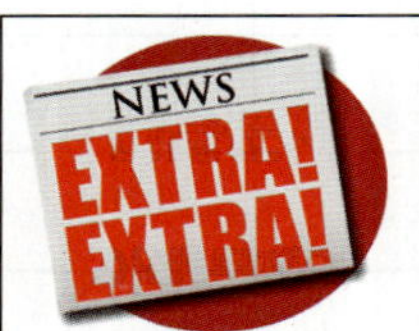

Etiology(병인) **'병인'**이라는 용어는 가끔씩 어떤 병의 특정 원인을 나타낼 때 사용된다. 예를 들어, 감염의 병인이 특정의 어떤 박테리아라고 말할 수 있다.

용어	발음	뜻
exacerbation	eg-zas′ĕr-bā′shŭn	악화. an increase in the severity of a disease or symptoms
hyperplasia	hī′pĕr-plā′zē-ă	과다형성(증), 증식(증). excessive growth of tissue
idiopathic	id′ē-ō-path′ik	특발-, 원인불명-. related to a disease of unknown cause
inflammation	in′flă-mā′shŭn	염증. localized physical changes in tissue characterized by redness, heat, pain, and swelling, in response to an injury
lesion	lē′zhŭn	병터, 손상. a pathologic change in tissue resulting from a wound or injury
necrosis	nĕ-krō′sis	괴사. pathologic death of cells or tissue
pathogen	path′ŏ-jĕn	병원체. any virus, microorganism, or other substance that causes disease
remission	rē-mish′ŭn	완화, 관해. lessening in severity of disease symptoms

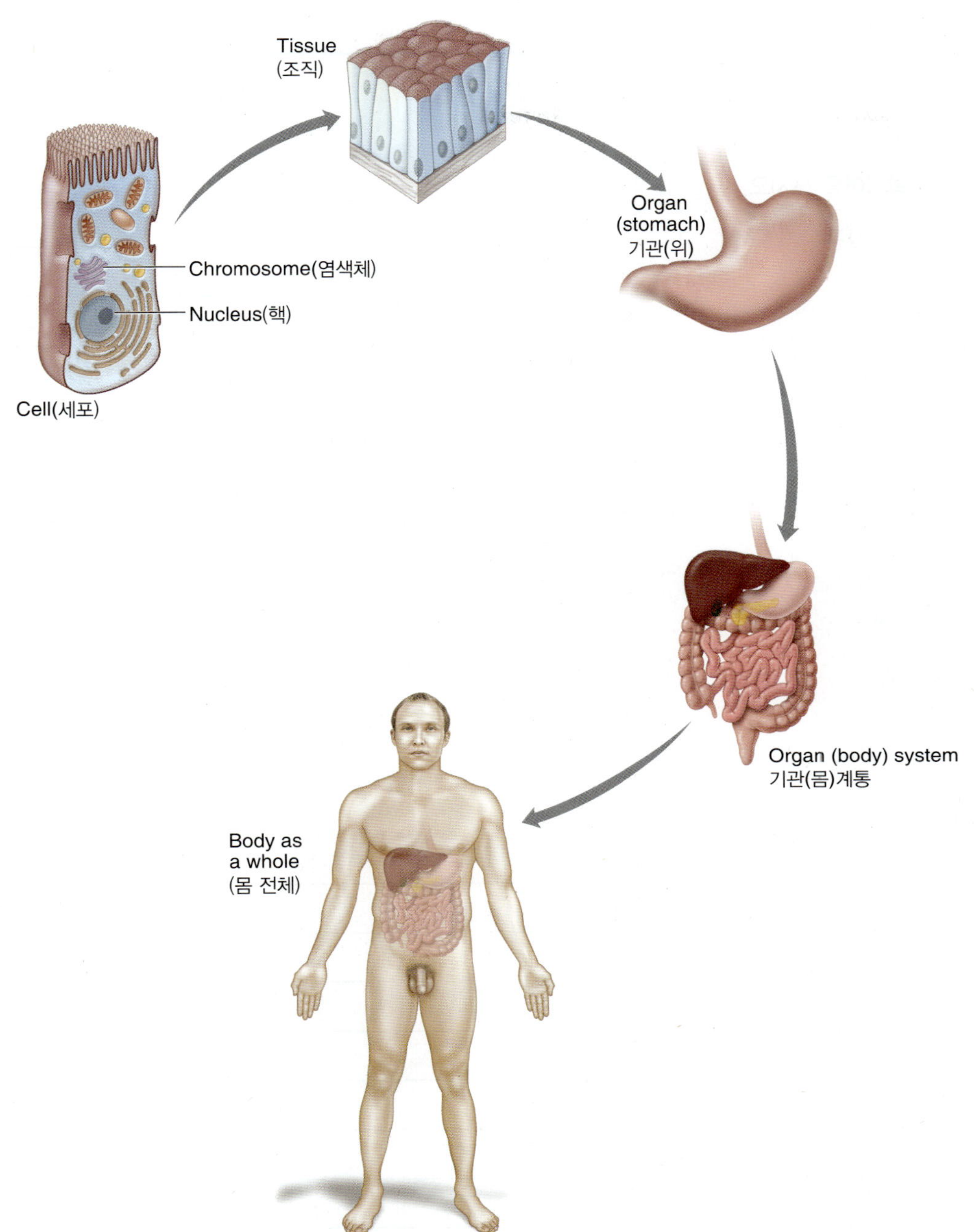

그림 3.1 몸의 조직화 등급.

조직화 등급(Levels of Organization)

몸을 더 잘 이해하기 위해 몸은 여러 조직화 등급으로 나뉘어져 있다(**그림 3.1**). 세포는 가장 작은 독립적 단위이며 첫 번째 등급을 구성한다. 많은 비슷한 세포들이 모여 조직을 이루고, 조직들은 기관을 이루며, 기관들이 기관(몸) 계통을 이루고, 모든 기관 계통이 몸 전체를 이룬다. 각각의 등급은 마지막 등급보다 복잡하다. 각각의 등급 자체와 이들의 상호관계를 이해하는 것이 중요하다.

■ 연습문제: 건강 및 병 상태의 몸 구조에 관한 용어

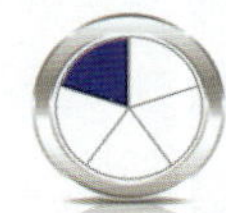

연습문제 3

아래 문제의 뜻에 맞는 의학용어를 쓰시오.

1. 세포와 조직을 연구하는 학문 ______________________
2. 질병 상태의 악화 ______________________
3. 몸에 관한~ ______________________
4. 조직의 병적인 변화 ______________________
5. 질병이 지속되는~ ______________________
6. 원인불명의 질병에 관한~ ______________________
7. 갑작스럽게 발병하는~ ______________________
8. 염색체에서 유전성을 결정하는 DNA 서열 ______________________
9. 세포 또는 조직의 병리학적 사망 ______________________
10. (세포 대사의) 평형 상태 ______________________

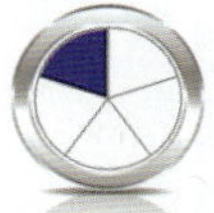

연습문제 4

아래 용어의 뜻을 쓰시오.

1. organ system ______________________
2. inflammation ______________________
3. pathogen ______________________
4. remission ______________________
5. visceral ______________________
6. cytology ______________________
7. etiology ______________________
8. organ ______________________
9. metabolism ______________________
10. hyperplasia ______________________

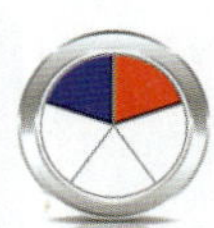

연습문제 5

아래 문장의 뜻에 가장 적합한 용어를 ( ) 안에서 고르시오.

1. The patient's chronic disease was often well controlled, but he had periods of (*remission, exacerbation, homeostasis*) when his symptoms became much worse.

2. Chromosomes are located within the (*cytology, nucleus, pathogen*) of the cell.

3. Some drugs affect only a specific organ or body area, whereas others may have (*chronic, idiopathic, systemic*) effects causing changes throughout the body.

4. A grouping of similar cells performing a specific function is termed (*a gene, tissue, a body system*).

5. Because physicians were unable to determine the cause of her symptoms, her disorder was considered (*idiopathic, visceral, systemic*).

6. The substance of a body cell excluding the nucleus is called the (*hyperplasia, chromosome, cytoplasm*).

7. Because the surgeon thought the lesion might be cancerous, he sent a sample of cells to the (*cytology, inflammation, somatic*) lab for analysis.

8. Her physician determined that the lesion on her skin was the result of infection by a (*gene, viscera, pathogen*).

■ 몸의 부위, 공간, 복부골반구획

몸의 부위를 보편적이고 정확하게 나타내기 위해 몸을 여러 가지 방법으로 나눈다. 몸을 나눌 때 일반적으로 사용하는 세 가지 방법은 몸의 부위, 몸통공간(body cavity), , 복부골반구획(사분역)이다. 이는 진료의사가 구조의 위치를 파악하고 건간관리 종사자가 정확한 위치를 식별할 때 도움을 준다. 예를 들어, 사람이 아랫배 부위에 통증이 있으면 충수염[충수(막창자꼬리)의 염증]의 징조일 수 있다. **부위**(region)는 몸의 일부이다. 이 단락에서는 몸의 부위, 몸통 공간, 복부골반구획에 관한 연결형과 용어를 다룬다.

몸의 부위, 공간, 복부골반구획에 관한 연결형

연결형	뜻
abdomin/o	배-, 복-. abdomen
acr/o	사지, 끝-. extremity, tip
brachi/o	팔-. 완-. arm
cervic/o	목-, 경-. neck
lumb/o	허리-, 요-. lumbar region, lower back
ped/o, pod/o	발-, 족-. foot
pelv/i	골반-. pelvis
thorac/o	가슴, 흉-. thorax, chest

■ 연습문제: 몸의 부위, 공간, 복부골반구획에 관한 연결형

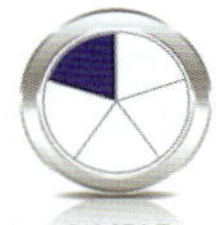

SIMPLE RECALL

연습문제 6

아래 연결형의 뜻을 쓰시오.

1. thorac/o ______________________________

2. cervic/o ______________________

3. lumb/o ______________________

4. abdomin/o ______________________

5. pelv/i ______________________

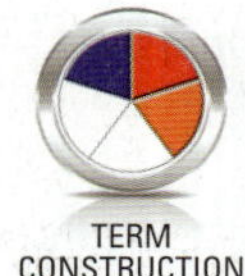
TERM CONSTRUCTION

연습문제 7

아래 문제의 연결형과 보기로 제시한 접미사를 사용하여 의학용어의 뜻에 맞는 의학용어를 만드시오.

-meter	-ar	-centesis
-algia	-plasty	-ectomy

연결형 사용	의학용어의 뜻	의학용어
abdomen/o	천자를 통한 복강 체액의 제거	1. ______
thorac/o	가슴벽의 수술적 재건(복구)	2. ______
pelv/i	골반을 측정하는 기구	3. ______
lumb/o	허리에 관한~	4. ______
cervic/o	자궁경부의 수술적 제거	5. ______
pod/o	발의 통증	6. ______

몸의 부위, 공간, 복부골반구획에 관한 용어

건강관리 전문가는 의학용어를 사용하여 몸의 특정 부위를 나타내고 정확한 위치를 식별한다. 아래의 표는 몸의 다른 부위, 몸통공간, 복부의 임상적 구분에 사용하는 용어를 소개한다.

몸의 부위에 관한 용어

용어	발음	뜻
	인체 부위 Areas	
abdomen (abdominal region)	ab′dŏ-mĕn (ab-dom′i-năl rē′jŭn)	복부/배(부위). the section of the trunk between the pelvis and chest
cranium	krā′nē-ŭm	머리뼈/두개골. skull
diaphragm	dī′ă-fram	가로막/횡격막. muscle between the abdominal and thoracic cavities
extremity	eks-trem′i-tē	팔다리/사지. limb
pelvis (pelvic region)	pel′vis (pel′vik rē′jŭn)	골반(부위). area of the pelvis below (inferior to) the abdomen
thorax	thō′raks	가슴/흉부. chest; upper part of the trunk

몸의 공간과 복부골반구획에 관한 용어

용어	발음	뜻
		몸통공간(그림 3.2)
abdominal cavity	ab-dom'ĭ-năl kav'i-tē	복강/배안. space within the abdomen occupied by the digestive and other organs
cranial cavity	krā'nē-ăl kav'i-tē	머리뼈안/두개강. space within the skull occupied by the brain
pelvic cavity	pel'vik kav'i-tē	골반안/골반강. space within the pelvis occupied by certain reproductive, urinary, and digestive organs
spinal cavity (vertebral canal)	spī'năl kav'i-tē ver'tĕ-brăl kă-nal'	척주관. space within the vertebrae occupied by the spinal cord
thoracic cavity	thōr-as'ik kav'i-tē	가슴안, 흉강. space within the chest occupied by the lungs, heart, and other organs
		복부골반구획
abdominopelvic regions	ab-dom'i-nō-pel'vik rē'jŭnz	복부골반부위. nine specific anatomic areas of the abdominopelvic cavity(그림 3.3)
epigastric region	ep'i-gas'trik rē'jŭn	명치부위. abdominal region above (superior to) the umbilical region
hypochondriac region (left and right)	hī'pō-kon'drē-ak rē'jŭn	갈비밑부위. abdominal regions to the left and right of the epigastric region
hypogastric region	hī'pō-gas'trik rē'jŭn	아랫배부위/하복부위, 두덩위부위. abdominal region below (inferior to) the umbilical region; also called the suprapubic region
iliac region (left and right)	il'ē-ak rē'jŭn	엉덩부위/장골부위. abdominal regions to the left and right of the hypogastric region
lumbar region (left and right)	lŭm'bahr rē'jŭn	허리부위/요부. abdominal regions to the left and right of the umbilical region
umbilical region	ŭm-bil'i-kăl rē'jŭn	배꼽부위. central abdominal region
abdominopelvic quadrants	ab-dom'i-nō-pel'vik kwahd'rănts	복부골반사분역. four divisions of the abdominopelvic cavity: left upper quadrant (LUQ), left lower quadrant (LLQ), right upper quadrant (RUQ), and right lower quadrant (RLQ) (그림 3.4)

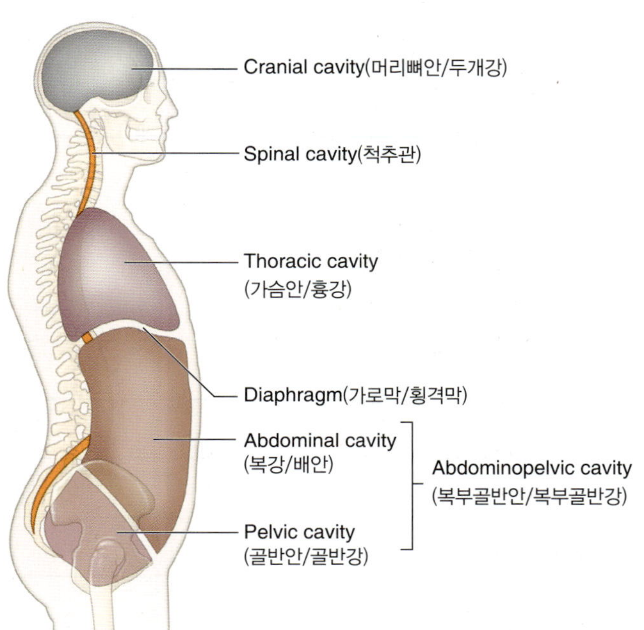

그림 3.2 옆에서 본 여러 가지 몸통공간(body cavity).

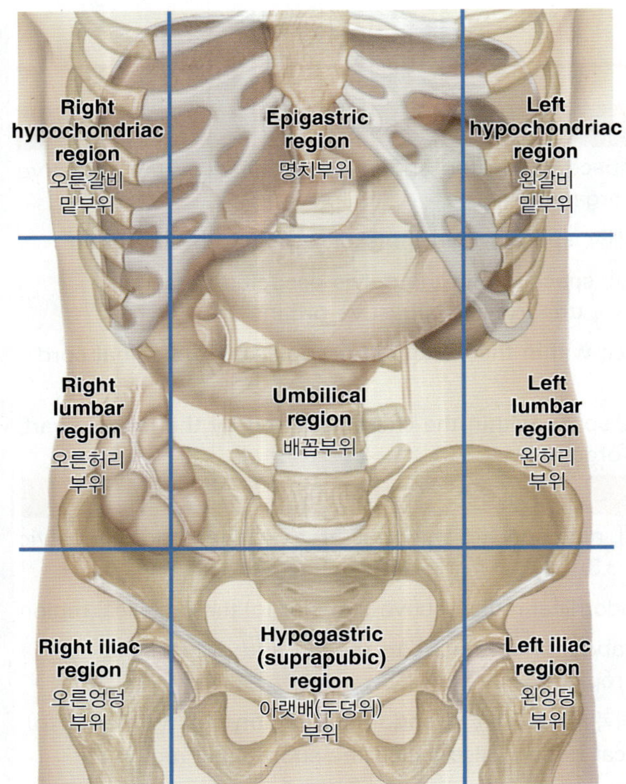

그림 3.3 9 복부골반부위(Abdominopelvic Regions).

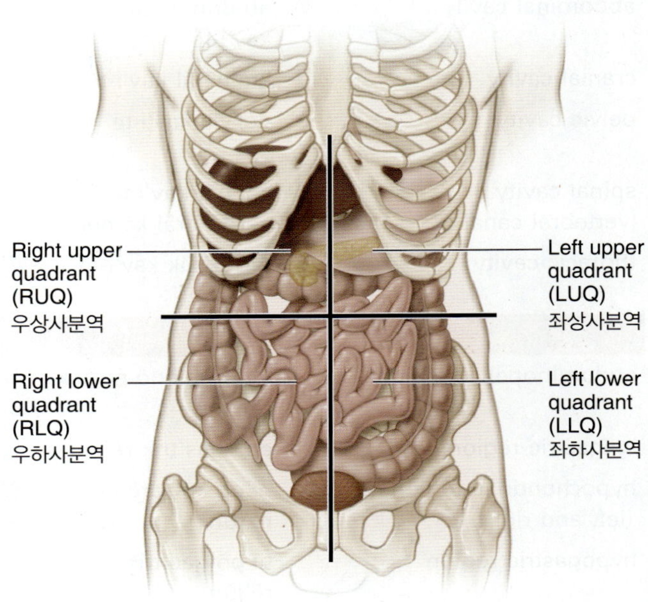

그림 3.4 복부골반부위는 가로선과 세로선에 의해 사분역으로도 나눌 수 있다.

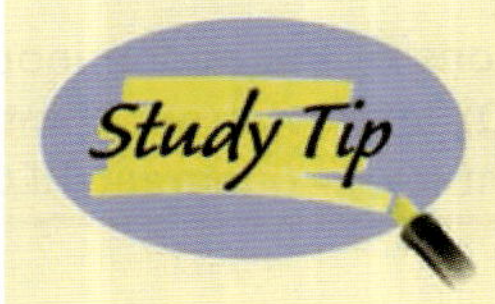

Abdominopelvic Regions(복부골반부위): 복부골반부위를 2개의 가로선과 2개의 세로선에 의해 9개의 부위로 나뉜 삼목놀이(tic-tac-toe) 판이라고 생각해 보시오.

■ 연습문제: 몸의 부위, 공간, 복부골반구획에 관한 용어

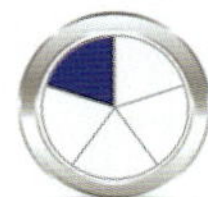
SIMPLE RECALL

연습문제 8

아래 문제의 뜻에 맞는 의학용어를 쓰시오.

1. chest ______________________
2. space occupied by the spinal cord ______________________
3. central abdominal region ______________________
4. section of the trunk between the pelvis and chest ______________________
5. skull ______________________

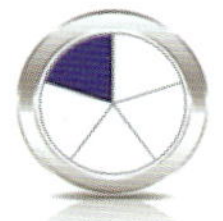

SIMPLE RECALL

연습문제 9

아래 의학용어의 뜻을 쓰시오

1. extremity ____________________
2. epigastric region ____________________
3. thoracic cavity ____________________
4. diaphragm ____________________
5. iliac region ____________________

ADVANCED RECALL

연습문제 10

아래 문장의 뜻에 가장 적합한 용어를 ( ) 안에서 고르시오.

1. Most digestive organs are located within the (*pelvic, thoracic, abdominal*) cavity.
2. To the left and right of the epigastric region are the (*hypochondriac, iliac, lumbar*) regions.
3. The abdominopelvic quadrants divide the abdominopelvic area of the body into (*four, six, nine*)
4. The brain surgeon operated to remove a bullet lodged within the (*thoracic, cranial, pelvic*) cavity.
5. The diaphragm is located between the abdominal and (*pelvic, thoracic, spinal*) cavities.

■ 해부학적 방향, 자세, 면

몸의 방향이나 위치를 말할 때 건강관리 전문가가 올바른 뜻이 이해될 수 있도록 일관된 용어를 사용하는 것이 중요하다. 이를 위해 진료의사는 서로 다른 몸 부위의 관계를 나타내는 방향을 나타내는 용어를 사용한다. 예를 들어, '*superior*'는 위쪽을 뜻하고, '*inferior*'는 아래쪽을 뜻한다. 코는 턱의 'superior'에 위치한다. **면**(plane)은 몸 또는 기관을 별개의 부위로 나눌 때 사용하는 가상 평면이다. 면을 사용하면 전문가가 여러 기관의 구조와 배치를 연구하고 시각화할 수 있으며, 특히 엑스레이나 CT 영상을 볼 때 유용하다. 이 단락에서는 몸을 시각화하고 특정 위치를 이야기할 때 사용되는 단어성분과 용어를 소개한다.

해부학적 방향, 자세, 면에 관한 단어성분

연결형과 용어	뜻
caudal	꼬리-, tail
cephal/o	머리-, head
dorsal	등-, back
inferior	아래-, below
medi/o	가운데-, middle

(계속됨)

해부학적 방향, 자세, 면에 관한 단어성분 *(계속됨)*

접두사	뜻
antero-	앞-, 전-. front
circum-	주위-, 둘레. around
epi-	위-, 상-. on, following
infra-	아래-, 하-. below, beneath
inter-	사이-, -간. between
intra-	속-, 안-, 내-. within
latero-	옆-, 측-. side
peri-	주위-, 둘레-. around, surrounding
postero-	뒤-, 후-. back
proximo-	몸쪽-, 근위-. near point of origin
retro-	뒤쪽-, 후-. backward, behind
sub-	아래-, 밑-, 하-. below, beneath
super-	위-, 상-. above
supra-	위-, 상-. above
ventro-	배-, 복부-. belly

■ 연습문제: 해부학적 방향, 자세, 면에 관한 단어성분

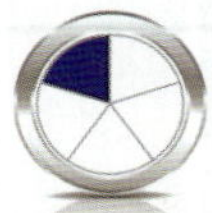

연습문제 11

아래 단어성분의 뜻을 쓰시오.

1. inferior ____________________

2. intra- ____________________

3. caudal ____________________

4. postero- ____________________

5. antero- ____________________

6. epi- ____________________

7. latero- ____________________

8. cephal/o ____________________

9. circum- ____________________

10. dorsal ____________________

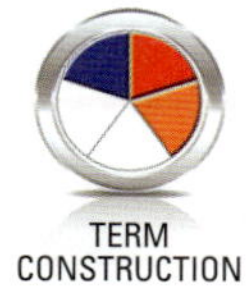

TERM CONSTRUCTION

연습문제 12

완성된 의학용어를 구성하고 있는 단어성분들의 뜻을 고려하여 아래 의학용어의 뜻을 쓰시오. (이 용어들을 아직 많이 배우지 않았지만 단어성분을 통해 그 뜻을 생각해낼 수 있을 것이다.)

연결형	뜻	의학용어	용어의 뜻
vertebr/o	vertebra	intervertebral	**1.** ______________
cardi/o	heart	pericardiac	**2.** ______________
cec/o	cecum	retrocecal	**3.** ______________
carp/o	carpal bone	mediocarpal	**4.** ______________
numer/o	number	supernumerary	**5.** ______________

해부학적 방향, 자세, 면에 관한 용어

아래 표에 들어 있는 용어들은 반대의 뜻을 가진 용어와 짝지어져 있다.

용어	발음	뜻
		방향을 나타내는 용어(그림 3.5)
cephalad	sef'ă-lad	머리쪽-. toward the head
caudad	kaw'dad	꼬리쪽-. toward the tail (opposite of cephalad)
superior	sŭ-pēr'ē-ŏr	위-, 상-. above or upward
inferior	in-fēr'ē-ŏr	아래-, 하-. below or downward (opposite of superior)
anterior	an-tēr'ē-ŏr	앞-, 전-. toward the front of the body
posterior	pos-tēr'ē-ŏr	뒤-, 후-. toward the back of the body (opposite of anterior)
ventral	ven'trăl	배쪽-, 복측-. pertaining to the belly, front
dorsal	dōr'săl	등쪽-, 배측-. pertaining to the back (opposite of ventral)
lateral	lat'ĕr-ăl	가쪽-, 외측-. pertaining to the side
medial	mē'dē-ăl	안쪽-, 내측-. pertaining to the middle (opposite of lateral)
unilateral	yū'ni-lat'ĕ-răl	한쪽-, 편측-. pertaining to one side only
bilateral	bī-lat'ĕr-ăl	양쪽-, 양측-. pertaining to both sides (opposite of unilateral)
proximal	prok'si-măl	몸쪽-, 근위-. closest to the trunk or attachment point
distal	dis'tăl	먼쪽-, 원위-. away from the trunk or attachment point (opposite of proximal)
superficial	sū'pĕr-fish'ăl	얕은, 표재-. near the surface
deep	dēp	깊은, 심부-. away from the surface (opposite of superficial)
anteroposterior	an'tĕr-ō-pos-tēr'ē-ŏr	앞뒤-, 전후-.from front (anterior) to back (posterior)

(계속됨)

해부학적 방향, 자세, 면에 관한 용어 *(계속됨)*

용어	발음	뜻
		자세에 관한 용어
anatomic position	an'ă-tŏm'ik pŏ-zish'ŏn	해부학자세. body in standard reference position: standing erect, arms at the sides, palms facing forward (그림 3.6)
decubitus	dē-kyū'bi-tŭs	누운(자세), 욕창. lying down
dorsal recumbent	dōr'săl rē-kŭm'bĕnt	무릎세우고누운(자세). lying on back with legs bent and feet flat
Fowler position	fowl'ĕr pŏ-zish'ŏn	파울러자세. lying on back with head of bed raised 45 degrees
semirecumbent	sem'ē-rē-cŭm'bĕnt	반누운자세/파울러자세. synonymous with Fowler position
lateral recumbent	lat'ĕr-ăl rē-kŭm'bĕnt	반엎드린(자세). lying on the side
prone	prōn	엎드린(자세). lying face down
supine	sū'pīn	바로누운(자세). lying face up
		몸의 단면 (그림 3.7)
plane	plān	단면. an imaginary surface that extends through two definite points
frontal plane	frŏn'tăl plān	전두면/이마면. vertical plane dividing the body into anterior and posterior halves
coronal plane	kōr'ŏ-năl plān	관상면. synonymous with frontal plane
sagittal plane	saj'i-tăl plān	시상면. vertical plane dividing the body into left and right halves
transverse plane	trans-vĕrs' plān	가로면/횡단면. horizontal plane dividing the body into upper (superior) and lower (inferior) halves

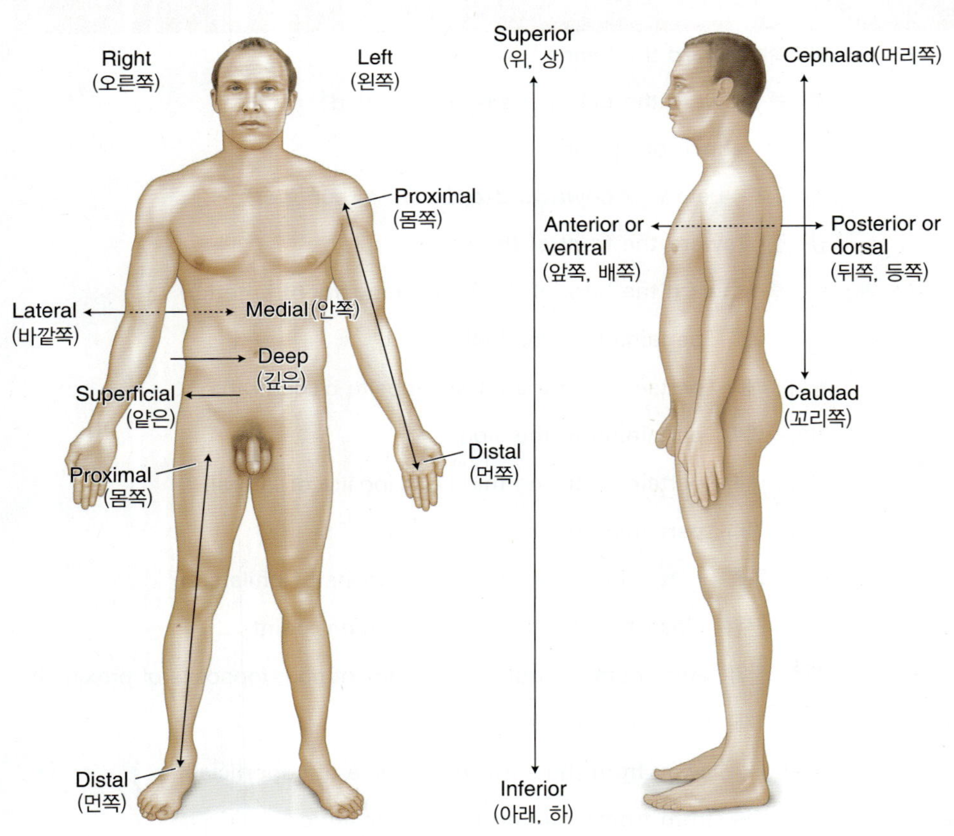

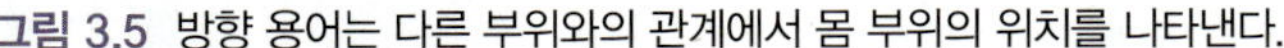
그림 3.5 방향 용어는 다른 부위와의 관계에서 몸 부위의 위치를 나타낸다.

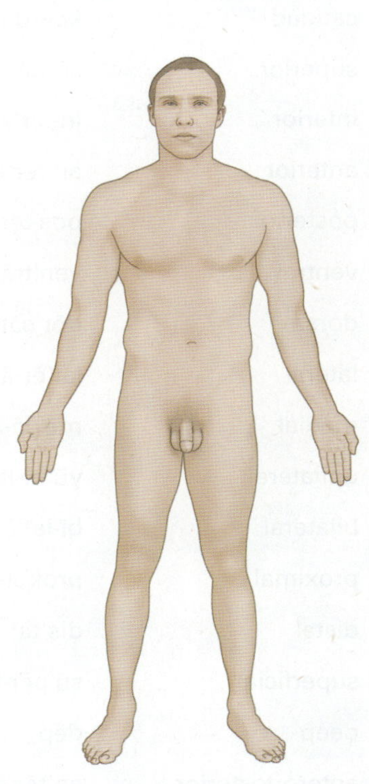
그림 3.6 해부학자세[anatomic(al) position].

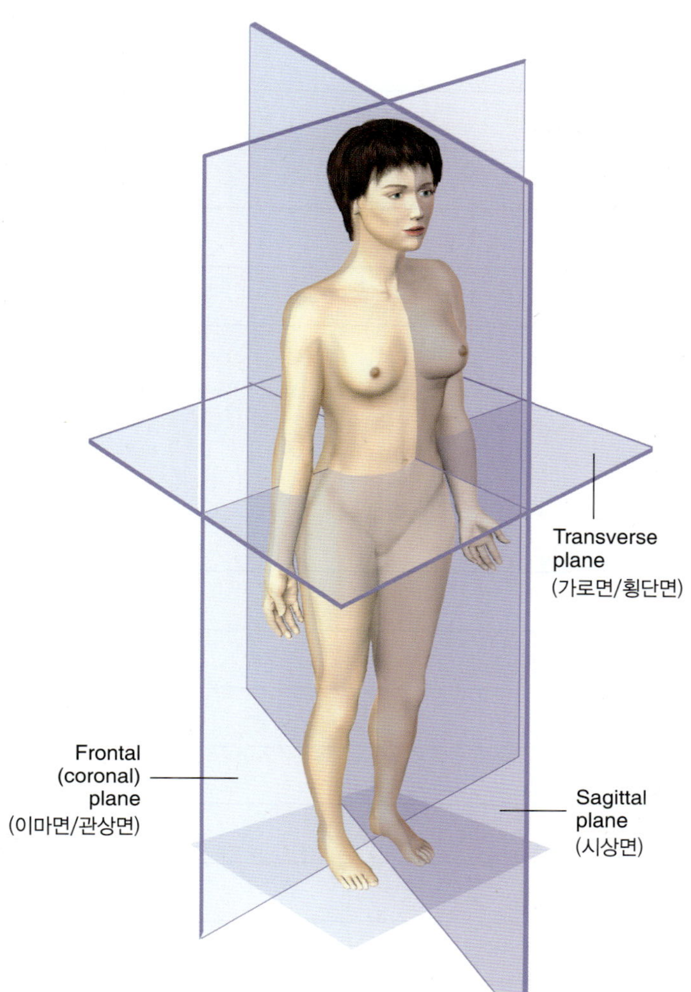

그림 3.7 몸의 단면은 참고로 사용할 목적으로 여러 가지 방법으로 몸을 나누어 얻는다. 이마면(관상면)은 몸을 전후 부분으로 나눈다. 시상면은 몸을 좌우 부분으로 나눈다. 가로면(횡단면)은 몸을 상하 부분으로 나눈다.

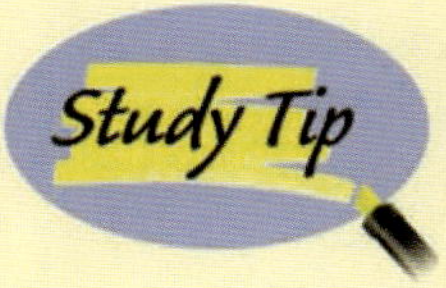

Planes of the Body(몸의 단면): 몸의 단면은 볼 수 없는 평평한 면으로 간주하고 몸을 나누어 만들어진다. 이마면과 세로면은 몸이나 몸 부위에 대하여 수직(상하) 방향으로 위치하고, 가로면은 몸을 가로지르는 수평 방향으로 위치한다.

■ 연습문제: 해부학적 방향, 자세, 면에 관한 용어

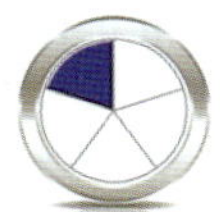
SIMPLE RECALL

연습문제 13

아래 문제의 뜻에 맞는 의학용어를 쓰시오.

1. 몸통에서 먼~ ________________
2. 얼굴을 위로 향하고 누운~ ________________
3. 위 또는 위쪽의~ ________________

4. 옆 또는 옆쪽의~ ______________________

5. 몸 앞쪽의~ ______________________

6. 앞쪽에서 뒤쪽까지~ ______________________

7. 배에 관한~, 앞쪽~ ______________________

8. 머리쪽의~ ______________________

9. 45도 정도로 눕힌 침대에 누운 (반좌위 자세) ______________________

SIMPLE RECALL

연습문제 14

아래 용어의 뜻을 쓰시오.

1. supine ______________________
2. inferior ______________________
3. frontal plane ______________________
4. proximal ______________________
5. caudad ______________________
6. transverse plane ______________________
7. bilateral ______________________
8. anatomic position ______________________
9. medial ______________________
10. dorsal ______________________

ADVANCED RECALL

연습문제 15

빈칸에 알맞은 의학용어를 써 넣어 문장을 완성하시오.

1. A patient in the lateral recumbent position is lying on his or her ______________________.
2. The ______________________ plane divides the body vertically into left and right halves.
3. An internal organ that is away from the surface of the body is said to be ______________________.
4. A disease that affects only one side of the body is ______________________.
5. The opposite of anterior is ______________________.
6. The ankle is located ______________________ (away from the trunk) from the knee.
7. The palm is the ______________________ (front) surface of the hand.

8. The stomach is located ______________________________ (above) to the intestines.

9. The general term for lying down (not specifically face up or down) is ______________________.

10. The knee is located ______________________________ (toward the trunk) to the ankle.

■ 색

많은 단어성분들이 색을 나타낸다. 예를 들어, 적혈구는 빨간 혈액세포(RBC)의 다른 용어이다. 이 용어 'erythrocyte'는 단어성분 '*erythro-*'(빨간)와 '*-cyte*'(세포)에서 유래한다. 아래 표는 색에 관한 가장 흔한 몇 가지의 연결형을 보여준다.

색에 관한 연결형

연결형	뜻
chlor/o	초록-, 녹-. green
chrom/o	색-. color
cyan/o	파란-, 청-. blue
erythr/o	빨간-, 적-. red
leuk/o	흰-, 백. white
melan/o	검은-, 흑-. black, dark
xanth/o	노란-, 황-. yellow

■ 연습문제: 색에 관한 연결형

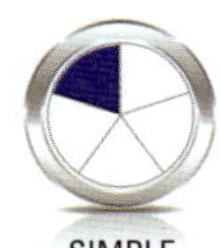

SIMPLE RECALL

연습문제 16

아래 연결형의 뜻을 쓰시오.

1. melan/o ______________________________
2. cyan/o ______________________________
3. xanth/o ______________________________
4. chlor/o ______________________________
5. leuk/o ______________________________
6. erythr/o ______________________________
7. chrom/o ______________________________

색에 관한 용어

용어	발음	뜻
chloroma	klōr-ō'mă	녹색종. abnormal mass of green cells
chromaturia	krō'mă-tyūr'ē-ă	착색뇨. abnormal coloration of urine
cyanosis	sī'ă-nō'sis	청색증. bluish discoloration of the skin and other tissues
erythrocyte	ĕ-rith'rŏ-sīt	적혈구. red blood cell
leukocyte	lū'kō-sīt	백혈구. white blood cell
melanoma	mel'ă-nō'mă	흑색종. tumor characterized by dark appearance
xanthoderma	zan'thō-dĕr'mă	피부황색증. yellow discoloration of the skin

■ 연습문제: 색에 관한 용어

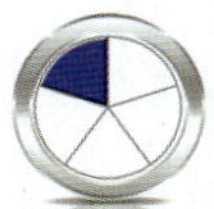
SIMPLE RECALL

연습문제 17

아래 문제의 뜻에 맞는 의학용어를 쓰시오.

1. 적혈구 ____________________

2. 피부의 황색 변색 ____________________

3. 검은색의 종양 ____________________

4. 소변의 비정상적인 착색 ____________________

5. 백혈구 ____________________

6. 청색증 ____________________

■ 의무기록 개요

건강관리 환경에서 의학용어는 통화나 서면 통신에서 모두 사용된다. 서면 통신의 주요 형태는 환자의 의무기록(medical record)이다. 앞으로 업무에서 다양한 유형의 의무기록을 접하게 될 것이기 때문에, 이후의 단원에 의무기록을 포함하고 있어 이것을 통해 다양한 형식에 익숙해지고 의학용어를 실제생활에서 사용하는 경험을 할 수 있다.

일반적인 형태의 의무기록은 다음과 같다:

- **병원 의무기록**(hospital and clinic record)은 가끔씩 환자기록으로도 불리는데, 전형적으로 환자의 진찰, 진단, 치료에 관한 모든 문서의 모음이다.
- **병력과 진찰**[history and physical (H&P) examination]**은 환자의 병력기록이다.** 여기에는 환자가 작성하는 양식과 의료인의 환자 검진이 포함될 수 있다. 이것은 검진이 표준적이고 체계적인 방식으로 수행되기 때문에 일반적으로 표준화된 보고서이다.
- **환자 동의서**(consent form)는 환자가 서명하여 건강관리 받는 것을 허락한다. 이러한 양식에는 수술과 기타 절차를 위한 특수 양식이 포함될 수 있다.

- **의료인 환자관리기록**(health care provider patient care note)은 의사, 간호사 또는 다른 의료인이 환자에게 어떤 형태든 건강관리를 제공할 때마다 환자기록에 기록된다. 일반적으로 의료인은 관찰, 검사 결과, 다른 전문가의 상담 결과 등과 함께 모든 진단적 치료와 과정을 문서화한다.
- **검사실 검사 및 진단검사 보고서**(laboratory and diagnostic test report)는 외부 검사실, 병리 보고서, 건강관리시설 내의 다른 부서 등에서 나온 혈액검사 결과처럼 일차 의료진이 아닌 바깥의 기관에서 나올 수 있다.
- **다른 특수 보고서**(other specialty report)에는 물리치료사 또는 수술 마취전문의와 같은 다른 의료인의 보고서와 환자가 퇴원할 때의 퇴원보고서가 포함된다.

다음은 폐암 치료를 받은 환자의 추적조사 기록의 한 부분이다. 이 기록을 읽으면서 이해되지 않는 의학용어에는 밑줄을 치시오.

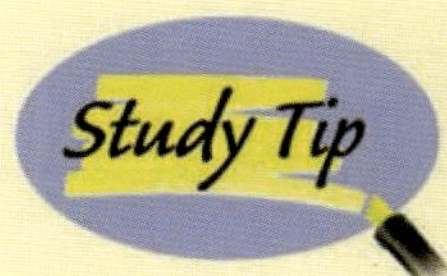

Reading Medical Records(의무기록 읽기): 처음으로 의무기록을 읽는 경우, 새로 나오는 모든 용어의 뜻을 알아내기 위해 끊임없이 노력하시오. 그 대신 용어의 일반적인 뜻을 파악하기 위해 끝까지 기록을 읽으시오. 전체적인 문맥에 익숙해지면 특정 용어를 더 쉽게 이해할 수 있다. 그러나 확실하지 않은 용어들은 의학사전을 참고하시오.

의무기록

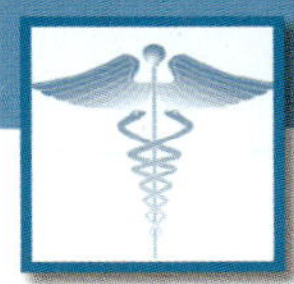

추적조사 기록(Follow-Up Note)

환자는 46세의 백인 여성으로 폐 우상엽절제를 받은 후에 IIB(T2, N1, M0) 단계의 우상폐엽의 대세포암종(large cell carcinoma)으로 진단되었다. 그녀는 가슴세로칸 방향으로 수술후 방사선치료를 받으면서, 20XX년 4월 13일 치료가 완료될 때까지 총 5,040 rad의 선량을 받았다. 그녀는 20XX년 7월 28일에 추적검사를 마치고 다시 4개월 추적검사를 받기 위해 오늘 내원하였다. 그녀는 최근 스미스 박사에게 진찰을 받았다.

흉부 X선 사진을 20XX년 10월 14일에 찍고, 20XX년 6월 15일 이전의 X선 사진과 비교하였다. 왼쪽 폐는 완벽하게 깨끗하였다. 왼쪽 폐문 구역 주위에 사이질 음영이 약간 증가되어 있었다. 이것은 이전의 방사선치료 범위 내에 있는 것이고, 방사선에 의해 생긴 흉터일 가능성이 가장 크다.

그녀는 전반적으로 기분이 좋다. 식욕도 좋다. 때때로 나오는 기침에 가슴이 불편하다. 그녀는 가슴절개 부위를 제외한 다른 곳에는 통증이 없다고 한다. 객혈도 없고 뼈 통증도 없다고 한다. 또한 창자나 방광에 대한 호소증상도 없다. 그녀는 여전히 활동적이고 기분이 좋다.

진찰소견: 혈압은 110/74, 맥박 72, 호흡은 20이다. 체중은 153 lb로 마지막에 본 것보다 4½파운드 증가하였다. 오늘 HEENT 검사에서 안구바깥 움직임이 정상이었다. 동공은 양쪽이 같았고, 둥글고, 빛과 원근조절에 제대로 반응하였다. 정상머리. 목, 빗장위, 겨드랑, 고샅 부위에서 림프절병증이 만져지지 않았다. 심장박동은 규칙적인 속도와 리듬을 갖고 있다. 폐는 청진과 타진에서 소리가 맑았다. 우측 가슴절개 부위는 잘 낫고 있다. 만져지는 잘못된 부위도 없었다. 복부는 부드럽고 압통 부위가 없으며, 덩이나 장기의 비대는 없었다. 팔다리에서 부종, 청색증, 곤봉증 등이 보이지 않았다.

평가: 병의 재발, 잔류, 전이의 징후가 없는 환자의 상태에 만족한다.

계획: 그녀는 1월에 스미스 박사에게 진료를 받을 예정이다. 그녀는 정기적인 추적검사를 위해 6개월 이내에 내원하라는 요청을 받았다. 또한 내원할 때 흉부 X선 사진도 제출할 것을 요청받았다. 그녀는 계속해서 진행사항에 대한 정보를 받을 것이다.

참고: 많은 의사들이 검사에서 적절한 단위를 잘 쓰지 않지만 체중만은 예외이다. 체중에서 파운드(lb)와 킬로그램(kg)을 구별하는 것이 중요하기 때문이다.

■ 연습문제: 의무기록

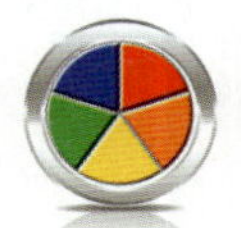

APPLICATION

연습문제 18

이 의무기록에 사용된 아래의 의학용어에 대한 정의를 쓰시오. 대부분의 이 용어들은 이 단원이나 앞 단원에서 사용된 단어성분으로 구성되어 있다(또는 여기에서 제공된다). 용어의 뜻이 정확하게 단어성분의 뜻을 합친 것이 아닐 수도 있다는 점을 명심하시오.

용어	뜻
1. lobectomy (lobos = lobe of an organ)	______________
2. postoperative	______________
3. thoracotomy	______________
4. supraclavicular [clavicular = pertaining to the clavicle(collar bone)]	______________
5. lymphadenopathy (lymph/o = lymph)	______________
6. organomegaly (organ/o = organ)	______________
7. cyanosis	______________

■ 몸 계통 개요

몸 계통(Body System)은 연관성 있는 기능을 가진 기관들의 집단이다. 기관계통이라고도 한다. 예를 들어, 호흡계통에는 폐와 함께 코와 입에서 폐까지의 모든 공기 통로가 포함된다. 호흡계통의 일차 기능은 기체 교환이다. 호흡하는 동안 공기에서 산소를 들이쉬어(흡입하여) 세포에 전달하고, 세포 대사의 노폐물인 이산화탄소를 내뿜는다(배출한다).

사람해부학(몸 부위 구조학)과 질병은 대개 몸 계통과 관련하여 배운다. 그것은 각각의 기관 자체를 연구하기보다는 관련된 몸 계통의 기능과 함께 작동하는 다른 기관을 배울 때 도움이 된다. 많은 질병이 하나의 몸 계통에 영향을 미치기 때문에 몸 계통으로 건강과 건강관리를 이해하는 것이 또한 합리적이다. 많은 의학 용어가 몸 계통에 따른 해부학이나 건강관리와 관련되어 있기 때문에 몸 계통으로 의학용어를 배우는 것도 또한 의미가 있다.

이 책의 주요 부분은 몸 계통에 의해 구성된다. 많은 기관과 몸 기능이 겹치기 때문에 몸 계통은 다소 다른 방식으로 구성될 수 있다. 예를 들어, 뼈대계통(뼈, 인대)과 근육계통(근육, 힘줄)은 매우 밀접하게 함께 협력하여 몸을 움직인다. 따라서 이러한 계통은 종종 근육뼈대계통로 합쳐진다. 마찬가지로 림프계통은 심장혈관계통으로 배출되기 때문에 이들은 종종 함께 연구 대상이 된다. 다음은 이 책에서 다루는 몸 계통이다:

- 외피계통(Integumentary system) - 피부, 관련 구조
- 근육뼈대계통(Musculoskeletal system) - 근육, 뼈
- 신경계통(Nervous system) - 뇌, 척수, 신경

- 특수감각(Special senses) - 눈, 귀
- 내분비계통(Endocrine system) - 샘, 호르몬
- 혈액 및 면역계통(Blood and immune system)
- 심장혈관계통과 림프계통(Cardiovascular and lymph systems) - 심장, 혈관, 림프관
- 호흡계통(Respiratory system) - 폐, 공기 통과기관
- 소화계통(Digestive system) - 위, 창자, 관련 기관
- 비뇨계통(Urinary system) - 신장(콩팥), 요관, 방광, 요도
- 남성생식계통(Male reproductive system) - 음경, 고환, 관련 구조
- 여성생식계통(Female reproductive system) - 유방, 난소, 자궁, 질, 관련 구조

많은 병들은 주로 하나의 계통을 침범하기 때문에 임상 전문의들은 종종 각각의 몸 계통에 초점을 맞춘다. 다음은 몇 가지 예이다:

- 피부과전문의(Dermatologist) - 피부의 질환을 진단하고 치료한다.
- 정형외과전문의(Orthopedist) - 근육뼈대계통의 질환을 진단하고 치료한다.
- 신경과전문의(Neurologist) - 신경계통의 질환을 진단하고 치료한다.
- 내분비내과전문의(Endocrinologist) - 내분비계통의 질환을 진단하고 치료한다.

특정 몸 계통을 다루는 단원에서 임상 전문분야와 의학적 상태에 대해 더 많이 배울 것이다.

■ 마무리

- 몸 구조를 설명하고, 조직화 등급을 보여주며, 색을 나타낼 때 사용되는 용어들이 많이 있다.
- 몸은 몸 부위, 몸통공간, 복부골반구획으로 나눌 수 있다
- 몸의 방향성을 정하기 위해 해부학적 방향, 자세, 면을 사용한다.
- 의무기록은 여러 형태로 존재하며 가치 있는 정보를 제공한다.
- 지금까지 몸의 어떤 부분을 기술하기 위해 용어들을 살펴보았다. 이후의 단원에서 다른 몸 계통(기관계통)을 살펴볼 것이다. 이 계통들은 모두 함께 작용하여 온몸을 완성한다.

단원 복습

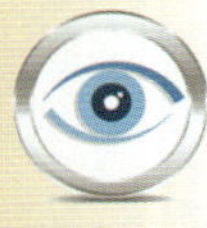

연습문제 19

아래 밑줄 친 자리에 몸의 공간과 구조에 맞는 용어를 쓰시오.

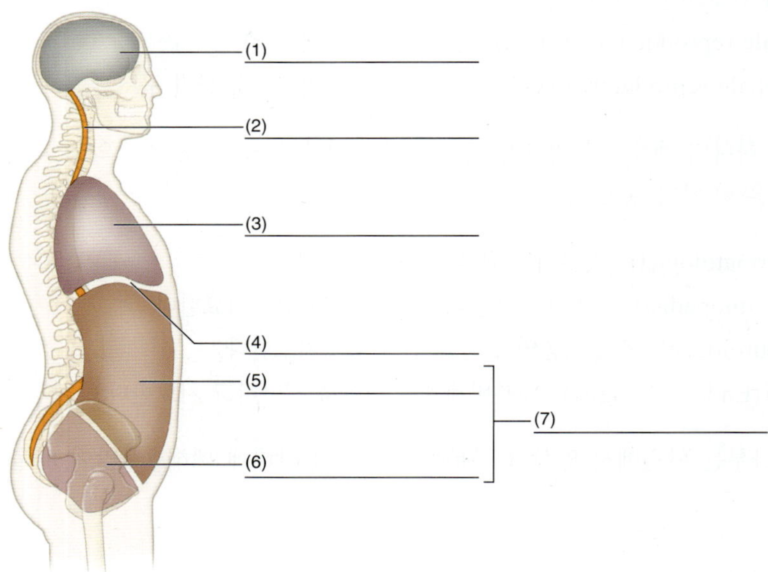

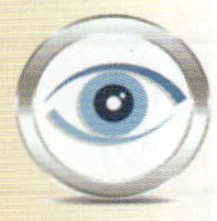

연습문제 20

아래 밑줄 친 자리에 복부골반 부위에 맞는 용어를 쓰시오.

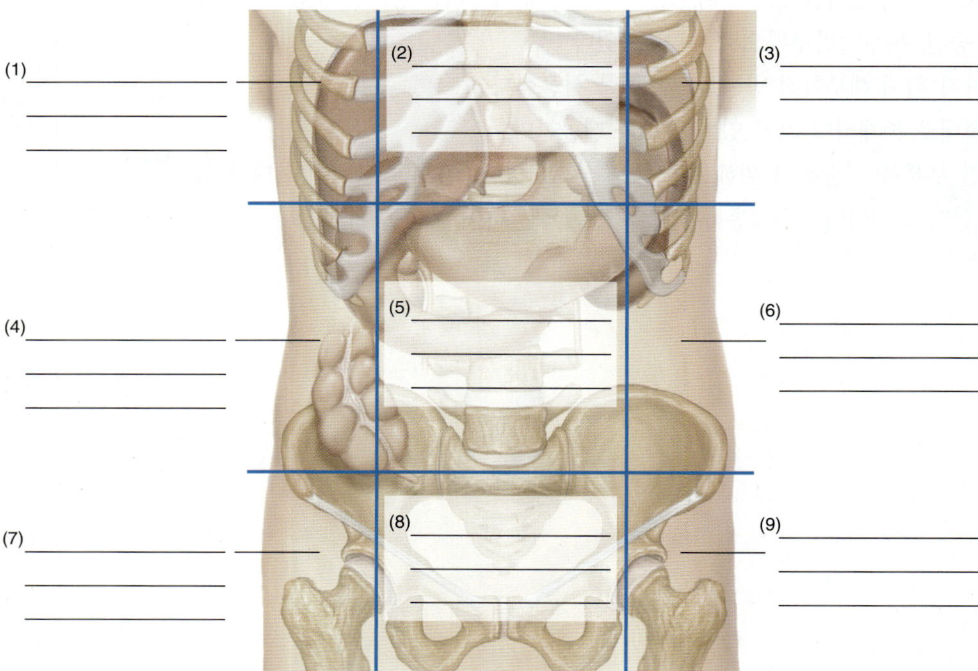

용어구조 이해하기

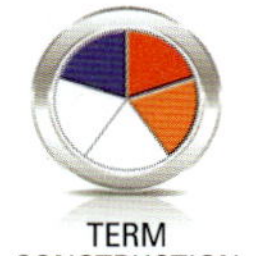

연습문제 21

아래 문제의 의학용어를 단어성분으로 나누고 각 성분의 뜻을 쓰시오. 그 다음 의학용어의 뜻을 쓰시오. (참고: 이전 단원의 단어성분을 사용할 필요도 있다.)

예:

arthritis
단어성분: arthr/o, -itis
뜻: joint, inflammation
용어의 뜻: inflammation of a joint

1. fibrosis
단어성분: ______
뜻: ______
용어의 뜻: ______

2. pathogenic
단어성분: ______
뜻: ______
용어의 뜻: ______

3. hemostasis
단어성분: ______
뜻: ______
용어의 뜻: ______

4. neuroblast
단어성분: ______
뜻: ______
용어의 뜻: ______

5. osteonecrosis
단어성분: ______
뜻: ______
용어의 뜻: ______

6. cervicobrachial
단어성분: ______
뜻: ______
용어의 뜻: ______

7. craniocerebral
단어성분: ______
뜻: ______
용어의 뜻: ______

8. superolateral
단어성분: ____________________
뜻: ____________________
용어의 뜻: ____________________

9. visceromegaly
단어성분: ____________________
뜻: ____________________
용어의 뜻: ____________________

10. hyperglycemia
단어성분: ____________________
뜻: ____________________
용어의 뜻: ____________________

이해력 연습문제

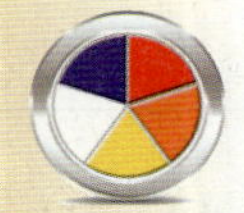
COMPREHENSION

연습문제 22

아래 문제의 빈칸에 맞는 용어를 쓰시오.

1. Excessive growth of tissue is termed ____________________.
2. Even if you do not recognize the term acidosis, from knowing the suffix -osis you can understand that this term likely refers to a(n) ____________________ condition.
3. Based on its two word parts, the term morphology means ____________________.
4. Based on its word parts, the term lipemia likely refers to ____________________.
5. After weeks of treatment, the patient no longer had symptoms. Although his chronic disease was still present, his physician said the disease was in ____________________.
6. The patient felt a sharp pain on the side of her abdomen, just left of her navel, in the ____________________ region.
7. The x-ray unit was positioned in front of the patient such that the x-rays passed through him in a(n) ____________________ direction.
8. The patient was lying supine in bed until the nurse raised the head of the bed 45 degrees to put the patient in the ____________________ position.
9. Because of a severe breathing problem, the patient was experiencing cyanosis, and her lips were turning ____________________. (color)
10. An increase in the severity of a disease or symptoms is called ____________________.

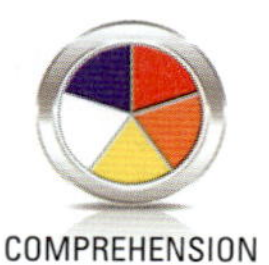

연습문제 23

아래 문제에 대한 간단한 답을 쓰시오.

1. 팔에 생긴 피부 병변의 위치를 말할 때, 병변의 "the most proximal edge"가 가리키는 위치관계를 설명하시오.
2. 해부학자세를 취한 사람의 모습을 설명하시오. ______
3. 몸 계통이란 무엇인가? ______
4. 체세포에서 세포질에 속하지 않는 부분은 무엇인가? ______
5. 질병이 어떤 상태일 때 만성으로 취급하는가? ______
6. 엄밀히 말해서 "etiology"란 무엇을 의미하는가? ______
7. "body cavity"를 설명하시오. ______
8. 손의 "dorsal surface"를 설명하시오. ______
9. "xanthoderma"에 걸린 사람의 모습을 설명하시오. ______
10. 마음의 병을 "psychic condition"이라고 한다면, 몸의 병은 무엇이라고 하는가? ______

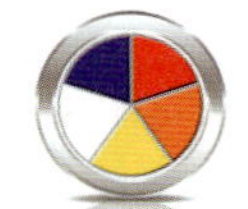

연습문제 24

아래 문제의 보기에서 정답을 고르시오.

1. If the fluid taken into the body equals the fluid lost from the body, this balance can be described as a state of (체액의 균형)
   A. hyperplasia.
   B. homeostasis.
   C. necrosis.
   D. inflammation.

2. The lungs are located within the (폐의 위치)
   A. thoracic cavity.
   B. abdominal cavity.
   C. pelvic cavity.
   D. spinal cavity.

3. The abdominal region located inferior to (below) the umbilical region is the (배꼽부위)

A. epigastric region.
B. iliac region.
C. hypochondriac region.
D. hypogastric region.

4. After a stroke, the patient had partial paralysis of only his left side, a condition said to be (왼쪽부분마비)

A. idiopathic.
B. sagittal.
C. unilateral.
D. metastatic.

5. The study of cells and tissues is called (조직학)

A. histology.
B. etiology.
C. cytology.
D. morphology.

6. A xanthoma is generally what color? (색깔)

A. red
B. yellow
C. black
D. blue

7. An acute illness is (상태)

A. fatal.
B. persistent.
C. malignant.
D. brief.

8. A toxin may cause symptoms throughout the body. Thus, it is said to have what kind of effects? (작용기전)

A. metabolic
B. idiopathic
C. systemic
D. inflammatory

9. Which of these terms may apply to an injury? (손상)

A. cytoplasm
B. hyperplasia
C. proximal
D. lesion

10. The diaphragm is a (뜻)

A. cavity.
B. muscle.
C. tumor.
D. quadrant.

활용과 분석

의무기록 연습문제

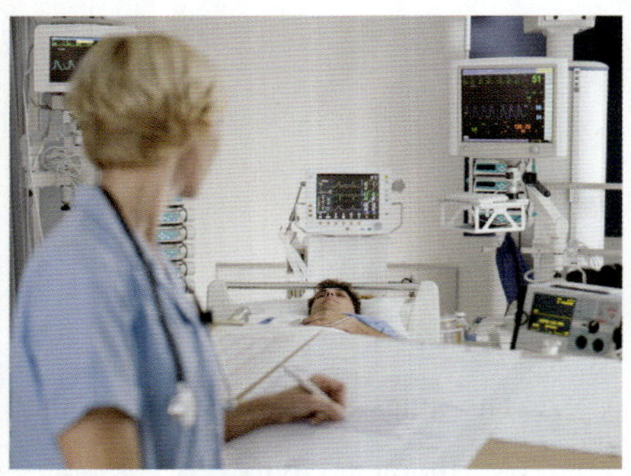

전문간호사(RN)가 중환자실(ICU) 환자를 돌보고 있다.

다음은 폐의 기관지유래암종으로 진단된 스턴 씨의 수술보고서이다. 중환자치료 전문간호사(RN, registered nurse)로서 그녀는 수행된 절차들을 이해하기 위해 환자의 의무기록을 검토하고 있다.

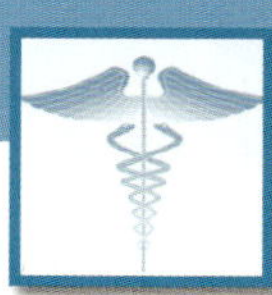

의무기록

수술보고서(Operative Report)

기관지유래암종 절제(Bronchogenic Carcinoma Excision)

수술전 진단: 기관지유래암종을 동반한 단일폐결절.

수술후 진단: 기관지유래암종을 동반한 단일폐결절.

시행된 시술

1. 기관지내시경술
2. 오른쪽 가슴절개
3. 오른중간엽 가쪽구역절제를 한 다음에 오른중간엽 완전절제 시행
4. 세로칸 림프절절제

마취: 기관경유 전신마취

시술 기록: 기관경유 전신마취 유도를 성공적으로 마친 후, 환자는 바로누운 자세로 기관지삽관을 통해 기관지내시경술을 받았다. 폐의 왼위혀구역엽, 오른위엽, 오른아래엽에 특이점은 없었다. 기관지내시경 관은 왼쪽 주 줄기기관지 안에 제대로 자리잡고 있다. 환자는 일반적인 살균방식으로 수술자세와 수술준비를 받고 멸균포에 덮힌 후 오른쪽 가쪽가슴절개를 받았다.

가슴을 열었다. 가슴막에 특이점은 보이지 않았다. 폐를 검사하였다. 오른중간엽의 가쪽구역에 결절이 있다. 동맥 쪽으로 절제해 나가면서 동맥을 몸쪽과 먼쪽에 이중으로 묶고 잘라냈다. 이어서 이 구역을 봉합기로 고정시키고, 동결절편을 보냈다. 동결절편은 편평세포암종과 일치하였다. 결과적으로 폐엽절제를 완료하고 림프절을 적출하였다.

가슴관을 별도로 찌름절개하여 꺼냈다. 갈비사이막을 닫았다. 근육, 피부밑조직, 피부를 닫았다. 더마본드로 상처치료를 하였다. 가슴관을 배액장치에 부착하였다. 스폰지, 바늘, 랩 점검수는 정확하게 ×3이었고, 환자는 안정된 상태로 회복실로 옮겨졌다.

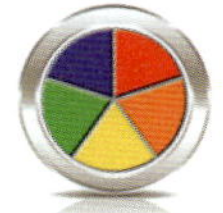

APPLICATION

연습문제 25

위의 의무기록에 사용된 적절한 의학용어의 정의를 빈칸에 쓰시오. 이 단원이나 이전의 단원에 포함된 단어성분을 토대로 이 용어들을 식별할 수 있어야 한다.

1. 폐에 관한~ ____________________
2. 흉부의 절개 ____________________
3. 폐엽의 수술적 제거 ____________________
4. 옆쪽의, 측면의~ ____________________
5. 몸통 또는 부착 지점에 가장 가까운~ (부사) ____________________
6. 몸통 또는 부착 지점에서 가장 먼~ (부사) ____________________

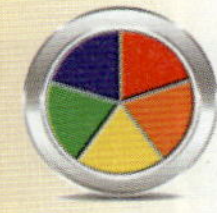

연습문제 26

위의 의무기록에 사용된 적절한 의학용어의 정의를 빈칸에 쓰시오. 새로운 연결형의 뜻은 새로운 의학용어를 만들 때 도움을 준다.

1. 기관지에서 발생하는~ (bronch/o) ____________________

2. (폐)구역의 수술적 제거 ____________________

3. 림프절의 수술적 제거 ____________________

4. 기관 속의~ (trache/o) ____________________

5. 기관지 안쪽을 관찰하기 위해 기구를 사용하는 검사 (bronch/o) ____________________

6. 갈비뼈 사이의~ (cost/o) ____________________

7. 피부밑의~ (cutane/o) ____________________

철자법

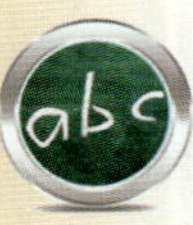

연습문제 27

아래 문제에서 철자가 맞는 용어를 고르시오.

1.	chromosome	chromosone	chronosome
2.	diafragm	diaphragm	diphragm
3.	homostasis	homeostesis	homeostasis
4.	cepholad	cephalad	cepadad
5.	cytoplasm	cyteplasm	cyteplazm
6.	erythrocyte	erthrocyte	erythracyte
7.	decubitus	decubetus	decubitous
8.	umbilical	umbillical	umobilical
9.	pathegen	pathogen	pathagen
10.	luekocyte	lukeocyte	leukocyte
11.	inflamation	inflammation	enflamation
12.	citology	cytology	cytolagy
13.	matabolism	matebolism	metabolism
14.	cyenosis	cyanosis	cyonasis
15.	nuclei	nucli	nuklei

MEMO

외피계통
Integumentary System

4

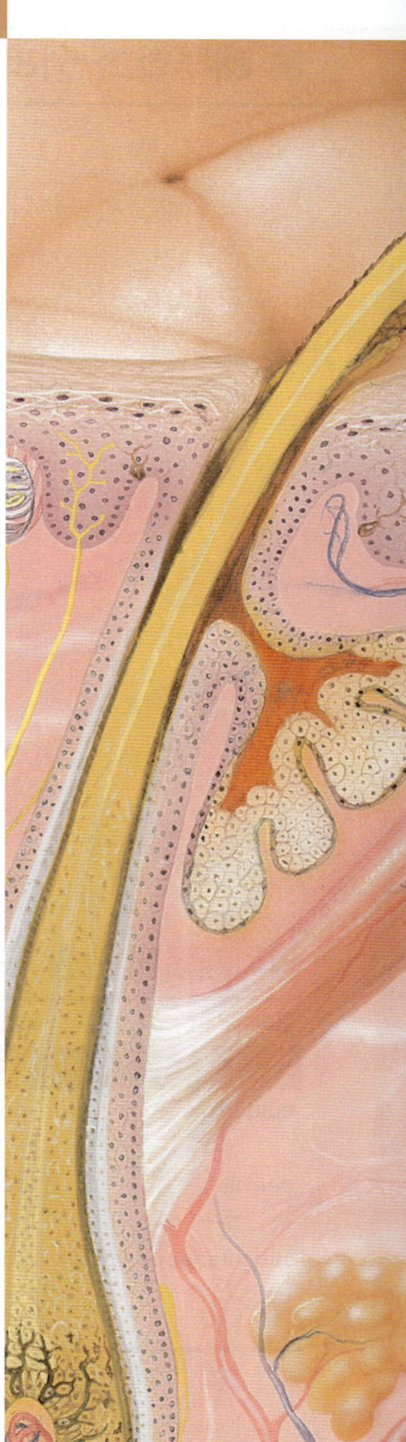

단원 테두리

학습 성과

이 단원의 학습이 끝나면:

1. 피부의 구조와 기능을 열거할 수 있어야 한다.

2. 피부의 층과 부속구조물에 관한 용어들을 정의할 수 있어야 한다.

3. 외피계통에 관한 연결형, 접두사, 접미사들을 정의할 수 있어야 한다.

4. 외피계통에 관한 일반 의학용어들을 정의할 수 있어야 한다. 여기에는 형용사와 관련 용어, 징후와 증상 및 상태, 검사와 시술, 외과처치와 치료시술, 투약과 약물요법, 의학 전문분야와 전문가에 관한 용어들이 포함된다.

5. 외피계통에 관한 일반적인 약어들을 정의할 수 있어야 한다.

6. 이 단원의 모든 연습문제를 완전하게 풀 수 있어야 한다.

7. 외피계통에 관한 증례연구와 의무기록에 사용된 용어들을 설명할 수 있어야 한다.

■ 머리말

때로는 **피부막** 또는 **외피**라고도 부르는 피부는 보호용 덮개이다. *Cutaneous*는 '피부에 관한'이라는 뜻이다. 바깥쪽의 표피와 안쪽의 진피라는 두 층으로 구성된 피부는 세균과 바이러스와 같은 환경적 위험에 대한 몸의 첫 번째 방어선이다. **외피계통**은 피부와 그 부속구조를 포함한다. 이 단원에서는 피부의 해부학과 생리학, 피부에 관한 단어성분, 외피계통에 관한 의학용어에 대해 다룬다.

■ 해부학과 생리학

피부는 두 개 이상의 조직이 결합하여 특수기능을 수행하기 때문에 기관으로 간주된다. 상피조직과 결합조직은 피부를 구성하는 두 가지의 주요 형태이다.

구조

- 피부는 몸에서 가장 큰 기관이다.
- 피부는 두 개의 층, 즉 바깥쪽 표피와 그 밑의 진피라고 불리는 층으로 구성된다.
- 외피계통의 부속구조물은 머리카락, 손발톱, 땀샘과 피부기름샘(피지선) 등이다.

기능

- 유해 미생물로부터 몸을 보호함
- 자외선(UV) 방사의 유해한 영향으로부터 피부밑 구조를 보호함
- 탈수로부터 몸을 보호함
- 비타민 D 생성
- 체온조절
- 감각신경 종말을 감싸서 보호함

외피계통에 관한 용어(그림 4.1)

용어	발음	뜻
		피부의 층
epidermis	ep′i-dĕrm′is	표피. outer layer of skin; waterproof layer that functions as protection and contains melanocytes that secrete melanin
dermis	dĕr′mis	진피. deep layer of skin that contains the sweat and oil glands; also contains tiny muscles attached to the hair follicles
subcutaneous layer	sŭb′kyū-tā′nē-ŭs lā′ĕr	피부밑층, 피하층. layer of loose connective tissue that connects the skin to the surface muscles; contains the blood vessels and fat; also called the hypodermis

외피계통에 관한 용어

용어	발음	뜻
		부속구조
adipocytes	ad′i-pō-sītz	지방세포. fat cells that make up most of the subcutaneous layer
arrector pili muscles	ă-rek′tŏr pī′lī	털세움근, 입모근. tiny muscles that attach to the hair follicle
hair	hār	털, 모, 모발. keratinized fibers that arise from hair follicles
hair follicle	hār fol′i-kĕl	모낭/털집. area from which hair grows; located in the dermis
keratin	ker′ă-tin	각질. protein found in the hair and nails that promotes hardness
keratinocytes	ke-rat′i-nō-sītz	각질형성세포. cells found in the epidermal layer of skin that secrete keratin and assist in waterproofing the body
melanocytes	mel′ă-nō-sītz	멜라닌세포. cells that give color to skin, eyes, and hair by secreting the pigment melanin; located in the dermis
nail	nāl	손발톱. translucent plate made of keratin that covers and protects the ends of the fingers and toes
sebaceous glands	sĕ-bā′shŭs	피부기름샘/피지선. glands that secrete oil (sebum) into the hair follicle and onto the epidermis
sebum	sē′bŭm	피부기름/피지. oily secretion of the sebaceous gland
sudoriferous glands	sū′dōr-if′ĕr-ŭs	땀샘/한선. glands that secrete sweat and assist in body temperature regulation

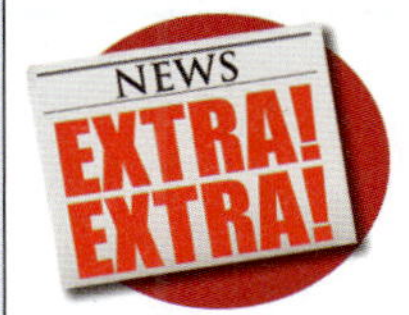

Arrector Pili Muscles(털세움근, 입모근)

소름(goose bumps)은 털세움근이 수축할 때 만들어지며, 털을 똑바로 세우는 작용을 한다.

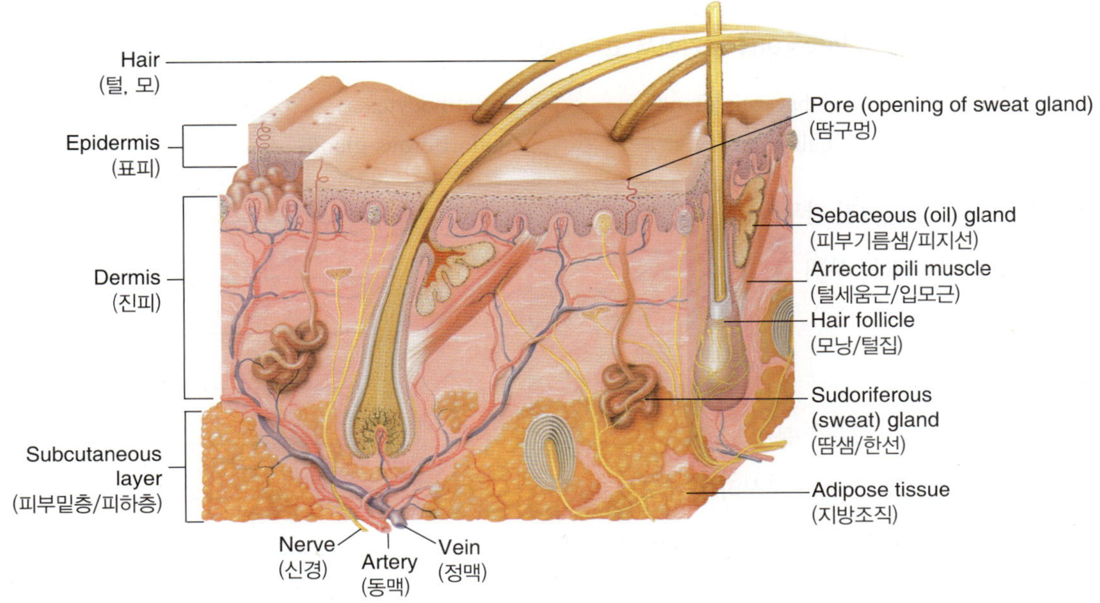

그림 4.1 피부층과 부속구조.

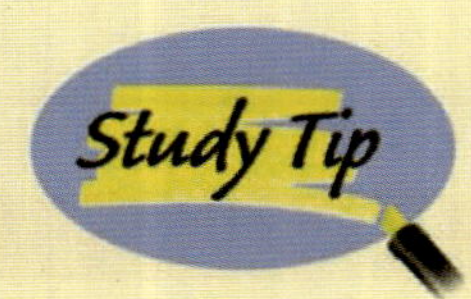

Epidermis(표피): 접두사 *epi*-는 upon이나 on이라는 것을 기억하시오. 따라서 표피는 진피 위에 있는 피부층이다.

■ 연습문제: 해부학과 생리학

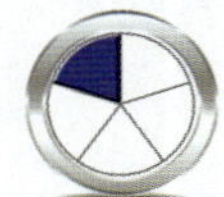
SIMPLE RECALL

연습문제 1

아래 문제의 뜻에 맞은 해부학적 구조나 의학용어를 쓰시오.

1. 멜라닌세포를 포함하는 피부의 바깥층 ______
2. 땀샘 ______
3. 몸에서 가장 큰 기관 ______
4. 기름샘 ______
5. 혈관을 포함하는 피부층 ______
6. 모낭에 부착하고 있는 작은 근육 ______
7. 피부의 깊은 층 ______
8. 보호작용을 하는 피부층 ______
9. 각질화 섬유 ______
10. 피부 기름샘에서 분비하는 기름 ______

ADVANCED RECALL

연습문제 2

아래 문제의 뜻에 맞은 의학용어를 보기에서 고르시오.

adipocytes	sebaceous glands	keratinocytes	nail
keratin	hair follicle	sudoriferous glands	melanocytes

1. 케라틴으로 만들어진 반투명 판 ______
2. 머리카락이 자라는 부위 ______
3. 체온조절 지원 ______
4. 피부색 제공 ______
5. 피부 표피층으로 기름을 분비 ______
6. 피부의 가장 바깥쪽 층을 구성하는 세포 ______
7. 머리카락과 손톱에서 발견되는 경도강화 단백질 ______
8. 대부분의 피부밑층을 구성하는 지방 세포 ______

■ 단어성분

아래 표들은 외피계통에 관한 단어성분을 보여준다.

연결형

연결형	뜻
adip/o	지방. fat
cry/o	차가운, 냉-. cold
cyan/o	파란, 청-. blue
derm/o, dermat/o, cutane/o	피부-. skin
electr/o	전기-. electric, electricity
erythr/o	빨간, 적-. red
hidr/o	땀-. sweat
kerat/o	딱딱한, 경-. hard
lip/o	지방-. fat
melan/o	검은, 흑-. black, dark
myc/o	곰팡이-, 진균-. fungus
necr/o	괴사-. death
onych/o	손발톱-. nail
pachy/o	두꺼운. thick
py/o	고름-. Pus
rhytid/o	주름-. wrinkle
scler/o	딱딱한, 경-. hard
seb/o	기름분비-, 지루-. sebum (an oily secretion)
trich/o	털-, 모-. hair
xanth/o	노란, 황-. yellow
xer/o	마른, 건조-. dry

접두사

접두사	뜻
a-, an-	(부정) without, not
bio-	생명-. life
epi-	위-, 겉-, 상-. on, following
intra-	-안, -속, -내. within
para-	곁-, 부-. beside
per-	-경유. through
sub-	-아래, -밑, -하. below, beneath
trans-	교차-, -경유. across, through

접미사

접미사	뜻
-cide	죽이는 물질. substance that kills
-derma	피부. skin
-ectomy	절제, 외과적 제거. excision, surgical removal
-genic	원형, 생성. originating, producing
-itis	염, 염증. inflammation
-logist	전문가. one who specializes in
-logy	학문. study of
-malacia	연화(증). softening
-pathy	병증. disease
-phagia	포식. eating
-plasia	형성, 성장. formation, growth
-plasty	외과적 복원, 재건. surgical repair, reconstruction
-rrhea	흐름, 분비. flowing, discharge
-tome	칼. cutting instrument

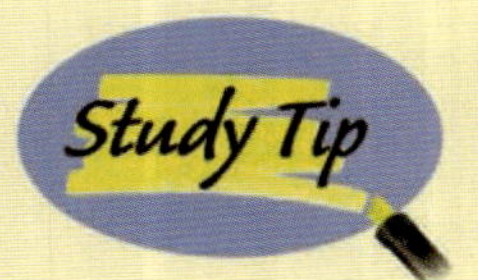

Spelling(철자법): *hidr/o*와 *hydr/o*의 차이점을 기억하시오. *Hidr/o*는 hidroschesis(땀억제)처럼 땀을 뜻하는 연결형이다. *hydr/o*는 hydrant(소화전)처럼 물을 뜻하는 연결형이다.

■ 연습문제: 단어성분

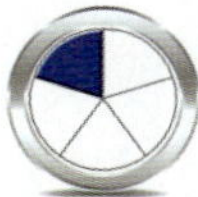
SIMPLE RECALL

연습문제 3

아래 연결형의 뜻을 쓰시오.

1. trich/o ______________________
2. rhytid/o ______________________
3. onych/o ______________________
4. cutane/o ______________________
5. lip/o ______________________
6. seb/o ______________________
7. xer/o ______________________
8. dermat/o ______________________

9. scler/o ______________________________

10. erythr/o ______________________________

11. hidr/o ______________________________

12. cry/o ______________________________

연습문제 4

SIMPLE RECALL

아래 문제의 뜻에 맞는 연결형을 쓰시오.

1. yellow ______________________________
2. sebum ______________________________
3. blue ______________________________
4. skin ______________________________
5. electric ______________________________
6. red ______________________________
7. thick ______________________________
8. pus ______________________________
9. fungus ______________________________
10. black, dark ______________________________
11. death ______________________________
12. sweat ______________________________
13. hard ______________________________

단원 4 외피계통

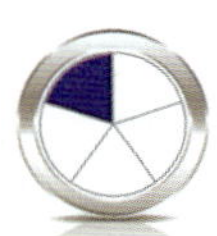

연습문제 5

SIMPLE RECALL

아래 접두사나 접미사의 뜻을 쓰시오.

1. -malacia ______________________________
2. sub- ______________________________
3. -pathy ______________________________
4. -itis ______________________________
5. per- ______________________________
6. para- ______________________________

7. -tome ______

8. -phagia ______

9. intra- ______

10. -rrhea ______

11. trans- ______

12. -plasia ______

13. bio- ______

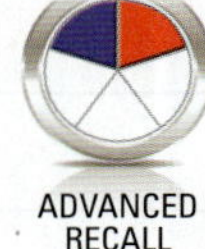

연습문제 6

의학용어를 만드는 단어성분의 뜻을 참고하여 아래 의학용어의 뜻을 쓰시오.
(많은 용어들을 아직 배우지 않았지만 단어성분의 뜻을 토대로 그 뜻을 알 수 있다.)

연결형	뜻	의학용어	용어의 뜻
dermat/o	skin	dermatitis	1. ______
py/o	pus	pyorrhea	2. ______
myc/o	fungus	mycology	3. ______
hidr/o	sweat	hidrosis	4. ______
onych/o	nail	onychectomy	5. ______

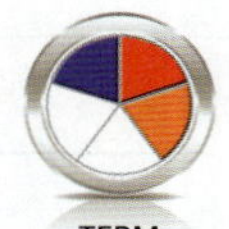

연습문제 7

아래 문제의 뜻에 맞는 연결형과 접미사를 결합하여 의학용어를 만드시오.

사용할 연결형의 뜻	사용할 접미사의 뜻	용어
dry	skin condition	1. ______
skin	cutting instrument	2. ______
skin	one who specializes in	3. ______
wrinkle	surgical repair, reconstruction	4. ______
death	abnormal condition	5. ______
nail	softening	6. ______
black, dark	cell	7. ______

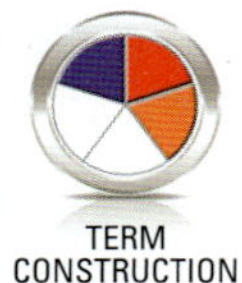

연습문제 8

아래의 의학용어를 단어성분으로 나누고 그 성분의 뜻을 쓰시오. 그 다음 의학용어의 뜻을 쓰시오.

예:

dermatitis
단어성분: dermat/o, -itis skin,
뜻: inflammation
용어의 뜻: inflammation of the skin

1. anhidrosis
단어성분: ______
뜻: ______
용어의 뜻: ______

2. erythroderma
단어성분: ______
뜻: ______
용어의 뜻: ______

3. scleroderma
단어성분: ______
뜻: ______
용어의 뜻: ______

4. seborrhea
단어성분: ______
뜻: ______
용어의 뜻: ______

5. onychophagia
단어성분: ______
뜻: ______
용어의 뜻: ______

6. rhytidectomy
단어성분: ______
뜻: ______
용어의 뜻: ______

7. transdermal
단어성분: ______
뜻: ______
용어의 뜻: ______

8. epidermal
단어성분: ______
뜻: ______
용어의 뜻: ______

9. subcutaneous 단어성분: ______________________

뜻: ______________________

용어의 뜻: ______________________

10. mycosis 단어성분: ______________________

뜻: ______________________

용어의 뜻: ______________________

11. keratogenic 단어성분: ______________________

뜻: ______________________

용어의 뜻: ______________________

■ 의학용어

아래 표들은 피부와 그 상태를 나타내는 형용사와 용어들을 보여준다.

형용사와 그 밖의 관련 용어

용어	발음	뜻
adipose	ad′i-pōs	지방, 지방-. fat, fatty
atypical	ā-tip′i-kăl	비정형-. unusual
circumscribed	sĭr′kŭm-skrībd	국한-. contained to a specific area
cyanosis	sī′ă-nō′sis	청색증. blue discoloration of the skin and other tissues
diaphoresis	dī′ă-fŏr-ē′sis	땀남, 발한. profuse sweating
dysplasia	dis-plā′zē-ă	형성이상/이형성. abnormal growth of tissue
erythematous	er′i-them′ă-tŭs	홍반-. condition of being red
eschar	es′kahr	가피/괴사딱지. blackened area of burned tissue
exfoliation	eks′fō-lē-ā′shŭn	박탈, 탈락. shedding of dead skin cells
hyperplasia	hī′pĕr-plā′zē-ă	과형성(증), 증식(증). excessive growth of tissue
indurated	in′dūr-ā-tĕd	굳은, 경화-. pertaining to an area of hardened tissue
integumentary	in-teg′yū-men′tăr-ē	외피-, 피막-. pertaining to the skin and accessory structures
pallor	pal′ŏr	창백. abnormally pale skin coloration
pruritic	prūr-it′ik	가려운. pertaining to itching
purulent	pyūr′ū-lĕnt	고름-/농-. containing pus
sebaceous	sĕ-bā′shŭs	피부기름-/피지-. pertaining to sebum
sudoriferous	sū′dōr-if′ĕr-ŭs	땀분비-/발한-. pertaining to sweat
turgor	tŭr′gŏr	피부긴장도. state of turgidity (fullness) of cells due to fluid absorption

■ 연습문제: 형용사와 그 밖의 관련 용어

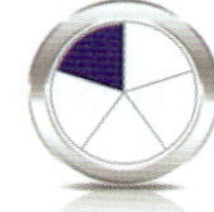
SIMPLE RECALL

연습문제 9

아래 문제의 뜻에 맞는 의학용어를 쓰시오.

1. 조직의 과도한 성장 ______________________

2. 특이한 ______________________

3. 고름을 함유한~ ______________________

4. 단단한 조직 부위에 관한~ ______________________

5. 피부 및 부속 구조에 관한~ ______________________

6. 비정상적인 조직의 성장 ______________________

7. 특정 부위에 포함된~ ______________________

8. 지방 ______________________

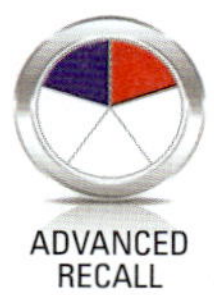
ADVANCED RECALL

연습문제 10

아래 문장의 뜻에 가장 적합한 용어를 ( ) 안에서 고르시오.

1. After working in the bright sun all day without applying sunscreen, Mr. Lee noticed his (*eschar, cyanosis, erythematous*) skin.

2. The physician diagnosed Mrs. Diaz with dehydration, which can lead to loss of skin fullness or (*turgor, pallor, hyperplasia*).

3. The patient's (*erythematous, pallor, cyanosis*), a bluish discoloring of the skin, was likely caused by lack of oxygenated blood to the body's peripheral areas.

4. Mrs. Davis was seen in the physician's office for extreme fatigue and (*eschar, pallor, turgor*), which is abnormally pale skin.

5. The dermatologist informed the patient that (*indurated, exfoliation, diaphoresis*) is the process of ridding the skin's surface of dead cells.

6. The deeply burned area on Mr. Botta's arm developed a thick black layer of dead tissue known as (*necrosis, eschar, purulent*).

7. The poison ivy patch that Mr. DeCostas stumbled into caused his skin to become (*sebaceous, pruritic, indurated*).

8. The physician explained that, along with chest pain, nausea, and vomiting, another sign of a possible heart attack is profuse sweating, known medically as (*dysplasia, exfoliation, diaphoresis*).

의학적 상태

용어	발음	뜻
abrasion	ă-brā′zhŭn	찰과상, 마모. injury resulting in removal or disturbance of the superficial layer of the skin
abscess	ab′ses	고름집/농양. a circumscribed collection of pus caused by a bacterial infection
acne	ak′nē	여드름. inflammatory disease of sebaceous glands and hair follicles marked by papules (pimples) and pustules (pimples with pus)
albinism	al′bi-nizm	백색증. a group of inherited disorders with deficiency of pigment in the skin, hair, and eyes (그림 4.2)
burn	bŭrn	화상. injury to the skin caused by heat or other means (그림 4.3)
superficial burn	sū′pĕr-fish′ăl bŭrn	얕은층화상, 일도화상. a burn involving only the epidermis; causes redness and swelling but no blisters(e.g., most cases of sunburn); commonly called a first-degree burn
partial-thickness burn	pahr′shăl-thik′nĕs bŭrn	부분층화상, 이도화상. a burn involving the epidermis and dermis; usually involves blisters; commonly called a second-degree burn
full-thickness burn	ful-thik′nĕs bŭrn	전층화상, 삼도화상. a burn involving destruction of the entire skin; extends into subcutaneous fat, muscle, and/or bone and often causes severe scarring; commonly called a third-degree burn
carbuncle	kahr′bŭng-kĕl	큰종기. collection of large localized abscesses usually arising in hair follicles and typically infected with staphylococcus bacteria
cellulitis	sel′yū-lī′tis	연조직염. inflammation of the subcutaneous connective tissue (그림 4.4)
cicatrix	sik′ă-triks	흉터. the fibrous tissue replacing normal tissues destroyed by disease or injury; commonly called a scar
comedo	kom′ĕ-dō	면포/여드름집. a plug of sebum in the hair follicle that becomes darkened; ommonly called a blackhead

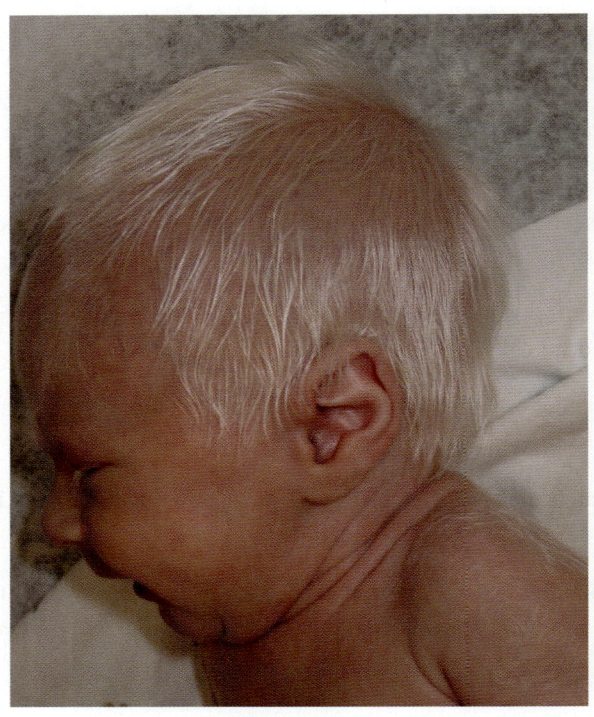

그림 4.2 백색증(albinism).

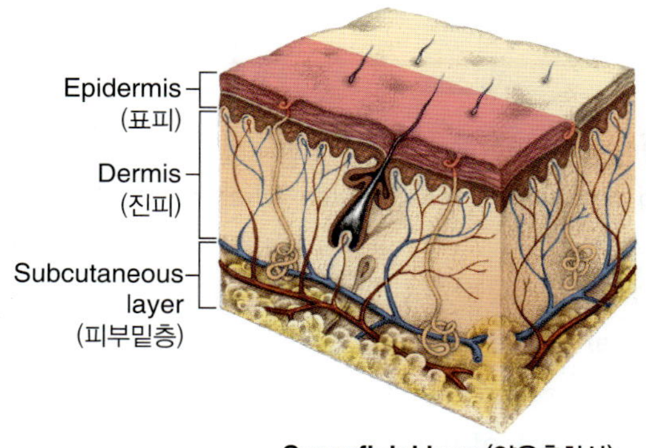

Superficial burn(얕은층화상)

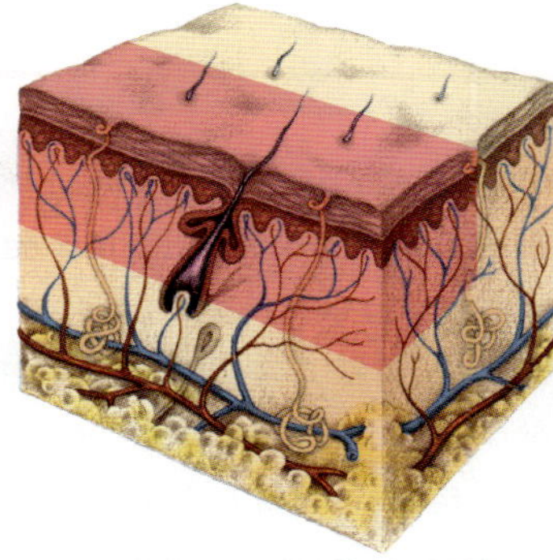

Partial-thickness burn(부분층화상)

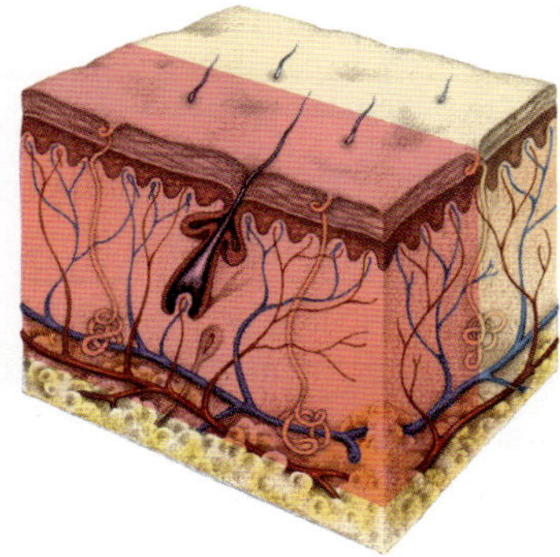

Full-thickness burn(after skin graft)
[전층화상(피부이식 후)]

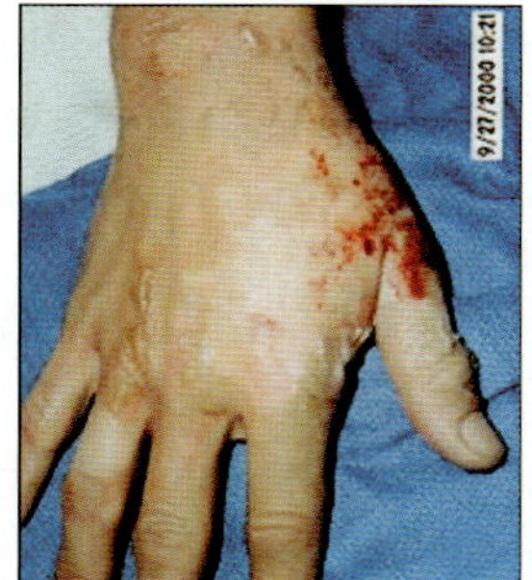

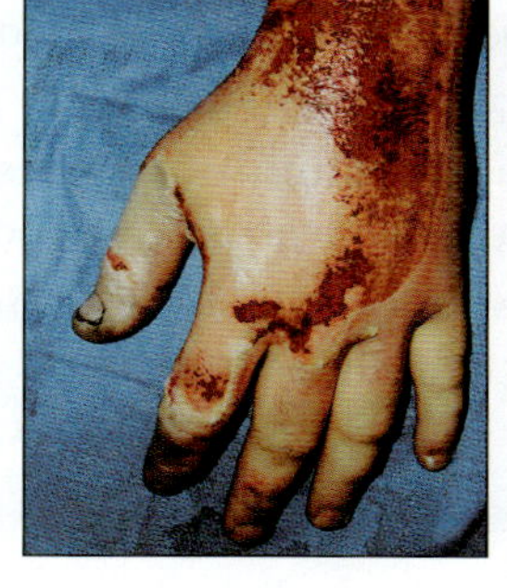

그림 4.3 화상의 정도(degrees of burns).

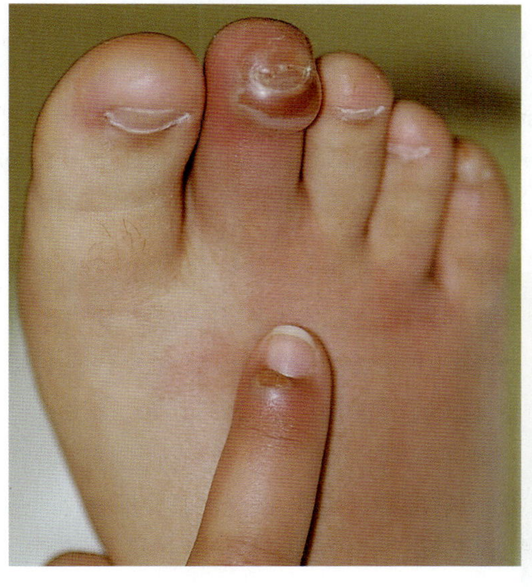

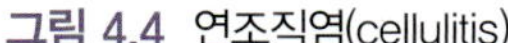

그림 4.4 연조직염(cellulitis).

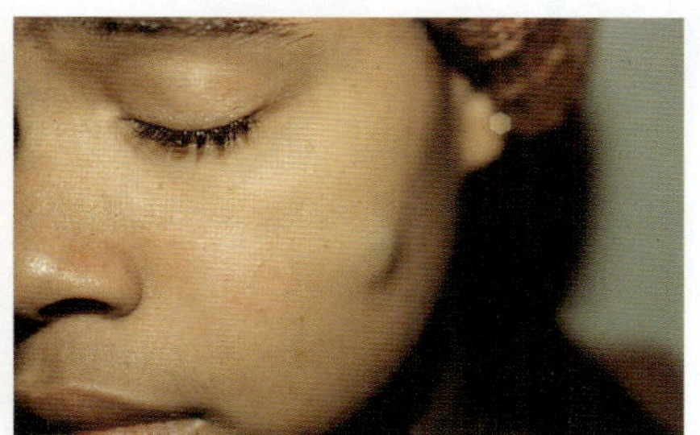

그림 4.5 물혹(cyst).

의학적 상태

용어	발음	뜻
contusion	kŏn-tū′zhŭn	타박상/좌상. injury producing discoloration and swelling without causing a break in the skin; commonly called a bruise
cyst	sist	낭, 물혹, 주머니. a closed sac that contains liquid or semisolid material (그림 4.5)
decubitus ulcer	dē-kyū′bi-tŭs ŭl′sĕr	욕창궤양. a pressure sore of the skin and underlying tissues; commonly called a bedsore (see later 그림 4.27)

(계속됨)

의학적 상태 *(계속됨)*

용어	발음	뜻
dermatome	der′mă-tōm	피부분절. area of skin supplied by peripheral nerves
eczema	ek′sĕ-mă	습진. inflammatory condition causing patchy redness, scales, blisters, itchiness, and burning (그림 4.6)
excoriation	eks-kōr′ē-ā′shŭn	긁은상처/줄까짐. a scratch mark on the skin
fissure	fish′ŭr	열창, 틈새. a deep furrow, cleft, slit, or tear in the skin (그림 4.7)
furuncle	fŭr-ŭng′kĕl	종기. infection of a hair follicle; commonly called a boil
gangrene	gang′-grēn	괴저. area of necrosis (tissue death) due to lack of blood flow
herpes simplex	her′pēz sim′pleks	단순포진. an eruption of blisters on the skin caused by a local infection of the herpes virus; known as cold sores when they appear on the lips
herpes zoster	hĕr′pēz zos′tĕr	대상포진. an infection caused by the herpesvirus (varicella-zoster virus) characterized by an eruption of blisters that follows the course of affected peripheral nerves (dermatomes); commonly called shingles (그림 4.8)
impetigo	im-pĕ-tī′gō	고름딱지증/농가진. a contagious bacterial skin infection typically occurring on the face in children (그림 4.9)
jaundice	jawn′dis	황달. abnormal yellowing of the skin caused by bile accumulation
keloid	kē′loyd	흉터종/켈로이드. an overgrowth of scar tissue (그림 4.10)
lesion	lē′zhŭn	병터, 손상. a pathologic change in tissue resulting from disease or injury
macule	mak′yū-lă	반(점). a small, flat discolored spot on the skin (see later 그림 4.25)
nevus	nē′vŭs	모반, 점. a birthmark or mole on the skin, especially one that is raised and red colored
nodule	nod′jūl	결절. solid raised area located in any layer of the skin (그림 4.11)
papule	pap′yūl	구진/솟음. a small, raised, solid circumscribed area of the skin (그림 4.12)
paronychia	par-ō-nik′ē-ă	손발톱주위염. inflammation and infection around the nail due to bacteria or fungi (그림 4.13)

(계속됨)

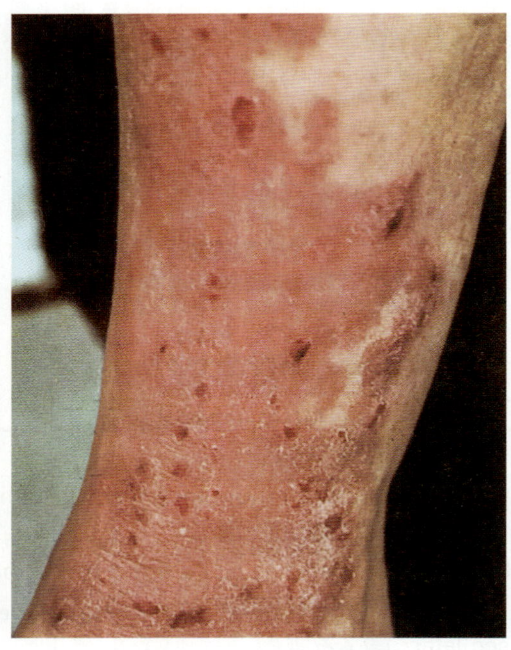

그림 4.6 습진(eczema).

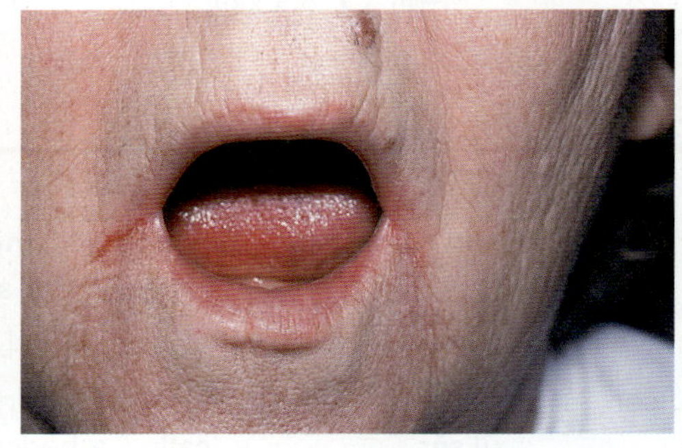

그림 4.7 열창(fissure).

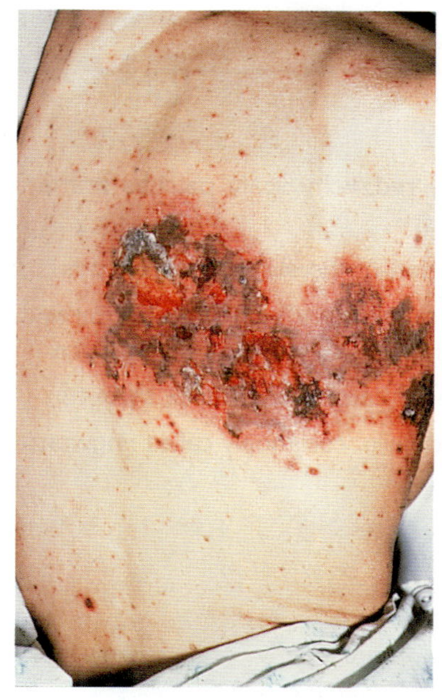

그림 4.8 대상포진[herpes zoster(shingles)].

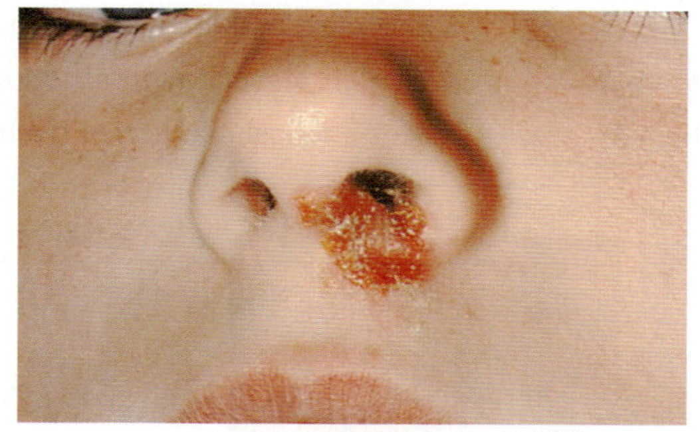

그림 4.9 고름딱지증(impetigo).

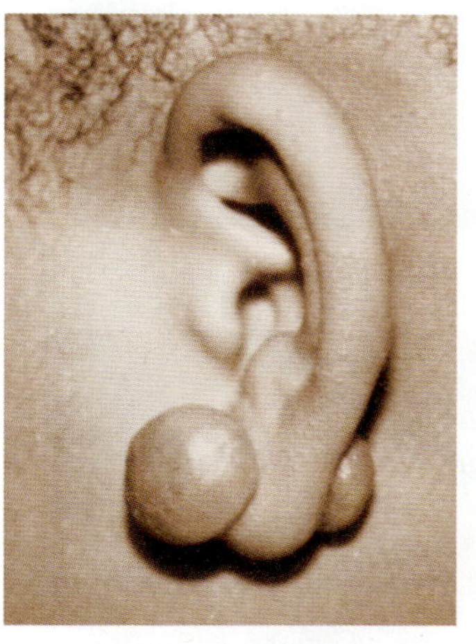

그림 4.10 귀고리 부위의 흉터종(keloid).

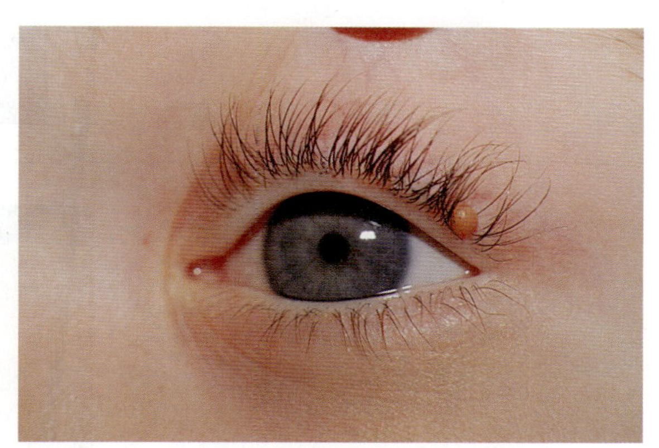

그림 4.11 결절(nodule).

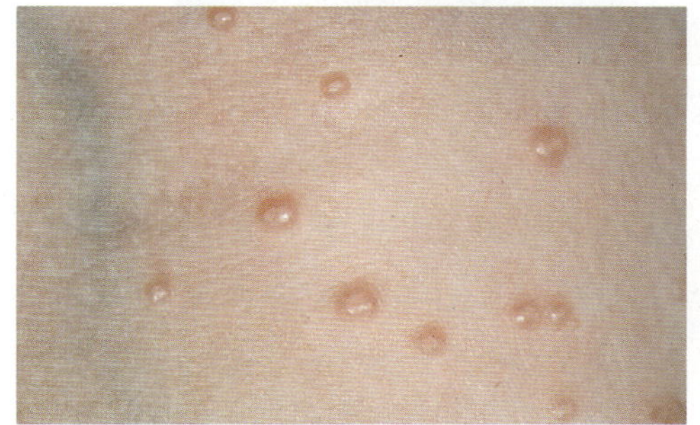

그림 4.12 구진(papules).

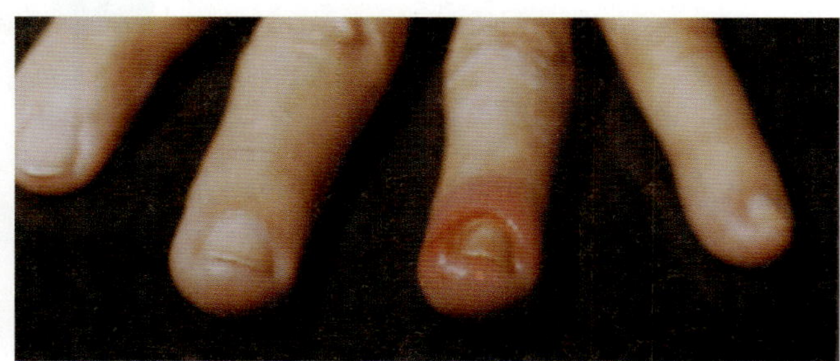

그림 4.13 손톱주위염(paronychia).

의학적 상태 *(계속됨)*

용어	발음	뜻
pediculosis	pĕ-dik-yū-lō′sis	이감염증. an infestation of lice
psoriasis	sōr-ī′ă-sis	건선/마른비늘증. skin condition marked by red, itchy scaly patches primarily on the scalp, knees, elbows, and trunk (그림 4.14)
pustule	pŭs′chūl	고름물집/농포. a small circumscribed elevation of the skin containing pus (그림 4.15)
rosacea	rō-sā′shă	장미증/주사. chronic disorder of the skin causing erythematous (red areas), papules, pustules, and increased sebum production; usually occurs on the face
scabies	skā′bēz	옴. skin disease with eruptions and itching caused by mites (그림 4.16)
tinea	tin′ē-ă	백선증. fungal infection of the hair, skin, and nails; commonly called ringworm (그림 4.17)

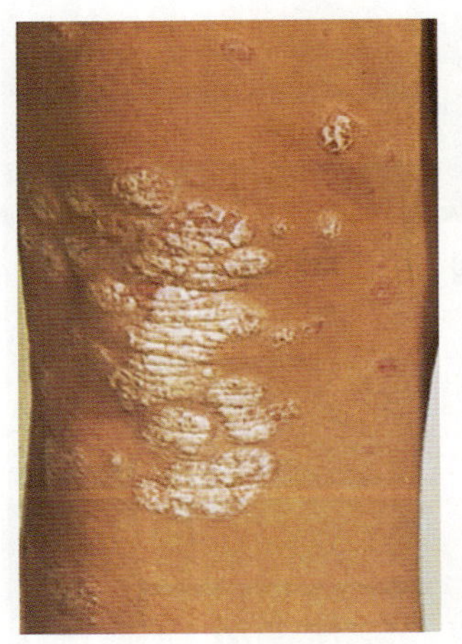

그림 4.14 건선(psoriasis).

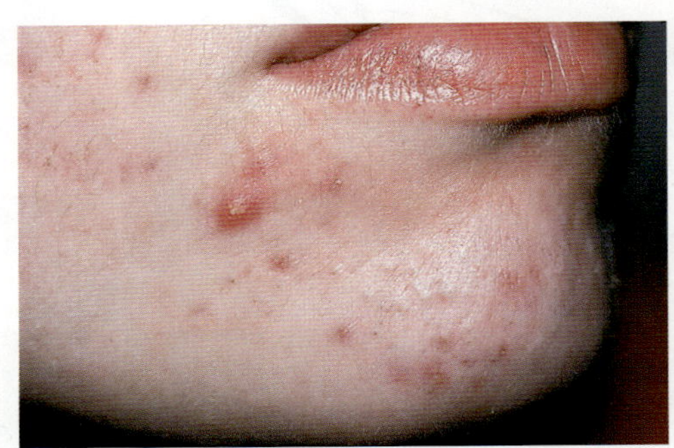

그림 4.15 고름물집/농포(pustule).

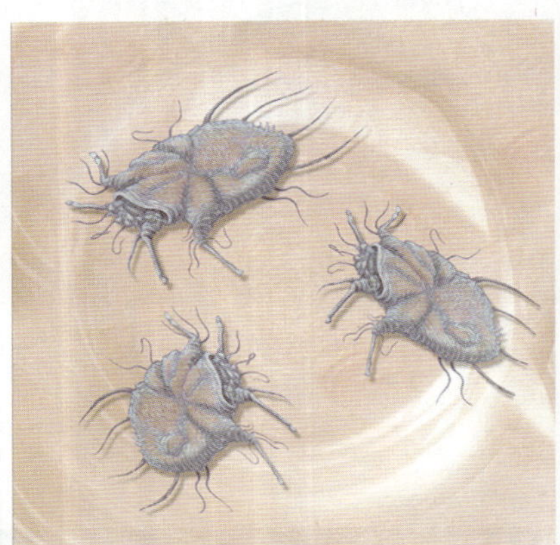

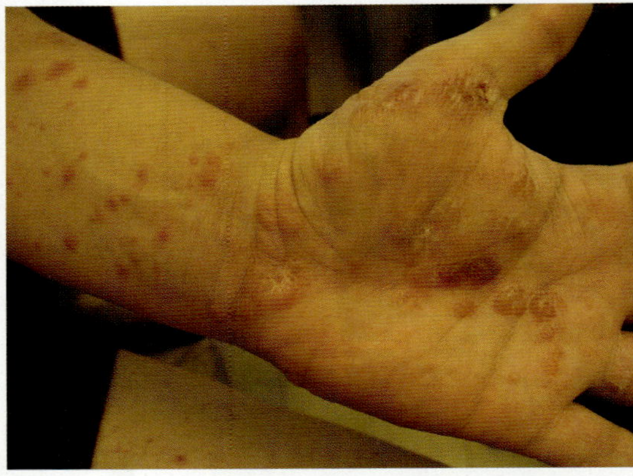

그림 4.16 옴진드기와 감염(scabies mites and infestation).

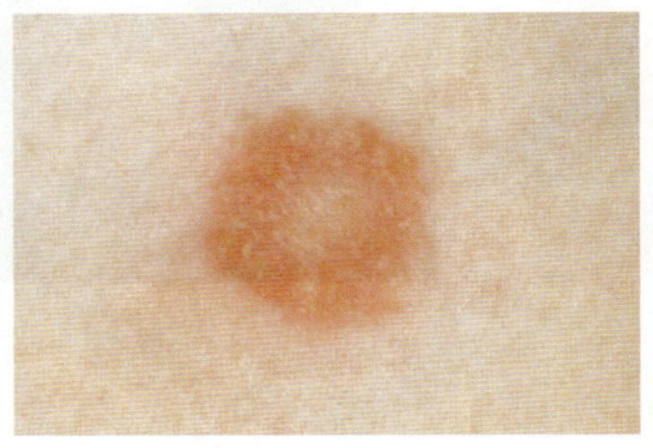

그림 4.17 팔에 생긴 백선증(tinea).

의학적 상태

용어	발음	뜻
tinea capitis	tin′ē-ă kap′i-tis	머리백선증. fungal infection of the scalp
tinea pedis	tin′ē-ă ped′is	무좀. fungal infection of the feet; commonly called athlete's foot
urticaria	ŭr′ti-kar′ē-ă	두드러기. an eruption of itchy round, red welts (wheals) usually related to an allergy; commonly called hives
varicella	var′i-sel′ă	수두. an acute contagious disease caused by the varicella-zoster virus and producing various skin eruptions; commonly known as chicken pox
verruca	vĕr-ū′kă	사마귀. contagious and sometimes painful wart commonly caused by the human papillomavirus (HPV)
vesicle	ves′i-kĕl	잔물집. a clear, fluid-filled, raised lesion; commonly called a blister (그림 4.18)
vitiligo	vit′i-lī′gō	백반증. areas of skin that do not have melanocytes, appearing as white patches on otherwise normal skin (그림 4.19)
wheal	wēl	두드러기. a raised reddish lesion that often changes size and shape and extends into adjacent areas; usually associated with an allergen (그림 4.20)
xanthoderma	zan′thō-dĕr′mă	피부황색증. any yellow coloration of the skin

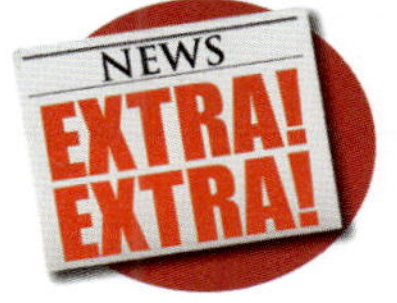

Xanthoderma(피부황색증) 간염이나 고베타카로텐 음식 섭취를 포함한 여러 가지 상태에 의해 피부를 노랗게 만들 수 있다. 간염은 간의 염증이 특징이며 혈액에 담즙이 축적되어 피부가 노랗게 보일 수 있다. 당근, 스쿼시, 고구마와 같은 베타카로텐이 풍부한 음식을 과도하게 섭취하면 피부가 황변될 수 있다. 이 황변은 카로텐이 피부에 축적될 수 있는 지용성 황색소이기 때문에 피부가 노랗게 보일 수 있다. 병의 경과에 따른 피부황색증과 음식 섭취에 의한 피부황색증을 구별하는 것은 중요하다.

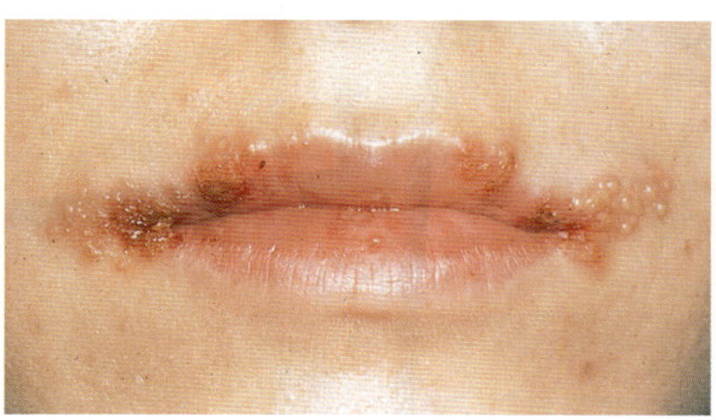

그림 4.18 잔물집(vesicles).

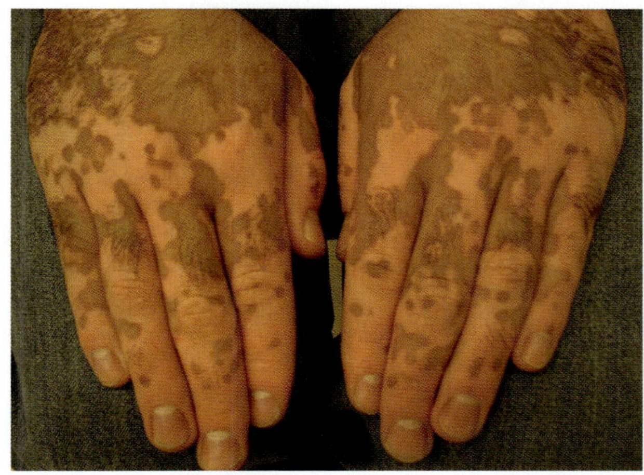

그림 4.19 백반증(vitiligo).

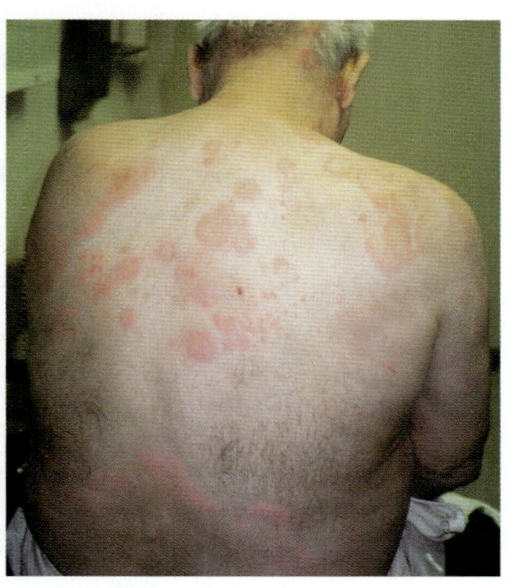

그림 4.20 두드러기(wheal).

■ 연습문제: 의학적 상태

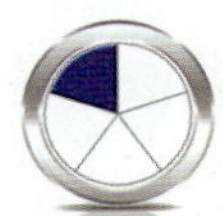

SIMPLE RECALL

연습문제 11

아래 문제의 뜻에 맞은 의학용어를 쓰시오.

1. 전체 피부의 파괴를 초래하는 화상 ______________________
2. 피부의 작고 솟아오른 국한 부위 ______________________
3. 고름이 들어 있는 피부의 작은 융기 ______________________
4. 피부 발진을 일으키는 급성 전염성 질환 ______________________
5. 표피만 침범하는 화상 ______________________
6. 피부밑 결합조직의 염증 ______________________
7. 말초신경을 침범하는 바이러스 감염 ______________________
8. 붉고 가렵고 비늘 모양의 얼룩으로 식별되는 피부 질환 ______________________
9. 누덕누덕한 발적 및 비늘을 유발하는 염증 상태 ______________________
10. 포진바이러스의 국소 감염에 의한 질병 ______________________
11. 흉터 조직의 과성장 ______________________
12. 담즙 축적에 의해 피부의 비정상적인 황색 변화 ______________________
13. 조직의 병리학적 변화 ______________________
14. 표면 피부층의 제거에 의한 손상 ______________________

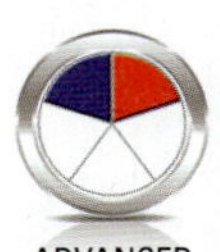

ADVANCED RECALL

연습문제 12

아래 문장의 뜻에 가장 적합한 용어를 ( ) 안에서 고르시오.

1. After examination, the medical assistant noted that the raised, reddish lesion on the anterior side of the patient's forearm could be a (*fissure, wheal, carbuncle*).
2. The physician examined the circumscribed malformation of the skin, or (*nevus, excoriation, furuncle*), for signs of cancer.
3. After lying in the same position for several hours, the patient developed a pressure sore of the skin, called a (*decubitus ulcer, keloid, comedo*), on the posterior aspect of his ankle.
4. Mary felt a solid raised area, called a (*tinea, nodule, paronychia*), while performing her monthly breast self-exam.

5. Several children at the day care center contracted (*psoriasis, scabies, verruca*), a condition that is caused by mites and were advised not to return to the center until 24 hours after treatment.

6. After cardiac surgery, Mr. Henry developed a scar or (*comedo, cicatrix, wheal*) on his chest where the incision had been made.

7. The patient's erythematous face was diagnosed as (*rosacea, tinea, vitiligo*).

8. Because of a lack of blood flow, an area of (*eczema, gangrene, pediculosis*) developed on the patient's leg.

9. Missy landed on her hip when she fell off her bicycle and developed an area of discoloration and swelling, called a (*contusion, verruca, cyst*).

10. After stepping out of the locker room shower, Mike noticed a fungal infection between his toes called (*tinea pedis, tinea capitis, scabies*).

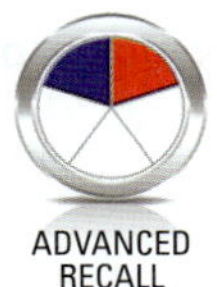
ADVANCED RECALL

연습문제 13

아래 문제의 뜻에 맞는 의학용어를 보기에서 고르시오.

urticaria	pediculosis	impetigo	macule
cyst	comedo	paronychia	vesicle
burn	tinea capitis	verruca	abscess

1. 액체로 채워진 채 부푼 병변 ____________________
2. 색깔이 변하는 피부의 평평한 부위 ____________________
3. 사마귀 ____________________
4. 이 감염 ____________________
5. 두피의 곰팡이 감염 ____________________
6. 여드름 ____________________
7. 두드러기 ____________________
8. 손톱 주위의 염증과 감염 ____________________
9. 닫힌 주머니 속의 반고체 물질 ____________________
10. 어린이의 얼굴에 나타나는 전염성 세균 감염 ____________________
11. 열에 의한 피부 손상 ____________________
12. 국한된 고름 모음집 ____________________

검사와 시술

용어	발음	뜻
biopsy (Bx)	bī′op-sē	생검. process of removing tissue from living patients for microscopic examination
culture and sensitivity (C&S)	kŭl′chŭr and sen′si-tiv′i-tē	균주항생제감수성검사. growing of an organism from a specimen from the body to determine its susceptibility to particular medications
frozen section (FS)	frō′zĕn sek′shŭn	동결절편. a thin slice of tissue cut from a frozen specimen used for rapid microscopic diagnosis
scratch test	skrach test	긁은자국검사. type of allergy test in which an antigen (foreign substance) is applied through a scratch in the skin
tuberculosis skin test; syn. Mantoux test, purified protein derivative (PPD) test	tū-bĕr′kyū-lō′sis skin test; mahn-tū′ test, prō′tēn dĕ-riv′ă-tiv test	결핵피부검사(=망투검사, 정제단백질유도체검사). an intradermal test to determine whether a patient has tuberculosis or has been exposed to the disease

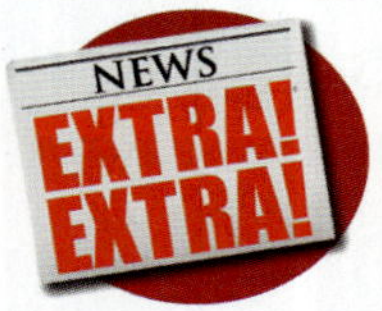

Tuberculosis Testing(결핵 검사법) 결핵 피부검사의 이전 검사법은 결핵 천공검사이다. 4~6갈래에 투베르쿨린 항원이 입혀진 기구로 피부를 고르게 뚫는다. 연구에 따르면 단일 천공 주사를 사용하는 현재의 PPD 검사가 구형 천공검사보다 더 정확하다는 결과가 입증되었기 때문에 오늘날 천공검사는 자주 사용되지는 않는다.

■ 연습문제: 검사와 시술

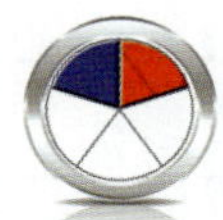

연습문제 14

아래 문장의 뜻에 가장 적합한 용어를 ( ) 안에서 고르시오.

1. Every year, all medical office personnel at Central Hospital undergo a (*Mantoux test, biopsy, scratch test*) to determine whether they have been exposed to the tuberculosis bacterium, Myobacterium tuberculosis.
2. To determine the specific triggers for his allergies, Mr. Sabatino had a (*needle biopsy, scratch test, culture and sensitivity*).
3. The young man had a (*biopsy, tuberculosis skin test, scratch test*), which involved the removal of tissue for microscopic examination.
4. The physician ordered a (*biopsy, culture and sensitivity, frozen section*) to determine which medication was needed to treat the patient's infected hand.
5. The surgeon ordered a (*culture and sensitivity, scratch test, frozen section*) of the tissue specimen for rapid microscopic diagnosis.

외과처치와 치료시술

용어	발음	뜻
cauterization	kaw′tĕr-īz-ā′shŭn	지짐. the use of heat, cold, electric current, or caustic chemicals to destroy tissue
cryosurgery	krī′ō-ser′jer-ē	냉동수술. the use of freezing temperatures to destroy tissue (그림 4.21)
debridement	dā-brēd-mawn[h]′	죽은조직제거/데브리망. the removal of any necrotic skin or foreign matter from a wound
dermabrasion	dĕrm′ă-brā′zhŭn	박피. the removal of acne scars from the skin with sandpaper, rotating brushes, or other abrasive materials
dermatoautoplasty; *syn.* autograft	dĕr′mă-tō-aw′to-plas-tē; aw′tō-graft	자가피부이식(=자가이식). skin grafting using the patient's own skin
dermatoheteroplasty; *syn.* xenograft	dĕr′mă-tō-het′ĕr-ō-plas-tē; zen′ō-graft	이종피부이식(=이종이식). skin grafting using skin from another species
dermatome	dĕr′mă-tōm	피부절편기. instrument used for cutting thin slices of skin for grafting or excising small lesions (그림 4.22)
dermatoplasty	dĕr′mă-tō-plas-tē	피부성형. surgical repair of the skin
electrodesiccation and curettage (ED&C)	ĕ-lek′trō-des-i-kā′shŭn and kūr′ĕ-tahzh′	전기건조와 긁어냄. burning off of skin growths using electrical currents
excision	ek-sizh′ŭn	절제. the act of cutting out
incision	in-sizh′ŭn	절개. the act of cutting into (surgically)
incision and drainage (I&D)	in-sizh′ŭn and drān′ăj	절개배액. a sterile cut into the skin to release fluid
irrigation	ir′i-gā′shŭn	세척, 관류. washing out an area with fluid
rhytidectomy	rit′i-dek′tŏ-mē	주름제거. surgical removal of wrinkles
rhytidoplasty	rit′i-dō-plas-tē	주름성형. surgical repair of wrinkles (그림 4.23)
suture	sū′chŭr	봉합. to unite two surfaces by sewing (그림 4.24)

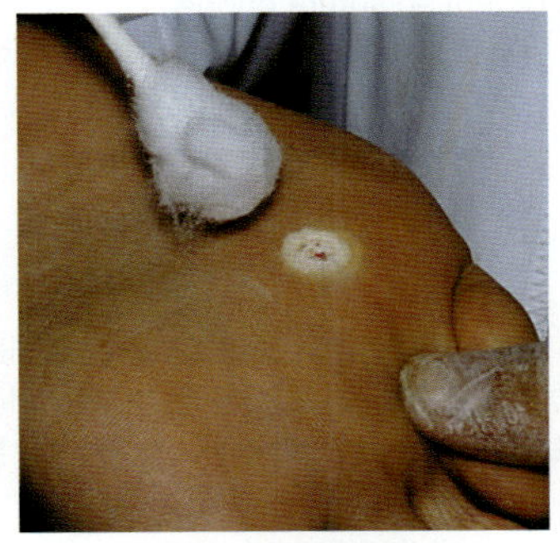

그림 4.21 액체질소를 사용하는 냉동수술(cryosurgery).

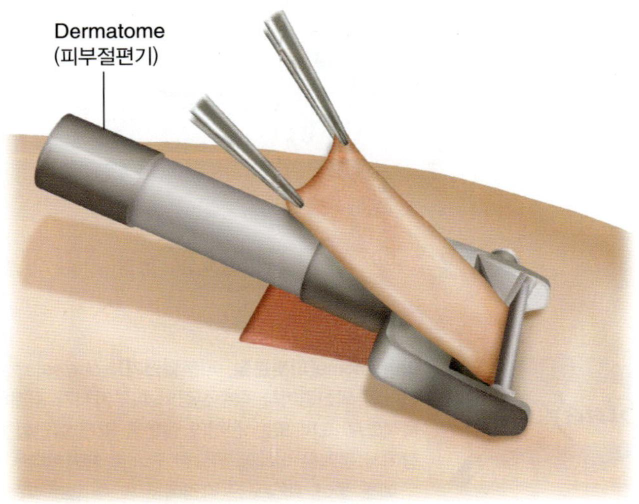

그림 4.22 피부이식을 준비하는 피부절편기(dermatome)

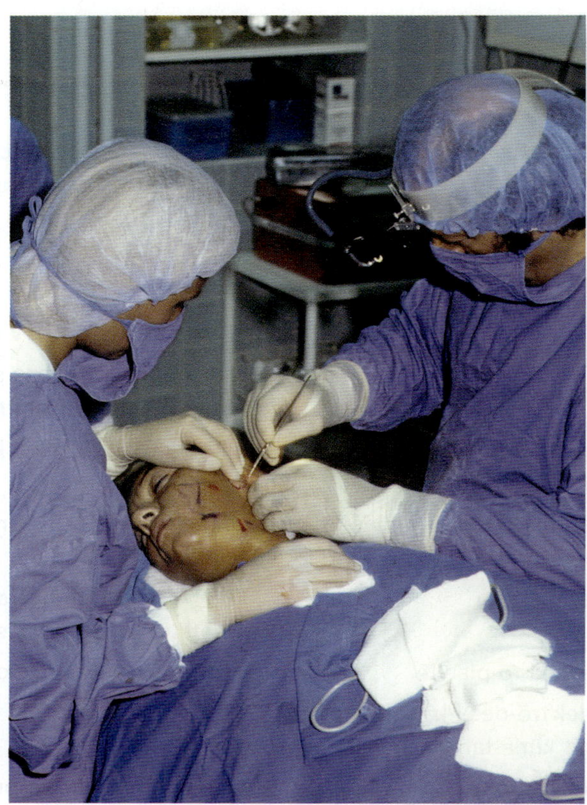

그림 4.23 주름성형(rhytidoplasty).

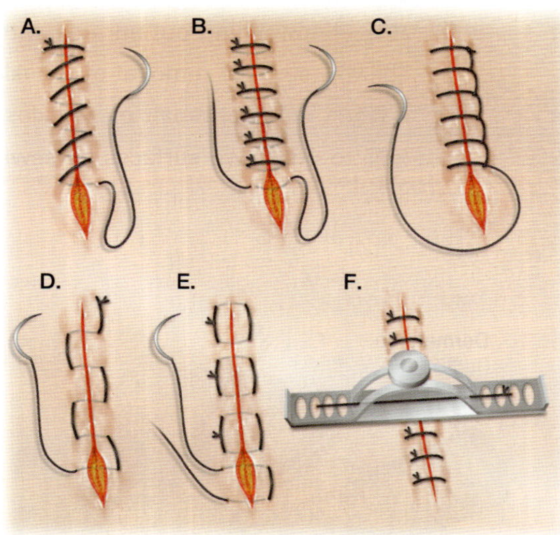

A. Plain continuous
(단순연속봉합)

B. Plain interrupted
(단순단속봉합)

C. Lock-stitch continuous
(잠금연속봉합)

D. Mattress continuous
(매트리스연속봉합)

E. Mattress interrupted
(매트리스단속봉합)

F. Retention suture bridge
(보존봉합다리)

그림 4.24 봉합(suture)의 종류.

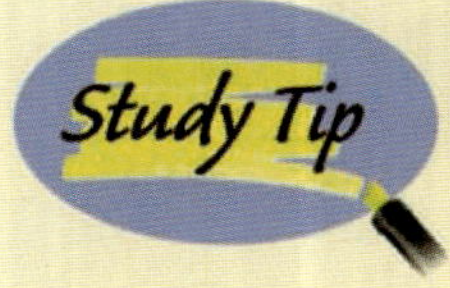

Dermatome(피부분절, 피부절편기): *dermatome*이라는 용어에는 두 가지 뜻이 있다. 한 가지는 하나의 뇌신경이나 척수신경의 피부가지가 지배하는 피부분절을 뜻한다. 또 다른 한 가지는 이식 목적으로 표피 또는 진피의 절편을 얇게 절단할 때 사용하는 전동기구인 피부절편기를 뜻한다. 문장에서 문맥은 이해에 필요한 단서를 제공한다.

예를 들어, 대상포진 감염에서 볼 수 있는 띠 모양의 병변은 피부분절을 따라 발생한다. 한편 의사들은 피부이식에 사용할 얇은 피부절편을 뜨기 위해 피부절편기를 사용한다.

■ 연습문제: 외과처치와 치료시술

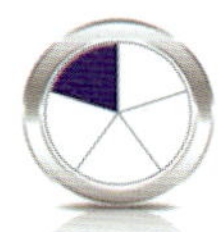
SIMPLE RECALL

연습문제 15

아래 용어의 뜻을 쓰시오..

1. dermatoplasty ______
2. cauterization ______
3. dermatoheteroplasty ______
4. excision ______

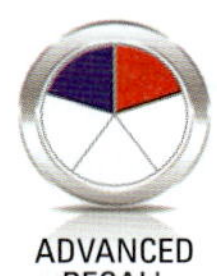
ADVANCED RECALL

연습문제 16

아래 문장의 뜻에 가장 적합한 용어를 ( ) 안에서 고르시오.

1. The physician diagnosed the infected condition as a furuncle and treated it with (*incision and drainage, punch biopsy, suturing*) to release fluid.
2. The surgeon had to make a(n) (*incision, excision, suture*) into the patient's skin to remove the lodged bullet.
3. Saline solution was used for (*cauterization, irrigation, punch biopsy*) to wash out the grass and dirt from the patient's laceration.
4. The child had a long, gaping wound on the posterior aspect of his leg that needed to be closed, or (*excised, sutured, incised*).
5. When the young man was brought into the emergency department after his motorcycle accident, his wounds had to be (*cauterized, debrided, excised*) to remove foreign matter and debris before other treatment.
6. After suffering severe burns, Mr. Simone had several skin grafts, including (*dermatoautoplasty, dermatoheteroplasty, dermatoplasty*), which involved a graft using his own skin.

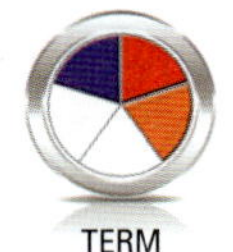
TERM CONSTRUCTION

연습문제 17

아래 의학용어의 연결형과 연결형의 뜻을 쓰시오.

용어	연결형	연결형의 뜻
1. rhytidoplasty	______	______
2. dermabrasion	______	______
3. cryosurgery	______	______
4. electrodesiccation	______	______
5. rhytidectomy	______	______
6. dermatome	______	______

투약과 약물요법

용어	발음	뜻
antifungal	an′tē-fŭng′găl	곰팡이약/항곰팡이제. drug used to kill fungi
antiinfective	an′tē-in-fek′tiv	항감염제. drug used to decrease or remove infection
antiinflammatory	an′tē-in-flam′ă-tōr-ē	소염제/항염증제. drug used to decrease inflammation
antipruritic	an′tē-prūr-it′ik	가려움약. drug used to relieve itching
intralesional injection	intra-lē′zhŭn-al in-jek′shŭn	병터내주사. injection of medications into a lesion or scar
liquid nitrogen	lik′wid nī′trō-jĕn	액체질소. nitrogen in a liquid state used in cryosurgery to remove a verruca or other lesion
pediculicide	pĕ-dik′yū-li-sīd	이약. medication used to kill lice
scabicide	skā′bi-sīd	옴약. medication used to kill mites associated with scabies
steroid	ster′oyd	스테로이드.class of organic drug used to treat many inflammatory skin conditions

■ 연습문제: 투약과 약물요법

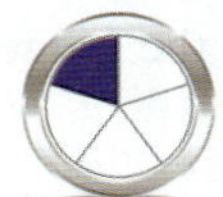

연습문제 18

아래 문제의 뜻에 맞은 투약이나 약물요법 용어를 쓰시오.

1. 염증성 피부 질환을 치료할 때 사용되는 같은 종류의 유기약물 ____________
2. 감염을 감소시키거나 제거하는 약물 ____________
3. 곰팡이 살균 약물 ____________
4. 이 살균 약물 ____________
5. 염증을 감소시키는 약물 ____________
6. 사마귀 또는 그 밖의 병변을 치료하는 냉동수술에서 사용되는 액체 가스 ____________
7. 가려움증 완화 약물 ____________
8. 병변 속에 약물 주사 ____________
9. 옴을 일으키는 진드기를 죽임 ____________

전문분야와 전문가

용어	발음	뜻
dermatology	dĕr′mă-tol′ŏ-jē	피부과학. a medical specialty focusing on the study of skin and treatment of skin disorders
dermatologist	dĕr′mă-tol′ŏ-jist	피부과전문의. physician who specializes in dermatology
medical aesthetician	med′i-kăl es-thet′i-shun	병원피부관리사. licensed professional specializing in skincare, especially facial skincare

■ 연습문제: 전문분야와 전문가

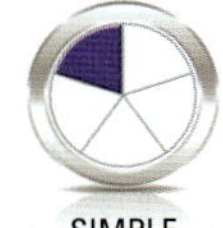
SIMPLE RECALL

연습문제 19

아래 문제의 뜻에 맞은 의학용어를 쓰시오.

1. 면허가 있는 전문 피부관리사 ______________________

2. 피부 연구를 전문으로 하는 의사 ______________________

3. 피부 연구 및 피부 질환 치료를 전문으로 하는 전문과목 ______________________

약어

약어	뜻
Bx	생검. biopsy
C&S	균주항생제감수성검사. culture and sensitivity
ED&C	전기건조와 긁어냄. electrodesiccation and curettage
FS	동결절편. frozen section
I&D	절개배농, 절개배액. incision and drainage
PPD	투베르쿨린 정제단백질유도체. purified protein derivative of tuberculin

■ 연습문제: 약어

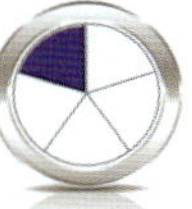
SIMPLE RECALL

연습문제 20

아래 약어의 뜻을 쓰시오.

1. PPD ______________________

2. C&S ______________________

3. I&D ______________________

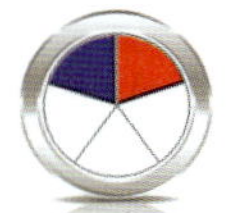
ADVANCED RECALL

연습문제 21

아래 문제의 설명에 맞는 약어를 보기에서 고르시오.

ED&C Bx FS

1. 냉동 검사물로부터 만들어진 조직 절편 ______________________

2. 현미경 검사를 위한 조직 채취 ______________________

3. 전기로 피부를 태워 피부성장을 정지시킴 ______________________

■ SOAP 기록

SOAP 기록은 모든 분야의 건강관리 전문가가 사용하는 문서 형태이다. SOAP은 주관적 정보(subjective), 객관적 정보(objective), 평가(assessment), 계획(plan)의 약어이다. 이 형태의 기록은 환자 정보를 신속하게 요약하고 치료 계획을 세울 때 사용된다. SOAP 기록의 예가 104쪽의 의무기록 연습문제로 올라와 있다. 이것을 통해 SOAP 기록이 어떻게 생겼는지와 SOAP 기록에서 정보를 찾는 방법이 친숙해지기 시작할 것이다.

■ 마무리

- 외피계통은 두 층으로 이루어진 피부와 그 밖의 구조로 구성된다.
- 외피계통에 관한 어근, 접두사, 접미사 등이 있다.
- 다양한 몸 상태가 피부에 영향을 끼치며, 여러 가지 그림들을 포함하고 있어 이러한 질병들을 쉽게 알아내고 구별할 수 있다.
- 많은 종류의 검사, 시술, 수술, 투약, 전문분야 등이 피부과에 특별하게 필요하다.

단원 복습

해부학과 생리학 용어의 복습

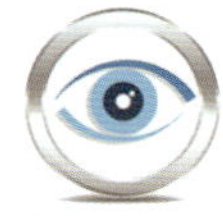

VISUAL

연습문제 22

아래 문제의 해부학적 구조에 맞는 용어를 빈칸에 쓰시오.

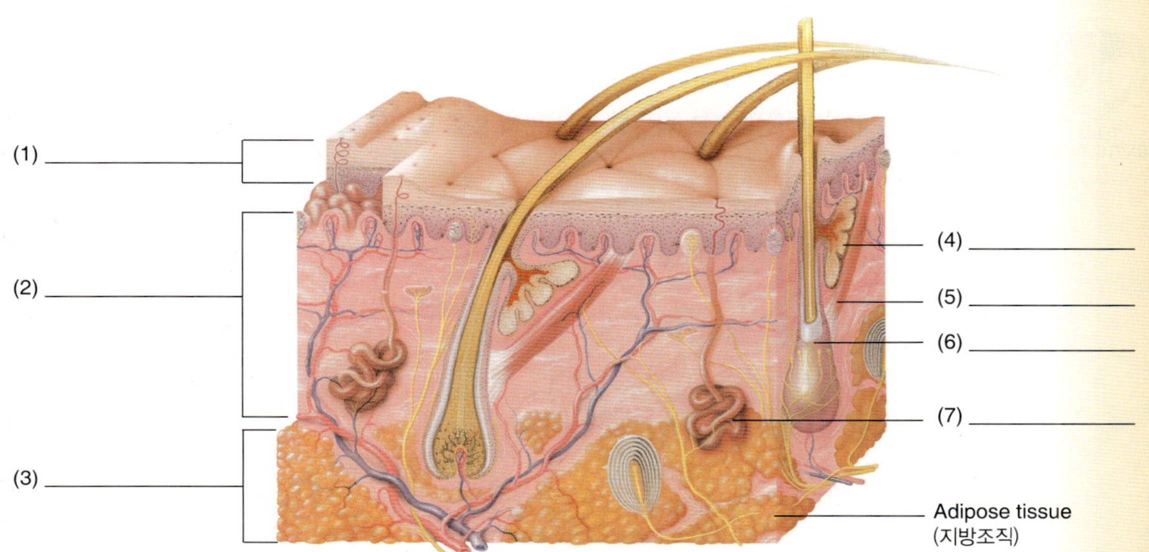

용어구조 이해하기

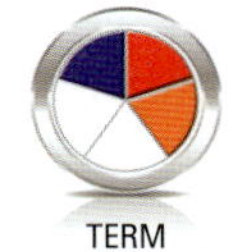

TERM CONSTRUCTION

연습문제 23

아래 의학용어의 연결형과 연결형의 뜻을 쓰시오.

용어	연결형	연결형의 뜻
1. hidrosis	______	______
2. keratosis	______	______
3. cryosurgery	______	______
4. dermatology	______	______
5. scleroderma	______	______

6. onychomycosis ______ ______
7. rhytidectomy ______ ______
8. pyosis ______ ______
9. lipectomy ______ ______
10. seborrhea ______ ______
11. dermatomycosis ______ ______
12. subcutaneous ______ ______

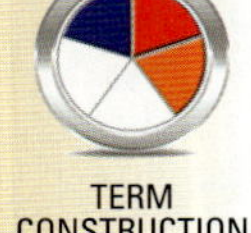
TERM CONSTRUCTION

연습문제 24

아래의 의학용어를 단어성분으로 나누고 그 성분의 뜻을 쓰시오. 그 다음 의학용어의 뜻을 쓰시오.

예:

dermatitis
단어성분: dermat/o, -itis skin,
뜻: inflammation
용어의 뜻: of inflammation of the skin

1. anhidrosis
단어성분: ______
뜻: ______
용어의 뜻: ______

2. erythrocyanosis
단어성분: ______
뜻: ______
용어의 뜻: ______

3. trichopathy
단어성분: ______
뜻: ______
용어의 뜻: ______

4. pyoderma
단어성분: ______
뜻: ______
용어의 뜻: ______

5. paronychia
단어성분: ______
뜻: ______
용어의 뜻: ______

6. dermatologist 단어성분: ______
뜻: ______
용어의 뜻: ______

7. transdermal 단어성분: ______
뜻: ______
용어의 뜻: ______

8. dermatoheteroplasty 단어성분: ______
뜻: ______
용어의 뜻: ______

9. pachyderma 단어성분: ______
뜻: ______
용어의 뜻: ______

10. onychomalacia 단어성분: ______
뜻: ______
용어의 뜻: ______

11. cyanosis 단어성분: ______
뜻: ______
용어의 뜻: ______

12. onychophagia 단어성분: ______
뜻: ______
용어의 뜻: ______

13. intradermal 단어성분: ______
뜻: ______
용어의 뜻: ______

14. xeroderma 단어성분: ______
뜻: ______
용어의 뜻: ______

이해력 연습문제

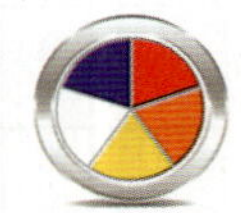

연습문제 25

COMPREHENSION 아래 문장의 빈칸에 알맞은 용어를 써 넣으시오

1. The three layers of skin are the ____________________, the ______________________, and the ____________________.
2. Contraction of the _______________________ muscles causes hairs to stand up straight.
3. The filling of a dilated hair follicle with bacteria and sebum causes a(n) ____________________.
4. The ________________________________ glands assist in body temperature regulation.
5. A licensed professional specializing in skincare is called a(n) _____________________ .
6. A bacterial infection that includes a collection of pus is called a(n) _________________ .
7. A facelift is the surgical repair of wrinkles, also known as ________________________ .
8. Fat cells known as ____________________ and blood vessels make up the subcutaneous layer of the skin.
9. When reading the tuberculosis skin test, the medical assistant determines the amount of ______________________________ (or hardened) tissue around the site of the injection.
10. White patches of various sizes on the skin caused from a lack of melanocytes indicate a condition called ____________________.
11. ______________________, a fungal infection of the hair, skin, and nails, causes ring-like lesions on the skin.
12. A(n) ________________________________ develops when the skin surface is scratched.
13. A(n) ____________________________________ is caused by infection of a hair follicle.
14. Gangrene results from the ______________________ of tissue due to lack of blood flow.
15. Athlete's foot is a type of fungal infection called _______________________________.
16. A child born without pigment in the skin, eyes, and hair would be diagnosed with ____________________.
17. A(n) ____________________________ occurs when a tear extends deep into the dermis.

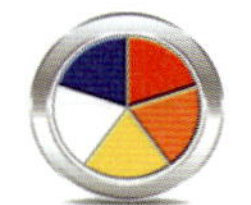

연습문제 26

COMPREHENSION 아래 문제의 보기에서 정답을 고르시오.

1. The type of burn that involves the dermis and epidermis is a (화상의 종류)
   A. superficial burn.
   B. partial-thickness burn.
   C. full-thickness burn.
   D. subcutaneous burn.

2. What is the medical term for a contagious and sometimes painful wart commonly caused by the human papillomavirus? (피부병변)
   A. papule
   B. purpura
   C. verruca
   D. comedo

3. When normal tissue is replaced by fibrous tissue it is called a(n) (피부병변)
   A. contusion.
   B. cicatrix.
   C. abscess.
   D. fissure.

4. Which involves secretions from the sudoriferous glands? (피부병변)
   A. keratosis
   B. alopecia
   C. diaphoresis
   D. pruritus

5. What is the medical term for what may form after a partial-thickness burn occurs? (피부병변)
   A. piloerections
   B. nodules
   C. melanocytes
   D. vesicles

6. Which layer of skin is affected in a superficial burn? (피부구조)
   A. dermis
   B. subdermis
   C. dermal layer
   D. epidermis

7. Which combining form refers to the secretions that come from the sebaceous gland? (어원)
   A. seb/o
   B. sudor/o
   C. hidr/o
   D. hydr/o

8. The medical term for a mole is a (피부병변)
   A. sarcoma.
   B. carbuncle.
   C. nevus.
   D. cyst.

9. A raised reddish lesion that may be caused by an allergen is called a (피부병변)
   A. macule.
   B. wheal.
   C. keratin.
   D. dermatome.

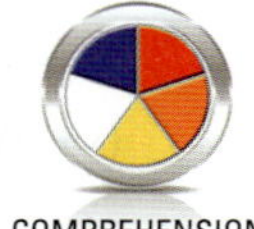

연습문제 27

COMPREHENSION 아래 문장의 빈칸에 알맞은 용어를 써 넣으시오.

1. A treatment for acne scars that involves the use of abrasive material is known as ____________________.
2. A lesion that is contained within a certain area is said to be ____________________.
3. A surgical procedure that is used to remove gangrenous tissue is called ____________________.
4. A(n) ____________________ is a collection of abscesses in a group of hair follicles.
5. The fungal infection that can affect various areas of the body is called ____________________.

6. An infection that is commonly found in children and involves the face is known as ________________.

7. Itchy wheals related to an allergy are known as hives or ________________.

8. The condition that involves fungi around the nail is called ________________.

9. The physician who performs an allergy test on the skin may call it a(n) ________________ test.

10. An instrument called a(n) ________________ is used as a part of a skin graft procedure.

활용과 분석

증례연구

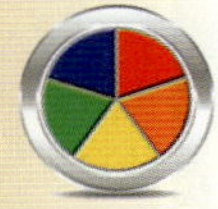

APPLICATION

연습문제 28

아래 증례연구를 읽고 문제에 맞는 정답을 보기에서 고르시오.

증례 4-1

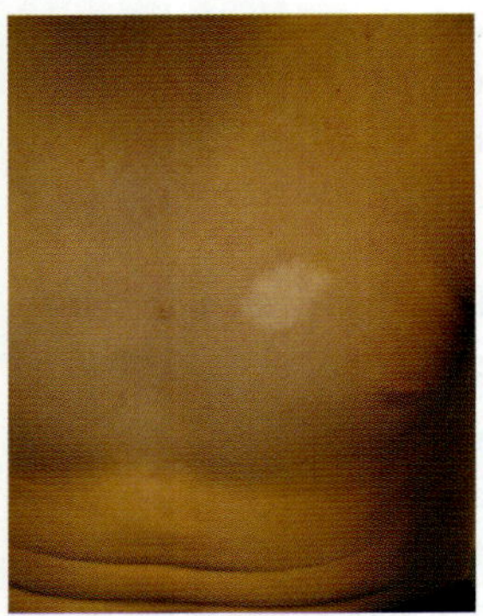

그림 4.25 가슴부위의 반점발진 (macular rash on chest).

젊은 남자가 가슴에 반점발진(macular rash)이 있는 것을 알아차렸기 때문에 피부과를 방문하였다(**그림 4.25**). 발진은 몇 주 동안 지속되었고 가려움증이 동반되었다.

1. The term macular means that the rash is (어원)
   A. marked by a distinct spot.
   B. raised.
   C. purulent.
   D. the same color as the surrounding skin.

2. Because the rash was pruritic, what type of medication do you think the physician prescribed? (처방약)
   A. scabicide
   B. anti-itch
   C. steroid
   D. antiinfective

3. The suffix -logist means (어원)
   A. study of.
   B. softening.
   C. disease.
   D. one who specializes in.

증례 4-2

유치원의 한 학급에서 옴(scabies) 감염이 발생하였다. 감염으로 고생했던 모든 어린이는 손과 꽉 낀 옷을 입은 부위에 홍반 구역이 생겼다. 또한 감염된 모든 부위는 아주 심한 가려움증으로 긁은 상처가 발생하였다.

4. The excoriations are known commonly as (피부병변)

A. bruises.
B. scabs.
C. scratches.
D. warts.

5. Scabies is caused by (원인)

A. a fungus.
B. poison ivy.
C. lice.
D. mites.

6. Treatment to eradicate scabies includes the use of a(n) (치료약)

A. scabicide.
B. antimite tablet.
C. antipruritic medication.
D. antifungal.

증례 4-3

환자가 병원을 방문했을 때 의료보조원이 환자의 발목 가쪽에서 여러 개의 사마귀를 발견하였다. 이 사실이 의사에게 보고되고, 이어서 전기건조와 긁어냄술로 사마귀들을 제거할 준비를 하였다.

7. Verrucae is the plural form of the medical term more commonly known as (피부병변)

A. hives.
B. warts.
C. comedos.
D. papules.

8. As the medical assistant prepared the patient for the procedure, she informed him that the physician would (치료방법)

A. use cryosurgery to remove the verrucae.
B. use ultraviolet radiation to remove the verrucae.
C. give the patient an antifungal to use when he got home.
D. use electrical current to remove the verrucae.

의무기록 분석

의무기록 4-1

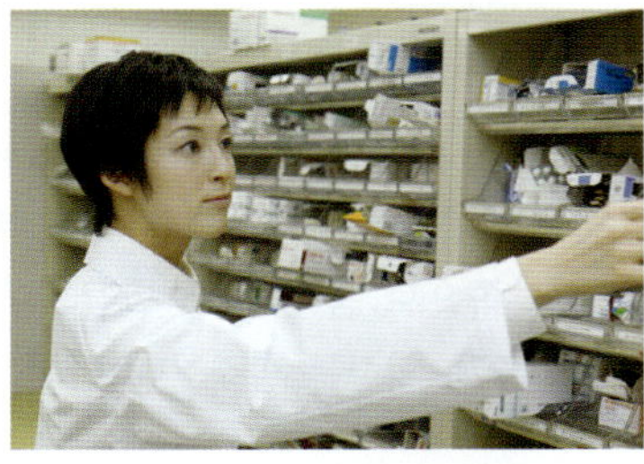

그림 4.26 약사보조사가 처방전에 따른 약을 조제하여 환자에게 제공하는 것을 도와주고 있다.

오늘 오후에 사고로 화상을 입은 환자가 응급실에 들어왔다. 약사보조사(pharmacy technician)가 응급실 의사가 처방한대로 코데인과 아세트아미노펜을 조제하여 약사를 드와주고 있다**(그림 4.26)**.

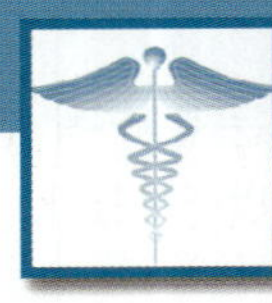

의무기록

얕은화상과 부분층화상(Superficial and Partial-thickness Burns)

주관적 정보: 20세 남성이 우연히 끓는 물 냄비에 부딪쳐 왼쪽 다리와 발에 화상을 입고 응급실을 방문하였다. 그는 극도의 통증을 호소하고 있다. 그는 사고가 발생한 직후에 다리와 발에 몇 개의 알로에를 사용했다고 말했다. 계속되는 통증 때문에 그는 얕은화상을 입었을 뿐이라는 사실을 다시 확인하였다.

객관적 정보: BP 130/76; P 98; T 98.6℉. BP 130/76; P 98; T 98.6 ℉. 잘 발육하고 영양상태가 좋은 청년의 왼다리의 앞부분과 왼발의 발등에 발적과 물집이 생겼다. 일부의 물집이 터져 진물이 나오고 있다.

평가: 왼다리 앞부분과 왼발 발등의 얕은화상과 부분층화상.

계획: 환자는 통증 때문에 필요에 따라 4시간마다 아세트아미노펜과 코데인을 한 번 복용하도록 처방을 받았다. 화상 부위는 감염 가능성 때문에 실버설파다이아진으로 치료를 받았다. 환자는 매일 상처치료를 하라는 지시를 받았고, 이에 필요한 의료용품을 받았다. 또한 3일 후에 재검진을 받기 위하여 다시 방문하라는 지시를 받았다.

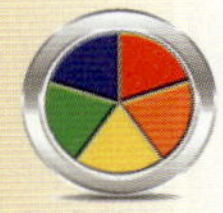
APPLICATION

연습문제 29

위 의무기록를 읽고 아래 문제에 맞는 답을 보기에서 고르시오.

1. What type of medication is silver sulfadiazine? (약의 작용)

A. antipruritic
B. antifungal
C. antiinfective
D. antibiotic

2. A superficial burn involves the (침범 범위)

A. dermis and the epidermis.
B. dermis and subcutaneous layer.
C. dermis, epidermis, and subcutaneous layer.
D. epidermis.

3. A partial-thickness burn involves the (침범 범위)

A. dermis and the epidermis.
B. dermis and subcutaneous layer.
C. dermis, epidermis, and subcutaneous layer.
D. epidermis.

보너스 질문

4. Recalling the meaning of the word part *dors/o*, where is the dorsum of the foot?

____

의무기록 4-2

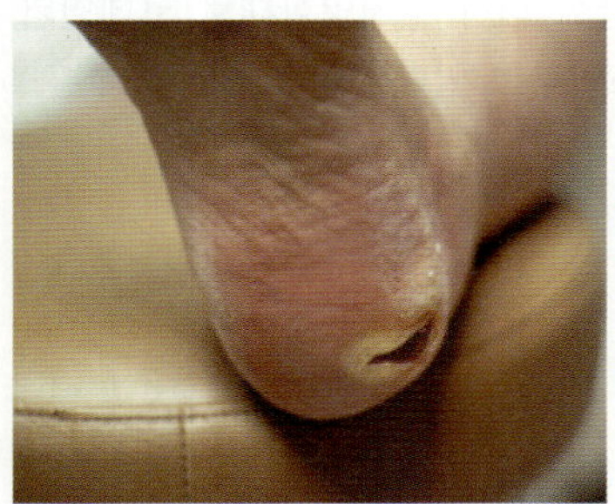

그림 4.27 발꿈치에 발생한 II단계 욕창궤양 (stage II decubitus ulcer on heel).

당신은 장기요양 보호시설에서 근무하는 간호보조사(NA, nursing assistant)이다. 업무 중 하나는 스스로 움직일 수 없는 환자의 자세를 바꾸는 것이다. 한 환자가 바로누운 자세에서 오른쪽으로 움직일 때 발꿈치에 생긴 병변을 발견하고 의사에게 보고한다(**그림 4.27**). 의사는 환자를 검사한 후 의무기록을 작성한다.

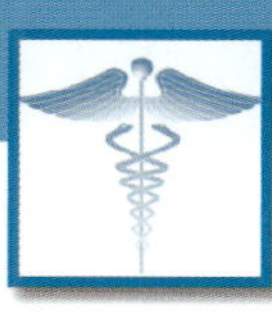

의무기록

욕창궤양(Decubitus Ulcer)

주관적 정보: 간호보조사는 환자의 오른발꿈치에 갈라진 피부 부위를 발견하였다.

객관적 정보: 이 83세 여성은 오랫동안 지속된 알츠하이머병과 영양섭추 거부에 의해 종말증에 빠졌다. 그녀는 코위관으로 영양공급을 받는데, 그것을 잡아 뽑은 것으로 알려졌다. 그녀의 몸무게는 110 lb이다. 그녀의 피부긴장도는 낮고, 푸석푸석한 피부는 홍반이 있고 윤기가 난다. 가장자리 주변에 부분적으로 흑색이 나타났다.

평가: C&S는 의심스런 부위에서 면봉으로 채취한다. II단계에서 막 III단계로 들어가는 욕창궤양으로 보인다. 이 시점에서 죽은조직제거를 해야 할만큼 조직이 괴사까지 진행되지는 않았다

계획: 환자는 평소보다 자주 진찰을 받는다. 횟수는 매 2시간에서 매 1시간으로 증가된다. 그녀의 관 영양공급은 상처치유를 촉진하기 위해 칼로리와 단백질이 증가된다. 상처는 생리식염수로 씻는다. C&S가 양성으로 나타나면 그에 맞는 항생제를 투여할 것이다. 발꿈치 부위는 바로누운 자세에서 울룩불룩매트 위에 놓인다.

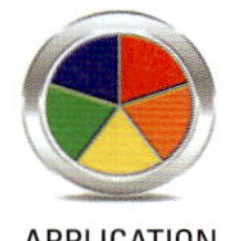

APPLICATION

연습문제 30

위 증례연구를 읽고 아래 문제에 맞는 답을 보기에서 고르시오.

1. The area of broken skin on the right heel of the patient appears to be a(n) (피부병변)

A. fissure.
B. decubitus ulcer.
C. excoriation.
D. necrosis.

2. C&S is the abbreviation used when the physician wants (적응증)

A. to find out if there is infection.
B. to perform a surgical procedure.
C. to bill for more tests.
D. to increase tube feeding times.

3. Necrotic tissue is (징후)

A. red and full of turgor.
B. red but has no turgor.
C. black due to lack of blood flow.
D. black and full of turgor.

보너스 질문

4. The combining form *nas/o* means nose. Based on this meaning and the word parts learned in previous chapters, define the term nasogastric.

____

철자법

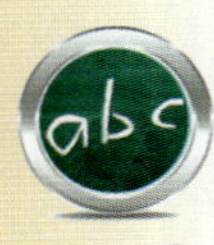

SPELLING

연습문제 31

아래 문제에서 철자가 맞는 용어를 고르시오.

1. anhydrosis	anhidrosis	enhydrosis
2. sicatricks	cixatrix	cicatrix
3. dermatomycosis	dermotamycosis	dermatomicosis
4. onychofagia	unicoophagia	onychophagia
5. erticareia	urtycaria	urticaria
6. soriasis	psoriasis	psoryasis
7. gangreen	ganrene	gangrene
8. tinyea	tinia	tinea
9. dysplasia	displazia	dysplasai
10. puritic	pureitic	pruritic
11. keritogenic	kerratagenic	keratogenic
12. zeraderma	xeraderma	xeroderma
13. jawndice	jaundice	jandice
14. erythematous	erathematus	eryathematous
15. arrector pili muscles	arector pili muscles	erector pili muscles

MEMO

근육뼈대계통
Musculoskeletal System

5

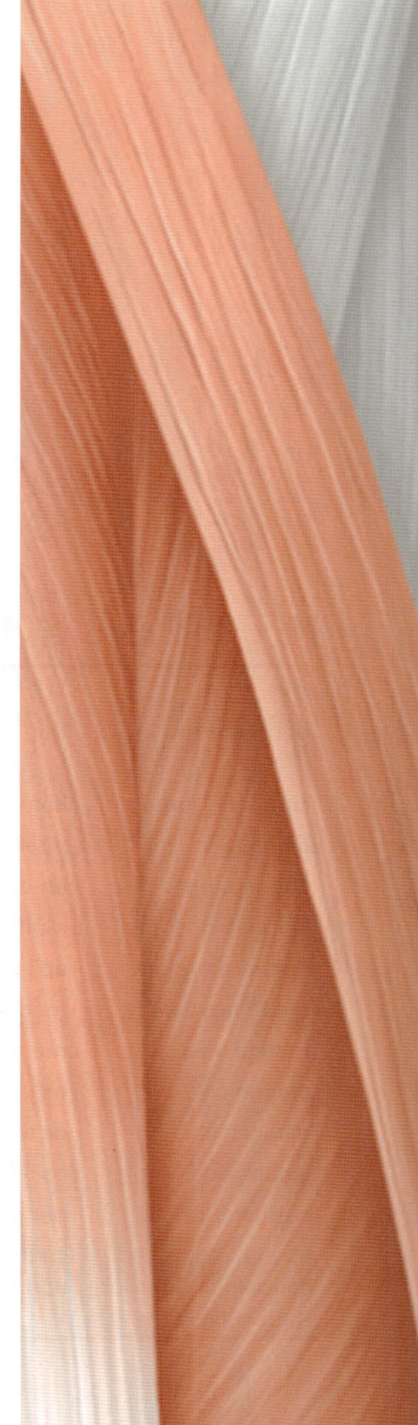

단원 테두리

학습 성과

이 단원의 학습이 끝나면:

1. 근육뼈대계통의 구조와 기능을 열거할 수 있어야 한다.

2. 몸에서 주요 뼈와 근육의 위치를 설명할 수 있어야 한다.

3. 뼈 구조, 관절, 관절운동, 근육에 관한 용어들을 설명할 수 있어야 한다.

4. 근육뼈대계통에 관한 연결형, 접두사, 접미사들을 정의할 수 있어야 한다.

5. 근육뼈대계통에 관한 일반 의학용어들을 정의할 수 있어야 한다. 여기에는 형용사와 관련 용어, 징후와 증상, 의학적 상태, 검사와 시술, 외과처치와 치료시술, 투약과 약물요법, 의학 전문분야와 전문가에 관한 용어들이 포함된다.

6. 근육뼈대계통에 관한 일반적인 약어들을 정의할 수 있어야 한다.

7. 이 단원의 모든 연습문제를 완전하게 풀 수 있어야 한다.

8. 근육뼈대계통에 관한 증례연구와 의무기록에 사용된 용어들을 설명할 수 있어야 한다.

■ 머리말

근육뼈대계통은 밀접한 관련이 있는 두 개의 기관계통으로 구성된다: 즉 근육계통과 뼈대계통. 뼈대근육은 뼈대의 뼈에 붙는다. 근육이 뼈에 닿기 때문에 우리가 움직일 수 있다. 근육뼈대계통은 또한 몸 자세를 유지하고, 생명기관을 보호하고, 뼈에 무기질을 저장하고, 근육 수축에 의해 열을 생산한다. 이 단원에서 뼈, 관절, 근육에 대해 설명한다.

■ 해부학과 생리학

구조

- 몸에는 몸통뼈대(머리, 목, 몸통의 뼈)와 팔다리뼈대(팔, 다리, 이음구조)로 나누어지는 206개의 뼈가 있다.
- 몸에는 700개 이상의 근육이 있다.
- 뼈들은 관절에서 만나고, 여기에서 근육수축에 의해 여러 유형의 관절 움직임을 허용한다.

기능

- 몸 구조 지지
- 몸 구조 운동
- 내부기관 보호
- 칼슘과 다른 무기질의 저장(뼈)
- 혈액세포 생성(적색 골수)
- 열 생산(근육)

뼈 구조에 관한 용어(그림 5.1)

용어	발음	뜻
bone marrow	bōn ma′rō	골수/뼈속질. soft tissue within bone; has multiple functions including blood cell production in the red bone marrow
compact bone	kŏm-pakt′ bōn	치밀뼈/치밀골. harder, denser bone; noncancellous bone (그림 5.2)
diaphysis	dī-af′i-sis	뼈몸통/골간. the shaft of a long bone
endosteum	en-dos′tē-ŭm	뼈속막/골내막. membrane lining the central medullary cavity
epiphysis	e-pif′i-sis	뼈끝/골단. the wider ends of a long bone
epiphysial plate	ep′i-fiz′ē-ăl plāt	뼈끝판/골단판. the growth area of a long bone
medullary cavity	med′ŭ-lar′ē kav′i-tē	골수공간/골수강. space within a long bone's shaft filled with bone marrow
metaphysis	mĕ-taf′i-sis	뼈몸통끝/골간단. section of a long bone between the diaphysis and epiphysis
osteoblast	os′tē-ō-blast	뼈모세포/골모세포. bone-forming cell
osteoclast	os′tē-ō-klast	뼈파괴세포/파골세포. bone-destroying cell
osteocyte	os′tē-ō-sīt	뼈세포/골세포. mature bone cell
periosteum	per′ē-os′tē-ŭm	뼈막/골막. fibrous membrane surrounding a bone
spongy bone; *syn.* cancellous bone or trabecular bone	spŏn′jē bōn; kan′sĕ-lŭs bōn tră-bek′yū-lăr bōn	해면뼈/해면골. mesh-like bone tissue (그림 5.2)

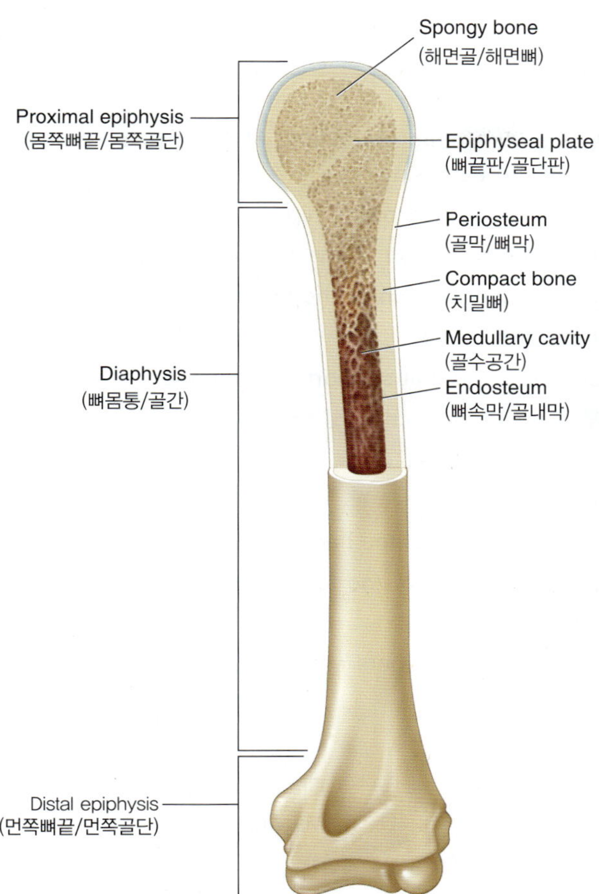

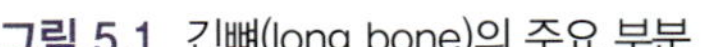
그림 5.1 긴뼈(long bone)의 주요 부분.

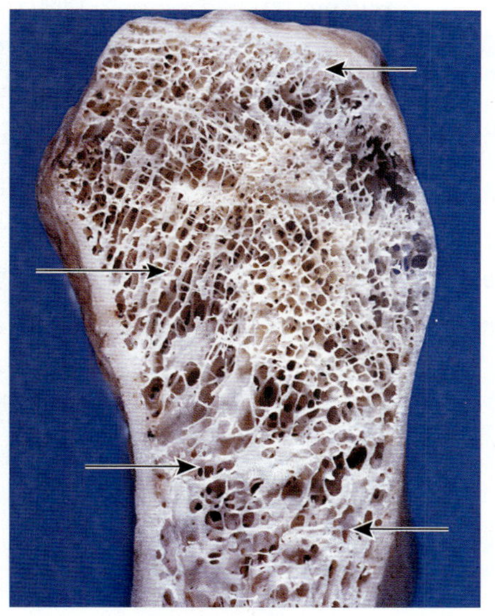
그림 5.2 뼈 조직의 형태. 해면뼈(spongy bone)는 이 긴뼈의 뼈끝을 구성한다(화살표). 치밀뼈(compact bone)의 얇은층은 표면에서 볼 수 있다.

뼈대와 뼈에 관한 용어 (그림 5.3)

용어	발음	뜻
		뼈대
axial skeleton	ak′sē-ăl skel′ĕ-tŏn	몸통뼈대/축골격. bones of the head, vertebral column, and thorax
appendicular skeleton	ap′ĕn-dik′yŭ-lăr skel′ĕ-tŏn	팔다리뼈대/사지골격. bones of the upper and lower limbs and shoulder and pelvic girdles
thorax	thō′raks	가슴/흉부. the chest
		뼈
acetabulum	as-ĕ-tab′yū-lŭm	절구/비구. the socket of the hip bone where the femur articulates
acromion	ă-krō′mē-on	어깨뼈봉우리/견봉. lateral upper section of the scapula that articulates with the clavicle
calcaneus	kal-kā′nē-ŭs	발꿈치뼈/종골. heel bone
carpal bones	kahr′păl bōnz	손목뼈/수근골. the eight bones of the wrist
clavicle	klav′i-kĕl	빗장뼈/쇄골. collar bone
cranium	krā′nē-ŭm	머리뼈/두개골. the skull; composed of eight bones excluding the face bones
femur	fē′mŭr	넓적다리뼈/대퇴골. thigh bone
fibula	fib′yū-lă	종아리뼈/비골. smaller/lateral bone of the lower leg

(계속됨)

뼈대와 뼈에 관한 용어 *(계속됨)*

용어	발음	뜻
hip bone; *syn.* pelvic bone	hip bōn; pel′vik bōn	볼기뼈(=골반뼈). large flat bone composed of three fused bones (ilium, ischium, and pubis) on each side
ilium	il′ē-ŭm	엉덩뼈/장골. superior broad part of the hip bone
ischium	is′kē-ŭm	궁둥뼈/좌골. inferior/rearmost part of the hip bone
pubis	pyū′bis	두덩뼈/치골. anterior lower section of the hip bone; pubic bone
humerus	hyū′mĕr-ŭs	위팔뼈/상완골. upper arm bone
hyoid	hī′oyd	목뿔뼈/설골. U-shaped bone that supports the tongue
lamina	lam′i-nă	척추고리판/척추후궁. posterior section of the vertebral arch
mandible	man′di-bĕl	아래턱뼈/하악골. lower jawbone
maxilla	mak-sil′ă	위턱뼈/상악골. upper jawbone
metacarpal bones	met′ă-kahr′păl bōnz	손허리뼈/중수골. the five bones of the hand between the wrist and fingers
metatarsal bones	met′ă-tahr′săl bōnz	발허리뼈/중족골. the five bones of the foot between the ankle and toes
patella	pă-tel′ă	무릎뼈/슬개골. kneecap
phalanges	fă-lan′-jēz	가락뼈/지골. the bones of the fingers and toes; there are 14 in each hand and foot

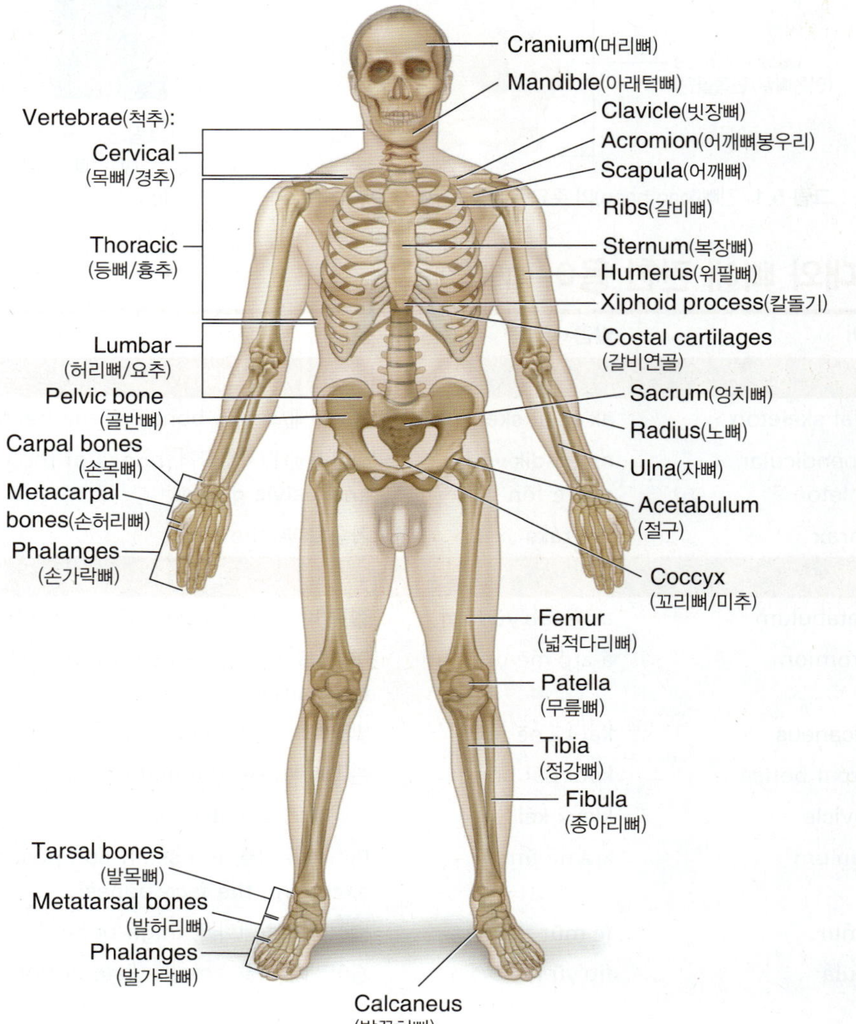

그림 5.3 뼈대(skeleton)의 주요 뼈들을 볼 수 있는 앞모습.

뼈대와 뼈에 관한 용어

용어	발음	뜻
radius	rā'dē-ŭs	노뼈/요골. outer forearm bone
ribs	ribz	갈비뼈/늑골. long curved bones that form the bony walls of the chest
scapula	skap'yū-lă	어깨뼈/견갑골. shoulder blade
sternum	stĕr'nŭm	복장뼈/흉골. anterior bone of thorax; breast bone
tarsal bones	tahr'săl bōnz	발목뼈/족근골. the seven bones of the ankle
tibia	tib'ē-ă	정강뼈/경골. larger inner bone of the lower leg; shin bone
ulna	ŭl'nă	자뼈/척골. inner forearm bone
vertebra	vĕr'tĕ-bră	척추(뼈)/척추(골). bone of the vertebral column (spine) (그림 5.4)
cervical vertebrae (C1 – 7)	sĕr'vi-kăl vĕr'tĕ-brā	목뼈/경추. the seven bones of the vertebral column in the neck
thoracic vertebrae (T1 – 12)	thōr-as'ik vĕr'tĕ-brā	등뼈/흉추. the 12 bones of the vertebral column (midspine)
lumbar vertebrae (L1 – 5)	lŭm'bahr vĕr'tĕ-brā	허리뼈/요추. the five bones of the vertebral column (lower back)
sacrum	sā'krŭm	엉치뼈/천골. triangular bone consisting of five fused vertebrae inferior to the lumbar spine
coccyx	kok'siks	꼬리뼈/미추. three to five fused vertebrae at the inferior end of the spine; tailbone
xiphoid process	zī'foyd pro'ses	칼돌기/검상돌기. lower section of the sternum

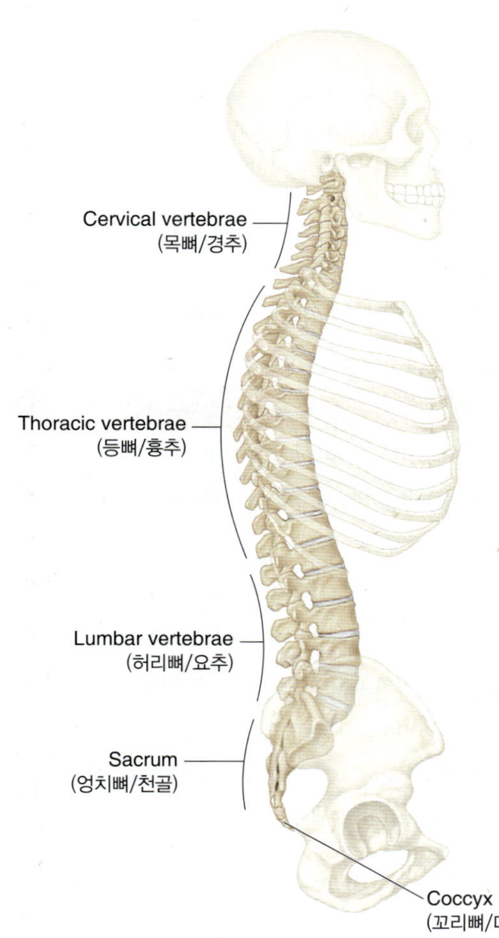

그림 5.4 척추(뼈)/척추(골)(vertebra)의 위치를 브여주는 척주(vertebral column).

관절과 관절운동

- 관절은 뼈들이 만나는 연결부위이다.
- 관절은 동작에 따라 분류된다.
- 관절운동에 관한 용어는 운동의 형태와 방향을 기준으로 한다.

관절과 관절운동에 관한 용어

용어	발음	뜻
		관절
articulation	ahr-tik′yū-lā′shŭn	관절. the site where bones come together; joint
bursa	bŭr′să	윤활주머니/윤활낭. a fluid-filled fibrous sac within some joints
cartilage	kahr′ti-lăj	연골. dense connective tissue attached to bone in many joints
synovial joint; *syn.* diarthrosis	si-nō′vē-ăl joynt; dī′ahr-thrō′sis	윤활관절(= 가동관절/움직관절). a joint that moves freely and contains synovial fluid in its cavity (그림 5.5)
intervertebral disc	in′tĕr-vĕr′tĕ-brăl disk	추간판/척추(사이)원반. mass of fibrocartilage between adjacent vertebrae
ligament	lig′ă-mĕnt	인대. band of strong connective tissue that connects bones or cartilage at a joint
meniscus	mĕ-nis′kŭs	반달연골. cartilage structure in the knee
suture	sū′chŭr	봉합. immovable fibrous joint found joining the skull bones

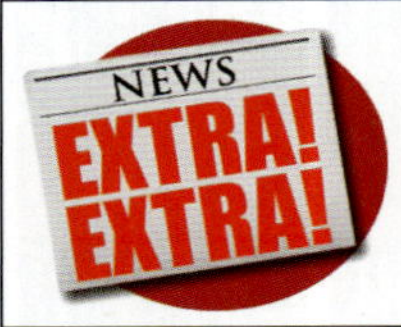

Suture(봉합) 관절을 생각할 때 보통은 움직이는 관절을 생각할 것이다. 머리뼈에도 관절이 있지만 머리뼈 관절은 움직이지 않는다. 봉합이라고 불리는 이 관절은 외과적 봉합(또는 '꿰맴')이 두 단면을 함께 고정하는 것처럼 머리뼈들을 함께 유지한다.

용어	발음	뜻
symphysis	sim′fi-sis	결합. joint that moves only slightly
synovial fluid	si-nō′vē-ăl flū′id	(윤)활액. lubricating fluid in a freely movable joint
tendon	ten′dŏn	힘줄, 건 band of fibrous connective tissue attaching a muscle to a bone
		관절운동(그림 5.6)
abduction	ab-dŭk′shŭn	벌림/외전. moving away from the body's midline
adduction	ă-dŭk′shŭn	모음/내전. moving toward the body's midline
circumduction	sĭr′kŭm-dŭk′shŭn	휘돌림. moving in a circular manner/as when throwing a ball
inversion	in-vĕr′zhŭn	안쪽들림/내번. turning the foot sole inward
eversion	ē-vĕr′zhŭn	가쪽들림/외번. turning the foot sole outward
dorsiflexion	dōr-si-flek′shŭn	발등쪽굽힘. bending the foot upward toward the tibia
plantar flexion	plan′tahr flek′shŭn	발바닥굽힘. bending the foot downward to point the toes
extension	eks-ten′shŭn	폄/신전. motion that increases the joint angle
flexion	flek′shŭn	굽힘/굴곡. motion that decreases the joint angle

pronation	prō-nā′shŭn	엎침/회내. turning the palm downward or the foot sole outward
supination	sū′pi-nā′shŭn	뒤침/회외. turning the palm upward or the foot sole upward
rotation	rō-tā′shŭn	돌림/회전. moving in circular direction around an axis, as when turning a doorknob

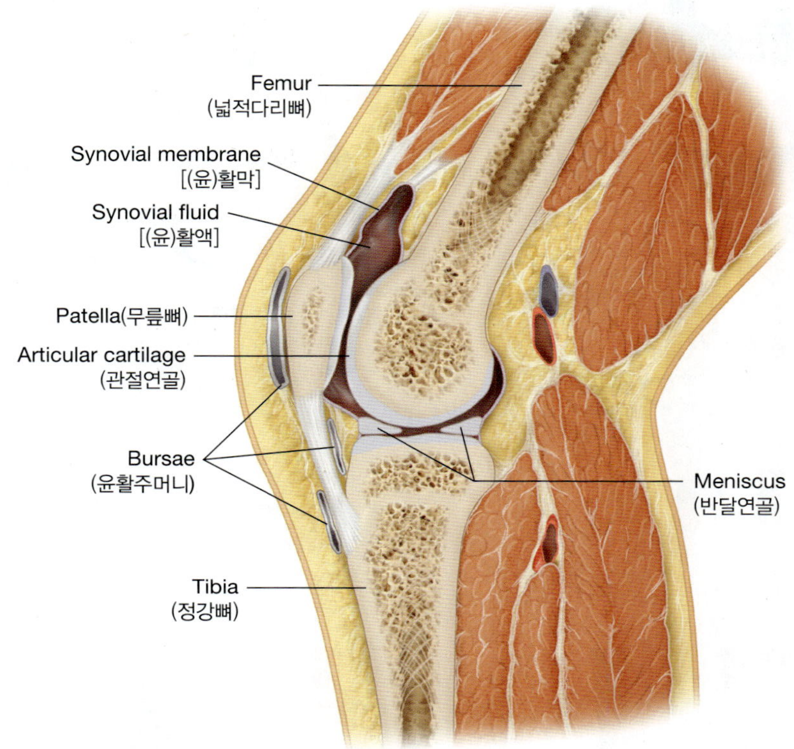

그림 5.5 무릎은 윤활관절(synovial joint)이다.

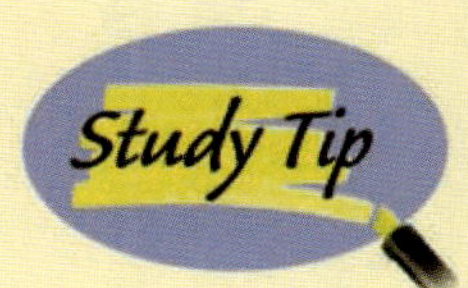

모음, 벌림, 뒤침, 엎침: 모음과 벌림을 구별하려면 일반용어 abduct의 뜻이 'take away, 버리다'라는 것을 기억하시오. Adduction에는 'add, 모으다'라는 뜻이 들어 있다. 뒤침과 엎침의 차이점을 기억하려면 'soup' 그릇을 나를 때 손의 위치를 생각해 보시오. 즉 'soup'를 나르기 위해서는 손이 '*supinate*' 해야 하고, 이것의 반대말이 '*pronate*'인 것이다.

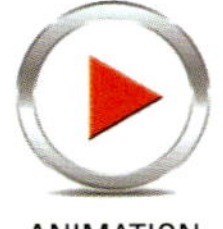
ANIMATION

실제의 근육작용을 알고 싶으면 만화동영상 '근육의 폄과 굽힘(Muscle Extension and Flexion)'을 보시오.

근육

- 몸에 존재하는 세 종류의 근육조직은 뼈대근육, 민무늬근육, 심장근육이다.
- 근육은 다른 조직과 함께 근육섬유 다발로 구성된다.
- 힘줄은 근육을 뼈에 부착시킨다.

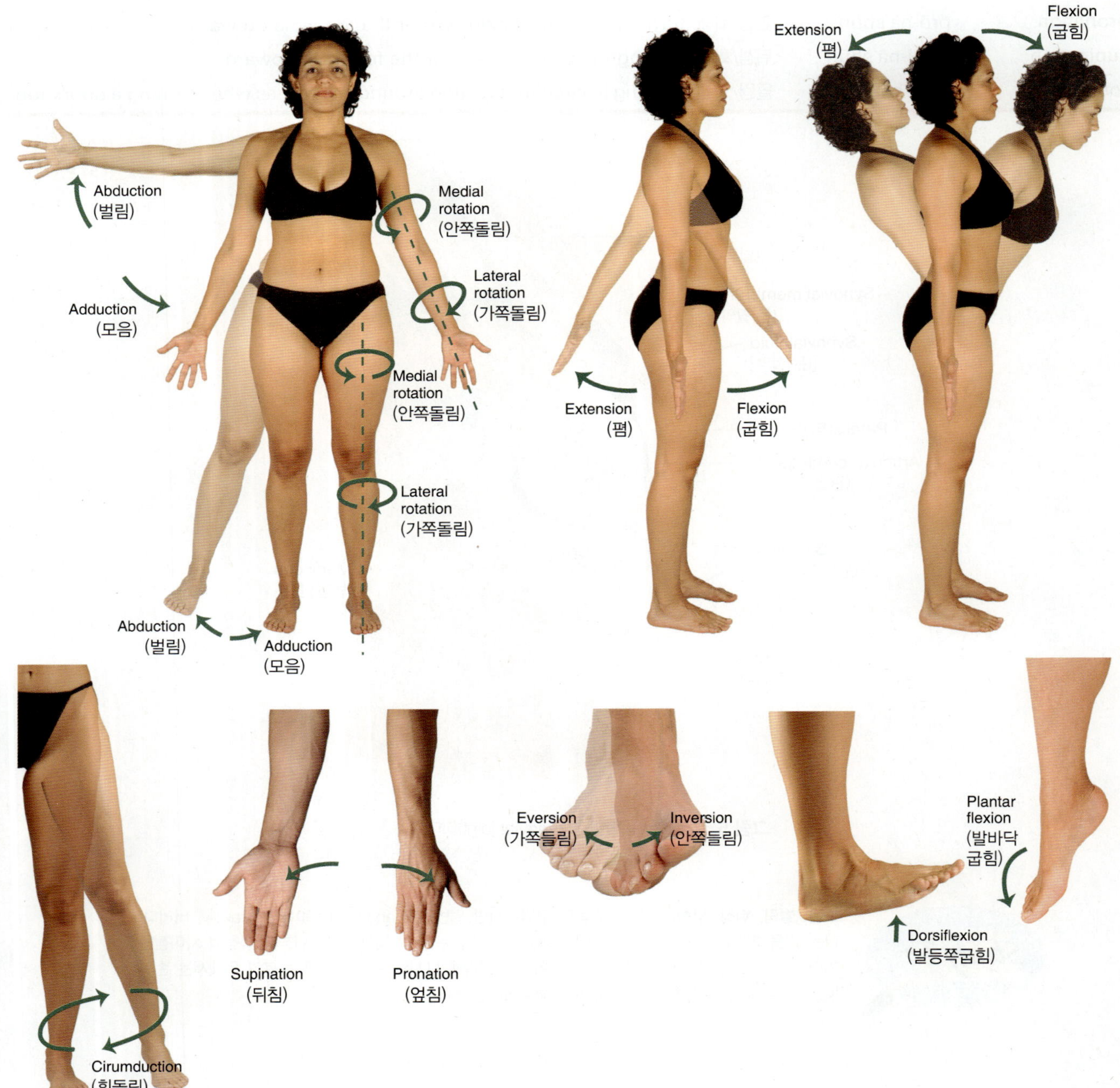

그림 5.6 관절의 운동형태(movements at joints).

근육에 관한 용어(그림 5.7)

용어	발음	뜻
agonist	ag′ŏn-ist	작용근. skeletal muscle that creates a movement by contracting; prime mover
antagonist	an-tag′ŏ-nist	대항근/길항근. skeletal muscle that opposes an agonist muscle and relaxes when the agonist contracts
cardiac muscle	kahr′dē-ak mŭs′ĕl	심장근육/심근. heart muscle (그림 5.8)
fascia	fash′ē-ă	근막. sheet of connective tissue covering a muscle
fascicle	fas′i-kĕl	다발/속. bundle of muscle fibers (see later 그림 5.10)

근육에 관한 용어

용어	발음	뜻
insertion of muscle	in-sĕr′shŭn mŭs′ĕl	근육닿는곳/근육부착부. end of muscle attached to bone that moves during contraction (그림 5.10)
origin of muscle	ōr′i-jin mŭs′ĕl	근육이는곳/근육기시부. end of muscle attached to bone that does not move during contraction
smooth muscle	smūth mŭs′ĕl	민무늬근육/평활근. nonstriated/voluntary muscle tissue lining organs and blood vessels (그림 5.8)
skeletal muscle	skel′ĕ-tăl mŭs′ĕl	뼈대근육/골격근. striated/voluntary muscle tissue attached to bones (the term "striated" refers to light and dark bands in muscle fibers) (그림 5.8 and 5.9)
tonicity	tō-nis′i-tē	긴장성, 강직성. muscle tone; tonus

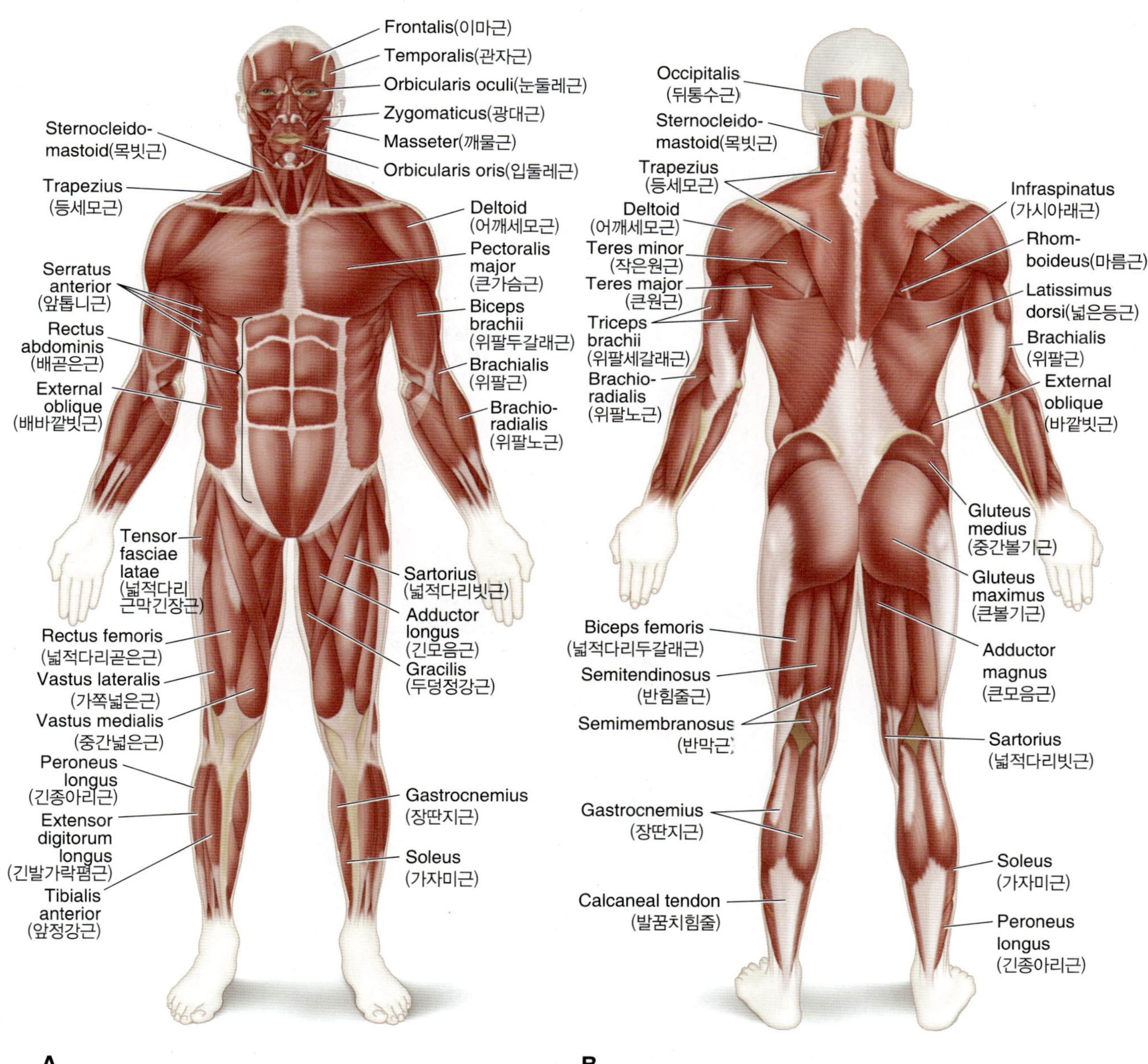

그림 5.7 몸의 뼈대근육(skeletal muscle). A. 앞모습. B. 뒷모습.

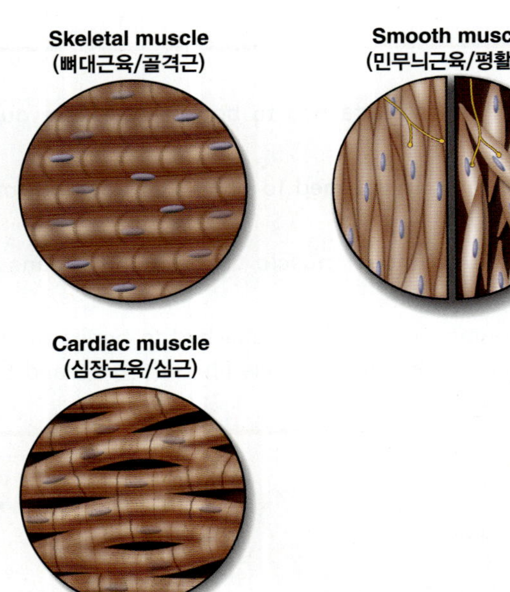

그림 5.8 세 종류의 근육조직(muscle tissue): 뼈대근육, 민무늬근육, 심장근육.

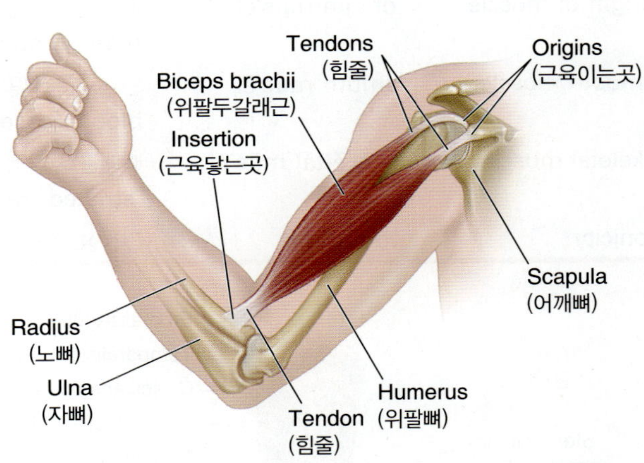

그림 5.9 뼈대근육 구조.

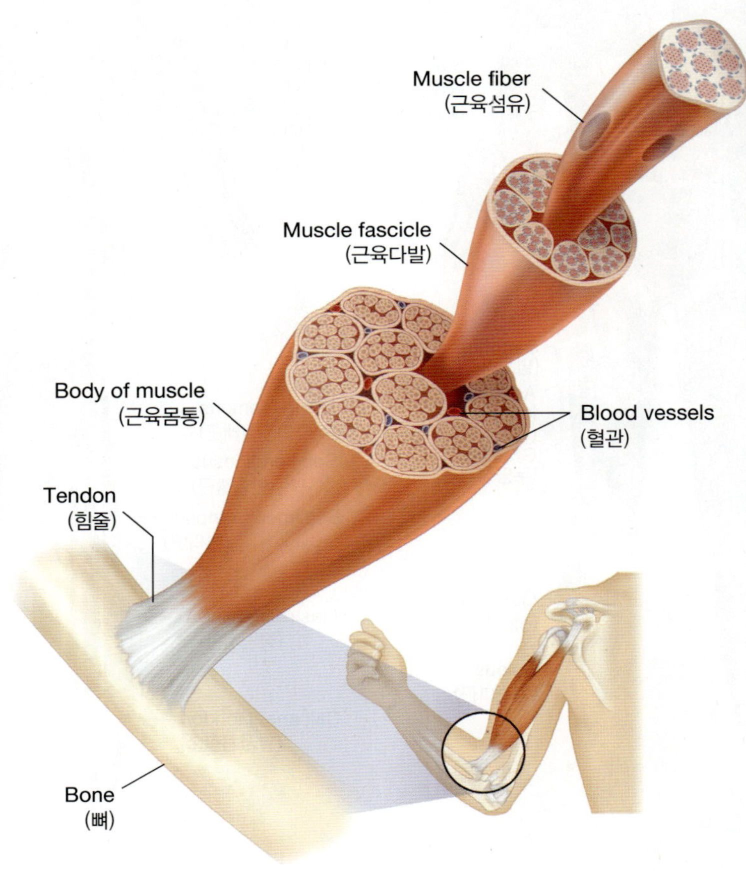

그림 5.10 뼈대근육은 힘줄(tendon)을 통해 뼈에 부착한다.

■ 연습문제: 해부학과 생리학

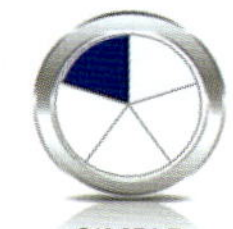
SIMPLE RECALL

연습문제 1

아래 문제의 정의에 맞는 해부학적 구조를 쓰시오.

1. 위팔 뼈 ________
2. 손목과 손가락 사이의 손 뼈 ________
3. 어깨뼈 ________
4. 가슴뼈 ________
5. 긴뼈의 몸통 ________
6. 근육을 뼈에 부착하는 구조물 ________
7. 근육섬유 다발 ________
8. 뒤꿈치 뼈 ________
9. 머리, 척주, 가슴의 뼈 ________
10. 척주 뼈(척추) ________

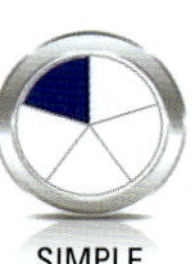
SIMPLE RECALL

연습문제 2

아래 용어의 뜻을 쓰시오.

1. abduction ________
2. ligament ________
3. articulation ________
4. dorsiflexion ________
5. acetabulum ________
6. cranium ________
7. mandible ________
8. synovial joint ________
9. maxilla ________
10. cartilage ________
11. epiphysial plate ________
12. tonicity ________

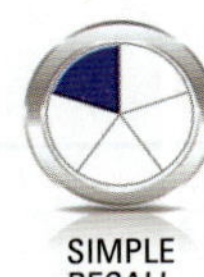

연습문제 3

아래 문장의 뜻에 가장 적합한 용어를 ( ) 안에서 고르시오.

1. A severe injury to the kneecap may involve a fractured (*cerebellum, patella, scapula*).
2. The cartilage structure in the knee is called the (*synovium, meniscus, bursa*).
3. Muscle tissue present in internal organs is (*unstriated, agonist, fascial*).
4. (*Synovial fluid, Endosteum, Fascia*) is a sheet of connective tissue covering a muscle.
5. The smaller bone in the lower leg is the (*femur, ulna, fibula*).
6. The (*epiphysis, ilium, patella*), or superior broad part of the hip bone, connects with the ischium and pubis.
7. The (*tibia, sacrum, lamina*) is a part of each vertebra.
8. The (*clavicle, metaphysis, radius*) articulates with the acromion at one end and the top of the sternum at the other end.
9. Between the diaphysis and the epiphysis of a long bone is the (*metaphysis, meniscus, diarthrosis*).
10. The large inner bone of the lower leg is the (*tibia, ulna, radius*).
11. A (*tendon, fascia, bursa*) is a fluid-filled fibrous sac within some joints.
12. The (*ischium, ilium, pubis*) is the inferior rearmost part of the hip bone, whereas the (*ischium, ilium, pubis*) is the anterior lower section of the hip bone.
13. The plural of vertebra is (*vertebrum, vertebras, vertebrae*).
14. The metatarsal bones are just distal to the (*tarsal, carpal, phalangeal*) bones.
15. Movement that decreases the joint angle is termed (*extension, flexion, inversion*).

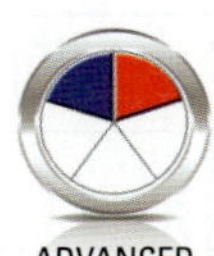

연습문제 4

아래 문제의 뜻에 맞는 의학용어를 보기에서 고르시오.

spongy bone	ulna	carpal bones	endosteum	sacrum
intervertebral disc	radius	compact bone	epiphyseal plate	osteocyte

1. 골수공간 속의 막 ____________________
2. 강하고 견고한 뼈조직 ____________________
3. 아래팔의 바깥쪽 뼈 ____________________
4. 손목의 8개 뼈 ____________________
5. 해면 모양의 뼈 ____________________
6. 융합된 척추들로 구성된 삼각형 모양의 뼈 ____________________
7. 척추 사이에 위치하는 결합조직 ____________________

8. 아래팔의 안쪽(몸쪽) 뼈 ______________________

9. 긴뼈의 성장 부위 ______________________

10. 뼈 세포 ______________________

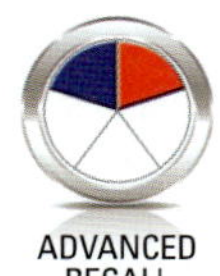

연습문제 5

아래 문장에 맞는 의학용어를 빈칸에 써 넣어 문장을 완성하시오.

1. A patient with a broken collar bone has a fracture of the ______________________.
2. A fracture of the upper arm bone, the ______________________, is generally painful.
3. Bone tissue that is spongy and meshlike is called ______________________ bone.
4. A(n) ______________________ is a band of strong connective tissue that joins bones together at a joint.
5. The end of a muscle attached to bone that moves with contraction is called the ______________________ of the muscle.
6. A(n) ______________________ is a skeletal muscle that opposes a prime mover.
7. Skeletal muscle is ______________________ , whereas smooth muscle is ______________________ .
8. A freely moving joint is lubricated by ______________________ fluid.
9. The movement of turning the foot outward is called ______________________ .
10. The type of immovable joint connecting skull bones is a(n) ______________________ .
11. Bones in many types of joints are by ______________________ , a dense connective tissue.
12. Just superior to the coccyx is the bone called the ______________________ .

■ 단어성분

아래 표는 근육뼈대계통에 관한 단어성분들을 보여주고 있다.

연결형

연결형	뜻
ankyl/o	굳음, 강직, 유착. stiff
arthr/o, articul/o	관절. joint
burs/o	주머니/낭. bursa
carp/o	손목뼈/수근골. carpal (wrist) bones
chondr/o	연골. cartilage
clavic/o, clavicul/o	빗장뼈/쇄골. clavicle

(계속됨)

연결형 *(계속됨)*

연결형	뜻
cervic/o	목/경부. neck
cost/o	갈비뼈/늑골. rib
crani/o	머리뼈/두개골. cranium/skull
disc/o	판, 반. disc or disk
fasci/o	근막. fascia, band
femor/o	넓적다리뼈/대퇴골. femur
fibul/o	종아리뼈/비골. fibula
humer/o	위팔뼈/상완골. humerus
ili/o	엉덩뼈/장골. ilium
ischi/o	궁둥뼈/좌골. ischium
kinesi/o, kinet/o	운동. movement
kyph/o	척주후만증/척주뒤굽음증. humpback
lei/o	민무늬/평활. smooth
lamin/o	판, 층. lamina (plate)
lord/o	굽음, 휨. curved, bent
lumb/o	허리/요부. lumbar region/lower back
mandibul/o	아래턱뼈/하악골. mandible (lower jawbone)
maxill/o	위턱뼈/상악골. maxilla (upper jawbone)
menisc/o	반달연골. meniscus
my/o, mys/o, muscul/o	근육. muscle
myel/o	골수/뼈속질, 척수. bone marrow, spinal cord
oste/o	뼈/골. bone
patell/o	무릎뼈/슬개골. patella (kneecap)
pelv/i, pelv/o	골반, 골반안/골반강. pelvis, pelvic cavity
phalang/o	가락/지골. phalanges (bones of digits)
pub/o	두덩뼈/치골. pubis
rachi/o	척주, 척추. spine
radi/o	노뼈/요골. radius
rhabd/o	가로무늬근/횡문근. striated muscle
sacr/o	엉치뼈/천골. sacrum
scapul/o	어깨뼈/견갑골. scapula (shoulder blade)
scoli/o	굽음, 비틀림. crooked, twisted
stern/o	복장뼈/흉골. sternum (breast bone)
synovi/o	윤활관절, (윤)활액. synovial joint or fluid
tars/o	발목뼈/족근골. tarsal bones
ten/o, tend/o, tendin/o	힘줄/건. tendon
thorac/o	가슴/흉부. thorax/chest
ton/o	긴장, 장력. tone, tension
uln/o	자뼈/척골. ulna
vertebr/o, spondyl/o	척추(뼈)/척추(골). vertebra

접두사

접두사	뜻
inter-	사이, 간. between
intra-	안, 속, 내. within
supra-	위, 상. above
sub-	밑, 아래, 하. below, beneath
sym-, syn-	함께. together, with

접미사

접미사	뜻
-algia	통, 통증. pain
-asthenia	무력, 쇠약. weakness
-centesis	천자. puncture to aspirate
-clasia, -clasis, -clast	파괴. to break
-ectomy	절제. excision, surgical removal
-itis	염, 염증. inflammation
-osis	비정상 상태. abnormal condition
-physis	성장. growth
-plasty	성형, 재건. surgical repair, reconstruction
-porosis	구멍, 통과. pore, passage
-rrhaphy	봉합. suture
-schisis	갈림, 파열. to split
-trophy	발육, 영양. development, nourishment

■ 연습문제: 단어성분

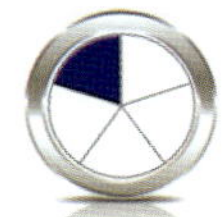

SIMPLE RECALL

연습문제 6

아래 연결형의 뜻을 쓰시오.

1. crani/o ______________________

2. lumb/o ______________________

3. scoli/o ______________________

4. oste/o ______________________

5. stern/o ______________________

6. maxill/o ______________________

7. chondr/o ______
8. carp/o ______
9. ten/o, tend/o ______
10. spondyl/o ______
11. fasci/o ______
12. my/o, mys/o ______
13. mandibul/o ______
14. sacr/o ______
15. femor/o ______

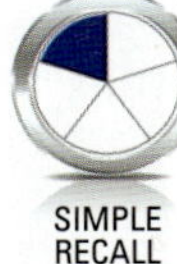

연습문제 7

아래 문제의 뜻에 맞는 연결형을 쓰시오.

1. rib ______
2. tarsal bones ______
3. smooth ______
4. fibula ______
5. bursa ______
6. joint ______
7. pelvis ______
8. chest ______
9. ischium ______
10. collar bone ______
11. lamina ______
12. neck ______
13. meniscus ______
14. phalanges ______

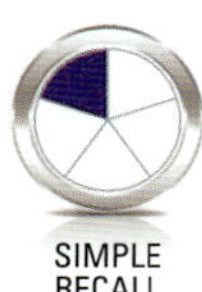

연습문제 8

아래 접두사나 접미사의 뜻을 쓰시오.

1. -plasty ______
2. -asthenia ______
3. sub- ______
4. -trophy ______
5. -ectomy ______
6. -physis ______
7. -rrhaphy ______
8. sym- ______
9. -schisis ______
10. -clasis ______

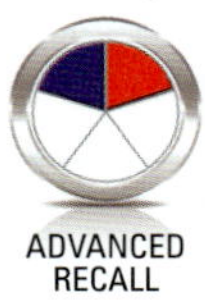

연습문제 9

의학용어를 만드는 단어성분의 뜻을 참고하여 아래 의학용어의 뜻을 쓰시오.
(많은 용어들을 아직 배우지 않았지만 단어성분의 뜻을 참고하면 그 뜻을 알 수 있다.)

연결형	뜻	의학용어	용어의 뜻
oste/o	bone	osteitis	1. ______
lord/o	bent (forward)	lordosis	2. ______
my/o	muscle	myalgia	3. ______
burs/o	bursa	bursitis	4. ______
maxill/o	maxilla	maxillitis	5. ______
scapul/o	scapula	subscapular	6. ______
pelv/i	pelvis	pelvic	7. ______
tend/o	tendon	tendonitis	8. ______
vertebr/o	vertebra	intervertebral	9. ______
arthr/o	joint	arthroplasty	10. ______

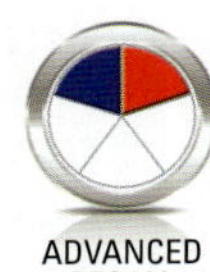

연습문제 10

아래 문제의 연결형과 앞의 표에 있는 단어성분을 사용하여 아래의 뜻에 맞는 의학용어를 완성하시오.

연결형	의학용어의 뜻	의학용어
my/o	근육의 염증	1. ______
crani/o	머리뼈의 수술적 복구	2. ______
patell/o	무릎뼈 절제	3. ______
ten/o	힘줄 봉합	4. ______
arthr/o	관절 통증	5. ______
crani/o	머리뼈 속에 관한~	6. ______
tars/o	발목뼈의 절제	7. ______
menisci/o	반달연골의 염증	8. ______
disc/o	추간판의 절제	9. ______
chondr/o	연골의 수술적 복구	10. ______

■ 의학용어

아래 표는 근육뼈대계통과 그 상태에 관한 형용사와 용어들을 보여주고 있다.

형용사와 그 밖의 관련 용어

용어	발음	뜻
carpal	kahr′păl	손목뼈/수근골-. pertaining to the carpal bones
costovertebral	kos′tō-vĕr′tĕ-brăl	갈비뼈/늑골과 등뼈/흉추-. pertaining to the ribs and thoracic vertebrae
cranial	krā′nē-ăl	머리/두개-. pertaining to the skull
femoral	fem′ŏr-ăl	넓적다리/대퇴-. pertaining to the femur
humeral	hyū′mĕr-ăl	위팔/상완-. pertaining to the humerus
iliofemoral	il′ē-ō-fem′ŏr-ăl	엉덩뼈/장골과 넓적다리/대퇴-. pertaining to the ilium and femur
intercostal	in′tĕr-kos′tăl	갈비사이/늑간-. pertaining to the area between the ribs
intervertebral	in′tĕr-vĕr′tĕ-brăl	척추사이/추간-. pertaining to the area between vertebrae
intracranial	in-tră-krā′nē-ăl	머리속/두개내-. pertaining to the area within the skull
ischiofemoral	is′kē-ō-fem′ŏr-ăl	궁둥뼈/좌골과 넓적다리/대퇴-. pertaining to the ischium and femur

형용사와 그 밖의 관련 용어

용어	발음	뜻
lumbar	lŭm′bahr	허리/요추-. pertaining to the lower back
lumbocostal	lŭm′bō-kos′tăl	허리/요추와 갈비/늑골-. pertaining to the lumbar vertebrae and ribs
lumbosacral	lŭm′bō-sā′krăl	허리/요추와 엉치/천골-. pertaining to the lumbar vertebrae and sacrum
osseous	os′ē-ŭs	뼈/골-. pertaining to bone
pelvic	pel′vik	골반 또는 골반안/골반강-. pertaining to the pelvis or pelvic cavity
sacral	sā′krăl	엉치/천골-. pertaining to the sacrum
sacrovertebral	sā′krō-vĕr′tĕ-brăl	엉치/천골과 척추-. pertaining to the sacrum and the vertebrae
sternoclavicular	stĕr′nō-klă-vik′yū-lăr	복장/흉골과 빗장뼈/쇄골-. pertaining to the sternum and clavicle
sternoid	stĕr′noyd	복장/흉골과 비슷한. resembling the sternum
subcostal	sŭb-kos′tăl	갈비밑/늑골하-. pertaining to the area below a rib or below the ribs
submandibular	sŭb′man-dib′yū-lăr	턱밑/악하-. pertaining to the area below the mandible
submaxillary	sŭb-mak′si-lar-ē	위턱밑/상악하-. pertaining to the area below the maxilla
subscapular	sŭb-skap′yū-lăr	어깨밑/견갑하-. pertaining to the area below the scapula
substernal	sŭb-stĕr′năl	복장밑/흉골하-. pertaining to the area below the sternum
suprapatellar	sū′pră-pă-tel′ăr	무릎위/슬개골상-. pertaining to the area above the patella
suprascapular	sū′pră-skap′yū-lăr	어깨위/견갑위-. pertaining to the area above the scapula
synovial	si-nō′vē-ăl	(윤)활액-. pertaining to, containing, or consisting of synovial fluid

■ 연습문제: 형용사와 그 밖의 관련 용어

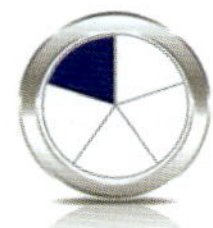

SIMPLE RECALL

연습문제 11

아래 문장의 뜻에 가장 적합한 용어를 ( ) 안에서 고르시오.

1. An (*iliofemoral, ischiopubic, intercostal*) wound is located between the ribs.

2. A broken upper leg bone is called a (*humeral, cranial, femoral*) fracture.

3. A herniated (*intervertebral, carpal, sternoclavicular*) disc involves an injury to the discs between the vertebrae.

4. The (*ischiofemoral, lumbocostal, subscapular*) area includes both the ischium and femur.

5. Diagnosing a knee condition may require a needle puncture to withdraw (*submaxillary, sternoid, synovial*) fluid for testing.

6. A(n) (*substernal, pelvic, osseous*) examination includes all of the organs in the pelvis.

7. The area below (inferior to) the shoulder blade is called the (*subcostal, pubofemoral, subscapular*) region.

8. A wrist injury may involve a (*carpal, subcostal, sternoid*) fracture.

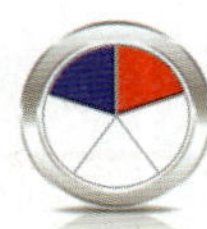

연습문제 12

아래 문제의 뜻에 맞는 의학용어를 보기에서 고르시오.

substernal	costovertebral	intracranial	intervertebral
lumbar	submandibular	suprapatellar	sacral
humeral	lumbosacral	intercostal	cranial

1. 위팔뼈에 관한~ ________________

2. 갈비뼈 사이 부위에 관한~ ________________

3. 복장뼈 아래 부위에 관한~ ________________

4. 무릎뼈 위 부위에 관한~ ________________

5. 머리뼈에 관한~ ________________

6. 엉치뼈에 관한~ ________________

7. 척추 사이 부위에 관한~ ________________

8. 머리뼈 내부 부위에 관한~ ________________

9. 허리에 관한~ ________________

10. 갈비뼈 및 등뼈에 관한~ ________________

11. 아래턱 아래 부위에 관한~ ________________

12. 허리뼈 및 엉치뼈에 관한~ ________________

의학적 상태

용어	발음	뜻
ankylosing spondylitis	ang′ki-lōs-ing spon′di-lī′tis	강직척추염. arthritis of the spine
ankylosis	ang′ki-lō′sis	관절강직. abnormal condition of stiffening or fixation of a joint
arthralgia	ahr-thral′jē-ă	관절통. pain in a joint
arthritis	ahr-thrī′tis	관절염. inflammation of a joint (그림 5.11)
arthrochondritis	ahr′thrō-kon-drī′tis	관절연골염. inflammation of an articular cartilage
atrophy	at′rŏ-fē	위축(증). wasting of tissues, organs, or the entire body
bradykinesia	brad′ē-kin-ē′sē-ă	운동완만. condition of decreased movement
bunion	bŭn′yŏn	엄지건막류. swelling at the metatarsophalangeal joint caused by inflammatory bursa
bursitis	bŭr-sī′tis	주머니염/낭염. inflammation of a bursa
bursolith	bŭr′sō-lith	주머니결석/낭결석. a calculus (stone) formed in a bursa
carpal tunnel syndrome (CTS)	kahr′păl tŭn′ĕl sin′drōm	손목굴증후군/수근관증후군. entrapment of the median nerve at the wrist causing pain
carpoptosis; *syn*. wrist-drop	kar′pop-tō′sis; rist drop	손목처짐. paralysis of wrist and finger muscles

의학적 상태

용어	발음	뜻
chondromalacia	kon′drō-mă-lā′shē-ă	연골연화증. softening of any cartilage
cranioschisis	krā′nē-os′ki-sis	머리뼈갈림증/두개골갈림증. congenital malformation of incomplete closure of the skull
curvature of the spine	kŭr′vă-chŭr of the spīn	척주굽이/척주만곡. curving of the spine in one or more directions (그림 5.12)
kyphosis	kī-fō′sis	척주후만증/척주뒤굽음증. abnormal forward curvature; humpback
lordosis	lōr-dō′sis	척주전만증/척주앞굽음증. abnormal backward curvature
scoliosis	skō′lē-ō′sis	척주측만증/척주옆굽음증. abnormal lateral curvature
dyskinesia	dis′ki-nē′sē-ă	운동이상증. difficulty performing voluntary movements
dystrophy	dis′trŏ-fē	이상증/형성장애. abnormal development or growth of a tissue or organ, often resulting from nutritional deficiency

(계속됨)

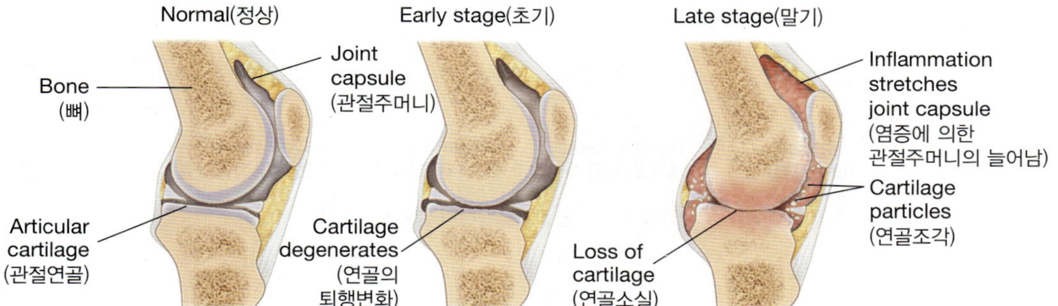

그림 5.11 무릎 관절염에서 나타나는 진행성 관절변화.

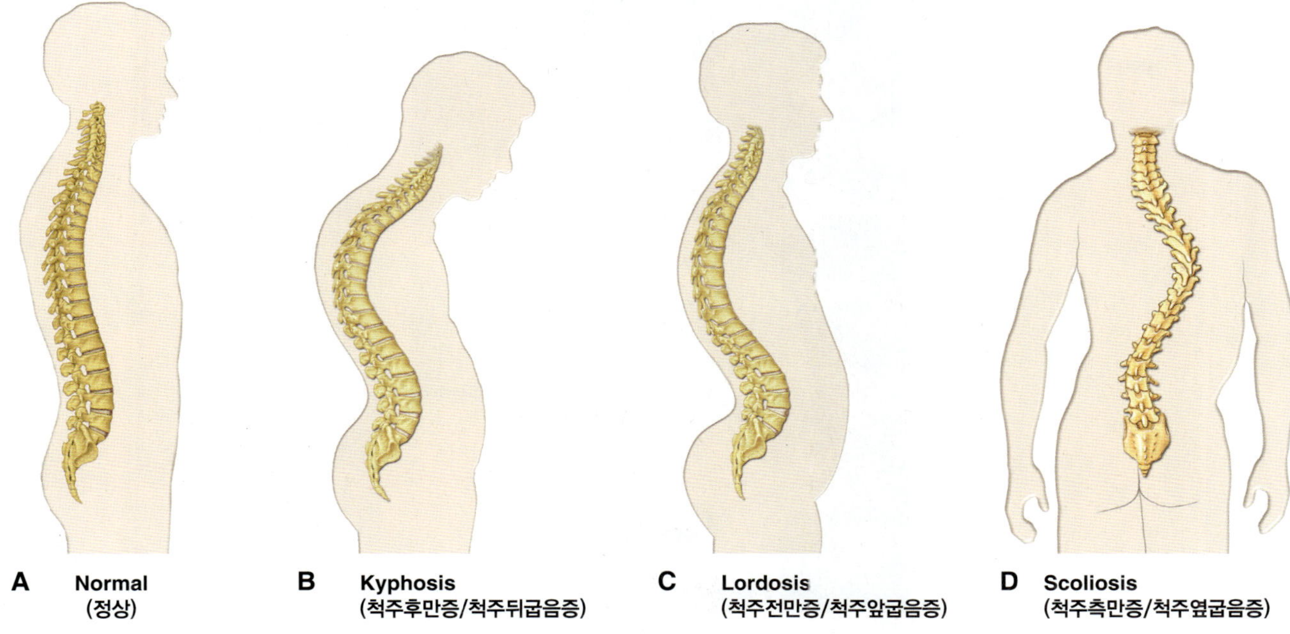

그림 5.12 척주(spine)의 비정상적 만곡은 통증과 기형을 유발할 수 있다.

의학적 상태 *(계속됨)*

용어	발음	뜻
exostosis	eks′os-tō′sis	뼈돌출(증)/외골증. bony projection that develops from cartilage
fibromyalgia	fī′brō-mī-al′jē-ă	섬유근(육)통. condition of chronic aching and stiffness of muscles and soft tissues of unknown cause
fracture (fx)	frak′shŭr	골절. a break in a bone or cartilage (그림 5.13 and 5.14)
gout	gowt	통풍. metabolic disorder involving painful deposits of uric acid crystals in connective tissue and articular cartilage

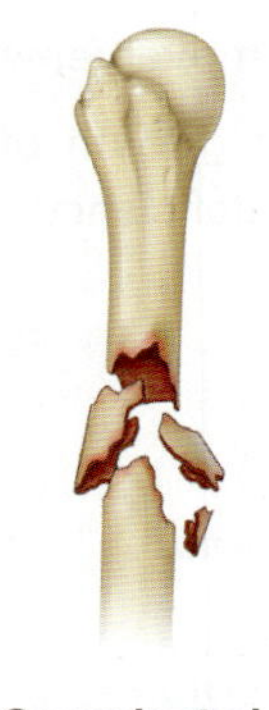

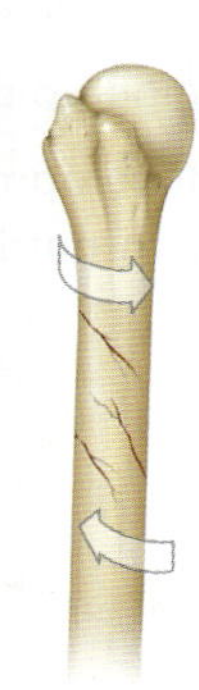

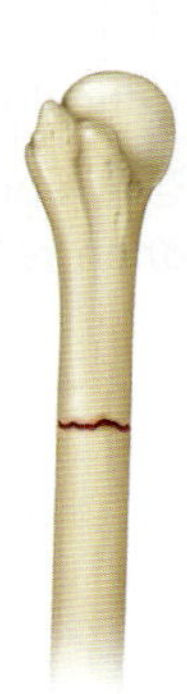

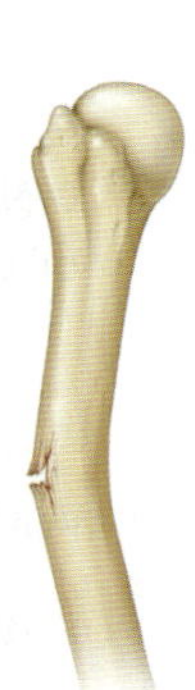

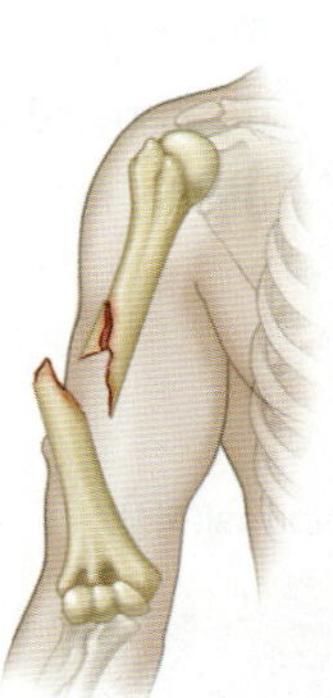

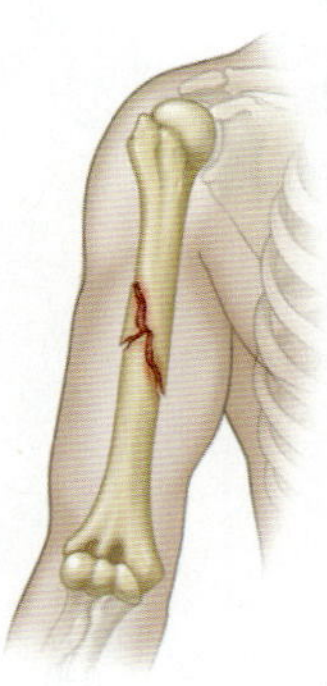

그림 5.13 골절(fracture)의 일반적인 형태.

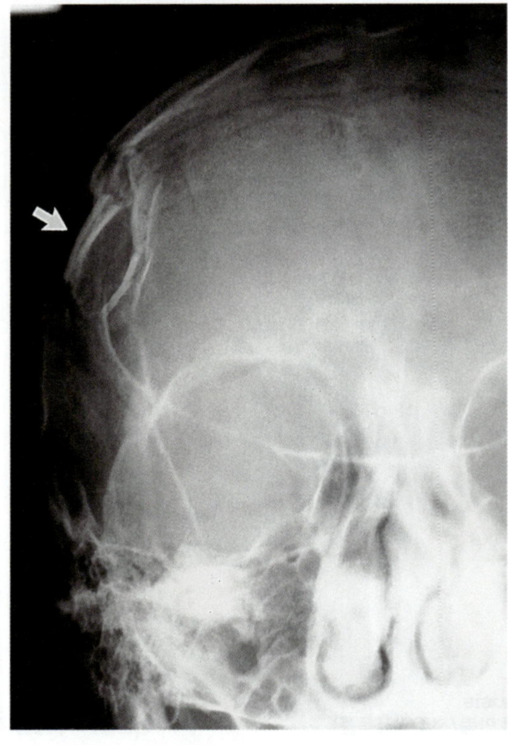

그림 5.14 함몰두개골골절(depressed skull fracture).

의학적 상태

용어	발음	뜻
herniated disc	hĕr′nē-ā-tĕd disk	탈출추간판. protrusion of nucleus pulposus of intervertebral disc into the vertebral canal (그림 5.15)
	hī′pĕr-ki-nē′zē-ă	운동과다(증). condition of excessive muscular movements
hypertrophy	hī-pĕr′trō-fē	비대. increased development of a part or organ not caused by a tumor
maxillitis	mak′si-lī′tis	위턱뼈염/상악골염. inflammation of the maxilla
meniscitis	men-i-sī′tis	반달연골염. inflammation of a meniscus
muscular dystrophy (MD)	mŭs′kyū-lăr dis′trŏ-fē	근디스트로피. hereditary condition causing progressive degeneration of skeletal muscles

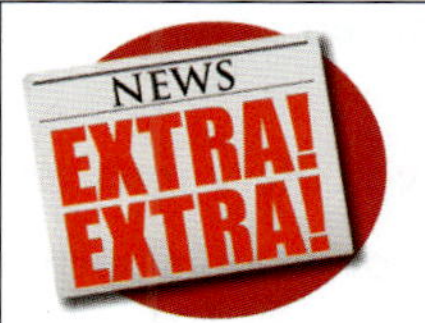

Muscular Dystrophy(근디스트로피) 근디스트로피에는 여러 변이형이 있지만 그 중 두 형태가 유명하다: 베커(Becker)형과 뒤셴(Duchenne)형. 두 형태 모두 X연관성이 있는데, 그 의미는 유전자가 X염색체에 들어 있다는 사실이다. 연관 염색체는 X와 Y이다. 근디스트로피는 소녀(XX)보다 소년(XY)에서 더 많이 발생한다.

용어	발음	뜻
myalgia	mī-al′jē-ă	근육통. condition of muscular pain
myasthenia gravis (MG)	mī-as-thē′nē-ă gra′vis	중증근무력증. neuromuscular disorder causing weakness and fatigue of voluntary muscles

(계속됨)

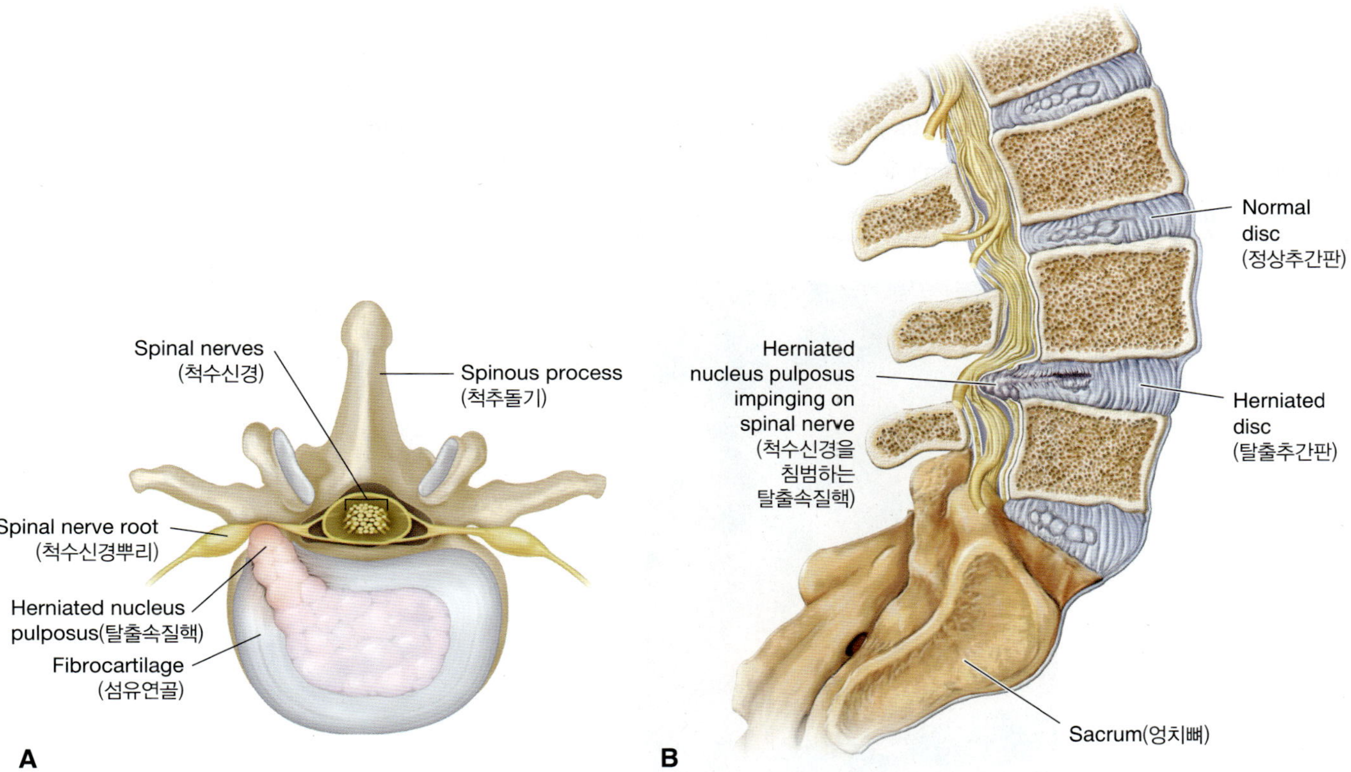

그림 5.15 속질핵(nucleus pulposus)이라고 불리는 젤라틴 성질을 가진 중심부위의 돌출에 의한 탈출추간판(herniated disc)의 모습. A. 단면도. B. 측면도.

의학적 상태 *(계속됨)*

용어	발음	뜻
myositis	mī-ō-sī'tis	근(육)염. inflammation of a muscle
osteitis	os-tē-ī'tis	골염/뼈염. inflammation of bone
osteoarthritis (OA)	os'tē-ō-ahr-thrī'tis	골관절염. joint inflammation involving erosion and inflammation of articular cartilage
osteochondritis	os'tē-ō-kon-drī'tis	골연골염. inflammation of a bone and its articular cartilage
osteomalacia	os'tē-ō-mă-lā'shē-ă	골연화증. condition of bone softening
osteomyelitis	os'tē-ō-mī-ĕ-lī'tis	골수염. inflammation of bone marrow
osteonecrosis	os'tē-ō-nĕ-krō'sis	골괴사. death of bone tissue
osteoporosis	os'tē-ō-pŏr-ō'sis	골다공증. age-related disorder of decreased bone mass and weakening (그림 5.16)
polymyositis	pol'ē-mī'ō-sī'tis	다(발)근육염. inflammation of multiple voluntary muscles
rachischisis	ră-kis'ki-sis	척추갈림증/척추분열증. embryologic failure of vertebral arches to fuse
rheumatoid arthritis (RA)	rū'mă-toyd ahr-thrī'tis	류마티스관절염. disease causing progressive destructive changes and inflammation in multiple joints, especially in the hands and feet (그림 5.17)
rickets	rik'ĕts	구루병. disease caused by vitamin D deficiency during childhood, involving skeletal deformities and muscular weakness
spondylarthritis	spon'dil-ahr-thrī'tis	척추관절염. inflammation of intervertebral articulations
sprain	sprān	삠/염좌. injury of a ligament caused by abnormal or excessive forces on a joint
strain	strān	근육좌상. injury of a muscle caused by overuse
tendonitis, tendinitis	ten'dŏ-nī'tis, ten'di-nī'tis	힘줄염/건염. inflammation of a tendon
tenodynia	ten-ō-din'ē-ă	힘줄통증. condition of pain in a tendon
tenosynovitis	ten'ō-sin-ō-vī'tis	힘줄윤활막염/건초염. inflammation of a tendon and its sheath

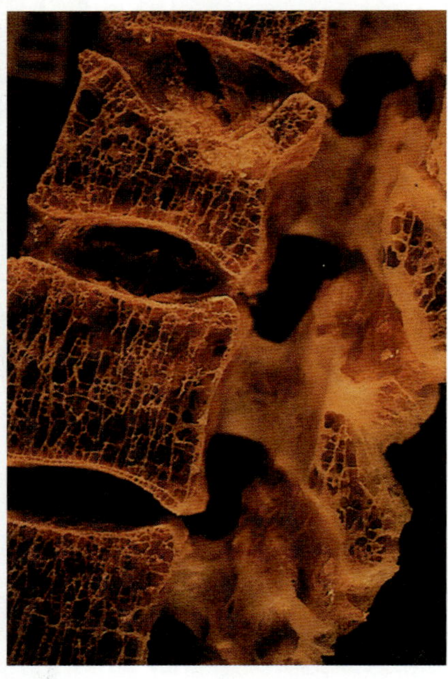

그림 5.16 골다공증(osteoporosis)에서 뼈 밀도는 점점 감소한다.

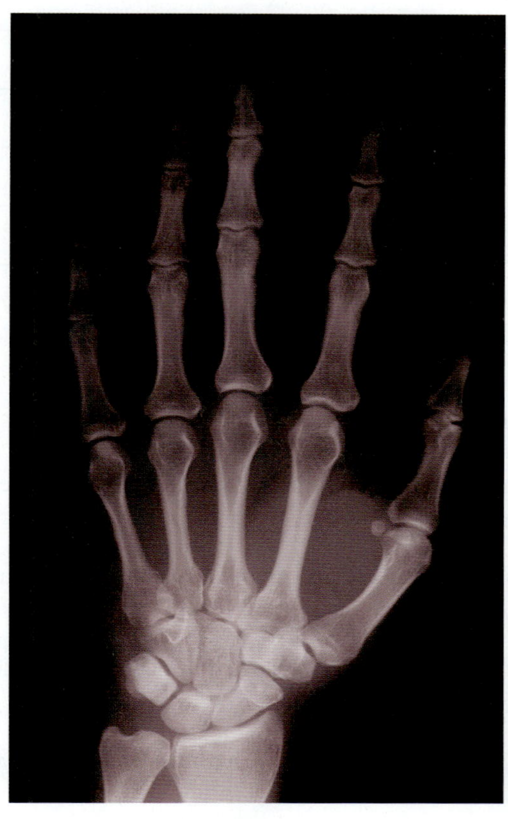

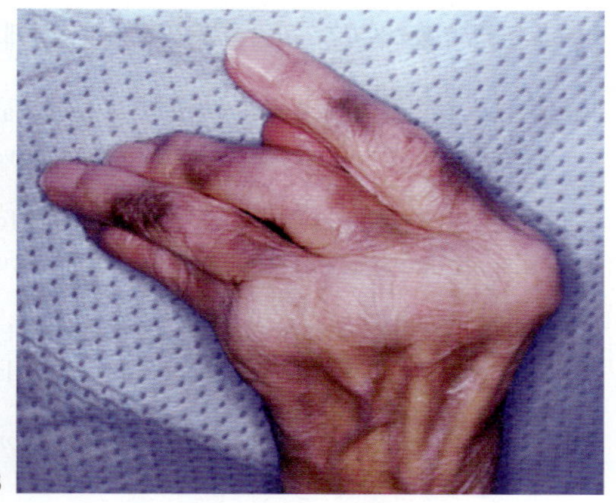

그림 5.17 중증류마티스관절염(severe rheumatoid arthritis)에서 일어나는 변화.
A. 정상 손의 X선 사진. B. 류마티스관절염에서 심하게 변형된 손.

■ 연습문제: 의학적 상태

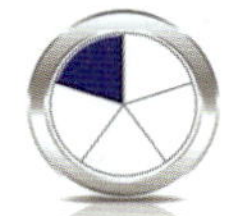

연습문제 13

아래 문제의 정의에 맞는 의학용어를 쓰시오.

1. 비정상적인 척추 가쪽 굽이 ______________________
2. 염증이 있는 힘줄 ______________________
3. 뼈가 부러짐 ______________________
4. 연골의 연화 ______________________
5. 염증이 있는 윤활주머니 ______________________
6. 뼈 질량의 감소 ______________________
7. 비타민 D 결핍에 의한 질병 ______________________
8. 힘줄의 통증 ______________________
9. 염증이 있는 추간판 관절 ______________________

10. 척추의 관절염 ______________________

11. 비정상적인 척추 앞쪽 굽이 ______________________

12. 관절의 통증 ______________________

13. 관절의 염증 ______________________

14. 뼈의 연화 ______________________

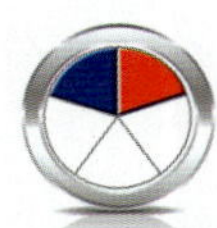
ADVANCED RECALL

연습문제 14

아래 문장의 뜻에 가장 적합한 용어를 ( ) 안에서 고르시오.

1. Mrs. Jones presented with weakness and fatigue in her voluntary muscles; after clinical study, her physician diagnosed her condition as (*myasthenia, myalgia, myositis*) gravis.

2. Mr. Carelton was seen in a follow-up for his condition of inflammation of multiple voluntary muscles, also called (*polymyositis, carpal tunnel syndrome, atrophy*).

3. Dr. Gonzalez informed Mr. Lawson that when (*gout, fibromyalgia, osteitis*) occurs, uric acid crystals are deposited in connective tissue and articular cartilage.

4. Young Bridget LaRoux suffered a(n) (*sprain, strain, atrophy*) to her calf muscle and a(n) (*sprain, strain, atrophy*) to one of her ligaments.

5. Mrs. Anderson suffers from progressive destructive changes in multiple joints caused by (*muscular dystrophy, rheumatoid arthritis, myasthenia gravis*).

6. After spending years in chronic pain without a known cause, the patient was diagnosed with (*fibromyalgia, gout, hypertrophy*).

7. After his x-ray report showed a stone in his elbow area, the patient was told that he had a(n) (*bunion, bursolith, exostosis*).

8. Miss Gabbi developed (*atrophy, hypertrophy, dystrophy*) of her lower limbs after spending many years in a wheelchair.

9. The physician diagnosed Ms. Allen with (*carpal, metacarpal, tarsal*) tunnel syndrome when she complained of pain in her wrist after many years of repetitive work.

10. Mr. Kowalski suffered from (*osteitis, dyskinesia, exostosis*) after his stroke.

11. After reporting pain in his throwing arm, the baseball player was diagnosed with inflammation of a tendon and its sheath, also called (*tenosynovitis, tenodynia, osteochondritis*).

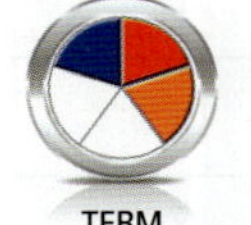
TERM CONSTRUCTION

연습문제 15

아래 문제의 뜻에 맞는 연결형과 접미사를 결합하여 의학용어를 만드시오.

사용할 연결형의 뜻	사용할 접미사의 뜻	용어
joint	inflammation	1. ______________________
joint	pain	2. ______________________

spine	split	**3.** ________________
maxilla	inflammation	**4.** ________________
tendon	pain	**5.** ________________
bursa	inflammation	**6.** ________________
muscle	pain	**7.** ________________
joint and cartilage	inflammation	**8.** ________________
bone	softening	**9.** ________________

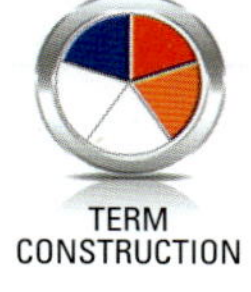
TERM CONSTRUCTION

연습문제 16

아래의 의학용어를 단어성분으로 나누고 그 성분의 뜻을 쓰시오. 그 다음 의학용어의 뜻을 쓰시오. (참고: 이 문제는 이전에 배운 접미사를 사용할 수 있음).

예:

arthritis	단어성분:	arthr/o, -itis
	뜻:	joint, inflammation
	용어의 뜻:	inflammation of a joint
1. hypertrophy	단어성분:	________________
	뜻:	________________
	용어의 뜻:	________________
2. scoliosis	단어성분:	________________
	뜻:	________________
	용어의 뜻:	________________
3. cranioschisis	단어성분:	________________
	뜻:	________________
	용어의 뜻:	________________
4. carpoptosis	단어성분:	________________
	뜻:	________________
	용어의 뜻:	________________
5. ankylosis	단어성분:	________________
	뜻:	________________
	용어의 뜻:	________________

6. bursolith 단어성분: ____________________
뜻: ____________________
용어의 뜻: ____________________

7. atrophy 단어성분: ____________________
뜻: ____________________
용어의 뜻: ____________________

8. osteitis 단어성분: ____________________
뜻: ____________________
용어의 뜻: ____________________

9. bradykinesia 단어성분: ____________________
뜻: ____________________
용어의 뜻: ____________________

10. polymyositis 단어성분: ____________________
뜻: ____________________
용어의 뜻: ____________________

검사와 시술

용어	발음	뜻
		검사
creatine kinase (CK)	krē′ă-tin kī′nās	크레아틴인산화효소. test for the presence of the enzyme creatine kinase in the blood, which may indicate conditions that can cause muscle weakness or pain
erythrocyte sedimentation rate (ESR)	ĕ-rith′rŏ-sīt sed′i-mĕn-tā′shŭn rāt	적혈구침강속도, 혈침속도. time measurement of red blood cells settling in a test tube over one hour; increased rates are associated with anemia or inflammatory conditions
rheumatoid factor (RF)	rū′mă-toyd fak′tŏr	류마티스인자. blood test used to help diagnose rheumatoid arthritis
synovial fluid analysis	si-nō′vē-ăl flū′id ă-nal′i-sis	(윤)활액분석. test for the presence of crystals caused by some conditions, such as arthritis, and the presence of signs of joint infection
uric acid test	yūr′ik as′id	요산검사. test for elevated presence of uric acid in the blood, indicating gout
		진단시술
arthrography	ahr-throg′ră-fē	관절조영. x-ray imaging of a joint using a contrast dye
arthroscopy	ahr-thros′kŏ-pē	관절내시경술. endoscopic examination of the interior of a joint (그림 5.18)
bone densitometry	dens′i-tom′ĕ-trē	뼈밀도계/골밀도계. x-ray technique for determining density of bone
bone scan	bōn skan	뼈스캔. nuclear medicine imaging of bone used to diagnose bone disorders (그림 5.19)

(계속됨)

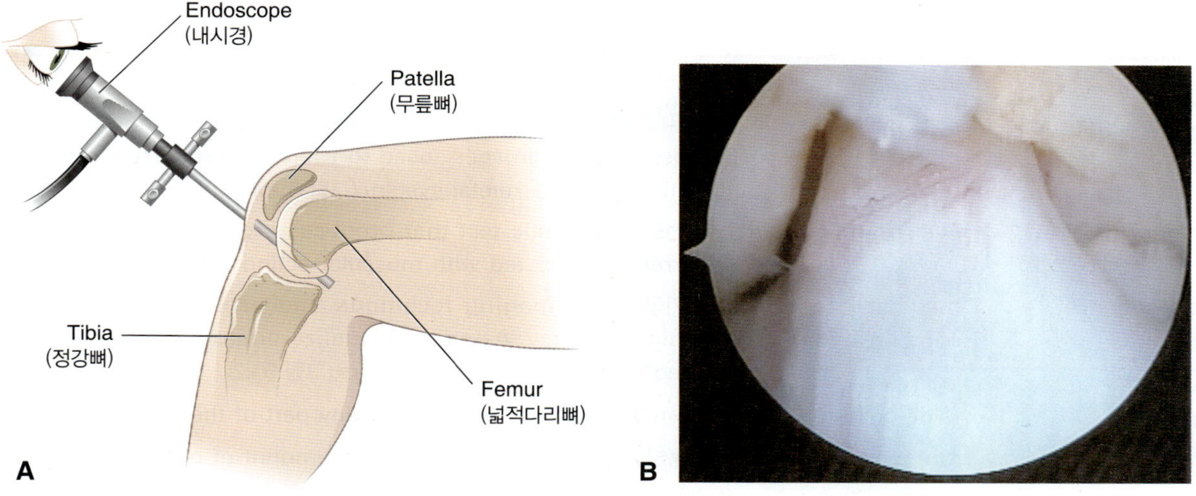

그림 5.18 A. 무릎의 관절경 검사. B. 관절내부의 내시 경 사진.

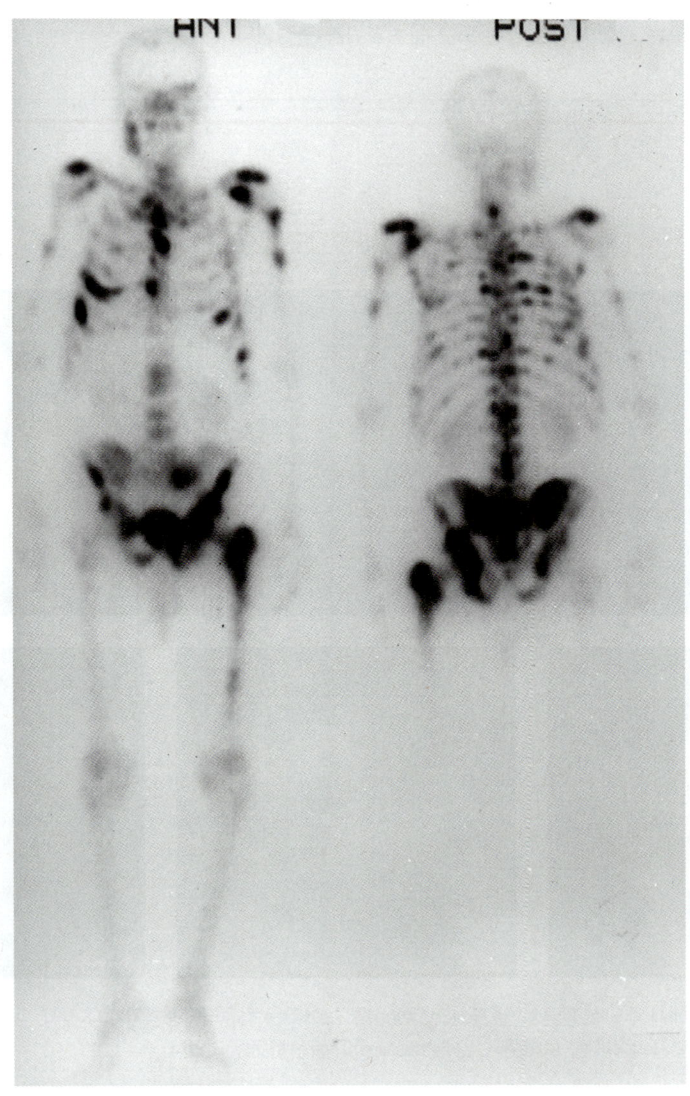

그림 5.19 전신 핵의학 뼈스캔.

검사와 시술 *(계속됨)*

용어	발음	뜻
computed tomography (CT)	kŏm-pyū′tĕd tō-mog′ră-fē	컴퓨터단층촬영. x-ray technique that produces computer-generated cross-sectional images; used to evaluate disorders of and injuries to the musculoskeletal system (그림 5.20)
electromyogra m(EMG)	ĕ-lek′trō-mī′ō-gram	근전도. diagnostic test that produces a graphic record of electric currents associated with muscular action (그림 5.21)
magnetic resonance imaging (MRI)	mag-net′ik rez′ō-năns im′ăj-ing	자기공명영상. imaging technique that uses magnetic fields and radiofrequency waves to visualize anatomic structures; often used to diagnose joint disorders (그림 5.22)
radiography	rā′dē-og′ră-fē	(방사선)영상촬영. examination of any part of the body by x-rays
range of motion (ROM) testing	rānj uv mō′shŭn	운동범위검사. measurement of the amount of movement allowed in a joint

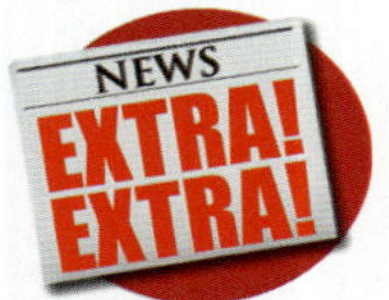

Range of Motion(운동범위) 운동범위 검사는 환자의 관절운동을 평가하는 데 사용되며, 운동범위는 관절의 운동량을 유지하거나 늘리는 데 사용된다. 각도계(goniometer)라고 불리는 기구는 관절의 회전범위 또는 운동범위를 측정한다.

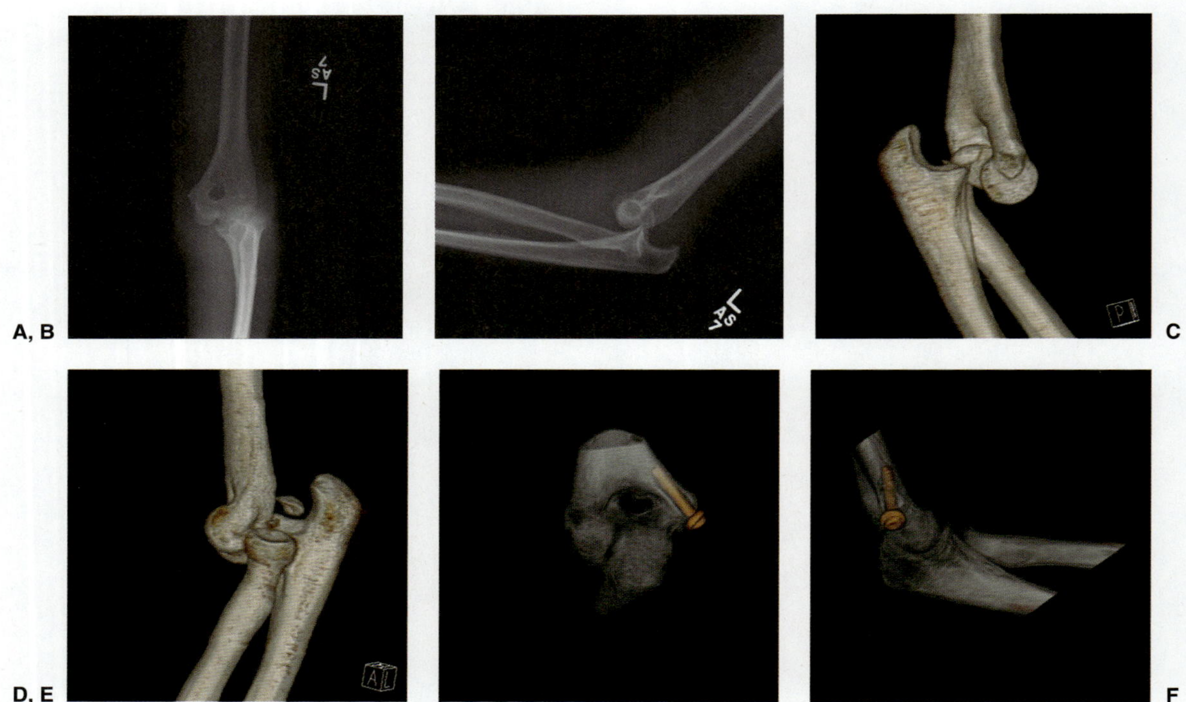

그림 5.20 A~D. 13세 소년에서 후외측 팔꿈치 탈구(dislocation)를 보여주는 컴퓨터단층촬영(CT) 검사. **E, F.** 수술후 4개월의 나사와 와셔의 위치를 보여준다. 골절(fracture)이 완전히 치유되었다.

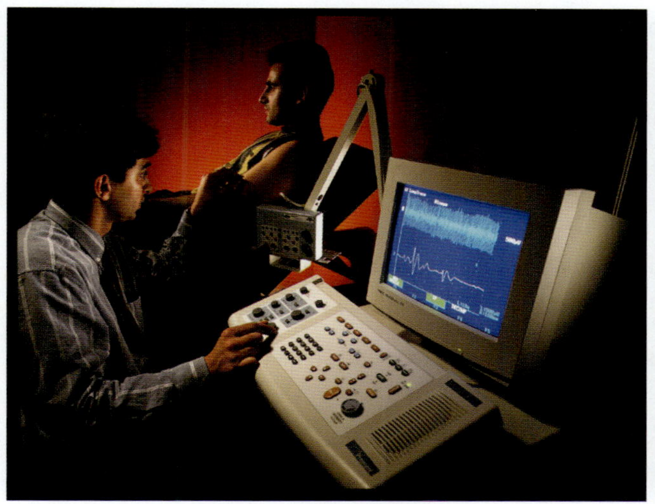

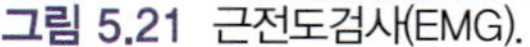
그림 5.21 근전도검사(EMG).

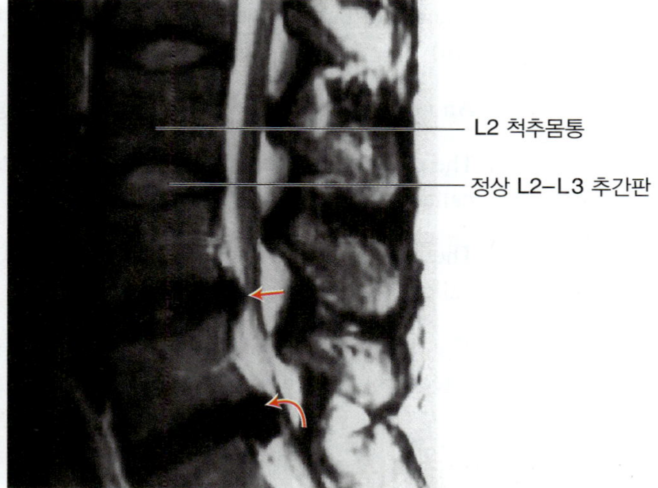

그림 5.22 탈출추간판(화살표)의 자기공명영상(MRI)

■ 연습문제: 검사와 시술

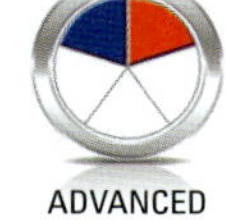

연습문제 17

아래 문장의 뜻에 가장 적합한 용어를 ( ) 안에서 고르시오.

1. Wanting a cross-sectional view of the lateral meniscus, the orthopedist ordered a procedure using (*computed tomography, arthroscopy, range of motion testing*).
2. A record of the electrical currents associated with muscular action is called a(n) (*arthrogram, radiograph, electromyogram*).
3. (*Magnetic resonance imaging, Arthroscopy, Arthrography*) is a radiographic technique for imaging a joint, usually after administering a contrast dye.
4. A bone scan is produced with (*nuclear medicine imaging, endoscopy, arthrography*).
5. The examination of any part of the body by x-ray is called (*radiography, electromyography, computed tomography*).
6. The laboratory test for (*creatine kinase, rheumatoid factor, uric acid*) may help diagnose conditions that cause muscle weakness and pain.
7. (*Rheumatoid factor, Uric acid, Creatine kinase*) is the laboratory test that indicates gout.
8. The laboratory test that will help determine the presence of rheumatoid arthritis is called (*erythrocyte sedimentation rate, uric acid, rheumatoid factor*).

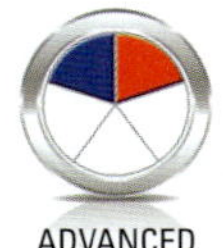

연습문제 18

아래 문장에 맞는 의학용어를 빈칸에 써 넣어 문장을 완성하시오.

1. The radiographic technique used to determine bone density is called ____________________________.
2. The amount of movement a joint allows can be determined by ____________________________.

3. The use of nuclear medicine imaging of bone to diagnose bone disorders is called a(n) ______________________.

4. An interior joint space can be viewed through an endoscope in ______________________.

5. The diagnostic modality based on the effects of a magnetic field on body tissues is called ______________________.

6. The laboratory test that can indicate anemia or inflammatory conditions in the body is called ______________________.

7. The laboratory test that may detect crystals caused by certain conditions and signs of joint infection is called ______________________.

외과처치와 치료시술

용어	발음	뜻
arthrocentesis	ahr′thrō-sen-tē′sis	관절천자. needle puncture to remove fluid from a joint (그림 5.23)
arthroclasia	ahr′thrō-klā′zē-ă	관절강직단열술. surgical breaking of adhesions (abnormal unions of membranes) in ankylosis
arthrodesis	ahr-throd′ĕ-sis	관절유합술. surgical artificial stiffening of a joint
arthroplasty	ahr′thrō-plas-tē	관절성형. surgical restoration of joint function or creation of an artificial joint (such as a total hip or knee replacement)
bursectomy	bŭr-sek′tŏ-mē	주머니절제/낭절제. excision of a bursa
carpectomy	kahr-pek′tŏ-mē	손목뼈절제. excision of part or all of the carpal bones
chondrectomy	kon-drek′tŏ-mē	연골절제. excision of cartilage
chondroplasty	kon′drō-plas-tē	연골성형. surgical repair of cartilage
costectomy	kos-tek′tŏ-mē	갈비뼈절제/늑골절제. excision of a rib
cranioplasty	krā′nē-ō-plas-tē	머리뼈성형/두개골성형. surgical repair of the skull
craniotomy	krā′nē-ot′ŏ-mē	머리뼈절개/개두. surgical creation of an opening (incision) into the skull
discectomy	disk-ek′tŏ-mē	추간판절제/원반절제. surgical removal of part or all of an intervertebral disc (그림 5.24)
laminectomy	lam′i-nek′tŏ-mē	척추후궁절제/척추고리판절제. excision of a vertebral lamina
laminotomy; *syn.* rachiotomy	lam-i-not′ŏ-mē; rā′kē-ot′ŏ-mē	척추후궁절개/척추고리판절개(= rachiotomy 척추절개). enlargement of the intervertebral foramen by excision of a portion of the lamina to relieve spinal nerve root pressure
maxillotomy	mak′si-lot′ŏ-mē	위턱절개/상악절개. surgical sectioning of the maxilla to allow movement in all or part of the maxilla
meniscectomy	men′i-sek′tŏ-mē	반달연골절제. excision of a meniscus, usually from the knee joint
myoplasty	mī′ō-plas-tē	근(육)성형. surgical repair of muscular tissue
myorrhaphy	mī-ōr′ă-fē	근(육) 봉합. suture of a muscle
open reduction, internal fixation (ORIF)	ō′pĕn rĕ-duk′shŭn, in-tĕr′năl fik-sā′shŭn	개방정복과 내부고정. surgical repair of a fracture by making an incision into the skin and muscle at the site of the fracture, manually moving the bones into alignment, and fixing the bones in place with surgical wires, screws, pins, rods, or plates
ostectomy	os-tek′tŏ-mē	골절제/뼈절제.excision of bone tissue

외과처치와 치료시술

용어	발음	뜻
osteoclasis	os-tē-ok′lă-sis	외과골절술. intentional fracture of a bone to correct deformity
osteoclast	os′tē-ō-klast	파골세포/뼈파괴세포. surgical instrument used to fracture a bone to correct a deformity
patellectomy	pat-ĕ-lek′tŏ-mē	무릎뼈절제/슬개골절제. excision of the patella
phalangectomy	fal-an-jek′tŏ-mē	가락절제. excision of one or more phalanges of the hand or foot
reduction	rĕ-dŭk′shŭn	정복/맞춤. manipulative or surgical procedure to restore a part to its normal position, such as by reducing a fracture (putting bone ends back in place)
spondylosyndesis	spon′di-lō-sin-dē′sis	척추유합술. surgical procedure to create ankylosis between two or more vertebrae **(그림 5.25)**; also called spinal fusion

(계속됨)

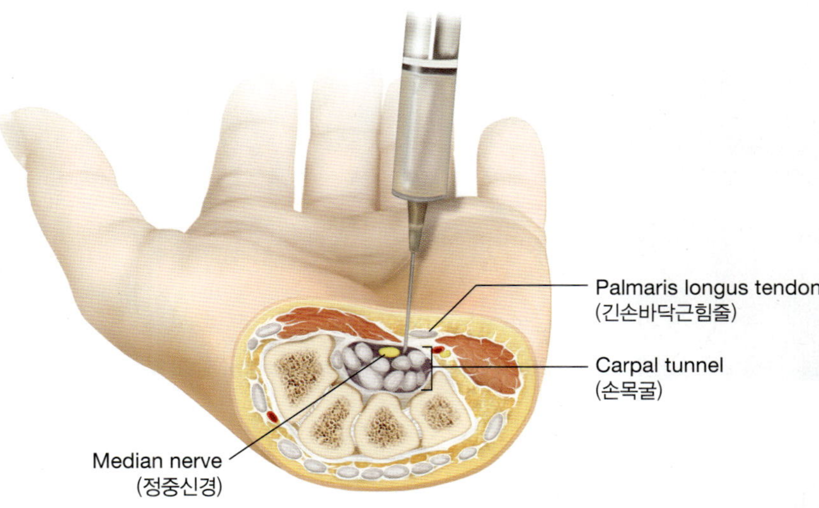

그림 5.23 관절천자(arthrocentesis)를 시행하여 손목관절의 윤활액을 뽑아내 염증을 완화시킨다.

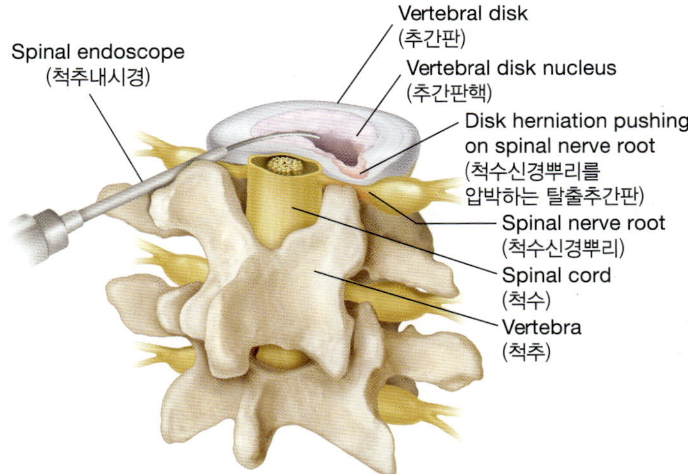

그림 5.24 탈출추간판 조직의 절제수술(discectomy, 추간판절제).

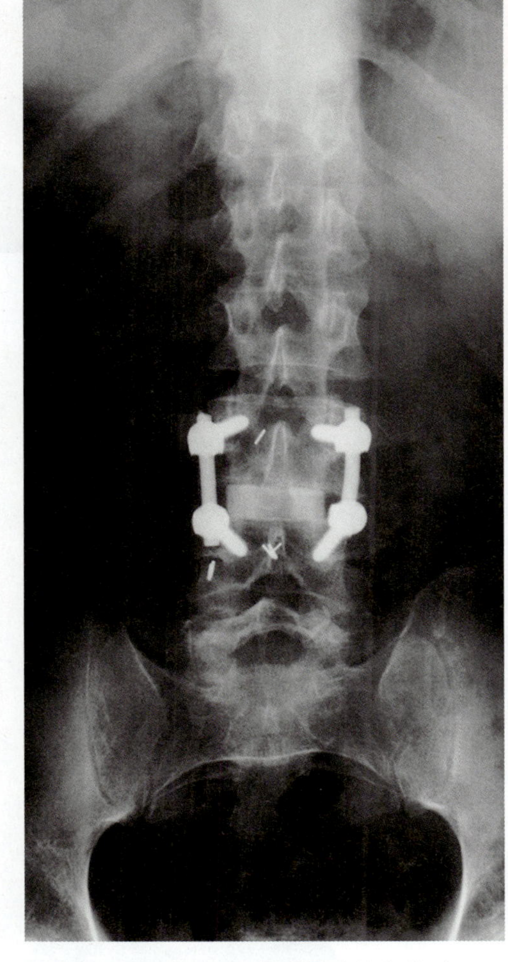

그림 5.25 고정수술에 의해 척추가 붙게 되고(spondylosyndesis, 척추유합술) 척주의 운동이 제한된다.

외과처치와 치료시술 *(계속됨)*

용어	발음	뜻
synovectomy	sin′ō-vek′tŏ-mē	(윤)활막절제. excision of part or all of a joint's synovial membrane
tarsectomy	tahr-sek′tŏ-mē	발목뼈절제. excision of part or all of the tarsal bones
tenorrhaphy	te-nōr′ă-fē	힘줄봉합. suture of the divided ends of a tendon (그림 5.26)
traction	trak′shŭn	당김/견인. a pulling force exerted on a limb or other part of the body to maintain a desired position for healing (그림 5.27)
관련 용어		
orthosis	ōr-thō′sis	보조기. external orthopedic device, such as a brace or splint (그림 5.28)
prosthesis	pros-thē′sis	인공삽입물, 보철, 보형물. artificial body part, such as a leg, used to replace a damaged or missing structure

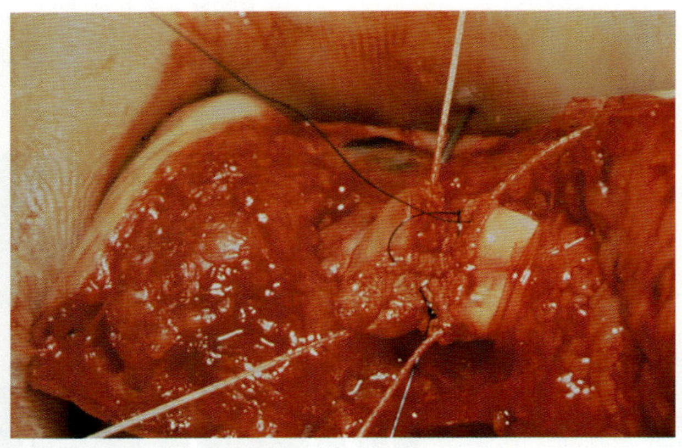

그림 5.26 찢어진 힘줄을 꿰맴(tenorrhaphy, 힘줄봉합).

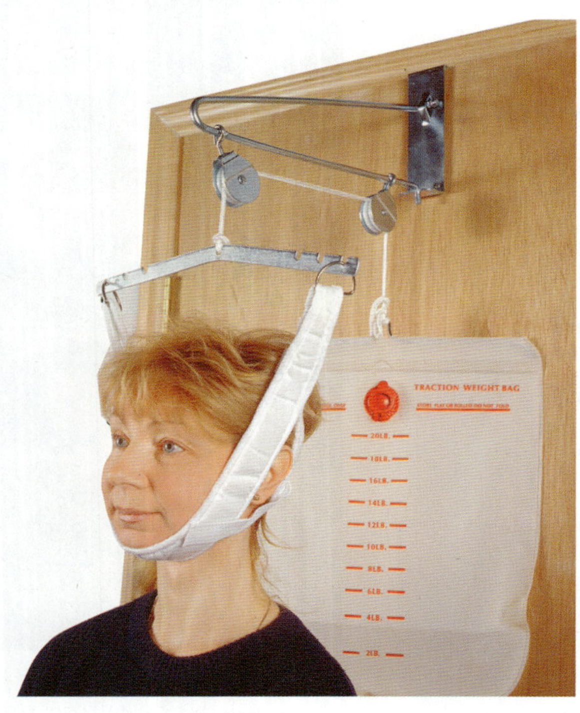

그림 5.27 목뼈당김/경추견인(cervical traction).

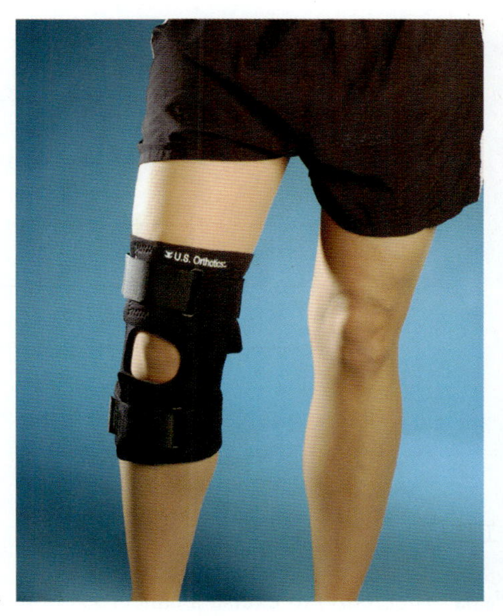

A

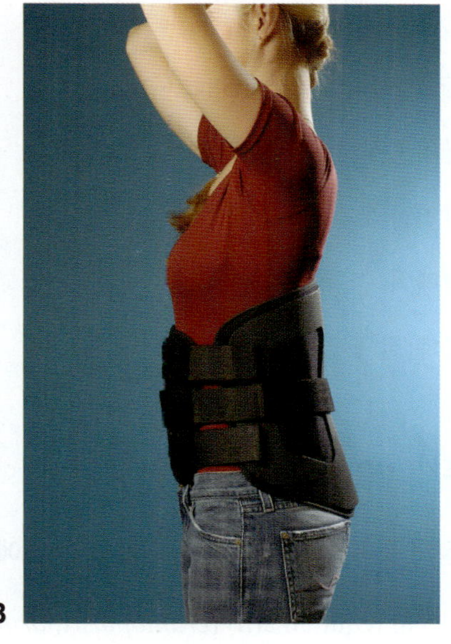

B

그림 5.28 정형외과 기구(orthoses, 보조기). A. 무릎보조기. B. 허리보조기.

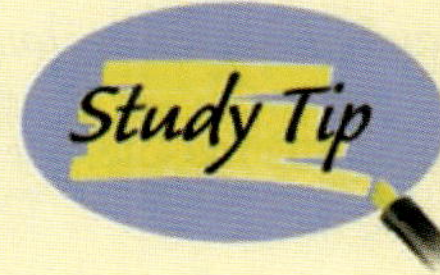

파골세포(Osteoclast): '파골세포'는 의학에서 두 가지의 뜻을 갖고 있다. 즉 (1) 뼈조직을 제거하는 데 도움을 주는 체세포와 (2) 기형을 교정하기 위해 뼈를 골절시키는 수술기구. 어느 쪽이 맞는가는 사용된 문맥에 따라 다르다. 예를 들어, 첫 번째 뜻은 실험실 보고서에 사용될 수 있고 두 번째 뜻은 수술 보고서에 사용될 수 있다.

■ 연습문제: 외과처치와 치료시술

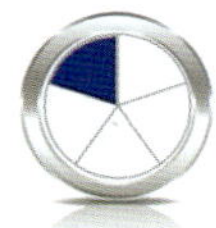

연습문제 19

아래 문제의 정의에 맞은 의학용어를 쓰시오.

1. 활막의 일부 또는 전부의 절제 ______________________

2. 뼈 끝을 제자리에 다시 놓기 ______________________

3. 근육 봉합 ______________________

4. 연골의 절제 ______________________

5. 관절강직에서 유착의 수술적 파괴 ______________________

6. 추간판의 수술적 제거 ______________________

7. 팔다리에 가해지는 당기는 힘 ______________________

8. 머리뼈의 수술적 복구 ______________________

9. 척추 융합 ______________________

10. 뼈 변형을 교정하기 위한 의도적인 골절 ______________________

11. 무릎뼈의 절제 ______________________

12. 뼈를 부러뜨릴 때 사용하는 수술 기구 ______________________

13. 연골의 수술적 복구 ______________________

14. 반달연골의 절제 ______________________

15. 위턱뼈의 수술적 절개 ______________________

16. 인공 관절을 만드는 수술 ______________________

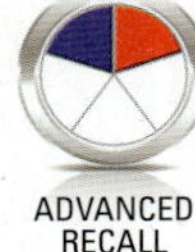
ADVANCED RECALL

연습문제 20

아래 문장의 뜻에 가장 적합한 용어를 (   ) 안에서 고르시오.

1. Mrs. Yin required a(n) (*cranioplasty, arthrodesis, ostectomy*) to excise a cancerous bone growth.

2. Mr. Behringer had a very painful bursa but was reluctant to undergo (*arthroplasty, bursectomy, laminectomy*) to remove it.

3. The first step of surgery for Ms. Barbosa's brain tumor was a (*craniotomy, cranioplasty, costectomy*).

4. Following surgical removal of a sarcoma that had spread through his vastus medialis muscle, Mr. McCarty required extensive (*tenorrhaphy, myoplasty, arthrodesis*) to repair the muscle.

5. To brace her leg and provide support while healing occurred, Mrs. Ahern needed to wear a custom (*osteoclasis, arthrodesis, orthosis*) at all times.

6. After breaking her arm, Mrs. Latta had a(n) (*meniscectomy; open reduction, internal fixation, osteoclast*) to repair the fracture.

7. Mr. Karposky's surgery for a herniated intervertebral disc included (*carpectomy, tarsectomy, laminectomy*).

8. During surgery for the skier's injured knee, Dr. Tanaka discovered a tendon that had completely divided; he therefore had to perform (*phalangectomy, tenorrhaphy, arthroclasia*).

9. With (*arthrocentesis, arthrodesis, chondrectomy*), the orthopedic surgeon aspirated synovial fluid from Mrs. Updike's severely swollen shoulder joint.

10. Within months of the emergency amputation of her gangrenous left leg, Ms. Pappas was adapting well to walking using a (*spondylosyndesis, prosthesis, traction*).

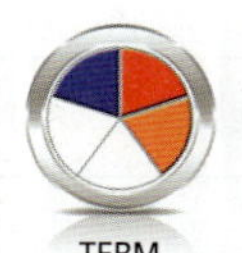
TERM CONSTRUCTION

연습문제 21

아래의 접미사를 사용하여 의학용어의 뜻에 알맞은 의학용어를 만드시오.

접미사	의학용어의 뜻	의학용어
-plasty	surgical repair of muscle	**1.** ______________
-ectomy	excision of cartilage	**2.** ______________

-desis	surgical fixation or binding of a joint	3. ________
-rrhaphy	suture of divided ends of a tendon	4. ________
-tomy	incision into the skull	5. ________

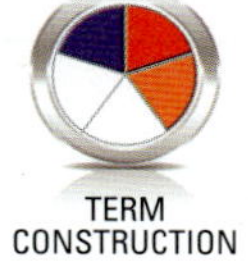
TERM CONSTRUCTION

연습문제 22

아래의 의학용어를 단어성분으로 나누고 그 성분의 뜻을 쓰시오. 그 다음 의학용어의 뜻을 쓰시오.

arthritis
단어성분: arthr/o, -itis
뜻: joint, inflammation
용어의 뜻: inflammation of a joint

1. osteoclasis
단어성분: ________
뜻: ________
용어의 뜻: ________

2. myorrhaphy
단어성분: ________
뜻: ________
용어의 뜻: ________

3. arthroplasty
단어성분: ________
뜻: ________
용어의 뜻: ________

4. phalangectomy
단어성분: ________
뜻: ________
용어의 뜻: ________

5. rachiotomy
단어성분: ________
뜻: ________
용어의 뜻: ________

6. discectomy
단어성분: ________
뜻: ________
용어의 뜻: ________

7. chondroplasty
단어성분: ________
뜻: ________
용어의 뜻: ________

8. arthrocentesis 단어성분: ______
뜻: ______
용어의 뜻: ______

9. synovectomy 단어성분: ______
뜻: ______
용어의 뜻: ______

10. ostectomy 단어성분: ______
뜻: ______
용어의 뜻: ______

투약과 약물요법

용어	발음	뜻
analgesic	an′ăl-jē′zik	진통제. a drug that relieves pain without producing anesthesia
corticosteroid	kōr′ti-kō-ster′oyd	코티코스테로이드. a drug that reduces inflammation around joints
nonsteroidal antiinflammatory drug (NSAID)	non′ster-oy′dăl an′tī-in-flam′ă-tōr-ē drŭg	비스테로이드소염제/비스테로이드항염증제. a drug (such as aspirin or ibuprofen) with antiinflammatory action (and usually analgesic and antipyretic effects as well); used to treat joint and muscle conditions
skeletal muscle relaxant	skel′ĕ-tăl mŭs′ĕl rē-lak′sănt	골격근이완제. a drug that relaxes skeletal muscle spasms and spasticity

■ 연습문제: 투약과 약물요법

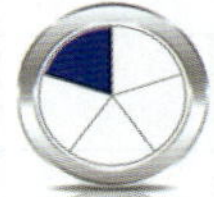
SIMPLE RECALL

연습문제 23

아래 정의에 맞는 투약이나 약물요법에 대한 용어를 쓰시오.

1. 뼈대 근육을 이완함 ______
2. 마취 없이 통증을 완화함 ______
3. 관절 주위의 염증을 감소시킴 ______
4. 스테로이드를 사용하지 않고 염증을 감소시킴 ______

전문분야와 전문가

용어	발음	뜻
chiropractic	kī ′rō-prak′tik	지압요법. health care discipline involving physical manipulation of musculoskeletal structures
chiropractor	kī′rō-prak′tŏr	지압요법사. one who specializes in chiropractic health care

전문분야와 전문가

용어	발음	뜻
orthopedics, orthopaedics	ōr′thō-pē′diks	정형외과학. medical specialty focusing on diagnosis and treatment of disorders of the musculoskeletal system
orthopedist, orthopaedist	ōr′thō-pē′dist	정형외과전문의. physician who specializes in orthopedics
orthotics	ōr-thot′iks	보조기학. the science of making and fitting orthopedic devices
orthotist	ōr-thŏt′ist	보조기전문가. one who makes and fits orthopedic appliances
osteopathy	os′tē-op′ă-thē	정골의학. a type of alternative medicine emphasizing manipulative measures in addition to techniques of conventional medicine
osteopath	os′tē-ō-path	접골사. physician who specializes in osteopathy
podiatry	pō-dī′ă-trē	족학, 발학. medical specialty focusing on diagnosis and treatment of foot disorders
podiatrist	pō-dī′ă-trist	발전문가. practitioner who specializes in podiatry
rheumatology	rū′mă-tol′ŏ-jē	류마티스학. medical specialty focusing on the study, diagnosis, and treatment of joint conditions
rheumatologist	rū′mă-tol′ŏ-jist	류마티스내과전문의. physician who specializes in rheumatology

■ 연습문제: 전문분야와 전문가

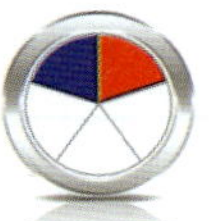

ADVANCED RECALL

연습문제 24

아래의 전문분야를 다루는 의학전문가를 보기에서 고르시오.

podiatrist	chiropractor	orthopedist
rheumatologist	osteopath	orthotist

1. 근육뼈대 구조의 신체적 교정 ____________________

2. 발 질환의 진단 및 치료 ____________________

3. 정형외과 장비의 제작 및 장착 ____________________

4. 맨손교정을 강조하는 접골사 ____________________

5. 관절 질환의 진단 및 치료 ____________________

6. 근육뼈대계통 장애의 진단 및 치료 ____________________

약어

약어	뜻
C1 – C7	목뼈(경추) 1-7. cervical vertebrae
CK	크레아틴 인산화효소. creatine kinase
CT	컴퓨터단층촬영. computed tomography
CTS	손목굴증후군, 수근관증후군. carpal tunnel syndrome

(계속됨)

약어 *(계속됨)*

약어	뜻
EMG	근전도, electromyogram
ESR	적혈구침강속도, erythrocyte sedimentation rate
Fx	골절, fracture
L1-L5	허리뼈(요추) 1-5, lumbar vertebrae 1-5
MD	근디스트로피, muscular dystrophy
MG	중증근무력증, myasthenia gravis
MRI	자기공명영상, magnetic resonance imaging
NSAID	비스테로이드소염제/비스테로이드항염증제, nonsteroidal antiinflammatory drug
OA	골관절염, osteoarthritis
ORIF	개방정복내부고정, open reduction, internal fixation
RA	류마티스관절염, rheumatoid arthritis
RF	류마티스인자, rheumatoid factor
ROM	운동범위, range of motion
T1-T12	등뼈/흉추 1-12, thoracic vertebrae 1-12

■ 연습문제: 약어

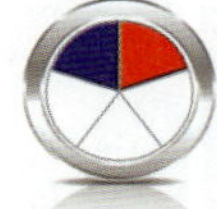
ADVANCED RECALL

연습문제 25

아래의 문장에 사용된 약어의 뜻을 쓰시오.

1. Mr. de la Cruz had an **MRI** to assist with the diagnosis of a herniated intervertebral disc.

____

2. Because of her **MG**, Ms. Hart frequently felt fatigued after walking even a short distance.

____

3. After her car accident, it was found on radiography that Mrs. Stegner had a fracture of **C2**.

____

4. **MD** is a hereditary degenerative disease.

____

5. Because of pain resulting from severe osteoarthritis, Mr. Springer has limited **ROM** in his shoulder.

____

6. An **ORIF** was performed to repair Mr. Harrell's fracture of the femur.

____

7. An **EMG** was obtained to help diagnose the nerve damage in Mr. Dura's arm.

___

8. Ms. Dhalaya told her orthopedist that she was sure her **CTS** resulted from all the typing she did at work.

___

9. Mr. Murphy's medical record indicated **RA** diagnosed at age 55.

___

10. Mrs. Helmsley's physician wanted her to try an **NSAID** for her arthritis before prescribing a different drug.

___

11. To test for musculoskeletal problems, Mr. Kapur was scheduled for the following lab tests: **ESR, RF,** and **CK**.

___

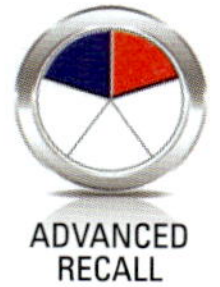

ADVANCED RECALL

연습문제 26

아래 문제의 설명에 맞는 약어를 보기에서 고르시오.

CT	OA	T4
L3	Fx	MRI

1. 네 번째 등뼈 ___
2. 뼈 조직의 손상 ___
3. 방사선의 단면 ___
4. 갈비뼈보다 아래의 위치 ___
5. 자기장 효과의 영상 ___
6. 관절 연골 포함 ___

■ 마무리

- 뼈대근육(skeletal muscle)은 뼈에 붙어서 함께 운동을 하는 근육뼈대계통의 성분이다.
- 관절(joint)은 두 개의 뼈가 만나는 곳이다. 관절은 여러 가지 유형이 있으며 관절은 어떻게 움직이는가에 따라 분류된다.
- 많은 뼈와 뼈대근육의 이름, 근육뼈대계통에 관한 단어성분, 접두사, 접미사, 검사법, 수술, 투약, 전문분야, 약어 등을 배웠다.

단원 복습

해부학 및 생리학 용어의 복습

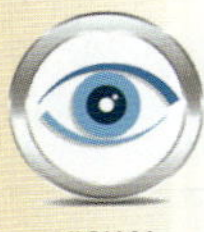

연습문제 27

아래의 빈칸에 뼈 이름을 쓰시오

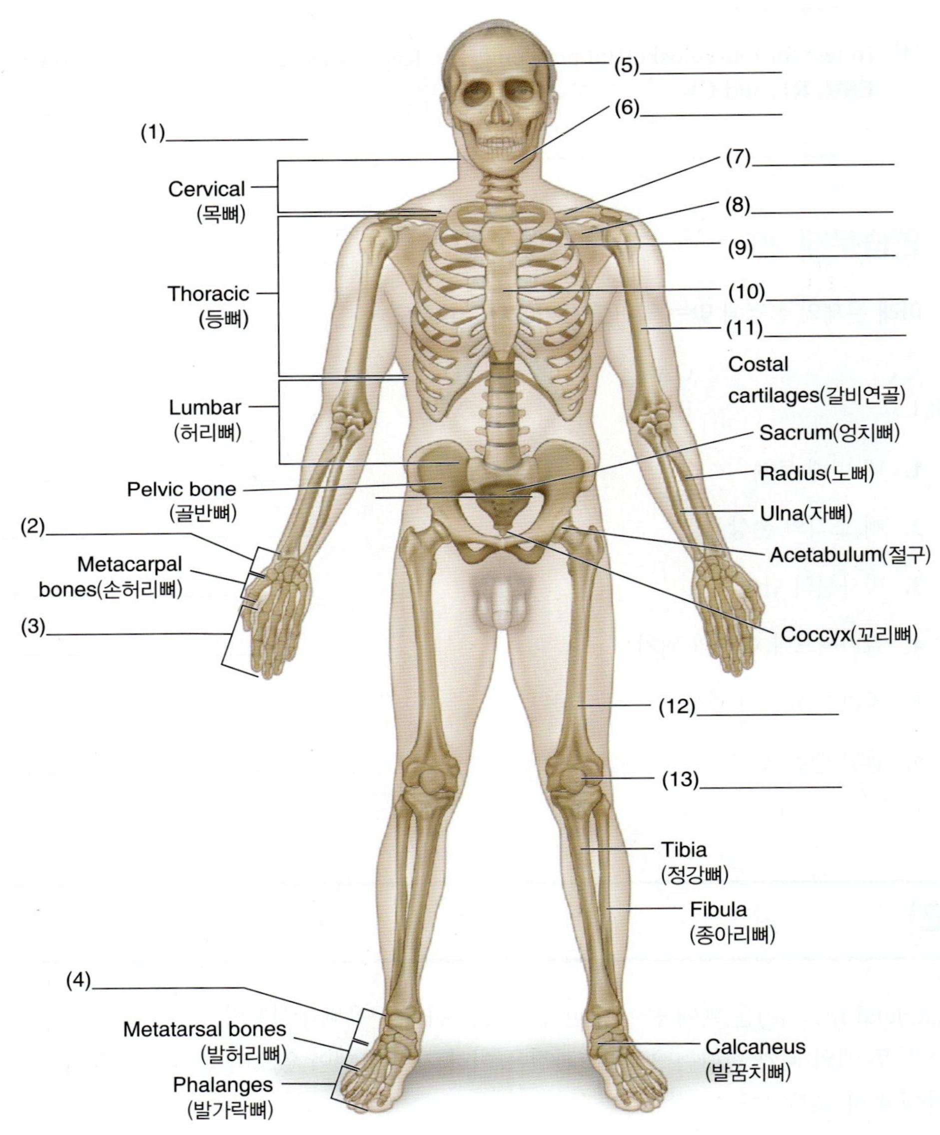

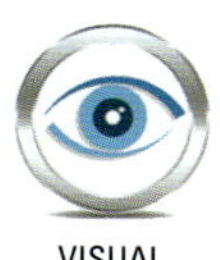
VISUAL

연습문제 28

아래의 빈칸에 근육 이름이나 연결형을 쓰시오.

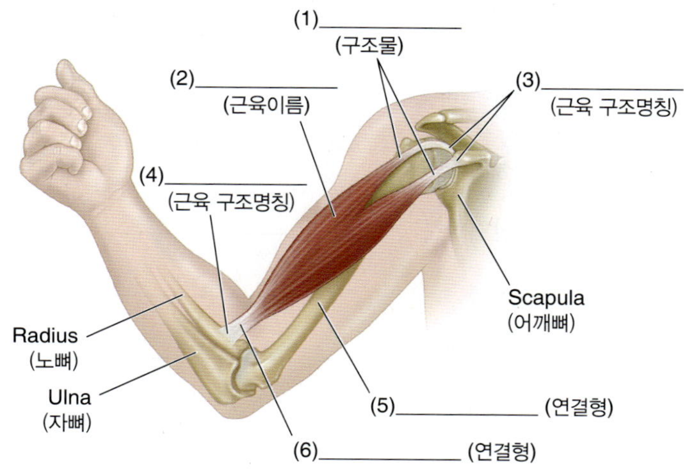

용어구조 이해하기

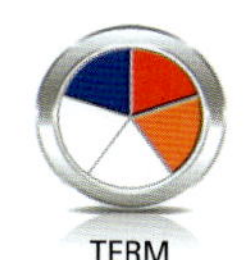
TERM CONSTRUCTION

연습문제 29

아래의 의학용어를 단어성분으로 나누고 그 성분의 뜻을 쓰시오. 그 다음 의학용어의 뜻을 쓰시오. (이전 단원에서 배운 단어성분을 사용할 수 있음.)

예:

arthritis	단어성분:	arthr/o, -itis
	뜻:	joint, inflammation
	용어의 뜻:	inflammation of a joint
1. ankylosis	단어성분:	____________
	뜻:	____________
	용어의 뜻:	____________
2. carpoptosis	단어성분:	____________
	뜻:	____________
	용어의 뜻:	____________
3. electromyogram	단어성분:	____________
	뜻:	____________
	용어의 뜻:	____________

4. myositis 단어성분: ____________

뜻: ____________

용어의 뜻: ____________

5. kyphosis 단어성분: ____________

뜻: ____________

용어의 뜻: ____________

6. intracranial 단어성분: ____________

뜻: ____________

용어의 뜻: ____________

7. polymyositis 단어성분: ____________

뜻: ____________

용어의 뜻: ____________

8. suprapatellar 단어성분: ____________

뜻: ____________

용어의 뜻: ____________

9. tenodynia 단어성분: ____________

뜻: ____________

용어의 뜻: ____________

10. arthrocentesis 단어성분: ____________

뜻: ____________

용어의 뜻: ____________

11. chondrectomy 단어성분: ____________

뜻: ____________

용어의 뜻: ____________

12. costovertebral
단어성분: ______
뜻: ______
용어의 뜻: ______

13. submandibular
단어성분: ______
뜻: ______
용어의 뜻: ______

14. osteoarthritis
단어성분: ______
뜻: ______
용어의 뜻: ______

15. myorrhaphy
단어성분: ______
뜻: ______
용어의 뜻: ______

16. osteomalacia
단어성분: ______
뜻: ______
용어의 뜻: ______

17. arthroscopy
단어성분: ______
뜻: ______
용어의 뜻: ______

18. myalgia
단어성분: ______
뜻: ______
용어의 뜻: ______

19. spondylarthritis
단어성분: ______
뜻: ______
용어의 뜻: ______

이해력 연습문제

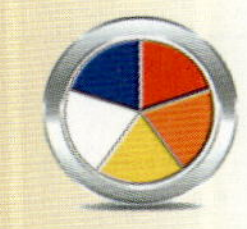
COMPREHENSION

연습문제 30

아래 문장에 맞는 의학용어를 빈칸에 써 넣어 문장을 완성하시오.

1. Movement of an arm or leg toward the midline of the body is called ______________________________.
2. _________________________ is the science of making and fitting orthopedic devices.
3. The general term for the surgical restoration of joint function or creation of an artificial joint is _________________________.
4. A(n) ____________________________________is one who specializes in the diagnosis and treatment of disorders of the foot.
5. An artificial leg is an example of a(n) _________________________.
6. ____________________________________ is caused by nerve entrapment in the wrist that produces pain.
7. The type of bone tissue that is solid and strong is called _________________________.
8. A bony projection that develops from cartilage is called _________________________.
9. ____________________________________ is a condition of chronic aching and stiffness of muscles and soft tissues of unknown cause.
10. _________________________ is movement that increases the joint angle.
11. Nuclear medicine imaging can produce an image of the body's bones, called a(n) _________________________, to diagnose possible bone disorders.
12. Muscular ______________________________ is a hereditary condition causing progressive degeneration of skeletal muscles.
13. Progressive destructive changes and inflammation in multiple joints, especially in the handsand feet, may be caused by _________________________.
14. The amount of movement at a joint is termed its _________________________.
15. Excessive muscular activity is termed _________________________.
16. ___________________________________ is a health care discipline that involves physical manipulation of musculoskeletal structures.
17. _______________________________ is the joint movement that bends the foot upward toward the tibia.
18. The medical specialty focusing on diagnosis and treatment of disorders of the musculoskeletal system is _________________________.

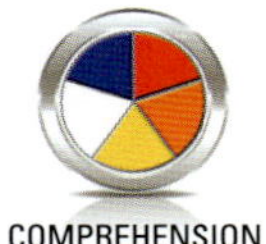

연습문제 31

아래 문제에 대한 답을 간단히 쓰시오.

1. 봉합은 어떤 종류의 관절인가? ____________________

____

2. 인대는 어떤 구조를 함께 연결하는가? ____________________

3. 몸에서 손허리뼈는 어디에 있는가? ____________________

4. 어떤 조직을 “osseous”라고 말할 때 그것이 의미하는 것은 무엇인가? ____________________

____

5. 정골요법사(접골사)의 진료는 일반 의사의 진료와 어떻게 다른가? ____________________

____

6. 어떤 상황에서 힘줄봉합을 시술하는가? ____________________

____

7. 구루병은 무엇의 결핍에 의해 발생할 수 있는가? ____________________

8. 척추수술에서 시술한 관절유합술은 척추 관절에 어떤 영향을 미치는가? ____________________

____

9. 통풍 환자에게 통증을 유발하는 관절 조직에 침착되어 있는 것은 무엇인가? ____________________

10. 관절조영에서 생성되는 것은 어떤 종류의 진단 영상인가? ____________________

____

11. 근육의 어느 쪽 끝이 닿는곳인가? ____________________

____

12. 칼돌기는 어디에 위치하는가? ____________________

____

13. 뼈대근육(가로무늬근, 맘대로근) 조직과 민무늬근(민무늬근, 제대로근) 조직 외에 신체에서 발견되는 다른 유형의 근육 조직은 무엇인가? ____________________

14. 척추후궁절개의 또 다른 용어는 무엇인가? ____________________

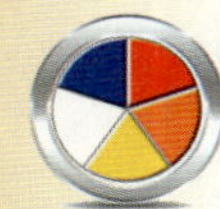

연습문제 32

COMPREHENSION 아래 문제에 맞는 정답을 보기에서 고르시오.

1. The term that most specifically applies to inflammation of an articular cartilage is (병명)

A. osteitis.
B. chondritis.
C. arthrochondritis.
D. arthritis.

2. The clavicle articulates with the (뼈 이름)

A. femur.
B. fibula.
C. ilium.
D. sternum.

3. A diarthrosis (설명)

A. moves freely.
B. causes pain.
C. requires surgery.
D. is herniated.

4. An exostosis may develop from (원인)

A. bone marrow.
B. a sarcoma.
C. a herniated disc.
D. cartilage.

5. Hypertrophy of an organ means it is (설명)

A. increased in size.
B. malignant.
C. gouty.
D. necrotic.

6. Dyskinesia generally refers to difficulty in (설명)

A. hyperextending the wrist.
B. embryonic fusing of vertebra.
C. obtaining a clear radiographic image.
D. performing voluntary movements.

7. Even if you had never heard of this condition, you might assume that chondromalacia refers to (설명)

A. hardening of cartilage.
B. softening of cartilage.
C. hardening of bone.
D. softening of bone.

8. An example of circumduction is (설명)

A. movement at the shoulder joint when the arm is moved in circles.
B. movement at cervical spinal joints when the head is turned right and left.
C. movement at the wrist when the hand is turned from palm down to palm up.
D. movement at the wrist when the hand is turned from palm up to palm down.

9. A patient with ankylosing spondylitis is most likely to feel pain when (동작)

A. typing at a computer keyboard.
B. bending down to tie his or her shoes.
C. waving hello to someone at a distance.
D. chewing gum.

10. A traumatic injury that fractures the patella might also injure (손상부위)

A. the humerus.
B. a suture.
C. the pubis.
D. a meniscus.

11. Which of the following vertebrae is closest to the sacrum? (구조)

A. L5
B. T12
C. T1
D. C7

12. Which kind of tissue is in closest proximity to periosteal tissue? (구조)

A. bone
B. muscle
C. ligament
D. bone marrow

13. Tenodynia is most likely to occur with (병명)

A. rickets.
B. tarsectomy.
C. tenosynovitis.
D. bursitis.

14. In scoliosis, the spinal column curves (변형)

A. laterally from side to side.
B. from forward to backward in the lumbar area.
C. from forward to backward in the cervical area.
D. from backward to forward.

활용과 분석

증례연구

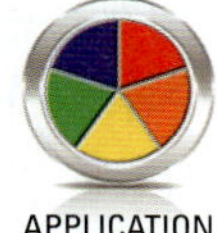
APPLICATION

연습문제 33

아래 증례연구를 읽고 아래 문제에 맞는 답을 보기에서 고르시오.

증례 5-1

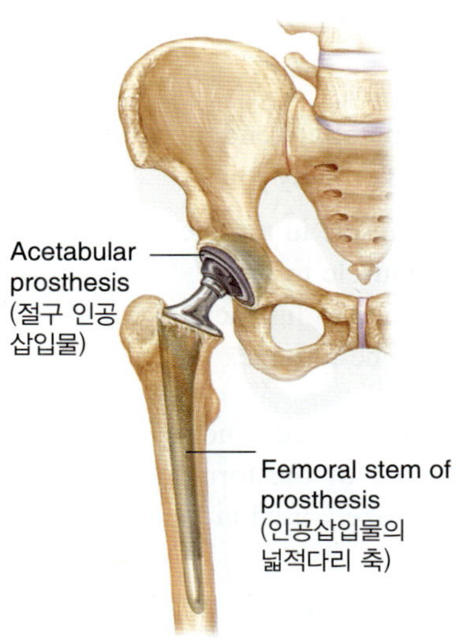

그림 5.29 인공삽입물을 사용하는 전체 엉덩관절치환(total hip replacement).

심한 골관절염 때문에 휴즈(Hughes) 씨는 전체엉덩관절치환 수술(total hip replacement)을 받고 있다. 이 수술 중에 넓적다리뼈의 몸쪽 끝이 절제되고 금속삽입물의 축이 넓적다리뼈에 삽입된다. 절구의 손상된 뼈는 절제되고 플라스틱컵 모양의 삽입물이 뼈 속에 고착된다. 넓적다리뼈 인공삽입물 위에 있는 볼이 이 컵에 들어맞는다. 이 구성 요소들은 함께 새로운 엉덩관절을 구성할 것이다(**그림 5.29**).

1. The acetabulum is part of what bone? (구조)

A. the hip (pelvic) bone
B. the femur
C. the coccyx
D. the ilium

2. The new hip is called a prosthesis because it is (설명)

A. a surgical correction.
B. inside the body.
C. an orthopedic device.
D. an artificial replacement joint.

3. Resection of the proximal end of the femur means (설명)

A. it is filed down to a smooth surface.
B. it is surgically removed.
C. a new osseous section will be transplanted there.
D. surgical reconstruction.

4. The stem of the femoral prosthesis will extend down into (구조)

A. the pubis.
B. the patella.
C. the femur's medullary cavity.
D. the epiphysis of the tibia.

5. In Mr. Hughes' new hip, the metallic femoral ball will articulate with (구조)

A. the ischium.
B. the acetabular prosthesis.
C. the femoral periosteum.
D. spongy bone.

6. This total hip replacement is an example of a(n) (수술명)

A. chondroplasty.
B. discectomy.
C. arthroplasty.
D. arthroclasia

증례 5-2

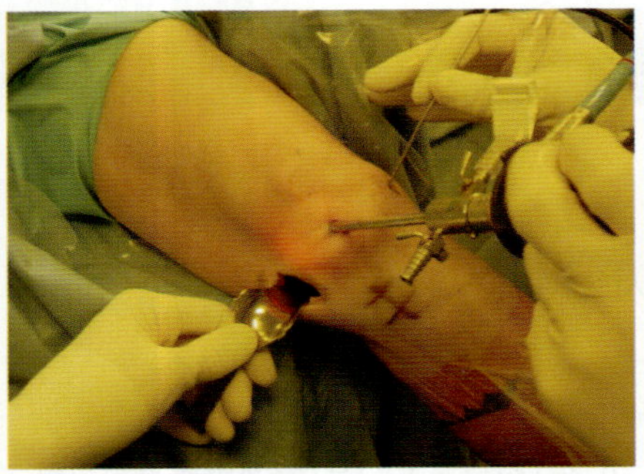
그림 5.30 관절경 무릎수술.

바트나가르(Bhatnagar) 씨는 풋볼경기 중에 앞십자인대(ACL)가 손상되어 관절에 심각한 통증과 불안정성이 발생하였다. 진단은 엑스레이, MRI 스캔, 인대긴장검사로 이루어졌다. 무릎 관절의 관절경재건수술이 시행되어야 한다. ACL은 무릎힘줄 중앙 3분의 1에서 수확한 이식편을 사용하여 재건될 것이다. 전체 절차는 관절경을 통해 시행될 것이다(그림 5.30).

7. The ACL joins (구조)

A. muscle to muscle.
B. muscle to bone.
C. bone to muscle.
D. bone to bone.

8. An arthroscope is an instrument that (설명)

A. allows viewing inside a joint.
B. forms an image based on tissue effects of magnetism.
C. is used to create radiographic images.
D. involves administration of radionuclides.

9. Which suffix most likely is used in the term for the procedure for creating an opening into the knee joint? (접미사)

A. -physis
B. -desis
C. -clasia
D. -tomy

10. The patellar tendon harvested for use in the graft normally joins (구조)

A. muscle to muscle.
B. muscle to bone.
C. bone to ligament.
D. bone to bone.

11. If the grafted tendon section is sutured to a section of the torn ligament, which suffix is most likely used in the term for that procedure? (접미사)

A. -rrhaphy
B. -physis
C. -ectomy
D. -centesis

의무기록 분석

의무기록 5-1

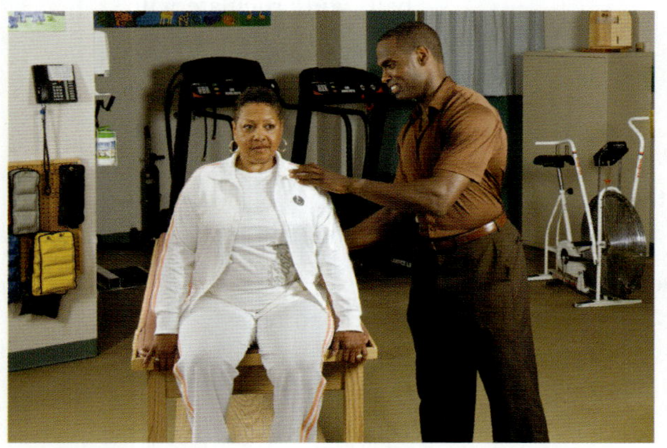
환자의 치료를 도와주는 물리치료사.

당신은 물리치료병원에서 근무하는 보조물리치료사(physical therapy assistant)이다. 물리치료사의 지도하에 환자를 평가하고 개별화된 치료계획을 개발하는 것이 임무이다. 잭슨(Jackson) 씨의 일차진료의사는 만성적인 허리통증의 병력 때문에 당신의 병원에 진료를 의뢰했다. 당신은 일차의사의 진료기록을 검토하여 그녀의 진료를 도와줄 수 있을 것이다.

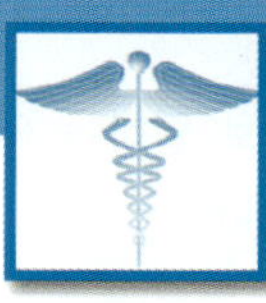

의무기록

허리통증/요통(Low Back Pain)

주관적 정보: 환자는 왼쪽 엉덩이와 허벅지 부위에서 오른쪽 아래로 방사되는 만성적인 허리통증을 주요호소증상으로 내원하였다. 이 통증은 걷을 때, 서 있을 때, 등을 돌릴 때 심해진다. 그녀는 지금 Ambien(zolpidem)과 Lodine(etodolac)을 복용하고 있다. 그녀는 허리통증과 왼쪽 발통증과 함께 고혈압 환자로 알려져 있다. 그녀는 새로운 가족을 이루거나 사회적 관계를 가진 적이 없다. 그녀는 Vioxx(rofecoxib)를 복용하다가 중단하고 에토돌락(etodolac)으로 바꿨다. 진찰을 할 때 그녀는 약간의 체중감소가 있다고 말한다. 그녀는 심장통증, 피부 문제, 눈 문제, 귀 문제, 청력 문제, 삼킴 문제, 복부 문제, 설사, 변비, 변실금이나 요실금 등이 없다고 말한다.

객관적 정보: 진찰한 결과 환자는 적당한 체격과 영양상태가 좋은 여성이다. 그녀는 편안하게 보인다. 혈압 136/69, 심박수 63, 체온 98.6℉. 현재 몸무게는 200 lb이다. 그녀의 정신은 맑고 또렷하고 적응을 잘 하는 상태이다. 동공은 양쪽 크기가 똑같고 반응도 좋다. 공막에 황달이 없다. 입인두는 깨끗하다. 목은 유연하다. 목동맥 박동이 잘 느껴진다. 기관은 정중선에 있다. 호흡 소리가 들린다. 복부는 부드럽다. 호흡 소리가 쉽게 들린다. 심장은 규칙적인 속도와 리듬을 갖고 있다. 팔 감각은 정상적인 운동신경 능력을 보여준다. 등에는 오래된 수술흉터가 있다. 허리아래와 엉치위 부위에 심각한 근막압통이 나타난다. 다리는 대칭이다. 발목에 가벼운 부종이 나타난다. 엉덩이의 통증 때문에 이차적으로 운동범위가 감소되어 있다. 감각은 가볍게 손을 대도 반응을 한다. 걸음은 느리고 안정적이다. 그녀는 외지팡이에 의지해 걷는다. 감각은 살아 있다.

평가: 이 환자는 만성 요통, 양쪽 무릎관절치환, 과거 허리수술을 받은 환자이다. 그녀는 계속 통증이 있다.

계획: 이전에 약 3개월 동안 맞은 주사는 환자의 통증감소에 큰 도움을 주었다. 나는 앞으로 2~3주 안에 그녀에게 투시검사를 통해 L5-S1 추간공차단주사을 반복적으로 고려할 것이다. 환자에게 현재의 약을 계속 복용할 것을 권유하고 물리치료 상담을 받을 것을 지시했다.

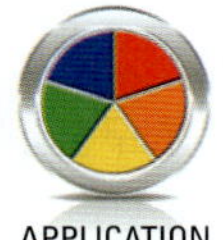

APPLICATION

연습문제 34

위의 의무기록에 사용된 용어 중에서 아래의 정의에 알맞은 의학용어를 찾아 빈칸에 쓰시오. 모든 용어가 이 단원에 나오는 것은 아니지만 이 단원에 포함된 단어성분의 뜻을 참고하여 이 용어들을 알아낼 수 있어야 한다.

1. 척추 옆 또는 주변 부위에 관한~ ______________
2. 허리뼈보다 아래의 융합 척추의 위치에 관한~ ______________
3. 근육과 근막에 관한~ ______________
4. 관절의 운동범위 ______________

보너스 질문

5. 이 환자가 과거에 받은 관절성형은 어느 관절의 수술인가? ______________

의무기록 5-2

류마티스관절염으로 고통받는 환자 포르모사(Formosa) 여사가 당신이 정맥절개기사로 일하는 의원으로 돌아왔다. 포르모사 여사의 혈액을 채취하여 의사가 지시한 CBC 및 침강률검사에 사용하여야 한다.

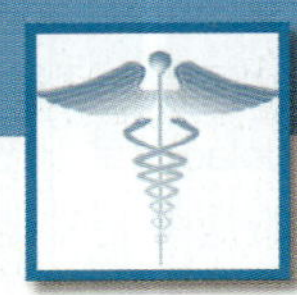

의무기록

류마티스관절염(Rheumatoid Arthritis) 추적기록

현재병력: 38세의 여성인 이 환자는 3~4년 동안 근육통, (1) ________________, 관절염(MCP 관절, PIP 관절, 손목, 발목) 등을 특징으로 하는 질환을 앓고 있다. 또한 환자는 간헐적인 레이노 현상, 약간의 탈모, 얼굴과 목에 일시적인 발진을 갖고 있다. 다른 문제는 수면장애과 신경학 검사에서 나타난 평형장애이다. 초기검사에서 환자의 진단으로 미분화결합조직 질환, 또는 류마티스관절염, 루푸스, 경피증 등의 가능성을 고려했다. 환자에게 프레드니손(prednisone) 15 mg을 처방하였다. 복용하기 시작한 지 2일 후 그녀는 기적이라고 표현할 만큼 아주 뚜렷한 증상의 개선을 느꼈다. 만성적인 피로 감각은 거의 소멸되었고, 관절염과 함께 (2) ________________는 아주 약해졌다. 그 이후 (3) ________________ 의 삽화(episode)는 일어나지 않았다. 환자는 열정을 갖고 비정상적일 정도로 열심히 일을 하고 있으며, 정원가꾸기를 할 수 있다. 아침경직은 큰 변화가 없으며 아직 여전히 약 30분 정도 지속된다.

관련진찰소견: 일반진찰에서 결과는 양호하였다. 탈모는 없었다. 목에 이전에 언급하였던 작은 모세혈관확장을 동반한 아주 경미한 홍반이 있다. 다른 피부 병변은 없으며 점막 병변도 없다. 근골격계통 진찰에서 모든 팔다리의 운동능력은 5/5로 나타났고, (4) ________________는 모든 관절에서 정상이었고, 어느 부위에서도 윤활막염(synovitis)의 단서는 없었다. 양쪽 손의 엑스레이 사진에서 MCP 및 PIP 관절 주변에 약간의 글감소증만이 나타났다. 까진 곳도 없었다.

평가/계획: 환자는 미분화 염증성 다발관절염이 있는 38세의 여성이다. 아버지와 형제의 류마티스관절염 가족력을 고려해 보면 이 환자가 혈청반응 음성인 초기 (5) ________________ 단계에 놓여 있을 가능성이 있다. 레이노 현상과 작은 모세혈관확장의 존재를 고려할 때, 우리는이 질병이 피부경화증으로 진행될 가능성을 생각해야 한다. 우리는 루푸스라는 혈청검사 결과나 근육염이라는 생화학적 결과를 갖고 있지 않다. 현재 우리의 계획은 하루에 한번 고용량의 클로로퀸(chloroquine) 400 mg 투약을 시작으로, 안과전문의 검진, 프레드니손(prednisone) 투약을 한 달 동안 10 mg, 그 후에는 한 주 동안 1 mg으로 서서히 감소시키는 것이다. 우리는 2개월 후에 받을 진찰을 예약하고, 그때 CBC와 적혈구침강속도 검사를 받게 할 계획을 갖고 있다.

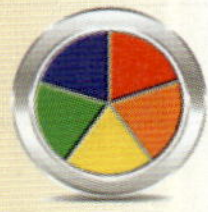

연습문제 35

위의 의무기록의 빈칸에 알맞은 의학용어를 쓰시오. 빈칸에 들어갈 용어의 뜻이 아래 문제에 적혀 있다.

1. 관절 통증

2. 근육 통증

3. 관절 염증

4. 관절의 움직임 정도

5. 여러 관절에서 진행적이고 파괴적인 변화를 일으키는 질병

보너스 질문

6. 이 단원에 평가/계획 항목에 사용된 용어 'polyarthritis'의 뜻이 나오지는 않았지만, 단어성분으로 그 뜻을 알아낼 수 있다. 이 용어의 뜻은 무엇인가?

____

철자법

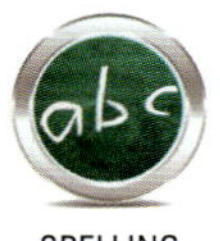

SPELLING

연습문제 36

아래 문제에서 철자가 맞는 용어를 고르시오.

1. laminectomy	laminotomy	lamanotomy
2. ostoarthritis	ostioarthritis	osteoarthritis
3. rheumatology	rhuematology	rheumetology
4. tenodyne	tenodyna	tenodynia
5. osseis	osseous	oseous
6. clavicle	clavicel	clavecle
7. myorhaphy	myorrhapphy	myorrhaphy
8. vertebrea	vertebrae	vertabrae
9. fibromyalgia	fibrilmyalgia	fibromyolgia
10. dorseflexion	dorsaflexion	dorsiflexion
11. ankelosis	ankylosis	ankylesis
12. polimyositis	polymyositis	polymiositis
13. faisca	fasckia	fascia
14. osteoporosis	ostioporosis	osteoporesis
15. intervertebrel	intervertabral	intervertebral

신경계통과 정신건강
Nervous System and Mental Health

6

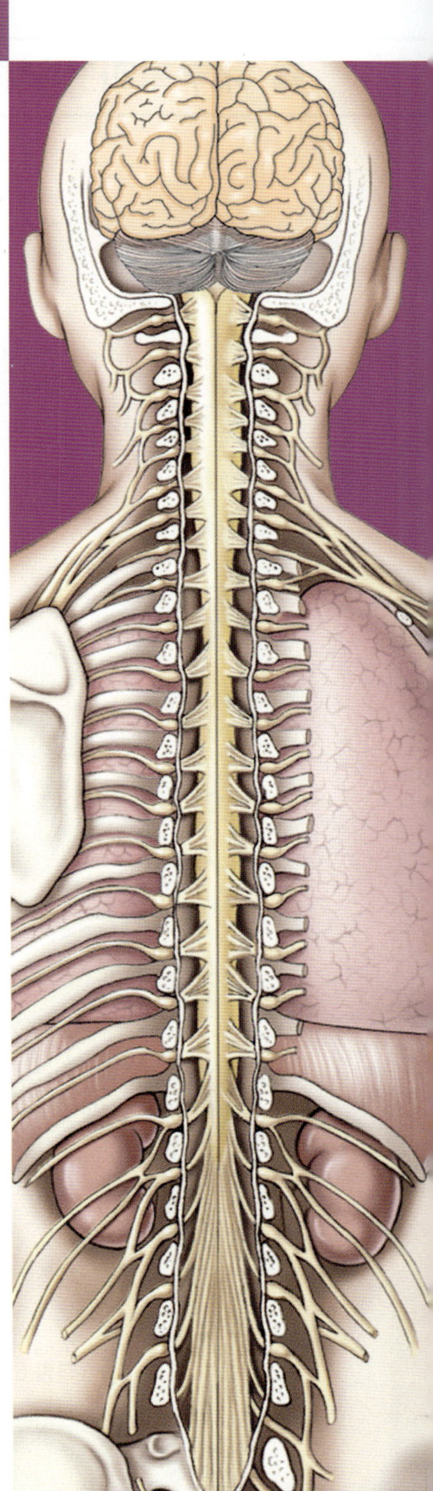

단원 테두리

학습 성과

이 단원의 학습이 끝나면:

1. 신경계통의 구조와 기능을 설명할 수 있어야 한다.
2. 신경계통에서 주요 구조의 위치를 설명할 수 있어야 한다.
3. 중추신경계통과 말초신경계통에 관한 용어들을 정의할 수 있어야 한다.
4. 신경계통과 정신건강에 관한 연결형, 접두사, 접미사들을 정의할 수 있어야 한다.
5. 신경계통과 정신건강에 관한 일반 의학용어들을 정의할 수 있어야 한다. 여기에는 형용사와 관련 용어, 징후와 증상, 의학적 상태, 검사와 시술, 외과처치와 치료시술, 투약과 약물요법, 의학 전문분야와 전문가에 관한 용어들이 포함된다.
6. 신경계통과 정신건강에 관한 약어들을 정의할 수 있어야 한다.
7. 이 단원의 모든 연습문제를 완전하게 풀 수 있어야 한다.
8. 신경계통과 정신건강에 관한 증례연구와 의무기록에 사용된 용어들을 설명할 수 있어야 한다.

■ 머리말

신경계통(nervous system)은 거의 모든 신체 기능에 역할을 하는 복잡한 연결망이다. 그것은 두 개의 주요 부분으로 구성되어 있다: 중추신경계통(뇌와 척수)과 말초신경계통(뇌신경과 척수신경). 신경과 그 관련 구조는 항상성을 유지하고 또한 우리의 특성을 나타나는 데 필수적이다. 이 장은 신경계통에 초점을 맞추고 정신건강(mental health)에 관한 용어에 대해 간략하게 설명한다.

■ 해부학과 생리학

구조

■ 신경계통은 두 부분으로 나누어진다: 중추신경계통과 말초신경계통(그림 6.1).

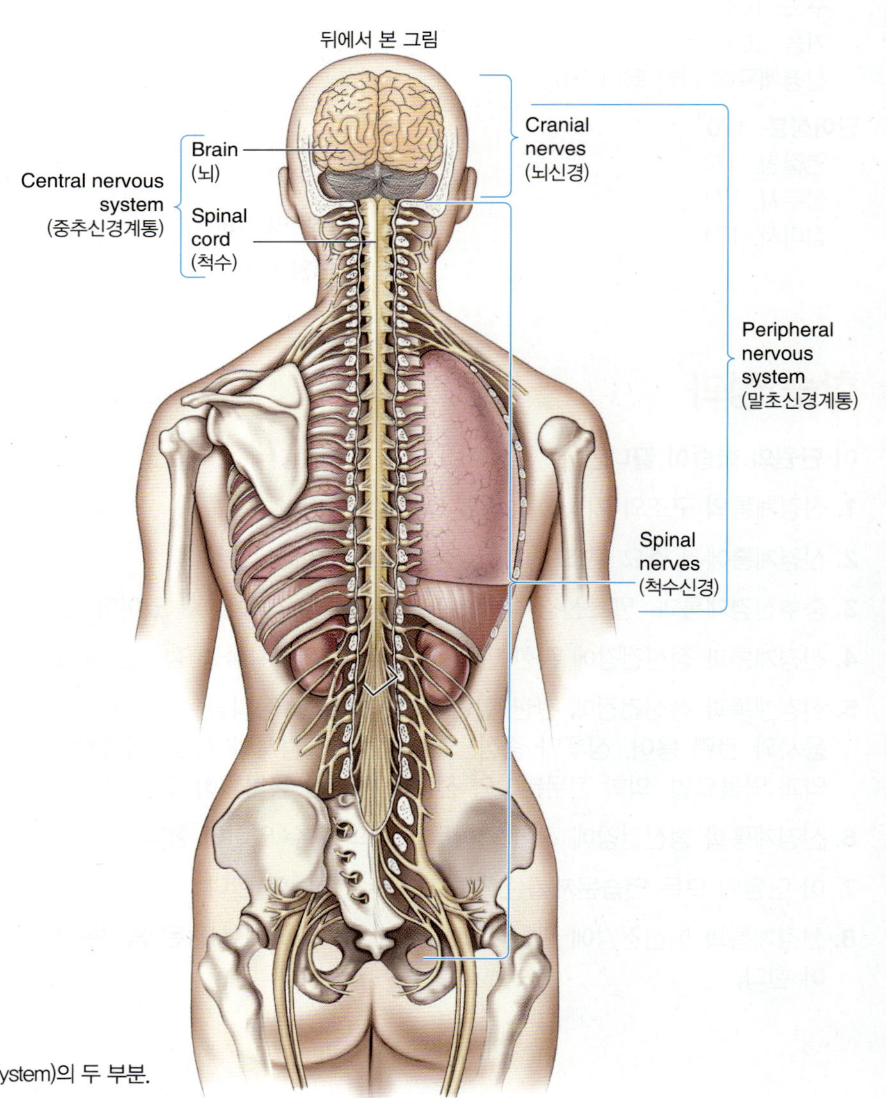

그림 6.1 신경계통(nervous system)의 두 부분.

- 중추신경계통은 뇌와 척수로 구성된다.
- 뇌는 4개의 주요 부분으로 구성된다: 대뇌, 사이뇌, 뇌줄기, 소뇌.
- 척수는 뇌줄기의 숨뇌에서 시작하여 제1허리뼈와 제2허리뼈의 끝에서 점차적으로 가늘게 이어져 있다.
- 척수신경의 종말 끝은 말총이라 부르는 구조로 점차적으로 가늘어진다.
- 말초신경계통은 전신에 분포하는 다른 신경들로 구성된다.
- 각각의 신경은 두 개의 뿌리를 갖는다. 뒤뿌리는 감각자극을 척수로 전달하고, 앞뿌리는 운동자극을 척수로부터 근육이나 샘으로 전달한다.

기능

- 뇌, 목, 머리, 척수신경 사이에서 자극을 전달한다.
- 신경전달물질이라 부르는 화학물질을 분비한다.
- 자발적 및 비자발적 몸의 기능을 조절한다.

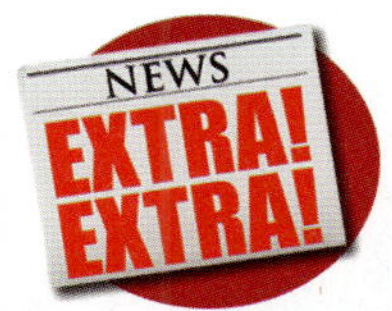

Cauda Equina(말총) cauda equina라는 이름은 '달의 꼬리'를 나타내는 라틴어이다. 척수 신경들이 다양한 단계에서 끝나고 척수 끝에서 가지를 친 모습이 말 꼬리의 모습을 나타내기 때문에 이 이름이 붙여졌다.

신경계통에 관한 용어

용어	발음	뜻
	중추신경계통에 관한 용어	
central nervous system (CNS)	sen′trăl nĕr′vŭs sis′tĕm	중추신경계통. The brain and the spinal cord
brain	brān	뇌. the part of the central nervous system contained within the cranium (그림 6.2)
basal ganglia	bā′săl gang′glē-ă	바닥핵/기저핵. group of nerve cell bodies linked to the thalamus, involved with coordination and movement
brainstem	brān′stem	뇌줄기/뇌간. connects the brain to the spinal cord; assists in breathing, heart rhythm, vision, and consciousness; composed of the midbrain, pons, and medulla oblongata
midbrain; *syn.* mesencephalon	mid′brān; mes′en-sef′ă-lon	중간뇌/중뇌. part of the brainstem that contains reflex centers associated with eye and head movements
pons	ponz	다리뇌/교뇌. part of the brainstem between the medulla and midbrain that is a relay station from the peripheral nerves to the brain
medulla oblongata	mĕ-dŭl′ă ob-long-gah′tă	숨뇌/연수. part of the brainstem that connects the brain and the spinal cord and contains reflex centers for the heart, blood vessels, and breathing
cerebellum; *syn.* hindbrain	ser-ĕ-bel′ŭm; hīnd′brān	소뇌(=후뇌/마름뇌). posterior portion of the brain that coordinates the voluntary muscles and maintains balance and muscle tone

(계속됨)

신경계통에 관한 용어 *(계속됨)*

용어	발음	뜻
cerebrum	ser′ĕ-brŭm	대뇌. largest and uppermost portion of the brain; divided into right and left halves (called cerebral hemispheres) and subdivided into lobes
cerebral cortex	ser′ĕ-brăl kōr′teks	대뇌피질/대뇌겉질. outer layer of the cerebrum; controls higher mental functions
frontal lobe	frŏn′tăl lōb	전두엽/이마엽. front portion of the cerebrum that is involved with voluntary muscle movement and emotions
gyrus	jī′rŭs	뇌이랑/회. elevated ridge (raised convolution) on the surface of the cerebrum
occipital lobe	ok-sip′i-tăl lōb	후두엽/뒤통수엽. posterior portion of the cerebrum involved with vision
parietal lobe	pă-rī′ĕ-tăl lōb	두정엽/마루엽. middle-top portion of the cerebrum; involved in perception of touch, temperature, and pain
sulcus	sŭl′kŭs	고랑/구. groove or depression on the surface of the brain
temporal lobe	tem′pŏr-ăl lōb	측두엽/관자엽. portion of the cerebrum below the frontal lobe; involved with the senses of hearing and smell as well as memory, emotion, speech, and behavior

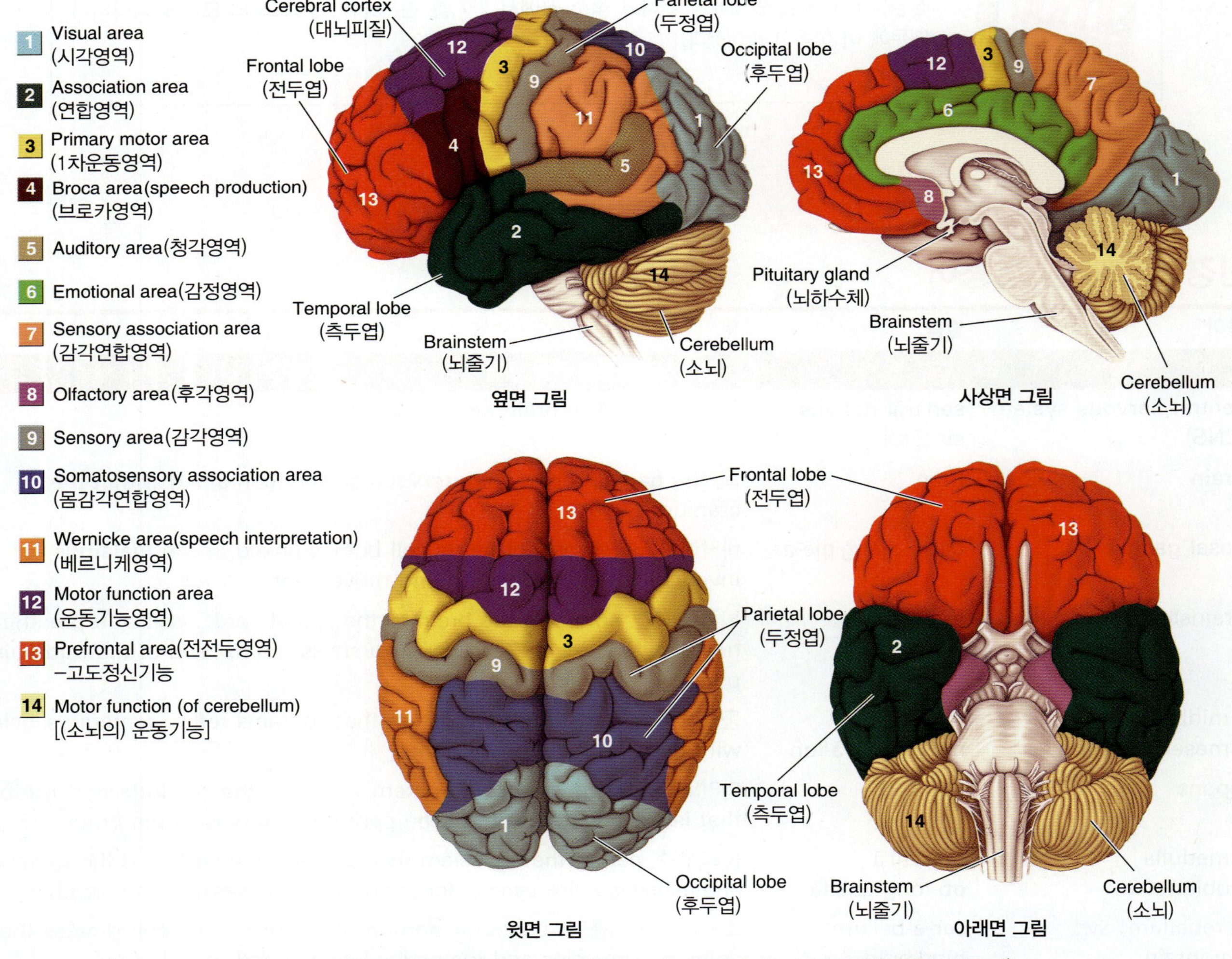

그림 6.2 여러 각도에서 바라보는 뇌 그림(다양한 기능을 담당하는 뇌의 특수영역을 보여준다).

신경계통에 관한 용어

용어	발음	뜻
diencephalon	dī′en-sef′ă-lon	사이뇌/간뇌. area deep within the brain that contains the thalamus and hypothalamus and is the link between the cerebral hemispheres and the brainstem; responsible for directing sensory information to the cortex
cerebrospinal fluid (CSF)	ser′ĕ-brō-spī′năl flū′id	뇌척수액. colorless liquid that circulates in and around the brain and spinal cord and transports nutrients
meninges	mĕ-nin′jēz	수막. three membranous coverings of the brain and spinal cord (그림 6.3)
dura mater	dūr′ă mā′tĕr	경막. tough, fibrous outermost layer of the meninges
arachnoid mater	ă-rak′noyd mā′tĕr	거미막/지주막. delicate fibrous membrane forming the middle layer of the meninges
pia mater	pī′ă mā′tĕr	연막. thin inner layer of the meninges that attaches directly to the brain and spinal cord
spinal cord	spī′năl kōrd	척수. portion of the central nervous system contained in the vertebral canal that conducts nerve impulses to and from the brain and body
ventricle	ven′tri-kĕl	뇌실. one of four interconnected cavities within the brain that secrete cerebrospinal fluid
peripheral nervous system	pĕr-if′ĕr-ăl nĕr′vŭs sis′tĕm	말초신경계통. part of the nervous system external to the brain and spinal cord that consists of all other nerves throughout the body

(계속됨)

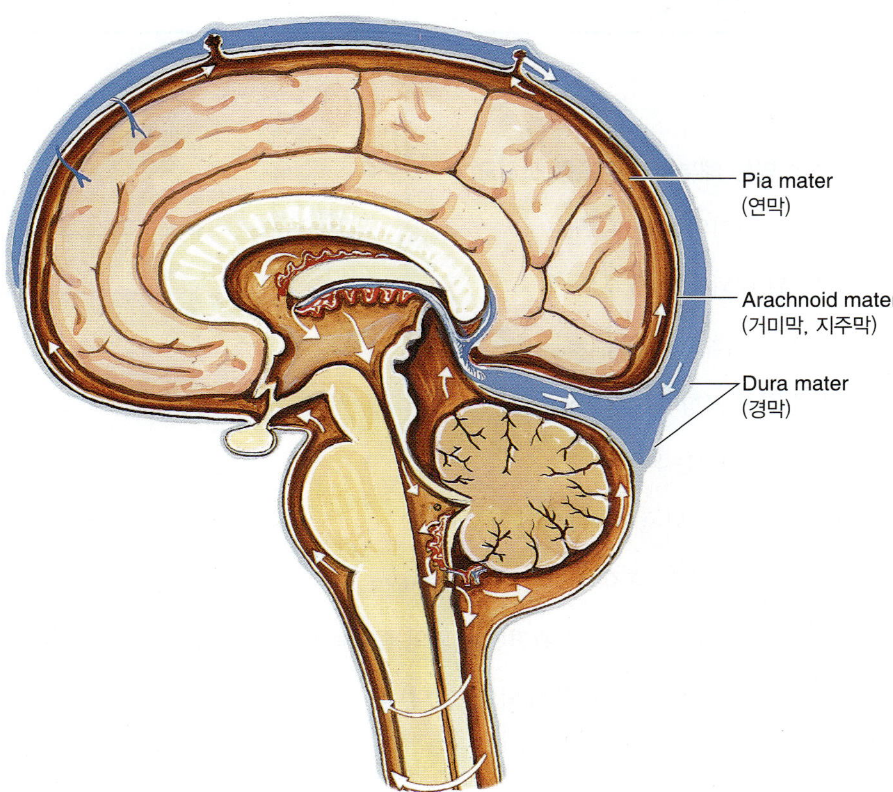

그림 6.3 수막(meninges)은 뇌와 척수를 보호한다. 화살표는 뇌척수액(CSF)의 흐름을 나타낸다.

신경계통에 관한 용어 *(계속됨)*

용어	발음	뜻
		말초신경계통에 관한 용어
nerve	nĕrv	신경. whitish cord-like structure that transmits stimuli from the central nervous system to another area of the body or from the body to the central nervous system
ganglion	gang′glē-ŏn	신경절. group of nerve cell bodies located along the pathway of a nerve
neuroglia; *syn.* glia	nūr-og′lē-ă; glī′ă	신경(아)교세포. cells that support and protect nervous tissue
neuron	nūr′on	신경세포, 신경원. nerve cell; cell that makes up the basic structure of the nervous system and conducts impulses
cranial nerves	krā′nē-ăl nĕrvz	뇌신경. 12 pairs of nerves that emerge from the brain
spinal nerves	spī′năl nĕrvz	척수신경. 31 pairs of nerves that emerge from the spinal cord

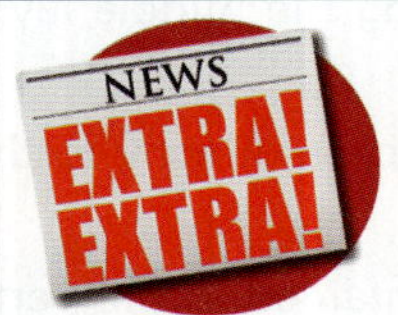

Glial Cell(아교세포) 아교세포는 신경계통의 주요 세포인 신경세포를 지지하고 보호한다. 이 세포들은 신경계통에서 '아교' 역할을 하며, 'glue'의 어원은 그리스어 '*glio*'이다.

■ 연습문제: 해부학과 생리학

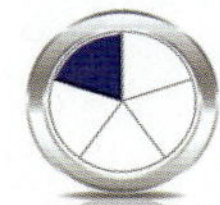
SIMPLE RECALL

연습문제 1

아래 문제의 뜻에 맞는 해부학적 구조를 쓰시오.

1. 숨뇌와 중간뇌 사이의 뇌줄기 부분 ______________________
2. 시각과 관련된 대뇌의 뒤쪽 부분 ______________________
3. 가장 크고 가장 위쪽의 뇌 부분 ______________________
4. 뇌와 척수를 함께 포함하는 용어 ______________________
5. 맘대로근육을 조절하는 뇌 부분 ______________________
6. 뇌척수액을 분비하는 뇌 공간 ______________________
7. 이마엽 아래쪽의 청각 및 후각과 관련된 대뇌 부분 ______________________
8. 촉각, 체온 및 통증에 대한 지각과 관련된 대뇌의 중간높이 부분 ______________________
9. 맘대로근육 운동 및 감정과 관련된 대뇌의 앞부분 ______________________
10. 뇌가 척수에 연결되는 부분 ______________________

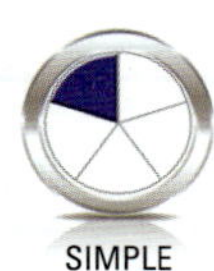

연습문제 2

아래 용어의 뜻을 쓰시오.

1. spinal cord ______________________

2. cerebral cortex ______________________

3. nerve ______________________

4. sulcus ______________________

5. pia mater ______________________

6. peripheral nervous system ______________________

7. midbrain ______________________

8. cranial nerves ______________________

9. brain ______________________

10. meninges ______________________

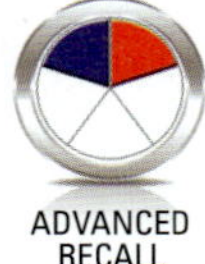

연습문제 3

아래 문제의 뜻에 맞는 의학용어를 보기에서 고르시오.

gyrus	arachnoid mater	ganglion
dura mater	neuron	diencephalon
spinal nerves	cerebrospinal fluid	neuroglia

1. 신경경로를 따라 모여 있는 신경세포체 집단 ______________________

2. 척수에서 나오는 31쌍의 신경 ______________________

3. 신경자극을 전달하는 세포 ______________________

4. 수막의 중간층 ______________________

5. 뇌와 척수 안팎에 존재하는 무색 액체 ______________________

6. 대뇌 표면의 회(이랑) ______________________

7. 신경조직을 지지하고 보호하는 세포 ______________________

8. 질기고 섬유질이 많은 수막의 가장 바깥층 ______________________

9. 감각 정보를 대뇌겉질로 전달하는 뇌의 깊은 영역 ______________________

■ 단어성분

다음 표에는 신경계통과 정신건강에 관한 단어성분들이 열거되어 있다.

연결형

연결형	뜻
신경계통에 관한 것	
cerebell/o	소뇌. cerebellum (little brain)
cerebr/o	뇌. brain, cerebrum
cortic/o	피질/겉질. outer portion of an organ, cortex (as in cerebral cortex)
crani/o	머리뼈/두개골. cranium, skull
dur/o	경막. hard, dura mater
encephal/o	뇌. brain
esthesi/o	감각, 지각. sensation, perception
gangli/o, ganglion/o	신경절. ganglion
gli/o	아교. glue, neuroglia
mening/o, meningi/o	수막. meninges
myel/o	골수/뼈속질, 척수. bone marrow, spinal cord
narc/o	혼미, 무감각, 기면. stupor, numbness, sleep
neur/o	신경. nerve
phas/o	말, 언어. speech
poli/o	회색질. gray matter
radicul/o	신경뿌리. nerve root
somn/o, somn/i	잠, 수면. sleep
spin/o	척추, 척주. spine
spondyl/o	척추(뼈)/척추(골). vertebra
thalam/o	시상. thalamus
ventricul/o	뇌실, 심실. ventricle
vertebr/o	척추(뼈)/척추(골). vertebra
정신건강에 관한 것	
anxi/o	공포, 불안. fear, worry
hallucin/o	환각. to wander in one's mind
hypn/o	수면, 최면. sleep, hypnosis
ment/o	정신, 마음. mind, mental
phren/o	정신, 마음. mind
psych/o	정신, 마음. mind, mental
schiz/o	분열, 갈라짐. split
soci/o	사회. social, society
thym/i, thym/o	정신, 감정. mind, soul, emotion

접두사

접두사	뜻
	신경계통에 관한 것
epi-	-위, -후. on, upon, following
hemi-	반- . half
hyper-	-위, 과도-. above, excessive
hypo-	-아래, -부족. below, deficient
para-	-옆, -근처. beside
poly-	많은, 다-. many, much
quadri-	사(4). four
	정신건강에 관한 것
bi-	이(2), 두배-. two, twice
de-	분리, 탈-, 정지. away from, cessation, without
eu-	좋은, 정상-. good, normal

접미사

접미사	뜻
	신경계통에 관한 것
-al, -ar	-에 관한. pertaining to
-gram	기록, -도. record, recording
-ia	상태. condition of
-ictal	발작. relating to or caused by a stroke or seizure
-lepsis, -lepsy	발작. seizure
-logist	전문가. one who specializes in
-paresis	불완전마비. partial or incomplete paralysis
-phrenia	정신. the mind
-plegia	마비. paralysis
-tomy	절개. incision
	정신건강에 관한 것
-iatrist	전문가. one who specializes in
-mania	흥분상태, 강박사고. excited state, obsession
-phile, -philia	친화감. attraction to
-phobia	공포, 예민. abnormal fear of, aversion to, sensitivity to

■ 연습문제: 단어성분

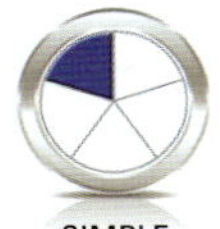

SIMPLE RECALL

연습문제 4

아래 연결형의 뜻을 쓰시오.

1. encephal/o ______________________

2. gli/o ______________________
3. cerebr/o ______________________
4. neur/o ______________________
5. dur/o ______________________
6. meningi/o ______________________
7. cerebell/o ______________________
8. radicul/o ______________________
9. somn/i ______________________
10. ment/o ______________________
11. gangli/o ______________________
12. thalam/o ______________________
13. crani/o ______________________
14. esthesi/o ______________________
15. phas/o ______________________
16. spondyl/o ______________________
17. myel/o ______________________
18. spin/o ______________________
19. psych/o ______________________
20. poli/o ______________________

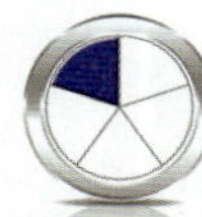

연습문제 5

아래 용어의 뜻에 맞는 연결형을 쓰시오.

1. glue ______________________
2. ventricle ______________________
3. brain ______________________
4. fear, worry ______________________
5. spinal cord ______________________
6. cerebellum ______________________
7. cortex ______________________
8. ganglion ______________________

9. thalamus ______

10. split ______

11. spine ______

12. mind, soul, emotions ______

13. cerebrum ______

14. mind ______

15. vertebra ______

16. sensation, perception ______

17. hard, dura mater ______

18. to wander in one's mind ______

19. stupor, numbness, sleep ______

20. poli/o ______

연습문제 6

SIMPLE RECALL

아래 문제의 접두사나 접미사의 뜻을 쓰시오.

1. -iatrist ______

2. hemi- ______

3. -phile, -philia ______

4. -mania ______

5. -phobia ______

6. poly- ______

7. quadri- ______

8. -ia ______

9. -tomy ______

10. hyper- ______

11. -paresis ______

12. hypo- ______

13. -plegia ______

14. epi- ______

15. -ictal ______

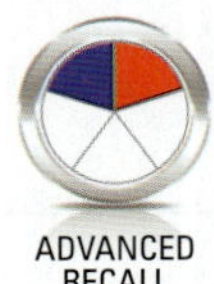

연습문제 7

아래 연결형의 뜻을 참고하여 의학용어의 뜻을 쓰시오.

연결형	뜻	의학용어	용어의 뜻
encephal/o	brain	encephalitis	**1.** ________
crani/o	cerebrum, skull	craniotomy	**2.** ________
myel/o	spinal cord	myelogram	**3.** ________
gli/o	glue, neuroglia	glial	**4.** ________
phas/o	speech	dysphasia	**5.** ________
spin/o	spine	spinal	**6.** ________
cerebell/o	cerebellum	cerebellar	**7.** ________
psych/o	mind	psychologist	**8.** ________
schiz/o; phren/o	split; mind	schizophrenia	**9.** ________
esthesi/o	sensation	anesthesia	**10.** ________
radicul/o	nerve root	radiculopathy	**11.** ________
neur/o	nerve	polyneuropathy	**12.** ________

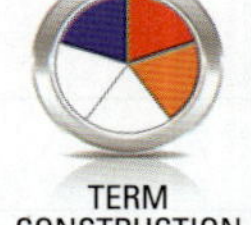

연습문제 8

아래 문제의 연결형과 앞의 표에 있는 단어성분을 사용하여 아래 용어의 뜻에 맞는 의학용어를 만드시오.

연결형	의학용어의 뜻	의학용어
myel/o	척수의 염증	**1.** ________
crani/o	머리뼈 절개	**2.** ________
neur/o	신경 질환(병증)	**3.** ________
gli/o	아교세포의 종양	**4.** ________
crani/o	머리뼈에 관한~	**5.** ________
esthesi/o	통증이 있는 감각 상태	**6.** ________
meningi/o	척수막의 염증	**7.** ________
dur/o	경막속 깊은 곳에 관한~	**8.** ________
meningi/o	척수막의 종양	**9.** ________
encephal/o	뇌 질환(병증)	**10.** ________

■ 의학용어

다음 표는 형용사형과 신경계통 및 정신 상태를 기술하는데 사용했던 용어들을 제공한다.

형용사와 그 밖의 관련 용어

용어	발음	뜻
bipolar	bī-pō′lăr	양극-, 두극- . having two ends or extremes
cerebral	ser′ĕ-brăl	뇌-. pertaining to the cerebrum
cerebellar	ser-ĕ-bel′ăr	소뇌-. pertaining to the cerebellum
cranial	krā′nē-ăl	머리/두개골-. pertaining to the cranium or skull
dural	dūr′ăl	경막-. pertaining to the dura mater
epidural	ep′i-dūr′ăl	경막외- . pertaining to on or outside the dura mater
glial	glī′ăl	신경(아)교세포-. pertaining to the glia
ictal	ik′tăl	뇌졸중- 또는 발작-. pertaining to or caused by a stroke or seizure
ischemic	is-kē′mik	허혈-. pertaining to a lack of blood flow
meningeal	men′in-jē′ăl	수막-. pertaining to the meninges
mental	men′tăl	정신(마음)-. pertaining to the mind
neural	nūr′ăl	신경- 또는 신경구조-. pertaining to the nerves or any structure composed of nerves
postictal	pōst-ik′tăl	발작후-. following a seizure
radicular	ră-dik′yū-lăr	신경뿌리-. pertaining to a nerve root
subdural	sŭb-dūr′ăl	경막밑-/경막하-. deep in the dura mater

■ 연습문제: 형용사와 그 밖의 관련 용어

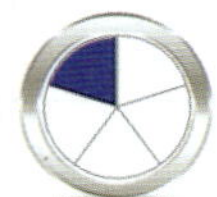

SIMPLE RECALL

연습문제 9

아래 용어들의 뜻을 쓰시오.

1. meningeal ______
2. cranial ______
3. epidural ______
4. cerebral ______
5. ischemic ______
6. radicular ______
7. mental ______

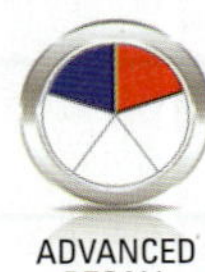

연습문제 10

아래 문제의 뜻에 맞는 의학용어를 보기에서 고르시오.

neural	cerebellar	bipolar
postictal	subdural	ischemic
ictal	glial	dural

1. 두 끝의~ 또는 양극성의~ ________
2. 경막에 관한~ ________
3. 신경 또는 신경으로 구성된 구조에 관한~ ________
4. 아교에 관한~ ________
5. 뇌졸중 또는 발작과 관련이 있거나 원인이 되는~ ________
6. 발작 후~ ________
7. 소뇌에 관한~ ________
8. 혈류 부족에 관한~ ________
9. 경막에서 깊은~ ________

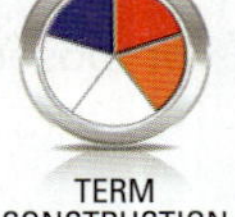

연습문제 11

의학용어에 사용되는 연결형과 그 뜻을 쓰시오

용어	연결형	연결형의 뜻
1. cerebral	________	________
2. radicular	________	________
3. mental	________	________
4. epidural	________	________
5. spinal	________	________
6. cerebellar	________	________

의학적 상태

용어	발음	뜻
신경계통에 관한 것		
Alzheimer disease	awlts′hī-mĕr di-zēz′	알츠하이머병. a progressive degenerative brain disease that results in memory impairment and dementia (그림 6.4)
amnesia	am-nē′zē-ă	기억상실. loss of memory
amyotrophic lateral sclerosis (ALS); *syn.* Lou Gehrig disease	ă-mī′ō-trō′fik lat′ĕr-ăl skler-ō′sis; lū ger′ig di-zēz′	근위축측삭경화증(= 루게리그병). fatal degenerative disease of the motor neurons marked by muscle weakness and atrophy (그림 6.5)

(계속됨)

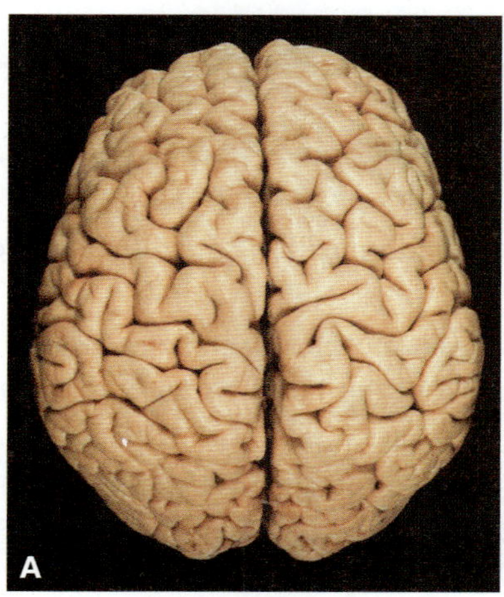

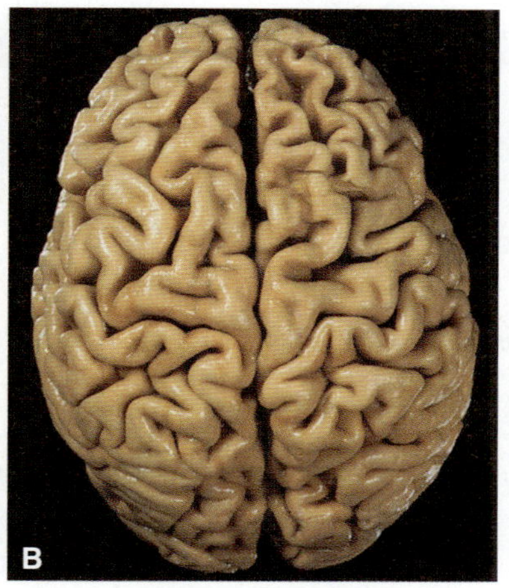

그림 6.4 알츠하이머병(Alzheimer disease). **A.** 정상 뇌. **B.** 알츠하이머병 환자의 뇌(얇아진 뇌이랑과 넓어진 고랑이 특징으로 나타나는 피질위축을 보여준다.)

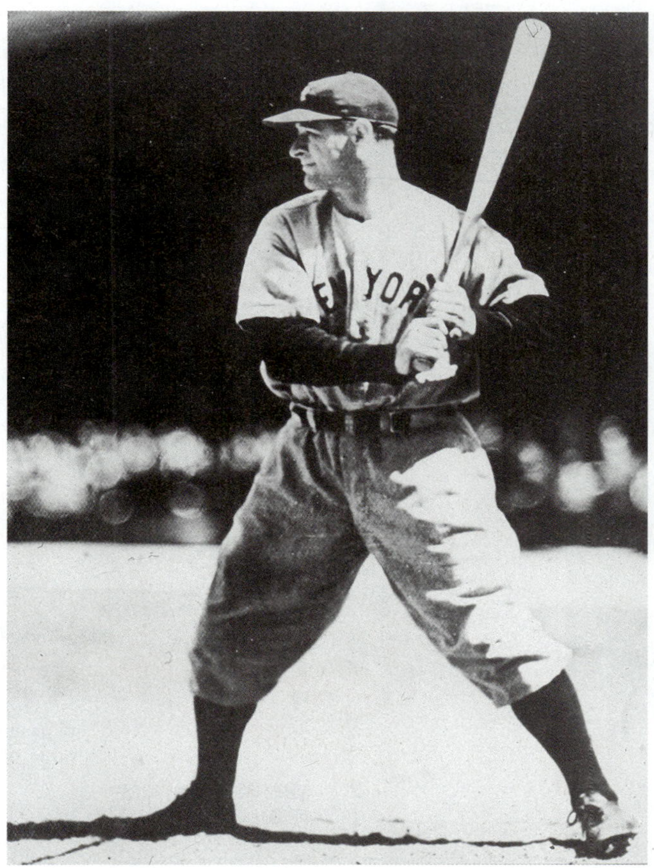

그림 6.5 근위축측삭경화증(ALS)은 1939년에 이 병으로 진단을 받은 미국 메이저리그 야구선수인 Lou Gehrig의 이름을 따서 루게리그병이라고도 부른다.

의학적 상태 *(계속됨)*

용어	발음	뜻
aphasia	ă-fā′zē-ă	실어증. impaired comprehension or formulation of speech, reading, or writing caused by damage to the brain
ataxia	ă-tak′sē-ă	실조(증). lack of muscle coordination; may involve the limbs, head, or trunk
Bell palsy	bel pawl′zē	벨마비. paralysis of facial muscles, usually on one side of the face, caused by dysfunction of the facial nerve (cranial nerve VII) (그림 6.6)
cerebral aneurysm	ser′ĕ-brăl an′yūr-izm	뇌동맥류. widening of a blood vessel in the brain, usually due to a weakness in the wall of the artery
cerebral embolism	ser′ĕ-brăl em′bŏ-lizm	뇌색전증. obstruction or occlusion of a vessel in the brain by an embolus (blood clot, air bubble, or fat deposit in a blood vessel) (그림 6.7)
cerebral palsy (CP)	ser′ĕ-brăl pawl′zē	뇌성마비. term for various types of nonprogressive movement dysfunction present at birth or in early childhood
cerebral thrombosis	ser′ĕ-brăl throm-bō′sis	뇌혈전증. thrombus (blood clot) within a blood vessel of the brain (그림 6.7)

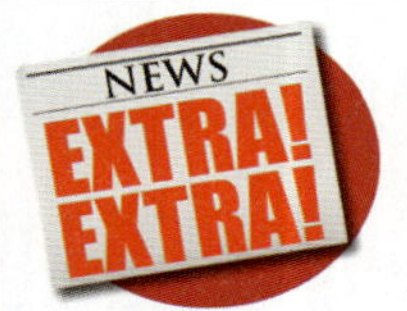

Bell Palsy(벨마비) 벨마비는 얼굴신경(뇌신경 VII)의 기능장애에 의한 얼굴근육의 마비이다. 그것은 아마 바이러스 감염에 의해 발병할 것으로 보이며, 뇌졸중이나 다른 감염(라임병이나 포진)들을 배제함으로써 진단이 이루어진다.

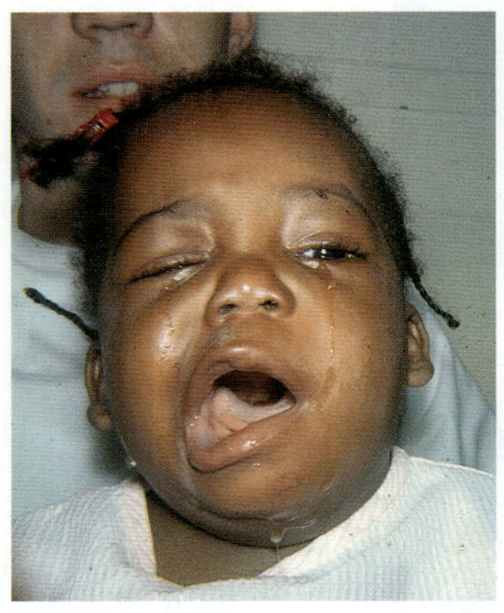

그림 6.6 얼굴신경(facial nerve)의 기능장애에 의한 벨마비(Bell palsy)는 환부 쪽에 얼굴 마비를 유발할 수 있다.

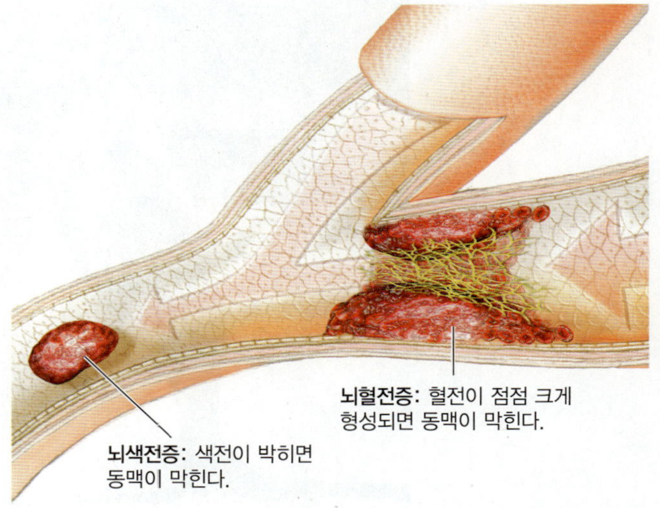

그림 6.7 뇌색전증(cerebral embolism)과 뇌혈전증(cerebral thrombosis).

의학적 상태

용어	발음	뜻
cerebrovascular accident (CVA); *syn*. stroke	ser′ĕ-brō-vas′kyū-lăr ak′si-dĕnt; strōk	뇌졸중. damage to the brain caused by an interruption of blood supply to a region of the brain (그림 6.8)

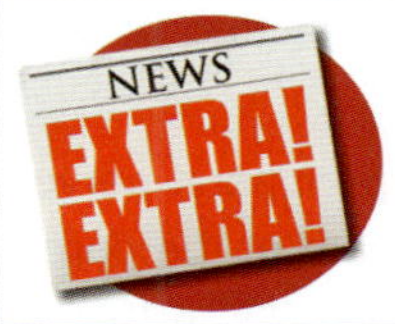

FAST FAST는 뇌졸중의 징후를 기억할 수 있는 약어이다. **F**는 face drooping(얼굴처짐), **A**는 arm weakness(팔에 힘이 없음), **S**는 speech difficulty(언어장애), **T**는 time to call 9-1-1(구급전화 911을 부를 시간) 등을 의미한다.

용어	발음	뜻
clonus	klō′nŭs	간대(間代). repeated muscular spasms seen with seizure disorders
coma	kō′mă	혼수. prolonged state of deep unconsciousness
concussion	kŏn-kŭsh′ŭn	뇌진탕. injury to the brain resulting from violent shaking or a blow to the head
disorientation	dis-ōr′ē-ĕn-tā′shŭn	지남력장애. loss of sense of familiarity with one's surroundings (time, place, and self)

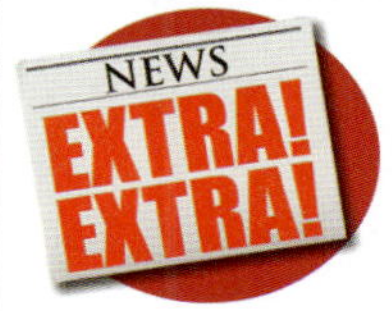

"ORIENTED×3"("의식상태 ×3") 사고나 일시적인 의식상실 후, 그 사람이 주변환경을 알고 있는지 여부를 판단하려고 할 때 의료진은 일반적으로 환자에게 자신의 이름을 알고 있는지(1), 현재 있는 곳은 어디인지(2), 오늘의 연, 월, 주, 일(3) 등을 물어볼 것이다. 그렇게 함으로써 의료전문가는 환자가 깨어 있는지, 의식이 멀쩡한지, 사람, 장소, 시간 등을 제대로 아는지를 결정할 수 있다. 이것은 'orientation times 3'으로 알려져 있다. 'A & O×3'으로 기록하며, 'alert & oriented × 3'을 의미한다.

(계속됨)

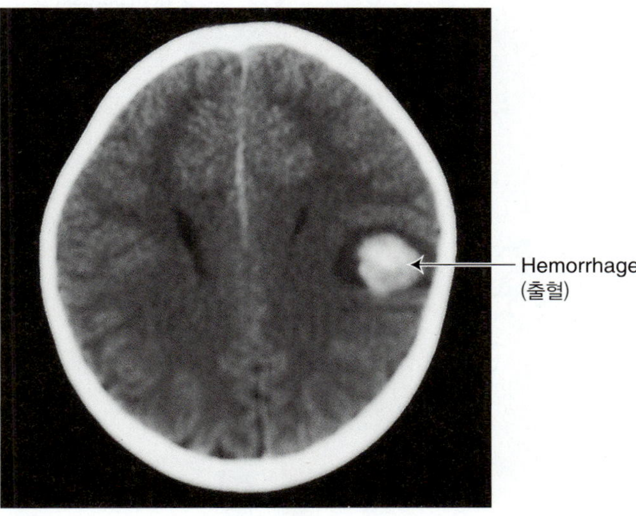

그림 6.8 뇌졸중(CVA, stroke). 4살 남자아이의 뇌에서 다량의 출혈을 보여주는 뇌 컴퓨터단층촬영(CT).

의학적 상태 *(계속됨)*

용어	발음	뜻
encephalitis	en-sef′ă-lī′tis	뇌염. inflammation of the brain
epilepsy	ep′i-lep′sē	뇌전증. disorder of the central nervous system that is usually characterized by seizure activity and some alteration of consciousness
hemiparesis	hem′ē-pă-rē′sis	반신불완전마비. partial or incomplete paralysis affecting one side of the body (그림 6.9)
herpes zoster; *syn.* shingles	hĕr′pēz zos′tĕr; shing′gĕlz	대상포진. painful viral infection that affects the peripheral nerves and causes an eruption of blisters that follow the path of the dermatome of the affected nerves; closely related to varicella (그림 6.10)
hydrocephalus	hī′drō-sef′ă-lŭs	수두증. a condition involving increased cerebrospinal fluid; leads to enlargement of the cerebral ventricles and an increase in intracranial pressure; commonly known as "water on the brain" (그림 6.11)
incoherence	in′kō-hēr′ens	지리멸렬. confusion; denoting unconnected speech or thoughts
lethargy	leth′ăr-jē	졸음증, 기면. a feeling of sluggishness or stupor
meningitis	men′in-jī′tis	수막염. inflammation of the meninges
meningomyelocele	mĕ-ning′gō-mī′ĕ-lō-sēl	수막척수탈출증/수막척수류. protrusion of the meninges and spinal cord through a defect in the vertebra (그림 6.12)

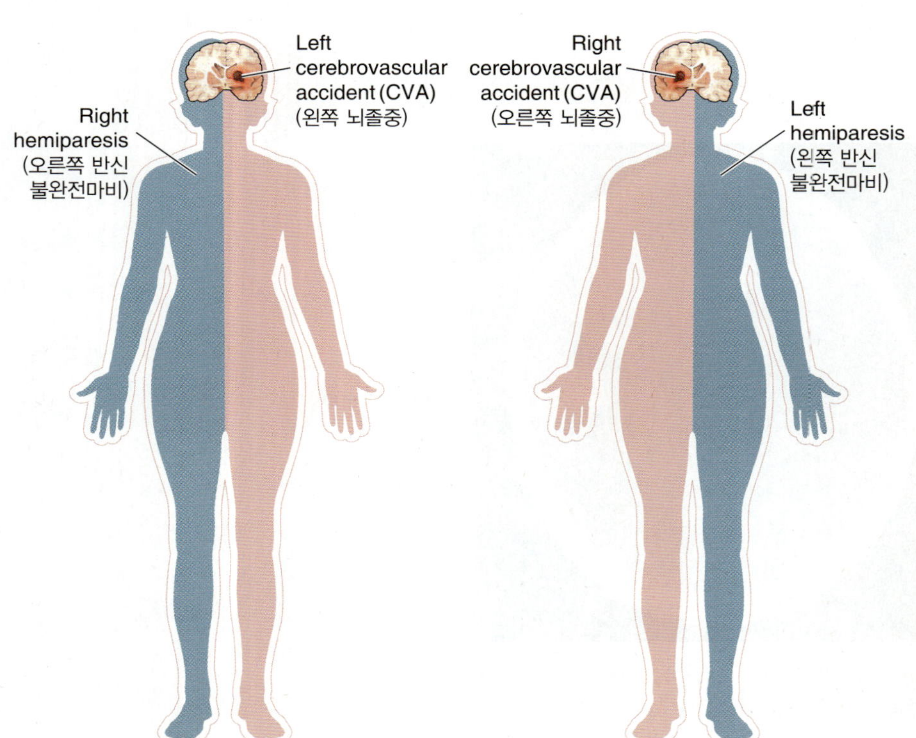

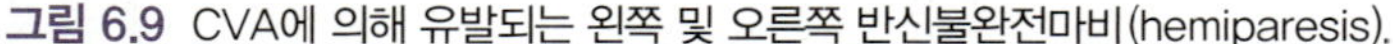

그림 6.9 CVA에 의해 유발되는 왼쪽 및 오른쪽 반신불완전마비(hemiparesis).

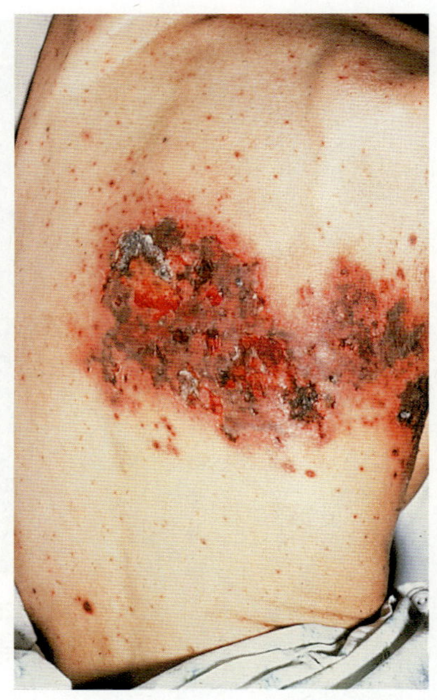

그림 6.10 대상포진(herpes zoster)의 발생. (일차 피부병변을 동반한다).

의학적 상태

용어	발음	뜻
migraine	mī'grān	편두통. recurrent syndrome characterized by unilateral head pain, vertigo, nausea, and sensitivity to light
multiple sclerosis (MS)	mŭl'ti-pĕl skler-ō'sis	다발경화증. demyelinating disorder of the central nervous system that causes sclerotic patches (plaques) in the brain and spinal cord; symptoms may include visual loss, weakness, paresthesias, bladder abnormalities, and mood alterations
narcolepsy; *syn.* excessive sleep disorder	nahr'kō-lep-sē; eks-es'iv slēp dis-ōr'dĕr	기면증(= 과도수면병). sleep disorder characterized by recurring episodes of sleep during the day and disrupted sleep at night
neuralgia	nūr-al'jē-ă	신경통. pain in a nerve
neuritis	nūr-ī'tis	신경염. inflammation of a nerve
neuropathy	nūr-op'ă-thē	신경병증. disease of the nerves
paraplegia	par'ă-plē'jē-ă	하반신마비. paralysis of the legs and lower part of the body
paresthesia	par-es-thē'zē-ă	감각이상. an abnormal sensation, such as numbness, tingling, or "pins and needles"
parkinsonism; *syn.* Parkinson disease	pahr'kin-sŏn-izm; pahr'kin-sŏn di-zēz'	파킨슨증/파킨슨병. degenerative disorder resulting from deterioration of dopamine- producing neurons in the brain that causes impaired speech and motor function; characterized by tremors of the limbs

(계속됨)

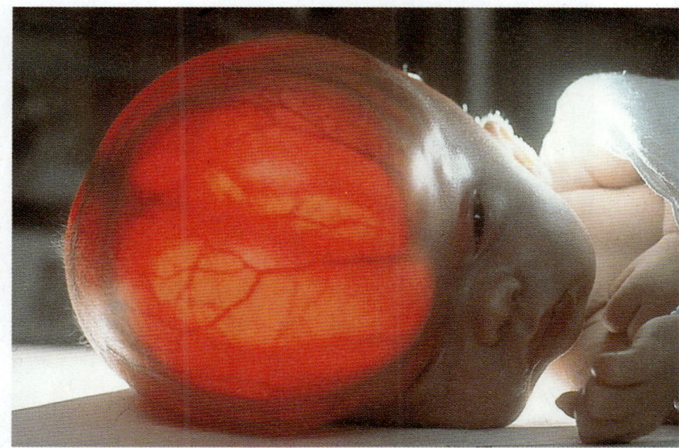

그림 6.11 대뇌 뇌실(cerebral ventricle)의 확대. 이 영아에서 볼 수 있듯이 수두증(hydrocephalus)을 유발한다.

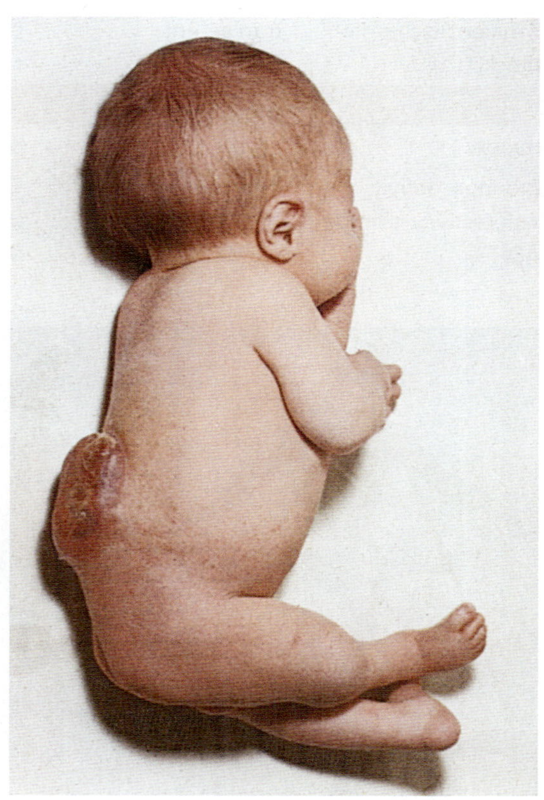

그림 6.12 수막척수탈출증(meningomyelocele)

의학적 상태 *(계속됨)*

용어	발음	뜻
poliomyelitis	pō′lē-ō-mī-ĕ-lī′tis	회색질척수염. severe infectious viral disease that inflames the gray matter of the spinal cord and can lead to paralysis and muscle wasting; also called polio (그림 6.13)
polyneuropathy	pol′ē-nū-rop′ă-thē	다(발)신경병증. inflammation of a number of peripheral nerves; also called polyneuritis
radiculopathy	ră-dik′yū-lop′ă-thē	신경뿌리병증. disorder of the spinal nerve roots; also called radiculitis
seizure	sē′zhŭr	발작. violent spasm or series of jerky movements of the face, trunk, or limbs
sleep apnea	slēp ap′nē-ă	수면무호흡. disorder marked by interruptions of breathing during sleep
stupor	stū′pŏr	혼미. state of impaired consciousness in which the person shows a marked reduction in reactivity to environmental stimuli
subdural hematoma	sŭb-dūr′ăl hē′mă-tō′mă	경막밑혈종/경막하혈종. a collection of blood deep in the dura mater resulting from a broken blood vessel, usually due to trauma (그림 6.14)
syncope; *syn.*	sing′kŏ-pē; sing′kŏ-păl ep′i-sōd	실신. fainting, or an episode of fainting, usually due to lack of blood supply to the cerebrum
tic	tic	틱. sudden, rapid, recurrent, nonrhythmic, involuntary motor movement or vocalization
tonic–clonic seizure	ton′ik-klon′ik sē′zhŭr	강직간대발작. seizure characterized by successive phases of tonic and clonic spasms(repeated contractions and relaxations of muscles); "grand mal" seizure
Tourette syndrome	tūr-et′ sin′drōm	투레트증후군. tic disorder characterized by intermittent motor and vocal manifestations; begins in childhood
transient ischemic attack(TIA)	tran′sē-ĕnt is-kē′mik ă-tak′	일과성허혈발작. sudden, brief, and temporary cerebral dysfunction; usually caused by interruption of blood flow to the brain
정신건강에 관한 것		
anxiety	ang-zī′ĕ-tē	불안. feeling of fear, worry, uneasiness, or dread
attention deficit hyperactivity disorder (ADHD)	ă-ten′shŭn def′i-sit hī′pĕr-ak-tiv′i-tē dis-ōr′dĕr	주의력결핍과다활동장애. condition that begins in childhood and is characterized by short attention span, rapid boredom, impulsive behavior, and hyperactivity

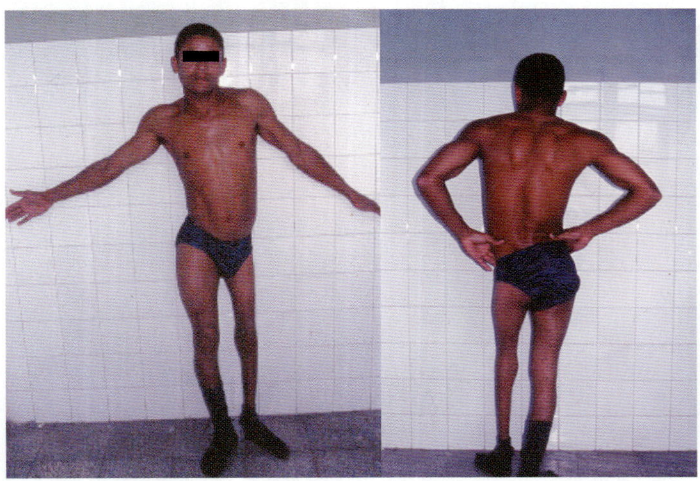

그림 6.13 회색질척수염(poliomyelitis)에 의한 어린 소년의 변형된 다리.

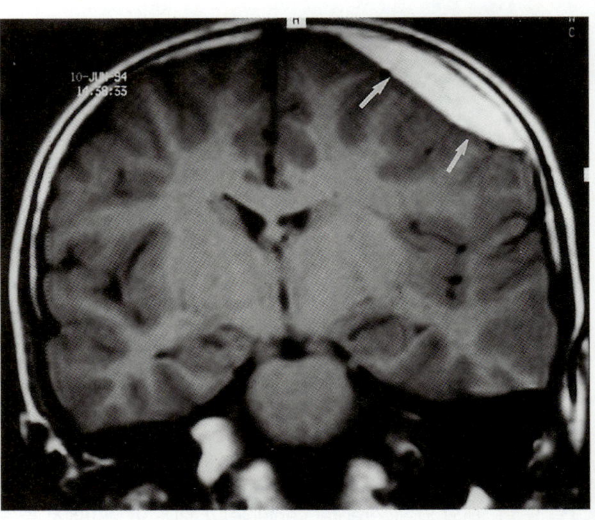

그림 6.14 경막밑혈종(subdural hematoma, 화살표)을 보여주는 자기공명영상(MRI)

의학적 상태

용어	발음	뜻
agoraphobia	ag′ŏr-ă-fō′bē-ă	광장공포증. type of mental disorder with an irrational fear of leaving home and going out into the open; usually associated with panic attacks
autism	aw′tizm	자폐증. disorder of unknown cause consisting of self-absorption, withdrawal of social contacts, repetitive movements and other mannerisms; severity varies from mild (functional) to severe (catatonic)
bipolar disorder	bī-pō′lăr dis-ōr′dĕr	양극성장애. disorder characterized by the occurrence of alternating periods of euphoria (mania) and depression
catatonia	kat′ă-tō′nē-ă	긴장증. a phase of schizophrenia in which the patient is unresponsive, sometimes remaining in a fixed position without moving or talking
claustrophobia	klaw′strŏ-fō′bē-ă	폐소공포증. fear of being shut in or enclosed
compulsion	kŏm-pŭl′shŭn	강박행위. uncontrollable impulse to perform an act, often repetitively, to relieve anxiety; if the compulsive act is prevented, the anxiety becomes fully manifested
delirium	dĕ-lir′ē-ŭm	섬망. an altered state with confusion, distractibility, hallucinations, and overactivity; caused by medication or a metabolic disorder
delusion	dĕ-lū′zhŭn	망상. a false belief or decision that is strongly held and remains unchanged regardless of any outside factors
dementia	dĕ-men′shē-ă	치매. usually progressive loss of cognitive and intellectual functions, without impairment of perception or consciousness; most commonly associated with structural brain disease
depression	dĕ-presh′ŭn	우울(증). mental state characterized by profound feelings of sadness, emptiness, hopelessness, and lack of interest or pleasure in activities
euphoria	yū-fōr′ē-ă	이상행복감, 다행감. an exaggerated feeling of well-being
hallucination	hă-lū′si-nā′shŭn	환각. false perception unrelated to reality or external stimuli; can be visual, auditory, or related to the other senses
mania	mā′nē-ă	조증. emotional disorder characterized by euphoria or irritability as well as rapid speech, decreased need for sleep, distractibility, and poor judgment; usually occurs in bipolar disorder
neurosis	nūr-ō′sis	신경증. psychologic or behavioral disorder characterized by excessive anxiety
obsessive-compulsive disorder (OCD)	ob-ses′iv-kŏm-pŭl′siv dis-ōr′dĕr	강박장애. condition associated with recurrent and intrusive thoughts, images, and repetitive behaviors performed to relieve anxiety
panic disorder	pan′ik dis-ōr′dĕr	공황장애. form of anxiety disorder marked by episodes of intense fear of social or personal situations
paranoia	par′ă-noy′ă	편집병, 편집장애. mental state characterized by jealousy, delusions of persecution, or perceptions of threat or harm
phobia	fō′bē-ă	공포증. extreme persistent fear of a specific object or situation
posttraumatic stress disorder (PTSD)	pōst′traw-mat′ik stres dis-ōr′dĕr	외상후스트레스장애. persistent emotional disturbances that follow exposure to life- threatening catastrophic events such as trauma, abuse, natural disasters, or war
psychosis	sī-kō′sis	정신병. mental disorder extreme enough to cause gross misperception of reality with delusions and hallucinations
schizophrenia	skits′ō-frē′nē-ă	조현병, 정신분열병. common type of psychosis, characterized by abnormalities in perception, content of thought, hallucinations and delusions, and withdrawn or bizarre behavior

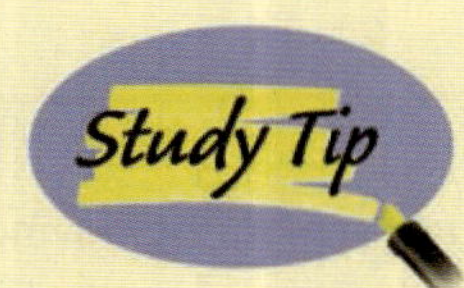

실어증(Aphasia)과 삼킴불능(Aphagia): 이 같이 발음이 비슷한 용어를 혼동하지 않도록 주의하시오. 실어증(aphasia)은 말을 이해하거나 표현하는 능력의 상실을 의미하며 뇌 손상에 의해 발생한다. 삼킴불능(aphagia)은 '먹다'라는 단어인 'phao'에서 유래된 용어이다. 혼동을 방지하기 위해 다음과 같은 힌트를 사용하시오. 즉, 실어증은 ('speech' 단어처럼) "s"를 가지고 있으며, 삼킴불능은 ('gut' 단어처럼 먹는 것과 관련이 있음) "g"를 가지고 있다.

■ 연습문제: 의학적 상태

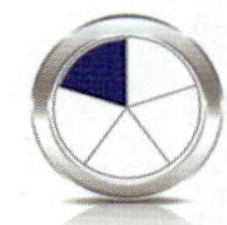

연습문제 12

아래 문제의 뜻에 맞는 의학용어를 쓰시오.

1. 머리에 가해진 격렬한 흔들림 또는 타격에 의한 뇌 손상 ____________
2. 환경 자극에 대한 반응성이 현저히 감소한 사람의 손상된 의식 상태 ____________
3. 손상된 무의식 상태 ____________
4. 뇌의 도파민 생성 신경의 파괴로 인한 장애 ____________
5. 주변 환경에 대한 친밀감 소실 ____________
6. 뇌의 한 부위에 혈액공급이 중단되어 발생하는 뇌 손상 ____________
7. 뇌와 척수에 경화판 형성을 유발하는 중추신경계통의 탈수초 장애 ____________
8. 뇌 혈관의 확장 ____________
9. 뇌 혈관의 폐쇄 또는 막힘 ____________
10. 기억 상실 ____________
11. 운동 신경세포의 점진적인 악화가 특징인 치명적인 질병 ____________
12. 다리와 하지의 마비 ____________

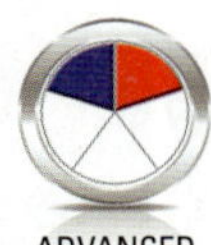

연습문제 13

아래 문장의 빈칸에 알맞은 의학용어를 써 넣으시오.

1. A person who repeatedly washes household items that are already clean because of an intrusive fear they will get infected with germs is suffering from a condition called ____________.

2. A person who worries or is overly fearful about a situation may be diagnosed as having ________________________.

3. Children and adults who cannot focus on their tasks without being easily distracted and who display impulsive behavior may be diagnosed with ________________________.

4. A person with ____________________________ experiences persistent emotional disturbances following exposure to life-threatening catastrophic events.

5. Patients suffering from ________________________ feel persecuted and think that others are out to cause them harm.

6. Individuals who strongly hold a false belief that remains unchanged despite outside factors may be diagnosed with ________________________.

7. Someone with an uncontrollable impulse to gamble at every opportunity may be exhibiting a(n) ________________________ for the activity.

8. Patients who have profound feelings of sadness, emptiness, hopelessness, and lack of interest or pleasure in activities are often diagnosed with ________________________.

9. The phase of schizophrenia in which a patient is unresponsive is called ____________________________.

10. Patients with __________________________________ have difficulty leaving their home because of an irrational fear of going out in the open.

11. Children who suffer from _____________________________ withdraw from social contacts and exhibit repetitive movements.

12. A patient who is in an altered state with confusion, distractibility, hallucinations, and overactivity might be suffering from ________________________.

연습문제 14

TERM CONSTRUCTION

아래의 의학용어를 단어성분으로 나누고 그 성분들의 뜻을 쓰시오. 그 다음에 의학용어의 뜻을 쓰시오. (참고: 이 문제는 이전에 배운 단어성분을 사용할 수 있음.)

예:

neuritis	단어성분:	neur/o, -itis
	뜻:	nerve, inflammation of
	용어의 뜻:	inflammation of a nerve
1. polyneuritis	단어성분:	______________________
	뜻:	______________________
	용어의 뜻:	______________________

2. radiculopathy 단어성분: ____________________

뜻: ____________________

용어의 뜻: ____________________

3. aphasia 단어성분: ____________________

뜻: ____________________

용어의 뜻: ____________________

4. meningomyelocele 단어성분: ____________________

뜻: ____________________

용어의 뜻: ____________________

5. encephalitis 단어성분: ____________________

뜻: ____________________

용어의 뜻: ____________________

6. hemiparesis 단어성분: ____________________

뜻: ____________________

용어의 뜻: ____________________

7. neuralgia 단어성분: ____________________

뜻: ____________________

용어의 뜻: ____________________

8. schizophrenia 단어성분: ____________________

뜻: ____________________

용어의 뜻: ____________________

9. subdural 단어성분: ____________________

뜻: ____________________

용어의 뜻: ____________________

10. poliomyelitis 단어성분: ____________________

뜻: ____________________

용어의 뜻: ____________________

진단시술

용어	발음	뜻
Babinski sign	bă-bin′skē sīn	바뱅스키징후. reflex action in which the big toe remains extended when the sole of the foot is stroked; neurologic test performed on the sole of the foot to indicate injury to the brain or spinal nerves (그림 6.15)
cerebral angiography	ser′ĕ-brăl an′jē-og′ră-fē	뇌혈관조영. radiography of blood vessels in the brain after injection of radiopaque contrast dye
deep tendon reflex(DTR)	dēp ten′dŏn rē′fleks	깊은힘줄반사/심부건반사. evaluation of the response of a muscle to stimuli to provide information on the integrity of the central and peripheral nervous systems; generally, lively or exaggerated reflexes indicate a problem with the central nervous system, and decreased reflexes indicate a problem with the peripheral nervous system
electroencephalography (EEG)	ē-lek′trō-en-sef′ă-log′ră-fē	뇌파검사. electrical recording of brain activity (그림 6.16)

(계속됨)

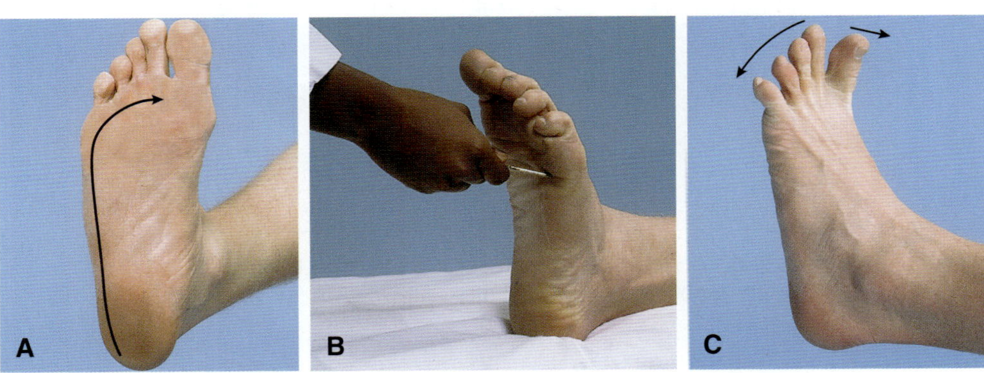

그림 6.15 Babinski sign(바뱅스키징후). A. 의사는 환자 발바닥의 뒤꿈치에서 발가락 쪽으로 도구를 사용하여 커브를 그리며 긁는다. B. 발가락 굽힘 (바뱅스키징후 음성). C. 발가락들을 바깥쪽으로 벌리며 폄(바뱅스키징후 양성). 이 징후는 뇌나 척수신경에 손상이 있음을 나타낸다.

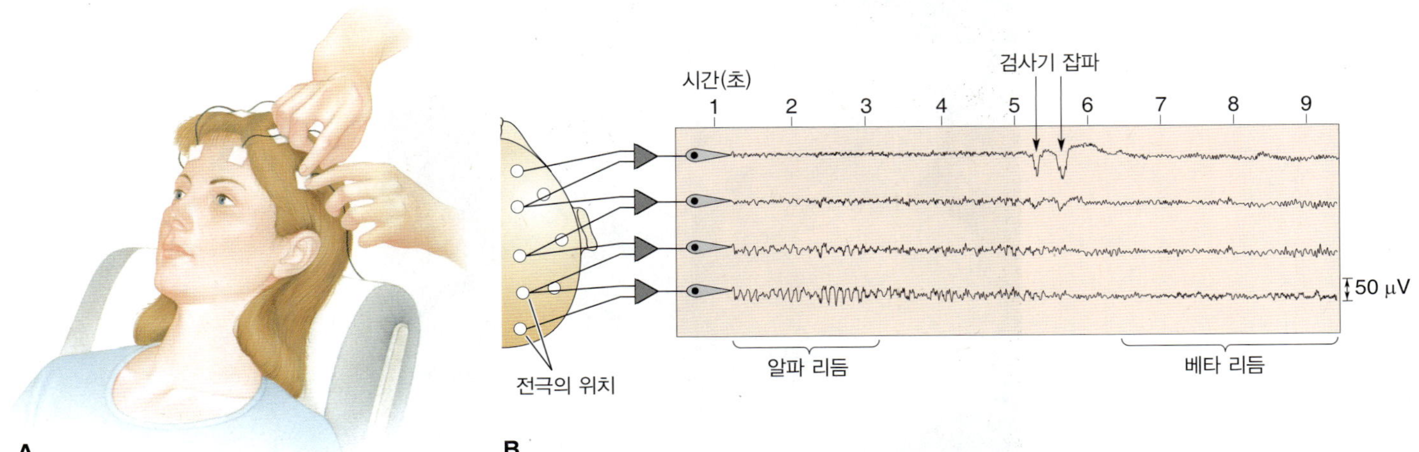

그림 6.16 뇌파검사(electroencephalography). A. 뇌파검사기(electroencephalograph)를 사용하여 뇌 상태를 감시함. B. 정상 EEG.

진단시술 *(계속됨)*

용어	발음	뜻
evoked potential studies	ē-vōkt′ pŏ-ten′shăl stŭd′ēz	유발전위검사. diagnostic tests that use an EEG to record changes in brain waves during various stimuli
Glasgow coma scale (GCS)	glas′gō kō′mă skāl	글래스고혼수척도. a neurologic scale used to assess level of consciousness (그림 6.17)
lumbar puncture (LP)	lŭm′bahr pungk′shŭr	허리천자/요추천자. the process of inserting a needle into the subarachnoid space of the lumbar spine to obtain cerebrospinal fluid for analysis (그림 6.18)

글래스고혼수척도	정상: 총점수 15	최악: 총점수 3
관찰항목	**반응상태**	**점수**
눈반응(눈뜨기)	자발적으로 눈을 뜸	4
	부르면 눈을 뜸	3
	통증을 가하면 눈을 뜸	2
	눈을 뜨지 못함	1
언어반응(말하기)	일상대화 가능	5
	혼돈스러운 대화	4
	이어지지 않는 대화	3
	이해불가 소리(신음)	2
	말하지 못함	1
운동반응	지시에 따름	6
	통증부위 인식	5
	회피굴곡반응	4
	이상굴곡반응	3
	이상신전반응	2
	움직이지 못함	1

그림 6.17 글래스고혼수척도(GCS). GCS 점수는 3~15이며, 3은 최악의 점수이고 15는 최고의 점수이다.

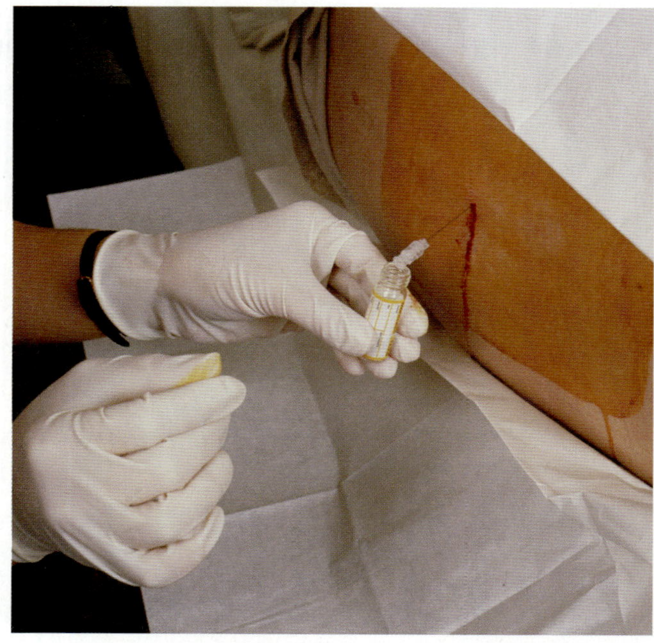

그림 6.18 허리천자(LP)를 통해 채취하는 뇌척수액(CSF) 시료.

진단시술

용어	발음	뜻
magnetic resonance imaging (MRI)	mag-net′ik rez′ō-năns im′ăj-ing	자기공명영상. imaging technique that uses magnetic fields and radiofrequency waves to visualize anatomic structures; often used for evaluating soft tissue (그림 6.19)
myelogram	mī′ĕ-lō-gram	척수조영상. radiographic contrast study of the spinal subarachnoid space and its contents
polysomnography	pol′ē-som-nog′ră-fē	수면다원검사. monitoring and recording of normal and abnormal activity during sleep to diagnose sleep disorders
positron emission tomography (PET)	poz′i-tron ĕ-mish′ŭn tō-mog′ră-fē	양성자(방출)단층촬영. a nuclear medicine procedure that shows metabolic activity in the brain that can correspond to various types of brain activity (그림 6.20)

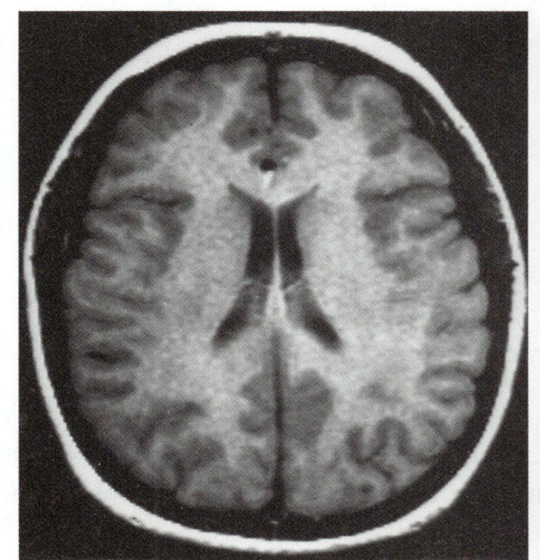
자기공명영상(MRI), 정상 뇌, 수평면 영상

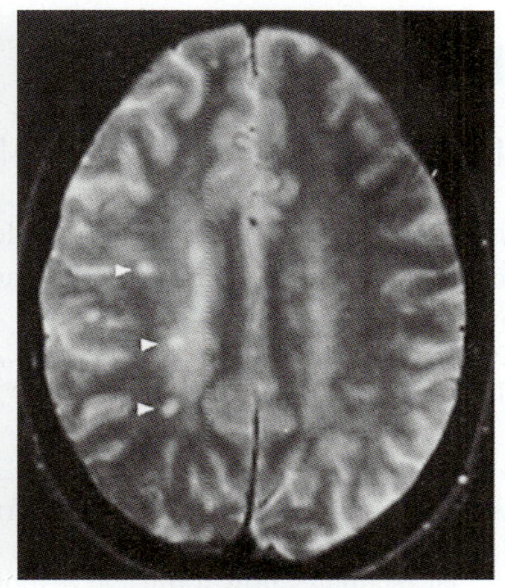
자기공명영상(MRI), 다발경화증, 수평면 영상

그림 6.19 뇌의 자기공명영상(MRI).

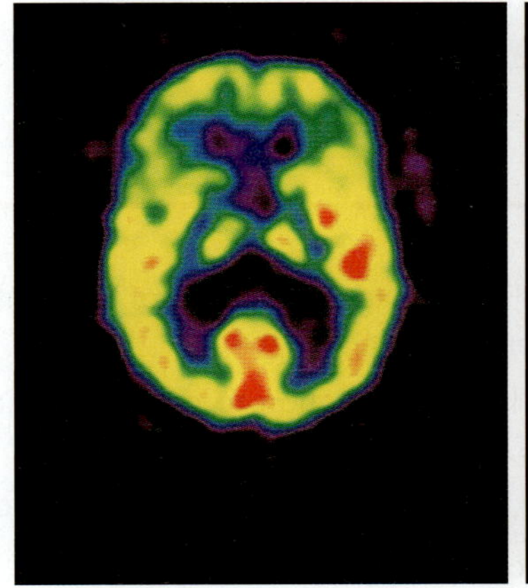
건강한 뇌의 PET 스캔

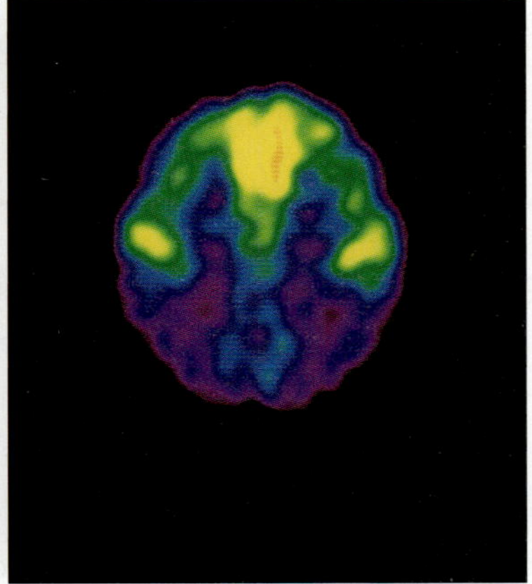
알츠하이머 환자 뇌의 PET 스캔

그림 6.20 뇌의 양성자(방출)단층촬영(PET) 스캔.

연습문제: 진단시술

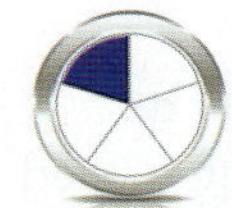
SIMPLE RECALL

연습문제 15

아래 문제의 뜻에 맞는 의학용어를 쓰시오.

1. 의식 수준을 평가하기 위한 신경학적 척도 ______________________
2. 뇌파의 변화를 기록하는 일련의 검사 ______________________
3. 발바닥에 시행한 신경학적 검사의 결과 ______________________
4. 뇌 활동에 상응하는 뇌의 대사활동을 보여주는 검사 ______________________
5. 방사선비투과 조영제 주입 후 뇌 혈관의 방사선영상촬영 ______________________

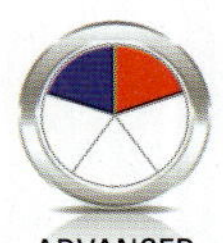
ADVANCED RECALL

연습문제 16

아래 문장의 빈칸에 알맞은 의학용어를 써 넣으시오.

1. The process of inserting a needle into the low back area to extract a small amount of cerebrospinal fluid for analysis is called a(n) ______________________.
2. During ______________________, various aspects of sleep are recorded to diagnose sleep disorders.
3. Before undergoing ______________________, which generates images by using a magnetic field, patients are thoroughly questioned to determine if they have any metal within their bodies.
4. The test that evaluates how a muscle responds to stimuli is called ______________________.
5. The procedure in which sensors are applied to a patient's head to produce an electrical recording of brain activity is called a(n) ______________________.
6. A(n) ______________________ is a type of contrast study that allows visualization of the spinal subarachnoid space and its contents.

외과처치와 치료시술

용어	발음	뜻
craniectomy	krā′nē-ek′tŏ-me	머리뼈절제/두개골절제. excision of part of the skull, without replacement of bone, to access the brain (그림 6.21)
cranioplasty	krā′nē-ō-plas′tē	머리뼈성형/두개골성형. operation to correct cranial defects, which may include bone grafts
craniotomy	krā′nē-ot′ō-mē	머리뼈절개/개두. opening into the skull allowing access to the brain (그림 6.21)
ganglionectomy	gang′glē-ō-nek′tō-mē	신경절절제. excision of a ganglion
laminectomy	lam′i-nek′tŏ-mē	척추후궁절제/척추고리판절제. excision of the thin plate (lamina) of the vertebra to relieve pressure on the spinal cord

외과처치와 치료시술

용어	발음	뜻
neurolysis	nūr-ol′i-sis	신경박리. separation of a nerve from inflammatory adhesions
neuroplasty	nūr′ō-plas-tē	신경성형. surgical repair of the nerves
psychotherapy	sī′kō-thār′ă-pē	정신요법. the general term for an interaction in which a trained mental health professional tries to help a patient resolve emotional and mental distress
rhizotomy; *syn.* radicotomy	rī-zot′ŏ-mē; rad′i-kot′ŏ-mē	신경뿌리절단. incision into the spinal nerve roots to relieve pain or spastic paralysis

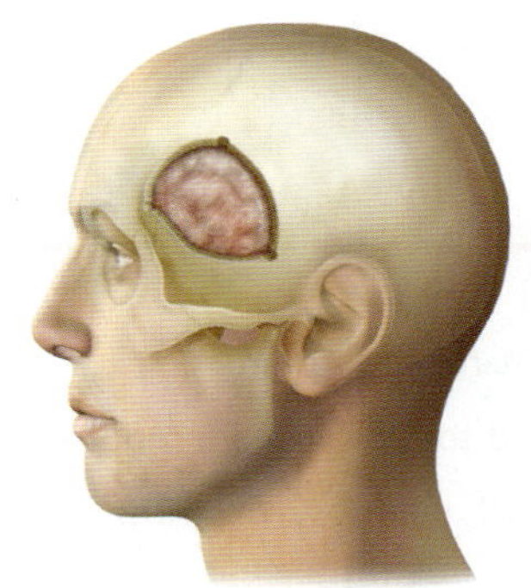
Craniectomy
(머리뼈절제)

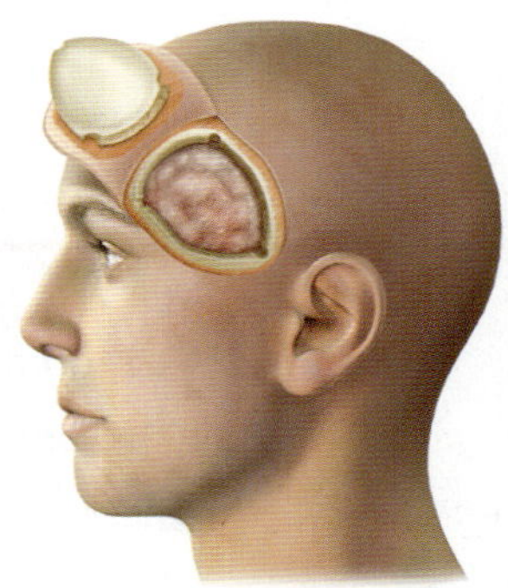
Craniotomy
(머리뼈절개)

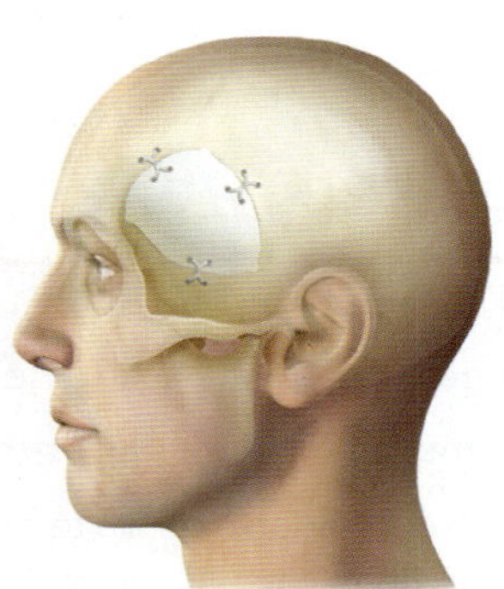
Cranioplasty
(머리뼈성형)

그림 6.21 머리뼈 수술(surgeries of the skull).

■ 연습문제: 외과처치와 치료시술

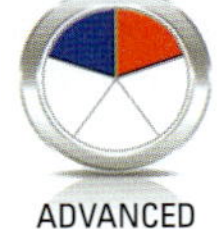

연습문제 17

아래 문제의 뜻에 맞는 의학용어를 보기에서 골라 연결하시오.

neuroplasty	craniectomy	neurolysis	ganglionectomy
craniotomy	radicotomy	laminectomy	psychotherapy

1. 신경의 수술적 복구 ______________________
2. 머리뼈의 일부 절제 ______________________
3. 척추의 얇은 판 제거 ______________________
4. 머리뼈의 절개 ______________________
5. 척추 신경뿌리 절개 ______________________
6. 염증성 유착으로부터 신경 분리 ______________________
7. 신경절 절제 ______________________
8. 환자가 정서적 스트레스에 대처하도록 도와주는 중재요법 ______________________

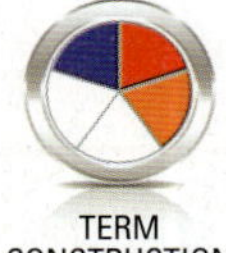

연습문제 18

아래의 단어들에 대한 연결형과 접미사를 결합하여 완성된 의학용어를 만드시오.

연결형 사용	접미사 사용	의학용어
nerve	surgical repair	1. ______________
ganglion	excision	2. ______________
nerve root	incision	3. ______________
cranium	excision	4. ______________

투약과 약물요법

용어	발음	뜻
analgesic	an′ăl-jē′zik	진통제. drug that relieves pain
anesthetic	an′es-thet′ik	마취제. compound that provides temporary loss of sensation
antianxiety agent; *syn*. anxiolytic	an′tē-ang-zī′ĕ-tē ā′jĕnt; ang′zē-ō-lit′ik	항불안제/불안치료약. category of drugs used to treat anxiety without causing excessive sedation
anticonvulsant	an′tē-kŏn-vŭl′sănt	항경련제. drug that prevents or arrests seizures
antidepressant	an′tē-dĕ-pres′ănt	항우울제. drug used to treat depression
antiinflammatory	an′tē-in-flam′ă-tōr-ē	소염제/항염증제. drug that reduces inflammation
epidural injection	ep′i-dūr′ăl in-jek′shŭn	경막외주사. injection of an analgesic into the epidural space
hypnotic	hip-not′ik	수면제. drug that promotes sleep
neuroleptic	nūr′ō-lep′tik	신경이완제. class of psychotropic drugs used to treat psychosis, particularly schizophrenia
psychotropic	sī′kō-trō′pik	정신작용제. drug used to treat mental illnesses
sedative	sed′ă-tiv	진정제. drug that quiets nervous excitement

■ 연습문제: 투약과 약물요법

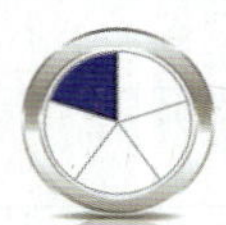

연습문제 19

아래 문제의 뜻에 맞는 투약이나 약물요법에 관한 용어를 쓰시오.

1. 발작을 방지하거나 정지시키는 약물 ______________
2. 우울증 치료에 사용되는 약물 ______________
3. 불안 치료에 사용되는 같은 종류(범주)의 약물 ______________
4. 염증을 감소시키는 약물 ______________

5. 신경성 흥분을 진정시키는 약물 ____________________

6. 통증을 완화하는 약물 ____________________

7. 정신병 치료에 사용되는 같은 종류(등급)의 정신작용제 ____________________

8. 경막외공간에 진통제 주사 ____________________

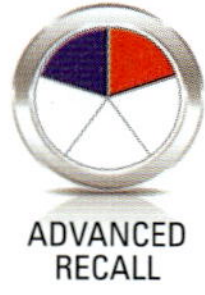

연습문제 20

아래 연결형의 뜻을 참고하여 투약이나 약물요법에 관한 의학용어의 뜻을 쓰시오.

연결형	뜻	의학용어	용어의 뜻
anxi/o	anxiety	anxiolytic	1. ____________
psych/o	mind, mental	psychotropic	2. ____________
esthesi/o	sensation	anesthetic	3. ____________
hypn/o	sleep, hypnosis	hypnotic	4. ____________

전문분야와 전문가

용어	발음	뜻
electroencephalography (EEG) technician	ĕ-lek′trō-en-sef′ă-log′ră-fē tek-nish′ŭn	뇌파검사기사. a person who is trained to set up and perform electroencephalograms (EEGs)(tests that evaluate the electrical functions of the brain)
neurology	nūr-ol′ŏ-jē	신경학. medical specialty concerned with the study and treatment of conditions involving the nervous system
neurologist	nūr-ol′ŏ-jist	신경과전문의, 신경과학자. physician who specializes in neurology
psychiatry	sī-kī′ă-trē	정신건강의학, 정신과학. medical specialty concerned with the diagnosis and treatment of mental disorders as practiced by a licensed medical doctor who may prescribe medications
psychiatrist	sī-kī′ă-trist	정신건강의학과전문의. physician who specializes in psychiatry
psychology	sī-kol′ŏ-jē	심리학. medical specialty concerned with the study and treatment of mental processes, behaviors, and abnormal/irregular mood disorders as practiced by a trained professional who is not a medical doctor and is not authorized to prescribe medications
psychologist	sī-kol′ŏ-jist	심리학자. one who specializes in psychology

■ 연습문제: 전문분야와 전문가

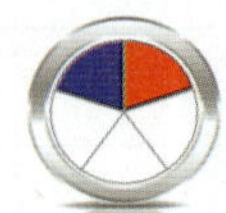

연습문제 21

아래 문제의 뜻에 알맞은 전문분야나 전문가를 보기에서 골라 써 넣으시오.

psychologist psychology neurology psychiatry
psychiatrist neurologist EEG technician

1. 심리학을 전문으로 하는 전문가 ____________________
2. 신경계통 질환의 연구 및 치료에 관한 전문 분야 ____________________
3. 약물을 처방할 수 있는 면허 의사가 진료하는 것과 같은 정신 장애의 진단 및 치료에 관한 전문 분야 ____________________
4. 정신건강의학을 전문으로 하는 의사 ____________________
5. 뇌의 전류를 평가하는 검사를 수행하는 특별히 훈련된 사람 ____________________
6. 의사가 아니어서 약물을 처방할 권한이 없는 숙련된 전문가가 수행하는 정신 작용, 행동 및 비정상적 또는 불규칙한 기분 장애에 대한 연구 및 치료와 관련된 의료 전문 분야 ____________________
7. 신경계통을 전문으로 하는 의사 ____________________

약어

약어	뜻
ADHD	주의력결핍과다활동장애. attention deficit hyperactivity disorder
ALS	근위축측삭경화증. amyotrophic lateral sclerosis
CNS	중추신경계(통). central nervous system
CP	뇌성마비. cerebral palsy
CSF	뇌척수액. cerebrospinal fluid
CVA	뇌졸중. cerebrovascular accident
DTR	깊은힘줄반사/심부건반사. deep tendon reflex
EEG	뇌파도. electroencephalogram
LP	허리천자/요추천자. lumbar puncture
MRI	자기공명영상. magnetic resonance imaging
MS	다발경화증. multiple sclerosis
OCD	강박장애. obsessive-compulsive disorder
PET	양전자(방출)단층촬영. positron emission tomography
PTSD	외상후스트레스장애. posttraumatic stress disorder
TIA	일과성허혈발작. transient ischemic attack

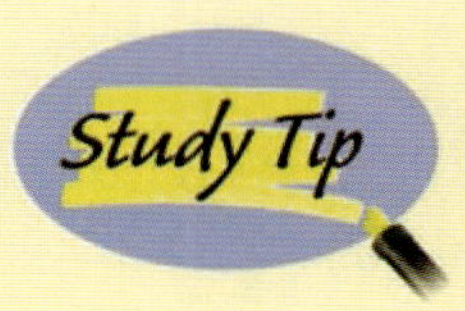

EEG 및 ECG(EKG): 뇌파검사를 EEG라는 약어로 사용할 때에는 매우 주의하시오. 심전도의 약어인 ECG 또는 EKG와 혼동하지 마시오. EKG의 'K'는 심장을 의미하는 그리스어 '*kardia*'에서 유래되었다.

■ 연습문제: 약어

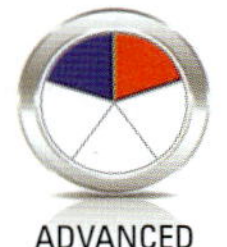

연습문제 22

아래의 문장에 사용된 약어의 뜻을 쓰시오.

1. The child was diagnosed with **CP** as a result of damage to the brain that occurred prenatally.

___

2. Mr. Jackowski was admitted with stroke-like symptoms, but testing revealed that he had suffered a **TIA**.

___

3. Mrs. Wu had to undergo an **LP** to check for bacteria in her cerebrospinal fluid.

___

4. Patients with **MS** may become weak and lethargic and may have problems with coordination.

___

5. **CSF** is normally clear without any evidence of cells or bacteria.

___

6. Mrs. Merriman received a written warning at work because she has **OCD** and was constantly in the ladies' room washing her hands.

___

7. The patient had an **MRI** to assess his injuries after a car accident.

___

8. The effects of a **CVA** can be either minimal with a short recovery period, or debilitating, requiring extensive rehabilitation.

___

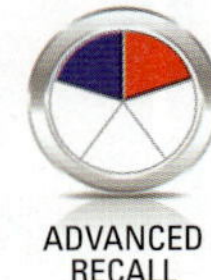

연습문제 23

아래 문제의 뜻에 맞는 약어를 보기에서 골라 쓰시오.

PET	PTSD	ADHD	CNS
EEG	ALS	DTR	CVA

1. 뇌파, 뇌 기능 및 뇌 상태를 측정하는 연구 ______________________

2. 뇌졸중을 일으키는 상태 ______________________

3. 운동 신경세포의 진행성 악화 ______________________

4. 생명을 위협하는 파국적인 사건에 노출된 이후의 지속적인 정서적 장애 ______________________

5. 가만히 앉아 있을 수 없는 상태, 집중력 결핍, 쉽게 산만해짐을 특징으로 하는 질환 ______________________

6. 뇌의 대사 활동을 보여주는 검사법 ______________________

7. 뇌와 척수 계통을 함께 나타내는 용어 ______________________

8. 특정 지점을 두드리거나 자극하여 나타나는 반사를 평가함 ______________________

■ 마무리

- 신경계통은 중추신경계통과 말초신경계통이라는 두 가지 주요 부분을 가지고 있다.
- 뇌에는 많은 부분이 있고, 각각 특정한 기능을 가지고 있다.
- 당신은 단어성분, 형용사, 상태, 진단기준, 외과적 선택, 투약, 전문가, 약어 등을 포함하여 신경계통과 정신건강에 관한 용어들을 배웠다.

단원 복습

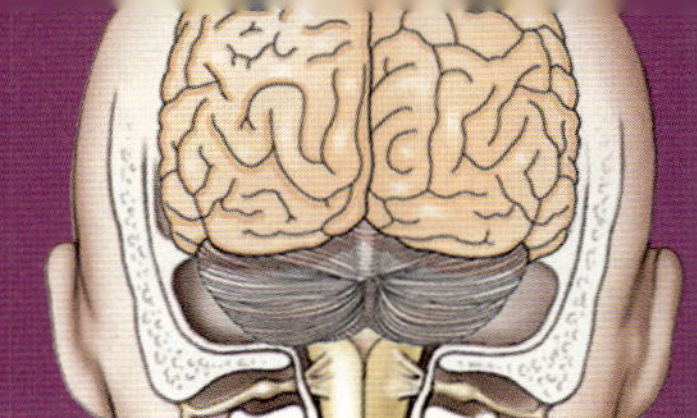

해부학 및 생리학 용어의 복습

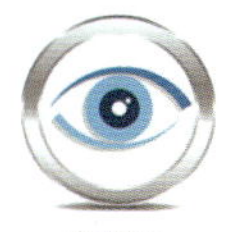

VISUAL

연습문제 24

아래 그림의 해부학적 구조에 해당하는 용어를 빈칸에 쓰시오.

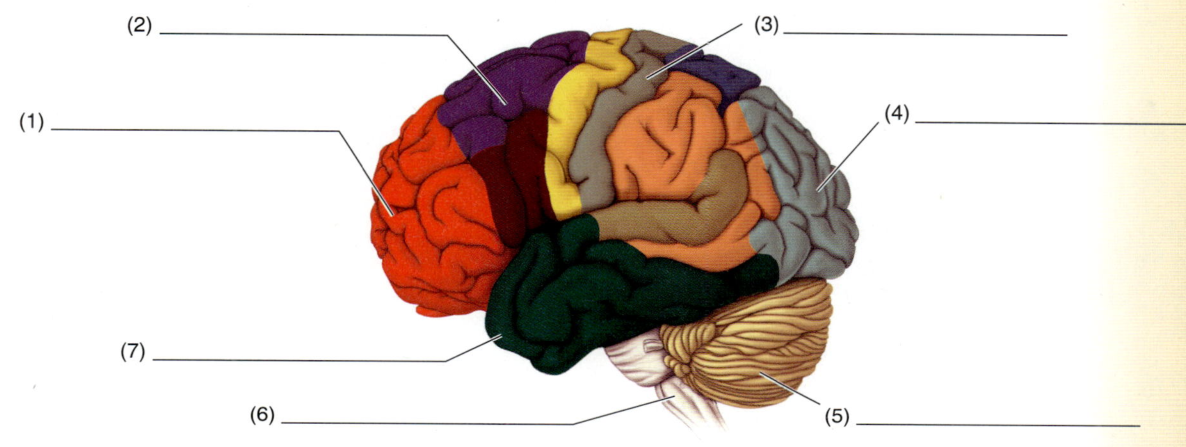

옆면 그림

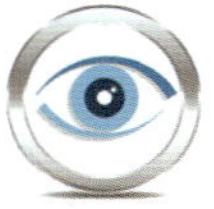

VISUAL

연습문제 25

아래 그림의 해부학적 구조에 알맞은 용어를 빈칸에 쓰시오.

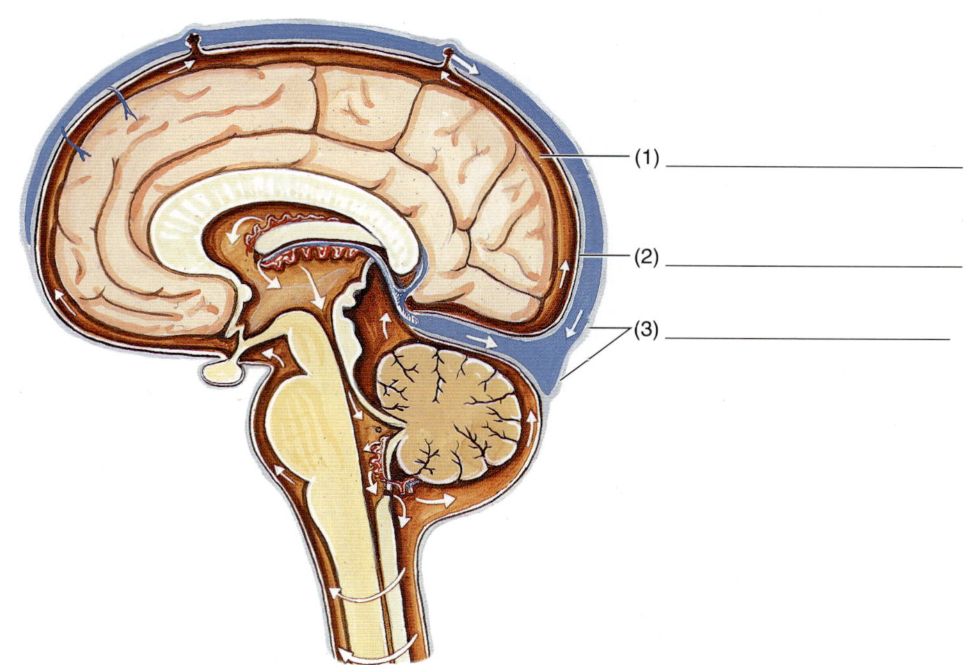

용어구조 이해하기

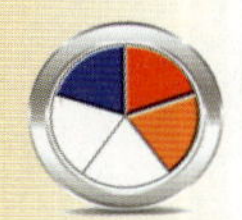
TERM CONSTRUCTION

연습문제 26

아래의 의학용어를 단어성분으로 나누고 그 성분들의 뜻을 쓰시오.
그 다음에 의학용어의 뜻을 쓰시오.

예:

encephalitis
단어성분: encephal/o, -itis
뜻: brain, inflammation of
용어의 뜻: inflammation of the brain

1. meningocyte
단어성분: ____________________
뜻: ____________________
용어의 뜻: ____________________

2. neuropathy
단어성분: ____________________
뜻: ____________________
용어의 뜻: ____________________

3. craniocerebral
단어성분: ____________________
뜻: ____________________
용어의 뜻: ____________________

4. quadriparesis
단어성분: ____________________
뜻: ____________________
용어의 뜻: ____________________

5. radiculomyelopathy
단어성분: ____________________
뜻: ____________________
용어의 뜻: ____________________

6. electroencephalography
단어성분: ____________________
뜻: ____________________
용어의 뜻: ____________________

7. encephaloscopy
단어성분: ____________________
뜻: ____________________
용어의 뜻: ____________________

8. poliodystrophy

단어성분: ______

뜻: ______

용어의 뜻: ______

9. spondylosis

단어성분: ______

뜻: ______

용어의 뜻: ______

10. ganglionectomy

단어성분: ______

뜻: ______

용어의 뜻: ______

이해력 연습문제

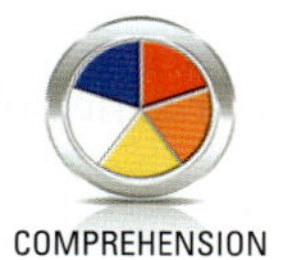

연습문제 27

아래 문장에 알맞은 의학용어를 빈칸에 써 넣으시오.

1. A patient with auditory and visual ______, or false perceptions unrelated to reality, may be admitted into the psychiatric ward of the hospital.
2. ______ is a feeling of sluggishness or a state of impaired consciousness.
3. The inability to walk because of a lack of muscle coordination is called ______.
4. The patient had ______, a condition involving paralysis on one side of the face.
5. The disorder that causes patients to stop breathing for short periods in their sleep is called ______.
6. A progressive degenerative brain disease that results in memory impairment and dementia is called ______.
7. Loss of sensation, usually caused by administration of a medication, is called ______.
8. An electrical recording of brain activity is called ______.
9. Herpes zoster, also known as ______, causes blisters along the course of affected nerves.
10. Patients with ______ constantly fear that they are going to be harmed.

11. ______________________________ is the term for various types of nonprogressive movement dysfunction presentat birth or in early childhood.

12. Inflammation of the membranous covering of the brain and spinal cord is called ______________________________.

13. ______________________________ is a disease of the nerve roots.

14. A patient experiencing a(n) ______________________________ usually has pain on only one side of the head.

15. A(n) ______________________________ impairs circulation to the brain due to a blood clot.

16. The ______________________________ is the part of the brain that is divided into right and left hemispheres.

17. Prominent rounded elevations that form the cerebral hemispheres are called ______________________________.

18. The ______________________________ connects the brain to the spinal cord.

19. ______________________________is the medical term for fainting.

20. A neurologic disorder characterized by temporary loss of consciousness and violent spasms or series of jerky movements of the face, trunk, or limbs is called ______________________________.

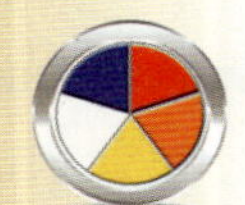

연습문제 28

COMPREHENSION

아래 문제에 맞는 정답을 보기에서 고르시오.

1. A patient who is having problems formulating thoughts into words is experiencing (병명)
   - A. paraplegia.
   - B. aphagia.
   - C. ataxia.
   - D. aphasia.

2. A person who exhibits involuntary vocal or motor dysfunctions in a tic-like manner suffers from (병명)
   - A. a stroke.
   - B. Alzheimer disease.
   - C. Tourette syndrome.
   - D. dementia.

3. A patient visits her physician complaining of a severe headache and nausea. She states that she must lie down in a darkened room. Her likely diagnosis is (병명)
   - A. migraine.
   - B. claustrophobia.
   - C. myelitis.
   - D. delusion.

4. Patients with diabetes who have long-term manifestations often have pain in the nerves of their feet. This is called (증상)
   - A. neurology.
   - B. neuralgia.
   - C. stupor.
   - D. amnesia.

5. A child was hit in the head by a foul ball at a baseball game. At the hospital, he was found to have a collection of blood under the skull, just inside the brain. The diagnosis was (병명)

A. neuritis.
B. a subdural hematoma.
C. a temporal lobe.
D. a frontal lobe.

6. A patient suddenly appears to be staring off into space. Her face droops slightly at the mouth, and she does not respond to verbal stimuli. After about 30 minutes, she appears fine and is speaking clearly and coherently. Her face no longer droops at the mouth. She most likely had a(n) (병명)

A. EEG.
B. TIA.
C. CNS.
D. CSF.

7. A sleep disturbance in which a person cannot sleep at night but can often fall asleep without notice is called (병명)

A. Alzheimer disease.
B. sleep apnea.
C. narcolepsy.
D. meningitis.

8. A patient suddenly has difficulty speaking and her right arm feels stiff and weak.
Her face has a right-sided droop, and her speech is slurred. She most likely suffered a(n) (병명)

A. EEG.
B. LP.
C. CSF.
D. CVA.

9. In elderly patients, a progressive loss of thought processes without loss of awareness is called (병명)

A. sleep apnea.
B. meningitis.
C. dementia.
D. neuropathy.

10. Symptoms of this disorder mimic a stroke and are thought to be caused by a dysfunction of a nerve. This illness is called (병명)

A. shingles.
B. Bell palsy.
C. autism.
D. anxiety.

11. The accumulation of excessive fluid that circulates in and around the brain and spinal cord with resulting increased intracranial pressure is called (병명)

A. encephalitis.
B. hydrocephalus.
C. hydromeningitis.
D. hydrocraniosis.

12. A patient who lacks normal clarity of speech and also is confused is said to be suffering from (증상)

A. lethargy.
B. incoherence.
C. stupor.
D. phobia.

13. A patient complains of feeling "pins and needles." The medical term for this abnormal sensation is (병명)

A. paralysis.
B. hemiplegia.
C. paresthesia.
D. hydrocephalus.

14. A young man suddenly falls to the floor convulsing and appears unconscious. He is thought to be having a(n) (병명)

A. migraine.
B. autism.
C. seizure.
D. amnesia.

활용과 분석

증례연구

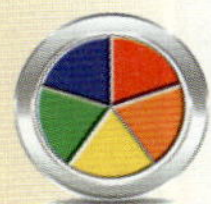
APPLICATION

연습문제 29

아래 증례연구를 읽고 각각의 질문에 맞는 정답을 보기에서 고르시오.

증례 6-1

78세의 Parker 씨는 자택의 화장실 바닥에서 다소 혼란스럽고 방향 감각이 없는 것으로 밝혀졌다. 그는 무슨 일이 있었는지 정확하게 기억하지 못한다. 그는 화장실에 가서 쓰러진 것에 대해 이야기하고, 화장실에 속하지 않은 물건들을 옮긴 것에 대해 이야기한다. 옮긴 물건들의 종류에 대해 묻자 이 환자는 특정 물건의 이름을 댈 수 없었다. 대화하는 도중에 약간의 표현실어증이 나타난다. 정신장애는 없는 것으로 판단되었다. 신경학적으로 그는 사람(자신)을 지향하지만 시간과 장소를 지향하지는 않는다.

1. Based on the information provided in the case, what specialist might be called to see this patient? (전문가)

A. psychiatrist
B. neurology
C. neurologist
D. psychologist

2. Aphasia is (정의)

A. the inability to walk.
B. the inability to swallow.
C. the inability to respond or communicate appropriately.
D. the inability to see.

3. Disorientation can include the loss of famili-arity with (정의)

A. time.
B. place.
C. person(self).
D. all of the above

4. This patient might have had an episode of fainting, also called (증상)

A. syncope.
B. seizures.
C. lethargy.
D. ataxia.

증례 6-2

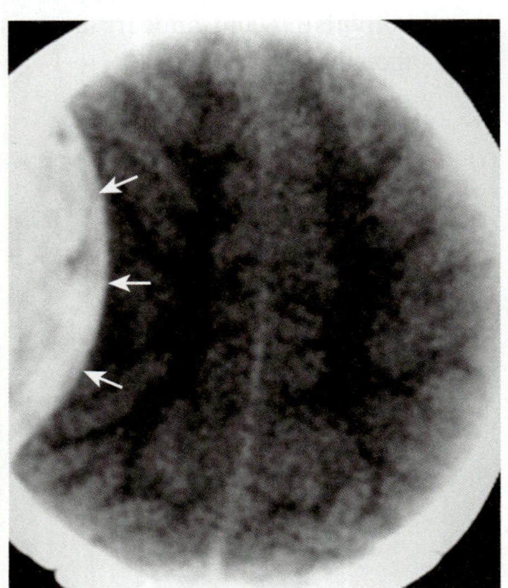

그림 6.22 경막외혈종(epidural hematoma, 화살표)을 보여주는 CT 스캔.

16세 소년이 자전거를 타다가 모래밭에서 미끄러졌다. 자전거 방향을 갑자기 틀었을 때 소년은 핸들 바를 넘어 뒤집히면서 길바닥에 머리를 부딪쳤다. 그에게 열상, 뇌진탕, 혈종이 발생했다. 그는 응급실로 옮겨졌고, 그곳에서 방향감각이 없고 무기력하며 기억상실증을 앓고 있는 것으로 밝혀졌다. CT 스캔을 한 결과 경막외혈종(epidural hematoma, **그림 6.22**)이 있는 것으로 밝혀졌다. 그는 즉시 수술실로 옮겨져 두개골절개를 통해 혈전이 제거되었다.

5. Where is the hematoma located? (발병장소)

A. deep to the dura mater
B. within the dura mater
C. in the pia mater
D. between the skull and the dura mater

6. A procedure to open the skull and remove the clot was performed. The medical term for "incision into the skull" is (수술방법)

A. craniectomy.
B. cranioplasty.
C. craniotomy.
D. craniocele.

7. A concussion is an injury to the (발병장소)

A. spine.
B. spinal cord.
C. cranial nerves.
D. brain.

8. The medical term for the loss of memory is (증상)

A. ataxia.
B. amnesia.
C. aphasia.
D. stupor.

의무기록 분석

의무기록 6-1

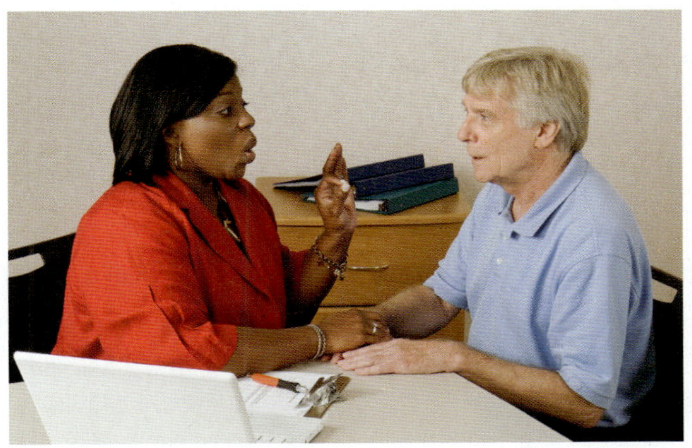

언어치료사(speech therapist)는 환자의 언어장애를 개선하거나 회복시키는 일을 한다.

다음은 뇌졸중(CVA)이 발생하여 현재 재활치료를 받고 있는 환자의 입원내력과 신체검사 기록이다. 언어치료사로서 당신은 의사와 함께 이 환자를 위한 언어치료 계획을 세울 것이다. 이 기회에 의무기록을 검토하시오.

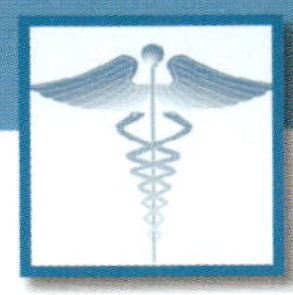

의무기록

뇌졸중(CVA) 재활병력과 진찰소견

입원사유: 뇌졸중(CVA), 왼쪽 반신불완전마비, 상급재활치료를 위해 입원.

환자상태 목표: 집에서 자립적으로 살 수 있을 정도로 치료.

현재병력: 환자는 64세 남성이다. 11월 초에 갑자기 몸의 왼쪽에 쇠약이 생겼다. 그는 집 마루바닥에 쓰러진 후 약 일주일만에 발견되어 지역 병원으로 이송되었다. 응급실에서 검사한 CPK 수치가 5,000보다 높게 나왔는데, 이것은 바닥에 누워 있었기 때문에 이차적으로 횡문근융해증이 생긴 것을 의미한다. 그는 왼쪽 반신불완전마비도 가지고 있었다. 머리 CT 스캔의 결과 심부백질허혈과 이것에 동반할 수 있는 진행뇌실주위연화증이 나타났다. 오른쪽 바닥핵에서 부종이 이 경색과 겹쳐진 것으로 나타났다. 머리 MRI 결과 오른쪽 바닥핵의 급성경색증을 동반한 작은 혈관의 허혈 변화가 나타났다.

과거병력: 고혈압이 의미 있음.

알레르기: 약물 알레르기는 없다고 함.

사회생활: 집에 홀로 삶. 모든 생활용품은 1층에 갖춰져 있음. 오른손잡이임.

습관: 그는 흡연을 인정하지만 음주나 불법마약을 부정함.

가족력: 뇌졸중, 당뇨병, 암 등이 의미 있음.

계통 검토

일반 검토: 체중 증가나 감소, 오한, 발영, 식은 땀 등은 없다고 함. 머리, 귀, 눈, 코, 목: 진찰 결과 경미한 언어상실증(dysphasia)이 의미 있음.

심장혈관계통: 고혈압이 의미 있음.

신경계통: 위와 같음.

그 밖의 다른 계통은 이상 없음.

진찰

활력징후: 체온 98.8°F, 맥박 78, 호흡수 20, 혈압 150/98, 체중 158 lb.

팔다리: 오른쪽 팔다리는 정상적 운동범위와 강도를 갖고 있음.

호흡계통: 흉부는 깨끗함.

심장혈관계통: 심장은 규칙적인 박동과 리듬을 갖고 있음.

복부: 복부는 부드럽고, 정상적으로 활발한 장운동소리를 냄. 폴리도뇨관(Foley catheter)은 제자리에 위치함.

신경계통: 이 환자는 발육상태가 좋고 마른 편이며 급성고통은 없다. 기민한 편이고 정신상태는 O&A × 3이다. 동공은 정상적인 위치에 있고, 빛과 눈조절에 대한 반응도 정상적이다. 양쪽에 대한 집중도도 좋다. 중심안면쇠 약이 남아 있다. 혀는 왼쪽으로 휘어 있다. 중등도의 실어증을 앓고 있다. 삼킴반사는 정상적으로 보인다. 뚜렷하게 팔다리를 움직일 수 없는 심한 좌측반신불완전마비를 갖고 있다. 왼쪽의 감각은 온전하다. 바뱅스키징후(Babinski sign)는 왼쪽 발에서 양성이다. 왼쪽 발목에서 한두 번의 간대경련이 일어난다.

추정진단

1. 뇌졸중, 심한 왼쪽 반신불완전마비(hemiparesis)
2. 횡문근융해증(rhabdomyolysis)
3. 고혈압

계획: 이 환자는 물리요법, 직업요법, 언어요법, 오락요법, 사례관리지원 등이 포함된 포괄적 입원재활사업에 참여하게 될 것이다. 이 치료의 목적을 환자를 집으로 복귀시키는 환자-가족 공동의 목적으로 전환하여 환자가 독립적으로 또는 보조를 받아 살 수 있도록 하는 것이다.

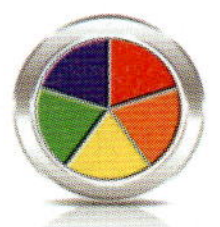
APPLICATION

연습문제 30

위의 의무기록을 읽고 문제에 맞는 정답을 보기에서 고르시오. (참고: 일부 용어가 이 단원에 나오는 것은 아니지만 단어성분을 참고하면 이해할 수 있을 것이다.)

1. The patient had a CVA, or a cerebrovascular accident. What is another name for this medical problem? (병명)

A. stupor
B. stroke
C. hallucination
D. Alzheimer disease

2. The patient is admitted for rehabilitation because he has weakness only on his left side. This is called (병명)

A. paraplegia.
B. quadriplegia.
C. hemiparesis.
D. paraparesis.

3. A Babinski sign is a neurologic test performed on the (징후)

A. top of the foot.
B. sole of the foot.
C. back of the calf.
D. big toe.

4. What two radiologic tests were performed? (검사)

A. echocardiogram and CPK
B. MRI and CT scan
C. CPK and CT scan
D. MRI and echocardiogram

5. The patient has moderate dysphasia. This means that he has (증상)

A. difficulty swallowing.
B. difficulty walking.
C. difficulty speaking.
D. difficulty breathing.

의무기록 6-2

당신은 응급치료병원(acute hospital setting)에서 근무하는 의사이다. 지금 노인 환자의 퇴원기록을 완성하는 중이다. 이 환자가 퇴원할 때 그녀의 딸이 집으로 모셔 갈 예정이다.

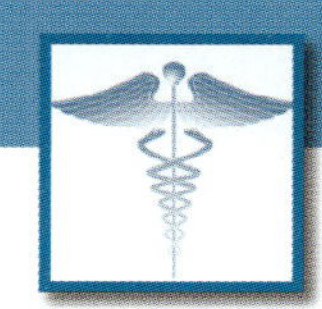

의무기록

급성발작(Acute Seizures) 퇴원 요약서

주요호소증상: 정신상태 변화, 표현실어증.

현재병력: 이 환자는 과거에 여러 번 같은 호소증상으로 입원했던 고령의 백인 여성이다. 입원 이유는 표현 (1) ______________________,과 정신상태 변화이다.

과거병력: 이 환자의 의미 있는 과거병력은 발작과 같은 삽화, (2) ________________, 고혈압, CAD, CABG, CHF, 심방세동, 갑상샘저하증, (3) ________________, 호흡정지, UTI, 우측대동 맥절제, 담낭절제, 자궁절제, CABG, 말초혈관질환이다.

입원 생활: 그녀는 입원할 때 표현실어증(expressive aphasia) 환자였다. 입원 기간 동안 내내 정신상태는 A & O ×1이었다. 모든 팔다리는 잘 움직였다, 신경과전문의가 진찰 후 딜란틴 100 mg을 하루에 세 번 복용하도록 처방하였고, 또한 라믹탈을 하루에 두 번 200 mg까지 증량할 것을 추천하였다. 그녀는 증량된 라믹탈을 복용했지만 별문제가 없었다. 입원하는 동안 표현실어증은 개선되었다. 정신상태는 좋았고, O & A ×1이었다.

또한 입원 당시 심방세동(RVR)이 발견되었다. 심장전문의가 진찰 후 소탈롤을 증량하였고 메토프롤롤을 감량하였다. 그녀의 심박수는 줄어들었다. 또한 입원 기간 동안 쿠마딘을 계속 복용하였다.

그녀는 입원하는 동안 저등급 발열이 지속되었다. UA에서 UTI에 양성반응이 나왔다. 항생제인 마크로비드를 복용하였다. 열이 떨어졌다.

(4) ____________________ 는 (5) ____________________ 질환에 대해 양성이었다. 또한 우리는 표현실어증과 정신 상태 변화는 급성 발작에 의해 이차적으로 발생했으리라고 생각하였다.

퇴원시 진단: 급성 발작, 뇌졸중 병력, 심방세동, 빠른 심실반응, 고혈압, 관상동맥 우회술이식, 요로감염.

퇴원시 처방: 심방세동에 대해 소탈롤 80 mg 하루에 두 번, 요로감염에 대해 마크로비드 100 mg 하루에 두 번, 고혈압에 대해 메토프롤롤 50 mg 하루에 한 번, 발작에 대해 라믹탈 100 mg 하루에 두 번 2알씩 + 딜란틴 100 mg 하루에 세 번 복용할 것. 또한 라식스, 리피토르, 코자르, 쿠마딘, 신쓰로이드, 트렌탈은 지속적으로 복용할 것.

추적 관리: 일주일 이내에 의사 면담할 것. 일주일에 한 번 쿠마딘 점검을 할 것.

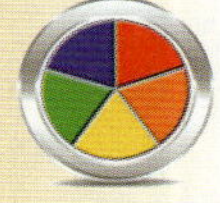
APPLICATION

연습문제 31

의무기록의 빈칸에 알맞은 의학용어를 써 넣으시오. 빈칸에 해당하는 용어의 뜻은 아래에 열거되어 있다.

1. 뇌 손상에 의한 말하기, 읽기 또는 쓰기의 이해력 또는 공식화 장애
2. 뇌 부위로 가는 혈액공급의 중단에 의한 뇌 손상
3. 일반적으로 뇌로 가는 혈류의 중단에 의한 갑작스럽고, 짧고, 일시적인 대뇌의 기능장애
4. 뇌 활동에 대한 전기 기록
5. 얼굴, 몸통, 팔다리의 격렬한 경련 또는 일련의 격동적 움직임

보너스 질문

6. 퇴원시 환자에게 처방된 두 가지의 항경련제는 무엇인가?

____

7. 다른 몸 계통에 대해 배운 내용을 사용하여 답하시오. 그녀의 목의 주요 동맥에 생긴 판(plaque)을 제거하는 시술은 무엇인가?

____

철자법

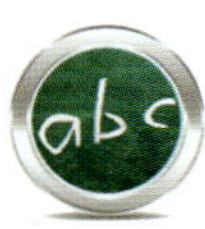

연습문제 32

아래 문제에서 철자가 맞는 용어를 고르시오.

1. cerebrum	cerebrim	ceribrum
2. encephalopithy	encepholopathy	encephalopathy
3. temporil	temporal	temperal
4. delusiun	delusion	delusian
5. Alzheirmer	Alazheimer	Alzheimer
6. schizophrenia	scziophrenia	schzerphrenia
7. radiculopithy	radicolopathy	radiculopathy
8. catatonia	catotonia	catitonia
9. cerebelum	cerebellum	cerabellum
10. mylopathy	myeleopathy	myelopathy
11. anathesia	anestesia	anesthesia
12. nuropathy	niropathy	neuropathy
13. paraital	parietal	perietal
14. hallucination	hallocination	hellucination
15. siezure	seizure	sizeure

특수감각
Special Senses

7

단원 테두리

학습 성과

이 단원의 학습이 끝나면:

1. 눈과 귀의 구조와 기능을 설명할 수 있어야 한다.
2. 눈과 귀에 관한 용어들을 정의할 수 있어야 한다.
3. 눈과 귀에 관한 연결형, 접두사, 접미사들을 정의할 수 있어야 한다.
4. 눈과 귀에 관한 일반 의학용어들을 정의할 수 있어야 한다. 여기에는 형용사와 관련 용어, 징후와 증상, 의학적 상태, 검사와 시술, 외과처치와 치료시술, 투약과 약물요법, 의학 전문분야와 전문가에 관한 용어들이 포함된다.
5. 눈과 귀에 관한 약어들을 정의할 수 있어야 한다.
6. 이 단원의 모든 연습문제를 완전하게 풀 수 있어야 한다.
7. 눈과 귀에 관한 증례연구와 의무기록에 사용된 용어들을 설명할 수 있어야 한다.

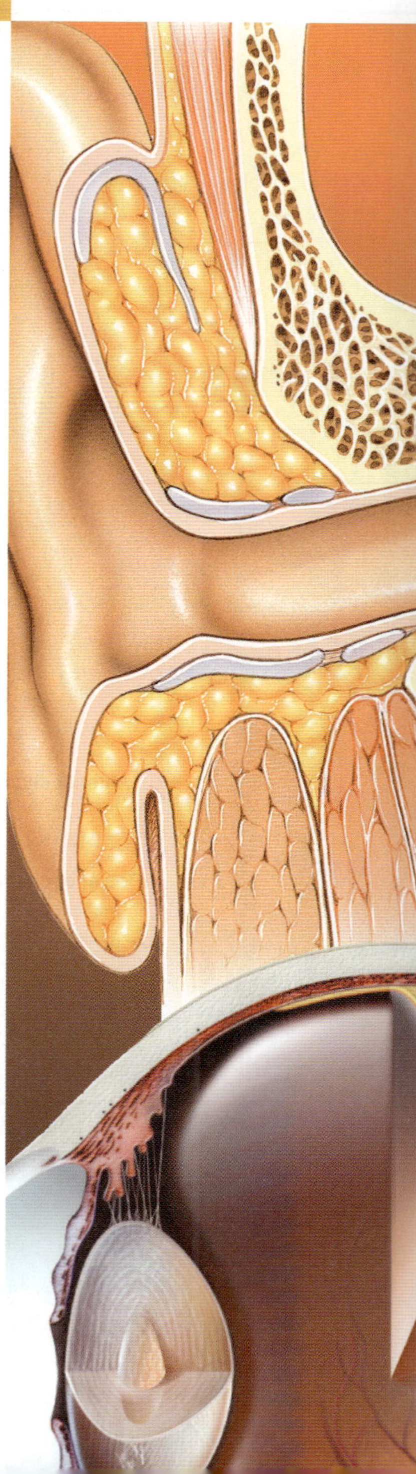

■ 머리말

특수감각은 담당 기관이 작동하는 감각으로서 시각, 청각, 평형감각, 미각 등이다. 이 단원에서는 눈(시각)과 귀(청각과 평형감각)에 관련된 단어성분과 용어들을 배울 것이다. 이 단원은 신경계통에 이어지는데, 그 내용이 신경계통의 특수 기능에 해당되기 때문이다.

■ 눈의 해부학과 생리학

구조

- 각각의 눈은 안와라고 불리는 뼈 공간(소켓)에 존재한다.
- 눈꺼풀은 눈의 위와 아래에서 움직이는 피부주름을 말하며, 눈을 보호한다.
- 눈물샘에서 분비하는 눈물은 눈의 윤활제 역할을 한다.

기능

- 빛 관찰, 거리 감지, 시각기관 역할
- 움직임에 따른 자세의 변화를 감지하여 평형을 유지함

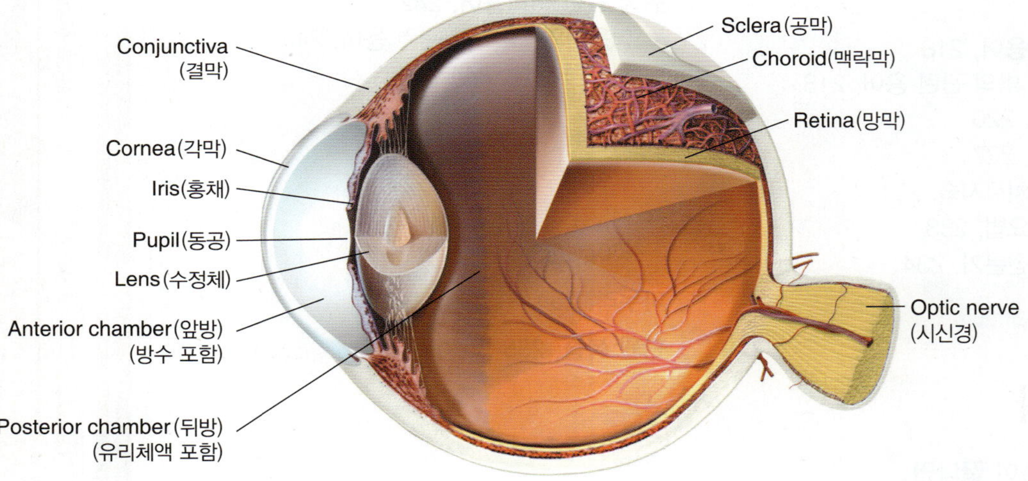

그림 7.1 눈의 구조.

눈에 관한 용어

용어	발음	뜻
conjunctiva	kon′jŭnk-tī′vă	결막. mucous membrane that lines the eyelids and outer surface of the eyeball (그림 7.1)
orbit	ōr′bit	눈확/안와. bony cavity of the skull that encases the eye
lacrimal glands	lak′ri-măl glandz	눈물샘. glands that secrete tears (그림 7.2)
lacrimal ducts	lak′ri-măl dŭktz	눈물관, 누관. channels that carry tears to the eyes (그림 7.2)

눈에 관한 용어

용어	발음	뜻
nasolacrimal ducts	nā′zō-lak′ri-măl dŭktz	코눈물관/비루관. ducts that carry tears from the lacrimal glands to the nose(그림 7.2)

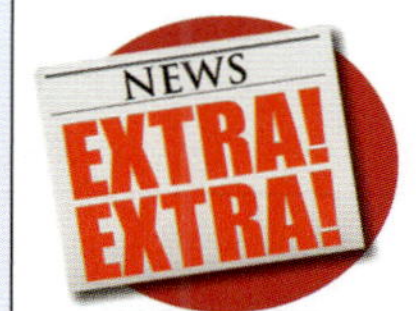

Nasolacrimal Ducts(코눈물관/비루관) 눈물을 흘릴 때 왜 콧물이 흐르는지 아는가? 그 이유는 코눈물관이 눈물샘으로부터 직접 코로 분비된 눈물의 통로이기 때문이다.

용어	발음	뜻
tarsal glands; *syn.* meibomian glands	tahr′săl glandz; mī-bō′mē-ăn glandz	눈꺼풀판샘(= 마이봄샘). oil glands along the edges of the eyelids that lubricate the eye(그림 7.2)
	눈의 바깥층(그림 7.1)	
aqueous humor	ā′kwē-ŭs hyū′mŏr	방수. watery fluid that fills the anterior chamber of the eye between the lens and the cornea
cornea	kōr′nē-ă	각막. transparent outer covering of the anterior portion of the eye
iris	ī′ris	홍채. colored muscular part of the eye located behind(posterior to) the cornea that allows light to pass through
sclera	sklē′ră	공막. tough fibrous outer layer of the eye(the white of the eye) that extends from the cornea to the optic nerve
	눈의 중간층(그림 7.1)	
choroid	kor′oyd	맥락막. middle layer of the eye that contains blood vessels
lens	lenz	수정체. transparent structure behind(posterior to) the pupil that bends and focuses light rays
pupil	pyū′pil	동공. opening in the middle of the iris through which light passes
vitreous humor	vit′rē-ŭs hyū′mŏr	유리체액. jelly-like fluid that fills the posterior chamber of the eye between the lens and the retina
	눈의 속층(그림 7.1)	
fundus	fŭn′dŭs	안저/눈바닥. posterior portion of the interior of the eyeball, visible through the ophthalmoscope
optic nerve(CN I)	op′tik nerv	시(각)신경. cranial nerve I that carries impulses from the retina to the brain to provide the sense of sight
retina	ret′i-nă	망막. innermost layer of the eye that contains visual receptors(rods and cones)

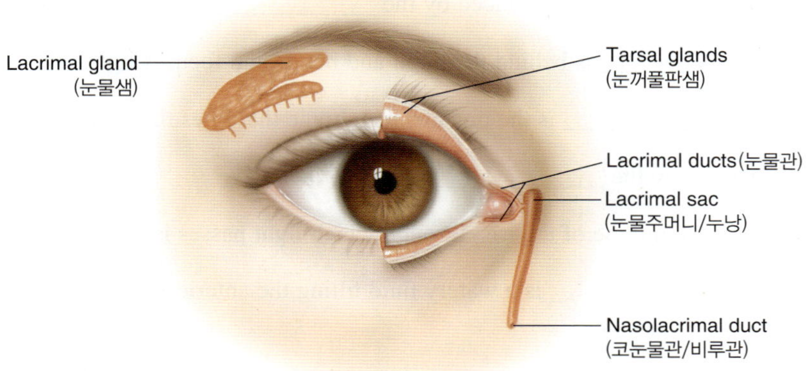

그림 7.2 오른쪽 눈의 눈물샘과 눈물관.

■ 연습문제: 눈의 해부학과 생리학

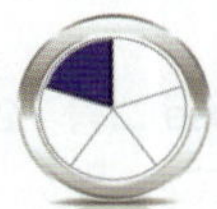
SIMPLE RECALL

연습문제 1

아래 문제의 뜻에 맞는 해부학적 구조를 쓰시오.

1. 광선을 굴절시키고 초점을 맞추는 눈의 한 부분 ____________________

2. 눈 뒤방의 젤리 같은 액체 ____________________

3. 혈관을 포함하는 눈의 층 구조 ____________________

4. 눈을 감싸는 머리뼈로 둘러싸인 공간 ____________________

5. 색깔이 있는 눈의 근육 부분 ____________________

6. 눈꺼풀과 눈 표면의 안감을 이루는 점막 ____________________

7. 빛이 통과하는 홍채의 열린 공간 ____________________

8. 눈 앞부분의 투명한 바깥 덮개 ____________________

9. 뇌에 자극을 전달하여 시각을 제공하는 뇌신경 (CN I) ____________________

10. 눈물샘에서 코까지 눈물이 흐르는 관 ____________________

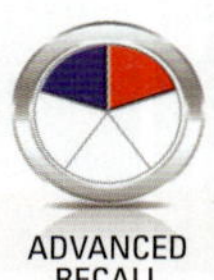
ADVANCED RECALL

연습문제 2

아래 문제의 뜻에 맞는 의학용어를 빈칸에 써 넣어 문장를 완성하시오.

1. The ______________ is the part of the eye that contains visual receptors.

2. The ____________________ is the white outer layer of the eye.

3. Tears are carried through the ____________________ to the eye.

4. The ____________________ is the layer of the eye that contains blood vessels.

5. Oil that lubricates the eyes is produced by the ____________________.

6. The _________________ is behind the pupil and bends and focuses light rays.

7. The ____________________ is the mucous membrane that lines the eyelid and eye surface.

8. Tears are secreted by the ____________________.

9. The opening in the middle of the iris through which light passes is the ____________________.

10. The ____________________ is a watery fluid filling the anterior chamber of the eye.

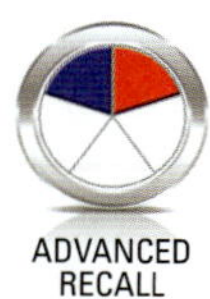

연습문제 3

아래 문제의 뜻에 맞는 의학용어를 보기에서 골라 빈칸에 쓰시오.

vitreous humor	retina	iris
lacrimal glands	cornea	aqueous humor
optic nerve	sclera	tarsal glands

1. 눈에서 기름을 생성하는 샘 ____________________

2. 시각 수용체를 갖고 있는 눈의 층 구조 ____________________

3. 안구 앞방에 들어 있는 물과 같은 액체 ____________________

4. 시각 자극을 뇌에 전달하는 신경 ____________________

5. 눈 앞부분의 투명한 바깥 덮개 ____________________

6. 눈 뒤방의 젤리 같은 액체 ____________________

7. 눈에서 눈물을 생성하는 샘 ____________________

8. 눈에서 각막 뒤쪽의 색깔이 있는 부분 ____________________

9. 흰색의 질긴 눈의 바깥층 ____________________

■ 눈에 관한 단어성분

아래 표는 눈에 관한 단어성분이 열거되어 있다.

연결형

연결형	뜻
blephar/o	눈꺼풀/안검. eyelid
conjunctiv/o	결막. conjunctiva
cor/e, cor/o, core/o	동공. pupil (of the eye)
corne/o	각막. cornea
cry/o	추운, 냉-. cold
dacry/o	눈물(관). tears, lacrimal (tear) duct
dipl/o	두-, 이-. double, two
ir/o, irid/o	홍채. iris
kerat/o	각막. cornea
lacrim/o	눈물(관). tears, lacrimal (tear) duct
ocul/o	눈. eye
ophthalm/o	눈. eye

(계속됨)

연결형 *(계속됨)*

연결형	뜻
opt/o	시각, 눈. vision, eye
phot/o	빛, 광. light
presby/o	노화-. related to aging
pupill/o	동공. pupil (of the eye)
retin/o	망막. retina
scler/o	딱딱한/경화, 공막. hard, sclera
ton/o	압력. pressure

접두사

접두사	뜻
bi-, bin-	두-, 이-. two, twice
choroido-	맥락막-. the choroid
ictero-	황달-. jaundice (yellow)

접미사

접미사	뜻
-ectasia, -ectasis	확장, 팽창. dilation, stretching
-lysis	파괴, 용해, 분리. destruction, breakdown, separation
-malacia	연화. softening
-meter	측정기구. instrument for measuring
-metry	측정. measurement of
-opia, -opsia	시각, 시력, 시야. vision
-pexy	수술고정. surgical fixation
-phobia	공포. abnormal fear of, aversion to, sensitivity to
-plasty	수술복원, 재건, 봉합. surgical repair, reconstruction
-plegia	마비. paralysis
-ptosis	처짐, 하수. prolapse, drooping, sagging
-rrhea	흐름, 분비. flow, discharge
-scopy	검사, 검사방법. process of examining, examination
-spasm	비자발운동. involuntary movement
-trophia	향하다, 돌리다. to turn

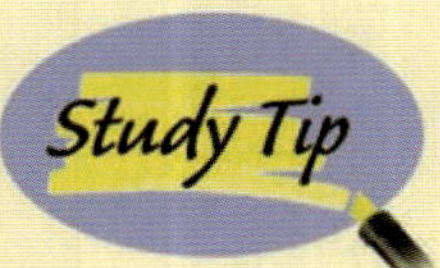

Spelling(철자법): 눈에 관한 용어에서 연결형 '*ophthalm/o*'는 알파벳에서 혼동할 수 있다. 실수를 피하기 위해 앞에 "h"가 오고 뒤에 "t"가 따라온다고 기억하시오.

■ 연습문제: 눈에 관한 단어성분

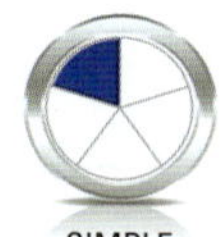
SIMPLE RECALL

연습문제 4

아래 연결형의 뜻을 쓰시오.

1. ocul/o ____________________
2. lacrim/o ____________________
3. ir/o ____________________
4. cor/o ____________________
5. dacry/o ____________________
6. kerat/o ____________________
7. ophthalm/o ____________________
8. pupill/o ____________________
9. corne/o ____________________
10. blephar/o ____________________

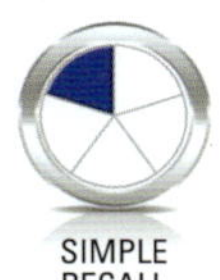
SIMPLE RECALL

연습문제 5

아래 문제의 뜻에 맞는 연결형을 쓰시오.

1. conjunctiva ____________________
2. hard, sclera ____________________
3. light ____________________
4. eyelid ____________________
5. tension, pressure ____________________
6. related to aging ____________________
7. double ____________________
8. vision ____________________
9. iris ____________________
10. retina ____________________

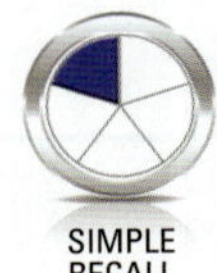

연습문제 6

아래 접두사나 접미사의 뜻을 쓰시오.

1. -plegia ______
2. -opia ______
3. -ptosis ______
4. bin- ______
5. -lysis ______
6. -rrhea ______
7. -pexy ______
8. -malacia ______
9. -plasty ______
10. -scopy ______
11. -ectasis ______
12. -phobia ______

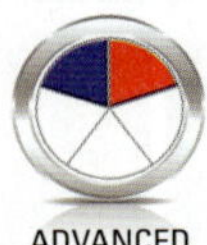

연습문제 7

아래 문제의 뜻에 맞는 연결형을 보기에서 고르시오.

scler/o	retin/o	pupill/o
corne/o	ir/o	conjunctiv/o

1. 색깔이 있는 눈의 근육 부분 ______
2. 눈의 가장 안쪽 층 구조 ______
3. 홍채 가운데의 열린 부분 ______
4. 눈꺼풀의 안감을 이루는 점막 ______
5. 눈의 질긴 바깥층 ______
6. 눈 앞부분의 바깥 덮개 ______

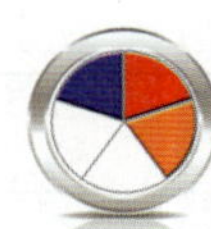

연습문제 8

이미 배운 아래의 연결형과 단어성분을 사용하여 아래 의학용어의 뜻에 맞는 의학용어를 만드시오.

연결형	의학용어의 뜻	의학용어
conjunctiv/o	결막의 염증	1. ______

dipl/o	복시(겹보임)	2. ________________
blephar/o	눈꺼풀 처짐	3. ________________
pupill/o	동공크기를 측정하는 기구	4. ________________
phot/o	빛에 대한 극도의 민감	5. ________________
retin/o	망막 질환	6. ________________
irid/o	홍채 마비	7. ________________
kerat/o	각막의 수술적 복구	8. ________________
scler/o	공막 절개	9. ________________
ophthalm/o	눈을 연구하는 전문가	10. ________________

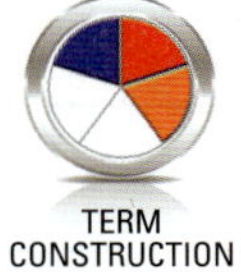

연습문제 9

아래의 용어에 대하여 먼저 용어의 뜻을 쓰고, 다음에 단어성분의 뜻을 쓰시오.

1. ophthalmoscope ________________
   ophthalm/o ________________
   -scope ________________
2. optometry ________________
   opt/o ________________
   -metry ________________
3. blepharospasm ________________
   blephar/o ________________
   -spasm ________________
4. dacryorrhea ________________
   dacry/o ________________
   -rrhea ________________
5. presbyopia ________________
   presby/o ________________
   -opia ________________

6. retinopexy ______
   retin/o ______
   -pexy ______
7. corectasia ______
   cor/e ______
   -ectasia ______
8. iritis ______
   ir/o ______
   -itis ______
9. tonometer ______
   ton/o ______
   -meter ______
10. keratopathy ______
   kerat/o ______
   -pathy ______

■ 눈에 관한 의학용어

아래 표는 눈과 눈의 상태를 기술할 때 사용하는 용어와 형용사형을 제공한다.

형용사와 그 밖의 관련 용어

용어	발음	뜻
accommodation	ă-kom′ŏ-dā′shŭn	눈조절, 눈적응. ability of the eye to adjust focus on near objects
binocular	bin-ok′yū-lăr	두눈-/양안-. pertaining to both eyes
blepharal	blef′ă-răl	눈꺼풀-. pertaining to the eyelid
conjunctival	kon′jŭnk-tī′văl	결막-. pertaining to the conjunctiva
corneal	kōr′nē-ăl	각막-. pertaining to the cornea
intraocular	in′tră-ok′-lăr	안구내-/안구속-. inside the eye

형용사와 그 밖의 관련 용어

용어	발음	뜻
iridal, iridial	ī′ri-dăl, ir′i-dăl, ī-rid′ē-ăl	홍채-. pertaining to the iris
lacrimal	lak′ri-măl	눈물-. pertaining to tears
ocular	ok′yū-lăr	눈-. pertaining to the eye
ophthalmic	of-thal′mik	눈-. pertaining to the eye
optic	op′tik	시각-, 시력-. pertaining to vision
pupillary	pyū′pi-lār′ē	동공-. pertaining to the pupil
retinal	ret′i-năl	망막-. pertaining to the retina
scleral	sklē′răl	공막-. pertaining to the sclera

■ 연습문제: 형용사와 그 밖의 관련 용어

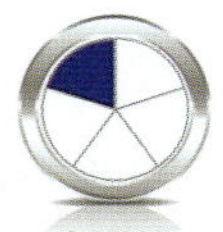

연습문제 10

아래 용어의 뜻을 쓰시오.

1. ocular ____________________
2. lacrimal ____________________
3. optic ____________________
4. intraocular ____________________
5. iridal ____________________
6. conjunctival ____________________
7. ophthalmic ____________________
8. scleral ____________________
9. accommodation ____________________

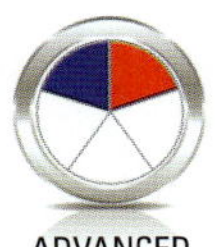

연습문제 11

아래 문제의 뜻에 맞는 의학용어를 보기에서 골라 빈칸에 쓰시오.

retinal	pupillary	intraocular	iridial
blepharal	binocular	corneal	optic

1. 눈 속의~ ____________________
2. 양쪽 눈에 관한~ ____________________
3. 눈꺼풀에 관한~ ____________________

4. 동공에 관한~ ______________________

5. 망막에 관한~ ______________________

6. 시각에 관한~ ______________________

7. 각막에 관한~ ______________________

8. 홍채에 관한~ ______________________

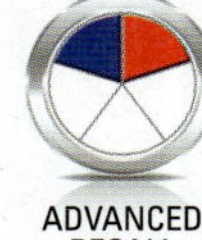

연습문제 12

아래 문장의 뜻에 가장 적합한 용어를 ( ) 안에서 고르시오.

1. The (*binocular, dacryocyst, ophthalmic*) artery supplies blood to the right eye.
2. The red spots in the patient's eye were due to a(n) (*lacrimal, conjunctival, optic*) hemorrhage, or a hemorrhage in the mucous membrane that lines the outer surface of the eyeball.
3. Mr. Kendrick's vision was blurred due to inflammation of his (*iridial, binocular, optic*) nerve.
4. The physician checked the patient's (*intraocular, lacrimal, blepharal*) pressure, or the pressure within each eye.
5. After the wind blew sand into Mr. Lin's eye, he suffered a (*corneal, retinal, lacrimal*) abrasion on the outside surface of the eye.
6. The child's left eyelid was red and swollen due to a (*corneal, blepharal, papillary*) infection.
7. The physician used a (*retinal, corneal, binocular*) microscope to make it possible for both her eyes to focus on the specimen.

의학적 상태

용어	발음	뜻
amblyopia	am′blē-ō′pē-ă	약시. poor vision, usually in only one eye, caused by abnormal development of the visual areas; also known as "lazy eye"
astigmatism	ă-stig′mă-tizm	난시. distorted, blurry vision caused by abnormal curvature of the cornea and/or lens
blepharitis	blef′ă-rī′tis	눈꺼풀염. inflammation of the eyelid
blepharoptosis	blef′ă-rop′tōsis	눈꺼풀처짐/안검하수. drooping of the eyelids; also shortened to ptosis (그림 7.3)
blepharospasm	blef′ă-rō-spazm	눈꺼풀연축. contraction of the muscles surrounding the eye, causing uncontrolled blinking
cataract	kat′ă-rakt	백내장. clouding of the lens of the eye, causing poor vision (그림 7.4, see later 그림 7.8B)
chalazion; *syn.* meibomian cyst	ka-lā′zē-on; mī-bō′mē-ăn sist	콩다래끼(= 마이봄낭). inflammation of the eyelid from a blocked tarsal gland (그림 7.5)
color blindness	kŭl′ŏr blīnd′nes	색맹. deficiency in distinguishing some colors

의학적 상태

용어	발음	뜻
conjunctivitis	kon-jŭnk′ti-vī′tis	결막염. highly contagious inflammation of the conjunctiva; commonly known as pinkeye
dacryoadenitis	dak′rē-ō-ad′ĕ-nī′tis	눈물샘염/누선염. inflammation of a lacrimal gland
dacryocystitis	dak′rē-ō-sis-tī′tis	눈물주머니염/누낭염. inflammation of the lacrimal sac
dacryolith	dak′rē-ō-lith	눈물길결석/누도결석. stone in the lacrimal sac or lacrimal ducts
dacryorrhea	dak′rē-ō-rē′ă	눈물과다흘림/누루. excessive discharge of tears
detached retina	dē-tacht′ ret′i-nă	망막박리. separation of the retina from the choroid in the back of the eye; can be caused by injury, tumor, or hemorrhage (그림 7.6 and 7.10E)
diabetic retinopathy	dī′ă-bet′ik ret′i-nop′ă-thē	당뇨망막병증. degenerative changes of the retina caused by diabetes mellitus; may lead to blindness (see later 그림 7.8C and 7.10d)
diplopia	di-plō′pē-ă	복시. double vision

(계속됨)

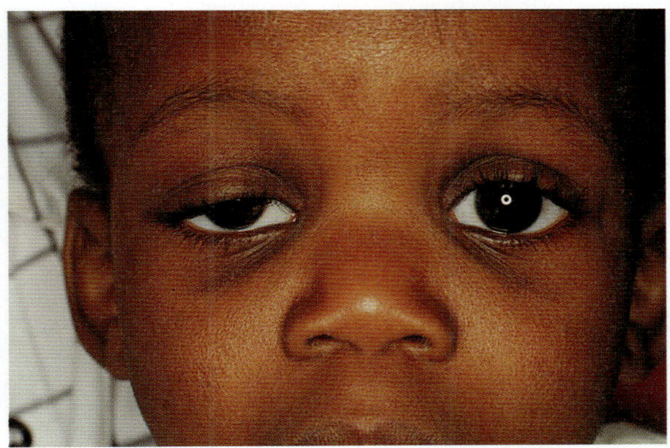

그림 7.3 눈꺼풀처짐(blepharoptosis).

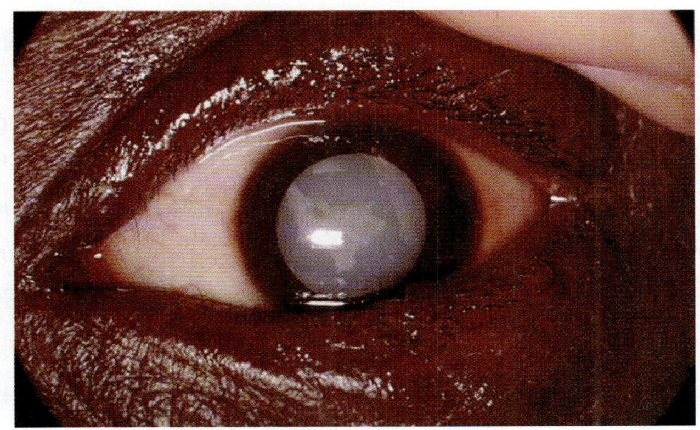

그림 7.4 백내장(cataract).

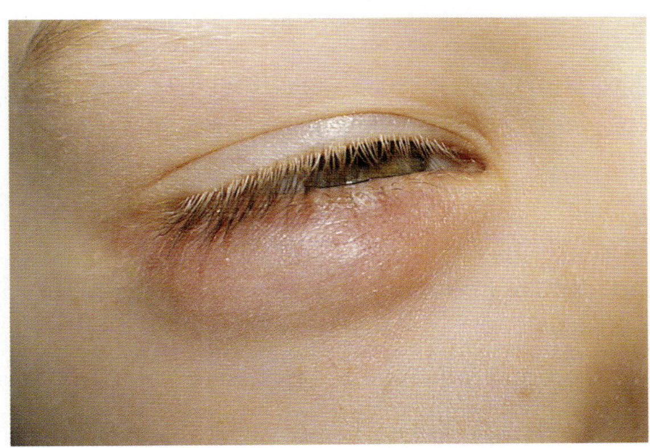

그림 7.5 콩다래끼(chalazion).

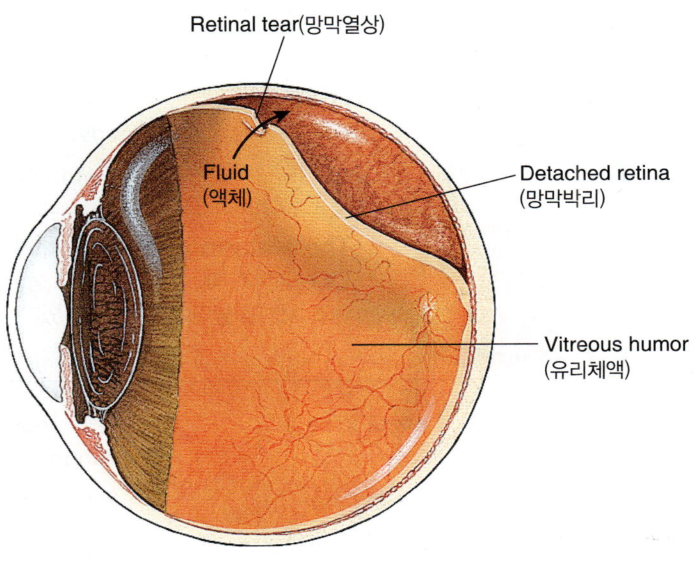

그림 7.6 망막박리(detached retina).

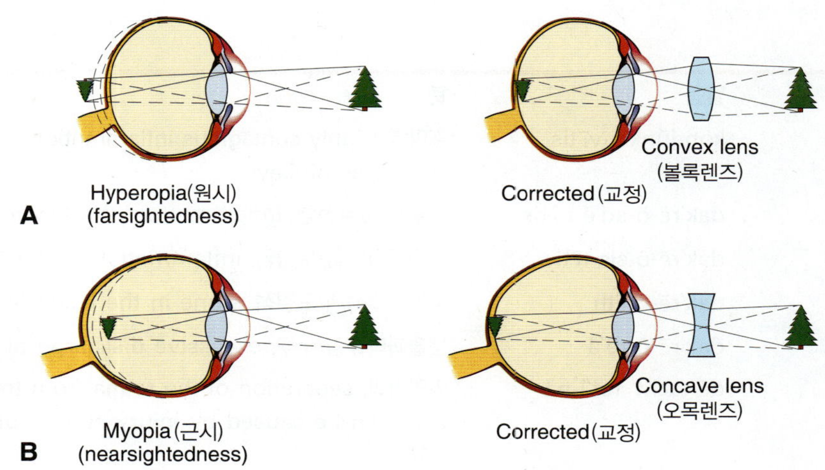

그림 7.7 시력장애와 교정. A. 원시(hyperopia). B. 근시(myopia).

의학적 상태 *(계속됨)*

용어	발음	뜻
exophthalmos; *syn.* exophthalmus	eks′of-thal′mos; eks′of-thal′mŭs	안구돌출(증). abnormal protrusion of one or both eyeballs
glaucoma	glaw-kō′mă	녹내장. group of diseases of the eye characterized by increased intraocular pressure that damages the optic nerve (see later 그림 7.8D)
hordeolum	hōr-dē′ō-lŭm	다래끼. infection of an oil gland of the eyelid; commonly called a sty
hyperopia	hī′pĕr-ō′pē-ă	원시. farsightedness (그림 7.7)
iridomalacia	ir′i-dō-mă-lā′shē-ă	홍채연화(증). softening of the iris
iridoplegia	ir′i-dō-plē′jē-ă	홍채마비. paralysis of the iris
iritis	ī-rī′tis	홍채염. inflammation of the iris
keratitis	ker′ă-tī′tis	각막염. inflammation of the cornea
keratomalacia	ker′ă-tō-mă-lā′shē-ă	각막연화(증). softening of the cornea, usually associated with severe vitamin A deficiency
macular degeneration	mak′yū-lăr dē-jen′ĕr-ā′shŭn	황반변성. deterioration of the macula (the central part of the retina), causing impaired central vision; most commonly related to advancing age (그림 7.8E)
myopia	mī-ō′pē-ă	근시. (그림 7.7)
nyctalopia	nik-tă-lō′pē-ă	야맹. poor vision in reduced light or at night; commonly called night blindness
nystagmus	nis-tag′mŭs	안진/눈떨림. involuntary rhythmic movements of the eye
ophthalmalgia	of′thal-mal′jē-ă	눈통증. pain in the eye

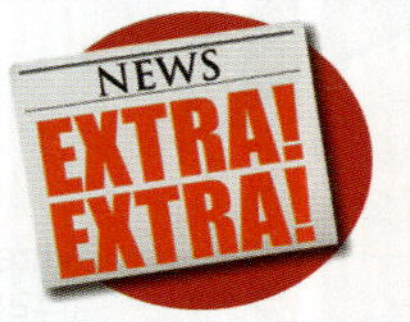

The Maturing Lens(수정체의 완성과정) 눈에 노화가 오면 수정체의 모양에 변화가 생긴다. 영아기 때 수정체는 보다 둥글며 나이를 먹으면서 보다 평평해진다. 이렇게 평평해지면 렌즈 처방을 받아야 할 필요가 있다.

(계속됨)

A Normal vision(정상시력)

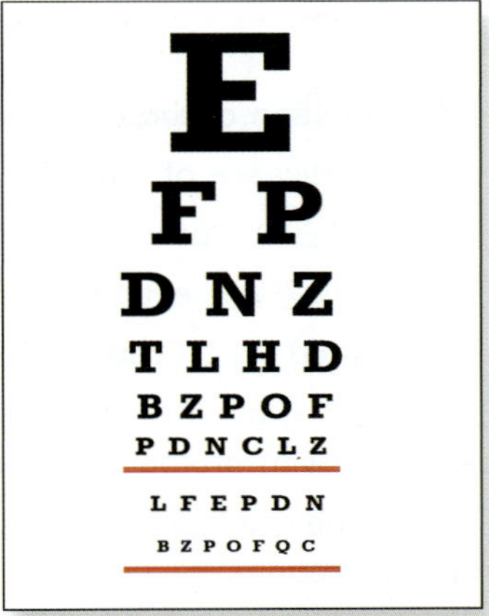

B Cataract(백내장)
(흐린 시야)

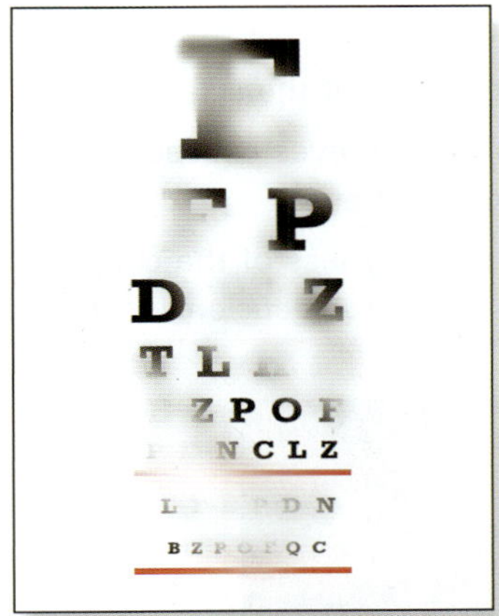

C Diabetic retinopathy(당뇨병망막병증)
(망막손상은 맹점을 초래함)

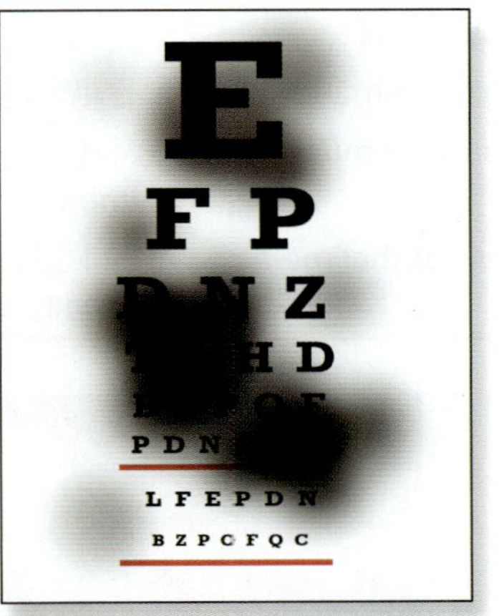

D Glaucoma(녹내장)
(주변시력 소실)

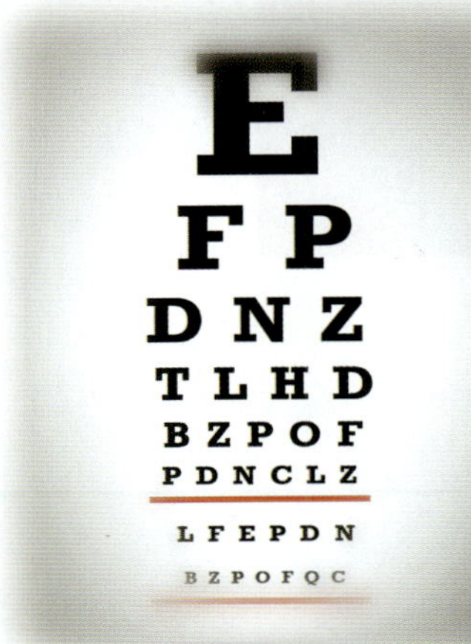

E Macular degeneration(황반변성)
(중심시력 소실)

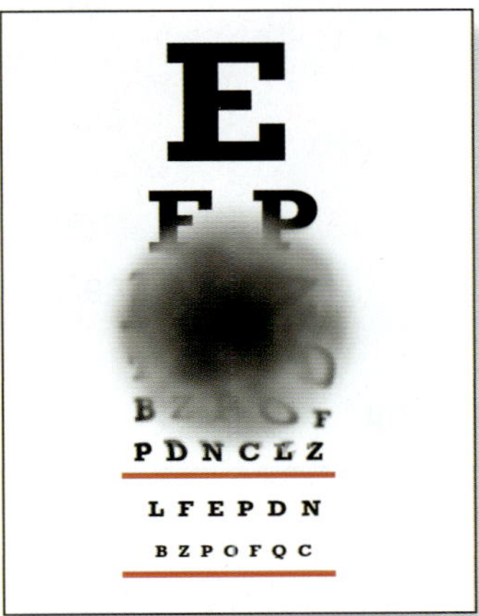

그림 7.8 가상적인 시력 장애.

의학적 상태 *(계속됨)*

용어	발음	뜻
ophthalmia	of-thal′mē-ă	눈염증. condition of the eye characterized by severe conjunctivitis
ophthalmopathy	of′thal-mop′ă-thē	눈병증. any disease of the eyes
ophthalmoplegia	of-thal′mō-plē′jē-ă	눈근육마비/안근마비. paralysis of the eye muscle(s)
photophobia	fō′tō-fō′bē-ă	1. 눈부심 2. 빛공포증. extreme sensitivity to light
presbyopia	prez′bē-ō′pē-ă	노안. impaired vision caused by old age
pterygium	tĕ-rij′ē-ŭm	군날개/익상편. growth of conjunctival tissue over the cornea; usually associated with prolonged exposure to ultraviolet light (그림 7.9)
retinal tear	ret′i-năl tār	망막열상. small retinal detachment that allows vitreous fluid to seep under the retina (그림 7.6)
retinitis pigmentosa	ret′i-nī′tis pig′men-to′să	망막색소변성/색소망막염. hereditary progressive deterioration of the retina causing nyctalopia and impaired vision
retinopathy	ret′i-nop′ă-thē	망막병증. any disease of the retina
scleritis	sklē-rī′tis	공막염. inflammation of the sclera
scleromalacia	sklē′rō-mă-lā′shē-ă	공막연화증. softening or thinning of the sclera
strabismus	stra-biz′mŭs	사시. abnormal alignment of the eyes caused by intraocular muscle imbalance; also called crossed eyes
xerophthalmia	zē′rof-thal′mē-ă	눈마름증/안구건조증. excessive dryness of the conjunctiva and cornea, usually associated with vitamin A deficiency; dry eyes

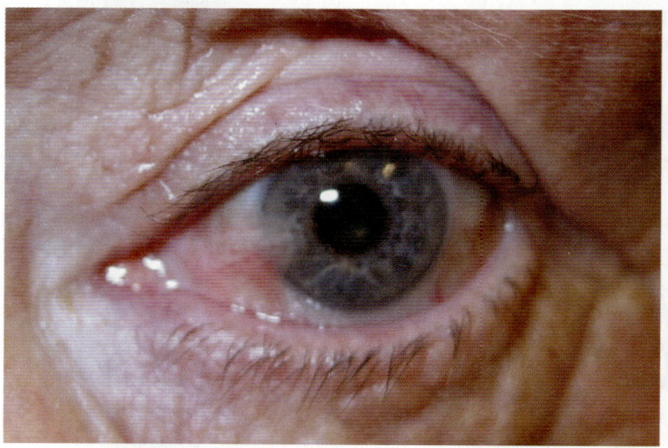

그림 7.9 군날개/익상편(pterygium).

■ 연습문제: 의학적 상태

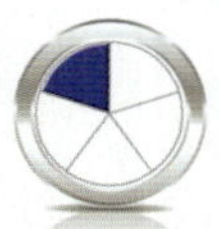

연습문제 13

아래 용어의 뜻을 쓰시오.

1. nystagmus ______________________
2. retinopathy ______________________

3. iridomalacia ______________________

4. blepharitis ______________________

5. cataract ______________________

6. exophthalmos ______________________

7. dacryolith ______________________

8. xerophthalmia ______________________

9. glaucoma ______________________

10. ophthalmopathy ______________________

ADVANCED RECALL

연습문제 14

아래 문제의 뜻에 맞는 의학용어를 빈칸에 써 넣어 문장를 완성하시오.

1. Distorted blurry vision caused by abnormal curvature of the cornea and/or lens is called ______________________

2. ______________________ is the medical term for farsightedness.

3. ______________________ is a deficiency in distinguishing some colors.

4. The medical term for poor vision, usually in one eye, commonly referred to as "lazy eye" is ______________________.

5. The medical term for double vision is ______________________.

6. Vision impairment caused by old age is called ______________________.

7. The term for poor vision in reduced light or at night (night blindness) is ______________________.

8. ______________________ is the medical term for nearsightedness.

9. The term for deterioration of the macula resulting in impaired central vision, most commonly caused by aging, is ______________________.

10. Extreme sensitivity to light is known as ______________________.

11. The term ______________________ refers to a condition of the eye characterized by severe conjunctivitis.

ADVANCED RECALL

연습문제 15

아래 문제의 뜻에 맞는 의학용어를 보기에서 골라 빈칸에 쓰시오.

hordeolum	ophthalmoplegia	chalazion	dacryocystitis
detached retina	diabetic retinopathy	pterygium	dacryoadenitis
retinitis pigmentosa	strabismus		

1. 당뇨병에 의한 망막의 퇴행성 변화 ______________________

2. 눈 근육의 마비 ______________________

3. 눈물샘의 염증 ______________________
4. 눈 기름샘의 폐쇄 ______________________
5. 눈물주머니의 염증 ______________________
6. 눈꺼풀 기름샘의 감염 ______________________
7. 각막까지 침범하는 결막 조직의 성장 ______________________
8. 유전적인 망막의 악화 ______________________
9. 안구근육 불균형에 의한 눈의 비정상적인 중심맞추기 ______________________
10. 맥락막으로부터 떨어지는 망막 분리 ______________________

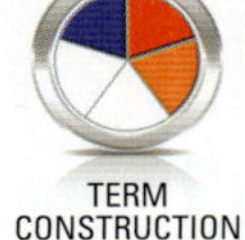

TERM CONSTRUCTION

연습문제 16

아래 문제의 의학용어를 단어성분으로 나누고 그 성분들의 뜻을 쓰시오. 그 다음에 의학용어의 뜻을 쓰시오.

예:

iritis
단어성분: ir/o, -itis
뜻: iris, inflammation of
용어의 뜻: inflammation of the iris

1. scleromalacia
단어성분: ______________________
뜻: ______________________
용어의 뜻: ______________________

2. keratitis
단어성분: ______________________
뜻: ______________________
용어의 뜻: ______________________

3. iridoplegia
단어성분: ______________________
뜻: ______________________
용어의 뜻: ______________________

4. dacryorrhea
단어성분: ______________________
뜻: ______________________
용어의 뜻: ______________________

5. blepharospasm
단어성분: ______________________
뜻: ______________________
용어의 뜻: ______________________

6. scleritis
단어성분: ______
뜻: ______
용어의 뜻: ______

7. conjunctivitis
단어성분: ______
뜻: ______
용어의 뜻: ______

8. ophthalmalgia
단어성분: ______
뜻: ______
용어의 뜻: ______

9. blepharoptosis
단어성분: ______
뜻: ______
용어의 뜻: ______

10. keratomalacia
단어성분: ______
뜻: ______
용어의 뜻: ______

검사와 시술

용어	발음	뜻
		진단시술
extraocular movement (EOM)	eks′trā-ok′yū-lăr mūv′mĕnt	안구운동. movement of the upper eyelids and eyeballs through use of the extraocular muscles; assessed during clinical examination to screen for eye movement disorders

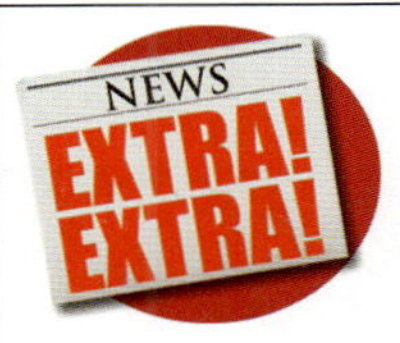

눈에 관한 진찰기록 임상에서 진찰할 때 의사는 머리, 눈, 귀, 목(약어: HEENT)의 전체 범주의 한 부분으로 눈을 관찰한다. 환자의 의무기록에 의사의 진찰을 기록할 때 다음과 같이 기술한다.

눈: 동공은 양쪽이 같고, 둥글고, 빛과 눈조절에 대한 반응이 정상임. 결막은 깨끗함. 안구운동은 양쪽이 정상임. 공막에 황달이 없음.

용어	발음	뜻
fluorescein angiography	flōr-es′ē-in an′jē-og′ră-fē	형광(안저)혈관조영. visualization and photographic recording of the flow of an orange fluorescent dye through the blood vessels of the eye
keratometer	ker′ă-tom′ĕ-tĕr	각막(곡률)계. instrument used for measuring the curvature of the cornea
ophthalmoscope	of-thal′mō-skōp	검안경. instrument used for examining the interior of the eye through the pupil (그림 7.10A)
ophthalmoscopy	of′thal-mos′kŏ-pē	검안경검사. use of the ophthalmoscope to view the interior of the eye (그림 7.10B)

(계속됨)

검사와 시술 *(계속됨)*

용어	발음	뜻
pupillometer	pyū′pi-lom′ĕ-tĕr	동공측정계. instrument used for measuring the diameter of the pupil
pupillometry	pyū′pi-lom′ĕ-trē	동공측정. measurement of the pupil
refraction	rē-frak′shŭn	굴절검사. test using a manual refractor to determine an exact prescription for corrective lenses(그림 7.11)
retinoscopy	ret′i-nos′kŏ-pē	검영굴절검사. examination of the retina
Snellen chart	snel′ĕn chart	스넬렌시력표. chart containing letter s that is used to test visual sharpness (acuity) (그림 7.12)
tonometer	tō-nom′ĕ-tĕr	안압계. instrument used for measuring pressure within the eye
tonometry	tō-nom′ĕ-trē	안압측정. use of the tonometer to measure intraocular pressure within the eye; done to diagnose glaucoma
visual acuity (VA) testing	vizh′yū-ăl ă-kyū′i-tē test′ing	시력검사. testing for the sharpness (clarity) of distant vision, usually with a Snellen chart; normal visual acuity is 20/20
visual field (VF) testing	vizh′ū-ăl fēld test′ing	시야검사. assessment of the range (area) visible to one eye without movement

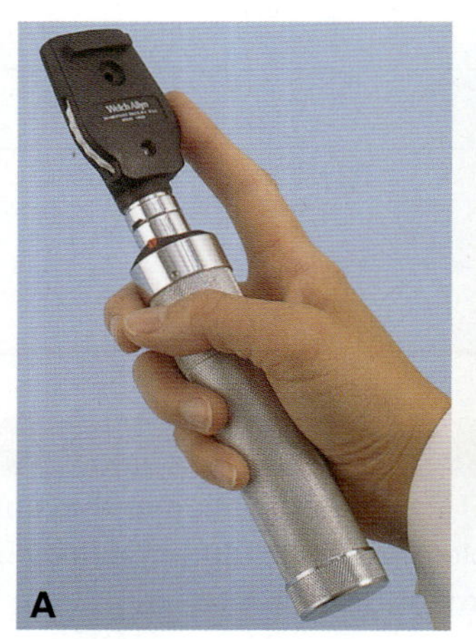

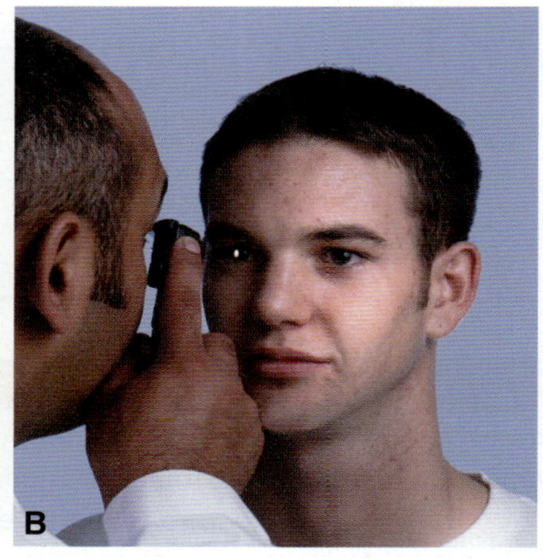

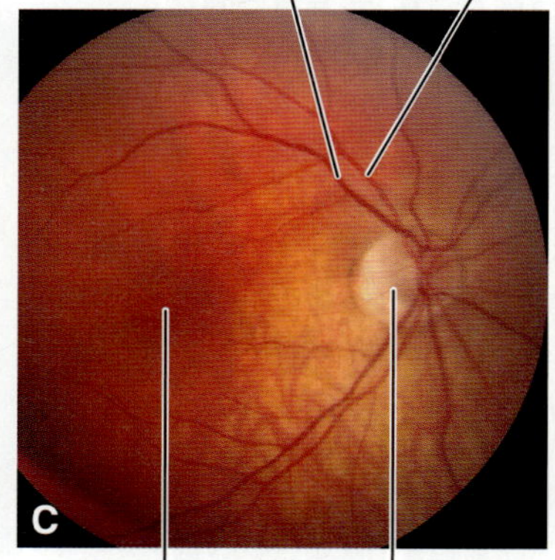

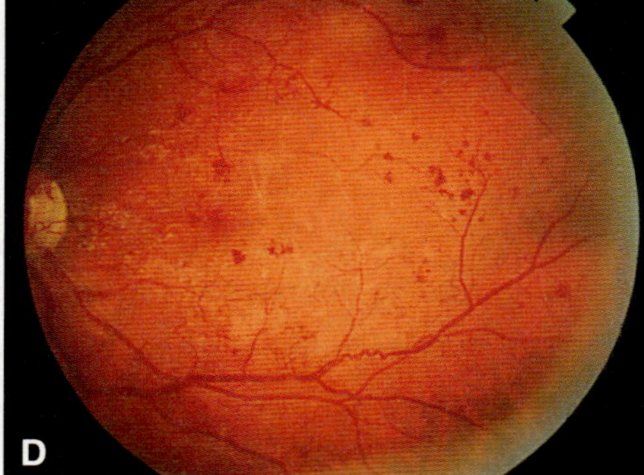

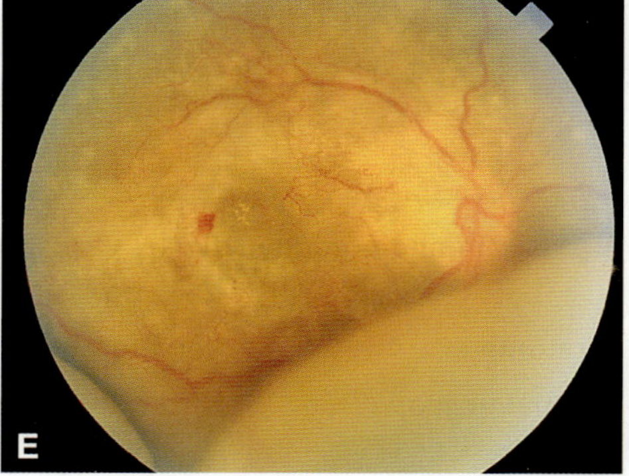

그림 7.10 **A.** 검안경(ophthalmoscope). **B.** 검안경 검사(ophthalmoscopy). **C.** 정상 망막. **D.** 당뇨병망막병증(diabetic retinopathy)에서 나타나는 동맥류(aneurysm). **E.** 망막박리(detached retina).

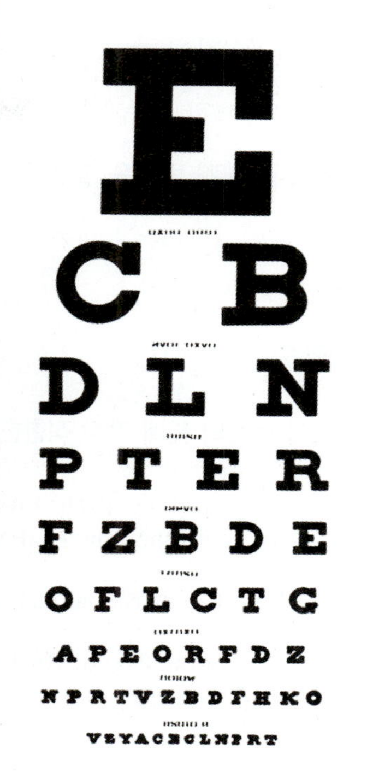

그림 7.12 스넬렌 시력표(Snellen eye chart).

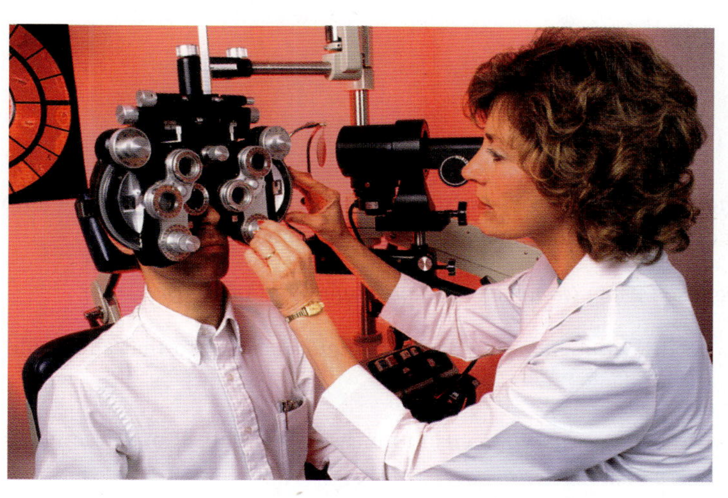

그림 7.11 수동굴절검사기(manual refractor)는 정확한 시력교정을 결정하는 데 전문적으로 건강관리를 보조한다.

■ 연습문제: 검사와 시술

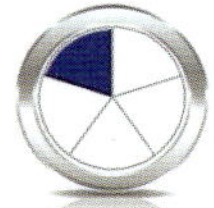
SIMPLE RECALL

연습문제 17

아래 용어의 뜻을 쓰시오.

1. tonometer ______
2. ophthalmoscope ______
3. retinoscopy ______
4. keratometer ______
5. pupillometry ______

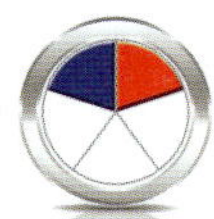
ADVANCED RECALL

연습문제 18

아래 문제의 뜻에 맞는 의학용어를 보기에서 골라 빈칸에 쓰시오.

visual field testing	pupillometry	extraocular movement assessment
Snellen chart	refraction	fluorescein angiography

1. 한쪽 눈의 시야범위 측정 ______

2. 시력 검사에 사용되는 시력표 ______________________

3. 동공크기 측정 ______________________

4. 눈의 혈관을 통과하는 물감(형광물질)의 흐름을 기록 ______________________

5. 시력교정 방법을 결정하기 위한 검사 ______________________

6. 함께 작동하는 눈바깥 근육의 평가 ______________________

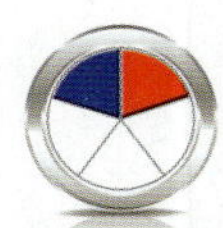

ADVANCED RECALL

연습문제 19

아래 문장의 뜻에 가장 적합한 용어를 ( ) 안에서 고르시오.

1. The physician performed (*tonometry, pupillometry, fluorescein angiography*), a procedure that allowed him to record the flow of fluorescent dye through the blood vessels in the patient's eye.

2. Mrs. Rina's retinal tear was diagnosed using (*tonometry, retinoscopy, pupillometry*).

3. The nurse asked Mr. Ketson to read a (*tonometer, refraction, Snellen chart*) so that she could test his visual acuity.

4. Dr. Pujabi performed (*retinoscopy, refraction, pupillometry*) to measure the degree of refractive errors and determine how to correct Mrs. Frank's vision.

5. The physician measured the amount of pressure in Mr. Johannson's eye using a(n) (*ophthalmoscope, keratometer, tonometer*) to rule out glaucoma.

6. The optometrist used a Snellen chart to measure the patient's (*visual acuity, visual field, extraocular movements*).

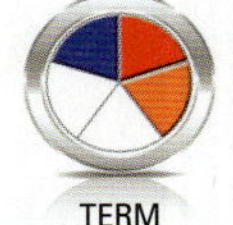

TERM CONSTRUCTION

연습문제 20

아래 문제의 의학용어를 단어성분으로 나누고 그 성분들의 뜻을 쓰시오. 그 다음에 의학용어의 뜻을 쓰시오.

예:

iritis	단어성분:	ir/o, -itis
	뜻:	iris, inflammation of
	용어의 뜻:	inflammation of the iris

1. pupillometer
   단어성분: ______________________
   뜻: ______________________
   용어의 뜻: ______________________

2. tonometry
   단어성분: ______________________
   뜻: ______________________
   용어의 뜻: ______________________

3. ophthalmoscopy
단어성분: ______
뜻: ______
용어의 뜻: ______

4. keratometer
단어성분: ______
뜻: ______
용어의 뜻: ______

5. retinoscopy
단어성분: ______
뜻: ______
용어의 뜻: ______

6. ophthalmoscope
단어성분: ______
뜻: ______
용어의 뜻: ______

외과처치와 치료시술

용어	발음	뜻
blepharoplasty	blef′ă-ro-plas′tē	눈꺼풀성형. surgical repair of the eyelid
cataract extraction	kat′ă-rakt eks-trak′shŭn	백내장적출. surgical removal of a cataract
cryoretinopexy	krī′ō-ret′i-nō-pek′sē	냉동망막고정. surgical fixation of a detached retina or retinal tear by using extreme cold (freezing) to seal the tear
dacryocystotomy	dak′rē-ō-sis-tot′ŏ-mē	눈물주머니창냄술/누낭개구. incision into the lacrimal sac
enucleation	ē-nū′klē-ā′shŭn	안구적출. removal of an eyeball
intraocular lens (IOL) implant	in′tră-ok′yū-lăr lenz im′plant	인공수정체삽입. implantation of an artificial lens to replace a defective natural lens
iridectomy	ir′i-dek′tŏ-mē	홍채절제. excision of part of the iris
iridotomy	ir′i-dot′ŏ-mē	홍채절개. incision into the iris, usually with a laser, to allow drainage of aqueous humor in therapy for narrow-angle glaucoma
keratoplasty	ker′ă-tō-plas′tē	각막성형, 각막이식. surgical repair of the cornea; corneal transplantation
laser-assisted in situ keratomileusis (LASIK)	lā′zĕr ă-sis′-ted in sī′tū ker′ă-tō-mī-lū′sis	레이저각막절삭성형/라식수술. procedure that uses a laser to create a corneal flap and reshape the corneal tissue; used to correct vision problems such as myopia, hyperopia, and astigmatism
phacoemulsification	fak′ō-ē-mŭl′si-fi-kā′shŭn	수정체유화. use of ultrasound to shatter and break up a cataract followed by aspiration and removal
photorefractive keratectomy	fō′tō-rē-frak′tiv ker′ă-tek′tŏ-mē	굴절교정레이저각막절제. procedure using a laser to reshape the cornea to correct vision

(계속됨)

외과처치와 치료시술 *(계속됨)*

용어	발음	뜻
retinal photocoagulation	ret′i-năl fō′tō-kō-ag′yū-lā′shŭn	망막빛응고. repair of a retinal detachment or tear by using a laser beam to coagulate the tissues to allow a seal to form
scleral buckling	sklē′răl bŭk-ling	공막좜밀착술/공막돌륭술. repair of a retinal detachment by attaching a band (buckle) around the sclera to keep the retina from pulling away (그림 7.13)
sclerotomy	sklē-rot′ō-mē	공막절개. incision into the sclera
trabeculectomy	tră-bek′yū-lek′tō-mē	섬유주절제. surgical procedure to create a drain to reduce pressure within the eye
vitrectomy	vi-trek′tō-mē	유리체절제. removal of all or part of the vitreous humor

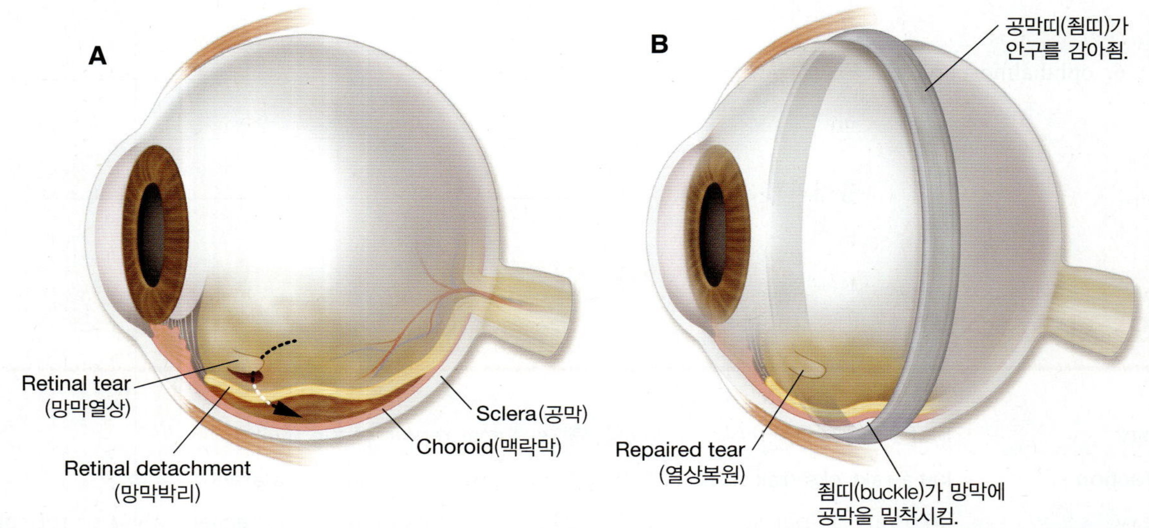

그림 7.13 **A.** 망막박리(retinal detachment). 화살표가 액체의 흐름을 보여준다. **B.** 공막좜띠(scleral buckle). 공막 둘레에 좜띠를 부착하여 망막열상을 복원하면 망막이 떨어져 나가는 것을 방지한다.

■ 연습문제: 외과처치와 치료시술

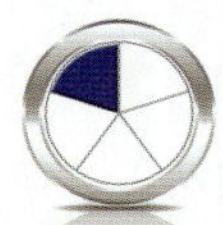

연습문제 21

아래 문제의 뜻에 맞은 의학용어를 쓰시오.

1. 안구 제거 __________
2. 초저온을 이용한 망막박리 복구 __________
3. 유리체액의 전부 또는 일부 제거 __________
4. 레이저 각막재구성(각막절제)을 통한 시력 교정 __________
5. 백내장의 수술적 제거 __________
6. 레이저살을 사용하는 망막 박리 또는 파열의 복구 __________
7. 각막 피판을 만들고 각막 조직을 재구성하는 레이저 시력교정 __________

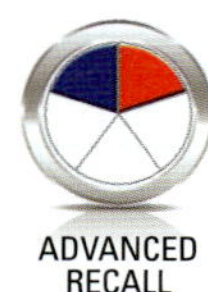

연습문제 22

아래 문제의 뜻에 맞는 의학용어를 빈칸에 써 넣어 문장를 완성하시오.

1. ____________________ is the use of ultrasound to shatter and break up a cataract, followed by aspiration and removal.
2. The surgical procedure that creates a drain in the eye to reduce pressure within it is called a(n) ____________________.
3. Making an incision into the lacrimal sac is called ____________________.
4. When a physician repairs a retinal detachment by attaching a band around the sclera to keep it from pulling away, he or she is performing ____________________.
5. Corneal transplantation and repairing a cornea to alter its shape are both called ____________________.
6. The procedure to repair a drooping eyelid is ____________________.
7. A(n) ____________________ replaces a defective natural lens with an artificial one.

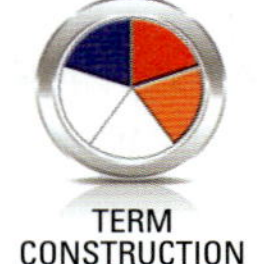

연습문제 23

아래 문제의 뜻에 맞는 용어에서 접두사나 접미사의 나머지 부분을 쓰시오.

1. 공막 절개 sclero ____________________
2. 눈꺼풀의 수술적 복구 ____________________ plasty
3. 홍채 일부분의 절제 irid ____________________
4. 각막의 수술적 복구 ____________________ plasty
5. 유리체액의 제거 vitr ____________________
6. 홍채 절개 ____________________ tomy

투약과 약물요법

용어	발음	뜻
corticosteroid	kōr′ti-kō-ster′oyd	코티코스테로이드. drug that reduces inflammation; used to treat swelling and itching of the eye
hypotonic	hī′pō-ton′ik	저삼투점안제. drug used to relieve dry irritated eyes
miotic	mī-ot′ik	축동제. drug used to constrict the pupil
mydriatic	mi-drē-at′ik	산동제/동공확대제. drug used to dilate the pupil
prostaglandin	pros′tă-glan′dĕn	프로스타글랜딘. drug that relaxes muscles in the eye's interior to allow better outflow of fluids

■ 연습문제: 투약과 약물요법

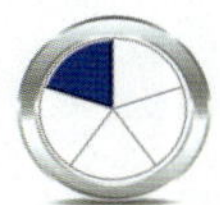

SIMPLE RECALL

연습문제 24

아래 문제의 뜻에 맞는 투약이나 약물요법에 관한 용어를 쓰시오.

1. 동공을 확장시키는 약물 ______________________
2. 눈의 부기 및 가려움증을 치료하는 약물 ______________________
3. 눈 안쪽의 근육을 이완시키는 약물 ______________________
4. 동공을 수축시키는 약물 ______________________
5. 건조하고 염증이 생기는 눈을 완화시키는 약물 ______________________

전문분야와 전문가

용어	발음	뜻
optician	op-tish′ăn	안경사. one who fills prescriptions for corrective lenses
optometry	op-tom′ĕ-trē	눈측정. medical specialty concerned with examination of the eyes and related structures to determine vision problems and eye disorders and prescribe corrective treatment or lenses
optometrist	op-tom′ĕ-trist	눈측정사. one who practices optometry
ophthalmology	of′thal-mol′ŏ-jē	안과학. medical specialty concerned with the study of the eye, its diseases, and refractive errors
ophthalmologist	of′thal-mol′ŏ-jist	안과전문의. physician who specializes in ophthalmology

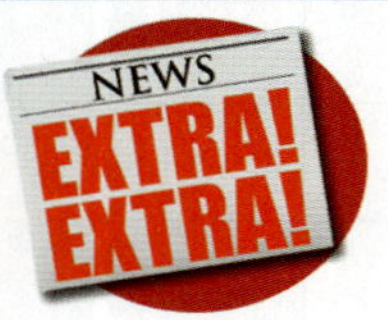

Optometrist(눈측정사)와 Ophthalmologist(안과전문의) 눈측정사와 안과전문의의 차이는 무엇인가? 눈측정사는 OD(doctor of optometry)라고 부른다. 눈측정사는 시력의 문제를 평가하고, 부분적으로 눈상태를 진단하고, 안구운동이나 렌즈 교정과 같은 적절한 치료를 처방한다. 그러나 눈측정사는 의사가 아니기 때문에 안과수술을 할 수 없고, 의료적 치료에 제한이 있다. 안과전문의는 MD(doctor of medicine)라고 부르며, 의과대학을 졸업한 사람이다. 안과전문의는 안과수술은 물론이고 눈의 질병이나 시각에 관한 문제들을 진단하고 처방할 수 있다.

■ 연습문제: 전문분야와 전문가

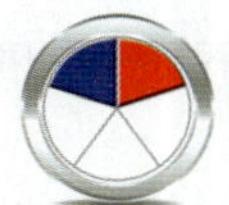

ADVANCED RECALL

연습문제 25

아래 문제의 뜻에 맞는 의학용어를 보기에서 골라 빈칸에 쓰시오.

ophthalmologist　　optometrist　　optician
optometry　　ophthalmology

1. 시력측정 및 치료처방에 관한 전문 분야 ______________________
2. 눈의 부기 및 가려움증을 치료하는 전문 분야 ______________________

3. 교정렌즈 처방전을 작성하는 사람 ______________________

4. 눈의 연구와 치료를 전문으로 하는 의사 ______________________

5. 검안(눈측정)을 수행하는 사람 ______________________

약어

약어	뜻
EOM	안구운동. extraocular movement
IOL	인공수정체. intraocular lens
IOP	안압. intraocular pressure
LASIK	레이저각막절삭성형/라식수술. laser-assisted in situ keratomileusis
OD	오른쪽 눈. right eye (oculus dexter)
OS	왼쪽 눈. left eye (oculus sinister)
OU	각각의 눈. each eye; both eyes (oculus uterque)
PRK	굴절교정레이저각막절제. photorefractive keratectomy
VA	시력. visual acuity
VF	시야. visual field

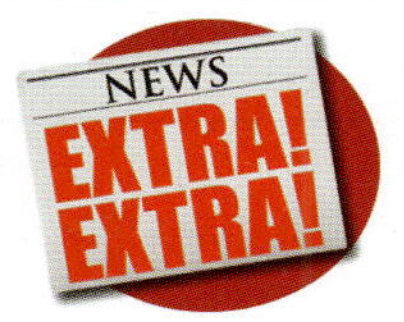

혼동할 위험성이 있는 눈에 관한 약어 약어 OD, OS, OU 등은 미국 의약품 안전연구소(Institute for Safe Medication Practices, ISMP)에서 발간한 "위험성 있는 약어, 기호, 용량 단위" 에 열거되어 있다. ISMP에 따르면 이 약어들은 종종 서로 혼동을 줄 수 있고, AD(오른쪽 귀), AS(왼쪽 귀), AU(양쪽 귀) 등의 약어들과 혼동을 줄 수 있어 환자 관리에 오류가 발생할 수 있다. 이와 같은 이유로 ISMP는 이런 약어들을 사용하지 말것을 추천한다. 그러나 실제로 현장에서 이러한 약어들을 접하게 되면 특별히 주의를 기울여 정확하게 해석을 하여야 오류를 방지할 수 있다.

■ 연습문제: 약어

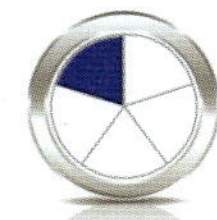
SIMPLE RECALL

연습문제 26

아래 약어의 뜻을 쓰시오.

1. OU ______________________

2. EOM ______________________

3. IOL ______________________

4. OS ______________________

5. VF ______________________

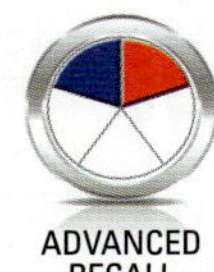

연습문제 27

아래의 문장에 사용된 약어의 뜻을 빈칸에 쓰시오.

1. The patient's **VA** was 20/40 in the right eye without corrective lenses.

____

2. Mr. Friedman expressed interest in having **LASIK** surgery to correct his astigmatism.

____

3. The physician instructed Ms. Herrera to instill two drops of the ophthalmic drops **OD** for five days as therapy for her conjunctivitis.

____

4. Mr. Hall's vision was corrected using a laser to reshape his cornea, a process known as **PRK**.

____

5. Dr. Morgan's patient is scheduled to undergo a trabeculectomy to minimize the **IOP** in his left eye.

____

■ 귀의 해부학과 생리학

이제 특수 감각인 청각과 평형감각, 그리고 이 기능을 담당하는 기관에 초점을 맞춰 보자. 이 장에서는 청각과 평형감각뿐만 아니라 귀에 관한 주요 해부학적 구조와 기능을 다룰 것이다.

구조

- 귀는 주요 세 부분으로 구성된다: 외이(바깥귀), 중이(가운데귀), 내이(속귀).
- 바깥귀는 귓바퀴, 외이도, 고막으로 구성된다. 고막은 외이와 중이를 분리한다.
- 중이는 이관과 이소골(망치뼈, 모루뼈, 등자뼈)로 구성된다.
- 미로로도 알려진 내이는 달팽이, 반고리관, 안뜰로 구성된다.

기능

- 음파를 신경자극으로 번역하여 뇌로 보내는 청각을 담당.
- 평형감각이나 균형의 유지를 도와 줌.

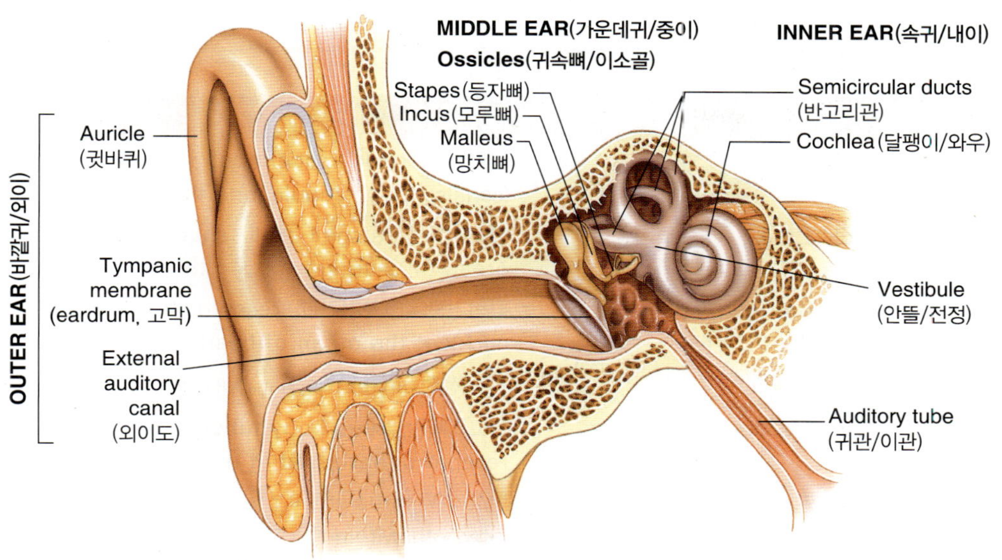

그림 7.14 바깥귀(외이), 가운데귀(중이), 속귀(내이)의 구조

귀에 관한 용어(그림 7.14)

용어	발음	뜻
		바깥귀 (외이)
auricle; *syn.* pinna	aw′ri-kl; pin′ă	귓바퀴/이개. external portion of the ear that directs sound waves
external auditory canal; *syn.* external auditory meatus	eks-ter′năl aw′di-tōr-ēkă-nal′, mē-ā′tŭs	바깥귀길/외이도. passage leading inward from the auricle to the tympanic membrane (eardrum)
cerumen	sĕ-rū′men	귀지. waxy substance produced by glands of the external auditory canal; earwax
tympanic membrane(TM)	tim-pan′ik mem′brān	고막. eardrum; a semitransparent membrane that vibrates to transmit sound waves to the ossicles; separates the external auditory canal from the middle ear cavity
		가운데귀 (중이)
mastoid cells	mas′toyd selz	꼭지벌집/유돌벌집. numerous small interconnecting cavities in the mastoid process of the temporal bone
auditory tube; *syn.* pharyngotympanic tube, eustachian tube	aw′di-tōr-ē tūb; fă-ring′ō-tim-pan′ik tūb, yū-stā′shăn tūb	귀관/이관. canal that connects the middle ear to the pharynx (throat)
auditory ossicles	aw′di-tōr-ē os′i-kĕlz	귀속뼈/이소골. three small bones (malleus, incus, stapes) of the middle ear that transmit sound waves (그림 7.15)
malleus	mal′ē-ŭs	망치뼈/추골. largest auditory ossicle; shaped like a hammer or club
incus	ing′kŭs	모루뼈/침골. middle auditory ossicle; shaped like an anvil
stapes	stā′pēz	등자뼈/등골. smallest auditory ossicle; shaped like a stirrup

(계속됨)

귀에 관한 용어 *(계속됨)*

용어	발음	뜻
		속귀 (내이)
Labyrinth	lab′i-rint	미로. inner ear; made up of a series of semicircular ducts (canals), the vestibule, and the cochlea
cochlea	kok′lē-ă	달팽이/와우. a snail shell–shaped organ that contains the organ of hearing
spiral organ; *syn.* organ of Corti	spī′răl ōr′găn; ōr′găn of kōr′tē	나선기관(=코르티기관). receptor for hearing located within the cochlea; the organ of hearing
vestibule	ves′ti-byūl	안뜰/전정. anatomic chamber such as that found in the inner ear
semicircular canals	sem′ē-sir′kyū-lăr kă-nal′z	반고리뼈관. three bony tubes in the labyrinth that contain receptors that assist in maintaining balance
semicircular ducts	sem′ē-sir′kyū-lăr dŭktz	반고리관. three small membranous tubes of the vestibular labyrinth within the bony semicircular canals
vestibulocochlear nerve (CN VIII)	ves-tib′yū-lō-kō′klē-ăr nerv	안뜰달팽이신경/전정와우신경. sensory cranial nerve within the labyrinth that consists of two branches, the vestibular nerve (for balance) and the cochlear nerve (for hearing)

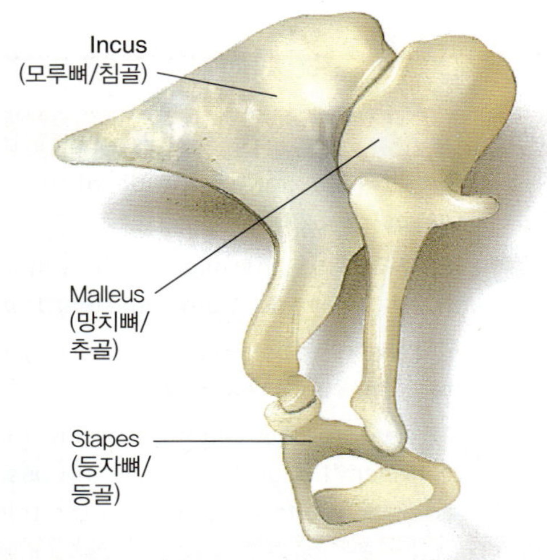

그림 7.15 가운데귀(middle ear)의 귀속뼈(auditory ossicles)

■ 연습문제: 귀의 해부학과 생리학

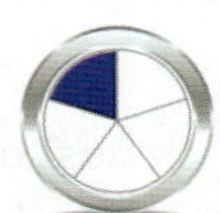
SIMPLE RECALL

연습문제 28

아래 해부학적 구조의 뜻을 쓰시오.

1. stapes __________
2. spiral organ __________
3. external auditory canal __________

4. incus ______________________
5. auricle ______________________
6. malleus ______________________
7. auditory ossicles ______________________
8. cerumen ______________________
9. labyrinth ______________________

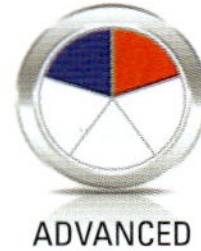

ADVANCED RECALL

연습문제 29

아래 문제의 뜻에 맞는 해부학적 구조를 보기에서 골라 빈칸에 쓰시오.

vestibule	cochlea	tympanic membrane
auricle	auditory ossicles	auditory tube
semicircular canals	mastoid cells	external auditory canal

1. 속귀에서 발견되는 것과 같은 공간 ______________________
2. 균형유지를 도와주는 미로의 3개의 뼈관 ______________________
3. 가운데귀의 3개의 작은 뼈 ______________________
4. 고막 ______________________
5. 가운데귀와 인두(목)를 연결하는 관 ______________________
6. 관자뼈 꼭지돌기의 서로 연결된 수많은 작은 공간 ______________________
7. 음파를 모아 전달하는 귀의 바깥 부분 ______________________
8. 청각기관이 들어 있는 달팽이 껍질 모양의 기관 ______________________
9. 귓바퀴에서 고막까지 안쪽으로 이어지는 통로 ______________________

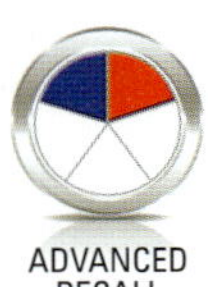

ADVANCED RECALL

연습문제 30

아래 문제의 뜻에 맞는 해부학적 구조를 보기에서 골라 빈칸에 쓰시오.

1. The middle ear bones are known as the ______________________.
2. Numerous small interconnecting cavities in the mastoid process of the temporal bone are called ______________________.
3. The ______________________ is the name for the inner ear, which is made up of semicircular canals, the vestibule, and the cochlea.
4. A waxy substance produced by glands in the external auditory canal(commonly known as earwax) is called ______________________.
5. The organ of hearing is known as the ______________________.

6. The three small membranous tubes of the vestibular labyrinth within the bony semicircular canals are called ______________________.

7. A chamber, such as that of the inner ear, is called a(n) ______________________.

8. The canal that connects the middle ear to the pharynx (throat) is the ______________________.

9. The semitransparent membrane that vibrates to transmit sound waves is called the ______________________.

■ 귀에 관한 단어성분

아래 표는 귀에 관한 단어성분들을 열거하고 있다.

연결형

연결형	뜻
acous/o	청각, 소리, hearing, sound
audi/o	청각, hearing
aur/i, aur/o	귀, ear
cochle/o	달팽이/와우, cochlea
labyrinth/o	미로, 속귀, labyrinth, inner ear
mastoid/o	꼭지벌집/유돌벌집, mastoid cells, mastoid process
myring/o	고막, tympanic membrane, eardrum
ot/o	귀, ear
scler/o	딱딱한, 공막, hard, sclera
staped/o	등자뼈/등골, stapes
tympan/o	고막, tympanic membrane, eardrum
vestibul/o	안뜰/전정, vestibule

접두사

접두사	뜻
dys-	통증, 힘든, 비정상, painful, difficult, abnormal
meato-	통로, 관, passage, external opening of a canal

접미사

접미사	뜻
-acousis, -acusis	청각, hearing
-algia	통증, pain
-ectomy	절제, excision, surgical removal
-stomy	절개, surgical opening

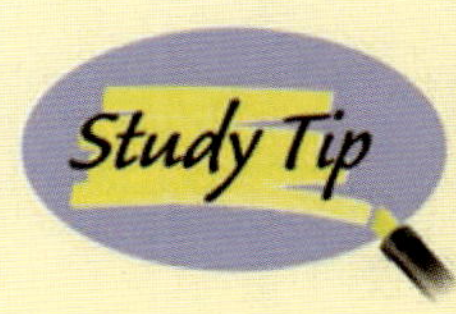

Myring/o와 Tympan/o: 고막(tympanic membrane, eardrum)에 대해 *'myring/o'*나 *'tympan/o'*를 사용할 경우 그 차이를 기억하는 법을 알아보자. *'Myring/o'*는 고막 자체를 의미하고, *'tympan/o'*는 고막 또는 고막 + 가운데귀공간을 의미한다. 고막 뒤의 공간은 가운데귀 공간(middle ear space) 또는 고실(tympanic cavity)이라고 한다.

■ 연습문제: 귀에 관한 단어성분

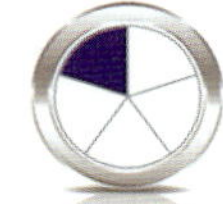

SIMPLE RECALL

연습문제 31

아래 단어성분의 뜻을 쓰시오.

1. -acousis ____________________

2. -algia ____________________

3. vestibul/o ____________________

4. aur/i ____________________

5. acous/o ____________________

6. scler/o ____________________

7. dys- ____________________

8. cochle/o ____________________

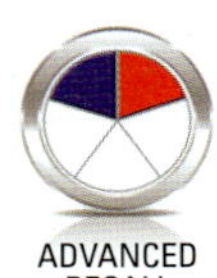

ADVANCED RECALL

연습문제 32

아래 문제의 뜻에 맞는 단어성분을 보기에서 골라 빈칸에 쓰시오.

-stomy	dys-	-ectomy
labyrinth/o	scler/o	ot/o

1. labyrinth, inner ear ____________________

2. excision, surgical removal ____________________

3. surgical opening ____________________

4. hard ____________________

5. painful, difficult, abnormal ____________________

6. ear ____________________

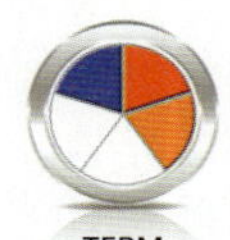

연습문제 33

아래 의학용어를 구성하는 연결형의 뜻을 참고하여 의학용어의 뜻을 쓰시오.

연결형	뜻	의학용어	용어의 뜻
labyrinth/o	inner ear	labyrinthitis	**1.** ________
tympan/o	middle ear	tympanostomy	**2.** ________
mastoid/o	mastoid cells; mastoid process	mastoiditis	**3.** ________
ot/o	ear	otorrhea	**4.** ________
audi/o	hearing	audiometer	**5.** ________
myring/o	eardrum	myringotomy	**6.** ________
staped/o	stapes	stapedectomy	**7.** ________

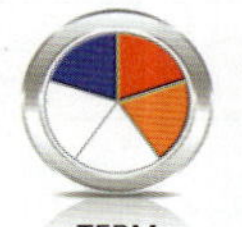

연습문제 34

아래 연결형을 사용하여 용어의 뜻에 맞는 의학용어를 만드시오.

연결형	의학용어의 뜻	의학용어
vestibul/o	안뜰 절개	**1.** ________
aur/i	귀에 관한~	**2.** ________
acous/o	청각 또는 소리와 관한~	**3.** ________
cochle/o	달팽이의 염증	**4.** ________
scler/o	경도(딱딱한 정도)의 이상 상태	**5.** ________
ot/o	귀의 통증	**6.** ________
myring/o	고막의 염증	**7.** ________

■ 귀에 관한 의학용어

아래 표는 귀를 기술할 때 사용하는 용어와 형용사형을 제공한다.

형용사와 그 밖의 관련 용어

용어	발음	뜻
acoustic	ă-kūs′tik	청각- 또는 소리-. pertaining to hearing or sound
auditory	aw′di-tōr-ē	청각-. pertaining to hearing

형용사와 그 밖의 관련 용어

용어	발음	뜻
aural	aw′răl	귀-. pertaining to the ear
cochlear	kok′lē-ăr	달팽이-/와우-. pertaining to the cochlea
labyrinthine	lab′i-rin′thīn	미로- 또는 속귀-. pertaining to the labyrinth or inner ear
mastoid	mas′toyd	꼭지벌집-/유돌벌집-. pertaining tc the mastoid cells
otic	ō′tik	귀-. pertaining to the ear
tympanic	tim-pan′ik	고막- 또는 고실-. pertaining to the tympanic membrane or tympanic cavity
vestibular	ves-tib′yū-lăr	안뜰-/전정-. pertaining to a vestibule

■ 연습문제: 형용사와 그 밖의 관련 용어

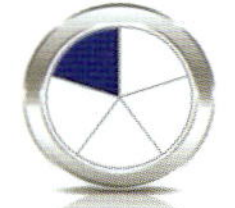
SIMPLE RECALL

연습문제 35

아래 용어의 뜻을 쓰시오.

1. otic __________
2. acoustic __________
3. aural __________
4. tympanic __________
5. vestibular __________
6. auditory __________
7. cochlear __________

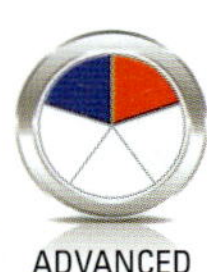
ADVANCED RECALL

연습문제 36

아래 문제의 뜻에 맞는 의학용어를 보기에서 골라 빈칸에 쓰시오.

vestibular	aural	labyrinthine
acoustic	tympanic	mastoid

1. 귀에 관한~ __________
2. 안뜰에 관한~ __________
3. 고막에 관한~ __________
4. 소리에 관한~ __________
5. 미로에 관한~ __________
6. 꼭지벌집에 관한~ __________

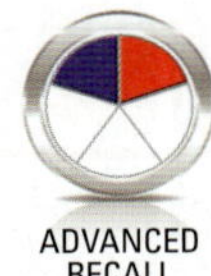

연습문제 37

아래 문장의 뜻에 가장 적합한 용어를 ( ) 안에서 고르시오.

1. The school nurse used a(n) (*aural, mastoid, acoustic*) thermometer to take the child's temperature in his ear.
2. Mrs. Gallo had an inner ear or (*acoustic, mastoid, labyrinthine*) infection.
3. Helen claims that she is a(n) (*auditory, otic, tympanic*) learner, so she enjoys listening to educational lectures.
4. The physician showed Timmy's mother how to put (*labyrinthine, acoustic, otic*)drops in his ears.
5. The (*auditory, mastoid, vestibular*) infection was in the temporal bone behind the patient's left ear.
6. Fluid had accumulated in the middle ear behind the (*acoustic, otic, tympanic*) membrane.

의학적 상태

용어	발음	뜻
acoustic neuroma	ă-kūs′tik nū-rō′mă	청신경종/속귀신경종. a benign but life-threatening tumor that develops on the vestibulocochlear nerve (CN VIII); causes hearing loss and balance problems
cerumen impaction	sĕ-rū′men im-pak′shŭn	귀지메막힘. excessive buildup of earwax
cholesteatoma	kō′les-tē′ă-tō′mă	진주종. cyst-like tumor of skin in the middle ear behind the tympanic membrane that grows into the bone; usually caused by chronic otitis media (그림 7.16)
conductive hearing loss	kon′dŭk-tiv′ hēr′ing los	전도난청. hearing loss due to a lesion in the external auditory canal or middle ear
dysacusis; *syn.* dysacousia	dis′ă-kyū′sis; dis′ă-kyū′sē-ă	청각이상. any hearing impairment involving difficulty in the processing of sound
labyrinthitis	lab′i-rin-thī′tis	미로염. inflammation of the inner ear
mastoiditis	mas′toy-dī′tis	꼭지돌기염/유돌염. inflammation of the air cell system of the mastoid process
Ménière disease; *syn.* Ménière syndrome	men-ē-ār′ di-zēz′	메니에르병(= 메니에르증후군). chronic disorder of the inner ear caused by fluid accumulation in the labyrinth and characterized by dizziness, tinnitus, hearing loss, and a sensation of pressure in the ear
myringitis	mir′in-jī′tis	고막염. inflammation of the tympanic membrane
otalgia	ō-tal′jē-ă	귀통증. pain in the ear
otitis externa (OE)	ō-tī′tis eks-ter′nă	외이도염. inflammation of the external auditory canal; also known as "swimmer's ear"
otitis media (OM)	ō-tī′tis mē′dē-ă	중이염. inflammation of the middle ear (그림 7.17)
otomycosis	ō′tō-mī-kō′sis	귀진균증. fungal infection in the ear
otopyorrhea	ō-tō-pī′ō-rē′ă	귀고름. discharge of pus from the ear
otorrhea	ō-tō-rē′ă	귓물. discharge from the ear
otosclerosis	ō′tō-sklĕ-rō′sis	귀경화증. hardening of the ossicles, particularly the stapes

의학적 상태

용어	발음	뜻
presbycusis	prez′bē-kū′sis	노년난청. impaired hearing caused by old age
sensorineural hearing loss	sen′sŏ-rē-nū′răl hēr′ing los	감각신경난청. hearing loss caused by damage to the inner ear or the cochlear branch of cranial nerve VIII
tinnitus	tin′i-tŭs	귀울림/이명. noises in the ear, such as ringing, buzzing, or humming
tympanic membrane perforation	tim-pan′ik mem′brān per′fō-rā′shŭn	고막천공. a hole in or rupture of the eardrum
vertigo	ver-ti′gō	현기증/현훈. a spinning sensation; commonly used to mean dizziness

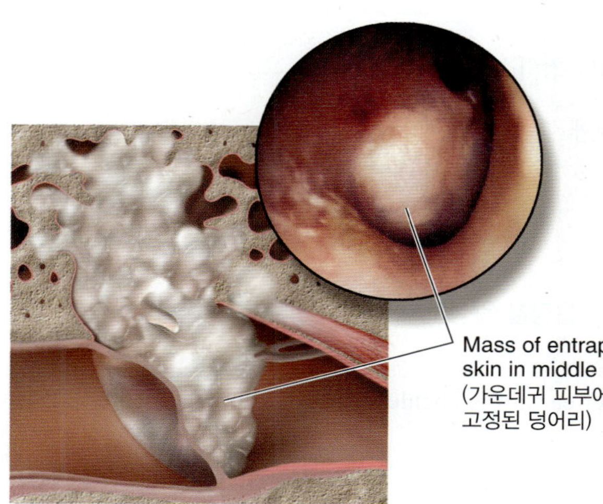

그림 7.16 가운데귀의 진주종(cholesteatoma)

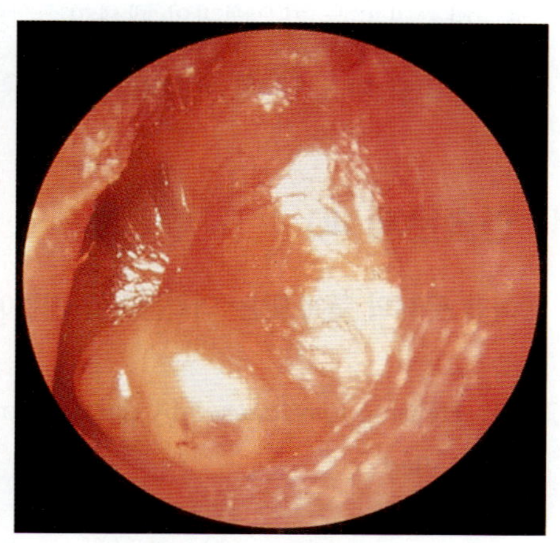

그림 7.17 중이염(otitis media).

■ 연습문제: 의학적 상태

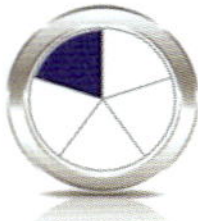

SIMPLE RECALL

연습문제 38

아래 문제의 뜻에 맞은 의학용어를 빈칸에 쓰시오.

1. 귀의 곰팡이 감염 ______________________
2. 귀속뼈, 특히 등자뼈의 경화 ______________________
3. 귀 속에서 울리는 소음 ______________________
4. 가운데귀 피부의 낭종과 같은 종양 ______________________
5. 귀지의 과도한 축적 ______________________
6. 나이와 관련된 청력소실 ______________________
7. 빙빙 도는 느낌, 어지럼증 ______________________
8. 안뜰달팽이 신경에서 발생하는 종양 ______________________

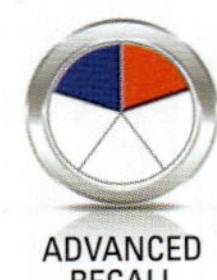
ADVANCED RECALL

연습문제 39

아래 문제의 뜻에 맞는 의학용어를 보기에서 골라 빈칸에 쓰시오.

presbycusis	conductive hearing loss	otitis externa
otitis media	sensorineural hearing loss	dysacusis

1. 가운데귀의 염증 ____________________
2. 속귀의 손상에 의한 청력소실 ____________________
3. 나이와 관련된 청력소실 ____________________
4. 바깥귀길의 염증 ____________________
5. 바깥귀 또는 가운데귀의 폐쇄 또는 병변에 의한 청력소실 ____________________
6. 소리의 처리과정에 어려움을 수반하는 청각장애 ____________________

ADVANCED RECALL

연습문제 40

아래 문제의 뜻에 맞는 의학용어를 빈칸에 써 넣어 문장를 완성하시오.

1. Hearing loss caused by damage to the inner ear or the cochlear branch of cranial nerve VIII is called ____________________.
2. ____________________ is inflammation of the external auditory canal.
3. Hearing loss due to an obstruction or lesion in the outer and/or middle ear is called ____________________.
4. ____________________ is a discharge of pus from the ear.
5. A chronic condition of the ear known as ____________________ is characterized by dizziness, tinnitus, hearing loss, and a sensation of pressure.
6. A hole or rupture of the eardrum is called a(n) ____________________.
7. Inflammation of the middle ear is called ____________________

TERM CONSTRUCTION

연습문제 41

아래 문제의 뜻에 맞는 의학용어를 만들어 연결형, 접미사, 의학용어를 빈칸에 쓰시오.

1. pain in the ear

   연결형: ____________________

   접미사: ____________________

   의학용어: ____________________

2. inflammation of the inner ear
연결형: ______
접미사: ______
의학용어: ______

3. discharge from the ear
연결형: ______
접미사: ______
의학용어: ______

4. inflammation of the mastoid cells
연결형: ______
접미사: ______
의학용어: ______

5. inflammation of the tympanic membrane
연결형: ______
접미사: ______
의학용어: ______

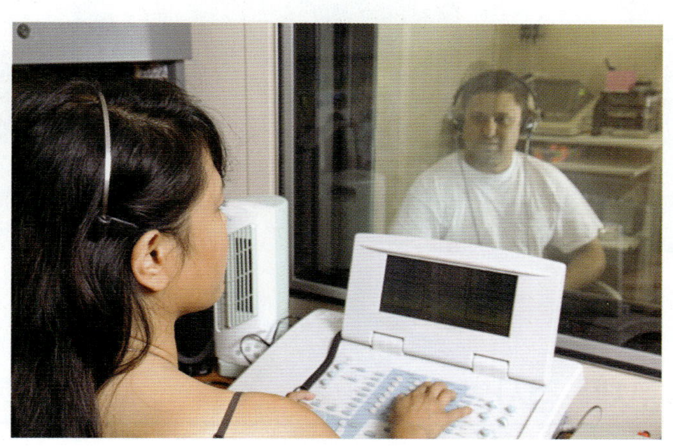

그림 7.18 청력검사(audiometry)를 받고 있는 환자.

검사와 시술

용어	발음	뜻
		진단시술
audiogram	aw′dē-ō-gram	청력도. record of hearing (presented in graph form) (see later 그림 7.22)
audiometer	aw′dē-om′ĕ-ter	청력계. instrument for measuring hearing
audiometry	aw′dē-om′ĕ-trē	청력검사. measurement of hearing (그림 7.18)
decibel (dB)	des′i-bel	데시벨. unit for expressing the intensity of sound

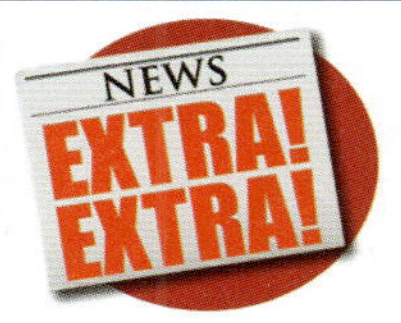

Noise-Induced Hearing Loss(소음난청) 소리의 크기를 측정하는 단위는 데시벨(dB)이다. 80 dB보다 큰 소음은 청력에 위험한 것으로 알려져 있다. 이 정도 크기의 소리에 노출되면 영구적인 청력손상을 받을 수 있다. 80 dB보다 큰 소리를 내는 경우는 기계톱, 낙엽송 풍기, 카스테레오의 최대 볼륨, 비행기 이륙 등에서 발생하는 소음이다. MP3 플레이어 이어폰 착용도 최대 볼륨에서는 청력을 잃을 가능성이 있다.

(계속됨)

검사와 시술 *(계속됨)*

용어	발음	뜻
electronystagmography (ENG)	ē-lek′trō-nis′tag-mog′ră-fē	전기안진검사. recording of eye movements in response to electrical impulses to diagnose balance problems
hertz (Hz)	herts	헤르츠. unit of measure of frequency or pitch of sound
otoscope	ō′tō-skōp	이경. instrument for examining the ear (그림 7.19A)
otoscopy	ō-tos′kŏ-pē	이경검사. use of an otoscope to examine the external auditory canal and tympanic membrane (그림 7.19B)
tympanogram	tim′pă-nō-gram	고실도. record of middle ear function (presented in graph form)
tympanometer	tim′pă-nom′ĕ-tĕr	고실측정기. instrument for measuring middle ear function tympanometry

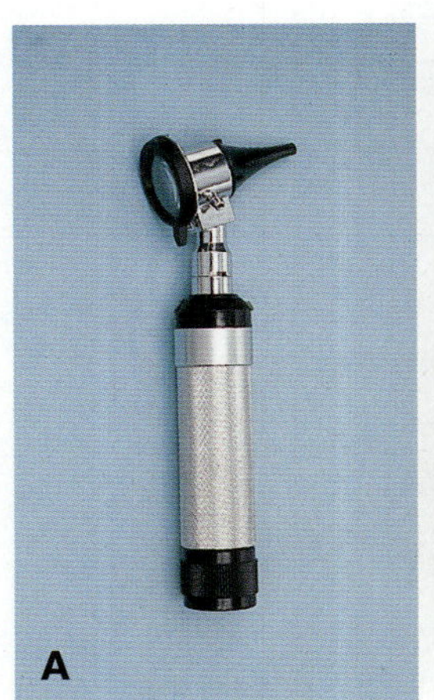

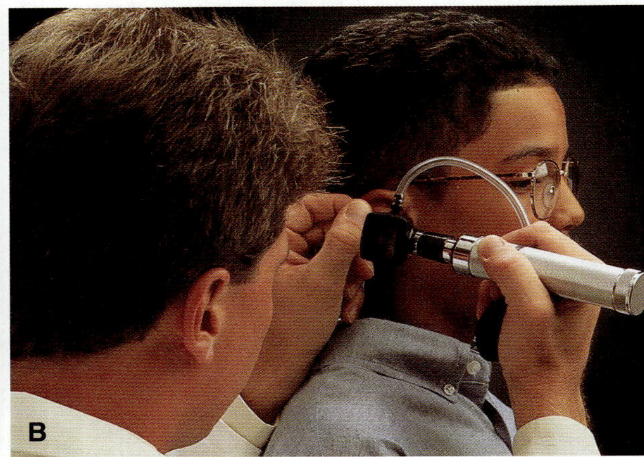

그림 7.19 이경(otoscope, **A**)을 사용하여 이경검사(otoscopy, **B**)를 시행한다.

■ 연습문제: 검사와 시술

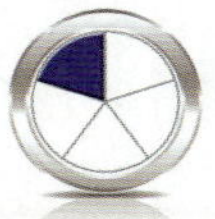
SIMPLE RECALL

연습문제 42

아래 용어의 뜻을 쓰시오.

1. hertz ____________________
2. audiogram ____________________
3. otoscopy ____________________
4. tympanometry ____________________
5. decibel ____________________
6. tympanogram ____________________

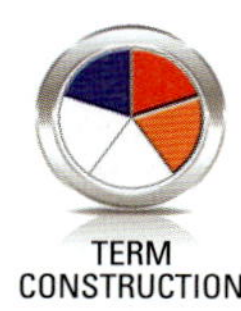

연습문제 43

아래 문장의 뜻에 가장 적합한 용어를 ( ) 안에서 고르시오.

1. The physician used a(n) (*otoscope, audiometer, decibel*) to assess the patient's hearing.
2. Mr. Vladimir was referred to the (*tympanometry, electronystagmography, audiometry*) department to get a measurement of his hearing.
3. The results of Mrs. James' (*tympanogram, audiogram, electronystagmogram*) indicated that she had significant hearing loss in her right ear.
4. Dr. Davies measured Mrs. MacDonald's middle ear function using a(n) (*audiometer, otoscope, tympanometer*).

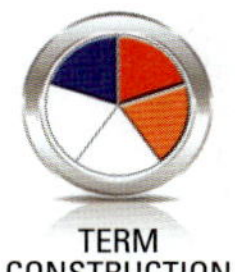

연습문제 44

아래 연결형을 사용하여 용어의 뜻에 맞는 의학용어를 만드시오.

연결형	의학용어의 뜻	의학용어
ot/o	귀 검사 기구	1. ______________
tympan/o	가운데귀 기능 기록표	2. ______________
audi/o	청력 측정 기구	3. ______________
ot/o	귀 검사를 위한 이경 사용	4. ______________
tympan/o	가운데귀 기능 측정	5. ______________
audi/o	청력 기록표	6. ______________

외과처치와 치료시술

용어	발음	뜻
cochlear implant	kok′lē-ăr im′plant	인공달팽이. an electronic device implanted in the cochlea to stimulate the cochlear (auditory) nerve and provide hearing sensations for the profoundly deaf (그림 7.20)
ear lavage	ēr lă-vahzh′	귀세척. irrigation of the ear to remove cerumen (wax) buildup
labyrinthectomy	lab′i-rin-thek′tŏ-mē	미로절제. excision of part of the labyrinth
mastoidectomy	mas′toy-dek′tŏ-mē	꼭지돌기절제/유돌절제. excision of part of the mastoid process of the temporal bone and middle ear to drain or remove lesions
mastoidotomy	mas′toyd-ot′ ŏ-mē	꼭지돌기절개/유돌절개. incision into the mastoid process of the temporal bone
myringotomy; *syn.* tympanostomy	mir′in-got′ŏ-mē; tim′pan-os′tŏ-mē	고막절개. surgical incision (opening) into the tympanic membrane to drain fluid from the middle ear (usually done with subsequent tympanostomy tube placement) (그림 7.21)
otoplasty	ō′tō-plas′tē	귀성형. surgical repair of the external ear
stapedectomy	stā′pĕ-dek′tŏ-mē	등자뼈절제/등골절제. removal of the stapes and replacement with a prosthesis; done to correct hearing loss from otosclerosis

(계속됨)

외과처치와 치료시술 *(계속됨)*

용어	발음	뜻
tympanoplasty	tim′pă-nō-plas′tē	고실성형. surgical repair of the tympanic membrane and/or middle ear
tympanostomy tube placement	tim′pan-os′tŏ-mē tūb plās′mĕnt	고막절개관배치. placement of a small tube through the tympanic membrane to relieve symptoms caused by fluid buildup

A

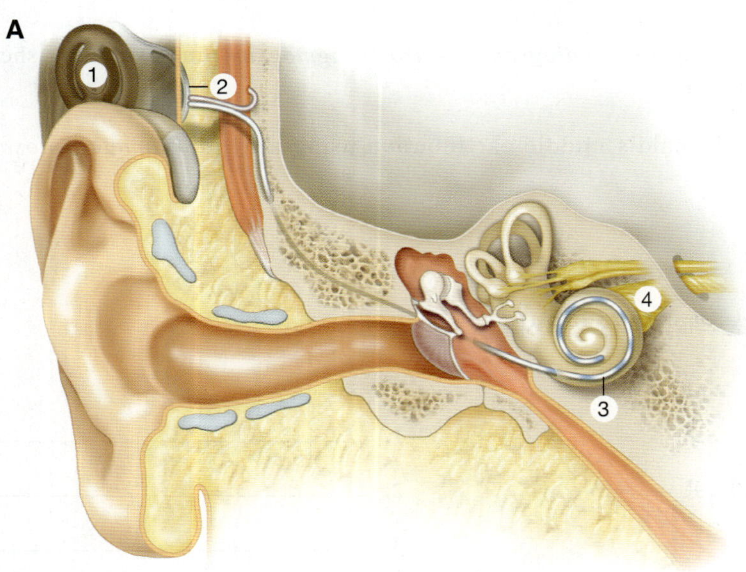

B

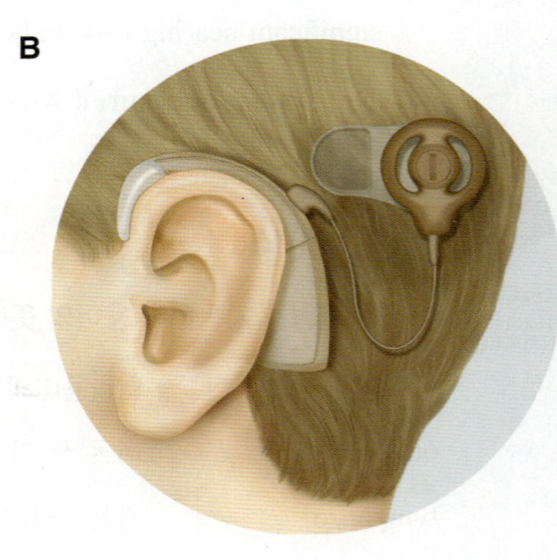

1. 외부음성처리기가 소리를 잡아 디지털 신호로 변환한다.
2. 음성처리기가 디지털 신호를 내부 이식체에 보낸다.
3. 내부 이식체가 신호를 전기에너지로 변환하고 이것을 달팽이 속의 미세 전극판에 보낸다.
4. 전극은 손상된 털세포를 우회하여 청각신경을 자극하고, 뇌가 이 신호를 소리로 받아들인다.

그림 7.20 **A.** 인공달팽이(cochlear implant)의 기능. **B.** 외부음성처리기(external speech processor) 설치를 보여주는 옆모습.

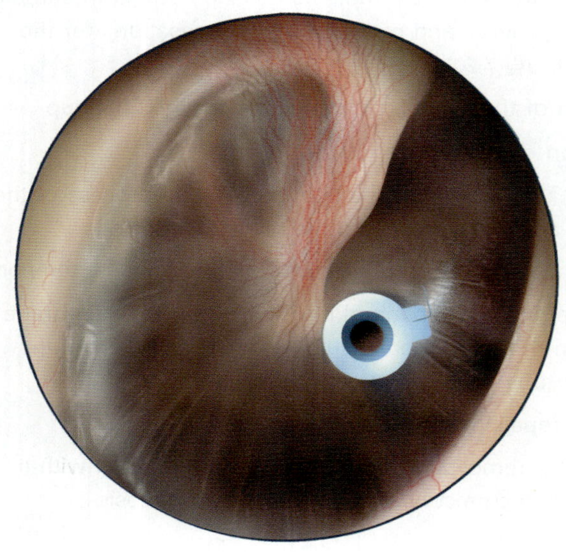

그림 7.21 고막절개관배치(tympanostomy tube placement) 수술후 이경을 통해 보이는 고막의 모습.

■ 연습문제: 외과처치와 치료시술

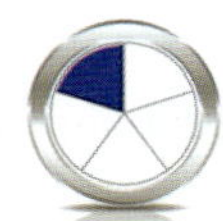
SIMPLE RECALL

연습문제 45

아래 문제의 뜻에 맞은 의학용어를 빈칸에 쓰시오.

1. 미로의 부분절제 ____________________
2. 관자뼈 꼭지돌기의 절개 ____________________
3. 등자뼈 제거 ____________________
4. 귀지 제거를 위한 귀 세척 ____________________
5. 바깥귀의 수술적 복구 ____________________

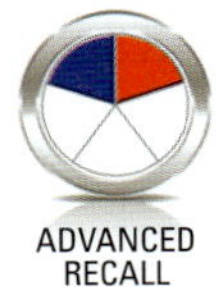
ADVANCED RECALL

연습문제 46

아래 문제의 뜻에 맞는 의학용어를 빈칸에 써 넣어 문장를 완성하시오.

1. Sammy was profoundly deaf, so the otologist recommended a(n) ____________________, which is an electronic device that stimulates the hearing nerves to provide hearing sensations.
2. Dr. Cole drained the fluid out of Kara's middle ear with a procedure called a(n) ____________________, in which he made an incision into her tympanic membrane.
3. Jenny had chronic otitis media, so the physician recommended a(n) ____________________ to create an opening into the middle ear and ____________________ with placement of a tube into the tympanic membrane to prevent further buildup of fluid.
4. Mr. Douglas's tympanic membrane perforation would not heal, so the physician performed a(n) ____________________ to repair the tympanic membrane.
5. The surgeon performed a(n) ____________________ to remove part of the mastoid process of the temporal bone.

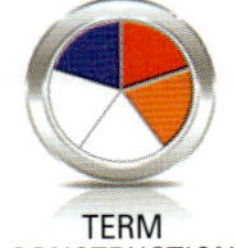
TERM CONSTRUCTION

연습문제 47

아래 접미사를 사용하여 용어의 뜻에 알맞은 의학용어를 만드시오.

접미사	의학용어의 뜻	의학용어
-tomy	꼭지돌기의 절개	1. ____________________
-ectomy	등자뼈의 제거	2. ____________________
-stomy	고막의 수술적 개방	3. ____________________
-plasty	고막의 수술적 복구	4. ____________________

투약과 약물요법

용어	발음	뜻
antibiotic	an′tē-bī-ot′ik	항생제. drug that acts against microorganisms; used to treat otitis media and other ear diseases caused by bacteria
ceruminolytic	sĕ-rū′mi-nō-lit′ik	귀지용해제. a substance instilled into the external auditory canal to soften earwax
otic	ō′tik	귀약. any medication that can be instilled drop by drop into the ear

■ 연습문제: 투약과 약물요법

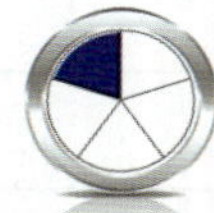

연습문제 48

아래 문제의 뜻에 맞는 투약이나 약물요법에 관한 용어를 쓰시오.

1. 귀에 방울주입을 할 수 있는 약물 ____________
2. 세균에 의한 귀 질환의 치료에 사용되는 약물 ____________
3. 귀지를 부드럽게 만드는 약물 ____________

전문분야와 전문가

용어	발음	뜻
audiology	aw′dē-ol′ō-jē	청각학. medical specialty concerned with the study and treatment of hearing disorders and fitting of hearing aids
audiologist	aw′dē-ol′ō-jist	청각전문기사. one who specializes in audiology
otology	ō-tol′ŏ-jē	이과, 이과학. medical specialty concerned with the study of the ears and treatment of ear disease
otologist	ō-tol′ŏ-jist	귀전문의. one who specializes in otology
otorhinolaryngology	ō′tō-rī′nō-lar-in-gol′ŏ-jē	이비인후과학. medical specialty concerned with diseases of the ear, nose, and throat (pharynx and larynx)
otorhinolaryngologist	ō′tō-rī′nō-lar-in-gol′ŏ-jist	이비인후과전문의. physician who specializes in otorhinolaryngology, or disorders of the ears, nose, and throat

■ 연습문제: Specialties and Specialists

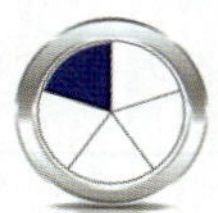

연습문제 49

아래 문제의 뜻에 맞은 의학용어를 빈칸에 쓰시오.

1. 귀 연구 및 귀 질환 치료에 관한 의료 전문 분야 ____________
2. 청각학을 전문으로 하는 사람 ____________
3. 귀, 코, 목구멍의 질환에 관한 의료 전문 분야 ____________

4. 청각장애 연구 및 치료와 보청기 장착에 관한 의료 전문 분야 ______

5. 이과학을 전문으로 하는 사람 ______

6. 이비인후과학을 전문으로 하는 의사 ______

약어

약어	뜻
AD	오른쪽 귀. right ear (auris dexter)
AS	왼쪽 귀. left ear (auris sinister)
AU	각각의 귀. each ear, both ears (auris utraque)

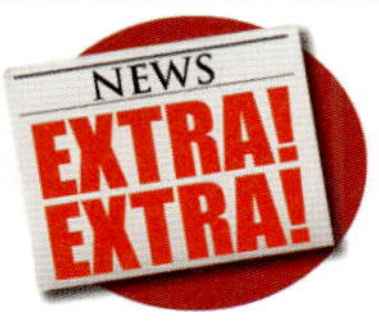

귀에 관한 위험성 있는 약어 AD, AS, AU 등은 미국 의약품안전연구소(Institute for Safe Medication Practices, ISMP)에서 발간한 "위험성 있는 약어, 기호, 용량 단위"에 열거되어 있고, ISMP는 의료사회에서 이런 약어들을 사용하지 말 것을 추천한다. 보다 많은 정보를 얻으려면 235쪽에 있는 글상자 "위험성 있는 약어"를 이용하시오.

약어	뜻
dB	데시벨. decibel
EENT	안이비인후. eyes, ears, nose, and throat
ENG	전기안진검사. electronystagmography
ENT	이비인후. ears, nose, and throat
HEENT	두안이비인후. head, eyes, ears, neck, and throat
Hz	헤르츠. hertz
OE	외이도염. otitis externa
OM	중이염. otitis media
TM	고막. tympanic membrane

■ 연습문제: 약어

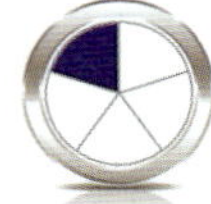
SIMPLE RECALL

연습문제 50

아래 약어의 뜻을 쓰시오.

1. EENT ______
2. AU ______
3. Hz ______
4. OM ______
5. dB ______
6. AD ______

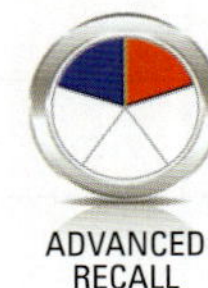

연습문제 51

아래의 문장에 사용된 약어의 뜻을 빈칸에 쓰시오.

1. Sara's mother took her to an **ENT** physician because of her chronic otitis media.

   ____

2. The patient is a surfer and frequently suffers from **OE**.

   ____

3. Mr. Malach has severe hearing loss **AS**.

   ____

4. Ms. Tasara's physician recommended **ENG** to diagnose the cause of her vertigo.

   ____

5. The otologist diagnosed a ruptured **TM** as the cause of the patient's otalgia and otorrhea.

   ____

■ 마무리

- 감각기관은 외부의 자극에 반응하여 자극(impulse)을 감각수용기, 신경전달경로, 뇌 등으로 구성된 감각신경계통으로 전달한다.
- 눈과 귀는 보고, 듣고, 균형을 유지할 수 있는 두 개의 감각기관이다.
- 이 단원에서 눈과 귀에 관한 의학용어, 즉 단어성분, 접두사, 접미사, 형용사, 시술, 투약, 전문분야, 약어 등을 배웠다.

단원 복습

해부학 및 생리학 용어의 복습

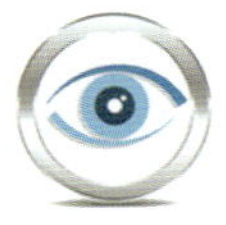
VISUAL

연습문제 52

아래 그림의 해부학적 구조에 해당하는 용어를 빈칸에 쓰시오.

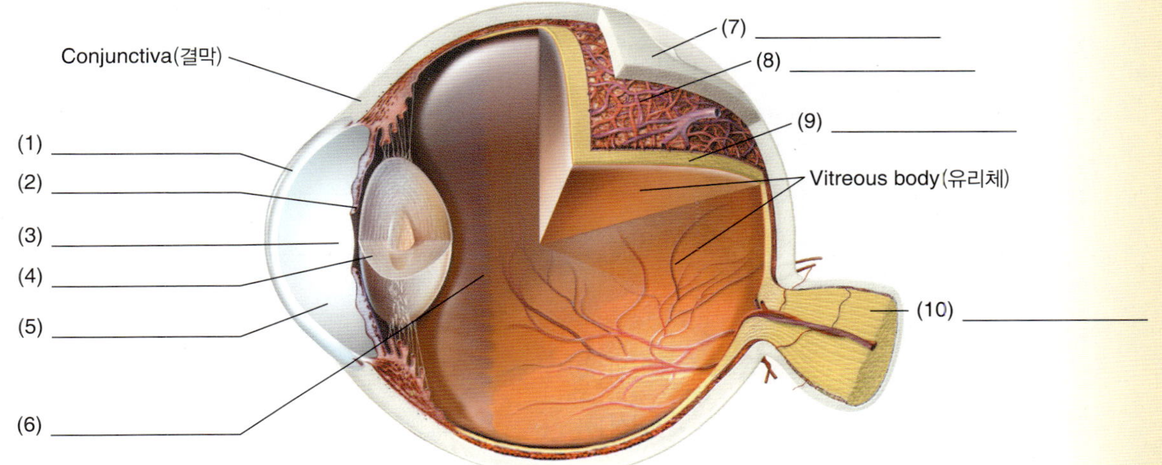

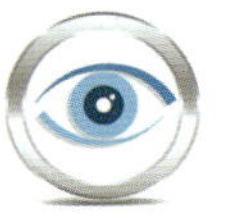
VISUAL

연습문제 53

아래 그림의 해부학적 구조에 해당하는 용어를 빈칸에 쓰시오.

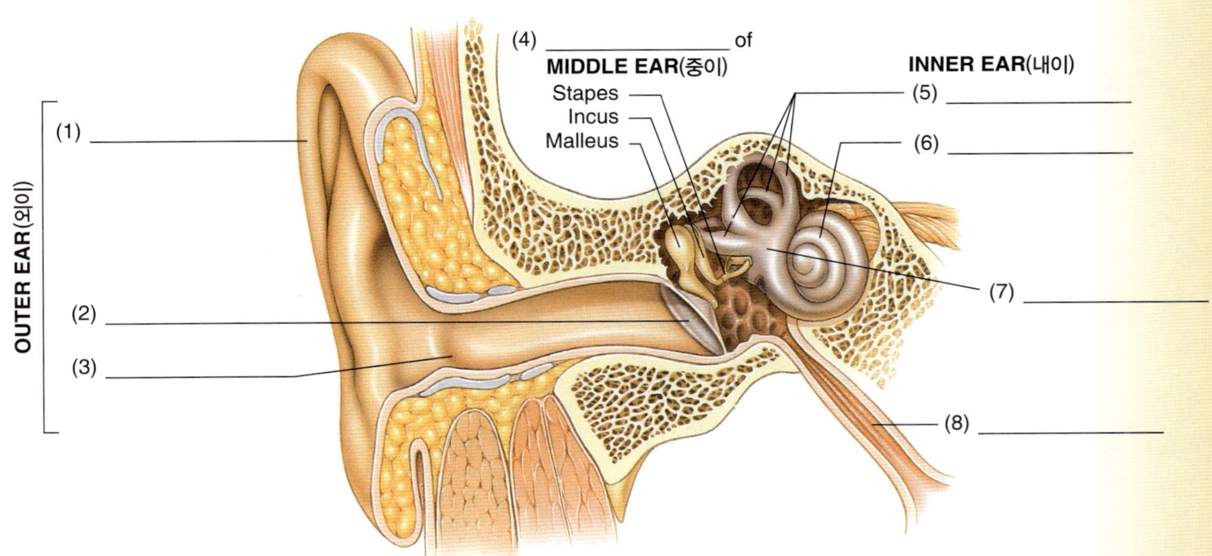

용어구조 이해하기

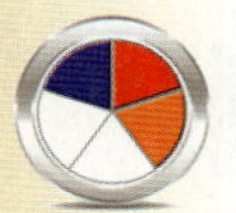
TERM CONSTRUCTION

연습문제 54

아래 문제의 의학용어를 단어성분으로 나누고 그 성분들의 뜻을 쓰시오.
또한 의학용어의 뜻을 쓰시오.

예:

mastoiditis
단어성분: mastoid/o, -itis
뜻: mastoid bone, inflammation of
용어의 뜻: inflammation of the mastoid cells

1. ophthalmic
단어성분: ______
뜻: ______
용어의 뜻: ______

2. audiometer
단어성분: ______
뜻: ______
용어의 뜻: ______

3. blepharitis
단어성분: ______
뜻: ______
용어의 뜻: ______

4. tympanostomy
단어성분: ______
뜻: ______
용어의 뜻: ______

5. iridomalacia
단어성분: ______
뜻: ______
용어의 뜻: ______

6. labyrinthitis
단어성분: ______
뜻: ______
용어의 뜻: ______

7. retinopathy
단어성분: ______
뜻: ______
용어의 뜻: ______

8. acoustic
단어성분: ______
뜻: ______
용어의 뜻: ______

9. pupillometer
단어성분: ______
뜻: ______
용어의 뜻: ______

10. stapedectomy
단어성분: ______
뜻: ______
용어의 뜻: ______

11. tonometer
단어성분: ______
뜻: ______
용어의 뜻: ______

12. vestibular
단어성분: ______
뜻: ______
용어의 뜻: ______

13. sclerotomy
단어성분: ______
뜻: ______
용어의 뜻: ______

14. otoscopy
단어성분: ______
뜻: ______
용어의 뜻: ______

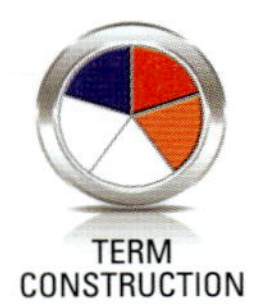

연습문제 55

아래 문제에서 용어의 뜻을 먼저 쓰고, 다음에 용어에서 분리된 단어성분의 뜻을 쓰시오.

1. otorrhea ______
   ot/o ______
   -rrhea ______

2. ophthalmoscopy ______

ophthalm/o ______

-scopy ______

3. optometry ______

opt/o ______

-metry ______

4. myringitis ______

myring/o ______

-itis ______

5. otopyorrhea ______

ot/o ______

py/o ______

-rrhea ______

6. dacryorrhea ______

dacry/o ______

-rrhea ______

7. aural ______

aur/o ______

-al ______

8. presbyopia ______

presby/o ______

-opia ______

9. audiogram ______

audi/o ______

-gram ______

10. mastoidectomy ______

mastoid/o ______

-ectomy ______

11. conjunctivitis ______
    conjunctiv/o ______
    -itis ______
12. tympanometry ______
    tympan/o ______
    -metry ______
13. keratoplasty ______
    kerat/o ______
    -plasty ______
14. presbycusis ______
    presby/o ______
    -cusis ______

이해력 연습문제

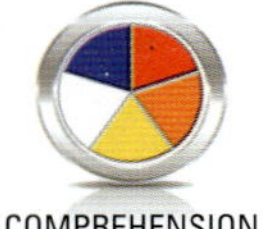
COMPREHENSION

연습문제 56

아래 문제의 뜻에 맞는 의학용어를 보기에서 골라 빈칸에 쓰시오.

audiologist optometrist otologist
ophthalmologist otorhinolaryngologist

1. 귀, 코, 목구멍의 질병 ______
2. 시력측정 및 교정치료 또는 렌즈처방 ______
3. 청각장애 연구 및 치료 ______
4. 귀 연구 및 귀 질환 치료 ______
5. 눈, 눈 질환 및 굴절 이상을 연구하는 의사 ______

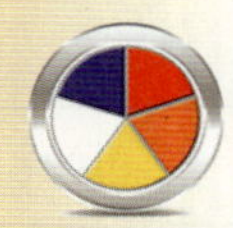
COMPREHENSION

연습문제 57

아래 문장에 알맞은 용어를 빈칸에 써 넣으시오.

1. The snail shell–shaped organ that contains the spiral organ is the ______________________________.
2. The ______________________________ are the auditory bones that include the malleus, incus, and stapes.
3. The part of the eye that contains the vision receptors is the ______________________________.
4. A buildup of a waxy substance produced by the glands in the external auditory canal is called a(n) ______________________________.
5. The ______________________________ lubricate the eyes by producing tears.
6. ______________________________ is a chronic condition caused by fluid accumulation of the inner ear characterized by dizziness, tinnitus, and hearing loss.
7. The medical term for an inflammation of the external auditory canal, often referred to as “swimmer’s ear,” is ______________________________.
8. ______________________________ is blurry or distorted vision due to abnormal curvature of the cornea.
9. ______________________________ is hearing loss that is related to aging.
10. An ophthalmologist might use ______________________________ drops to dilate the pupils.
11. Medication used to relieve dry irritated eyes is called a(n) ______________________________.
12. ______________________________ is the term for separation of the retina from the choroid in the back of the eye.
13. The procedure that uses a laser to reshape the cornea to correct vision problems is called ______________________________.
14. The term for dry eye is ______________________________.
15. A photographic recording of the flow of a fluorescent dye through the blood vessels of the eye is called ______________________________.
16. The procedure for irrigating the ear to remove earwax buildup is called ______________________________.
17. A(n) ______________________________ is a chart containing letters that is used to test visual acuity.
18. A(n) ______________________________ is done to correct otosclerosis by removing the stapes and replacing it with a prosthesis.
19. ______________________________ are medications that relax muscles in the eye’s interior to allow better outflow of fluids.
20. ______________________________ is the procedure in which extreme cold is used to repair a retinal tear.

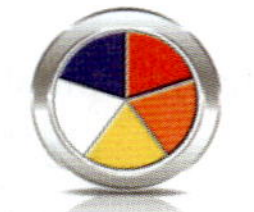

연습문제 58

COMPREHENSION **아래 문제에 대한 답을 간단히 쓰시오.**

1. 임상용어 근시의 영어용어는 무엇인가? ______________________________

2. 현기증(vertigo)을 정의하시오. ______________________________

____

3. 노안이 있는 노인 환자는 무엇을 경험하겠는가? ______________________________

____

4. "두 겹으로 보이는 현상"의 의학용어는 무엇인가? ______________________________

5. 여성 환자가 조명이 "너무 밝다"고 말하면서 어둡게 해달라고 요청을 한다. 이 환자는 어떤 상태인가?

____

6. 원시는 근시와 어떻게 다른가? ______________________________

____

7. 환자에게 왜 귀지용해제를 투여하는가? ______________________________

8. 고막절개 관을 삽입하기 전에 일반적으로 어떤 시술이 필요한가? ______________________________

____

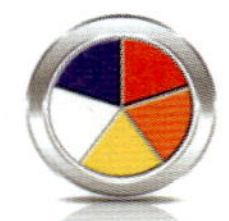

연습문제 59

COMPREHENSION **아래 문제에 맞는 정답을 보기에서 골라 O표 하시오.**

1. A chalazion involves obstruction of which of these? (병변부위)
   A. lacrimal glands
   B. ossicles
   C. tarsal glands
   D. dacryocyst

2. A clinical test used to diagnose glaucoma is (진단기구)
   A. tonometry.
   B. pupillometry.
   C. audiometry.
   D. tympanometry.

3. A person who has difficulty driving at night due to poor vision in reduced light probably has (병명)
   A. diplopia.
   B. amblyopia.
   C. presbyopia.
   D. nyctalopia.

4. Which of the following is located within the cochlea? (위치)
   A. pharyngotympanic tube
   B. mastoid process
   C. spiral organ
   D. vestibule

5. A patient with a hole in his or her eardrum has a ruptured (구조)
   A. cochlea.
   B. retina.
   C. pinna.
   D. tympanic membrane.

6. A construction worker who is out in the sun all day might develop a growth of conjunctival tissue over his cornea known as a (병명)
   A. pterygium.
   B. dacryolith.
   C. hordeolum.
   D. cataract.

7. The medical term for earwax is (용어)
   A. auricle.
   B. cerumen.
   C. vestibule.
   D. cholesteatoma.

8. A stapedectomy might be performed for which condition? (병명)
   A. otosclerosis
   B. cholesteatoma
   C. acoustic neuroma
   D. otomycosis

9. Which of these is not an ossicle? (구조)
   A. incus
   B. stapes
   C. labyrinth
   D. malleus

10. Patients who experience diabetic retinopathy due to chronically high, uncontrolled blood sugar are at an increased risk of (병명)
    A. glaucoma.
    B. presbyopia.
    C. conjunctivitis.
    D. blindness.

11. Children with poor vision in one eye have a condition commonly called "lazy eye." In clinical terms, this condition is called (병명)
    A. photophobia.
    B. amblyopia.
    C. myopia.
    D. retinitis pigmentosa.

12. Removal of a lesion from the middle ear might relieve which condition? (병명)
    A. sensorineural hearing loss
    B. conductive hearing loss
    C. presbycusis
    D. otopyorrhea

13. Which condition is usually caused by chronic otitis media? (병명)
    A. otitis externa
    B. acoustic neuroma
    C. otomycosis
    D. cholesteatoma

14. Which of the following conditions is caused by the aging process? (병명)
    A. diabetic retinopathy
    B. retinitis pigmentosa
    C. exophthalmos
    D. macular degeneration

15. What condition involves the eighth cranial nerve that connects the ear to the brain? (병명)
    A. acoustic neuroma
    B. cholesteatoma
    C. tympanic membrane perforation
    D. cerumen impaction

16. The condition that is known to be hereditary is (병명)
    A. hyperopia.
    B. retinitis pigmentosa.
    C. macular degeneration.
    D. detached retina.

17. The structure that runs from the middle ear space to the pharynx is called the (구조)
    A. ossicle.
    B. semicircular canal.
    C. vestibule.
    D. auditory(pharyngotympanic) tube.

18. The test that might be performed to diagnose balance problems is called (검사법)
    A. Weber test.
    B. electronystagmography.
    C. tympanometry.
    D. Rinne test.

19. Children who appear "cross-eyed" have a condition of ocular misalignment called (병명)
    A. retinopathy.
    B. strabismus.
    C. amblyopia.
    D. nystagmus.

20. Which of these is not a procedure to repair a torn or detached retina? (수술법)
    A. trabeculectomy
    B. cryoretinopexy
    C. scleral buckling
    D. retinal photocoagulation

활용과 분석

증례연구

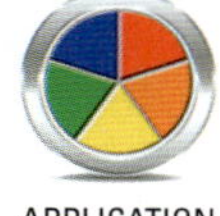

연습문제 60

APPLICATION **아래 증례연구를 읽고 각각의 질문에 맞는 정답을 보기에서 고르시오.**

증례 7-1

라슨(Larson) 씨는 압축기로 작업하던 중 호스가 헐거워져 방출된 폭발적인 기압에 의해 오른쪽 머리 근처에 부상을 입었다. 그는 갑자기 오른쪽 귀에서 들리지 않았다. 그는 진찰을 받기 위해 이비인후과 의사에게 갔다. 라슨 씨는 현기증(vertigo) 증상과 오른쪽 난청(hearing loss)을 호소하였다. 청력도(audiogram)는 4,000-8,000 Hz(그림 7.22)에서 뚜렷한 청력소실을 보여 주었다. 진단은 이명(tinnitus)을 동반한 발파 손상으로 인한 감각신경 난청(hearing loss)이었다.

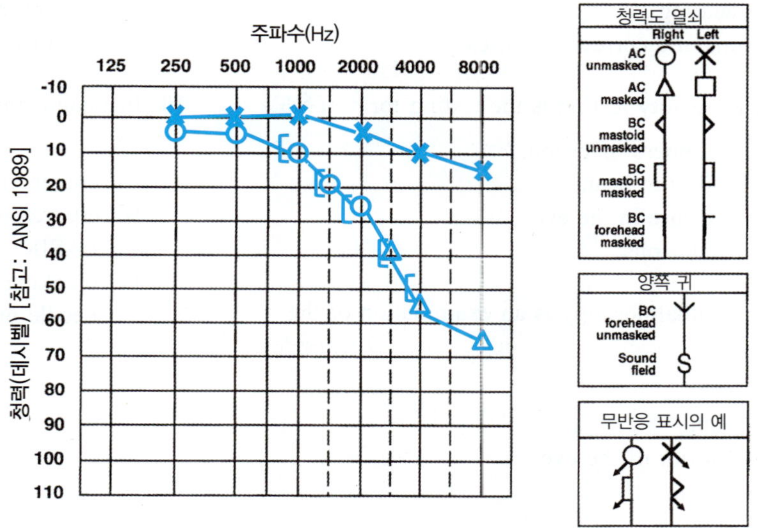

그림 7.22 오른쪽 감각신경 난청을 보여주는 청력도(audiogram).

1. An otorhinolaryngologist, such as the one seen by Mr. Larson, specializes in (전문분야)

A. eyes.
B. ears, nose, and throat.
C. vision.
D. hearing aids.

2. Vertigo refers to which of these symptoms? (증상)

A. hearing loss
B. pressure sensation in the ears
C. noise in the ears
D. spinning sensation, dizziness

3. Tinnitus is defined as the perception of various noises in the ear, such as (증상)

A. ringing.
B. buzzing.
C. humming.
D. all of the above

4. The audiogram was a recording of (측정)

A. eardrum movement.
B. the middle ear space.
C. hearing measurement.
D. eye movements in response to electrical stimulation.

5. Hz is the abbreviation for a (뜻)
   A. unit of measure of sound frequency.
   B. hearing test.
   C. unit for expressing the intensity of sound.
   D. two-pronged steel bar whose vibrations produce pure tones.

증례 7-2

홀칭거(Holtzinger) 부인은 운전면허를 갱신할 때 시력검사에서 떨어졌다. 그녀는 시력 문제를 진찰하기 위해 안과의사를 찾았다. 시력검사는 스넬렌 시력표(Snellen chart)를 사용하여 진행되었다. 검안경검사(ophthalmoscopy)도 실시되었다. 진단은 양쪽 눈의 백내장(cataract)이었다. 그녀는 수정체유화(phacoemulsification)와 렌즈교체를 위해 내원일정을 잡을 것을 권고받았다.

6. An ophthalmologist specializes in (전문분야)
   A. ears, nose, and throat.
   B. eyes.
   C. hearing.
   D. making corrective lenses.

7. Visual acuity testing is the testing for (용도)
   A. sharpness of vision.
   B. ability to hear.
   C. pressure in the eyes.
   D. chalazions.

8. An ophthalmoscopy is an examination of the (용도)
   A. eye.
   B. pupil.
   C. interior of the eye.
   D. sclera.

9. A cataract is (뜻)
   A. increased pressure in the eye.
   B. clouding of the lens of the eye.
   C. detachment of the retina.
   D. hemorrhage of the choroid.

10. In phacoemulsification, a cataract is removed by (방법)
   A. enucleation.
   B. cryoretinopexy.
   C. LASIK.
   D. breaking up the lens by vibration using a needle probe.

의무기록 분석

의무기록 7-1

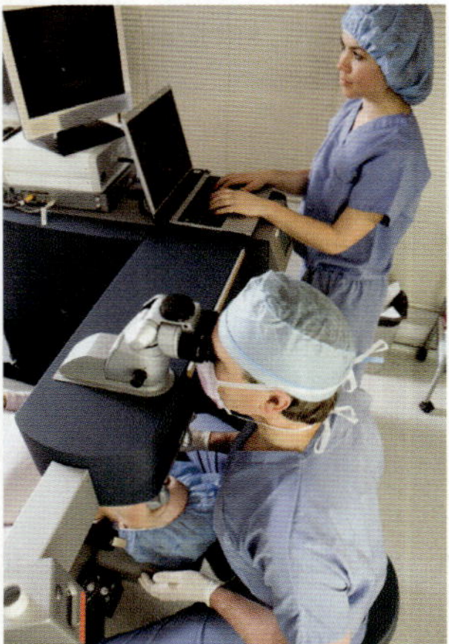

안과기사가 라식수술을 하는 안과 의사를 보조하고 있다.

당신은 브루너(Brunner) 박사의 안과기사(ophthalmic technologist)이다.
환자 스튜어트(Stewart) 씨는 2주 전 라식수술을 받은 후 수술후굴절검사를 받으러 왔다. 당신이 브루너 박사를 보조했던 라식수술의 수술보고서는 다음과 같다:

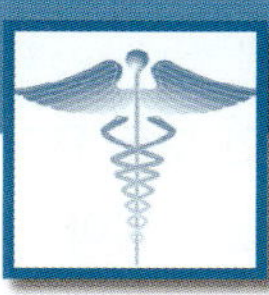

의무기록

LASIK 수술보고서(Surgery Report)

수술전 진단: 근시(myopia), 오른쪽 눈

수술후 진단: 근시(myopia), 오른쪽 눈

수술: LASIK 수술, 오른쪽 눈

수술의사: 토마스 브루너(Thomas Brunner, MD)

굴절검사와 수술전검사는 2주 전에 시행되었다. 당시 환자는 눈의 표면을 촬영하는 비디오 각막검사를 통해 CT 분석을 받았다. 각막 두께와 각막표면의 굴곡도가 측정되었다. 안와내압측정(orbitonometry)에서 안압은 정상이었다. 수술에 대한 금기사항이 없는지 확인하기 위해 세극등생체현미경검사(slit lamp biomicroscopy)를 시행하였다. 망막은 정상으로 나타났다. 위험과 장점에 대한 상세한 설명을 들은 후 환자는 절차에 대한 사전 동의서에 서명했다. 수술전 30분 동안 수술전 진정을 위해 환자에게 발륨(valium)을 투여했다.

오늘 환자가 도착하자마자 국소분석을 반복하여 모든 측정값을 확인했다. 그 후 레이저 컴퓨터에 측정값이 입력되었다. 환자를 수술실로 데려와 수술대 위에 바로누운 자세로 눕혔다. 오른쪽 눈에 안과마취액을 떨어뜨린 다음 눈을 소독했다. 눈꺼풀을 벌리기 위해 오른쪽 눈에 눈벌리개(speculum)를 설치했다. 레이저 정렬을 위해 참조 표시를 만들었다.

눈가에 흡인링을 적용하여 각막을 납작하게 만들었다. 미세각막절개칼(microkeratome)로 조금 절개를 하여 각막판(flap)을 만들었다. 각막판을 들어올려 밑부분의 버팀질 조직이 드러나게 하였다. 엑시머레이저(excimer laser)를 사용하여 각막을 미리 정해진 측정치까지 윤곽을 그렸다. 그 다음에 눈을 세척하였고, 각막 판은 제자리에 복원되었다. 흡입링과 눈벌리개를 제거했다.

환자는 그 수술절차를 잘 참아내었다. 수술후 환자에게 지시사항과 투약을 하였고, 그녀는 남편의 보호하에 집으로 퇴원했다. 그녀는 수술후 추적과 굴절검사를 위해 2주 후에 내원이 예약되었다.

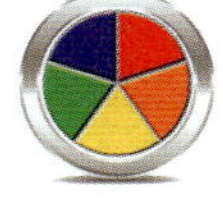

APPLICATION

연습문제 61

위의 의무기록을 읽고 문제에 맞는 정답을 보기에서 고르시오.

1. The term myopia means that the patient (병명)

A. is farsighted.
B. has presbyopia.
C. is nearsighted.
D. has macular degeneration.

2. The test done to measure the patient's intraocular pressure was (검사법)

A. tonometry.
B. refraction.
C. topographic analysis.
D. keratography.

3. The term that means the patient's refractive errors were measured is (검사법)

A. keratography.
B. refraction.
C. tonometry.
D. topographic analysis.

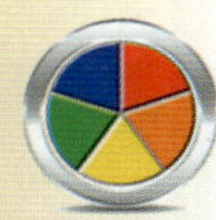
APPLICATION

연습문제 62

위의 의무기록에 사용된 용어 중에서 아래 문제의 뜻에 맞는 의학용어를 빈칸에 쓰시오. 모든 용어가 이 단원에 나오는 것은 아니지만 이 단원에 포함된 단어성분의 뜻을 참고하여 이 용어들을 알아낼 수 있다는 점을 주목하시오.

1. 각막에 관한~ ______________________

2. 눈 안쪽에 관한~ ______________________

3. 각막을 작게 자르는 기구 ______________________

4. 각막 기록 과정 ______________________

보너스 질문

5. 진찰과 수술을 위해 몸의 일부를 벌리는 기구를 일컫는 용어는 무엇인가?

____

의무기록 7-2

당신은 이비인후과 병원에서 일하는 청각전문기사(audiologist)이다. 한 달 전, 소아과의사가 귀 문제가 생긴 아이를 당신의 병원에 의뢰하였다. 당신은 환자의 난청을 평가하기 위해 청력검사(audiometry)를 시행하였다.

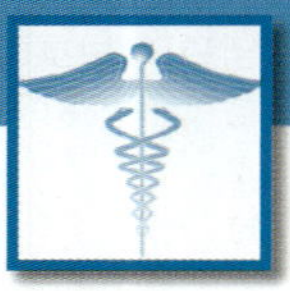

의무기록

이비인후과 의뢰서(Otorhinolaryngology Consultation Report)

사려 깊게 케니 메이슨(Kenny Mason) 씨를 의뢰해 주셔서 감사드립니다. 귀하가 최근에 진찰해서 발견한 오른쪽 고막천공(tympanic membrane perforation) 때문에 오늘 케니가 눈에 띄었습니다. 케니는 이미 20XX년 2월에도 오른쪽 귀에 천공이 있었는데, 그때에는 귀를 떨어지는 사다리에 부딪친 후에 발생하였습니다. 그 천공은 몇 주 만에 저절로 나았습니다. 그는 손상 후 감염이나 합병증이 없었습니다.

오늘 문진에서 케니는 약 1½주 전에 축구공으로 오른쪽 귀를 맞았고, 그때부터 오른쪽 귀에 이명(tinnitus)과 청각이상(dysacusis)이 생겼다고 대답했습니다.

병력(medical history)에서 뚜렷하게 주목할 만한 것은 없었지만, 예외적으로 3살 때 양쪽 고막절개관설치 수술과 10살 때 편도절제(tonsillectomy)를 받은 일이 있습니다. 그 밖의 상태는 건강합니다.

오늘 진찰에서 뚜렷하게 주목할 만한 것은 없었지만, 예외적으로 오른쪽 귀에 고름귓물(purulent otorrhea)을 동반한 앞위쪽 고막천공이 있었습니다. 병원에서 시행한 청력검사에서 오른쪽 귀의 전도난청(conductive hearing loss)이 심한 것으로 나타났습니다. 왼쪽 귀는 정상이었습니다.

저는 오른쪽 귀에 하루에 4번 귀 항생제 용액을 주입할 것을 처방했습니다. 케니의 어머니에게 그의 귀를 항상 마른 상태로 유지해야 한다고 설명했습니다. 우리는 이 천공에 대해 희망적인 태도를 취할 것입니다. 저절로 치유될 가능성이 크다고 생각합니다. 한 달 후에 다시 케니를 만나서 진찰할 예정입니다. 만약 그때까지도 낫지 않았다면 오른쪽 고막성형(tympanoplasty) 수술을 할 일정을 잡을 것입니다.

마음에 드는 청년을 저에게 의뢰해 주셔서 고맙습니다. 이후에도 그의 상태에 대해 계속 알려 드리겠습니다.

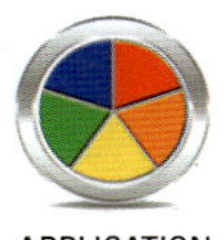
APPLICATION

연습문제 63

위의 의무기록에 사용된 용어 중에서 아래 문제의 뜻에 맞은 의학용어를 빈칸에 쓰시오.

1. 청력 측정 검사 ______________________

2. 귀의 배출 ______________________

3. 귀에 관한~ ______________________

4. 고막의 수술적 복구 ______________________

5. 청각의 장애 상태 ______________________

6. 고막의 구멍 ______________________

7. 고막 또는 고실에 관한~ ______________________

8. 귀속에서 울리는 소음 ______________________

9. 고막의 수술적 개방 ______________________

10. 바깥귀 및 가운데귀를 통과하는 소리전달의 차단에 의한 청력소실 ______________________

보너스 질문

11. 검사기록은 환자 고막의 앞위쪽에 천공이 있음을 나타낸다. 이전에 배운 내용을 바탕으로 고막의 천공 위치를 설명하시오. ______________________

____

12. 케니(Kenny)의 청력검사의 결과는 무엇을 나타내는가? ______________________

____

철자법

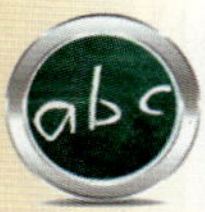

SPELLING

연습문제 64

아래 문제에서 철자가 맞는 용어를 고르시오.

1. tarsel	tarsal	tarrsal
2. koroid	choroyd	choroid
3. vitreous	vitrious	vitreus
4. corneal	cornial	korneal
5. ophthallmology	ophthalmology	ophtholmology
6. chalazion	kalazion	calazion
7. diploplia	diplopea	diplopia
8. glawcoma	gluacoma	glaucoma
9. nystagmus	nistagmus	nystagmis
10. presbiopia	presbyopia	presbyopea
11. pterygium	pterigium	pterygeum
12. strabysmus	strabismus	strabismis
13. florescien	flurescien	fluorescein
14. refraction	refracshun	refraktion
15. Snellin	Snelen	Snellen
16. pupilometry	pupillometry	pupellometry
17. aquity	acuwity	acuity
18. catarect	catarract	cataract
19. midreatic	mydriatic	midriatic
20. optishun	optician	optishian

MEMO

내분비계통
Endocrine System

8

단원 테두리

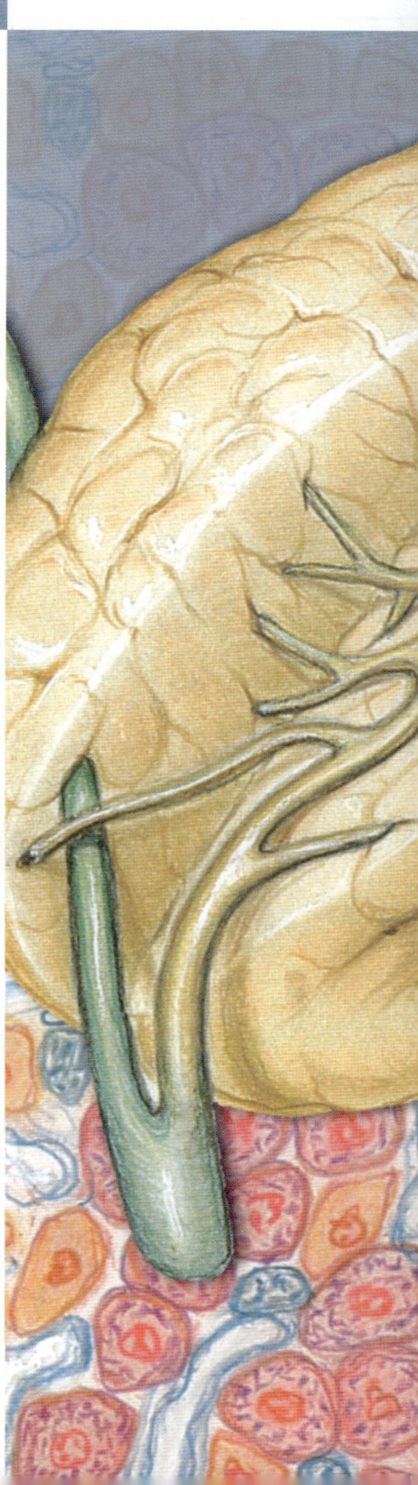

학습 성과

이 단원의 공부가 끝나면:

1. 내분비계통의 구조와 기능을 나열할 수 있어야 한다.

2. 내분비계통에서 주요 구조의 위치를 설명할 수 있어야 한다.

3. 내분비계통의 해부학과 생리학에 관한 용어를 정의할 수 있어야 한다.

4. 내분비계통에 관한 연결형, 접두사, 접미사를 정의할 수 있어야 한다.

5. 형용사와 관련 용어; 징후, 증상, 의학적 상태; 검사, 시술, 외과처치, 치료시술; 투약과 약물요법; 전문분야와 전문가 등을 포함하는 내분비계통에 관한 일반의학용어를 정의할 수 있어야 한다.

6. 내분비계통에 관한 일반약어를 정의할 수 있어야 한다.

7. 이 단원의 모든 연습문제를 완전하게 풀 수 있어야 한다.

8. 내분비계통에 관한 증례와 의무기록에 사용하는 용어들을 설명할 수 있어야 한다.

■ 머리말

샘과 호르몬으로 구성된 내분비계통은 항상성을 유지하는 데 기여한다. 샘이라고 불리는 조직화된 세포 덩어리에는 관이 없다. 호르몬이라고 불리는 화학 생성물을 직접 혈류로 분비한다. 신경계통은 내분비계통과 함께 작용한다. 따라서 이 계통은 종종 신경내분비계통이라고 한다. 내분비계통은 모든 신체 계통에 작용하기 때문에 정상이든 비정상이든 그 영향이 광범위하게 나타난다.

■ 해부학과 생리학

구조

- 내분비샘은 관이 없는 샘으로 호르몬을 직접 혈류로 분비한다.
- 샘과 관련기관에는 시상하부, 솔방울샘, 뇌하수체, 갑상샘, 부갑상샘, 가슴샘, 부신, 췌장의 랑게르한스섬, 여성의 난소, 남성의 고환 등이 있다.

기능

- 호르몬 생성, 저장, 다른 기관에서 사용하도록 혈류로 직접 분비
- 대사, 생식, 성장, 발달과 같은 기능의 제어와 조절

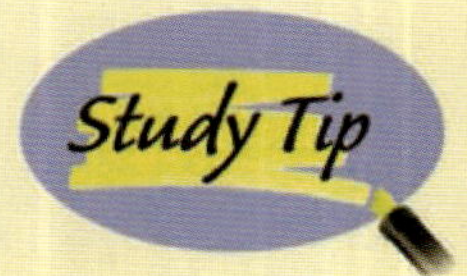

Endocrine(내분비): 영어 접두어 *endo*-의 뜻은 -안(within)이며, 그리스어 '*krinein*'의 뜻은 '분비'이다. 내분비샘은 호르몬을 관을 통하지 않고 혈류로 직접 분비한다.

내분비계통에 관한 용어(그림 8.1)

용어	발음	뜻
샘과 기관		
adrenal glands; *syn.* suprarenal glands	ă-drē′năl glandz; sū′pră-rē′năl glandz	부신(= 신장위샘). triangular-shaped glands located above each kidney that secrete hormones that aid in metabolism, electrolyte balance, and stress reactions; each gland consists of an outer part called the adrenal cortex, and an inner part called the adrenal medulla
hypothalamus	hī′pō-thal′ă-mŭs	시상하부. part of the brain located near the pituitary gland that secretes releasing hormones that control the release of other hormones by the pituitary gland
islets of Langerhans	ī′lets ov lahng′ĕr-hahnz	랑게르한스섬. endocrine cells inside the pancreas that secrete hormones (glucagon and insulin) that aid carbohydrate (sugar) metabolism (그림 8.2)
ovaries	ō′vă-rēz	난소. paired female reproductive organs that produce hormones and release oocytes (egg cells)
parathyroid glands	par′ă-thī′royd glandz	부갑상샘. four small glands embedded on the posterior surface of the thyroid gland that regulate calcium and phosphorus levels in the bloodstream

(계속됨)

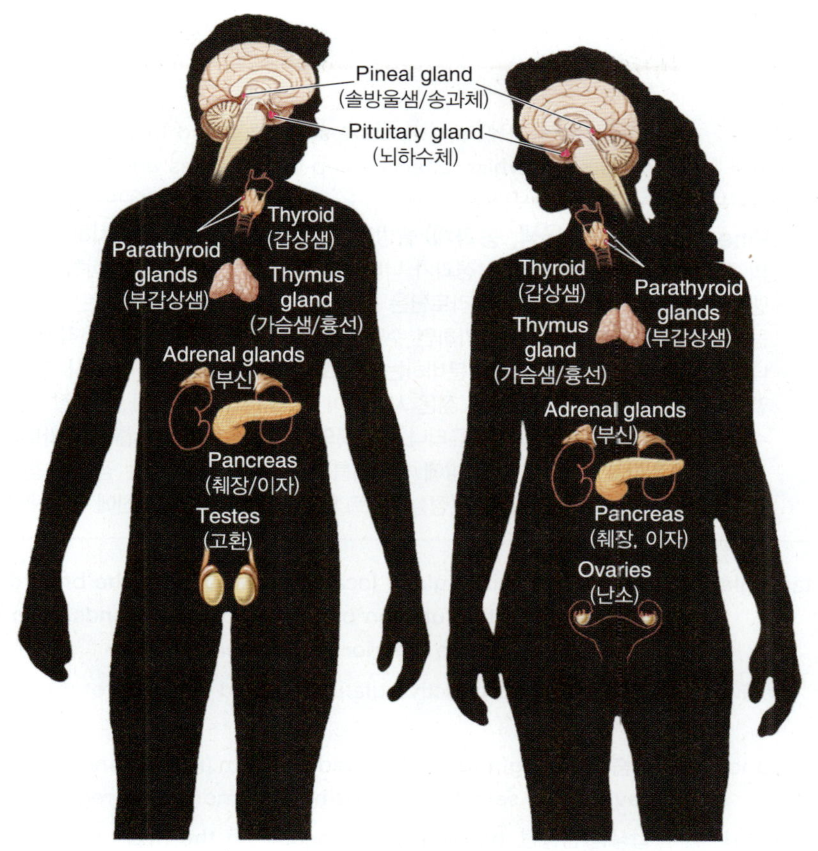

그림 8.1 내분비계통(endocrine system).

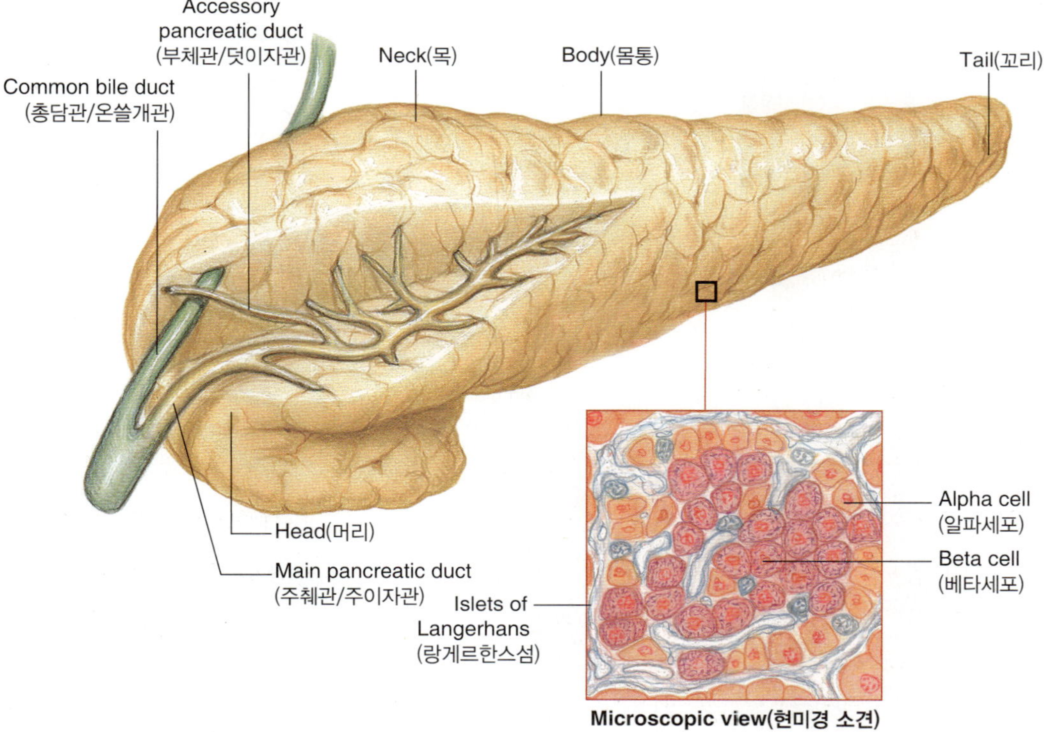

그림 8.2 췌장/이자(pancreas), 랑게르한스섬, 주변 구조.

내분비계통에 관한 용어 *(계속됨)*

용어	발음	뜻
pineal gland; *syn.* pineal body	pin′ē-ăl gland; pin′ē-ăl bod′ē	솔방울샘(= 송과체). small, cone-shaped gland located in the brain that secretes melatonin, which affects sleep-wake cycles and reproduction

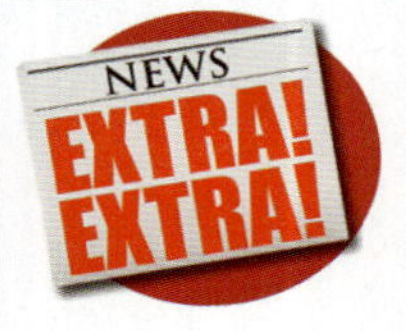

Pineal Gland(솔방울샘, 송과체) 솔방울샘은 뇌의 깊숙한 곳에 위치하고 있으며 한때 영혼의 중심으로 생각되었다. 연구 성과가 나타남에 따라 솔방울샘에서 분비하는 유일한 호르몬은 멜라토닌인 것으로 밝혀졌다. 멜라토닌은 몸에 있는 주기인 하루주기 또는 수면-각성 주기에 도움을 준다. 멜라토닌 수치가 증가하면 수면을 유발하고 수치가 낮아지면 각성상태를 유발한다. 나이가 들어가면서 솔방울샘이 분비하는 멜라토닌 양은 감소한다. 그러나 어릴 때 많은 양의 멜라토닌이 분비된다. 이것은 왜 젊은 사람들이 정오나 그 이후까지 잠을 잘 수 있는지 설명할 수 있다! 최근의 연구도 또한 컴퓨터나 노트북의 사용에 따른 빛 노출과 멜라토닌 수치의 감소가 관련이 있다고 밝히고 있다. 밤에 컴퓨터를 사용했던 대학생들은 잠자기 전의 멜라토닌 억제에 의한 수면 장애를 경험했다. (정상적으로 멜라토닌은 잠자기 직전에 증가해야 한다.)

용어	발음	뜻
pituitary gland	pi-tū′i-tār′ē gland	뇌하수체. pea-sized gland located at the base of the brain that secretes hormones that stimulate the function of other endocrine glands; also known as the "master gland"; divided into anterior and posterior lobes
testes; *syn.* testicles	tes′tēz; tes′tĭ-kĕlz	고환. male reproductive glands, located in the scrotum, that produce sperm and testosterone
thymus gland	thī′mŭs gland	가슴샘/흉선. gland in the mediastinum (membranous partition in the thoracic cavity) that secretes thymosin, a hormone that regulates the immune system
thyroid gland	thī′royd gland	갑상샘/갑상선. bilobed gland located in the neck that secretes thyroid hormone that is needed for cell growth and metabolism; the largest endocrine gland; has two lobes connected by a tissue called the isthmus (그림 8.3)

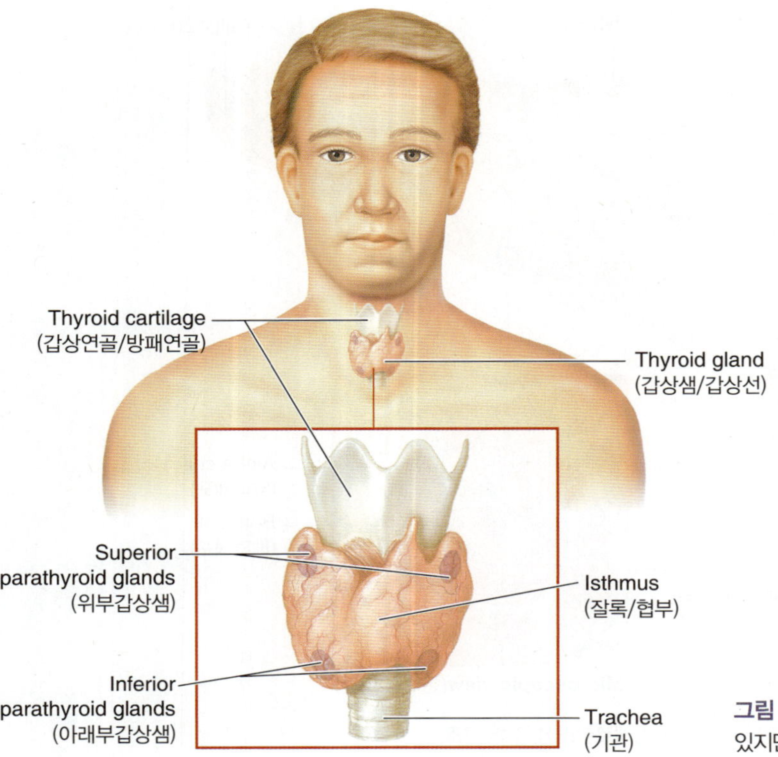

그림 8.3 갑상샘, 부갑상샘, 주변 구조. 부갑상샘은 갑상샘의 뒤쪽 면에 있지만 이 그림에서는 앞쪽에 강조되어 있다.

내분비계통에 관한 용어

용어	발음	뜻
호르몬 (그림 8.4)		
Anterior Pituitary Gland (뇌하수체전엽)		
adrenocorticotropic hormone (ACTH)	ă-drē′nō-kōr′ti-kō- trō′pik hōr′mōn	부신피질자극호르몬. targets the adrenal cortex; stimulates secretion of corticosteroids
follicle-stimulating hormone (FSH)	fol′i-kĕl-stim′yū-lā′ting hōr′mōn	난포자극호르몬. targets the ovaries and testes; stimulates secretion of estrogen in females and testosterone in males
growth hormone (GH)	grōth hōr′mōn	성장호르몬. targets bones and other tissues; stimulates protein synthesis and body growth
luteinizing hormone (LH)	lū′tē-in-ī-zing hōr′mōn	황체형성호르몬. targets the ovaries and testes; stimulates secretion of progesterone in females and testosterone in males
prolactin	prō-lak′tin	젖분비호르몬/프로락틴. targets breast tissue; stimulates milk production
thyroid-stimulating hormone(TSH)	thī′royd-stim′yū-lā′ting hōr′mōn	갑상샘자극호르몬. targets the thyroid gland; stimulates the production of thyroid hormones for regulating metabolism

(계속됨)

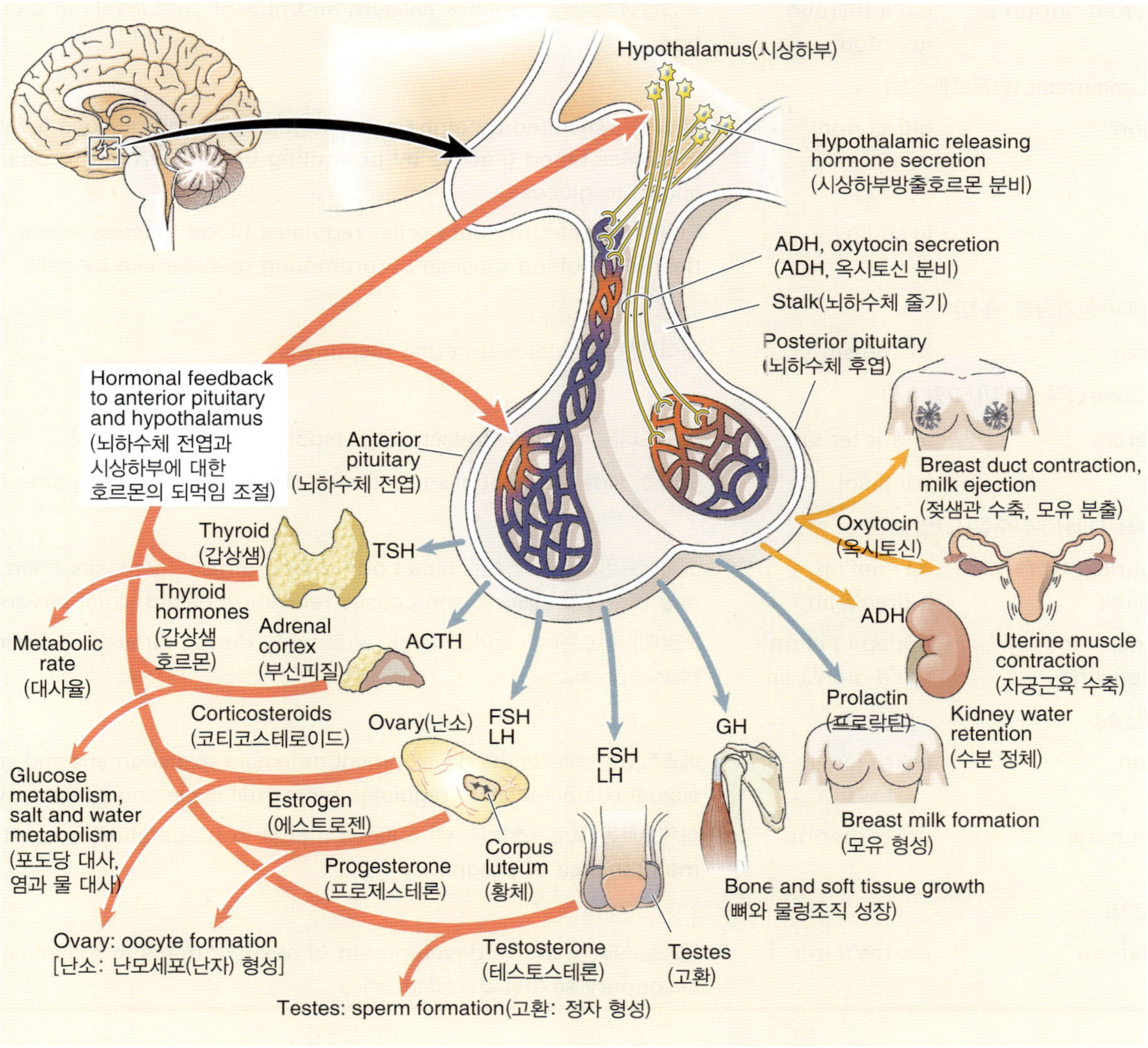

그림 8.4 시상하부, 뇌하수체, 표적기관과 조직. 화살표는 표적기관과 분비되는 호르몬을 나타낸다.

내분비계통에 관한 용어 *(계속됨)*

용어	발음	뜻
Posterior Pituitary gland (뇌하수체후엽)		
antidiuretic hormone (ADH); *syn.* basopressin	an′tē-dī-yū-ret′ik hōr′mōn; vā′sō-pres′in	항이뇨호르몬(=바소프레신). targets the kidneys; stimulates water reabsorption by the kidneys
oxytocin (OXT)	ok′sē-tō′sin	옥시토신. targets the uterus and breasts; stimulates uterine contractions and milk ejection from breasts
Pineal gland (솔방울샘, 송과선)		
melatonin	mel′ă-tōn′in	멜라토닌. affects sleep-wake cycles and reproduction
Thyroid gland (갑상샘)		
thyroxine (T_4)	thī-rok′sēn	타이록신. hormone that regulates metabolism by increasing metabolic rate
triiodothyronine (T_3)	trī′ī-ō′dō-thī′rō-nēn	트라이아이오도타이로닌. hormone that regulates metabolism; similar to thyroxine but has greater potency
Parathyroid glands (부갑상샘)		
parathyroid hormone (PTH)	par′ă-thī′royd hōr′mōn	부갑상샘호르몬. regulates calcium and phosphorus levels in blood and bones
Islets of Langerhans (랑게르한스섬)		
glucagon	glū′kă-gon	글루카곤. secreted by alpha cells; regulates blood glucose levels; increases blood glucose by promoting breakdown of glycogen (stored sugar) to glucose
insulin	in′sŭ-lin	인슐린. secreted by beta cells; regulates blood glucose levels; decreases blood glucose by promoting glucose use by cells
Thymus gland (가슴샘, 흉선)		
thymosin	thī′mō-sin	타이모신. regulates immune responses
Adrenal Cortex (부신피질) (그림 8.5)		
aldosterone	al-dos′tĕr-ōn	알도스테론. regulates electrolytes (sodium and potassium)
cortisol	kōr′ti-sol	코티솔. aids in metabolism and also aids the body during stress
Adrenal Medulla (부신수질) (그림 8.5)		
epinephrine; *syn.* adrenaline	ep′i-nef′rin; ă-dren′ă-lin	에피네프린(=아드레날린). aids body during stress, increases heart rate and blood pressure, and causes relaxation of bronchial airways
norepinephrine; *syn.* noradrenaline	nōr′ep-i-nef′rin; nor′ă-dren′ă-lin	노르에피네프린(=노르아드레날린). aids body during stress and increases blood pressure
Ovaries (난소)		
estrogen	es′trō-jen	에스트로젠. affects the development of female sexual organs and secondary sexual characteristics; regulates menstrual cycle and pregnancy
progesterone	prō-jes′tĕr-ōn	황체호르몬/프로제스테론. stimulates uterus in preparation for and maintenance of pregnancy
Testes (고환)		
testosterone	tes-tos′tĕ-rōn	테스토스테론. affects development of sexual organs in males and secondary sexual characteristics

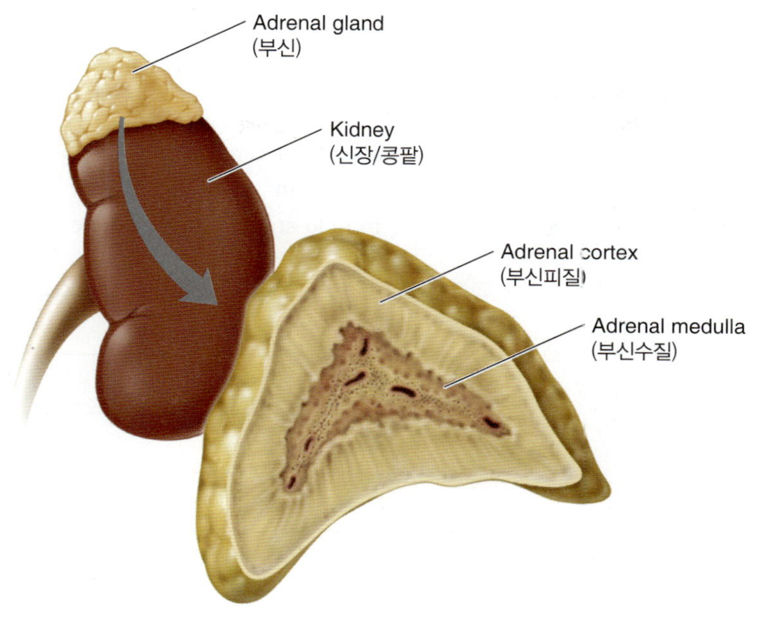

그림 8.5 부신은 양쪽 콩팥의 위쪽에 위치하며 안쪽 수질과 바깥쪽 피질로 구성되어 있다.

■ 연습문제: 해부학과 생리학

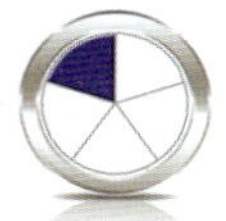
SIMPLE RECALL

연습문제 1

각 문제에 해당하는 샘 또는 기관을 쓰시오.

1. 뇌의 바닥에 위치한 완두콩 크기의 샘 ______
2. 각각의 신장 위에 위치한 삼각형 모양의 샘 ______
3. 췌장 내부의 내분비 세포군 ______
4. 후두 근처에 위치한 두 엽의 내분비샘 ______
5. 갑상샘에 내장된 4개의 작은 샘 ______
6. 뇌 속에 위치한 원뿔 모양의 샘 ______
7. 뇌하수체의 호르몬 분비를 조절하는 뇌의 부분 ______
8. 면역체계에 영향을 미치는 샘 ______
9. 에스트로젠과 프로제스테론을 분비하는 기관 ______

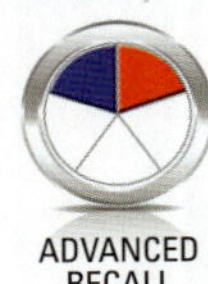

연습문제 2

각 문제에 해당하는 의학용어를 연결하시오.

thyroxine	prolactin	aldosterone
growth hormone	oxytocin	melatonin
parathyroid hormone	insulin	follicle-stimulating hormone

1. 몸 성장 조절 ________________________

2. 대사 조절 ________________________

3. 난소 및 고환 조절 ________________________

4. 혈중 칼슘 수치 조절 ________________________

5. 모유 생산 자극 ________________________

6. 자궁 수축 자극 ________________________

7. 전해질 수치 조절 ________________________

8. 수면-각성 주기 조절 ________________________

9. 혈당 수치 조절 ________________________

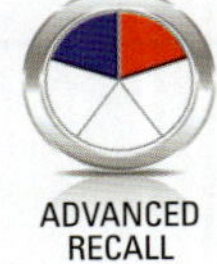

연습문제 3

빈칸에 알맞은 의학용어를 써 넣어 문장을 완성하시오.

1. The hormone that regulates calcium and phosphorus levels in the blood and bones is ____________________.

2. ____________________, the hormone secreted by the thymus gland, regulates immune responses.

3. ____________________ stimulates the adrenal cortex.

4. The secretion of progesterone in females and testosterone in males is stimulated by ____________________, the hormone secreted by the anterior pituitary gland.

5. The thyroid gland is stimulated by ____________________.

6. ____________________ and ____________________ are produced by the thyroid gland and help regulate metabolism.

7. The posterior pituitary gland secretes ____________________, the hormone that stimulates the kidneys to reabsorb water.

8. Testosterone is secreted by the ____________________.

9. The glands that produce the hormones that aid in regulating the menstrual cycle are the ____________________.

10. The adrenal cortex produces ____________________, which aids the body during stress.

■ 단어성분

아래에 열거된 단어성분들은 내분비계통과 관련이 있다.

연결형

연결형	뜻
acr/o	끝, 첨단. extremity, tip
aden/o	샘/선. gland
adren/o	부신. adrenal glands
adrenal/o	부신. adrenal glands
calc/i	칼슘. calcium
cortic/o	피질/겉질. cortex
crin/o	분비하다. to secrete
dips/o	갈증. thirst
endocrin/o	내분비. endocrine
gluc/o, glucos/o	포도당, 당. glucose, sugar
glyc/o, glycos/o	포도당, 당. glucose, sugar
hormon/o	호르몬. hormone
kal/i	포타슘/칼륨. potassium
natr/i	소듐/나트륨. sodium
pancreat/o	췌장/이자. pancreas
parathyroid/o	부갑상샘. parathyroid glands
thym/o	가슴샘/흉선. thymus gland
thyr/o, thyroid/o	갑상샘/갑상선. thyroid gland

접두사

접두사	뜻
eu-	좋은, 정상. good, normal
hyper-	위, 고, 과다. above, excessive
hypo-	아래, 저, 과소. below, deficient
poly-	많은, 다. many, much

접미사

접미사	뜻
-al, -ic	-에 관한. pertaining to
-emia	-혈증. blood
-ism	-상태. condition of
-megaly	-비대. enlargement

(계속됨)

접미사 (계속됨)

접미사	뜻
-oid	유사한. resembling
-osis	비정상 상태. abnormal condition
-penia	-결핍. deficiency
-uria	-뇨, 배뇨. urine, urination

연습문제: 단어성분

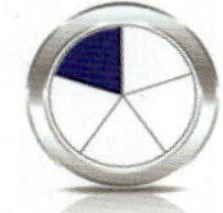

연습문제 4

아래 연결형의 뜻을 쓰시오.

1. glucos/o ____________________

2. cortic/o ____________________

3. thyr/o ____________________

4. kal/i ____________________

5. crin/o ____________________

6. dips/o ____________________

7. gluc/o ____________________

8. natr/i ____________________

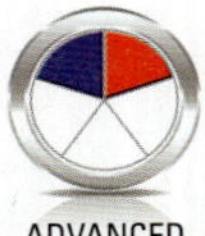

연습문제 5

의학용어에 사용된 접미사의 뜻을 참고하여 의학용어의 뜻을 쓰시오.

접미사	뜻	의학용어	용어의 뜻
-ectomy	excision, surgical removal	adrenalectomy	**1.** ____________
-penia	deficiency	calcipenia	**2.** ____________
-al	pertaining to	hormonal	**3.** ____________
-megaly	enlargement	acromegaly	**4.** ____________
-tomy	incision	thyroidotomy	**5.** ____________
-itis	inflammation	thymitis	**6.** ____________
-ectomy	excision, surgical removal	parathyroidectomy	**7.** ____________
-logist	one who specializes in	endocrinologist	**8.** ____________

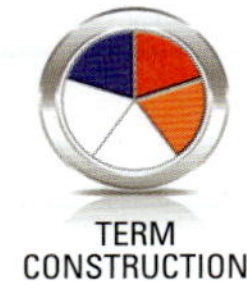

연습문제 6

각 문제에서 먼저 용어의 뜻을 쓰고 그 다음 단어성분들의 뜻을 쓰시오.

1. hypothyroidism ______
   hypo- ______
   thyroid/o ______
   -ism ______
2. pancreatic ______
   pancreat/o ______
   -ic ______
3. euthyroid ______
   eu- ______
   thyr/o ______
   -oid ______
4. glycosuria ______
   glyc/o ______
   -uria ______
5. hyperglycemia ______
   hyper- ______
   glyc/o ______
   -emia ______
6. adrenopathy ______
   adren/o ______
   -pathy ______
7. polydipsia ______
   poly- ______
   dips/o ______
   -ia ______
8. adenosis ______
   aden/o ______
   -osis ______

■ 의학용어

다음 표는 내분비계통과 그 상태를 설명 할 때 사용되는 형용사형과 용어들을 보여준다.

형용사와 그 밖의 관련 용어

용어	발음	뜻
cortical	kōr′ti-kăl	피질/겉질-. pertaining to the cortex
endogenous	en-doj′ĕ-nŭs	내인(성)-. produced inside the body)
euthyroid	yū′thī-royd	정상갑상샘. normal thyroid)
exogenous	eks-oj′ĕ-nŭs	외인(성)-. produced outside of the body
metabolism	mĕ-tab′ō-lizm	대사. all physical and chemical changes that occur in tissues
pancreatic	pan′rē-at′ik	췌장/이자-. pertaining to the pancreas
postprandial	pōst-pran′dē-ăl	식후/식사후-. after a meal
thymic	thī′mik	가슴샘/흉선-. pertaining to the thymus gland

■ 연습문제: 형용사와 그 밖의 관련 용어

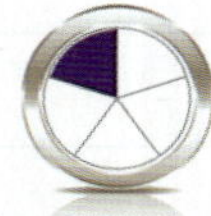

연습문제 7

아래 내용에 맞는 의학용어를 써 넣으시오.

1. 겉질에 관한~ ______________________
2. 몸 바깥에서 생산된~ ______________________
3. 췌장에 관한~ ______________________
4. 가슴샘에 관한~ ______________________
5. 몸 안에서 생산된~ ______________________

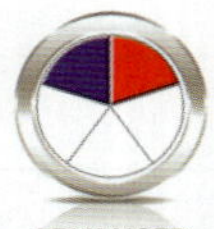

연습문제 8

빈칸에 알맞은 의학용어를 써 넣어 아래 문장을 완성하시오.

1. The term that denotes a normal thyroid is ______________________.
2. A disease that is related to the pancreas is considered to be ______________________.
3. All physical and chemical changes that occur in tissues are called ______________________.
4. A hormonal change related to the thymus is ______________________.
5. Hormones that are not produced by the body are ______________________ hormones.

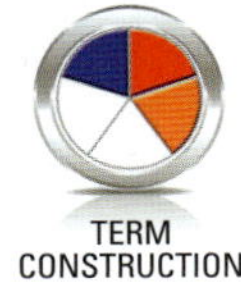

연습문제 9

의학용어에 사용되는 연결형을 만들고, 그 연결형의 뜻을 쓰시오.

용어	연결형	연결형 뜻
1. thymic	________________	________________
2. cortical	________________	________________
3. adrenal	________________	________________
4. euthyroid	________________	________________
5. pancreatic	________________	________________
6. hormonal	________________	________________

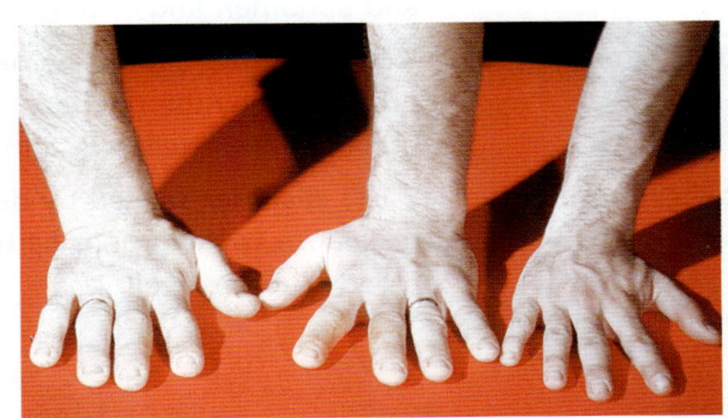

그림 8.6 말단비대증(acromegaly) 환자의 손과 정상인 손의 비교.

의학적 상태

용어	발음	뜻
acidemia	as′i-dē′mē-ă	산혈증. abnormally low blood pH (below 7.35)
acidosis	as′i-dō′sis	산증. pathologic state characterized by an excessively acidic condition of the body fluids or tissues
acromegaly	ak′rō-meg′ă-lē	말단비대증. disorder caused by excessive growth hormone secretion in adulthood causing thick bones in the extremities, especially the hands and feet (그림 8.6)
Addison disease	ad′i-sŏn di-zēz′	애디슨병. disorder in which the adrenal glands do not produce sufficient cortisol; characterized by skin darkening, weakness, and loss of appetite (그림 8.7)
adenitis	ad′ĕ-nī′tis	샘염/선염. inflammation of a lymph node or gland
adenomegaly	ad′ĕ-nō-meg′ă-lē	샘비대증. enlargement of a gland

(계속됨)

의학적 상태 *(계속됨)*

용어	발음	뜻
adrenalitis	ă-drē-năl-ī′tis	부신염. inflammation of an adrenal gland
adrenomegaly	ă-drē-nō-meg′ă-lē	부신비대. enlargement of an adrenal gland
adrenalopathy	ă-drē-nă-lop′ă-thē	부신병증. disease of the adrenal gland
alkalemia	al-kă-lē′mē-ă	알칼리혈증. abnormally high blood pH (above 7.45)
autoimmune disease	aw′tō-i-mūn′ di-zēz′	자가면역질환. disorder in which normal tissue is destroyed by the body's own immune system response
calcipenia	kal′si-pē′nē-ă	칼슘결핍증. deficiency of calcium in tissues and body fluids
congenital hypothyroidism	kon-jen′i-tăl hī′pō-thī′royd-izm	선천갑상샘저하증. conditioncondition that is present at birth and is caused by thyroid hormone deficiency due to absence or atrophy of the thyroid gland; leads to mental deficiency and dwarfism (formerly known as cretinism)
Cushing syndrome	kush′ing sin′drōm	쿠싱증후군. disease caused by excessive cortisol production by the adrenal glands; characterized by fat pads in the chest and abdomen and a "moon face" appearance (그림 8.8)
diabetes insipidus (DI)	dī′ă-bē′tēz in-sip′i-dŭs	요붕증. disorder caused by deficiency of antidiuretic hormone production by the pituitary gland resulting in excessive urination and excessive thirst
diabetes mellitus (DM)	dī-ă-bē′tēz mel′i-tŭs	당뇨병. disorder caused by deficiency of insulin and/or insulin resistance causing poor carbohydrate metabolism and high blood glucose levels

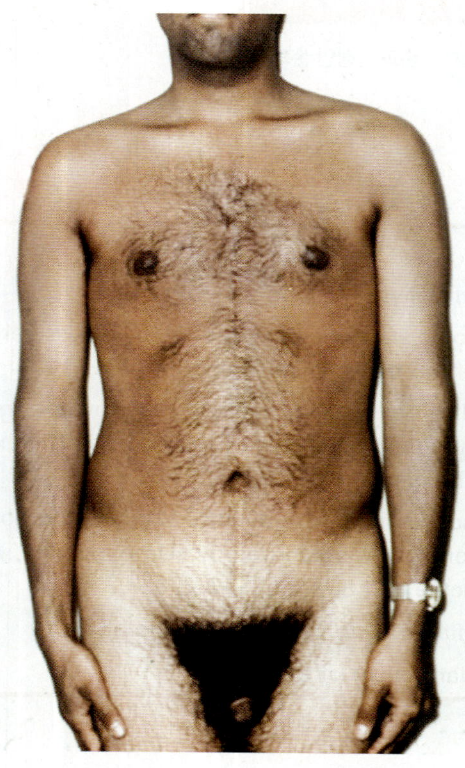

그림 8.7 애디슨병(Addison disease) 환자의 검은 피부.

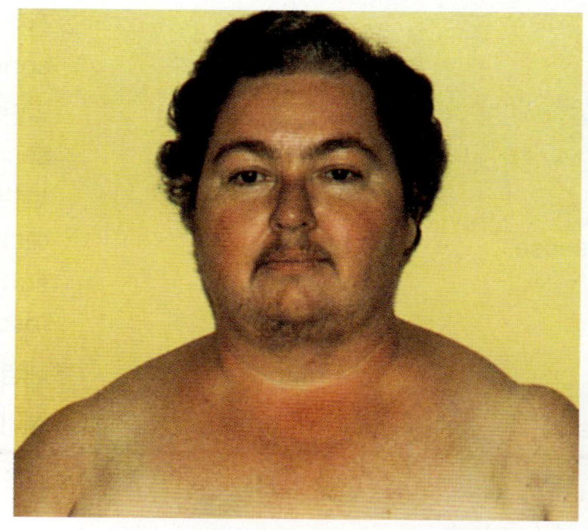

그림 8.8 쿠싱증후군(Cushing syndrome) 환자.

의학적 상태

용어	발음	뜻
Type 1 diabetes mellitus	tīp 1 dī-ă-bē′tēz mel′i-tŭs	1형당뇨병. diabetes caused by a total lack of insulin production; usually develops in childhood; patients require insulin replacement therapy to control the disorder
Type 2 diabetes mellitus	tīp 2 dī-ă-bē′tēz mel′i-tŭs	2형당뇨병. diabetes caused by either a lack of insulin or the body's inability to use insulin efficiently; usually develops in middle-aged or older adults; patients usually do not require insulin replacement therapy to control the disorder

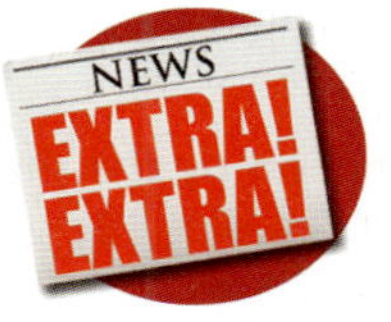

Diabetes Mellitus(당뇨병) 세계보건기구(WHO)는 당뇨병 발병률이 전염병 같다고 말하면서, 세계적으로 당뇨병으로 진단을 받는 사람의 수가 2030년까지 두 배 증가할 것으로 추정하고 있다. 미국에서 높은 2형당뇨병 발병률은 비만의 증가와 관계가 있다. 미국당뇨병협회(ADA)는 2형당뇨병의 위험인자를 가진 사람들에게 당뇨병 검진을 권장한다. 위험인자는 다음과 같다:

- 비만
- 45세 이상
- 당뇨병 가족력(부모 또는 형제)
- 종족/민족(흑인, 라틴계, 아시아인, 미국 원주민, 태평양섬 주민)
- 임신당뇨병 병력
- 비활동
- 흡연
- 심혈관질환
- 고혈압

용어	발음	뜻
diabetic ketoacidosis (DKA)	dī′ă-bet′ik kē′tō-as′i-dō′sis	당뇨병케토산증. excessive ketones (compounds produced during fat metabolism) in blood due to breakdown of stored fats for energy; a complication of diabetes mellitus; if left untreated, can lead to coma and death
endocrinopathy	en′dō-kri-nop′ă-thē	내분비병증. disease of an endocrine gland
exophthalmos	ek′sof-thal′mos	안구돌출(증). protruding or bulging of eyes from their sockets (그림 8.9)
gigantism; *syn.* giantism	jī-gan′tizm; jī′an-tizm	거인증. disorder caused by excessive growth hormone secretion before puberty; characterized by abnormally long bones (그림 8.10)
glucosuria; *syn.* glycosuria	glū′kō-syū′rē-ă; glī′kō-syū′rē-ă	포도당뇨(= 당뇨). glucose (sugar) in the urine
goiter	goy′tĕr	갑상샘종. enlargement of the thyroid gland (그림 8.11)
Graves disease	grāvz di-zēz′	그레이브스병. condition of excessive secretion of thyroid hormone, causing goiter and exophthalmos
Hashimoto thyroiditis; *syn.* Hashimoto disease	hah-shē-mō′tō thī′roy-dī′tis; hah-shē-mō′tō di-zēz′	하시모토갑상샘염(= 하시모토병). autoimmune disease causing chronic thyroiditis

(계속됨)

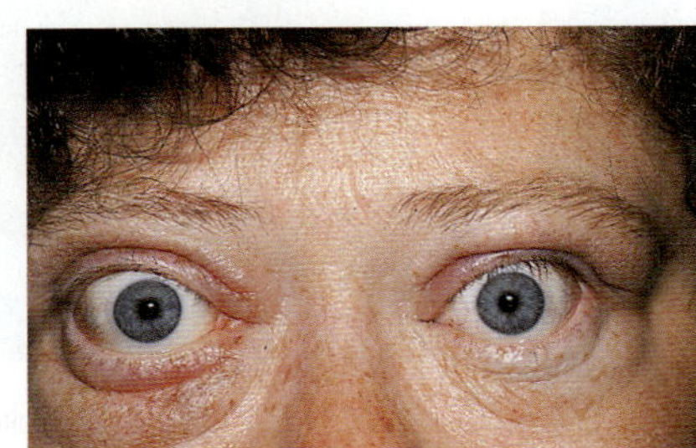

그림 8.9 안구돌출증(exophthalmos)이 나타난 환자.

의학적 상태 *(계속됨)*

용어	발음	뜻
hirsutism	hĭr′sū-tizm	남성형다모증/남성형털과다증. excessive hair growth or hair growth in unusual places, especially in women (그림 8.12)
hypercalcemia	hī′pĕr-kal-sē′mē-ă	고칼슘혈증. high levels of calcium in the blood
hyperglycemia	hī′pĕr-glī-sē′mē-ă	고혈당. high levels of glucose (sugar) in the blood
hyperkalemia	hī′pĕr-kă-lē′mē-ă	고포타슘혈증/고칼륨혈증. high levels of potassium in the blood
hypernatremia	hī′per-nă-trē′mē-ă	고소듐혈증/고나트륨혈증. high levels of sodium in the blood
hyperparathyroidism	hī′pĕr-par′ă-thī′royd-izm	부갑상샘항진증. excessive hormone production by the parathyroid glands
hyperthyroidism	hī-per-thī′royd-izm	갑상샘항진증. excessive hormone production by the thyroid gland
hypocalcemia	hī′pō-kal-sē′mē-ă	저칼슘혈증. low levels of calcium in the blood
hypoglycemia	hī′pō-glī-sē′mē-ă	저혈당. low levels of glucose (sugar) in the blood
hypokalemia	hī′pō-ka-lē′mē-ă	저포타슘혈증/저칼륨혈증. low levels of potassium in the blood
hyponatremia	hī′pō-nă-trē′mē-ă	저소듐혈증/저나트륨혈증. low levels of sodium in the blood
hypoparathyroidism	hī′pō-par′ă-thī′royd-izm	부갑상샘저하증. deficient hormone production by the parathyroid glands

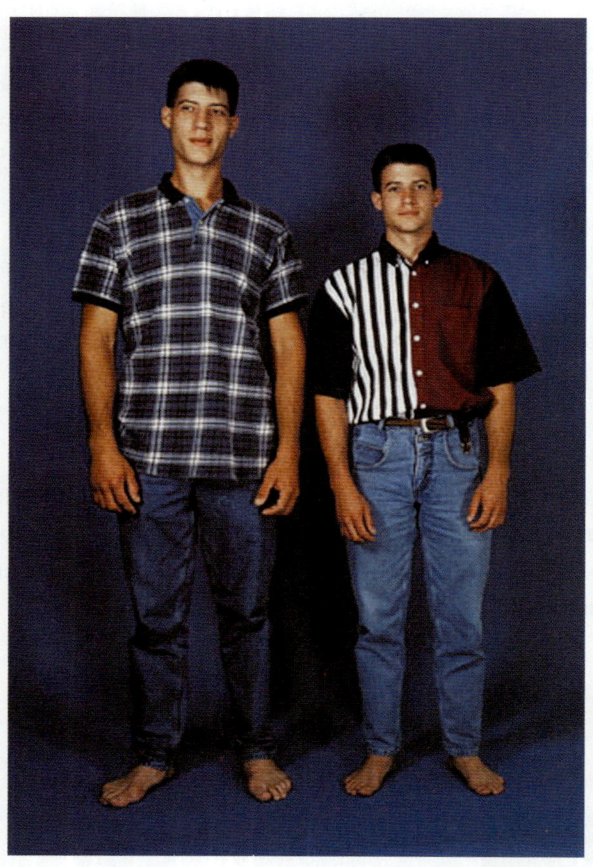

그림 8.10 성장호르몬 과다분비에 따른 22세 거인증(gigantism) 남자 환자와 그의 일란성 쌍둥이.

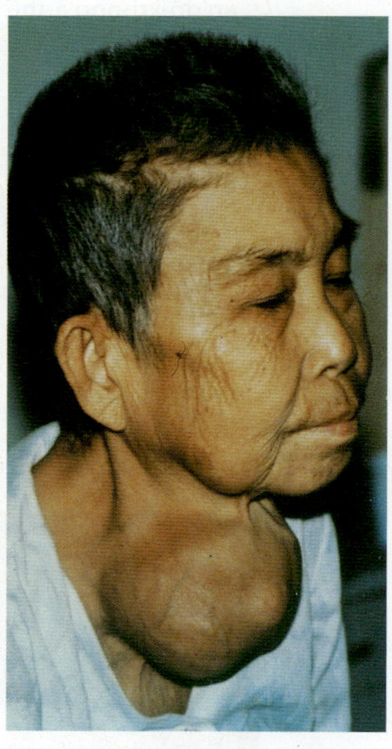

그림 8.11 갑상샘종(goiter) 환자.

의학적 상태

용어	발음	뜻
hypothyroidism	hī′pō-thī′royd-izm	갑상샘저하증. deficient hormone production by the thyroid gland
ketosis	kē-tō′sis	케톤증. excessive ketones (compounds produced during fat metabolism) in the blood
myxedema	miks′e-dē′mă	점액부종. severe hypothyroidism in an adult, characterized by pale dry skin, brittle hair, and sluggishness
pancreatitis	pan′krē-ă-tī′tis	췌장염. inflammation of the pancreas
polydipsia	pol′ē-dip′sē-ă	다음증/다음다갈증. excessive thirst
polyuria	pol′ē-yū′rē-ă	다뇨. excessive and frequent urination
tetany	tet′ă-nē	테타니. spasms of nerves and muscles due to low levels of calcium in the blood caused by deficient production of parathyroid hormone
thyroiditis	thī′roy-dī′tis	갑상샘염. inflammation of the thyroid gland
thyromegaly	thī′rō-meg′ă-lē	갑상샘비대. enlargement of the thyroid gland
thyrotoxicosis	thī′rō-tok′si-kō′sis	갑상샘중독증. condition of excessively high levels of thyroid hormone (either endogenous or exogenous)

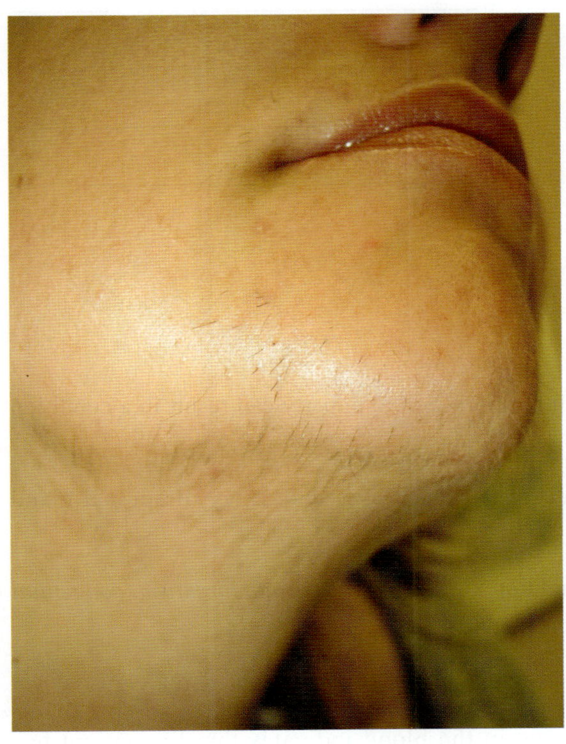

그림 8.12 남성형털과다증(hirsutism) 환자. 이 여성의 턱에 과다하게 털이 자라는 것에 주목하시오.

■ 연습문제: 의학적 상태

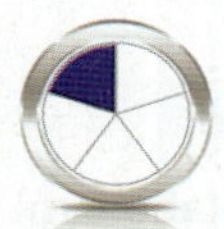

연습문제 10

아래 문제의 뜻에 맞은 의학용어를 쓰시오.

1. 과도한 갈증 ______________________
2. 만성 갑상샘염을 유발하는 자가면역질환 ______________________
3. 튀어 나온 눈 ______________________
4. 비정상적으로 낮은 혈액 pH ______________________
5. 지나치게 높은 수준의 갑상샘호르몬 ______________________
6. 과도한 발모 또는 엉뚱한 장소에서의 발모 ______________________
7. 혈액의 과도한 케톤 수치 ______________________
8. 전체 인슐린의 부족으로 인한 질병 ______________________
9. 건조한 피부와 모발을 유발하는 심한 갑상샘기능저하증 ______________________
10. 과도한 배뇨 ______________________
11. 샘의 비대 ______________________
12. 갑상샘호르몬의 과다 생산 ______________________
13. 몸이 인슐린을 효율적으로 사용하지 못하여 발생하는 질병 ______________________

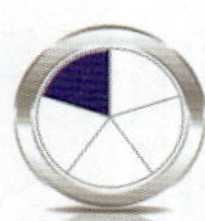

연습문제 11

아래 문장의 뜻에 가장 적합한 용어를 ( ) 안에서 고르시오.

1. Excessive body growth due to overproduction of growth hormone before puberty can result in a condition called (*goiter, gigantism, tetany*).
2. (*Cushing syndrome, Diabetes insipidus, Addison disease*) is caused by a deficiency of adrenal gland hormone production.
3. Congenital absence of the thyroid gland can cause a condition known as (*myxedema, hirsutism, congenital hypothyroidism*).
4. Condition resulting in abnormally thick bones is known as (*goiter, hypokalemia, acromegaly*).
5. A blood test that shows low levels of thyroid hormone in the blood indicates that the patient has (*hypernatremia, hypokalemia, hypothyroidism*).
6. Excessive hormone production by the thyroid causing goiter and exophthalmos can result in a condition known as (*Graves disease, Cushing syndrome, gigantism*).

7. A patient with polyuria and polydipsia may have (*Cushing syndrome, diabetes insipidus, thyrotoxicosis*).

8. (*Hashimoto disease, Addison disease, Diabetic ketoacidosis*) is a condition in which there are excessive ketones in the blood due to breakdown of fats stored for energy.

9. A patient with fat pads on the chest and abdomen and a moon-shaped face may have (*myxedema, Hashimoto disease, Cushing syndrome*).

10. Inflammation of the adrenal gland is known as (*hyperthyroidism, adrenalitis, adenitis*).

11. (*Adenitis, Goiter, Ketosis*) is the name for enlargement of the thyroid gland.

12. Spasms of nerves and muscles caused by deficient parathyroid hormone production leads to a condition called (*Graves disease, Addison disease, tetany*).

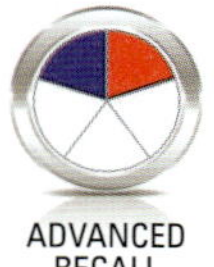

ADVANCED RECALL

연습문제 12

아래 문제의 뜻에 맞는 의학용어를 보기에서 고르시오.

hypercalcemia	polydipsia	hyponatremia
glycosuria	calcipenia	hyperkalemia
polyuria	hyperglycemia	hypocalcemia

1. 혈중 나트륨 수치가 낮음 ____________________
2. 혈중 칼륨 수치가 높음 ____________________
3. 혈중 칼슘 수치가 높음 ____________________
4. 과도한 배뇨 ____________________
5. 소변의 포도당 ____________________
6. 높은 수치의 혈액 포도당 ____________________
7. 칼슘 결핍 ____________________
8. 과도한 갈증 ____________________
9. 혈중 칼슘 수치가 낮음 ____________________

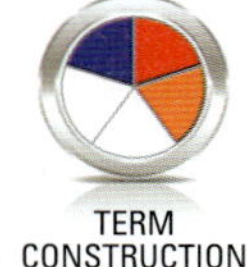

TERM CONSTRUCTION

연습문제 13

아래 문제의 뜻에 맞는 연결형과 접미사를 결합하여 의학용어를 만드시오.

사용할 연결형의 뜻	사용할 접미사의 뜻	의학용어
glucose, sugar	urine, urination	1. ____________________
endocrine gland	disease	2. ____________________
extremity, tip	enlargement	3. ____________________

adrenal gland	enlargement	4. ______
thyroid gland	inflammation	5. ______
gland	inflammation	6. ______
pancreas	inflammation	7. ______
calcium	deficiency	8. ______
adrenal gland	disease	9. ______
thyroid gland	enlargement	10. ______

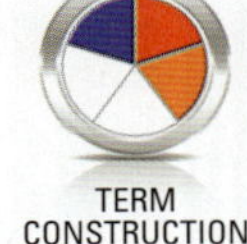
TERM CONSTRUCTION

연습문제 14

아래 문제의 의학용어에 사용된 단어성분들의 뜻을 빈칸에 쓰시오.
(P = 접두사, CF = 결합형, S = 접미사)

1. hyperparathyroidism ______ / ______ / ______ (P / CF / S)

2. hypoparathyroidism ______ / ______ / ______ (P / CF / S)

3. hypercalcemia ______ / ______ / ______ (P / CF / S)

4. hypocalcemia ______ / ______ / ______ (P / CF / S)

5. hyperglycemia ______ / ______ / ______ (P / CF / S)

6. hypoglycemia ______ / ______ / ______ (P / CF / S)

7. hypernatremia ______ / ______ / ______ (P / CF / S)

8. hyponatremia ______ / ______ / ______ (P / CF / S)

9. hyperkalemia ______ / ______ / ______ (P / CF / S)

10. hypokalemia ______ / ______ / ______ (P / CF / S)

검사와 시술

용어	발음	뜻
검사실 검사		
blood glucose; *syn.* blood sugar	blŭd glū′kōs; blŭd shug′ăr	혈중포도당(=혈당). test to measure the amount of glucose in the blood (그림 8.13)
electrolyte panel	ĕ-lek′trō-līt pan′ĕl	전해질검사판. blood test to measure the amount of sodium, potassium, chloride, and carbon dioxide in the blood
fasting blood glucose (FBG)	fast′ing blŭd glū′kōs	공복혈당. blood test that measures the amount of glucose in the blood after fasting (not eating) for at least 8 hours
glucometer	glū-kom′ĕ-ter	혈당측정기. device for measuring blood glucose levels from a drop of blood obtained by a finger stick (그림 8.14)
glucose tolerance test (GTT)	glū′kos tol′ĕr-ăns test	포도당내성검사/당부하검사. blood test that measures the amount of glucose in the blood after administering a dose of glucose to the patient; used to gauge the body's ability to metabolize glucose
glycosylated hemoglobin (HbA1c)	glī-kō′si-lāt-ĕd hē′mō-glō-bin	당화혈색소(A1c혈색소). blood test that indicates the amount of glucose in the blood over the previous few months; used to indicate how well diabetes mellitus is being controlled
thyroid function tests	thī′royd fŭnk′shŭn testz	갑상샘기능검사. blood tests that measure thyroid hormone levels in the blood
thyroid-stimulating hormone level	thī′royd-stim′yū-lā′ting hōr′mōn lev′ĕl	갑상샘자극호르몬검사. blood test that measures the amount of thyroid-stimulating hormone (TSH) in the blood; used to diagnosis hyperthyroidism or to monitor thyroid replacement therapy
thyroxine level	thī-rok′sēn lev′ĕl	타이록신검사. blood test that measures the amount of thyroxine in the blood to diagnose hyperthyroidism or hypothyroidism
진단시술		
radioactive iodine uptake test (RIU); *syn.* ^{131}I uptake test	rā′dē-ō-ak′tiv ī′ō-dīn ŭp′tāk test	방사성아이오딘섭취율검사/방사성요오드섭취율검사. test of thyroid function by measuring the uptake of iodine by the thyroid (그림 8.15)
thyroid scan	thī′royd skan	갑상샘스캔. scan of the thyroid gland using a radioactive dye, ultrasound, or computed tomography to show the size, shape, and position of the thyroid

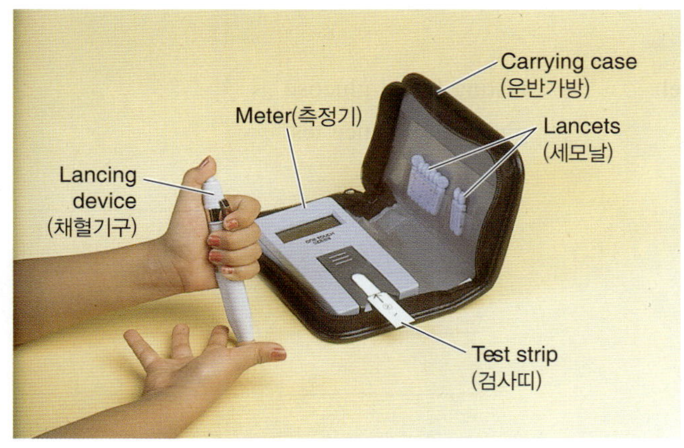

그림 8.13 혈당측정 기구함.

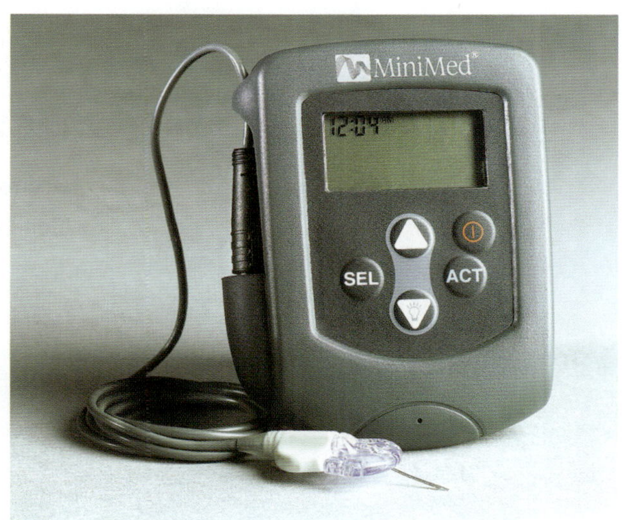

그림 8.14 혈당측정기(glucometer).

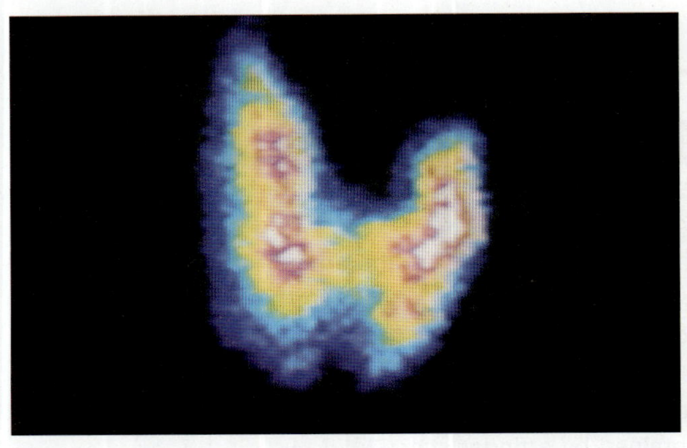

그림 8.15 방사성아이오딘섭취율검사(RAIU)로 얻은 비정상적인 갑상샘 영상. 오른엽(왼쪽)이 왼엽보다 밝게 나타나며 더 높은 활성을 나타낸다.

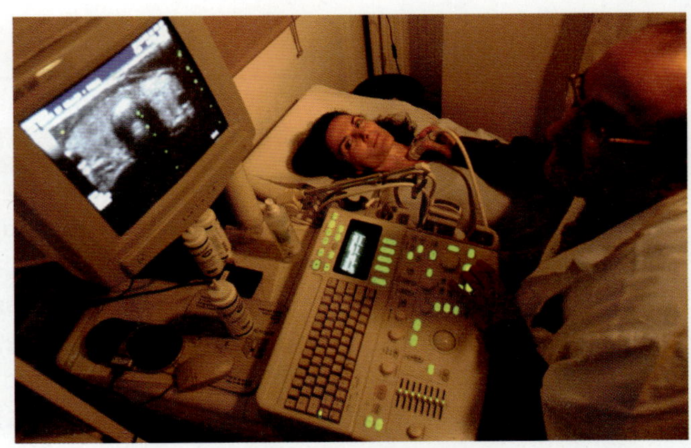

그림 8.16 갑상샘 초음파검사(ultrasound).

■ 연습문제: 검사와 시술

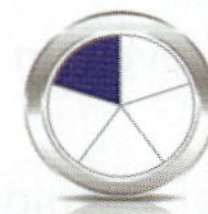

SIMPLE RECALL

연습문제 15

아래 문제의 뜻에 맞는 의학용어 쓰시오.

1. 한 방울의 혈액에서 혈당 수치를 측정하는 기구 ________________
2. 혈중 갑상샘호르몬 수치 측정 ________________
3. 포도당 투여 후 혈액내 포도당을 측정하는 검사 ________________
4. 갑상샘의 요오드 흡수량을 측정하는 갑상샘 기능 검사 ________________
5. 갑상샘의 크기, 모양 및 위치를 보여주는 스캔 ________________
6. 혈액내 TSH 양을 측정하는 검사 ________________

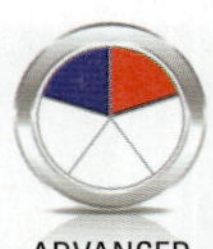

ADVANCED RECALL

연습문제 16

아래 문제의 뜻에 맞는 의학용어를 보기에서 고르시오.

glycosylated hemoglobin	electrolyte panel	fasting blood glucose
thyroxine level	blood glucose	glucose tolerance test

1. 혈중 타이록신 양을 측정 ________________
2. 포도당을 대사하는 몸의 능력 측정 ________________
3. 혈당량 측정 ________________
4. 금식후 혈당 측정 ________________

5. 혈중 나트륨, 칼륨, 염화물 및 이산화탄소 측정 ____________________

6. 당뇨병이 얼마나 잘 제어되고 있는지를 측정 ____________________

외과처치와 치료시술

용어	발음	뜻
adenectomy	ad′ĕ-nek′tŏ-mē	샘절제. excision of a gland
adrenalectomy	ă-drē-năl-ek′tŏ-mē	부신절제. excision of an adrenal gland
pancreatectomy	pan′krē-ă-tek′tŏ-mē	췌장절제. excision of the pancreas
parathyroidectomy	par′ă-thī-royd-ek′tŏ-mē	부갑상샘절제. excision of a parathyroid gland
thymectomy	thī-mek′tŏ-mē	가슴샘절제, 흉선절제. excision of the thymus gland
thyroidectomy	thī′roy-dek′tŏ-mē	갑상샘절제. excision of the thyroid gland
thyroidotomy	thī′roy-dot′ŏ-mē	갑상샘절개. incision into a thyroid gland
thyroparathyroidectomy	thī′rō-par′ă-thī′roy-dek′tŏ-mē	갑상샘부갑상섬절제. excision of the thyroid and parathyroid glands

■ 연습문제: 외과처치와 치료시술

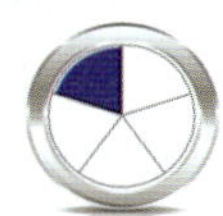

연습문제 17

아래 용어의 뜻을 쓰시오.

1. thyroidectomy ____________________
2. adrenalectomy ____________________
3. thymectomy ____________________
4. thyroparathyroidectomy ____________________

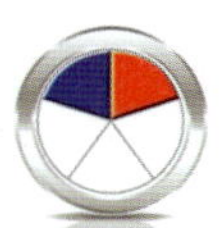

연습문제 18

아래 문장의 뜻에 가장 적합한 용어를 ( ) 안에서 고르시오.

1. Mrs. Riley was hospitalized for a thyroidectomy, which involved removal of her (*thymus gland, thyroid gland, parathyroid glands*).
2. Mr. Ling has been diagnosed with a tumor on his adrenal gland and will require a(n) (*thyroidectomy, adenectomy, adrenalectomy*).
3. Part of Ms. Williamson's surgery will include a thyroidotomy, which is a(n) (*excision, removal, incision*) of her thyroid gland.
4. The surgeon performed a thyroparathyroidectomy, which includes excision of the (*thymus, thyroid, thyroxine*) gland.

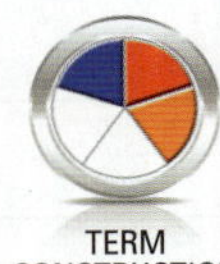
TERM CONSTRUCTION

연습문제 19

아래 의학용어에 사용된 연결형과 연결형의 뜻을 쓰시오.

의학용어	연결형	연결형의 뜻
1. pancreatectomy	______	______
2. thyroidotomy	______	______
3. adenectomy	______	______
4. parathyroidectomy	______	______
5. thymectomy	______	______

투약과 약물요법

용어	발음	뜻
antidiabetic	an′tē-dī-ă-bet′ik	당뇨병약/항당뇨병제. drug used to treat diabetes mellitus by lowering glucose levels in the blood
antithyroid	an′tē-thī′royd	갑상샘약/항갑상샘제. drug used to treat overproduction of thyroid hormone
continuous subcutaneous insulin infusion (CSII)	kon-tin′yū-ŭs sŭb′kyū-tā′nē-ŭs in′sŭ-lin in-fyū′zhŭn	지속피하인슐린주입. infusion of insulin to subcutaneous tissues by a device worn on the body (그림 8.17)
insulin pump	in′sŭ-lin pŭmp	인슐린펌프. device worn on the body to infuse insulin
insulin therapy	in′sŭ-lin thār′ă-pē	인슐린요법. method used to treat diabetes mellitus by replacing natural insulin
hormone replacement therapy (HRT)	hōr′mōn rĕ-plās′mĕnt thār′ă-pē	호르몬대체요법. treatment used to replace hormones that are normally produced by the body

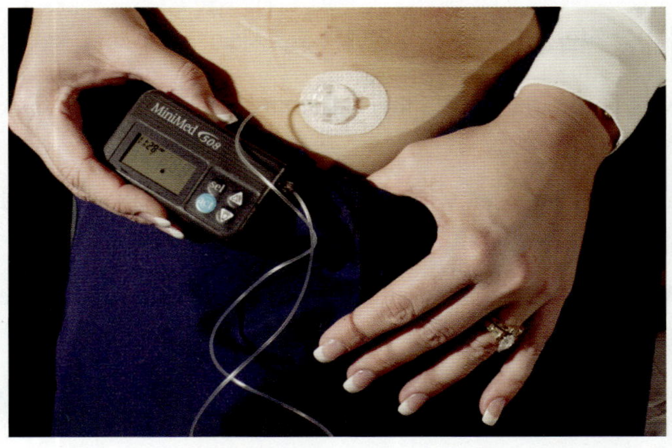

그림 8.17 지속피하인슐린주입(CSII) 펌프.

■ 연습문제: 투약과 약물요법

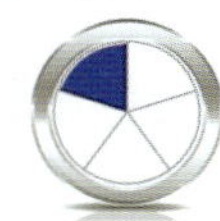
SIMPLE RECALL

연습문제 20

아래 문제의 뜻에 맞는 투약이나 약물요법에 대한 용어를 쓰시오.

1. 자연 인슐린을 대체할 때 사용 ______________________
2. 갑상샘호르몬 과잉생산의 치료에 사용 ______________________
3. 자연 호르몬을 대체할 때 사용 ______________________
4. 혈당 수치를 낮출 때 사용 ______________________
5. 인슐린 투입을 위해 몸에 착용하는 장치 ______________________

전문분야와 전문가

용어	발음	뜻
endocrinology	en′dō-kri-nol′ŏ-jē	내분비학. medical specialty concerned with diagnosis and treatment of disorders of the endocrine system
endocrinologist	en′dō-kri-nol′ŏ-jist	내분비내과전문의. physician who specializes in endocrinology

■ 연습문제: 전문분야와 전문가

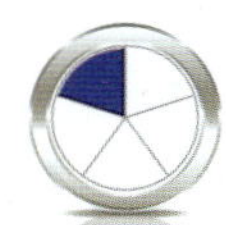
SIMPLE RECALL

연습문제 21

아래 문제의 뜻에 맞은 의학용어를 쓰시오.

1. 내분비계통 관련 전문 분야 ______________________
2. 내분비계통 전문가 ______________________

약어

약어	뜻
ACTH	부신피질자극호르몬. adrenocorticotropic hormone
ADH	항이뇨호르몬. antidiuretic hormone
CSII	지속피하인슐린주입. continuous subcutaneous insulin infusion
DI	요붕증. diabetes insipidus
DKA	당뇨병케토산증. diabetic ketoacidosis
DM	당뇨병. diabetes mellitus
FBG	공복혈당. fasting blood glucose
FSH	난포자극호르몬. follicle-stimulating hormone
GH	성장호르몬. growth hormone
GTT	포도당내성검사, 당부하검사. glucose tolerance test
HbA_{1c}	당화혈색소/A1c혈색소. glycosylated hemoglobin alpha 1c
^{131}I	방사성아이오딘. radioactive iodine
LH	황체형성호르몬. luteinizing hormone
PTH	부갑상샘호르몬. parathyroid hormone
RAIU	방사성아이오딘섭취율/방사성요오드섭취율. radioactive iodine uptake
T_3	트라이아이오도타이로닌. triiodothyronine
T_4	타이록신. thyroxine
TSH	갑상샘자극호르몬. thyroid-stimulating hormone

■ 연습문제: 약어

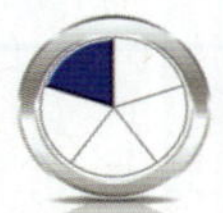

연습문제 22

SIMPLE RECALL

아래 약어의 뜻을 쓰시오.

1. DI ______________________
2. TSH ______________________
3. FBG ______________________
4. ADH ______________________
5. PTH ______________________
6. GTT ______________________
7. RAIU ______________________
8. T_3 ______________________
9. HbA_{1c} ______________________

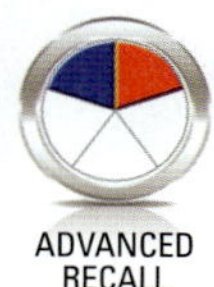

연습문제 23

아래 문제의 설명에 맞는 약어를 보기에서 고르시오.

DI	DM	CSII
DKA	LH	T_4
GH	FSH	ACTH

1. 부신 피질을 자극하는 호르몬 ________________

2. 인슐린 결핍으로 인한 질병 ________________

3. 난소와 고환을 조절하는 호르몬 ________________

4. 대사를 조절하는 호르몬 ________________

5. 혼수 상태 또는 사망으로 이어질 수 있는 과도의 케톤량이 혈액에 존재 ________________

6. 인슐린을 피하로 주입하기 위해 환자가 착용하는 장치 ________________

7. 항이뇨호르몬 결핍으로 인한 질병 ________________

8. 몸 성장을 조절하는 호르몬 ________________

9. 여성의 프로제스테론 분비를 촉진하는 호르몬 ________________

■ 마무리

- 내분비계통은 내분비샘과 여기에서 생산하는 호르몬으로 구성되며, 호르몬은 특정 표적조직을 갖고 있다.
- 내분비샘에는 관이 없기 때문에 생산한 호르몬을 혈류로 직접 방출하여 호르몬에 대한 표적세포가 그 효과를 발휘하도록 한다.
- 이 단원에서는 내분비계통에 관한 단어성분, 접두사, 접미사, 형용사, 상태, 검사, 시술, 투약, 전문분야, 약어 등을 포함하는 의학용어를 학습했다.

단원 복습

해부학 및 생리학 용어의 복습

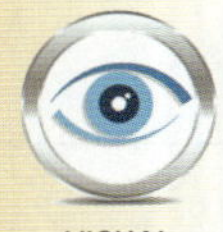

연습문제 24

아래 그림의 해부학적 구조에 맞는 용어를 빈칸에 쓰시오.

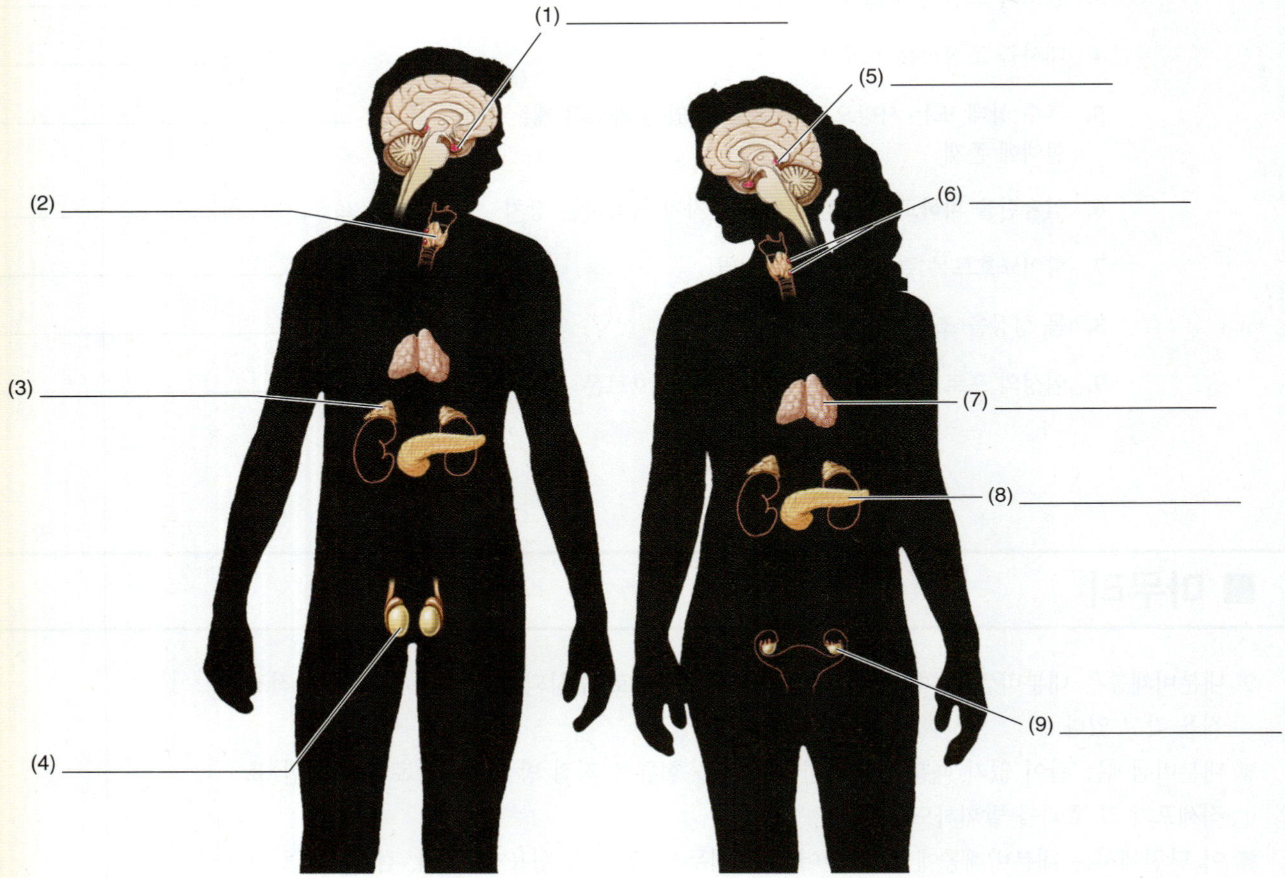

(1) ______________________

(2) ______________________

(3) ______________________

(4) ______________________

(5) ______________________

(6) ______________________

(7) ______________________

(8) ______________________

(9) ______________________

용어구조 이해하기

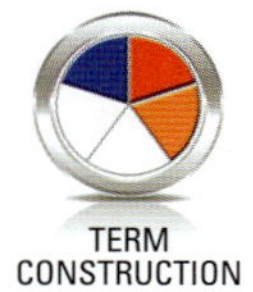

연습문제 25

아래의 의학용어를 단어성분으로 나누고 그 성분의 뜻을 쓰시오. 그 다음에 의학용어의 뜻을 쓰시오.

예:

thymitis
단어성분: thym/o, -itis
뜻: thymus, inflammation
용어의 뜻: inflammation of the thymus gland

1. pancreatic
단어성분: ______
뜻: ______
용어의 뜻: ______

2. adrenalitis
단어성분: ______
뜻: ______
용어의 뜻: ______

3. glucosuria
단어성분: ______
뜻: ______
용어의 뜻: ______

4. acromegaly
단어성분: ______
뜻: ______
용어의 뜻: ______

5. cortical
단어성분: ______
뜻: ______
용어의 뜻: ______

6. calcipenia
단어성분: ______
뜻: ______
용어의 뜻: ______

7. thyroidotomy
단어성분: ______
뜻: ______
용어의 뜻: ______

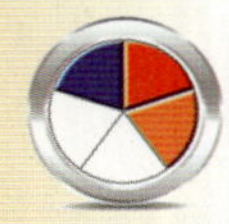
TERM CONSTRUCTION

연습문제 26

아래 의학용어에 사용된 연결형과 연결형의 뜻을 쓰시오.

용어	연결형	연결형의 뜻
1. thymic	______________________	______________________
2. thyromegaly	______________________	______________________
3. hypokalemia	______________________	______________________
4. adrenalectomy	______________________	______________________
5. hypernatremia	______________________	______________________
6. endocrinopathy	______________________	______________________
7. pancreatitis	______________________	______________________
8. polydipsia	______________________	______________________

이해력 연습문제

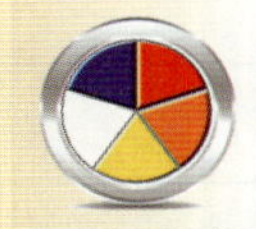
COMPREHENSION

연습문제 27

아래 문장에 맞는 의학용어를 빈칸에 써 넣으시오.

1. Excessive production of the T_3 and T_4 hormones can lead to a condition called ______________________.

2. The test that measures the glucose levels in the blood after administering a dose of glucose is called the ____________________.

3. A patient who had the surgical procedure known as a(n) ______________________ is no longer able to produce the hormone cortisol.

4. The hormone that keeps the body from accumulating excess water is called the ______________________.

5. ____________________ are endocrine cells that aid in glucose metabolism.

6. The opposite of anuria is ____________________.

7. The term for a thyroid with no functional problems is ____________________.

8. A patient who was born without a thyroid gland has ____________________.

9. The disease that includes signs and symptoms of both polydipsia and polyuria is ____________________.

10. A physician specializing in all types of thyroid disorders is called a(n) ____________________.

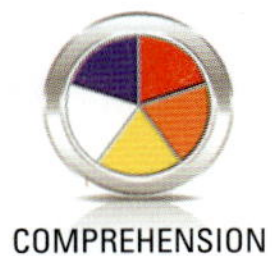

연습문제 28

아래 문제에 맞는 정답을 보기에서 고르시오.

1. A patient who has hypothyroidism does not have enough ____________ thyroxine. (출처)
   A. endogenous
   B. euthyroid
   C. exogenous
   D. cortical

2. The blood test used to measure how well diabetes is being controlled over a period of months is (평가방법)
   A. thyroid function.
   B. thyroid scan.
   C. fasting blood sugar.
   D. glycosylated hemoglobin.

3. The condition caused by severely deficient hormone production by the thyroid gland is called (병명)
   A. tetany.
   B. myxedema.
   C. Cushing syndrome.
   D. Graves disease.

4. An autoimmune disease that causes chronic inflammation of the thyroid is (병명)
   A. Graves disease.
   B. Cushing syndrome.
   C. Addison disease.
   D. Hashimoto disease.

5. Excessive hair growth on the face of a woman might be diagnosed as (병명)
   A. hirsutism.
   B. myxedema.
   C. acromegaly.
   D. hyperkalemia.

6. The test that measures the hormone made by the thyroid gland that helps to regulate metabolism is the (검사법)
   A. radioactive iodine uptake test.
   B. thyroxine level test.
   C. glycosylated hemoglobin test.
   D. thyroid function test.

7. A hormone that might be used to induce labor is called (호르몬)
   A. insulin.
   B. oxytocin.
   C. luteinizing hormone.
   D. thymosin.

8. A patient with diabetes mellitus tests her blood sugar level using a(n) (검사법)
   A. electrolyte panel.
   B. glucometer.
   C. ketosis.
   D. hirsutism.

9. A patient with fat pads on the chest and a "moon face" appearance may have (병명)
   A. Hashimoto thyroiditis.
   B. thyrotoxicosis.
   C. Cushing syndrome.
   D. goiter.

10. Enlargement of the thyroid gland is called (병명)
    A. acromegaly.
    B. goiter.
    C. hyperglycemia.
    D. myxedema

활용과 분석

증례연구

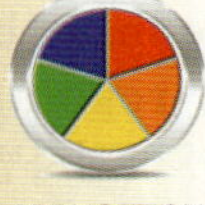
APPLICATION

연습문제 29

아래 증례연구를 읽고 문제에 맞는 답을 보기에서 고르시오.

증례 8-1

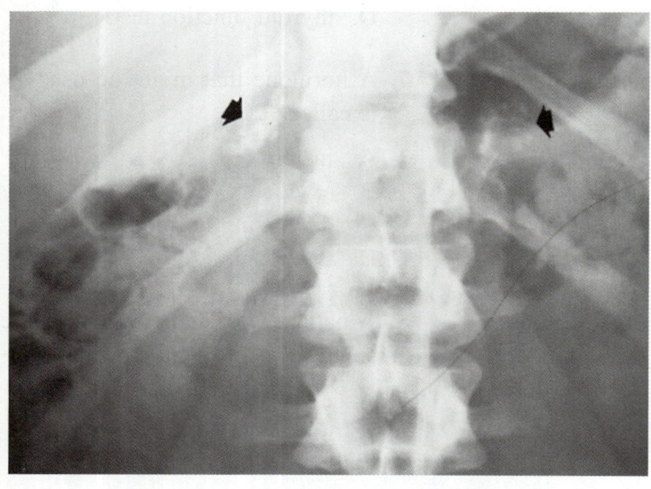

그림 8.18 애디슨병(Addison disease)이 의심되는 환자의 컴퓨터단층촬영 영상. 부신(화살표)은 작고, 진한 석회화가 나타났다.

브루어(Brewer) 여사는 오늘 내원하여 심각한 체중 감소, 피로감 증가, 식욕부진, 졸음증, 불규칙 월경 등을 호소하였다. 진찰한 결과, 그녀의 피부에 과다색소침착(hyperpigmentation)이 나타났다. 환자의 이전 기록을 검토한 결과 지난 4개월 동안 체중이 20 lb 정도 감소하였다. 혈당검사를 한 결과 저혈당으로 나타났다. FBG, 전해질, ACTH 농도에 대한 임상병리검사를 의뢰하였다. 부신 CT 스캔도 의뢰하였다(그림 8.18). 환자가 검사를 마치고 돌아오면 추적검사를 시작할 것이다.

1. The test that will measure the levels of sodium, potassium, chloride, and CO_2 in the patient's blood is (검사법)
   A. CT scan.
   B. blood glucose.
   C. electrolytes.
   D. FBG.

2. The term that describes low blood glucose is (증상)
   A. anorexia.
   B. hypoglycemia.
   C. hyperpigmentation.
   D. lethargy.

3. The ACTH level test will measure the levels of both _______ and _______ in the blood.
   A. thyroid hormone; adrenocorticotropic hormone
   B. adrenocorticotropic hormone; cortisol
   C. thyroid hormone; cortisol
   D. cortisol; thymosin

4. Based on the patient's signs and symptoms and the workup ordered by the physician, which disease is most likely being considered for this patient? (병명)
   A. Addison disease
   B. Cushing syndrome
   C. Hashimoto thyroiditis
   D. Graves disease

증례 8-2

라미레즈(Ramirez) 여사는 도레이(Doray) 의사에게 돌아와 갑상샘기능항진증에 대한 추적조사와 반복적인 갑상샘 검사를 받았다. 그 결과 그녀의 TSH 수치가 0.04 이하로 떨어져 있었다. 유리 T_4와 총 T_4는 정상범위의 상한선에 놓여 있었다. 갑상샘 스캔과 섭취율 검사에서 왼엽에서 뚜렷하게 활동성 섭취를 보여주었다. 도레이 의사는 이 결과들을 토대로 그레이브스병보다는 다결절 독성갑상샘종일 가능성이 높다고 진단하였다. 의사는 환자와 수술을 포함한 가능한 치료방법들에 대해 논의했다. 환자는 방사성아이오딘 치료를 선택하였고, 평생 호르몬대체요법을 받아야 할 수도 있음을 이해하였다.

5. The term hyperthyroidism refers to ___________ production of thyroid hormone.

A. inefficient
B. deficient
C. excessive
D. unacceptable

6. The abbreviation T_4 stands for

A. thyroid.
B. thyroxine.
C. triiodothyronine.
D. tetany.

7. A goiter is an enlargement of the

A. parathyroid gland.
B. endocrine gland.
C. adrenal gland.
D. thyroid gland.

8. A thyroid scan can indicate a thyroid's size, shape, and

A. functionality.
B. position.
C. color.
D. fullness.

의무기록 분석

의무기록 8-1

당신은 당뇨병관리 전문간호사(nurse practitioner)이다. 당신은 새로 당뇨병으로 진단을 받은 헤이스(Hayes) 여사를 상담하라는 의뢰를 받고, 환자를 만나기 전에 의사의 의무기록을 검토하고 있다.

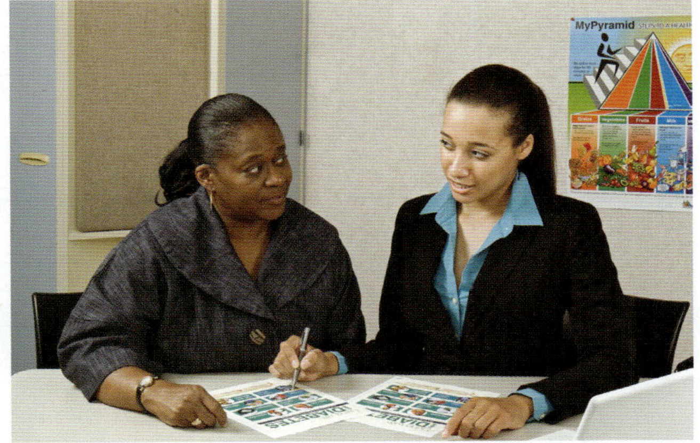

전문간호사(nurse practitioner)는 당뇨병이나 고혈압과 같은 만성질환의 치료를 포함하여 환자의 전체적인 건강관리를 담당한다.

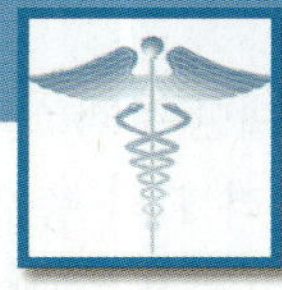

의무기록

새로 발병한 당뇨병(New Onset Diabetes Mellitus)

주관적 정보: 환자는 오늘 특별히 왕성한 식욕과 함께 다음증과 다뇨증을 효소하였다. 그녀는 지난 몇 개월 동안 식욕이 증가했음에도 불구하고 현저하게 체중이 감소했기 때문에 걱정을 하였다. 그녀는 문진하는 동안 피로감 증가뿐만 아니라 과민반응을 호소했다. 환자는 갑상샘기능저하증으로 외인성 타이록신을 복용하고 있다. 3년 전에 한 번 갑상샘염이 발병한 병력이 있다. 두 번째 임신 중에 앓은 임신당뇨병을 제외하고 다른 것들은 별로 상관이 없었다. 가족력은 그녀의 어머니와 자매가 당뇨병을 앓고 있다. 그녀의 자매는 지속적인 피하인슐린주입으로 치료를 받고 있다.

객관적 정보: 일반검진에서 급성질환이 없는 비만여성으로 나타났다. 혈압은 150/95로 상승하였다. 신체검사는 특별한 것이 없었다. 피부검사에서 발진, 병변, 궤양 등은 없었다. 스넬렌(Snellen) 시력검사에서 양눈이 20/20 이었다.

소변검사에서 경미한 당뇨를 확인하였다. 식후 2시간 혈당검사에서 포도당 수치가 260으로 나왔다.

평가: 나의 추정진단은 당뇨병 가족력에서 새로 발병한 당뇨병이다

계획: 검사실 검사는 GTT, 전해질, 당화혈색소, 지질검사판 등이 포함되었다. 환자는 식이요법에 대해 상담을 받았다. 그녀는 혈당 조절과 규칙적인 운동의 중요성에 대해 조언을 받았다. 환자는 당뇨신장병, 당뇨망막병, 말초혈관질환 등을 포함한 당뇨병에 관련된 위험에 대해 상세하게 상담을 받았다.

환자는 보험승인을 얻는 것과 동시에 추가평가와 치료를 위해 내분비내과의사 홍(Tom Hong) 박사에게 의뢰될 것이다. 그녀의 검사결과는 나오는 대로 홍 박사에게 전달될 것이다.

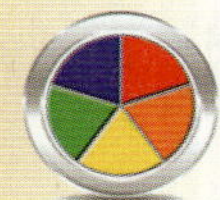

APPLICATION

연습문제 30

위의 의무기록에 사용된 용어 중에서 아래의 문제의 뜻에 맞은 의학용어를 빈칸에 쓰시오.

1. 몸 안에서 생산하는~ ____________________

2. 과도한 배뇨 ____________________

3. 혈당치 검사 ____________________

4. 췌장의 염증 ____________________

5. 소변의 포도당 ____________________

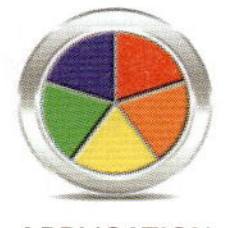
APPLICATION

연습문제 31

위의 의무기록을 읽고 문제에 맞는 답을 보기에서 고르시오.

1. What test did the physician perform on the patient to check her vision? (검사법)

A. urinalysis
B. glycosylated hemoglobin
C. Snellen
D. continuous subcutaneous insulin infusion

2. The glycosylated hemoglobin test will test for blood levels of (검사물)

A. thyroid hormone.
B. glucose over the past few months.
C. calcium.
D. thyroxine.

3. The physician's impression is that the patient has a deficiency and/or resistance to insulin, which is called (병명)

A. diabetes mellitus.
B. nephropathy.
C. peripheral vascular disease.
D. diabetes insipidus.

4. The symptom polydipsia means that the patient is excessively (증상)

A. overweight.
B. hungry.
C. thirsty.
D. tired.

5. The abbreviation GTT stands for a test that measures (약어)

A. blood levels of potassium.
B. blood levels of glucose after administration of a measured dose of glucose.
C. blood levels of thyroxine.
D. amount of thyroid-stimulating hormone in the blood.

의무기록 8-2

맬로니(Mirinda Maloney) 씨는 갑상샘기능항진증이라는 진단을 받고 갑상샘절제를 받기 위해 입원하였다. 당신은 외과기사로서 수술용품 유지, 수술재료 숫자확인, 봉합 보조 등으로 이 환자의 수술을 도왔다. 수술결과 보고서는 다음과 같다.

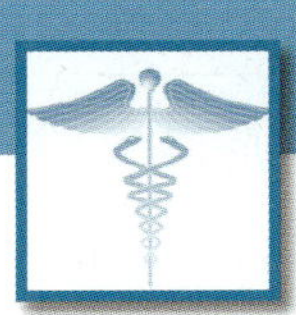

의무기록

수술보고서: 갑상샘절제술(Thyroidectomy)

수술전 진단: 일차 (1) ______________________________

수술후 진단: 왼쪽 갑상샘종양

수술: 최소침습갑상샘절제

수술의사: Joel Sugiwara, MD

보조수술의사: Tom Hansen, MD

마취: 전신마취

적응증: 환자는 54세 여성으로 체중감소, 피로, (2) ______________, (3) ______________ 등의 병력이 있다. 타이록신(thyroxine) 농도검사에서 타이록신 농도가 높게 나왔다. (4) ______________ 검사에서 왼쪽 갑상샘에 결절(nodule)을 보여 주었다. 환자는 최소로 침습하는 (5) ______________을 받기 위해 수술실로 옮겨졌다.

시술: 환자는 수술실로 옮겨졌고 수술대에 바로누운자세로 놓여 있다. 기도경유 전신마취를 충분히 유도한 후, 환자는 수술을 받기 위한 자세가 정해지고 수술포가 덮혔다. 수술하는 동안 근전도검사(EMG)를 통해 환자의 되돌이후두신경을 감시하였다.

목 아래에 작은 수평절개를 하였다. 피판은 위아래로 들어올렸다. 왼쪽 갑상샘이 확인되어 주변조직에서 분리하였다. 왼쪽 갑상샘으로 가는 혈관을 꽉집게(clamp)로 잡아 혈액공급을 막았다. 왼쪽 갑상샘이 목에서 제거되었다. 조직 덩어리는 동결절편진단을 위해 보내졌고, 결과는 갑상샘조직결절이었다. 양극성 지짐기를 사용하여 지혈을 하였다.

펜로즈배출관(Penrose drain)을 넣고 층간봉합으로 상처를 꿰맸다. 환자는 마취에서 깨어났다.

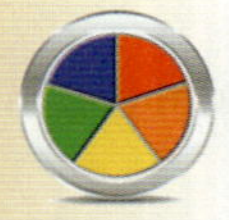
APPLICATION

연습문제 32

위의 의무기록의 빈칸에 알맞은 의학용어를 쓰시오. 그 용어의 뜻은 아래에 있다.

1. 갑상샘의 과도한 호르몬 생산

2. 갑상샘 팽대

3. 불룩하게 튀어나온 눈

4. 갑상샘의 크기, 모양 및 위치를 보여주는 스캔

5. 갑상샘 절제

보너스 질문

6. 위의 의무기록에 사용된 용어 중에서 '출혈이 멈추다'라는 뜻을 가진 용어는 무엇인가? ______________

7. 환자가 "supine position"을 취하고 있다. 이 자세를 설명하시오. ______________

____

철자법

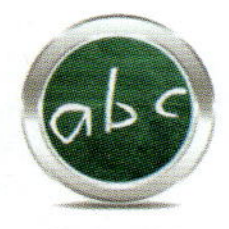

SPELLING

연습문제 33

아래 용어들의 철자를 검토한 후, 철자가 맞으면 네모에 표시하고, 틀리면 올바른 철자를 빈칸에 쓰시오.

1. pituitery ☐ ____________
2. pancrease ☐ ____________
3. antidiuretic ☐ ____________
4. metabolism ☐ ____________
5. uthyroyd ☐ ____________
6. diabeties ☐ ____________
7. exopthalmos ☐ ____________
8. hirutism ☐ ____________
9. hyperkalemia ☐ ____________
10. glycosuria ☐ ____________
11. mixedema ☐ ____________
12. thyromegaly ☐ ____________
13. polydipsia ☐ ____________
14. glycosilated ☐ ____________
15. glucose ☐ ____________

혈액과 면역계통
Blood and Immune System

9

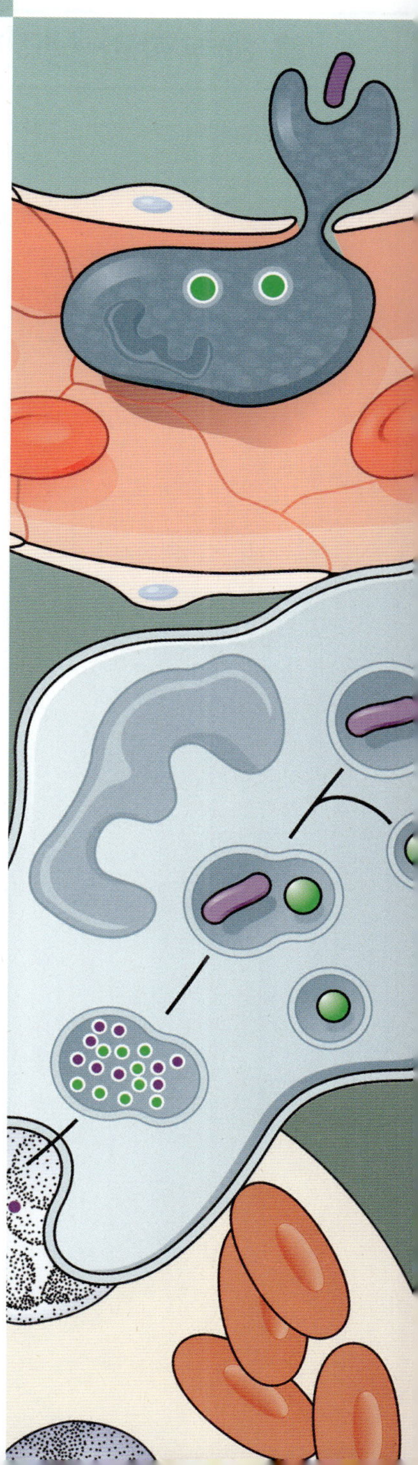

단원 테두리

학습 성과

이 단원의 학습이 끝나면:

1. 혈액과 면역계통의 주요성분과 기능을 설명할 수 있어야 한다.

2. 혈액, 혈구, 혈액성분과 면역계통에 관한 용어들을 정의할 수 있어야 한다.

3. 혈액과 면역계통에 관한 연결형, 접두사, 접미사들을 정의할 수 있어야 한다.

4. 혈액과 면역계통에 관한 일반 의학용어들을 정의할 수 있어야 한다. 여기에는 형용사와 관련 용어, 징후와 증상, 의학적 상태, 검사와 시술, 외과처치와 치료시술, 투약과 약물요법, 의학 전문분야와 전문가에 관한 용어들이 포함된다.

5. 혈액과 면역계통에 관한 약어들을 정의할 수 있어야 한다.

6. 이 단원의 모든 연습문제를 완전하게 풀 수 있어야 한다.

7. 혈액과 면역계통에 관한 증례연구와 의무기록에 사용된 용어들을 설명할 수 있어야 한다.

머리말

혈액은 항상성(내부 균형) 유지에서 필수적인 역할을 한다. 왜냐하면 혈액은 영양소와 호르몬이 운반되고, 가스교환이 일어나고, 체온이 조절되고, pH 상태가 유지되고, 면역이 제공되는 매개체이기 때문이다. 면역계통은 병원체라는 질병 매개체로부터 우리 몸을 보호한다. 이 단원에서 혈액과 면역계통에 초점을 맞출 것이다.

해부학과 생리학

구조

- 소위 우리 몸의 "순환하는 조직"이라는 혈액은 결합조직으로 분류된다.
- 전혈은 45%의 유형성분(세포와 세포조각)과 55%의 혈장(액체)으로 구성된다(그림 9.1).
- 유형성분은 골수에서 만들어지며, 여기에 적혈구, 백혈구, 혈소판 등이 포함된다(그림 9.2).
- 적혈구는 핵을 갖고 있지 않으며, 양쪽으로 오목한 원반 모양이다.
- 백혈구는 체액을 순환하는 무색의 세포이다. 백혈구는 5종류가 있다.
- 혈소판은 핵이 없는 세포 조각이다.
- 혈장은 혈액의 액체 바탕질이며, 단백질과 다른 용질을 함유한다.
- 혈장 단백질에는 주요 단백질인 알부민, 섬유소원(혈액응고체), 글로불린(항체) 등이 있다.
- 혈청은 섬유소원이 없는 혈장이다.
- 면역계통에는 면역반응으로 알려진 방어를 제공하는 기관들을 포함된다.

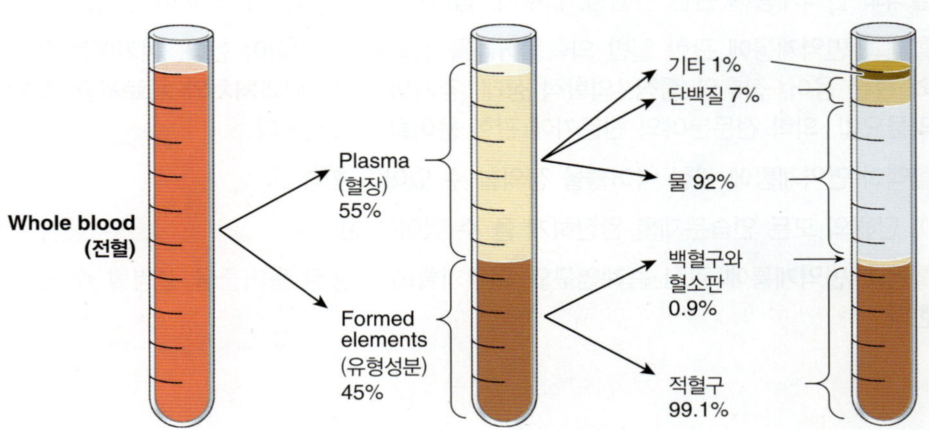

그림 9.1 전혈(whole blood)의 조성.

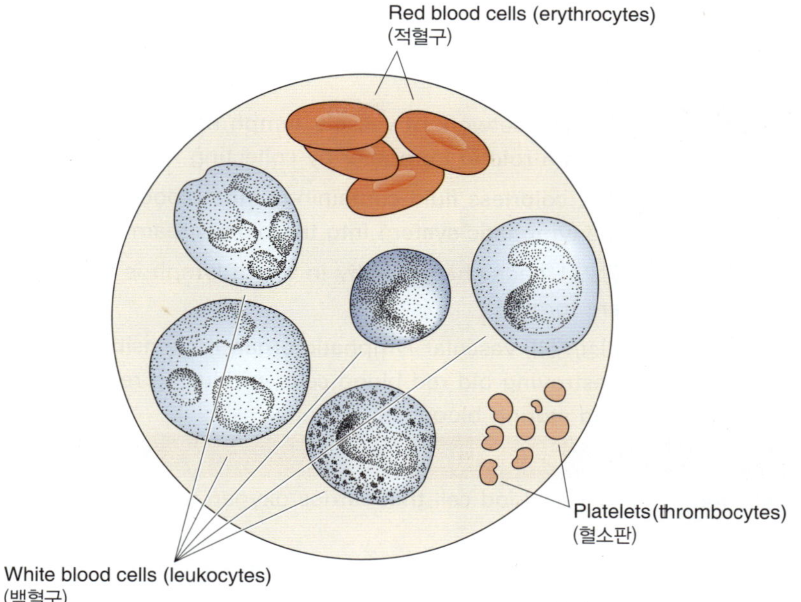

그림 9.2 혈액의 구성요소.

기능

- 산소, 이산화탄소, 영양소, 전해질, 비타민, 호르몬, 전신의 노폐물 등을 운반함.
- 순환하는 백혈구, 면역계통의 항체, 응고인자 등과 함께 몸을 방어함.
- 자연 또는 인공 획득면역을 통해 몸을 방어함.
- 독소나 이물질에 대한 반응으로 항체를 생성하는 것처럼 면역 반응(항원에 대한 몸의 반응)을 일으킴.

혈액과 면역계통에 관한 용어

용어	발음	뜻
		전혈과 특수기관
blood	blŭd	혈액. fluid that circulates through the heart, arteries, capillaries, and veins, transporting oxygen, carbon dioxide, and nutrients to the tissues
formed elements	fōrmd el′ĕ-mĕnts	유형성분. blood cells and cellular fragments
packed cell volume	pakt sel vol′yŭm	농축세포용적. the volume of blood cells in a sample after it has been centrifuged; normally about 45% of the blood sample
plasma	plaz′mah	혈장. liquid portion of blood that carries formed elements, clotting factors, electrolytes, and proteins
serum	sēr′ŭm	혈청. liquid portion of blood left after removing the clotting factors and blood cells
bone marrow	bōn mar′ō	골수/뼈속질. soft tissue within medullary cavities of bone, with multiple functions including the production of blood cells
erythropoietin (EPO)	ĕ-rith′rō-poy′ĕ-tin	적혈구형성호르몬. hormone released by kidneys that stimulates red blood cell production in bone marrow
hemopoiesis; *syn.* hematopoiesis	hē′mō-poy-ē′sis; hē′mă-tō-poy-ē′sis	조혈/혈구형성. formation of various types of blood cells and other formed elements

(계속됨)

혈액과 면역계통에 관한 용어 *(계속됨)*

용어	발음	뜻
lymphatic system	lim-fat′ik sis′tĕm	림프계통. network of vessels, lymph nodes, and lymphatic organs that plays a role in immunity by collecting lymph (see 그림 10.9, Chapter 10)
lymph	limf	림프. colorless fluid containing white blood cells that drains through the lymphatic system into the bloodstream
lymph node	limf nōd	림프절. bean-shaped body in which lymph is filtered and lymphocytes are formed
spleen	splēn	비장/지라. vascular lymphatic organ responsible for filtering blood, destroying old red blood cells, producing red blood cells before birth, and storing blood
유형성분 (그림 9.3)		
erythrocyte; syn. red blood cell (RBC)	ĕ-rith′rō-sīt; red blŭd sel	적혈구. blood cell that carries oxygen and carbon dioxide (그림 9.4)
hemoglobin (HGB, Hb, Hgb)	hē′mō-glō′bin	혈색소/헤모글로빈. protein in red blood cells that binds to oxygen; gives red blood cells the characteristic color

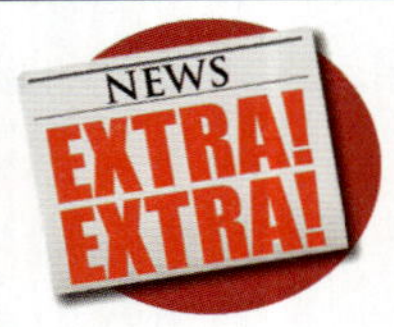

Hemoglobin(혈색소/헤모글로빈) 적혈구에 들어 있는 수백만 개의 혈색소는 산소(O_2)를 몸 전체의 세포로 운반한다. 산소는 혈색소 단백질에 결합하고 적절한 상태에서 몸 조직으로 방출된다. 혈색소에 의해 운반되는 산소가 많으면 많을수록 적혈구는 더욱더 밝아진다. 이산화탄소(CO_2)는 산소와 교환되고, 되돌아 폐로 운반되어 "훅 불려 나간다". 이산화탄소는 혈색소에 산소가 결합하는 작용을 방해한다. 예를 들어 흡연이나 대기오염에서는 이산화탄소 농도가 정상보다 더 높아지기 때문에 건강에 유해효과가 나타날 수 있다.

용어	발음	뜻
iron (Fe)	ī′ŏrn	철. essential trace element necessary for hemoglobin to transport oxygen in red blood cells
macrocyte	mak′rō-sīt	큰적혈구/대적혈구. a large red blood cell
Rh factor	ahr āch fak′tŏr	Rh인자. protein substance present in the red blood cells of most people (85%); it is capable of inducing intense antigenic reactions

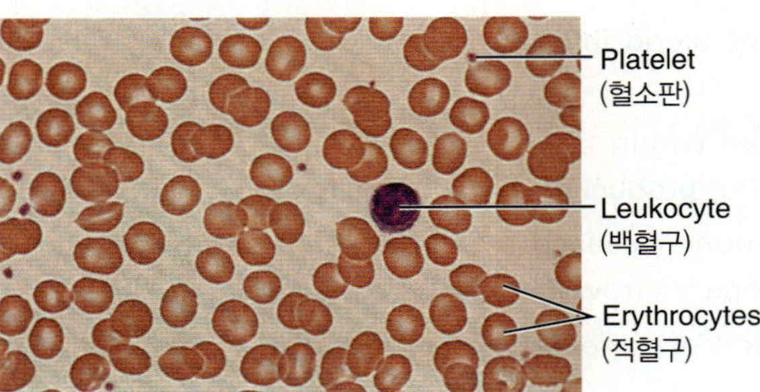

그림 9.3 현미경(microscoe)으로 관찰한 혈액의 세 가지 유형성분.

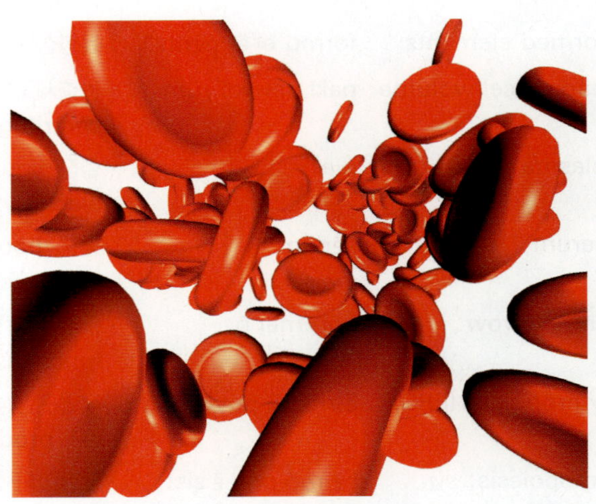

그림 9.4 가운데가 얇고 둘레가 두꺼운 원반 형태를 가진 적혈구(erythrocyte)의 삼차원 구조.

혈액과 면역계통에 관한 용어

용어	발음	뜻
leukocyte; syn. white blood cell (WBC)	lū′kō-sīt; wīt blŭd sel	백혈구. largest blood cell; protects against pathogens, foreign substances, and cellular debris (그림 9.5)
granulocyte	gran′yū-lō-sīt	과립구. white blood cell with visible granules; the three types of granulocytes are named according to the type of dye to which each is attracted
neutrophil	nū′trō-fil	중성구. type of granulocyte that fights against bacterial infections; stains a neutral pink; 60 – 70 % of circulating WBCs
eosinophil	ē′ō-sin′ō-fil	호산구. type of granulocyte that functions in allergic reactions and against parasites; stains red; 2 – 4 % of circulating WBCs
basophil	bā′sō-fil	호염기구. type of granulocyte that releases histamine in allergic reactions and inflammatory responses; stains a dark blue with a basic dye; 0.5 – 1.0 % of circulating WBCs
agranulocyte	ā-grăn′ŭ-lō-sīt	무과립구. white blood cell without clearly visible granules
lymphocyte	lim′fō-sīt	림프구. type of agranulocyte that circulates in the lymphatic system and is active in immunity; 20 – 25 % of circulating WBCs
B lymphocyte; *syn.* B cell	bē lim′fō-sīt; bē sel	B림프구(=B세포). white blood cell that, when in contact with a foreign antigen, produces antibodies to inactivate the antigen
T lymphocyte; *syn.* T cell	tē lim′fō-sīt; tē sel	T림프구(=T세포). white blood cell that matures in the thymus gland and specializes in creating an immune response
monocyte	mon′ō-sīt	단핵구. largest type of white blood cell; 3 – 8 % of circulating WBCs

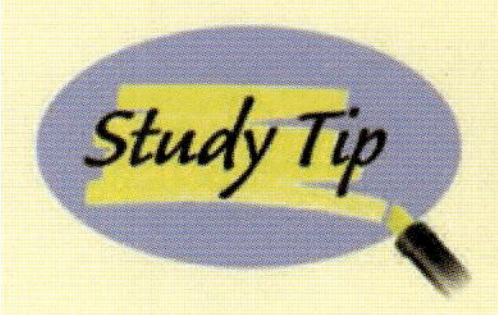

White Blood Cells(백혈구): 백혈구의 종류를 기억하기 위해서 다음 구절을 기억하시오. "**N**ever **l**et **m**onkeys **e**at **b**ananas"에서 N은 neutrophils, L은 lymphocytes, M은 monocytes, E는 eosinophils, B는 basophils을 나타낸다.

용어	발음	뜻
macrophage	mak′rō-fāj	대식세포/큰포식세포. enlarged and matured monocyte active in phagocytosis (eating and destroying)
platelets (PLT); *syn.* thrombocytes	plāt′lĕts; throm′bō-sīts	혈소판. cellular fragments in the blood that stick together, forming a clot (그림 9.6)

(계속됨)

Granulocytes (과립구)

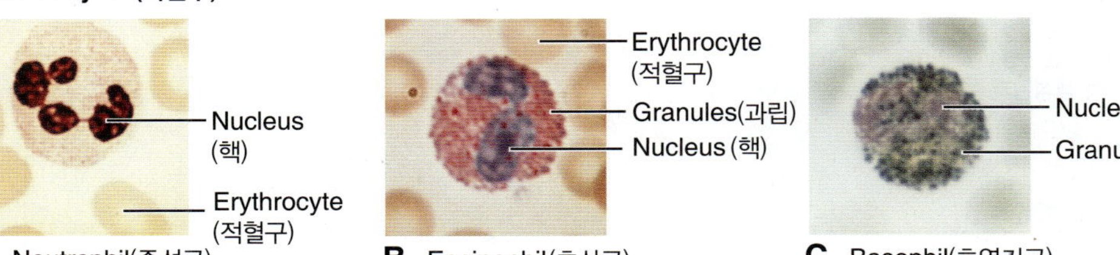

Agranulocytes (무과립구)

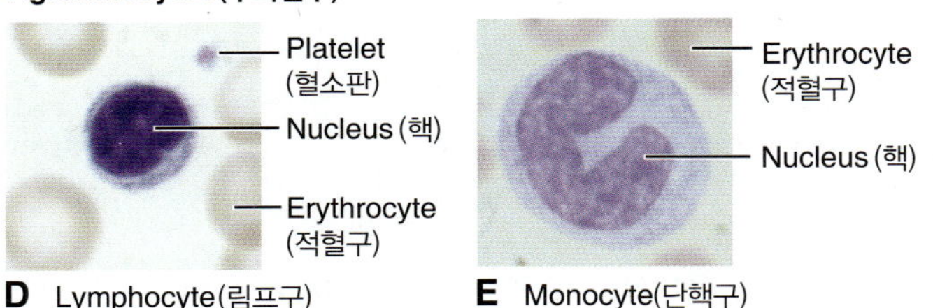

그림 9.5 백혈구(leukocytes, white blood cells).

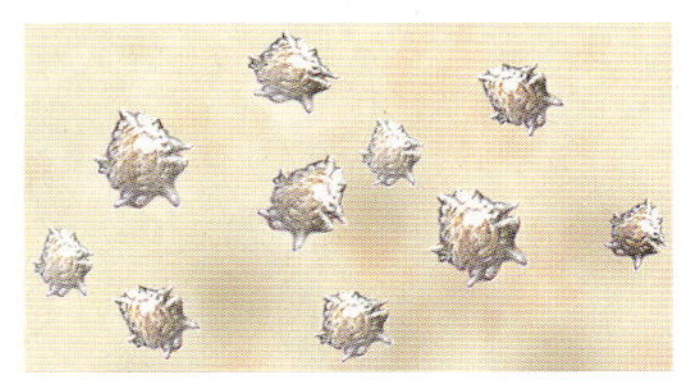

그림 9.6 혈소판(platelets)

혈액과 면역계통에 관한 용어 *(계속됨)*

용어	발음	뜻
		혈액응고
clotting factors	kloting fak′tŏrz	응고인자. any of the various plasma components involved in the clotting process
coagulation	kō-ag′yū-lā′shŭn	응고. clotting; changing from a liquid to a solid state
fibrin	fī′brin	섬유소. elastic fiber protein needed in clotting and derived from fibrinogen
fibrinogen	fī-brin′ō-jen	섬유소원. plasma protein that is converted into solid threads called fibrin
		면역계통
antibody (Ab)	an′ti-bod-ē	항체. soldier-like protein that protects the body and inactivates antigens; provides immunity against specific substances and microorganisms (그림 9.7)
antigen (Ag)	an′ti-jen	항원. agent or substance that provokes an immune response
histamine	his′tă-mēn	히스타민. substance released by damaged cells that increases blood flow to the area, causing an inflammatory response (inflammation) involving heat, redness, swelling, and pain
immune response	i-myūn′ rē-spons′	면역반응. the body's reaction to an antigen
immunity	i-myū′ni-tē	면역. protection against disease
pathogen	path′ō-jĕn	병원체. any virus, microorganism, or other substance that causes disease
phagocytosis	fāg-ō-sī-tō′sis	포식, 포식작용. cellular process of eating and destroying substances, usually by the neutrophils and macrophages (그림 9.8)

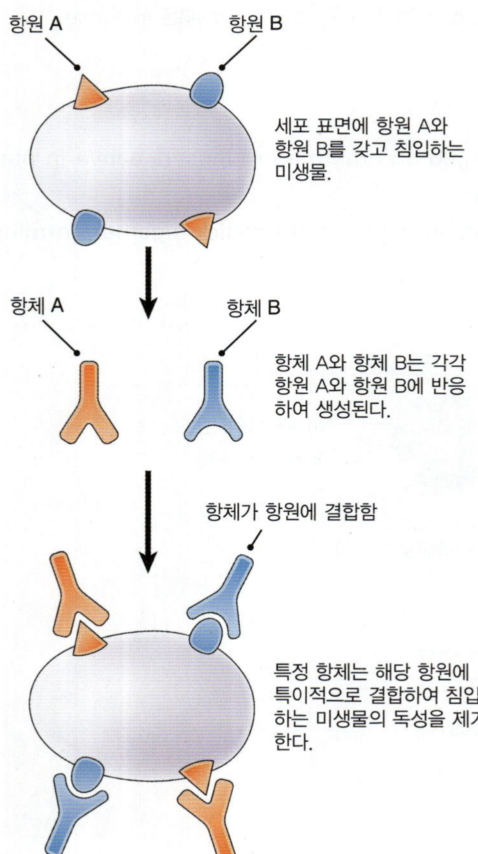

그림 9.7 항원(antigen)에 항체(antibody)가 결합하여 특정 미생물에 대한 면역을 제공한다.

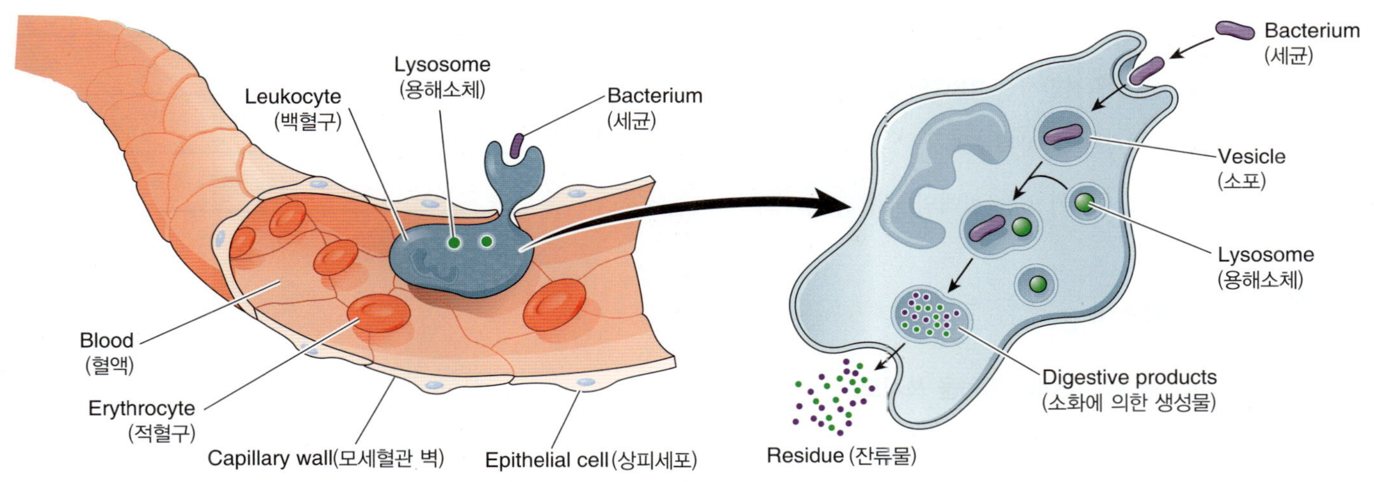

그림 9.8 포식작용(phagocytosis).

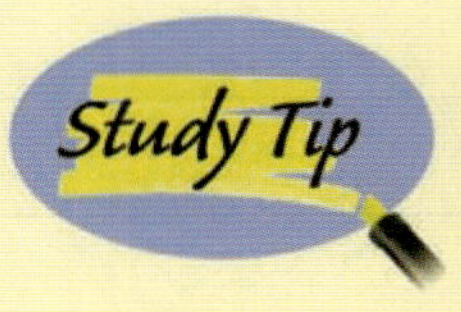

Phagocytosis(포식작용): 당신은 팩맨(Pac-Man)이라는 비디오 아케이드 게임에 친숙할 것이다. 그는 자기 방식대로 아무거나 먹으며 돌아다니는 둥글고 노란색의 명목상 캐릭터를 특징으로 한다. 포식작용은 특정 유형의 백혈구들이 유사한 활동을 하는 과정이다(*phag/o* = eating, *cyt/o* = cell, *-osis* = process). 백혈구는 다른 세포, 세균, 이물질, 죽은 조직과 같은 물질을 섭취한다. 세포가 팩맨을 닮았다고 상상하는 것은 당신이 포식작용의 과정을 기억하는 데 도움을 줄 수 있다.

연습문제: 해부학과 생리학

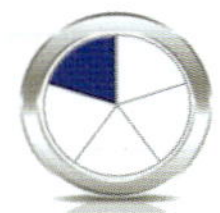

연습문제 1

아래 문제에서 설명한 구조에 맞는 해부학 용어를 쓰시오.

1. 병원체에 대항하여 보호하는 가장 큰 혈액세포 ________

2. 응고물을 형성하는 혈액내 세포 조각 ________

3. 심장, 동맥, 모세혈관, 정맥을 통해 순환하는 액체 ________

4. 림프계통에서 순환하는 무과립구 ________

5. 유형성분을 운반하는 혈액의 액체 부분 ________

6. 혈관 림프 기관 ________

7. 눈에 보이는 과립을 가진 WBC ________

8. 눈에 보이는 과립을 가진 WBC ________

9. 가장 큰 WBC ________

10. 붉은 색으로 염색되는 WBC ________

11. 진한 파란색으로 염색되는 WBC ________

12. 산소와 이산화탄소를 운반하는 혈액세포 ______________________

13. 산소에 결합하는 RBC의 단백질 ______________________

14. 골수공간내 물렁조직 ______________________

15. 유형성분이 없는 혈액의 액체 부분 ______________________

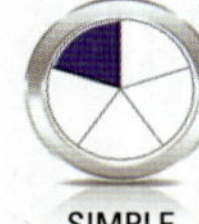
SIMPLE RECALL

연습문제 2

아래 용어의 뜻이나 기능을 쓰시오.

1. iron ______________________
2. antibody ______________________
3. antigen ______________________
4. pathogen ______________________
5. immunity ______________________
6. erythropoietin ______________________
7. hemopoiesis ______________________
8. neutrophil ______________________
9. clotting factors ______________________
10. Rh factor ______________________

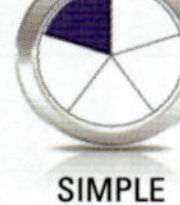
SIMPLE RECALL

연습문제 3

아래 문장의 뜻에 가장 적합한 용어를 ( ) 안에서 고르시오.

1. The most numerous type of blood cell is the (*leukocyte, erythrocyte, thrombocyte*).
2. (*Stain, Hemoglobin, Granulocytes*) give(s) erythrocytes their red color.
3. The blood cells are also referred to as (*formed elements, histamine, sera*).
4. (*Hemoglobin, Histamine, Fibrin*) is a substance released by damaged cells causing inflammation, redness, and pain.
5. Soldier-like proteins that protect the body are called (*antigens, antibodies, fibrins*).
6. Foreign invaders that can create an immune response are called (*antigens, antibodies, fibrins*).
7. Blood cell production takes place in the (*bone marrow, liver, spleen*).
8. The (*bone marrow, liver, spleen*) is responsible for filtering blood.

9. The kidneys release a hormone called (*erythropoietin, histamine, hematopoiesis*) that stimulates the production of RBCs in bone marrow.

10. The medical term for white blood cell is (*erythrocyte, leukocyte, thrombocyte*).

11. The monocyte that is active in phagocytosis in tissues is called a (*granulocyte, macrophage, monophage*).

12. The liquid portion of blood, without the clotting factors and blood cells, is called (*serum, plasma, formed elements*).

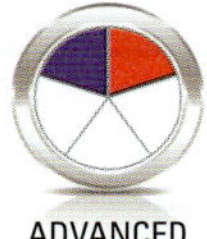

연습문제 4

아래 문제의 뜻에 맞는 의학용어를 보기에서 골라 빈칸에 쓰시오.

phagocytosis	leukocyte	antibody
Rh factor	pathogen	fibrin
coagulation	hemoglobin	platelet

1. 격렬한 항원반응을 유발할 수 있음 ____________________
2. 응고 ____________________
3. 군인처럼 몸을 보호하는 단백질 ____________________
4. 응고에 사용되는 탄력섬유단백질 ____________________
5. 백혈구 ____________________
6. 적혈구에서 발견되는 산소결합단백질 ____________________
7. 질병을 유발하는 물질 ____________________
8. 혈소판 ____________________
9. 포식과 파괴가 일어나는 세포 과정 ____________________

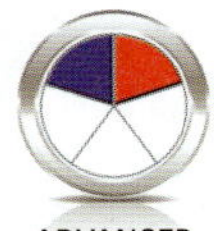

연습문제 5

아래 문장에 알맞은 의학용어를 빈칸에 써 넣으시오.

1. A white blood cell that produces antibodies to inactivate an antigen is called a(n) ____________________ lymphocyte.
2. A white blood cell that matures in the thymus gland and specializes in creating an immune response is called a(n) ____________________ lymphocyte.
3. The ____________________ is a lymphatic organ that filters out aging red blood cells.
4. The type of blood cell that carries oxygen and carbon dioxide is a(n) ____________________.
5. The elastic fiber protein needed in clotting is called ____________________.

6. A white blood cell with visible granules when stained is referred to as a(n) ____________.

7. A large red blood cell is called a(n) ____________.

8. ____________ is the plasma protein that is converted into solid threads called fibrin.

9. The ____________ is an enlarged and mature monocyte active in phagocytosis.

■ 단어성분

아래 표에는 혈액과 면역계통에 관한 단어성분들이 열거되어 있다.

연결형

연결형	뜻
chrom/o, chromat/o	색. color
cyt/o	세포. cell
erythr/o	빨간, 적색. red
granul/o	과립. granules
hem/o, hemat/o	혈액. blood
immun/o	면역, 안전. immune, safe
leuk/o	흰, 백색. white
lymph/o	림프. lymph
neutr/o	중성, 중간. neutral
nucle/o	핵. nucleus
path/o	병, 질환. disease
phag/o	먹음, 삼킴. eat, swallow
phleb/o	정맥. vein
plas/o	형성. 성장. formation, growth
thromb/o	핏덩이, 혈전. blood clot

접두사

접두사	뜻
auto-	자가, 자동. self, same
basi-, baso-	염기. base
macro-	큰, 대-, 긴. large, long
micro-	작은, 소-. small
mono-	하나, 단-. one
pro-	앞, 전-, 촉진. before, promoting
poly-	많은, 다-. many, much

접미사

접미사	뜻
-cyte	세포. cell
-emia	혈액(상태). blood (condition of)
-sis	상태, 과정. condition, process
-gen	기원, 생성. origin, production
-lysis	붕괴, 파괴, 분리. destruction, breakdown, separation
-osis	비정상 상태. abnormal condition
-penia	결핍. deficiency
-philia	호감. attraction for, liking
-poiesis	생성, 형성. production, formation
-rrhage	앞쪽으로 흐름. flowing forth
-y	상태. condition of

■ 연습문제: 단어성분

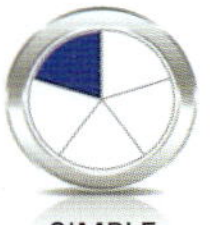
SIMPLE RECALL

연습문제 6

아래 연결형의 뜻을 쓰시오.

1. hem/o, hemat/o ____________________

2. path/o ____________________

3. thromb/o ____________________

4. immun/o ____________________

5. leuk/o ____________________

6. erythr/o ____________________

7. phag/o ____________________

8. granul/o ____________________

9. phleb/o ____________________

10. chrom/o, chromat/o ____________________

11. neutr/o ____________________

12. plas/o ____________________

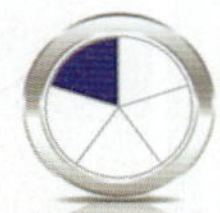

연습문제 7

아래 문제의 뜻에 맞는 연결형을 쓰시오.

1. 피덩이, 피떡, 혈전 ______
2. 형성, 성장 ______
3. 림프 ______
4. 중성, 중립 ______
5. 혈액, 피 ______
6. 빨간(색) ______
7. 흰(색) ______
8. 먹기, 삼키기 ______
9. 세포 ______
10. 핵 ______

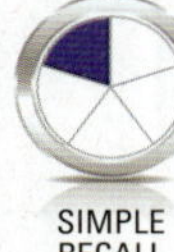

연습문제 8

아래 접두사나 접미사의 뜻을 쓰시오.

1. auto- ______
2. rrhage ______
3. mono- ______
4. baso- ______
5. poly- ______
6. -philia ______
7. -penia ______
8. -lysis ______
9. -poiesis ______
10. macro- ______
11. micro- ______
12. -emia ______
13. -gen ______
14. -osis ______

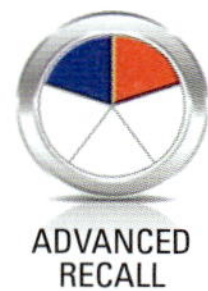

연습문제 9

아래 의학용어를 구성하는 연결형의 뜻을 참고하여 의학용어의 뜻을 쓰시오. (많은 용어가 아직 배운 것이 아니지만 단어성분으로부터 그 뜻을 알 수 있을 것이다.)

연결형	뜻	의학용어	용어의 뜻
phleb/o	vein	phlebology	**1.** ______
hem/o	blood	hemorrhage	**2.** ______
thromb/o	blood clot	thrombocyte	**3.** ______
erythr/o	red	erythrocyte	**4.** ______
neutr/o	neutral	neutrophil	**5.** ______

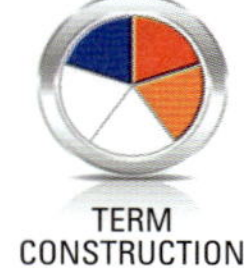

연습문제 10

아래 문제의 뜻에 맞는 용어에서 접두사나 접미사의 나머지 부분을 쓰시오.

뜻	의학용어
1. 백혈구	leuko ______
2. 혈전의 파괴	lysis ______
3. 단일 핵의 비정상적인 상태	mono ______ osis
4. 모든 혈액세포의 결핍	______ cytopenia
5. 혈액세포가 증가된 상태	______ cythemia
6. 적혈구의 형성	______ poiesis
7. 정맥에 대한 연구	phlebo ______

■ 의학용어

아래 표는 혈액, 면역계통, 혈액과 면역계통의 상태를 기술할 때 사용하는 용어와 형용사형을 제공한다.

형용사와 그 밖의 관련 용어

용어	발음	뜻
autoimmunity	aw′tō-i-myū′ni-tē	자가면역. pertaining to one's immune system attacking its own tissues or cells
cytopathic	sī′tō-path′ik	세포병변-. pertaining to a disease or disorder of a cell or cellular component
hemopoietic; *syn.* hematopoietic	hē′mō-poy-et′ik; hē′mă-tō-poy-et′ik	조혈-/혈구형성-. pertaining to the formation of blood cells
hemolytic	hē′mō-lit′ik	용혈-, pertaining to the rupture or destruction of red blood cells

(계속됨)

형용사와 그 밖의 관련용어 *(계속됨)*

용어	발음	뜻
hemorrhagic	hem′ŏr-aj′ik	출혈-. pertaining to profuse or excessive bleeding
hemostasis	hē′mō-stā′sis	지혈-. stopping blood flow or arresting bleeding
hypersensitive	hī′per-sen′si-tiv	과민-. condition of excessive response or an exaggerated sensitivity to a stimulus
inflammatory	in-flam′ă-tōr-ē	염증-. pertaining to heat, redness, swelling, and pain in response to tissue injury
predisposition	prē′dis-pō-zish′ŭn	소질, 질병소질, 소인. condition of being susceptible to disease
proliferative	prō-lif′ĕr-ă-tiv	증식-. growing and increasing in number of similar cells
rejection	rē-jek′shŭn	거부, 거부반응. immunologic response of incompatibility to a transplanted organ or tissue
systemic	sis-tem′ik	전신-, 체계-. pertaining to the whole body
virulent	vir′yū-lĕnt	독성-, 발병-. denotes an extremely toxic pathogen

■ 연습문제: 형용사와 그 밖의 관련 용어

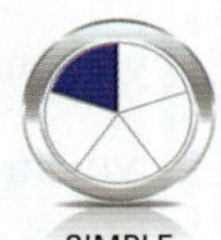

SIMPLE RECALL

연습문제 11

아래 문장의 뜻에 가장 적합한 용어를 (　) 안에서 고르시오.

1. Hemophilia is a disorder characterized by a tendency to bleed excessively; this may also be called a(n) (*inflammatory, hemorrhagic, proliferative*) disease.

2. Lupus erythematosus is usually referred to as a (*systemic, hypersensitive, hemolytic*) disease because it can affect the body as a whole.

3. (*Autoimmunity, Predisposition, Rejection*) occurs when there is an incompatibility with transplanted tissue.

4. The condition of being susceptible to disease is called (*predisposition, rejection, autoimmunity*).

5. (*Hemorrhagic, Hemolytic, Hemostasis*) means pertaining to the rupture or destruction of red blood cells.

6. The term (*cytopathic, hematopoietic, systemic*) means pertaining to a disease or disorder of a cell or cellular component.

7. When a patient's immune system attacks its own tissues or cells, it is called (*cytopathic, autoimmunity, rejection*).

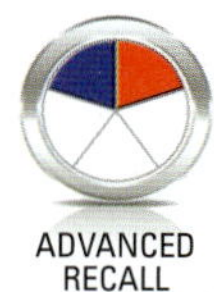

연습문제 12

아래 문제의 뜻에 맞는 의학용어를 보기에서 골라 빈칸에 쓰시오.

rejection	virulent	hemostasis	hypersensitive
inflammatory	systemic	hemopoietic	proliferative

1. 출혈을 막거나 멈추게 하는 것 ______________________

2. 부적합 면역반응 ______________________

3. 유사 세포의 성장 및 증가 ______________________

4. 부종, 통증, 발적에 관련됨 ______________________

5. 매우 독성이 강한 병원체를 나타냄 ______________________

6. 자극에 과도한 반응을 나타냄 ______________________

7. 혈액세포의 형성과 관계가 있음 ______________________

8. 몸 전체와 관계가 있음 ______________________

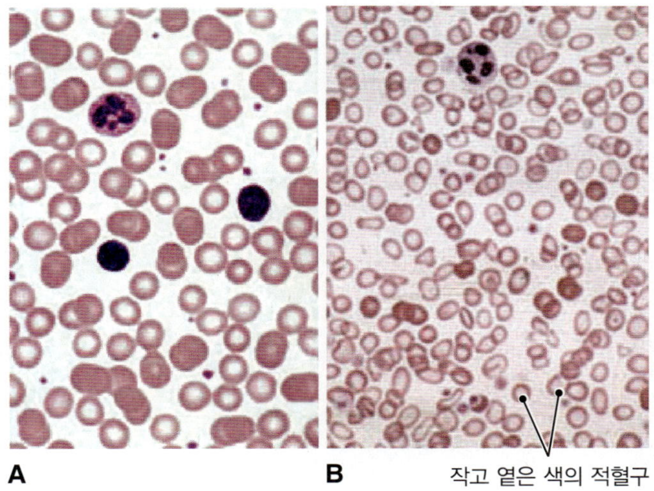

그림 9.9 정상 적혈구(**A**)와 철결핍빈혈(iron deficiency anemia) 환자의 적혈구(**B**)를 보여주는 혈액펴바른표본(blood smear). 철결핍적혈구는 작고(microcytic), 옅은 색(hypochromic)을 띤다.

의학적 상태

용어	발음	뜻
anemia	ă-nē′mē-ă	빈혈. condition in which the number of red blood cells, hemoglobin, or packed cell volume is lower than normal
적혈구생성의 장애에 의한 빈혈의 유형		
aplastic anemia	ā-plas′tik ă-nē′mē-ă	재생불량빈혈/골수무형성빈혈. disorder in which the bone marrow does not produce enough red blood cells
iron deficiency anemia	ī′ŏrn dĕ-fish′ĕn-sē ă-nē′mē-ă	철결핍빈혈. disorder in which hemoglobin is unable to transport oxygen due to a lack of iron (그림 9.9)

(계속됨)

의학적 상태 *(계속됨)*

용어	발음	뜻
pernicious anemia	pĕr-nish′ŭs ă-nē′mē-ă	악성빈혈. disorder in which the number of red blood cells decreases with simultaneous enlargement of individual cells (i.e., macrocytes) due to an inability to absorb vitamin B12; usually in older adults (**그림 9.10**)
적혈구의 파괴나 소실에 의한 빈혈의 유형		
hemorrhagic anemia; *syn*. blood loss anemia	hem′ŏr-aj′ik ă-nē′mē-ă; blŭd laws ă-nē′mē-ă	출혈빈혈(= 혈액상실빈혈). disorder involving lack of red blood cells due to profuse blood loss
thalassemia	thal′ă-sē′mē-ă	지중해빈혈. disorder caused by a genetic defect resulting in low hemoglobin production
sickle cell anemia	sik′ĕl sel ă-nē′mē-ă	낫적혈구빈혈. disorder caused by a genetic defect resulting in abnormal hemoglobin causing sickle-shaped red blood cells, which have difficulty moving through small capillary vessels (**그림 9.11**)

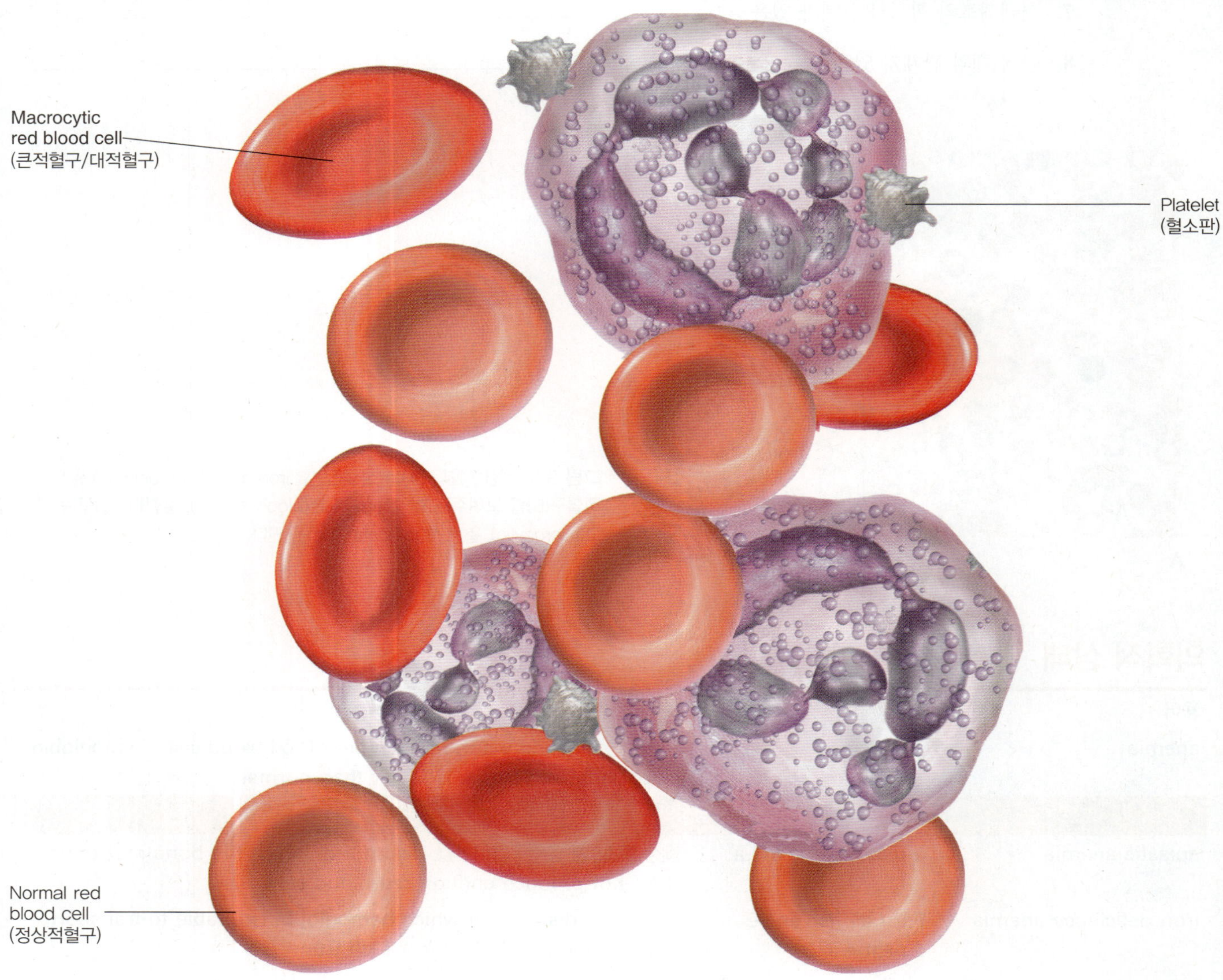

그림 9.10 악성빈혈(pernicious anemia)을 보여주는 혈액펴바른표본. 큰(mcarocytic)적혈구에 주목하시오.

의학적 상태

용어	발음	뜻
autoimmune disease	aw′tō-i-myūn′ di-zēz′	자가면역질환. condition in which the immune system attacks normal body tissues
clotting disorder	klot′ing dis-ōr′děr	응고장애. condition characterized by an inability of blood to coagulate
hemophilia	hē′mō-fil′ē-ă	혈우병. bleeding disorder due to a deficiency of a clotting factor
thrombocytopenia	throm′bō-sī-tō-pē′nē-ă	혈소판감소(증). disorder involving low levels of platelets in the blood
idiopathic thrombocytopenic purpura (ITP)	id′ē-ō-path′ik throm′bō-sī-tō-pē′nik pur′pyur-ă	특발저혈소판감소자반병. disorder resulting from platelet destruction by macrophages characterized by bruising and bleeding from mucous membranes
von Willebrand disease (vWD)	vahn vil′ě-brahnt di-zēz′	본빌레브란드병. bleeding disorder characterized by a tendency to bleed primarily from the mucous membranes due to a deficiency of a clotting factor
hemochromatosis	hē′mō-krō-mă-tō′sis	혈색소증. excessive absorption and storage of dietary iron in body tissues causing dysfunction
mononucleosis	mon′ō-nū-klē-ō′sis	단핵구증. increase of mononuclear leukocytes with symptoms of fever, enlarged cervical lymph nodes, and fatigue (그림 9.12)
pancytopenia	pan′sī-tō-pē′nē-ă	범혈구감소증. deficiency in all types of blood cells
polycythemia	pol′ē-sī-thē′mē-ă	적혈구증가증 .increase in number of red blood cells
rheumatoid arthritis (RA)	rū′mă-toyd ahr-thrī′tis	류마티스관절염. autoimmune disease causing progressive destructive changes and inflammation in multiple joints, especially in the hands and feet
septicemia	sep′ti-sē′mē-ă	패혈증. spread of microorganisms or toxins through circulating blood
Sjögren syndrome	shōr′gren sin′drōm	쇠그렌증후군. chronic autoimmune disease characterized by degeneration of the salivary and lacrimal glands causing dryness of the mouth and eyes and other mucous membranes
systemic lupus erythematosus (SLE)	sis-tem′ik lū′pŭs ěr-ith′ē-mă-tō′sŭs	전신홍반루푸스. inflammatory, autoimmune, connective tissue disease that can affect all organ systems
thrombosis	throm-bō′sis	혈전증. abnormal presence of clotting within a blood vessel

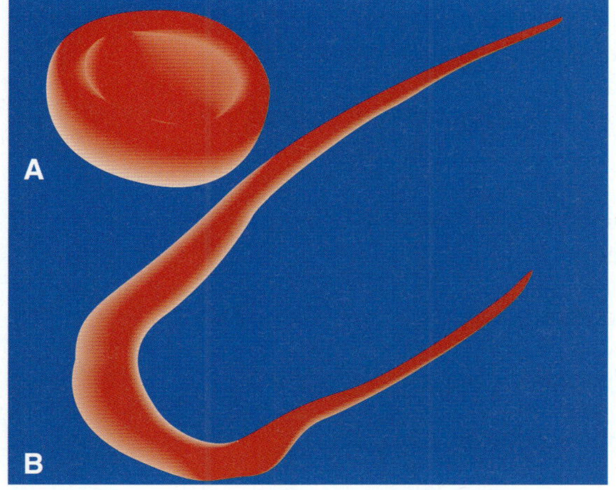

그림 9.11 낫적혈구빈혈(sickle cell anemia). **A.** 정상 모양의 적혈구. **B.** 초승달 모양의 낫적혈구. 낫적혈구위기(sickle cell crisis)는 혈류폐쇄와 통증을 유발한다.

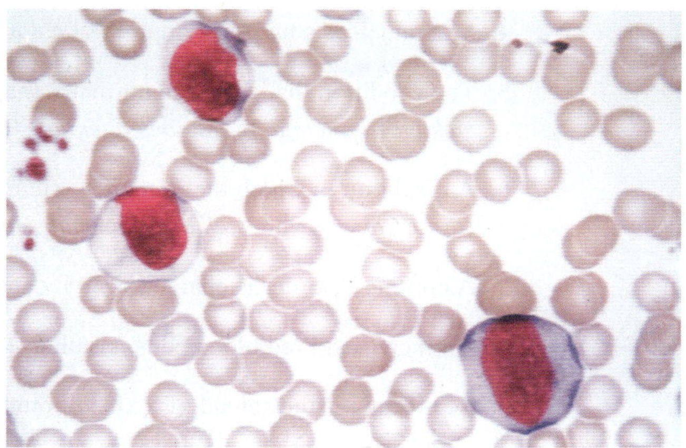

그림 9.12 비정형림프구가 나타나는 단핵구증(mononucleosis).

■ 연습문제: 의학적 상태

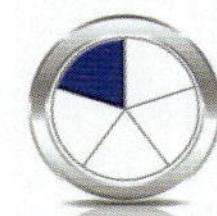
SIMPLE RECALL

연습문제 13

아래 문제의 뜻을 맞게 설명을 완성하는 용어를 ( ) 안에서 고르시오.

1. hemophilia = tendency to (*bleed, clot*)
2. hemorrhagic anemia = low red blood cell count due to (*bleeding, clotting*)
3. thrombocytopenia = difficulty with clotting due to low (*RBCs, WBCs, platelets*)
4. iron deficiency anemia = inability of hemoglobin to (*produce, transport*) oxygen
5. hemochromatosis = excessive absorption of (*calcium, iron*)
6. aplastic anemia = inability of bone marrow to (*produce, transport*) red blood cells
7. pernicious anemia = (*destruction, increase*) of red blood cells due to inability to absorb vitamin B_{12}
8. von Willebrand disease = (*clotting, autoimmune*) disorder
9. polycythemia = (*decrease, increase*) of red blood cells
10. thalassemia = (*high, low*) hemoglobin production

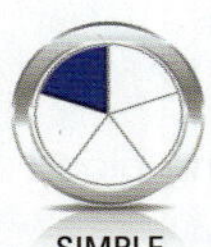
SIMPLE RECALL

연습문제 14

아래 문장의 뜻에 가장 적합한 용어를 ( ) 안에서 고르시오.

1. Idiopathic thrombocytopenic purpura is a disease due to a destruction of (*leukocytes, platelets, electrolytes*).
2. In (*aplastic, pernicious, virulent*) anemia, there is a decrease in the number of erythrocytes with an increase in their size.
3. The disease that affects mucous membranes is (*septicemia, SLE, Sjögren syndrome*).
4. Mononucleosis has the symptom of enlarged (*lymph nodes, erythrocytes, thrombocytes*).
5. The condition that causes abnormally shaped red blood cells is called (*aplastic anemia, sickle cell anemia, pernicious anemia*).
6. A condition in which the immune system attacks normal body tissues is called (*thrombocytopenia, sickle cell anemia, autoimmune disease*).
7. A clotting disorder is characterized by an inability of blood to (*form, coagulate, dissolve*).
8. An increase in red blood cells is called (*thrombosis, polycythemia, mononucleosis*).
9. Septicemia is the spread of toxins through circulating (*plasma, serum, blood*).
10. Systemic lupus erythematosus is a(n) (*autoimmune, inherited, cytopathic*) connective tissue disease.
11. Rheumatoid arthritis affects a patient's (*bones, organs, joints*).

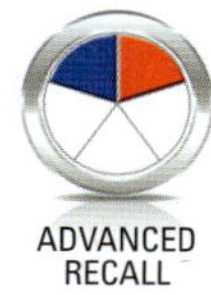

연습문제 15

아래 의학용어를 구성하는 연결형의 뜻을 참고하여 의학용어의 뜻을 쓰시오.
(많은 용어가 아직 배운 것이 아니지만 단어성분으로부터 그 뜻을 알 수 있을 것이다.)

연결형	뜻	의학용어	용어의 뜻
cyt/o	cell	pancytopenia	1. ________
nucle/o	nucleus	mononucleosis	2. ________
plas/o	formation, growth	aplastic	3. ________
hem/o	blood	hemophilia	4. ________
arthr/o	joint	arthritis	5. ________

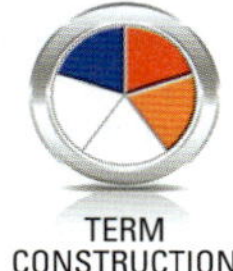

연습문제 16

아래 문제의 뜻을 참고하고 적절한 연결형과 접미사를 사용하여 의학용어를 만드시오.

연결형	접미사	용어
blood; color	abnormal condition	1. ________
blood	attraction for	2. ________
blood clot; cell	deficiency	3. ________
blood clot	abnormal condition	4. ________
blood	flowing forth	5. ________

검사와 시술

용어	발음	뜻
		혈액에 관한 검사실 검사
albumin	al-bū′min	알부민. measurement of this protein level; used to diagnose liver or kidney problems, inflammation, malnutrition, or dehydration
bilirubin	bil′i-rū′bin	빌리루빈/담적색소. screen for liver disorders or anemia; bile, found in bilirubin, is a yellow pigment formed from hemoglobin, and excess is associated with jaundice (abnormal yellowing of the skin)
blood smear	blŭd smēr	혈액펴바른표본. evaluation of the appearance and number of blood cells and the different types of white blood cells (그림 9.13)

(계속됨)

검사와 시술 *(계속됨)*

용어	발음	뜻
complete blood count (CBC); *syn.* hemogram	kŏm-plēt′ blŭd kownt; hē′mō-gram	전체혈구계산(= 혈액상). automated count of all blood cells (**그림 9.14**)
erythrocyte sedimentation rate (ESR)	ĕ-rith′rŏ-sīt sed′i-mĕn-tā′shŭn rāt	적혈구침강속도/혈침속도. time measurement of red blood cells settling in a test tube over one hour; used to diagnose inflammation and anemias
hematocrit (HCT, Hct)	hē-mat′ō-krit	적혈구용적률. percentage of red blood cells in a sample of whole blood; used to diagnose various disorders including anemia (**그림 9.15**)
hemoglobin (HGB, Hgb, Hb) test	hē′mō-glō′bin	혈색소검사. test for the red blood cell protein responsible for binding oxygen; used to diagnose various disorders including anemia
platelet count (PLT)	plāt′lĕt kownt	혈소판계산. number of platelets present; used to diagnose bleeding disorders or bone marrow disease
red blood cell count(RBC)	red blŭd sel kownt	적혈구계산. number of erythrocytes present; used to diagnose various disorders including anemia
white blood cell count(WBC)	wīt blŭd sel kownt	백혈구계산. number of leukocytes present; used to diagnose various disorders, including infections and diseases, and for monitoring treatment
crossmatching	kraws mach′ing	교차적합(검사). blood typing test for compatibility between donor and recipient blood
culture and sensitivity (C&S)	kŭl′chŭr sen′si-tiv′i-tē	균주항생제감수성검사. growing a microorganism from a specimen taken from the body to de용어ine its susceptibility to particular medications
prothrombin time (PT)	prō-throm′bin tīm	프로트롬빈시간. measurement of time for blood to clot
differential white blood count; *syn.* differential count	dif′ĕr-en′shăl wīt blŭd kownt	백혈구감별계산(= 감별계산). test that determines the number of each type of white blood cell in a blood sample (**그림 9.14**)

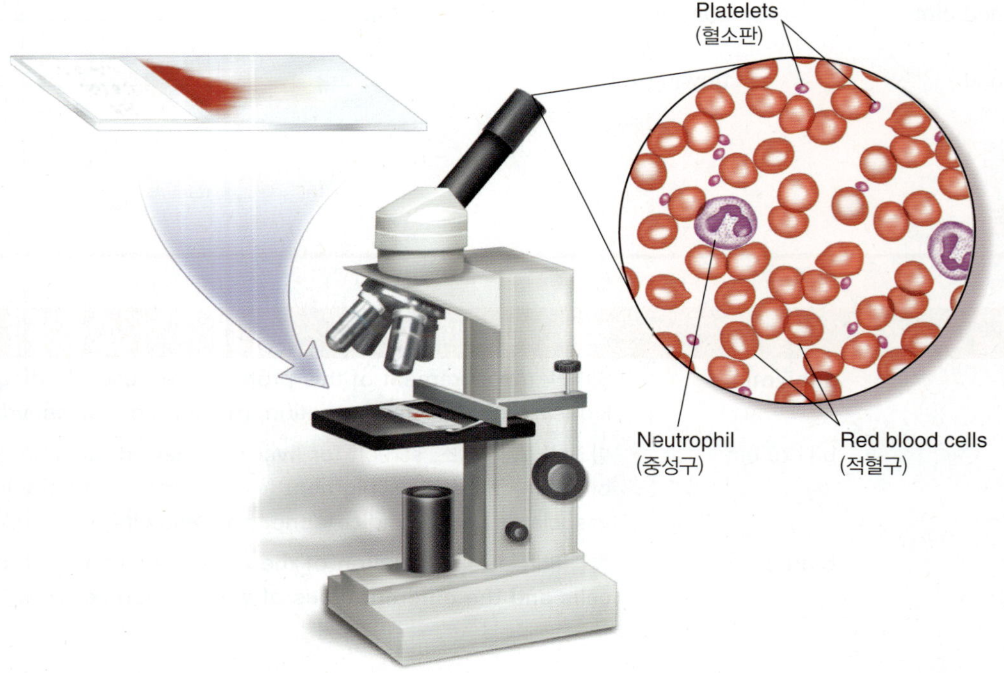

그림 9.13 혈액펴바른표본(blood smear).

검사와 시술

용어	발음	뜻
항체에 대한 검사실 검사		
antinuclear antibody (ANA) test	an′tē-nū′klē-ăr an′ti-bod-ē test	항핵항체검사. assessment for autoimmune disorders such as systemic lupus erythematosus, rheumatoid arthritis, and others
Epstein – Barr virus (EBV) antibody test	ep′stīn bahr vī′rŭs an′ti-bod-ē test	엡스타인-바바이러스항체검사. diagnostic test for mononucleosis and evaluation of Epstein – Barr virus
mononucleosis spot test	mon′ō-nū-klē-ō′sis spot test	단핵구증(점적)검사. assessment for mononucleosis
rheumatoid factor test	rū′mă-toyd fak′tŏr test	류마티스인자검사. test for rheumatoid arthritis and Sjögren syndrome

감별전체혈구계산(differential CBC)

검사항목	결과값	단위	참고범위
백혈구(WBC)	1.5 L	x $10^3/mm^3$	5.0–10.0
적혈구(RBC)	3.50 L	x $10^6/mm^3$	4.1–5.3
혈색소(Hb)	10.8 L	g/dL	12.0–18.0
적혈구용적률(Hct)	31.1 L	%	37.0–52.0
혈소판	302	x $10^3/mm^3$	150–400
다형핵백혈구(중성구)	23 L	%	45–76
림프구	68 H	%	17–44
단핵구	7	%	3–10
호산구	2	%	0–4
호염기구	0.6	%	0.2
다형핵백혈구(절대값)	.34 L	x $10^3/mm^3$	1.8–7.8
림프구(절대값)	1.0	x $10^3/mm^3$	0.7–4.5
단핵구(절대값)	0.1	x $10^3/mm^3$	0.1–1.0
호산구(절대값)	0.1	x $10^3/mm^3$	0.0–0.4
호염기구(절대값)	0.0	x $10^3/mm^3$	0.0–0.2

그림 9.14 전체혈구계산(complete blood count, CBC) 결과표.

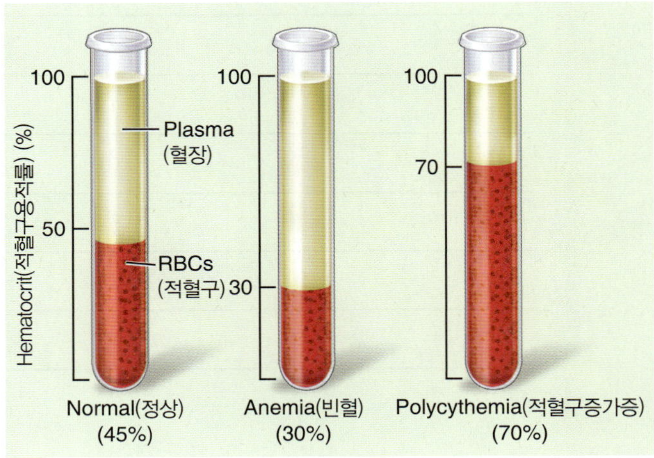

그림 9.15 적혈구용적률(hematocrit)은 빈혈과 적혈구증가증을 진단에 사용된다.

■ 연습문제: 검사와 시술

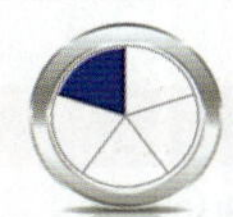
SIMPLE RECALL

연습문제 17

아래 문장의 뜻에 가장 적합한 용어를 ( ) 안에서 고르시오.

1. The rheumatoid factor test is used to help diagnosis rheumatoid arthritis and (*Epstein–Barr virus, Sjögren syndrome, anemia*).
2. The diagnostic test for mononucleosis and evaluation for Epstein–Barr virus is called the (*EBV antibody test, PLT count, ANA test*).
3. It is important for a blood donor and recipient to have had (*crossmatching, culture and sensitivity, prothrombin time*) tests done to assess compatibility.
4. A test designed to measure the clotting time of blood is a (*bilirubin, prothrombin time, blood smear*).
5. (*HCT, HGB, ESR*) is a test that measures the red blood cell protein responsible for carrying oxygen.
6. In the complete blood count, an increase in the erythrocyte sedimentation rate may signal (*hemophilia, inflammation, erythrocytes*) and/or anemia.
7. To evaluate the number of each type of leukocyte, a (*differential white blood count, white blood cell count, platelet count*) might be ordered.
8. A (*hemoglobin, complete blood count, hematocrit*) measures the percentage of red blood cells in a volume of blood.
9. A culture and sensitivity identifies a (*blood cell, donor, pathogen*) and tests its susceptibility to (*blood transfusion, antibiotic, gene therapy*) treatment.
10. To rule out an autoimmune disease, a physician may order a(n) (*ANA, ESR, BUN*).

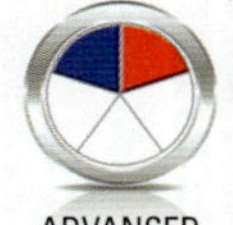
ADVANCED RECALL

연습문제 18

아래 문제의 설명에 맞는 의학용어를 보기에서 골라 빈칸에 쓰시오.

platelet count	albumin	white blood cell count	blood smear
red blood cell count	hemogram	bilirubin	

1. 혈액세포와 감별 백혈구의 평가 ______________________
2. 적혈구의 수 ______________________
3. 전체혈구계산의 다른 이름 ______________________
4. 출혈장애의 진단 ______________________
5. 단백질 농도 측정 ______________________
6. 간장애 또는 빈혈을 위한 검사 ______________________
7. 백혈구의 수 ______________________

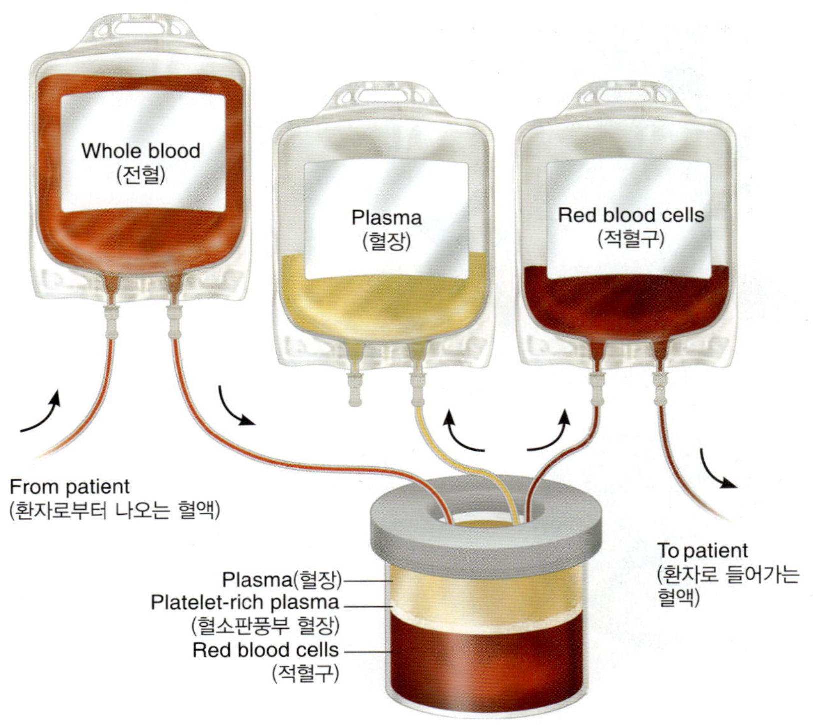

그림 9.16 혈액의 성분채집(apheresis).

외과처치와 치료시술

용어	발음	뜻
apheresis	ā-fĕr-ē′sis	성분채집. infusion of a patient's own blood after certain cellular or fluid elements have been removed; used especially to remove antibodies in treating autoimmune disorders (그림 9.16)
blood transfusion (BT)	blŭd trans-fyū′zhŭn	수혈. transfer of blood between compatible donor and recipient
autologous blood	aw-tol′ŏ-gŭs blud	자가혈액. blood donated for future use by same patient; usually presurgical
blood component therapy	blŭd kŏm-pō′nĕnt thār′ă-pē	혈액성분제제요법. transfusion of specific blood components such as packed red blood cells, plasma, or platelets
homologous blood	hŏ-mol′ō-gŭs blŭd	동종혈액. blood donated from same species for use by a compatible recipient
bone marrow aspiration (BMA)	bōn mar′ō as-pir-ā′shŭn	골수흡인. removal of a small amount of fluid and cells from inside the bone with a needle and syringe (그림 9.17)
bone marrow transplant (BMT)	bōn mar′ō trans′plant	골수이식. transfer of bone marrow from one person to another
immunization; *syn.* vaccination	im′myū-nī-zā′shŭn; vak′si-nā′shŭn	예방접종. administration of a weakened or killed pathogen, or a protein of a pathogen, to cause the immune system to create antibodies for future protection (그림 9.18)
immunosuppression	im′yū-nō-sŭ-presh′ŭn	면역억제. use of chemotherapy or immunosuppressant drugs to interfere with immune responses; usually prescribed for autoimmune disorders
phlebotomy; *syn.* venipuncture, venotomy	fle-bot′ŏ-mē; ven′i-pŭngk′shŭr, vē-not′ŏ-mē	정맥절개(= 정맥천자). incision into a vein to inject a solution or withdraw blood (그림 9.19)
plasmapheresis	plaz′mă-fĕr-ē′sis	혈장분리교환. removal and replacement of a patient's own blood after plasma has been removed and replaced with a plasma substitute
splenectomy	splē-nek′tŏ-mē	비장절제. surgical removal of the spleen

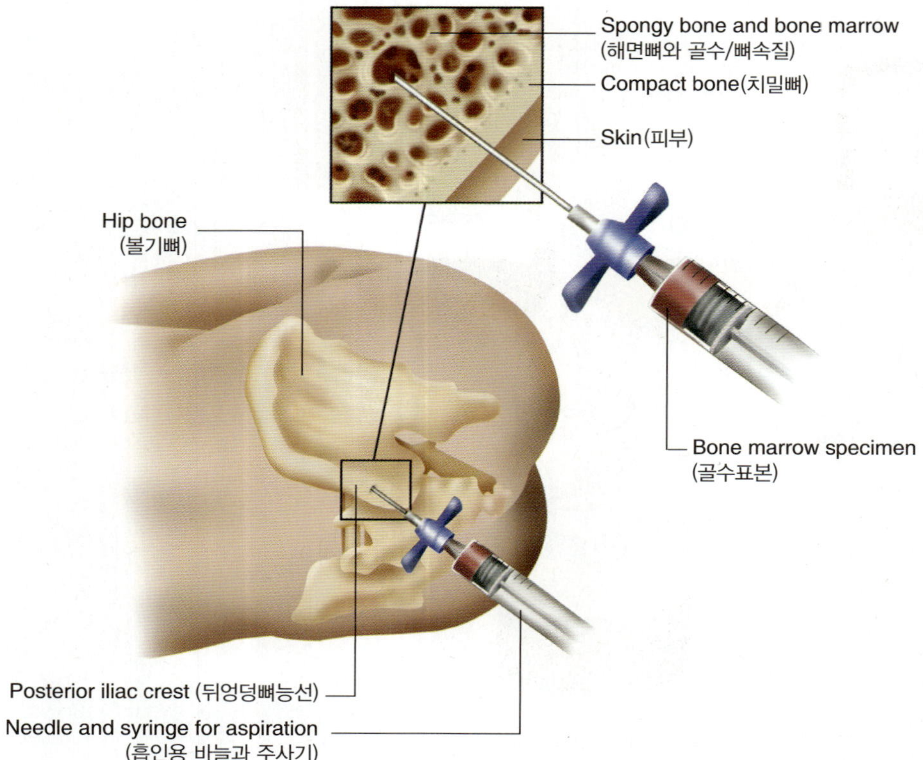

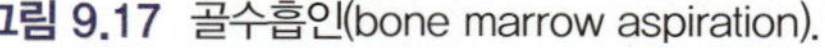

그림 9.17 골수흡인(bone marrow aspiration).

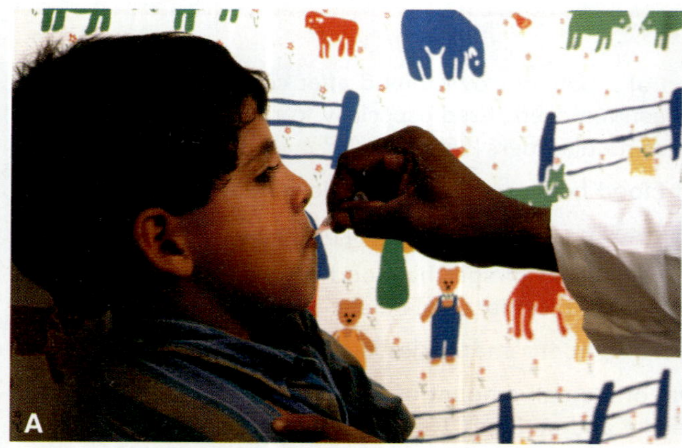

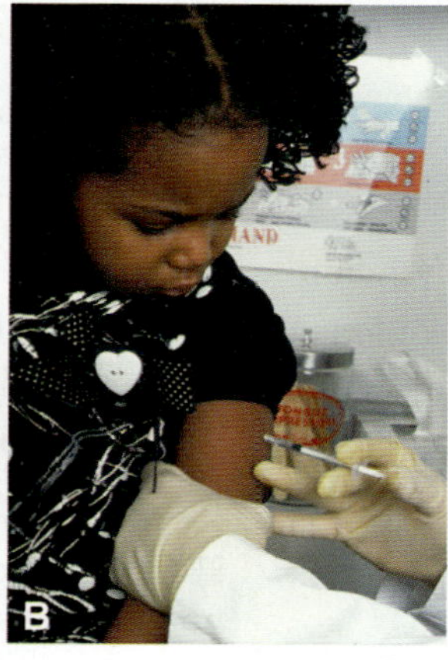

그림 9.18 예방접종의 종류(immunization). **A.** 경구투여 예방접종. **B.** 주사 예방접종.

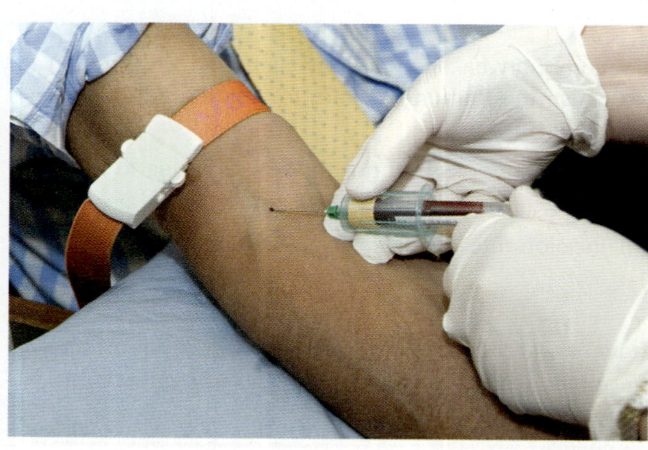

그림 9.19 채혈을 위한 정맥절개(phlebotomy).

■ 연습문제: 외과처치와 치료시술

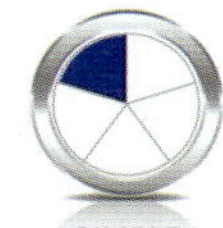

연습문제 19

아래 문제의 뜻에 맞은 의학용어나 시술을 빈칸에 쓰시오.

1. 혈액에서 혈장 제거 ______________________
2. 한 사람에서 다른 사람으로 골수 이식 ______________________
3. 비장의 제거 ______________________
4. 공혈자와 수혈자 사이의 수혈관계 ______________________
5. 혈액성분의 수혈 ______________________
6. 미래에 사용하기 위해 동일인이 기증한 혈액 ______________________
7. 다른 사람이 기증한 혈액 ______________________
8. 특정 물질을 제거한 후 환자 자신의 혈액을 제거하고 대체함 ______________________

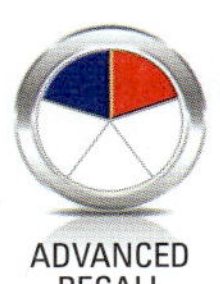

연습문제 20

아래 문장의 뜻에 가장 적합한 용어를 (　　) 안에서 고르시오.

1. Mr. DeHaan was on the surgical schedule for a (*splenectomy, hepatectomy, bone marrow aspiration*), a removal of the immune system organ responsible for removing old blood cells.
2. Mrs. Chon wanted to be protected from pathogens while she traveled abroad, so her physician ordered a series of (*immunosuppressants, vaccinations, anticoagulants*).
3. The medical assistant is responsible for drawing blood from patients. This procedure is called (*phlebotomy, venectomy, splenectomy*).
4. The medical technologist who works in the clinical lab occasionally performs crossmatching tests for (*blood transfusions, bone marrow aspirations, vaccinations*).
5. The physician removed a small amount of fluid and cells from inside the bone with a needle and syringe; this procedure is called a bone marrow (*transplant, aspiration, biopsy*).
6. The child received (*apheresis, immunizations, transfusions*) to prevent future illnesses.
7. Dr. Adams prescribed (*immunization, immunosuppression, blood transfusion*) therapy to help treat the patient's autoimmune disease.

투약과 약물요법

용어	발음	뜻
antibiotic	an′tē-bī-ot′ik	항생제. drug that kills or inhibits the growth of microorganisms
anticoagulant	an′tē-kō-ag′yŭ-lănt	항응고제. drug that prevents or inhibits blood clotting
antihistamine	an′tē-his′tă-mēn	항히스타민제. drug used to stop the effects of histamine; used especially to treat allergies
hemostatic agent; *syn.* procoagulant	hē′mō-stat′ik ā′jĕnt; prō-kō-ag′yū-lant	지혈제/응고제. drug that stops the flow of blood within vessels
immune serum; *syn.* antiserum	i-myūn′ sēr′ŭm; an′tē-sē′rŭm	면역혈청(= 항혈청). serum containing antibodies against specific antigens; used to treat specific diseases
immunosuppressant	im′yū-nō-sŭ-pres′ănt	면역억제제. drug used to suppress or reduce immune responses in organ transplant recipients or those with severe autoimmune diseases

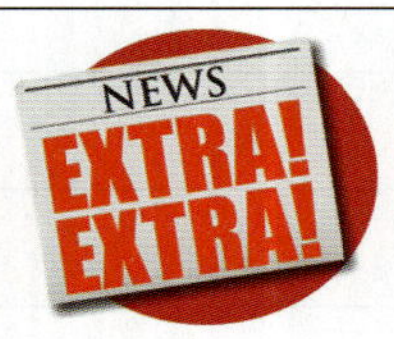

Immunosuppressant Drugs(면역억제제) 환자가 장기이식을 받을 때, 몸은 이식된 기관을 마치 침입자나 병원체로 취급하고 싸워 물리쳐 버리려 한다. 새로 이식된 기관을 면역계통으로부터 보호하기 위해서 이식을 받은 환자는 면역억제제를 처방받아야 한다. 이 약들은 면역계 반응을 억제하기 때문에 오히려 다른 병에 대한 감수성이 높아진다. 면역억제제를 사용하는 환자는 의사에게 규칙적으로 부작용에 대한 상담을 하는 것이 중요하다. 부작용으로 고혈압이나 신장과 간 문제가 생길 수 있기 때문이다.

용어	발음	뜻
thrombolytic agent	throm′bō-lit′ik ā′jĕnt	혈전용해제. drug that dissolves a blood clot
vaccine	vak-sēn′	백신. preparation composed of a weakened or killed pathogen

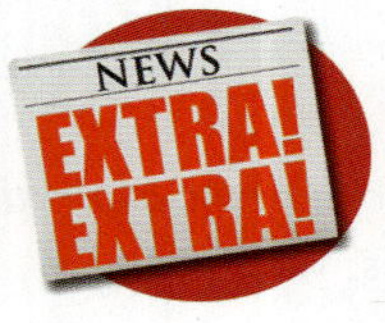

Vaccines and Cows(백신과 소) 라틴어 "*vaccinus*"는 소(cow)라는 뜻이다. 1700년대 중반 영국의 시골에서는 소젖을 짜는 여인들이 이미 경미한 우두(cowpox)에 걸린 경험이 있으면 더 이상 치명적인 두창(smallpox)에 걸리지 않는다고 알려져 있었다. 18세기 유럽에 두창이 돌발했을 때 제너(Edward Jenner) 박사가 우두에 걸린 소의 고름과 림프를 건강한 사람에게 주사를 놓음으로써 처음으로 예방접종을 개발하였다. 이 사람들은 결코 두창에 걸리지 않았다. 이 임상시술은 크게 성공적이었고 오늘날 예방접종의 개념을 확립하는 데 공헌하였다.

■ 연습문제: 투약과 약물요법

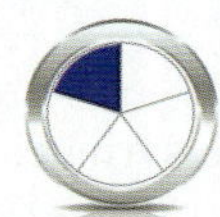
SIMPLE RECALL

연습문제 21

아래 문제의 뜻에 맞는 투약이나 약물요법에 관한 용어를 쓰시오.

1. 혈액응고를 방지하거나 억제하는 약물 ______________________
2. 약화시키거나 사멸시킨 병원체를 포함하는 제제 ______________________
3. 미생물에 대항하여 작용하는 약물 ______________________
4. 특정 항체를 함유한 혈청 ______________________
5. 혈관내 혈액의 흐름을 막는 약물 ______________________

6. 면역반응을 억제하거나 감소시키기 위해 사용되는 약물 ______________________

7. 히스타민의 작용을 중단시키는 약물 ______________________

8. 혈전을 용해시키는 약물 ______________________

전문분야와 전문가

용어	발음	뜻
allergology	al′er-gol′o-jē	알레르기학. medical specialty concerned with diagnosis and treatment of allergic conditions
allergist	al′er-jist	알레르기과전문의. physician who specializes in the treatment of allergies
hematology	hē′mă-tol′o-jē	혈액학. medical specialty concerned with diagnosis and treatment of disorders of the blood and blood-forming organs
hematologist	hē′mă-tol′o-jist	혈액내과전문의. physician who specializes in hematology
immunology	im′yū-nol′o-jē	면역학. medical specialty concerned with immunity, allergy, and induced sensitivity
immunologist	im′yū-nol′o-jist	면역학자. one who practices immunology
rheumatology	rū′mă-tol′o-jē	류마티스학. medical specialty concerned with diagnosis and treatment of rheumatic conditions (those affecting joints), arthritis, and autoimmune diseases
rheumatologist	rū′mă-tol′o-jist	류마티스내과전문의. a physician who specializes in rheumatology

■ 연습문제: 전문분야와 전문가

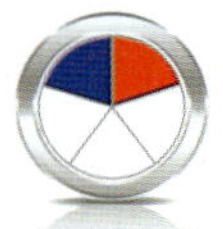

ADVANCED RECALL

연습문제 22

아래 문제의 설명에 알맞은 의학의 전문분야나 전문가를 보기에서 골라 빈칸에 쓰시오.

hematology	rheumatology	allergology	immunology
hematologist	rheumatologist	allergist	immunologist

1. 알레르기 질환의 진단 및 치료에 관련된 의학 전문분야 ______________________

2. 류마티스를 전문으로 하는 의사 ______________________

3. 혈액의 장애를 전문으로 하는 의사 ______________________

4. 혈액 및 조혈기관의 장애에 관련된 의학 전문분야 ______________________

5. 면역, 알레르기, 유도민감성에 관련된 의학 전문분야 ______________________

6. 알레르기 치료를 전문으로 하는 의사 ______________________

7. 면역학을 전문으로 하는 의사 ______________________

8. 류마티스 질환 및 자가면역 질환에 관련된 의학 전문분야 ______________________

약어

약어	뜻
Ab	항체. antibody
Ag	항원. antigen
ANA	항핵항체(검사). antinuclear antibody test
BMA	골수흡인. bone marrow aspiration
BMT	골수이식. bone marrow transplant
BT	수혈. blood transfusion
CBC	전체혈구계산. complete blood count
C&S	균주항생제감수성검사. culture and sensitivity
EBV	엡스타인-바바이러스. Epstein–Barr virus
EPO	적혈구형성호르몬. erythropoietin
ESR	적혈구침강속도/혈침속도. erythrocyte sedimentation rate
Fe	철. iron
HCT, Hct, ht	적혈구용적률. hematocrit
HGB, Hb, Hgb	혈색소/헤모글로빈. hemoglobin
ITP	특발혈소판감소자반병. idiopathic thrombocytopenic purpura
PLT	혈소판(계산). platelet or platelet count
PT	프로트롬빈시간. prothrombin time
RA	류마티스관절염. rheumatoid arthritis
RBC	적혈구(계산). red blood cell red blood cell count
SLE	전신홍반루푸스. systemic lupus erythematosus
vWD	본빌레브란드병. von Willebrand disease
WBC	백혈구(계산). white blood cell white blood cell count

■ 연습문제: 약어

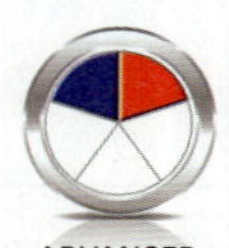
ADVANCED RECALL

연습문제 23

아래의 문장에 사용된 약어의 뜻을 쓰시오.

1. Mr. Matthews must have a **PT** done once a month because he has **vWD**, a blood clotting disorder.

____

2. It was necessary to perform a **BMA** on the donor before scheduling the **BMT**.

____

3. Today, Ms. Tisha will be responsible for performing all **CBC** tests in the clinical lab.

____

4. An **ESR** test is used to diagnose inflammation.

____

5. Routinely, an **Hgb** and an **Hct** are performed together.

____

6. Two types of blood cells are **RBC**s and **WBC**s.

____

7. A patient with **ITP** will likely need several **BT**s in their lifetime.

____

8. An **Ab** is a cell that inactivates **Ag**s; this provides immunity against specific organisms.

____

9. A **C&S** is performed to identify a pathogen and determine antibiotic treatment.

____

ADVANCED RECALL

연습문제 24

아래 문제의 설명에 맞는 약어를 보기에서 골라 쓰시오.

PLT	SLE	Fe	RA
EPO	ESR	ANA	EBV

1. 혈색소에 의한 산소 수송에 필요한 것 ______________
2. 혈소판계산 ______________
3. 시험관에 가라앉는 적혈구의 시간을 측정하는 방법 ______________
4. 적혈구 생성을 자극하는 호르몬 ______________
5. 자가면역질환 검사 ______________
6. 단핵구증 검사 ______________
7. 자가면역 결합조직병 ______________
8. 여러 관절에 염증을 일으키는 자가면역질환 ______________

■ 마무리

- 혈액계통은 혈액을 만드는 기관, 즉 적색골수와 비장으로 구성된다.
- 면역계통의 주요 기관은 가슴샘과 림프절로서 이들은 외부 미생물과 비정상 고유세포로부터 몸을 방어한다.
- 이 단원에서 단어성분, 접두사, 접미사, 형용사, 상태, 검사, 시술, 투약, 전문분야, 약어 등에 관한 의학용어들을 배웠다.

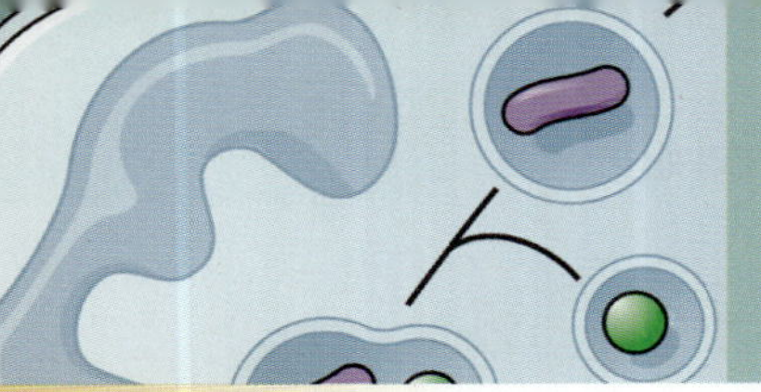

단원 복습

해부학 및 생리학 용어의 복습

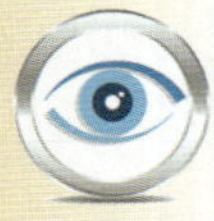

VISUAL

연습문제 25

아래 그림에서 보이는 혈구의 이름을 쓰시오.

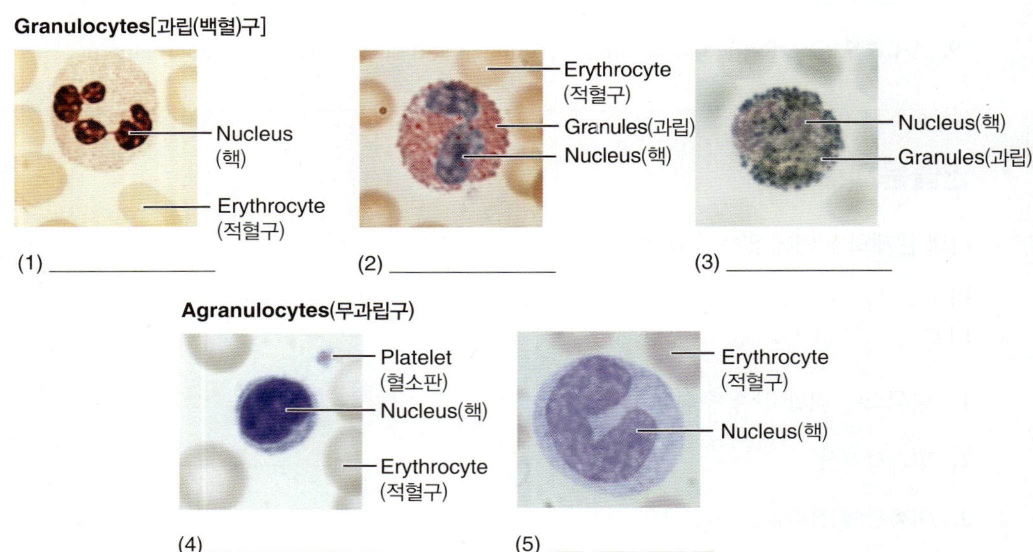

용어구조 이해하기

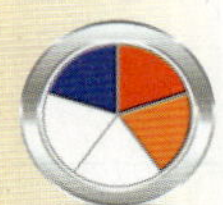

TERM CONSTRUCTION

연습문제 26

아래 문제의 의학용어를 단어성분으로 나누고 그 성분들의 뜻을 쓰시오. 또한 의학용어의 뜻을 쓰시오. (참고: 이 문제는 이전에 배운 단어성분을 사용할 수 있음).

예:

granulocyte	단어성분:	granul/o, -itis
	뜻:	granules, inflammation of
	용어의 뜻:	cell with (visible) granules

1. erythrocyte

단어성분: ______________________________

뜻: ______________________________

용어의 뜻: ______________________________

2. hematopoiesis
단어성분: ____
뜻: ____
용어의 뜻: ____

3. thrombocytopenia
단어성분: ____
뜻: ____
용어의 뜻: ____

4. pathogen
단어성분: ____
뜻: ____
용어의 뜻: ____

5. cytopathic
단어성분: ____
뜻: ____
용어의 뜻: ____

6. aplastic
단어성분: ____
뜻: ____
용어의 뜻: ____

7. chromatic
단어성분: ____
뜻: ____
용어의 뜻: ____

8. anemia
단어성분: ____
뜻: ____
용어의 뜻: ____

9. hemochromatosis
단어성분: ____
뜻: ____
용어의 뜻: ____

10. ganglionectomy
단어성분: ____
뜻: ____
용어의 뜻: ____

11. hemophilia 단어성분: ______
뜻: ______
용어의 뜻: ______

12. granulocyte 단어성분: ______
뜻: ______
용어의 뜻: ______

13. lymphocytic 단어성분: ______
뜻: ______
용어의 뜻: ______

14. hemorrhage 단어성분: ______
뜻: ______
용어의 뜻: ______

15. mononucleosis 단어성분: ______
뜻: ______
용어의 뜻: ______

이해력 연습문제

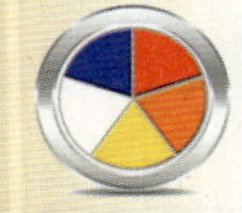
COMPREHENSION

연습문제 27

아래 문장에 알맞은 의학용어를 빈칸에 써 넣으시오.

1. Soldier-like cells that protect the body and inactivate antigens and also provide immunity against specific organisms are called ______________________.
2. ______________________ are agents or substances that induce an immune response.
3. A(n) ______________________ is the administration of a weakened pathogen for future protection.
4. ______________________ anemia results from blood loss.
5. ______________________ is the medical term for low number of blood platelets.
6. __________________ is an immune system response causing heat, redness, pain, and swelling.
7. ESR stands for ______________________.
8. A differential count usually evaluates ______________________ blood cells.

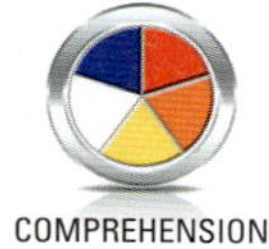

연습문제 28

아래 질문에 대한 답을 간단히 쓰시오.

1. 장기이식 수용자에게 면역억제제를 투여하는 이유는 무엇인가? ______

2. 범혈구감소증과 관련된 세 가지 유형의 혈액세포를 나열하시오. ______

3. 본빌레브란드병 환자에게 투여하면 안 되는 약은 어떤 종류의 약인가? ______

4. 어떤 적혈구 검사가 염증을 나타낼 수 있는가? ______

5. 항원과 항체의 차이는 무엇인가? ______

6. 어떤 과정에서 섬유소가 요구되는가? ______

7. 특발혈소판감소자반병에서 세 가지 유형의 기본 구성요소 중 신체를 공격하는 것은 무엇인가? ______

8. 단핵구증 점적검사가 양성이라면 어떤 유형의 혈액세포가 증가했음을 나타내는가? ______

9. 재생불량빈혈을 치료할 때 어떤 종류의 이식이 필요한가? ______

10. 어떤 종류의 수혈이 교차적합검사가 필요하지 않은가? ______

11. 면역억제제가 류마티스관절염 치료에 어떻게 도움이 되는가? ______

12. 백신과 예방접종의 차이점은 무엇인가? ______

13. 전신홍반루프스라는 용어에서 "전신"이라는 용어가 들어가는 이유는 무엇인가? ______

14. 어떤 혈액검사로 병원체와 그에 대한 적합한 치료법을 찾을 수 있는가? ______

15. 대부분의 조혈은 어디에서 일어나는가? ______

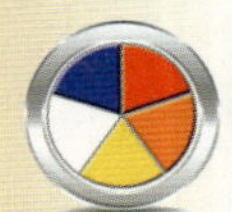

연습문제 29

COMPREHENSION 아래 질문에 대해 가장 알맞은 답을 고르시오.

1. *Plas/o* is a combining form that means (어원)

A. chemistry.
B. immune.
C. immature.
D. formation.

2. The best definition for the word *pathogen* is a (뜻)

A. treatment.
B. lab test.
C. virulent disease.
D. disease-causing agent.

3. An erythrocyte is also known as a (용어)

A. granule.
B. red blood cell.
C. hemoglobin cell.
D. membrane.

4. Thrombocytopenia is a condition of (상태)

A. too many leukocytes.
B. too few leukocytes.
C. too many platelets.
D. too few platelets.

5. The procedure for drawing blood from a vein is (시술)

A. plasmapheresis.
B. phlebotomy.
C. phagocytosis.
D. blood transfusion.

6. The word *cell* can be represented by the combining form *cyt/o*, or with the word part *-cyte*, which is a (용어)

A. combining vowel.
B. combining form.
C. suffix.
D. prefix.

7. The monocyte active in phagocytosis in tissue is called a(n) (세포)

A. macrophage.
B. eosinophil.
C. neutrophil.
D. macrocyte.

8. Hemoglobin transports oxygen in which type of blood cell? (세포)

A. erythrocyte
B. leukocyte
C. thrombocyte
D. eosinophil

9. The action of a hemostatic agent is to (작용)

A. prolong bleeding time.
B. prevent clotting.
C. promote clotting.
D. produce blood cells.

10. Cells with granules that are stainable with a basic dye are called (세포)

A. basophils.
B. eosinophils.
C. thrombocytes.
D. neutrophils.

11. An immunologist studies (전문분야)

A. immunity.
B. allergy.
C. induced sensitivity.
D. all of the above

12. EPO is an abbreviation for a hormone that stimulates production of (작용)

A. thrombocytes.
B. lymphocytes.
C. leukocytes.
D. erythrocytes.

활용과 분석

증례연구

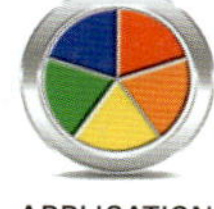
APPLICATION

연습문제 30

아래 증례연구를 읽고 문제에 맞는 답을 보기에서 고르시오.

증례 9-1

46세의 라이언(Ryan) 부인은 폐경 중이다. 부인과의사인 밀반(Milban) 박사는 지난 3개월 동안 과도한 피로를 호소한 부인에게 CBC 검사를 지시했다. 그 결과 RBC 계산이 3.67(정상 4.00~5.00), Hgb가 10.2(정상 12.0~16.0)으로 나타났다. 부인은 현재 정상 월경주기보다 더 자주 그리고 더 진하다고 설명했다. 밀반 박사는 부인이 출혈에 따른 빈혈 상태라고 추정하였다. 그는 그녀에게 철분 보충제를 복용할 것과 완전한 치료를 위해 그녀의 내과의사와 상담을 하라고 지시했다.

1. What is the medical term for anemia due to blood loss? (용어)

A. hemolytic anemia
B. hemorrhagic anemia
C. hemoglobinuria
D. hemoglobinemia

2. Which of the following statements does *not* apply to erythrocytes? (기능)

A. They transport oxygen.
B. They transport carbon dioxide.
C. They are disc-shaped with a depression on both sides.
D. Their main purpose is immunity.

3. Which of the following is *not* an indication of anemia? (상태)

A. low RBC
B. low Hgb
C. low clotting factor
D. low volume of packed cells

4. Which of the following tests would *not* be performed as part of a CBC lab test? (검사)

A. EBV
B. HGB
C. Lymphs
D. WBC

5. Which of the following is *not* an abbreviation for hemoglobin? (약어)

A. HGB
B. Hb
C. Hgb
D. Hg

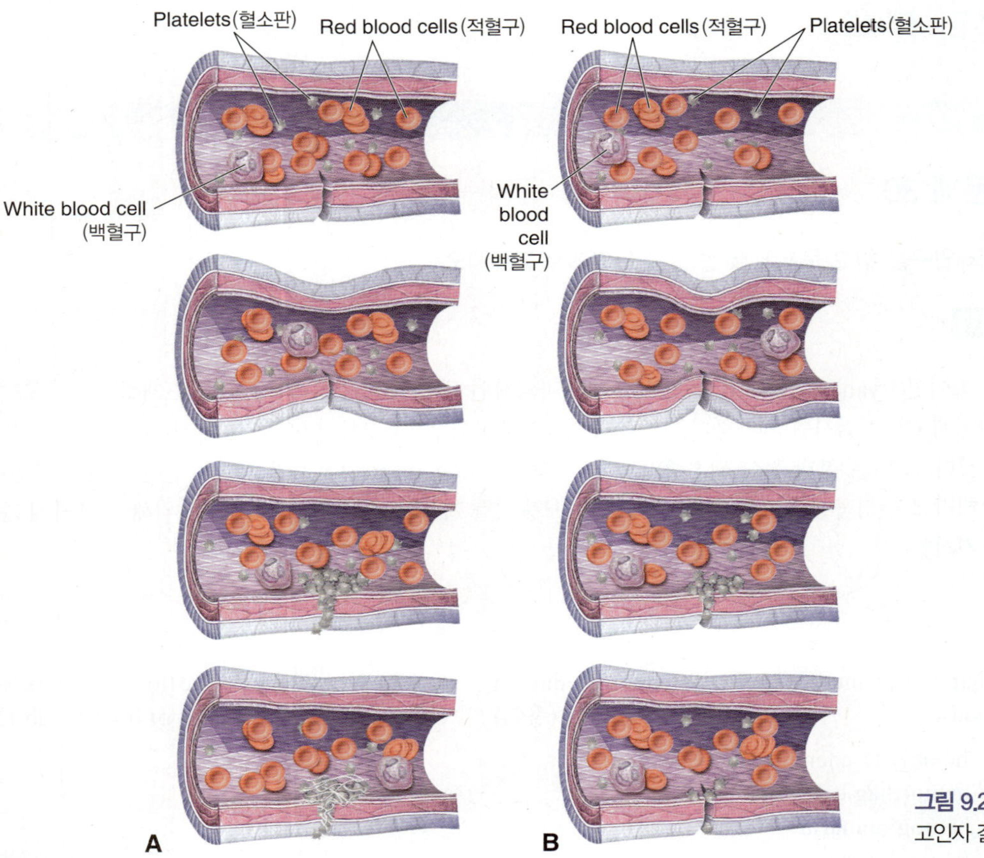

그림 9.20 A. 정상적인 응고. B. 응고인자 결핍에 의한 부적절한 응고.

증례 9-2

모로조프(Morozoff) 씨는 태어날 때부터 그의 삶에 영향을 끼친 출혈장애를 가지고 있다. 그의 혈액은 응고인자의 결핍으로 인해 제대로 응고되지 않는다(**그림 9.20**). 이 병은 유전되며 주로 남성에게 해당된다. 어린 시절에 작은 멍이라도 생명을 위협하는 상황으로 커질 수 있기 때문에 그는 손상을 당하지 않도록 조심해야만 했다. 그는 혈액응고시간을 측정하기 위해 정기적으로 검사를 받는다.

6. Based on the information in Case 9-2, what disease do you think Mr. Morozoff has? (진단)

A. hemophilia
B. hepatitis
C. hemochromatosis
D. septicemia

7. What is the medical term for clotting? (용어)

A. coagulopathy
B. hemolytic
C. coagulation
D. fibrinogen

8. What lab test would be used to diagnose a clotting disorder? (검사)

A. C&S
B. PT
C. ANA
D. HCT

9. Which drug, used to stop the flow of blood within vessels, may be prescribed for Mr. Morozoff's condition? (약물)

A. thrombolytic agent
B. vaccine
C. hemostatic agent
D. anticoagulant

10. Which procedure may be performed to transfer blood from a donor to a recipient in a life-threatening situation? (시술)

A. bone marrow transplant
B. blood transfusion
C. immunosuppression
D. splenectomy

의무기록 분석

의무기록 9-1

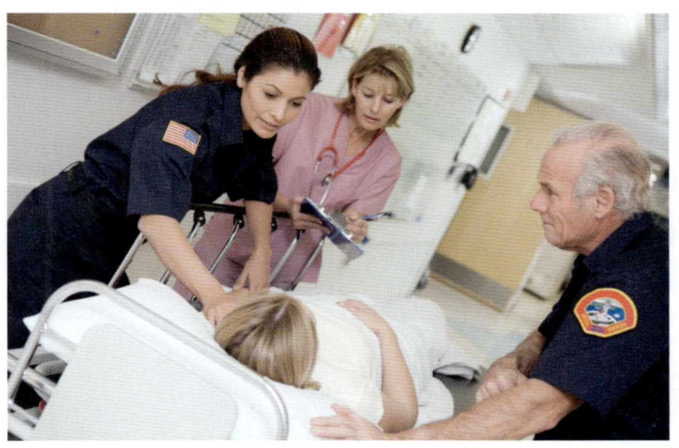

응급의학기사는 훈련을 받고 병이나 손상에 대한 응급의학서비스를 할 수 있는 자격을 취득한다.

스틴슨(Stinson) 여사는 사막에서 하이킹을 하는 동안 뱀에게 물렸다. 당신은 그녀를 병원으로 이송하고 도중에 응급처치를 시행한 응급의학기사이다. 병원에서 그녀를 돌본 의무기록은 다음과 같다.

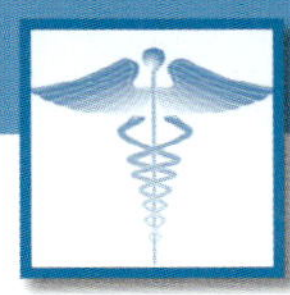

의무기록

퇴원기록 요약

환자: 스틴슨(Carly Stinson) **나이:** 24세 여성 **날짜:** 20XX년 8월 24일

최종진단:

1. Snake bite (뱀에 물림)
2. Hemolysis (용혈)
3. Thrombocytopenia (혈소판감소증)
4. Nausea (구역)
5. Epistaxis (코피)
6. Hematuria (혈뇨)
7. Tachycardia (빈맥)
8. Neurotoxicity (신경독성)
9. Hypotension (저혈압)

입원 생활: 환자는 방울뱀이 물린 추정 시간으로부터 3시간 이내에 응급실에 보고되었다. 그녀가 사막에서 하이킹을 하고 있을 때 오른쪽 종아리 부위에 충격이 왔다. 그녀는 다이아몬드 무늬의 피부를 가지고 있는 길이 6피트 이상의 큰 뱀을 보았다. 그녀의 병력에서 만성질환은 눈에 띄지 않는다. 알려진 알레르기는 없다. 약은 피임약에 한하여 투약된다. 그녀는 불안, 구역, 오른쪽 하지 저림(tingling)을 호소했다.

눈에 보이는 2개의 침입 상처가 있었는데, 뚜렷한 부종, 반상출혈(ecchymosis), 출혈점(petechia), 그리고 몇 개의 초기 물집이 있었다. 그녀는 물린 부위에 극심한 통증을 호소하였다. 그녀의 활력징후(vital sign)에서 98/60의 저혈압과 136 심장박동(bpm)이 일치하였다. 뱀독의 용혈작용에 의해 코피와 약간의 혈뇨가 시작되었다.

치료: 안티베닌(antivenin) 20 바이알 투여
파상풍 예방(Tetanus prophylaxis)
세균감염을 일으킬 수 있는 뱀 주둥이와 접촉했기 때문에 예방적 항생제를 주문함
중환자실(Intensive Care Unit)에 입원시킴
IV로 심장상태 감시
혈액응고도표(coagulation profile)를 4~12시간마다 주문하여 용혈빈혈, 혈소판감소증, 섬유소용해에 대한 징후를 감시함

퇴원지도: 환자는 이틀 후 증상이 사라져 퇴원하였지만, 손상을 받은 지 1주와 4주 후에 다시 내원해야 한다.

퇴원시 처방: 10일 동안 항생제를 복용할 것.

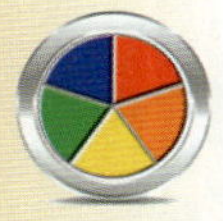
APPLICATION

연습문제 31

위의 의무기록에 사용된 용어 중에서 아래 문제의 뜻에 맞은 의학용어를 빈칸에 쓰시오. 모든 용어가 이 단원에 나오는 것은 아니지만 이 단원에 포함된 단어성분의 뜻을 참고하여 이 용어들을 알아낼 수 있다는 점을 주목하시오.

1. 적혈구의 파열 또는 파괴에 관한 것 ____________________
2. 혈액내 혈소판 수치가 낮은 장애 ____________________
3. 아직 알려지지 않은 알레르기의 약어 ____________________
4. 약어 prn의 의미 ____________________

보너스 질문

5. 의학용어 "antibiotic"을 단어성분으로 나누고 그 성분들의 뜻을 쓰시오. 또한 의학용어의 뜻을 쓰시오. (힌트: *"부록 A: 용어의 연결형, 접두사, 접미사"*를 참조하여 이 교재의 앞 부분에서 배운 단어성분의 뜻을 기억해내시오.)

   단어성분: ____________, ____________, ____________

   뜻: ____________, ____________, ____________

   용어의 뜻: ________________________________

의무기록 9-2

다음은 류마티스내과의사의 초기 자문에 따라 4주 전에 진찰한 42세 환자에 대해 SOAP(S: 주관적 정보 O: 객관적 정보 A: 평가 P: 계획) 형태로 작성한 진료기록이다. 직업치료사로서 당신은 그녀를 만나기 전에 그녀의 기록을 검토하여 그녀가 병을 관리하면서 일상생활활동(ADL)을 성공적으로 수행할 수 있는 방법을 모색하고 있다.

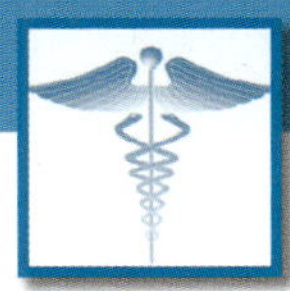

의무기록

자가면역질환(Autoimmune Disease)에 대한 SOAP 추적조사

S: 42세의 코너(Debra Conner) 씨는 한달에 한 번 추적 방문을 위해 내원한다. 그녀는 두 아이를 둔 기혼녀로서 정규직 대학강사이다. 그녀는 근골격계 통증, 피로, 불면증 등을 지속적으로 호소하고 있는데, 입원한 것 때문에 스트레스가 더욱 증가하였다. 가끔 통증 때문에 일상생활활동에 지장을 받았다. 한 번 요로감염에 걸린 적이 있는데, 10일 동안의 페니실린 처방으로 치료되었다. 또한 근육통을 감소시키기 위해 처방없이 구입할 수 있는 일반의약품(OTC)인 소염제를 복용하여 증상이 다소 진정되었다. 이 시기에 우울삽화(depressive episode)는 일어나지 않았다고 한다.

O: Wt: 70 kg BP: 122/86 HR: 74 T: 98.8 R: 18
검사 결과 : ANA 양성, ELISA법, 류마티스인자 증가, ESR, 보체 수치, EBV 음성.
CBC: WNL, 화학분석표: WNL(참고: within normal limit, WNL)

A: 증상과 검사자료의 상관에 따른 나의 추정진단(impression)은 다음과 같다:
1. Fibromyalgia[섬유근(육)통]
2. Sleep disorder (수면장애)
3. Fatigue (피로)
4. Systemic lupus erythematosus(SLE, 전신홍반루푸스)

P: 염증 진행을 늦추는 계획으로 다음과 같이 투약을 한다:
프레드니손(prednisone) 10 mg daily(하루에)
마이코페놀레이트 모페틸(mycophenolate mofetil) 500 mg b.i.d.(하루에 두 번씩).

환자는 처방전 없이 구입할 수 있는 이부프로펜(ibuprofen)을 계속 필요에 따라 복용할 수 있지만, 하루에 1,600 mg을 초과해서는 안 된다. 환자는 스트레스를 줄이는 것에 대해 지도를 받았고, 자가면역질환으로 살아가는 것에 대한 서면정보를 받았다. 작업요법(occupational therapy)에 대해 자문받을 것을 지시받았다. SLE 지원그룹 모임에 참석할 것을 권유받았다.

3개월 후에 진료실을 재방문할 것.

T. Gentry, MD
Rheumatology Associates
(류마티스학 부교수)

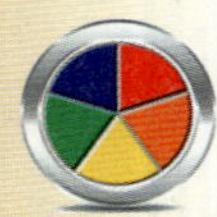

연습문제 32

위의 의무기록을 읽고 문제에 맞는 정답을 보기에서 고르시오. (참고: 일부 용어가 이 단원에 나오는 것은 아니지만 단어성분을 참고하면 이해할 수 있을 것이다.)

1. What is the name of Mrs. Conner's autoimmune disease? (병명)

A. fibromyalgia
B. systemic lupus erythematosus
C. rheumatoid arthritis
D. fatigue

2. What does the abbreviation ANA stand for? (약어)

A. antinuclear antigen
B. antiinflammatory antigen
C. antinuclear antibody
D. autonomic nervous system

3. This patient is taking over-the-counter ibuprofen for (용도)

A. chemotherapy.
B. immunosuppression.
C. NSAID.
D. inflammation.

4. An elevated ESR level may indicate (상태)

A. inflammation.
B. infection.
C. immune disease.
D. clotting disorder.

5. What type of medical specialist should Mrs. Conner continue to see to monitor this disease on a regular basis? (전문가)

A. rheumatologist
B. microbiologist
C. internist
D. allergologist

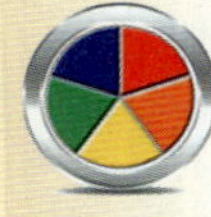

연습문제 33

위의 의무기록에 사용된 약어에 대한 의학용어를 빈칸에 쓰시오.

1. SLE ____________________

2. ESR ____________________

3. WBC ____________________

4. EBV test ____________________

5. ANA test ____________________

보너스 질문

6. SLE는 기관을 위험에 빠뜨리는 병인데, 콩팥이 표적일 경우 루푸스신장염(lupus nephritis)을 유발한다. 따라서 의사들은 SLE 환자일 경우 대개 일상소변검사(routine urinalysis)를 시행한다. 소변에서 보이는 혈액은 비정상 소견으로 즉각적인 주의가 필요하다. 이 상태에 해당하는 의학용어를 아래 빈칸에 쓰시오.

____

철자법

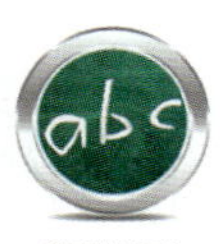

SPELLING

연습문제 34

아래 문제에서 철자가 맞는 용어를 고르시오.

1.	erithrocyte	erythrocyte	erythocyte
2.	granularcyte	granulacyte	granulocyte
3.	leukocyte	leukocite	luekocyte
4.	neutrophil	nuetrophyl	neutrophyll
5.	eaosinphil	eosinophil	eaosinphill
6.	agranulocyte	agranulcyte	agranulicyte
7.	erythropoetin	erythropoietin	erhythropoietin
8.	phagocitosis	phagocytosus	phagocytosis
9.	hemoglobin	hemeglobulin	hemoglobbin
10.	hemorrhagic	hemorhagic	hemmorrhagic
11.	virolent	virulent	virulant
12.	proliferation	proliforation	preliferation
13.	immunosuppressant	immunesupressant	imunosuppressant
14.	thalasemia	thalassemia	thallessemia
15.	thrombocytopenia	thrombecytopenia	trombocytopinia

심장혈관계통과 림프계통

Cardiovascular and Lymphatic Systems

10

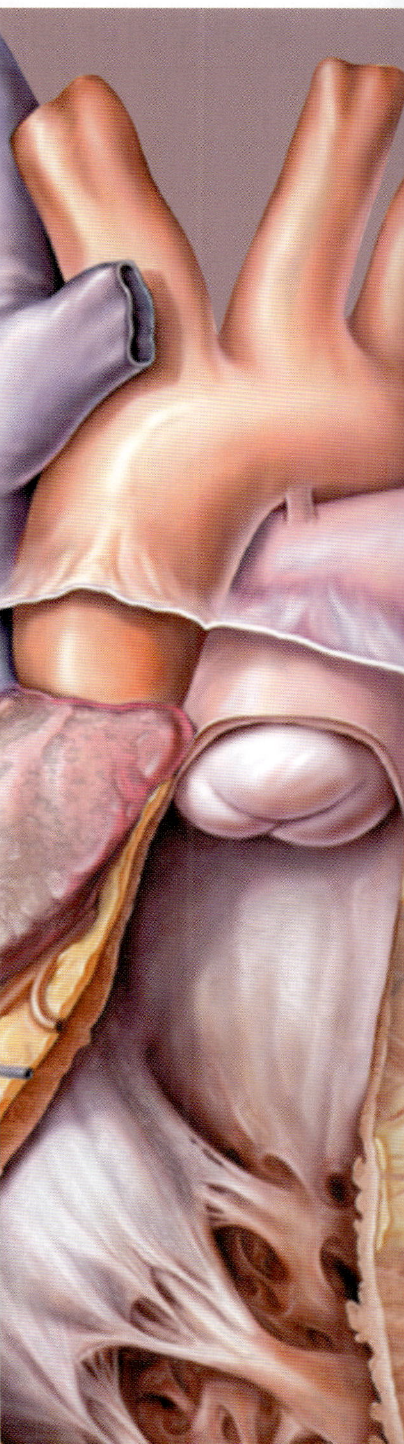

단원 테두리

학습 성과

이 단원의 학습이 끝나면:

1. 심장혈관계통과 림프계통의 체내 위치를 설명할 수 있어야 한다.
2. 심장, 혈관, 림프계통에 관한 용어들을 정의할 수 있어야 한다.
3. 심장혈관계통과 림프계통에 관한 연결형, 접두사, 접미사들을 정의할 수 있어야 한다.
4. 심장혈관계통과 림프계통에 관한 일반 의학용어들을 정의할 수 있어야 한다. 여기에는 형용사와 관련 용어, 징후와 증상, 의학적 상태, 검사와 시술, 외과처치와 치료시술, 투약과 약물요법, 의학 전문분야와 전문가에 관한 용어들이 포함된다.
5. 심장혈관계통과 림프계통에 관한 약어들을 정의할 수 있어야 한다.
6. 이 단원의 모든 연습문제를 완전하게 풀 수 있어야 한다.
7. 심장혈관계통과 림프계통에 관한 증례연구와 의무기록에 사용된 용어들을 설명할 수 있어야 한다.

■ 머리말

심장과 혈관은 심장혈관계통(cardiovascular system)을 구성하고, 림프계통(lymphatic system)은 림프관, 림프절, 림프조직으로 구성되어 있다. 심장혈관계통과 림프계통은 밀접하게 관련되어 있다. 림프는 혈액에서 유래된 액체로서 백혈구를 포함하고 있다. 림프는 가슴의 윗부분에 있는 정맥에서 혈류로 돌아간다. 이 단원에서는 이 두 계통의 통합에 초점을 맞추고, 그것들의 구조, 기능, 병리학 등에 관한 적절한 의학용어를 제시할 것이다.

■ 해부학과 생리학

심장혈관계통의 구조

- 심장(heart)은 심방(atrium)이라고 부르는 2개의 윗방과 심실(ventricle)이라고 부르는 2개의 아랫방으로 구성된 4개의 방으로 이루어진 기관이다.
- 심장벽(heart wall)은 심내막(endocardium), 심근층(myocardium), 심외막(epicardium)의 3가지 조직층으로 이루어져 있다.
- 심장의 4개의 방(chamber)은 4개의 판막(valve)의 도움을 받아 혈액을 한 방향으로만 흐르게 한다.
- 심장은 전기충격(electrical impulse)을 전달하는 특수조직을 갖고 있다.
- 심장근육이 리듬 있게 차례로 수축하면서 방과 혈관을 통해 혈액을 밀어낸다.
- 동맥(artery)은 심장에서 먼 쪽으로 혈액을 운반한다.
- 정맥(vein)은 혈액이 다시 심장으로 돌아오는 길이다.
- 모세혈관(capillary)은 동맥과 정맥 사이의 연결망을 형성하는 혈관의 미세한 가지이다.

심장혈관계통의 기능

- 혈관을 통해 전신에 혈액을 운반함(그림 10.1)
- 모세혈관에서 혈액과 체세포 사이에 기체, 영양소, 노폐물 등을 교환함
- 심장에서 내뿜은 혈액이 전신 순환회로를 통해 온몸에 도달할 수 있도록 함

림프계통의 구조

- 림프(lymph)는 백혈구와 소수의 적혈구로 구성된 투명한 액체이다.
- 림프관(lymphatic vessel)은 림프를 몸 조직에서 정맥계통으로 운반하는 구조이다.
- 림프관은 림프의 흐름을 한 방향으로만 흐르게 하는 판막(valve)을 갖고 있다.
- 림프절(lymph node)은 림프를 여과하며, 림프관을 따라가면서 생긴 작은 팽창부이다.
- 림프절은 주로 목, 가슴, 겨드랑이, 사타구니 등에 집중되어 있다.
- 모세림프관(lymphatic capillary)은 림프의 관 계통의 시작 부위이다.

림프계통의 기능

- 몸 조직의 림프를 혈액으로 되돌려 보냄(그림 10.1)
- 림프에서 미생물과 이물질을 걸러 몸을 보호함
- 몸의 내부체액량을 유지함
- 암죽관(lacteal)이라 불리는 림프구조를 통해 작은창자로부터 지방을 흡수함

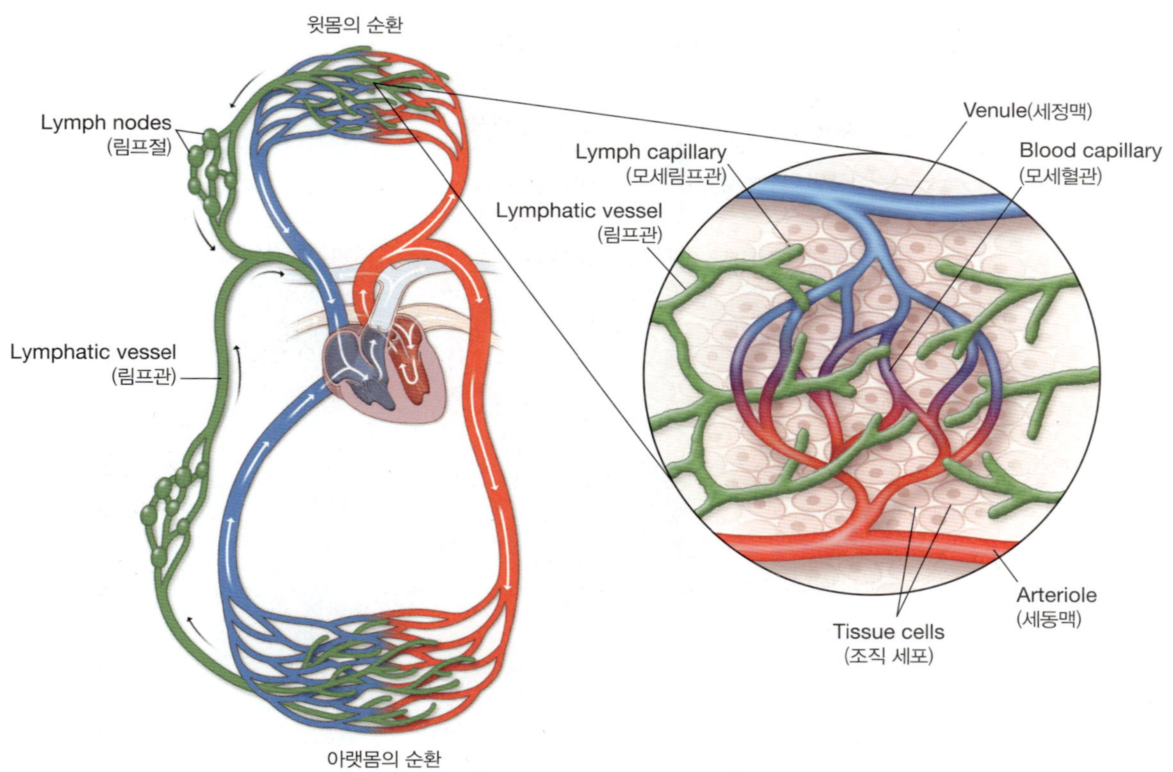

그림 10.1 심장혈관계통과 림프계통의 관계.

심장혈관계통과 림프계통에 관한 용어

용어	발음	뜻
		심장 (그림 10.2, 10.3)
cardiac cycle	kar′dē-ak sī′kl	심장주기. one complete heartbeat that includes contraction (systole) and relaxation (diastole) of both atria (upper heart chambers) and both ventricles (lower heart chambers)
cardiovascular system	kar′dē-ō-vas′kyū-lăr sis′tĕm	심(장)혈관계통. composed of the heart and blood vessels that deliver oxygen and nutrients to the body cells and carry away cellular wastes (그림 10.4)
heart	hart	심장. hollow muscular organ that receives blood from the veins and propels blood through the arteries
apex	ā′peks	심장끝/심첨. the lower pointed end of the heart formed by the left ventricle
coronary circulation	kōr′o-nār-ē ser′kyū-lā′shŭn	관상동맥순환, 심장동맥순환. blood supply to the heart tissue (그림 10.5)
septum	sep′tŭm	중격/사이벽. wall of heart tissue separating the right and left sides
atrium	ā′trē-ŭm	심방. upper receiving chamber of the heart; right and left atria
ventricle	ven′tri-kĕl	심실. lower pumping chamber of the heart; right and left ventricles
endocardium	en′dō-kar′dē-ŭm	심내막/심장속막. inner lining of the heart
myocardium	mī′ō-kar′dē-ŭm	심근층/심장근육층. middle muscular layer of heart tissue
epicardium	ep′i-kar′dē-ŭm	심외막/심장바깥층. outer lining of the heart

(계속됨)

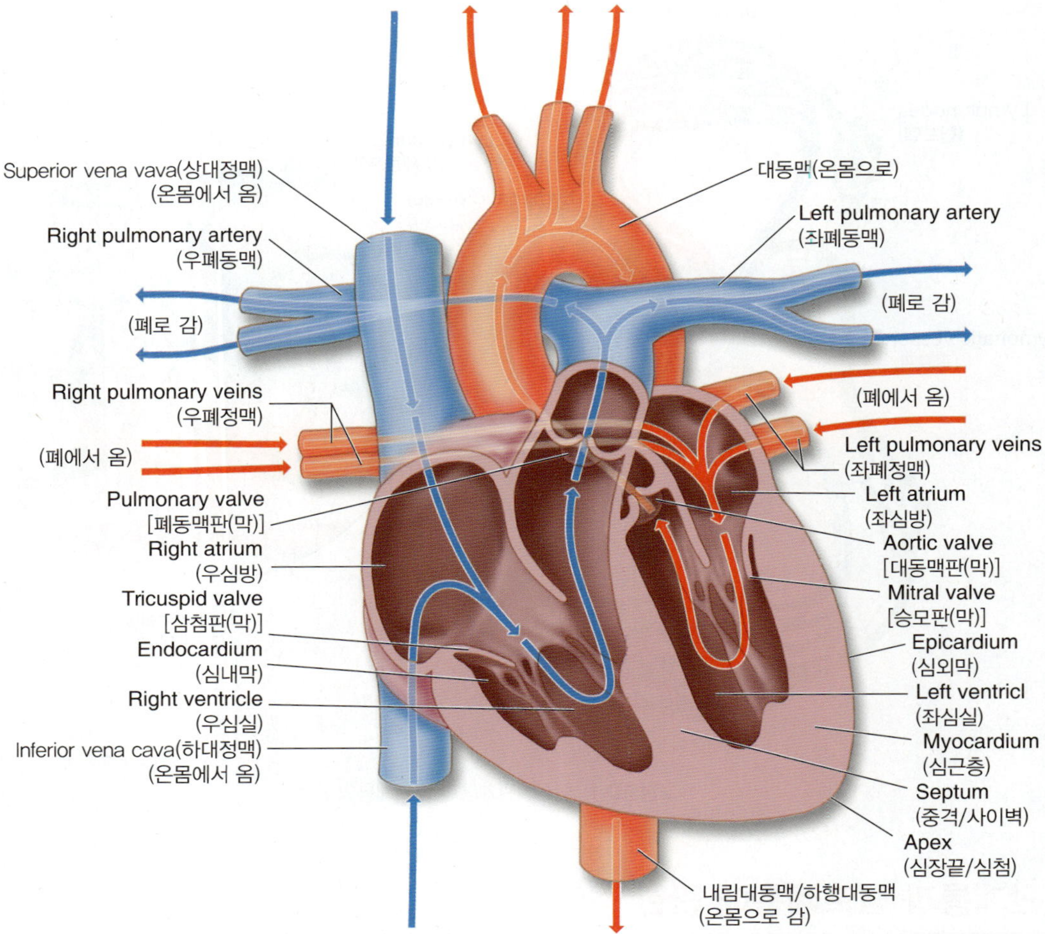

그림 10.2 심장과 주요 혈관. 빨간색의 혈관과 화살표는 산소화혈액(oxygenated blood)을 나타내고, 파란색의 혈관과 화살표는 탈산소혈액(deoxygenated blood)을 나타낸다.

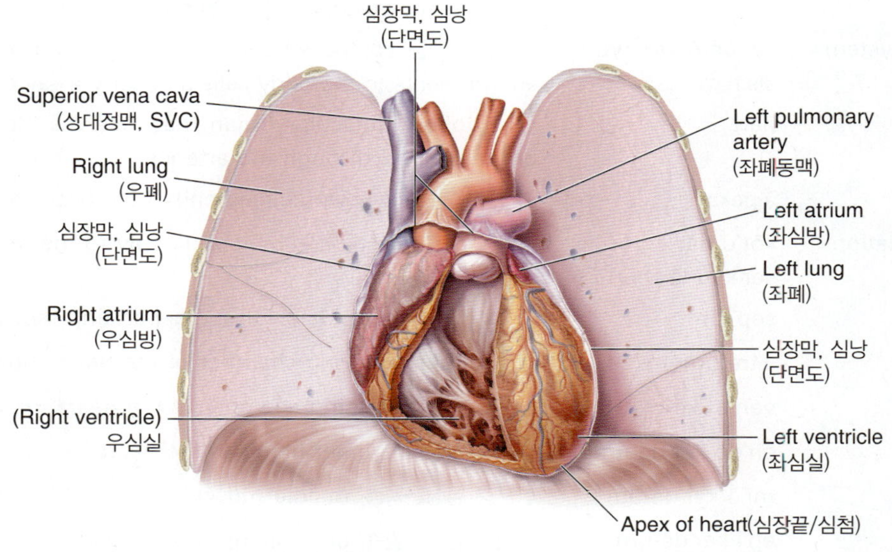

그림 10.3 심장과 폐의 단면도. 폐 사이에 상대적으로 위치한 심장을 보여준다.

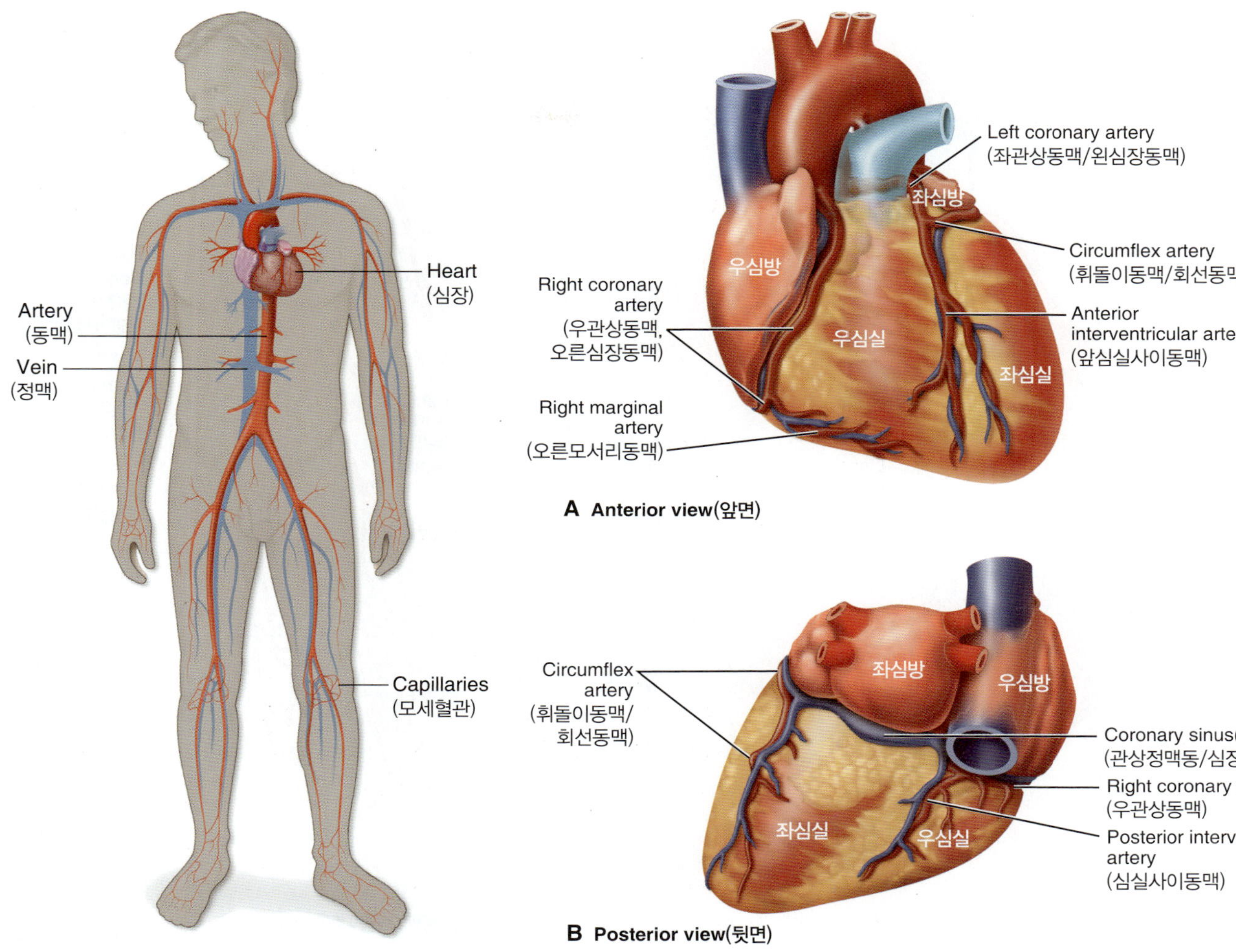

그림 10.4 심장혈관계통의 개관.

그림 10.5 관상동맥순환(coronary circulation), **(A)** 앞면, **(B)** 뒷면. 혈액은 관상동맥을 통해 심장근육에 공급된다. 관상동맥순환 고리의 주요 혈관들을 여기에서 볼 수 있다.

심장혈관계통과 림프계통에 관한 용어

용어	발음	뜻
pericardium	per′i-kar′dē-ŭm	심장막/심낭. sac around the heart that facilitates movement of the heart as it beats
aortic valve	ā-ōr′tik valv	대동맥판(막). heart valve between the left ventricle and aorta (main artery of the heart)
mitral valve	mī′trăl valv	승모판(막). heart valve between the left atrium and left ventricle; also called a bicuspid valve
pulmonary valve	pul′mŏ-nār-ē valv	폐동맥판(막). heart valve between the right ventricle and the pulmonary artery; also called a semilunar valve due to the half-moon shape of its three cusps
tricuspid valve	trī-kŭs′pid valv	삼첨판(막). heart valve between the right atrium and right ventricle

(계속됨)

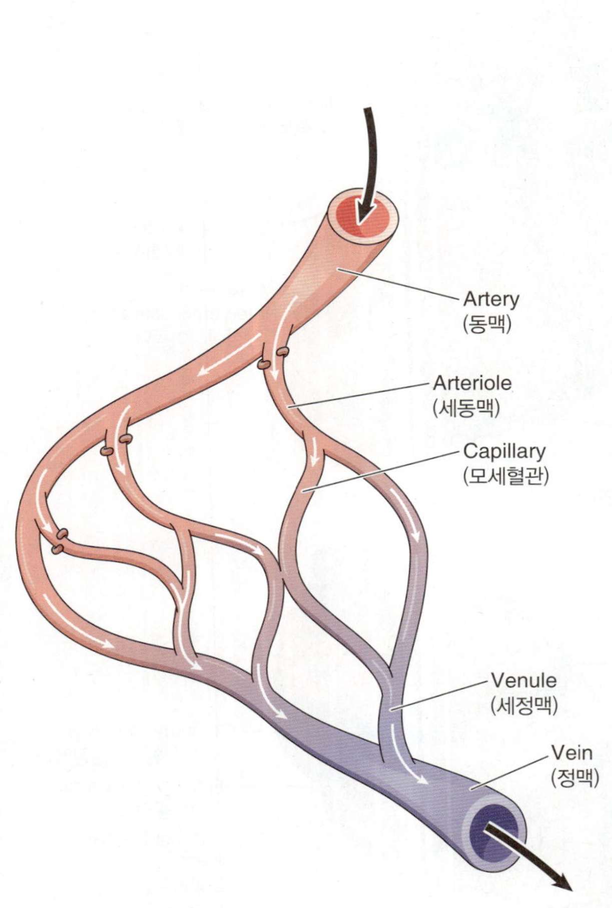

그림 10.6 모세혈관 연결망(capillary network)은 몸 세포와 혈액 사이에서 기체, 영양소, 노폐물 등의 교환을 허용한다.

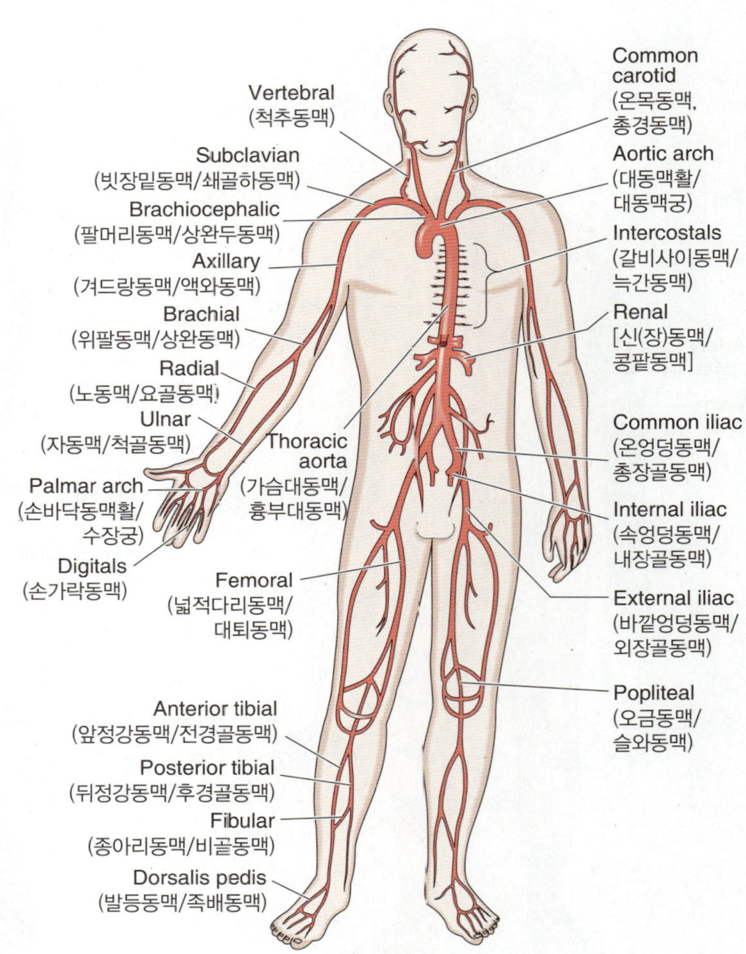

그림 10.7 온동맥/총동맥(common arteries).

심장혈관계통과 림프계통에 관한 용어 *(계속됨)*

용어	발음	뜻
혈관 (그림 10.6)		
blood vessels	blŭd vesʹĕlz	혈관. tubular structures that transport blood
capillary	kapʹi-lār-ē	모세혈관. microscopic thin-walled vessel connecting arterioles and venules where gas, nutrient, and waste exchange take place between the blood and cells of the body
lumen	lūʹmĕn	속공간/내강. interior space of a vessel
동맥 (그림 10.7)		
aorta	ā-ōrʹtă	대동맥. largest artery that begins as an arch from the left ventricle then branches and descends through the thoracic and abdominal cavities; carries oxygenated blood away from the heart
artery	arʹtĕr-ē	동맥. blood vessel that carries blood away from the heart
arteriole	ahr-tērʹē-ōl	세동맥. small artery that connects an artery to a capillary

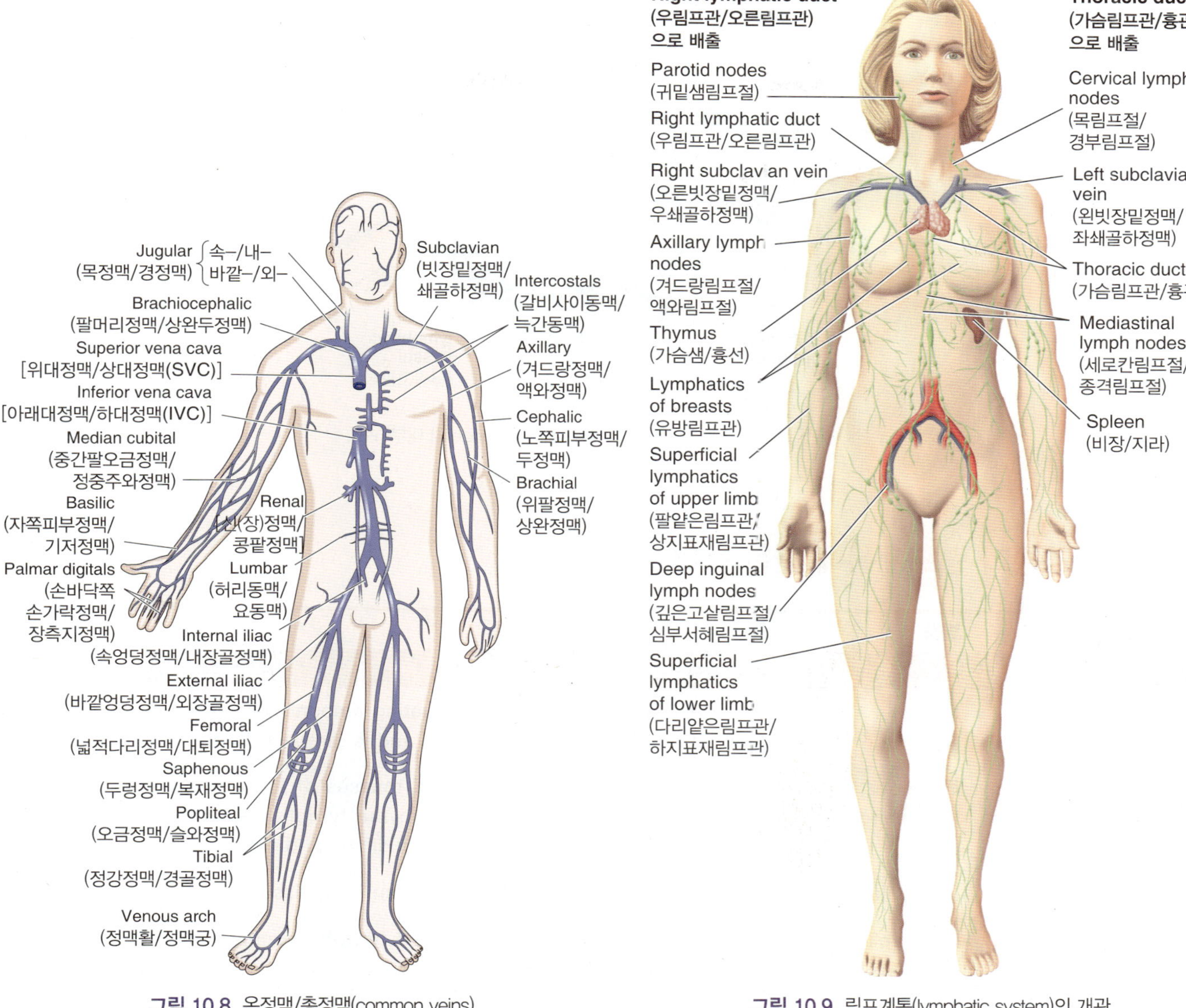

그림 10.8 온정맥/총정맥(common veins).

그림 10.9 림프계통(lymphatic system)의 개관.

심장혈관계통과 림프계통에 관한 용어

용어	발음	뜻
		정맥 (그림 10.8)
inferior vena cava (IVC)	in-fēr′ē-ŏr vē′nă kā′vă	아래대정맥/하대정맥. large vein carrying blood to the heart from the lower part of the body (그림 10.2)
superior vena cava (SVC)	sŭ-pēr′ē-ŏr vē′nă kā′vă	위대정맥/상대정맥. large vein carrying blood to the heart from the upper part of the body (그림 10.2)
venule	ven′yūl	세정맥. small vein that connects a capillary to a vein
vein	vān	정맥. vessel carrying blood to the heart

(계속됨)

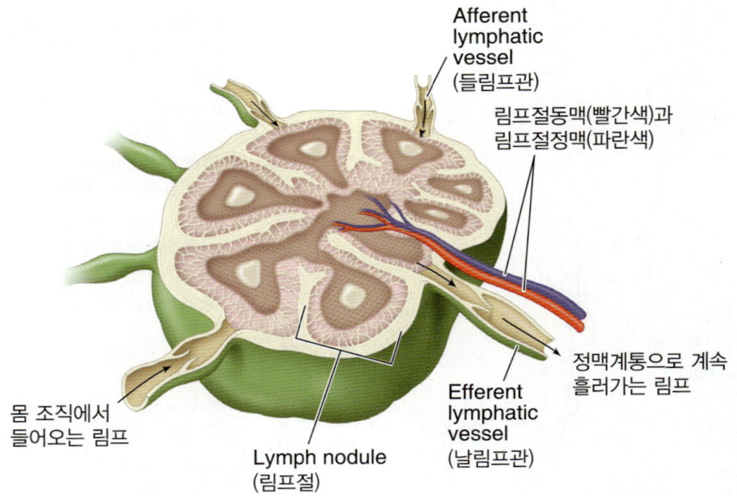

그림 10.10 림프절(lymph node)의 내부 구조.

심장혈관계통과 림프계통에 관한 용어 *(계속됨)*

용어	발음	뜻
		림프계통 (그림 10.9)
lymph	limf	림프. clear fluid consisting of fluctuating amounts of white blood cells and a few red blood cells; bathes tissues and is removed by the lymph capillaries
lymph nodes; *syn.* lymph glands	limf nōdz; limf glandz	림프절(= 림프샘). small bean-shaped masses of lymphatic tissue that filter bacteria and foreign material from the lymph; located on larger lymph vessels in the cervical, mediastinal, axillary, and inguinal regions (그림 10.10)
lymphatic vessels	lim-fat′ik ves′ĕlz	림프관. vessels transporting lymph from body tissues to the venous system
lymph capillaries	limf kap′i-lar-ēz	모세림프관. microscopic thin-walled lymph vessels that pick up lymph, proteins, and waste from body tissues
lymph ducts	limf dŭkts	림프관. the largest lymphatic vessels that transport lymph to the venous system; right lymphatic duct and thoracic duct

■ 연습문제: 해부학과 생리학

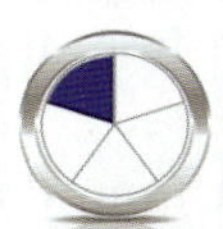

연습문제 1

아래 문제의 뜻에 맞는 해부학적 구조를 쓰시오.

1. 심장의 윗방 ______________________

2. 작은 정맥 ______________________

3. 심장의 중간근육층 ______
4. 좌심실과 대동맥 사이의 판막 ______
5. 오른쪽과 왼쪽을 분리하는 심장조직의 벽 ______
6. 작은 동맥 ______
7. 심장으로 혈액을 운반하는 큰 정맥 ______
8. 근육 펌프기관 ______
9. 심장 내층 ______
10. 심장을 감싸는 주머니 ______

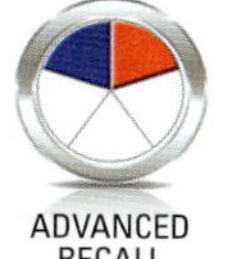

연습문제 2

아래 용어의 뜻이나 기능을 쓰시오.

1. lymph ______
2. artery ______
3. vein ______
4. lymph capillaries ______
5. aorta ______
6. blood vessels ______
7. lymphatic vessels ______
8. lymph ducts ______
9. lymph nodes ______
10. tricuspid valve ______

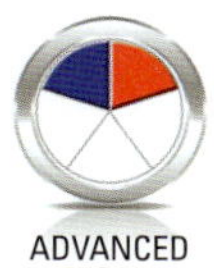

연습문제 3

아래 문장의 뜻에 가장 적합한 용어를 (   ) 안에서 고르시오.

1. The two upper receiving chambers of the heart are called the right and left (*aortas, atria, ventricles*).
2. The epicardium is the (*inner, middle, outer*) lining of the heart.
3. The (*endocardium, myocardium, pericardium*) is the inner lining of the heart.
4. Another name for the mitral valve is the (*semilunar, bicuspid, tricuspid*) valve.
5. The largest artery in the body is the (*inferior vena cava, superior vena cava, aorta*).
6. The pulmonary valve is located between the right ventricle and the pulmonary (*vein, artery, vena cava*).

7. The lymph (*nodes, ducts, capillaries*) pick up lymph, proteins, and waste from the body tissues.

8. The inferior vena cava is a large (*artery, vein, capillary*).

9. The smallest blood vessel where gas and nutrients are exchanged is a(n) (*arteriole, capillary, venule*).

10. The (*aortic, mitral, tricuspid*) valve is also referred to as a semilunar valve.

11. The mitral valve has (*one, two, three*) cusps, or leaflets, that open and close.

12. The (*endocardium, myocardium, pericardium*) is the sac around the heart.

13. A small artery is called a(n) (*venule, arteriole, capillary*).

14. The muscular organ pumping blood through the body is the (*circulatory system, pulmonary system, heart*).

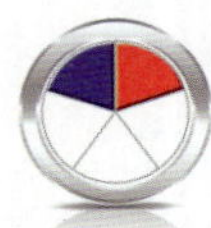
ADVANCED RECALL

연습문제 4

아래 문제의 뜻에 맞는 의학용어를 보기에서 골라 빈칸에 쓰시오.

myocardium	septum	lymph
pulmonary valve	lumen	apex

1. 우심실과 폐동맥 사이의 구조물 ____________________
2. 심장조직의 중간근육층 ____________________
3. 관의 내부 공간 ____________________
4. 조직을 씻는 깨끗한 액체 ____________________
5. 심장 내부의 분리 벽 ____________________
6. 심장의 아래쪽 뾰족한 끝 ____________________

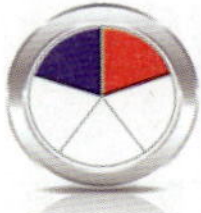
ADVANCED RECALL

연습문제 5

아래 문제의 뜻에 맞는 의학용어를 빈칸에 써 넣어 문장을 완성하시오.

1. Bacteria and foreign material are filtered out of the circulation by the ____________________.

2. The bottom chambers of the heart responsible for forcing the blood through the body are the ____________________.

3. The vessels that carry blood away from the heart are ____________________.

4. The ____________________ regulates the flow of blood between the left ventricle and the aorta.

5. The ____________________ is a sac around the heart that facilitates movement as it beats.

6. The interior space of a vessel is called a(n) ____________________.

7. A microscopic vessel that picks up fluid and proteins from the body tissues is a lymph ____________________.

8. The lymph ______________________ are the largest lymphatic vessels.

9. The clear fluid that contains white blood cells and bathes body tissues is called ______________________.

10. The ________________________ vena cava carries blood to the heart from the lower part of the body.

■ 단어성분

아래 표에는 심장혈관계통과 림프계통에 관한 단어성분이 열거되어 있다.

연결형

연결형	뜻
심장혈관계통에 관한 것	
angi/o	혈관, 관. vessel, vascular
aort/o	대동맥. aorta
arteri/o	동맥. artery
ather/o	묽은 죽, 지방(침착). fatty, fatty deposit
atri/o	심방. atrium
cardi/o	심장. heart
coron/o	왕관, 관. encircling, crown
electr/o	전기. electric, electricity
my/o	근육. muscle
phleb/o	정맥. vein
pulmon/o	폐/허파. lung
scler/o	단단한, 경-. hard
son/o	소리, 음파. sound, sound waves
sphygm/o	맥박, 맥압. pulse
steth/o	가슴, 흉-. chest
thorac/o	가슴, 흉곽. chest, thorax
thromb/o	혈전. blood clot
valv/o, valvul/o	판, 판막. valve
vas/o, vascul/o	혈관. blood vessel
varic/o	부풀거나 꼬인 정맥. swollen or twisted vein
ven/i, ven/o	정맥. veins
ventricul/o	정상공간, 심실. normal cavity, ventricle
림프계통에 관한 것	
aden/o	샘/선. gland
lymph/o	림프. lymph

접두사

접두사	뜻
심장혈관계통에 관한 것	
brady-	느린, 서-. slow
de-	멀리 떨어진, 중지, 없는. away from, cessation, without
endo-	안, 속. in, within
epi-	위, 겉. on, following
inter-	사이. between
intra-	안, 속. within
peri-	주위, 주변. around, surrounding
tachy-	빠른, 빈-. rapid, fast
tel-	끝, 말단. end
trans-	가로질러, 통하여. across, through
tri-	셋, 삼. three

접미사

접미사	뜻
심장혈관계통에 관한 것	
-al, -ar, -ary, -ic	-에 관한. pertaining to
-ectasia	확장, 신장. dilation, stretching
-gram	기록, 도표. record, recording
-graph	기록기구. instrument for recording
-graphy	기록록방법, 기술. recording, writing, description
-icle, -ole, -ule	작은, 소-. small
-lytic	분해, 용해. pertaining to destruction, breakdown, separation
-ium	조직, 구조. tissue, structure
-stenosis	협착, 좁아짐. stricture, narrowing
-oid	유사한, 닮은. resembling

■ 연습문제: 단어성분

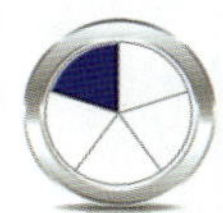

연습문제 6

아래 연결형의 뜻을 쓰시오.

1. atri/o ______________________
2. my/o ______________________
3. vas/o ______________________

4. angi/o ______________________

5. ven/o ______________________

6. electr/o ______________________

7. arteri/o ______________________

8. cardi/o ______________________

9. ventricul/o ______________________

10. pulmon/o ______________________

11. coron/o ______________________

12. phleb/o ______________________

13. vascul/o ______________________

14. thorac/o ______________________

15. valvul/o ______________________

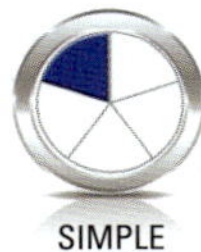

연습문제 7

아래 문제의 뜻에 맞는 연결형을 쓰시오.

1. hard ______________________

2. pulse ______________________

3. swollen or twisted vein ______________________

4. lymph ______________________

5. valve ______________________

6. aorta ______________________

7. artery ______________________

8. atrium ______________________

9. heart ______________________

10. chest, thorax ______________________

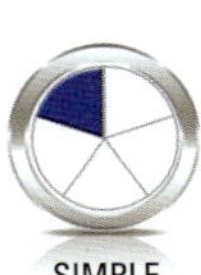

연습문제 8

아래 접두사나 접미사의 뜻을 쓰시오.

1. -stenosis ______________________

2. -ule, -icle, -ole ______________________

3. tachy- ____________________
4. trans- ____________________
5. intra- ____________________
6. inter- ____________________
7. endo- ____________________
8. -graph ____________________
9. brady- ____________________
10. epi- ____________________
11. peri- ____________________
12. -ium ____________________
13. -al, -ar, -ary, -ic ____________________
14. tri- ____________________
15. de- ____________________
16. -lytic ____________________

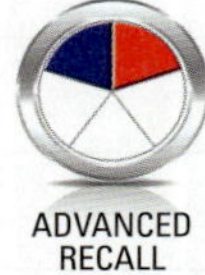

연습문제 9

아래 의학용어를 구성하는 연결형의 뜻을 참고하여 의학용어의 뜻을 쓰시오.
(많은 용어가 아직 배운 것이 아니지만 단어성분으로부터 그 뜻을 알 수 있을 것이다.)

연결형	뜻	의학용어	용어의 뜻
phleb/o	vein	phlebitis	1. ____________
cardi/o	heart	cardiology	2. ____________
my/o, cardi/o	muscle, heart	myocardium	3. ____________
thromb/o	blood clot	thrombosis	4. ____________
ven/o	vein	venogram	5. ____________
ather/o	fatty, fatty deposit	atherectomy	6. ____________
lymph/o	lymph	lymphoid	7. ____________
aort/o	aorta	aortography	8. ____________

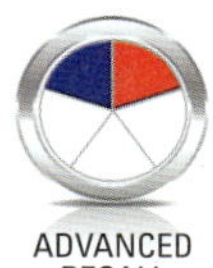

연습문제 10

아래 연결형을 사용하여 용어의 뜻에 맞는 의학용어를 만드시오.

연결형	의학용어의 뜻	의학용어
angi/o	혈관의 외과적 복구 또는 재건	1. ________
thorac/o	가슴과 관련된	2. ________
arteri/o	작은 동맥	3. ________
ven/o	작은 정맥	4. ________
vascul/o	혈관에 관련된	5. ________
aden/o	샘과 유사한	6. ________
lymph/o	림프관 또는 림프절의 질병	7. ________
son/o	음파를 사용하는 기록 과정	8. ________

■ 의학용어

아래 표는 심장혈관계통과 림프계통의 상태를 기술할 때 사용하는 용어와 형용사형을 제공한다.

형용사와 그 밖의 관련 용어

용어	발음	뜻
arteriovenous (AV)	ahr-tēr′ē-ō-vē′nŭs	동정맥-. relating to both an artery and a vein or both arteries and veins in general
atrioventricular (AV)	ā′trē-ō-ven-trik′yū-lăr	방실-. relating to both the atria and the ventricles of the heart
cardiovascular	kar′dē-ō-vas′kyū-lăr	심(장)혈관-. pertaining to the heart and blood vessels
constriction	kŏn-strik′shŭn	협착, 수축. contracted or narrowed portion of a structure
cyanotic	sī′ă-not′ik	청색증-. pertaining to a blue or purple discoloration due to deoxygenated blood
deoxygenate	dē-ok′si-jĕ-nāt	탈산소-. to remove oxygen
diastole	dī-as′tŏ-lē	확장기, 이완기. the relaxation phase of the heartbeat when the heart muscle relaxes and allows the chambers to fill with blood
ischemic	is-kē′mik	허혈-. pertaining to a lack of blood flow
oxygenate	ok′si-jĕ-nāt′	산소화-. to add oxygen
paroxysmal	par-ok-siz′măl	돌발-. sudden
patent	pā′tĕnt	개방-, 열린-. open or exposed
precordial	prē-kōr′dē-ăl	명치-, 심장전-. pertaining to the portion of body over the heart and the anterior lower chest

(계속됨)

형용사와 그 밖의 관련용어 (계속됨)

용어	발음	뜻
sphygmic	sfig′mik	맥박-. pertaining to the pulse
stenotic	sten-ot′ik	협착-. pertaining to the condition of narrowing
supraventricular	sū′pră-ven-trik′yū-lăr	심실위-. pertaining to above the ventricles
systole	sis′tŏ-lē	수축기. the contraction phase of the heartbeat when the heart muscle pumps blood from the chambers into the arteries and ventricles
thoracic	thōr-as′ik	가슴-, 흉부-. pertaining to the chest
thrombotic	throm-bot′ik	혈전(증)-. pertaining to a thrombus or blood clot
varicose	var′i-kōs	정맥류-. pertaining to a swollen or twisted vein

■ 연습문제: 형용사와 그 밖의 관련 용어

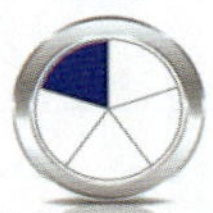
SIMPLE RECALL

연습문제 11

아래 문장의 뜻에 가장 적합한 용어를 (　) 안에서 고르시오.

1. The term supraventricular refers to (*above, below, beside*) the ventricles.
2. A sudden arrhythmia, such as an atrial tachycardia, is described as (*stenotic, precordial, paroxysmal*).
3. An open coronary artery is referred to as (*patent, stenotic, varicose*).
4. A stenotic vessel is one that is (*widened, narrowed, stretched*).
5. The medical term used to describe a blue or purple discoloration is (*pathologic, varicose, cyanotic*).
6. (*Diastole, Systole, Stenosis*) refers to the contraction phase of the heartbeat.
7. The relaxation phase of the heartbeat is (*diastole, stenosis, systole*).

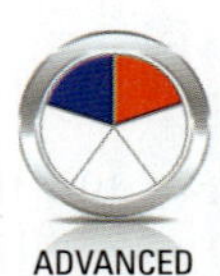
ADVANCED RECALL

연습문제 12

아래 문제의 뜻에 맞는 의학용어를 보기에서 골라 빈칸에 쓰시오.

precordial	constriction	cardiovascular	cyanotic	deoxygenate
varicose	oxygenate	atrioventricular	ischemic	thoracic

1. 수축되거나 좁아진 부분 ______________________
2. 심장 및 혈관에 관한 ______________________
3. 파란색 또는 보라색 변색에 관한 ______________________
4. 앞아래 가슴에 관한 ______________________
5. 꼬이고 부어오른 정맥에 관한 ______________________

6. 산소를 추가한 ______________________

7. 가슴에 관한 ______________________

8. 혈류의 부족에 관한 ______________________

9. 심방 및 심실에 관한 ______________________

10. 산소를 제거한 ______________________

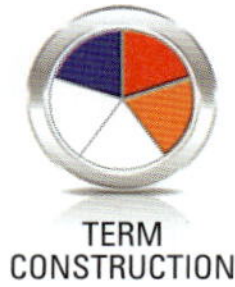

연습문제 13

아래 의학용어에 사용된 연결형과 연결형의 뜻을 쓰시오.

용어	연결형	연결형의 뜻
1. sphygmic	______________	______________
2. cardiovascular	______________	______________
3. varicose	______________	______________
4. arteriovenous	______________	______________
5. thrombosis	______________	______________

의학적 상태

용어	발음	뜻
심장혈관계통에 관한 것		
심장과 동맥의 장애 (Disorders of the Heart and Arteries)		
acute coronary syndrome (ACS)	ă-kyūt′ kōr′ŏ-nār-ē sin′drōm	급성관상동맥증후군. chest pain and other signs and symptoms associated with cardiac ischemia
aneurysm	an′yūr-izm	동맥류. dilation of an artery; usually due to a weakness in the wall of the artery (그림 10.11)
angina pectoris	an′ji-nă pek′tō′ris	협심증. chest pain or pressure resulting from lack of blood flow to the myocardium
angiostenosis	an′jē-ō-stě-nō′sis	혈관협착증. narrowing of a blood vessel
aortic stenosis	ā-ōr′tik stě-nō′sis	대동맥판협착증. narrowing of the aortic valve opening (그림 10.12)
arteriosclerosis; *syn.* arteriosclerotic heart disease (ASHD)	ahr-tēr′ē-ō-skler-ō′sis; ahr-tēr′ē-ō-skler-ot′ik hart diz′ēz	동맥경화증(=동맥경화심장병). hardening or loss of elasticity of the arteries (그림 10.13).
atherosclerosis	ath′ěr-ō-skler-ō′sis	죽(상)경화증. buildup of plaque or fatty deposits on inner arterial walls (그림 10.13)
cardiac arrest	kar′dē-ak ă-rest′	심(장)정지. complete, sudden cessation of cardiac activity
cardiac tamponade	kar′dē-ak tam′pŏ-nahd′	심장눌림증. compression of the heart due to an increase of fluid in the pericardium
cardiomegaly	kar′dē-ō-meg′ă-lē	심장비대. enlargement of the heart

(계속됨)

의학적 상태 *(계속됨)*

용어	발음	뜻
cardiomyopathy	kar′dē-ō-mī-op′ă-thē	심근병증. disease of the heart muscle
cardiopathy	kar′dē-op′ă-thē	심장병증. any disease of the heart

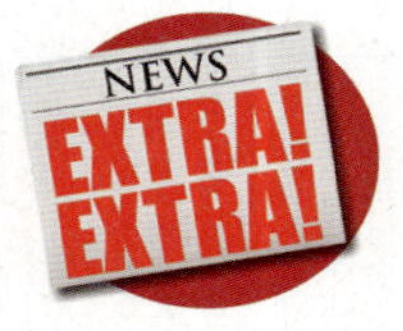

Risk Factors for Cardiopathy(심장병증의 위험인자) 심장병에 대한 위험인자는 2가지 범주로 나눌 수 있다: 바꿀 수 있는 것과 바꿀 수 없는 것. 바꿀 수 있는 위험인자는 비만, 고혈압, 흡연, 운동부족, 나쁜 식습관 등이다. 당뇨병과 스트레스는 조절할 수 있기 때문에 바꿀 수 있는 위험인자로 간주되기도 한다. 바꿀 수 없는 위험인자에는 나이, 성별, 인종, 가족력 등이 포함된다.

용어	발음	뜻
cardiovalvulitis	kar′dē-ō-val-vyū-lī′tis	심장판막염. inflammation of the valves of the heart
coarctation of the aorta	kō′ahrk-tā′shŭn ā-ōr′tă	대동맥축착. narrowing of the aorta causing hypertension, ventricular strain, and ischemia
congestive heart failure (CHF)	kŏn-jes′tiv hart fāl′yŭr	울혈심부전. weakness of the heart causing an inability to circulate blood, leading to edema and fluid buildup in the lungs
coronary artery disease (CAD)	kōr′ŏ-nār-ē ahr′tĕr-ē di-zēz′	관상동맥병. narrowing of coronary arteries causing a decrease of blood flow or ischemia to the myocardium
coronary occlusion	kōr′ŏ-nār-ē ŏ-klū′zhŭn	관상동맥폐쇄. blockage of a coronary vessel often leading to a myocardial infarction
embolus	em′bō-lŭs	색전. vascular blockage made up of a thrombus, bacteria, air, plaque, and/or other foreign material

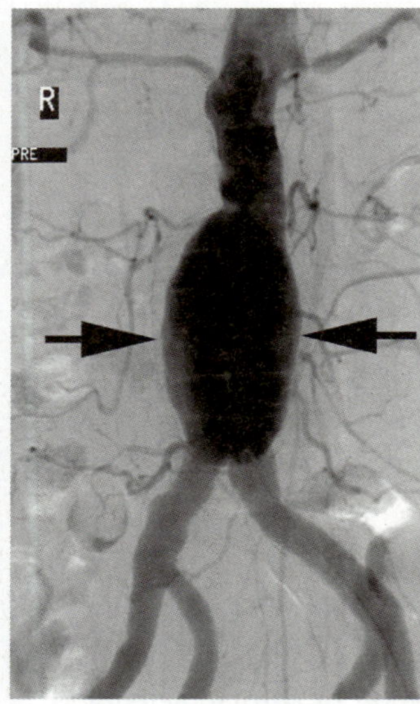

그림 10.11 콩팥아래 복부대동맥동맥류(infrarenal abdominal aortic aneurysm, 화살표)를 보여주고 있는 68세 남자의 대동맥조영상(aortic arteriogram).

Normal semilunar valve
(정상 반달판막)

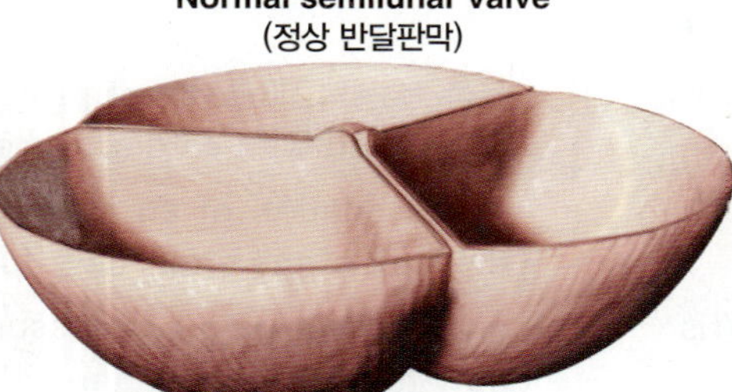

Stenotic semilunar valve
(반달판막 협착)

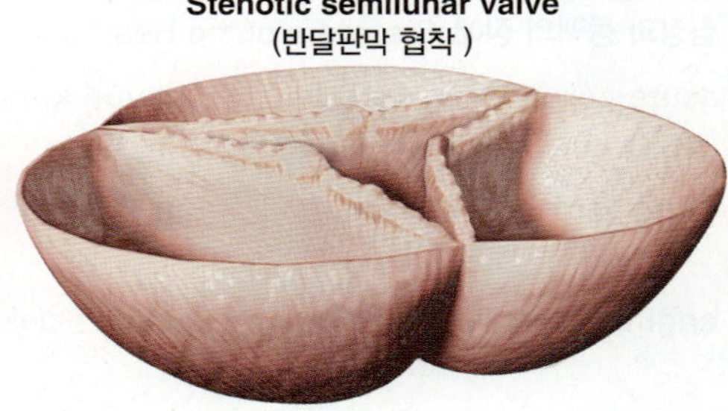

그림 10.12 반달판막의 협착(stenosis). 대동맥판막과 폐동맥판막은 반달판막이다.

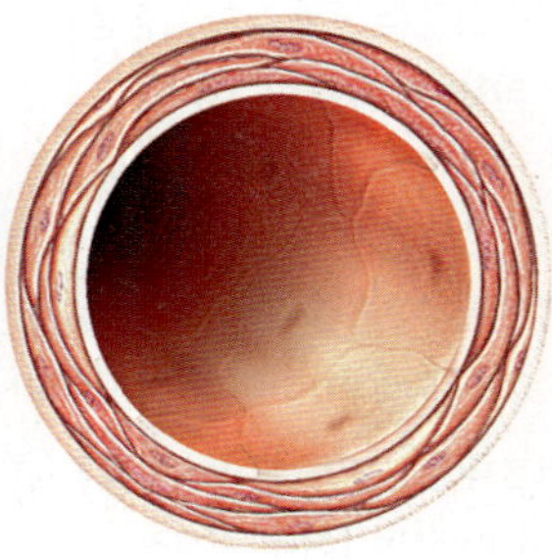

Normal vessel(정상혈관)

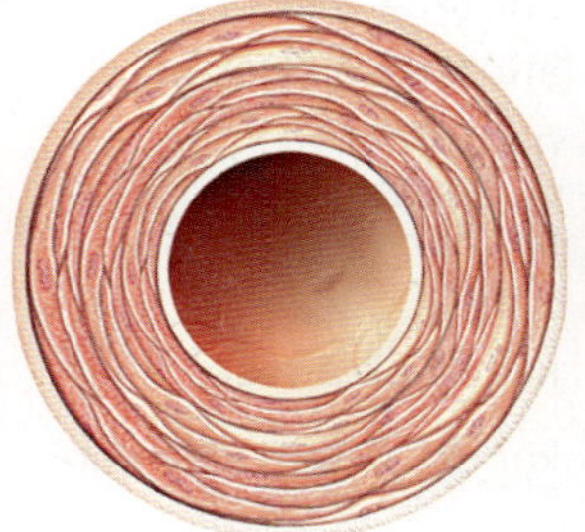

Arteriosclerosis(동맥경화증)

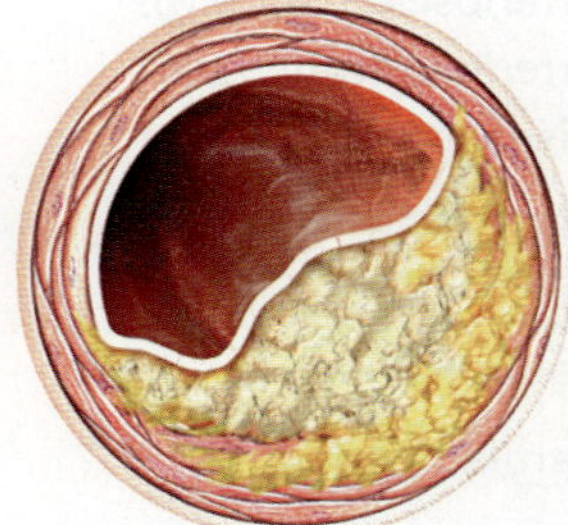

Atherosclerosis(죽경화증)

그림 10.13 동맥경화증(arterioscleresis)과 죽경화증(atherosclerosis)의 비교.

의학적 상태

용어	발음	뜻
endocarditis	en′dō-kar-dī′tis	심내막염. inflammation of the endocardium, usually caused by bacterial infection elsewhere in the body (그림 10.14)
hypertension	hī′pĕr-ten′shŭn	고혈압(증). persistently elevated (high) blood pressure
hypotension	hī′pō-ten′shŭn	저혈압. blood pressure that is below normal
intermittent claudication	in′tĕr-mit′ĕnt klaw′di-kā′shŭn	간헐절뚝거림/간헐파행. cramping of the lower leg muscles, usually caused by lack of blood flow
ischemia	is-kē′mē-ă	허혈. inadequate supply of blood to the tissues
mitral valve prolapse	mī′trăl valv prō′laps	승모판탈출. backward movement of the mitral valve cusps allowing regurgitation (backflow of blood)
mitral valve stenosis	mī′trăl valv stĕ-nō′sis	승모판협착증. narrowing of the mitral valve opening, usually caused by scarring from rheumatic fever
murmur	mŭr′mŭr	잡음. abnormal heart sound
myocardial infarction (MI)	mī′ō-kar′dē-ăl in-fahrk′shŭn	심근경색증. death of heart tissue, usually due to coronary artery occlusion (그림 10.15)
myocarditis	mī′ō-kar-dī′tis	심근염. inflammation of the heart muscle
occlusion	ŏ-klū′zhŭn	폐쇄, 막힘. blockage or closure

(계속됨)

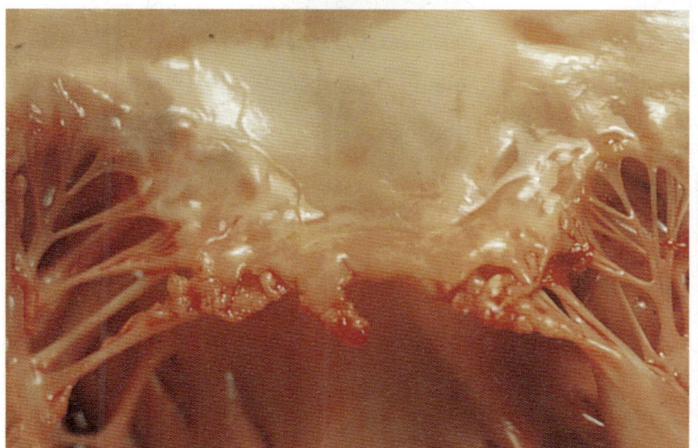

그림 10.14 세균심내막염(bacterial endocarditis). 승모판(mitral valve)의 파괴가 진행되어 판막 전체가 손상된 것을 보여주고 있다.

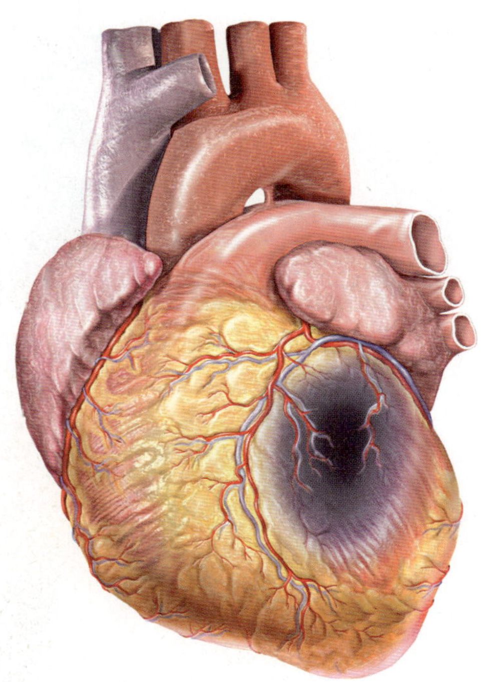

그림 10.15 심근경색증(myocardial infarction, MI) (검은 부위)

의학적 상태 *(계속됨)*

용어	발음	뜻
pericarditis	per′i-kar-dī′tis	심장막염. inflammation of the pericardial sac around the heart(그림 10.16)
peripheral arterial disease (PAD)	pĕr-if′ĕr-ăl ahr-tēr′ē-ăl di-zēz′	말초동맥병. any disorder of the arteries outside, or peripheral to, the heart
plaque	plak	판, 플라크. fat or lipid deposit on an arterial wall
polyarteritis	pol′ē-ahr-tĕr-ī′tis	다(발)동맥염. inflammation of many arteries
Raynaud disease; *syn.* Raynaud syndrome	rā-nō′ diz′ēz; rā-nō′ sin′drōm	레이노병(= 레이노증후군). cyanosis of the fingers or toes due to vascular constriction, usually caused by cold temperatures or emotional stress (그림 10.17)
rheumatic heart disease (RHD)	rū-mat′ik hart di-zēz′	류마티스심장병. valvular disease resulting from rheumatic fever, a syndrome that occurs after streptococcal bacterial infection (그림 10.18)
stenosis	stĕ-nō′sis	협착증. abnormal narrowing of a vessel or body passage
thrombus	throm′bŭs	혈전. blood clot

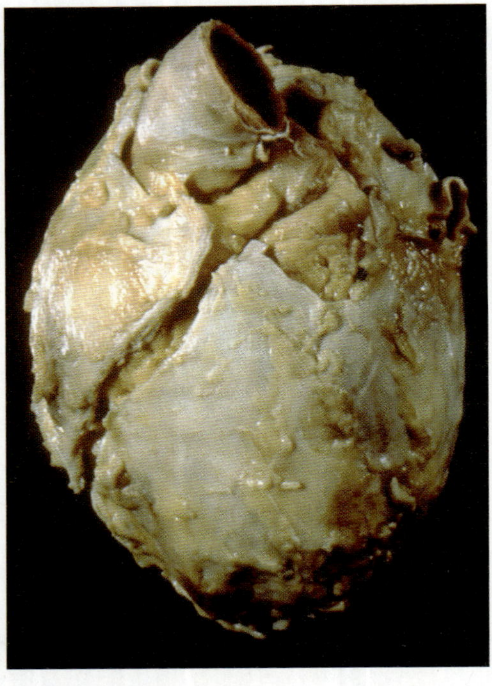

그림 10.16 심장막염(pericarditis). 심장막이 두꺼워지고 섬유화가 일어났다.

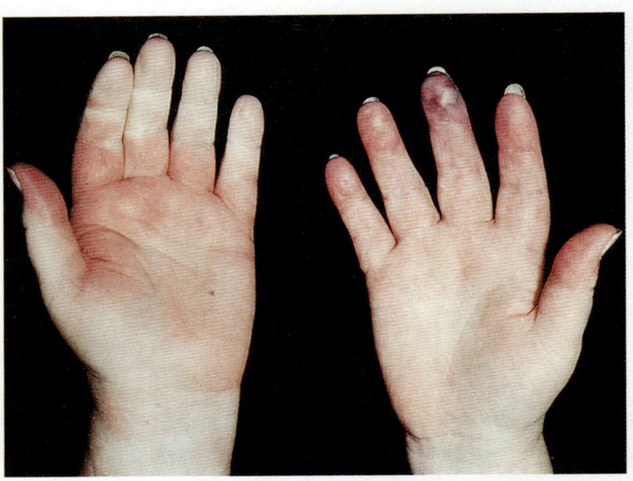

그림 10.17 레이노병(Raynaud disease)의 특징은 손가락의 청색증(cyanosis, 파란 부위)이다.

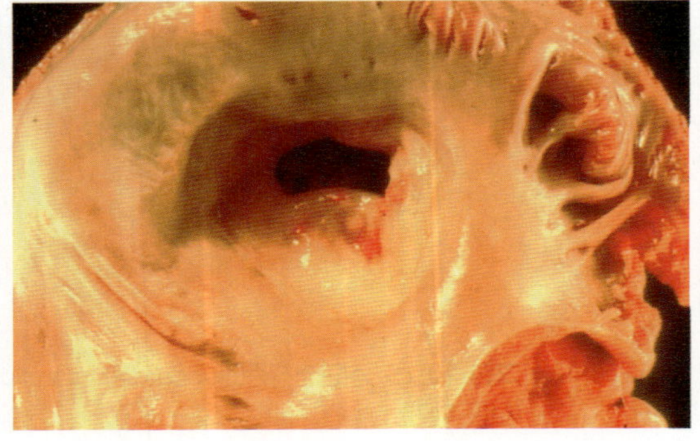

그림 10.18 류마티릭심장병(rheumatic heart disease). 그림에서 승모판막은 딱딱해지고, 두꺼워지고, 첨판(leaflet)끼리 붙어버려 구멍이 좁아져 있다. 그 특징적인 모습을 "물고기입(fish mouth)"으로 표현하기도 한다.

의학적 상태

용어	발음	뜻
심장리듬과 전도장애 (Heart Rhythm and Conduction Disorders) (그림 10.19)		
arrhythmia	ā-rith′mē-ă	부정맥. irregularity of the heartbeat resulting in abnormal rhythm
bradycardia	brad′ē-kar′dē-ă	서맥/느린맥. slow heart rate (under 50 beats per minute)
dysrhythmia	dis-rith′mē-ă	심장박동장애/심박장애. defective heart rhythm
fibrillation	fib′ri-lā′shŭn	세동/잔떨림. rapid irregular muscular contractions of the atria or ventricles
flutter	flŭt′ĕr	조동/된떨림. rapid regular muscular contractions of the atria or ventricles
palpitation	pal-pi-tā′shŭn	두근거림. forceful or irregular heartbeat felt by the patient
premature ventricular contraction (PVC)	prē′mă-chŭr′ ven-trik′yū-lăr kŏn-trak′shŭn	조기심실수축. early contraction of the ventricles
sinus rhythm	sī′nŭs rith′ŭm	굴리듬/동리듬. normal cardiac rhythm proceeding from the sinoatrial node (the heart's pacemaker)
tachycardia	tak′i-kar′dē-ă	빈맥/빠른맥. fast heart rate (over 90 beats per minute)
정맥의 장애 (Disorders of the Veins)		
deep vein thrombosis (DVT)	dēp vān throm-bō′sis	깊은정맥혈전증/심부정맥혈전증. blood clot formation in a deep vein, usually in the legs or pelvic region
phlebitis	fle-bī′tis	정맥염. inflammation of a vein
telangiectasia	tel-an′jē-ek-tā′zē-ă	모세혈관확장(증). dilation of capillaries
thrombophlebitis	throm′bō-flĕ-bī′tis	혈전정맥염. inflammation of a vein with formation of a blood clot
varicose vein	var′i-kōs vān	정맥류. swollen and/or twisted veins, usually of the legs (그림 10.20)
림프계통에 관한 것		
edema	ĕ-dē′mă	부종. accumulation of excess fluid in intercellular spaces; can be caused by blockage of lymphatic vessels
elephantiasis	el′ĕ-fan-tī′ă-sis	코끼리피부병/상피병. swelling in the lower extremities due to blockage of lymphatic vessels, commonly caused by filariae (parasitic worms) (그림 10.21)
filariae	fi-lar′ē-ē	사상충. small parasitic worms that are transmitted by mosquitoes; the worms invade tissues as embryos and block lymphatic vessels as they grow
lymphadenitis	lim-fad′ĕ-nī′tis	림프절염. inflammation of the lymph nodes
lymphadenopathy	lim-fad′ĕ-nop′ă-thē	림프절병증. disease of the lymph nodes; usually causes enlargement of the nodes
lymphangiitis	lim-fan′jē-ī′tis	림프관염. inflammation of a lymphatic vessel
lymphedema	lim′fĕ-dē′mă	림프부종. edema due to a blocked lymph node or lymphatic vessel
pitting edema	pit′ing ĕ-dē′mă	오목부종/함몰부종. edema that retains an indentation of a finger that had been pressed firmly on the skin (그림 10.22)

Normal sinus rhythm(NSR, 정상 굴리듬)

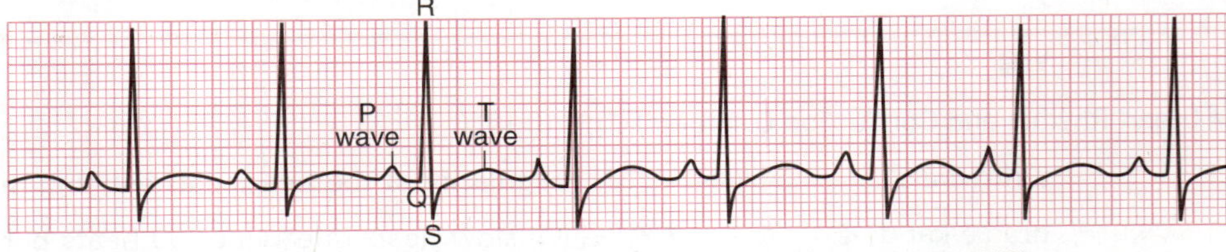

P파는 심방 탈분극시기에 발생, QRS군은 심실 탈분극 시기, T파는 심실 재분극 시기를 표현함

Bradycardia(서맥/느린맥)

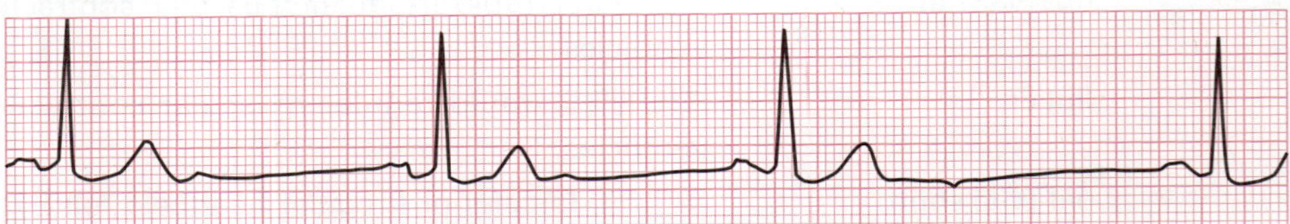

Fibrillation(ventricular)(심실세동)

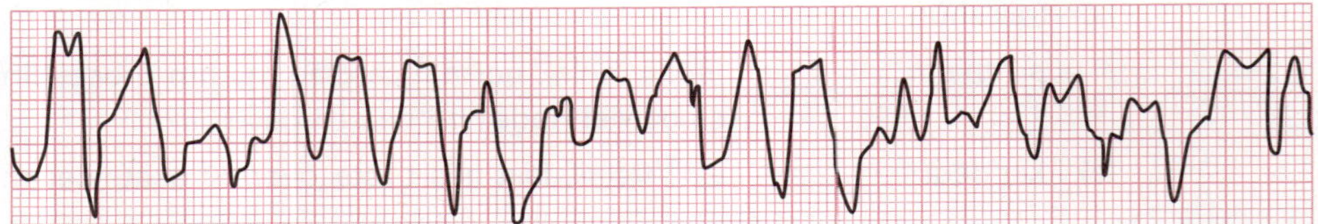

Flutter(atrial)(심방조동)

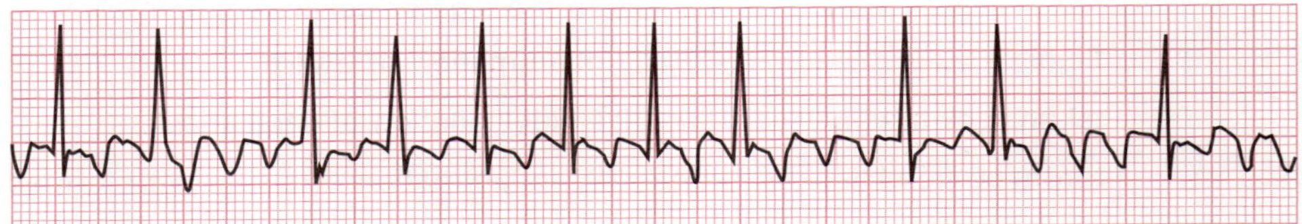

Premature ventricular contraction(PVC, 조기심실수축)

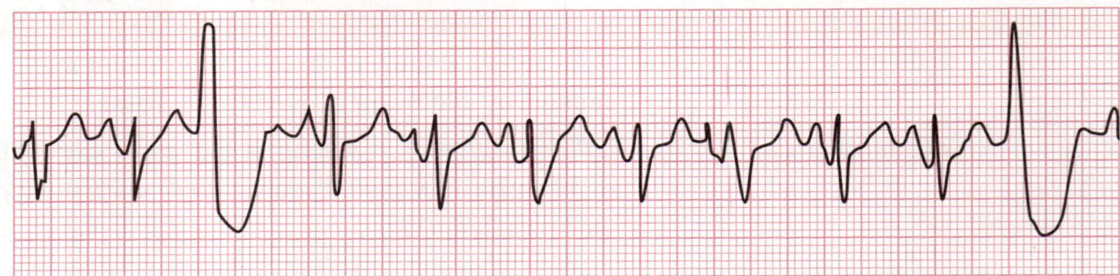

Tachycardia(sinus)(동빈맥)

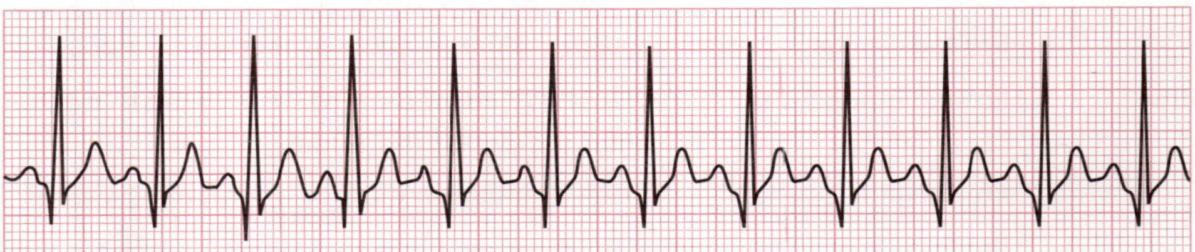

그림 10.19 흔한 형태의 부정맥(arrhythmias) 및 심장박동장애(dysrhythmias)를 심전도(electrocardiogram, ECG)에서 보여주고 있다.

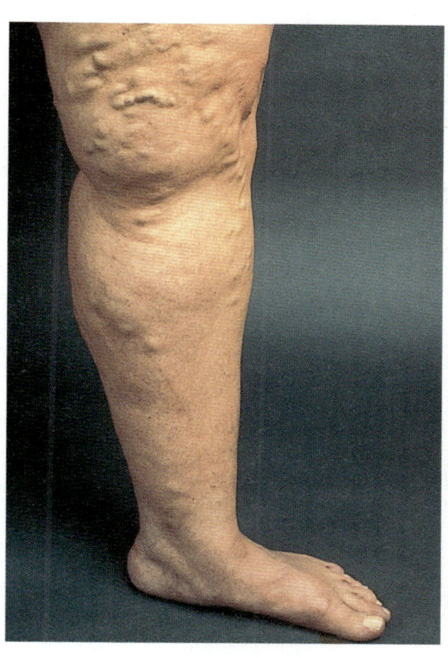

그림 10.20 환자의 다리에 발생한 정맥류(varicose veins).

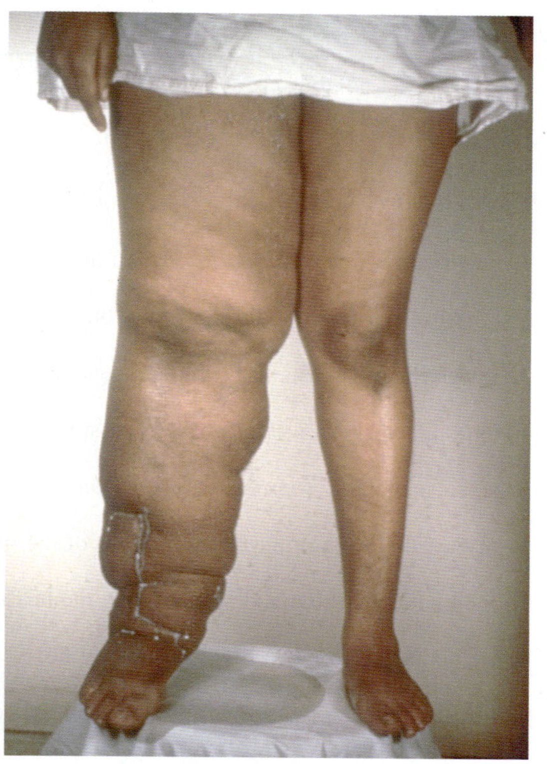

그림 10.21 코끼리피부병(elephantiasis)환자의 오른쪽 다리에 발생한 부종(edema).

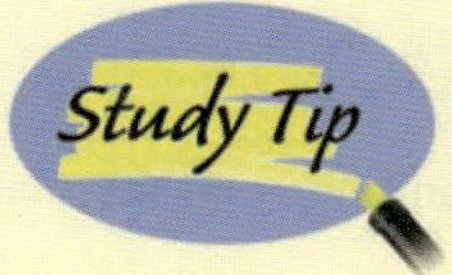

Arteriosclerosis Versus Atherosclerosis(동맥경화증 대 죽경화증): 두 용어의 의미를 혼동하지 않으려면 단어성분에 초점을 맞추시오. "scler-"는 단단함을 뜻하고 "-osis"는 상태를 뜻한다는 것을 기억하시오. "*Arterio-*"는 동맥을 뜻하므로 arteriosclerosis는 동맥경화를 뜻한다. "*Athero-*"는 죽처럼 보이는 지방침착물을 뜻하기 때문에 atherosclerosis는 동맥 벽을 딱딱하게 만드는 지방침착물이나 플라크의 축적을 의미한다. 죽경화증은 실제로 동맥경화증의 한 형태이다.

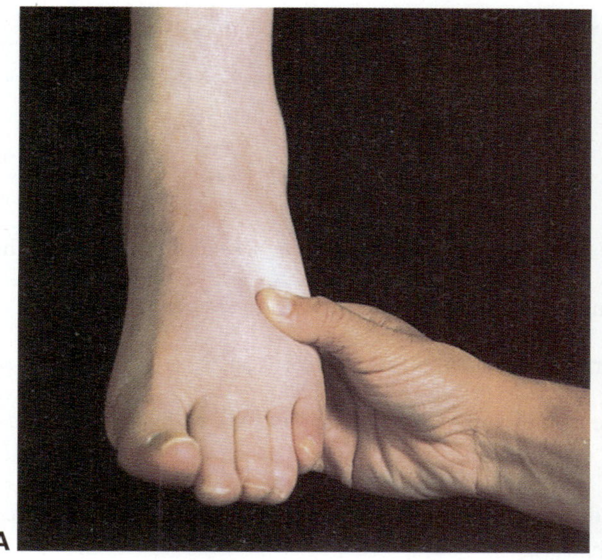

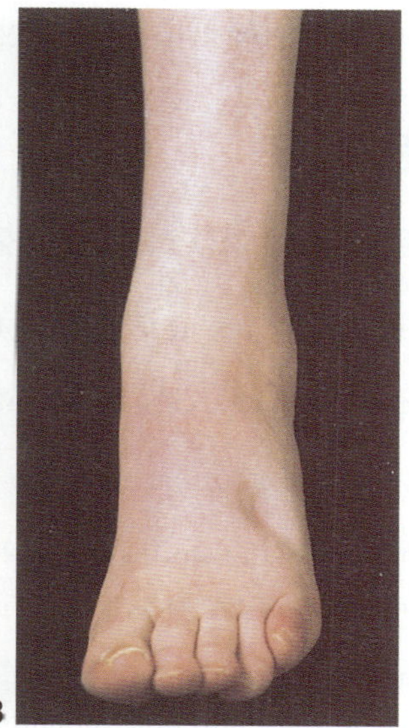

그림 10.22 A. 발 촉진(palpation of the foot). B. 오목부종(pitting edema).

■ 연습문제: 의학적 상태

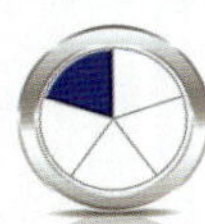

연습문제 14

아래 문장의 뜻에 가장 적합한 용어를 ( ) 안에서 고르시오.

1. aneurysm = (*weakening, rupture*) of an arterial wall
2. atherosclerosis = condition of fatty buildup and (*enlarging, hardening*) of blood vessels
3. hypertension = (*low, high*) blood pressure
4. hypotension = (*low, high*) blood pressure
5. aortic stenosis = (*hardening, narrowing*) of the aortic valve opening
6. myocardial infarction = (*death, pain*) of the myocardium due to lack of blood supply
7. rheumatic heart disease = damage to the heart (*ventricle, valve*) due to rheumatic fever
8. ischemia = (*lack of, increase in*) blood flow
9. fibrillation = rapid (*irregular, regular*) heart contractions
10. flutter = rapid (*irregular, regular*) heart contractions
11. premature ventricular contraction = (*early, late*) contraction of the ventricles
12. murmur = (*normal, abnormal*) heart sounds
13. elephantiasis = (*anemia, edema*) of the lower extremities due to lymphatic vessel blockage
14. acute coronary syndrome = (*Raynaud disease, chest pain*) and other signs and symptoms associated with cardiac ischemia
15. intermittent claudication = (*cramping, edema*) of the lower leg muscles
16. peripheral artery disease = any disorder of the arteries (*inside, outside*) of, or peripheral to, the heart

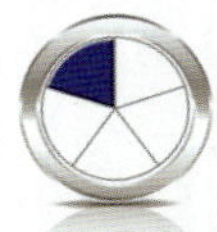

연습문제 15

아래 문장의 뜻에 가장 적합한 용어를 ( ) 안에서 고르시오.

1. Mitral valve prolapse is when the blood flow moves (*backward, forward, circuitously*) through the valve.
2. Edema is the excess accumulation of intercellular (*blood, fluid, substances*).
3. In coarctation of the aorta, the aorta is (*widened, dilated, narrowed*).
4. Small parasitic worms that invade tissues and cause elephantiasis are called (*telangiectasia, filariae, ringworms*).
5. The death of heart tissue usually due to coronary artery occlusion is called (*cardiac arrest, myocardial infarction, angina pectoris*).

6. Chest pain or pressure resulting from lack of blood flow to the myocardium is called (*cardiac arrest, myocardial infarction, angina pectoris*).

7. The medical term for when the heart stops beating is (*cardiac arrest, myocardial infarction, angina pectoris*).

8. With Raynaud disease, the fingers and toes become (*cyanotic, diaphoretic, necrotic*) due to vascular constriction.

9. Congestive heart failure is inefficiency of cardiac (*circulation, valves, pressure*) causing edema and fluid buildup in the lungs.

10. A sudden onset of a fast heart rate is called (*tachycardia, palpitation, flutter*).

11. An inflammation of a vein is called (*phlebitis, telangiectasia, varicose vein*).

12. Coronary artery disease is a narrowing of the coronary arteries causing a(n) (*increase, decrease, leakage*) in blood flow to the myocardium.

13. A vascular blockage that is a combination of clotted blood and other foreign materialsis a(n) (*regurgitation, embolus, thrombus*).

14. Deep vein thrombosis is (*plaque, fat, blood clot*) formation in a deep vein.

15. Swollen and/or twisted veins are called (*deep, varicose, phlebitis*) veins.

16. Blockage of a coronary vessel often leading to a myocardial infarction is called(*coronary stenosis, coronary occlusion, congestive heart failure*).

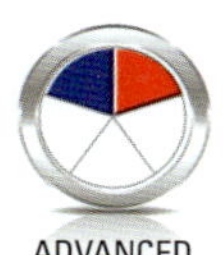

연습문제 16

아래 문제의 뜻에 맞는 의학용어를 보기에서 골라 빈칸에 쓰시오.

palpitation	lymphedema	angiostenosis	dysrhythmia	cardiomegaly
lymphadenitis	occlusion	plaque	mitral valve stenosis	arrhythmia

1. 혈관이 좁아짐 ________________
2. 환자가 느끼는 강력한 불규칙 심장박동 ________________
3. 심장리듬의 이상 또는 장애 ________________
4. 림프절 막힘으로 인한 부종 ________________
5. 막힘 또는 폐쇄 ________________
6. 동맥벽에 생성된 지방침착 ________________
7. 승모판 개구부의 좁아짐 ________________
8. 림프절의 염증 ________________
9. 심장리듬 결함 ________________
10. 심장의 확장 ________________

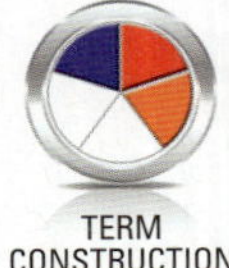

연습문제 17

아래 문제의 뜻에 맞는 접두사, 연결형, 접미사를 사용하여 의학용어를 만드시오.

접두사	연결형	접미사	용어
slow	heart	condition of	1. ______
around, surrounding	heart	inflammation	2. ______
in, within	heart	tissue, structure	3. ______
between	ventricles	pertaining to	4. ______
around, surrounding	heart	tissue, structure	5. ______
rapid, fast	heart	condition of	6. ______
many, much	artery	inflammation	7. ______

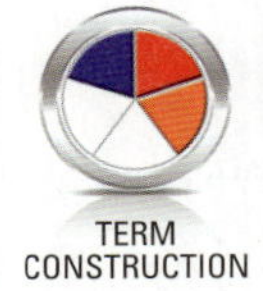

연습문제 18

아래 문제의 의학용어를 단어성분으로 나누고 그 성분들의 뜻을 쓰시오.
또한 의학용어의 뜻을 쓰시오

예:

pericarditis	단어성분:	peri-, cardi/o, -itis
	뜻:	around, surrounding; heart; inflammation
	용어의 뜻:	inflammation of the pericardial sac around the heart
1. lymphangiitis	단어성분:	______
	뜻:	______
	용어의 뜻:	______
2. lymphadenopathy	단어성분:	______
	뜻:	______
	용어의 뜻:	______
3. thrombophlebitis	단어성분:	______
	뜻:	______
	용어의 뜻:	______

4. cardiomyopathy
단어성분: ______
뜻: ______
용어의 뜻: ______

5. endocarditis
단어성분: ______
뜻: ______
용어의 뜻: ______

6. cardiovalvulitis
단어성분: ______
뜻: ______
용어의 뜻: ______

7. myocarditis
단어성분: ______
뜻: ______
용어의 뜻: ______

8. telangiectasia
단어성분: ______
뜻: ______
용어의 뜻: ______

검사와 시술

용어	발음	뜻
심장혈관계통에 관한 검사실 검사		
cardiac enzyme tests	kar′dē-ak en′zīm tests	심장효소검사. blood tests used to measure the levels of creatine kinase (CK), creatine phosphokinase (CPK), and lactate dehydrogenase (LDH); increases in such levels may indicate a myocardial infarction
cardiac troponin	kar′dē-ak trō′pō-nin	심장트로포닌검사. blood test used to measure the level of a protein that is released in the blood when myocardial (heart muscle) cells die
C-reactive protein (CRP)	sē-rē-ak′tiv prō′tēn	C-반응단백질. blood test used to measure the level of inflammation in the body; may indicate conditions that lead to cardiovascular disease
electrolyte panel	ĕ-lek′trō-līt pan′ĕl	전해질검사판. blood test used to measure the levels of sodium (Na^+), potassium (K^+), chloride (Cl^-), and carbon dioxide (CO_2); used to diagnose an acid–base or pH imbalance that may cause arrhythmias, muscle damage, or death
lipid panel; *syn.* lipid profile	lip′id pan′ĕl; lip′id prō′fīl	지질검사판. blood test used to measure the levels of total cholesterol, high-density lipoprotein (HDL), low-density lipoprotein (LDL), and triglycerides, all of which may signal an increased risk of cardiovascular disease

(계속됨)

검사와 시술 *(계속됨)*

용어	발음	뜻
심장혈관계통에 관한 진단시술		
영상 검사 (Imaging Studies)		
angioscopy	an′jē-os′kŏ-pē	혈관내시경술. insertion of a catheter with an attached camera to visualize a structure or vessel
aortography	ā-ōr-tog′ră-fē	대동맥조영. x-ray imaging of the aorta after injection of a dye
arteriography	ahr-ter′ē-og′ră-fē	동맥조영. x-ray imaging of an artery or arteries after injection of a dye
coronary angiography; *syn.* cardiac catheterization	kōr′ŏ-nār-ē an′jē-og′ră-fē; kar′dē-ak kath′ĕ-tĕr-ī-zā′shŭn	관상동맥조영(= 심장도관삽입). imaging of the circulation of the heart and major vessels after injection of a dye (그림 10.23)
magnetic resonance imaging (MRI)	mag-net′ik rez′ŏ-năns im′ăj-ing	자기공명영상. imaging technique that uses magnetic fields and radiofrequency waves to visualize anatomic structures
magnetic resonance angiography (MRA)	mag-net′ik rez′ŏ-năns an′jē-og′ră-fē	자기공명혈관조영. MRI of the heart and blood vessels with an injection of dye
multiple uptake gated acquisition (MUGA) scan	mŭl′ti-pĕl up′tāk gāt′ĕd ak-wi-zi′shŭn skan	다중흡수관문획득스캔. nuclear medicine technique used to assess ventricular function by producing an image of a beating heart

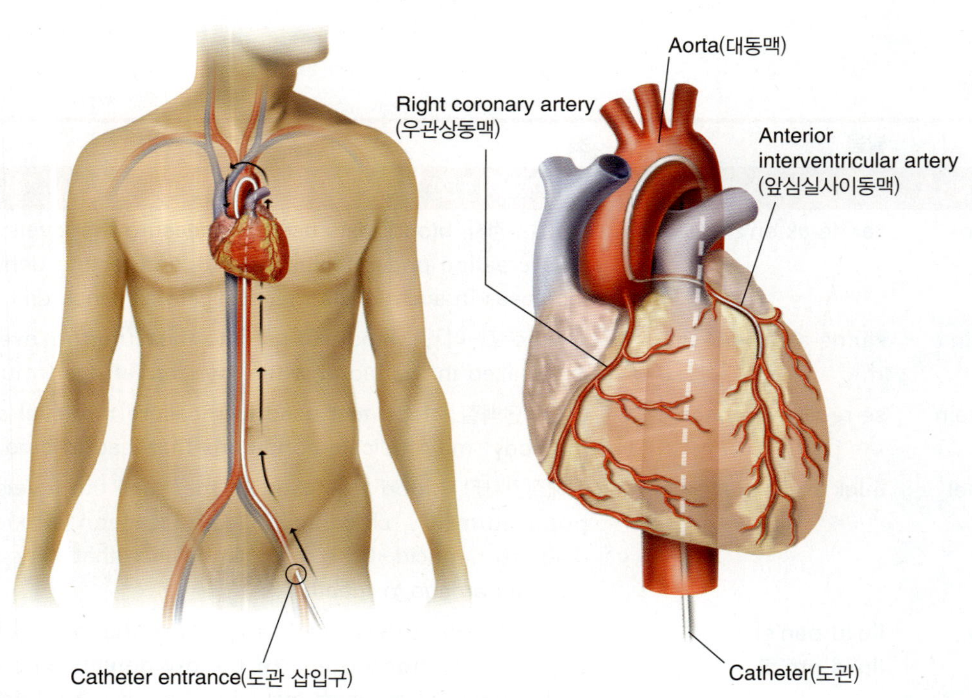

그림 10.23 관상동맥조영(coronary angiography).

검사와 시술

용어	발음	뜻
sonography; *syn.* ultrasonography	sŏ-nog′ră-fē; ŭl′tră-sŏ-nog′ră-fē	초음파검사. use of ultrasonic sound waves to visualize internal organs
Doppler sonography (DS)	dop′lĕr sŏ-nog′ră-fē	도플러초음파검사. technique used to record velocity of blood flow
echocardiography	ek′ō-kar-dē-og′ră-fē	심초음파검사. the use of ultrasound to investigate heart function at rest and with excercise (그림 10.24)
transesophageal echocardiography (TEE)	tranz-ē-sō-fā′jē-ăl ek′ō-kar-dē-og′ră-fē	식도경유심초음파검사. placement of the ultrasonic transducer inside the patient's esophagus to assess cardiac function and examine cardiac structures
vascular sonography	vas′kyū-lăr sŏ-nog′ră-fē	혈관초음파검사. placement of the ultrasound transducer at the tip of a catheter within a blood vessel to assess blood flow
single photon emission computed tomography (SPECT) scan	sing′gĕl fō′ton ē-mi′shŭn kŏm-pyūt′ĕd tŏ-mog′ră-fē skan	단일광자(방출)컴퓨터단층촬영. nuclear medicine technique used to assess ventricular function by producing a three-dimensional image of a beating heart
venography	vē-nog′ră-fē	정맥조영. x-ray imaging of a vein after injection of a dye
ventriculography	ven-trik′yū-log′ră-fē	심실조영. imaging of the heart ventricles after injection of a dye or radioactive substance (radionuclide)
그밖의 시술 (Other Procedures)		
auscultation	aws′kŭl-tā′shŭn	청진. listening to body sounds with a stethoscope
blood pressure (BP) monitoring	blŭd presh′ŭr mon′i-tŏr′ing	혈압측정. auscultation of the systolic and diastolic arterial pressure using a stethoscope and a sphygmomanometer (blood pressure cuff)
electrocardiography (ECG or EKG)	ĕ-lek′trō-kar-dē-og′ră-fē	심전도검사. graphic record of the heart's electrical activity; the waves are labeled with the letters P, Q, R, S, and T (그림 10.19)

(계속됨)

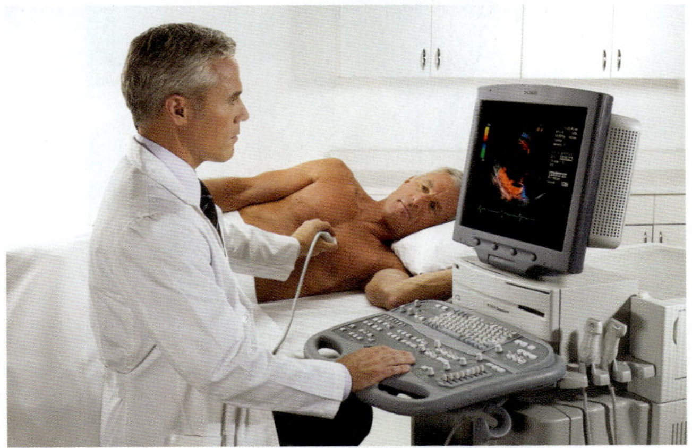

그림 10.24 심초음파검사(echocardiography).

검사와 시술 *(계속됨)*

용어	발음	뜻
exercise stress test; *syn.* graded exercise test (GXT), stress electrocardiogram	eks′ĕr-sīz stres test; grād′ĕd eks′ĕr-sīz test, stress ĕ-lek′trō-kar′dē-ō-gram	운동부하검사(= 단계적운동검사, 부하심전도). electrocardiogram performed with controlled stress, usually with a treadmill or bicycle (그림 10.25)
Holter monitor (HM)	hōl′tĕr mon′i-tŏr	홀터감시기. portable electrocardiographic device usually worn for 24 hours
percussion	pĕr-kŭsh′ŭn	타진. physical examination method of firmly tapping a part of the body to elicit vibrations and sounds to estimate the size, border, or fluid content of a cavity or organ
pulse	pŭls	맥박. palpable throbbing of an artery with each heartbeat, usually felt at the wrist or neck
sphygmomanometer	sfig′mō-mă-nom′ĕ-tĕr	혈압계. device used for measuring blood pressure
stethoscope	steth′ŏ-skōp	청진기. instrument used to hear sounds within the body

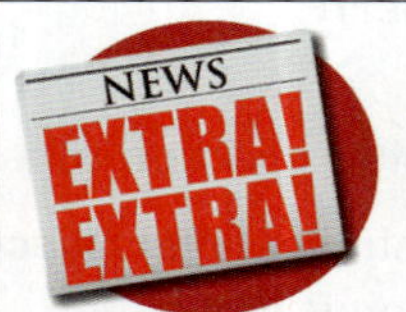

Stethoscope(청진기) 최초의 청진기는 프랑스 의사에 의해 발명된 사실을 아시는가? 그는 원통의 관 속에 둘둘 만 종이를 넣어 심음을 들었다. 이전에는 의사가 환자의 가슴에 직접 귀를 대고 소리를 들었다.

림프계통에 관한 진단시술		
lymphangiography	lim-fan′jē-og′ră-fē	림프관조영. imaging of the lymphatic vessels using an injected dye
scintigraphy	sin-tig′ră-fē	섬광조영/스캔. procedure using a scintillation (gamma) camera in which lymphatic absorption of a radioactive substance leads to a computer-generated image

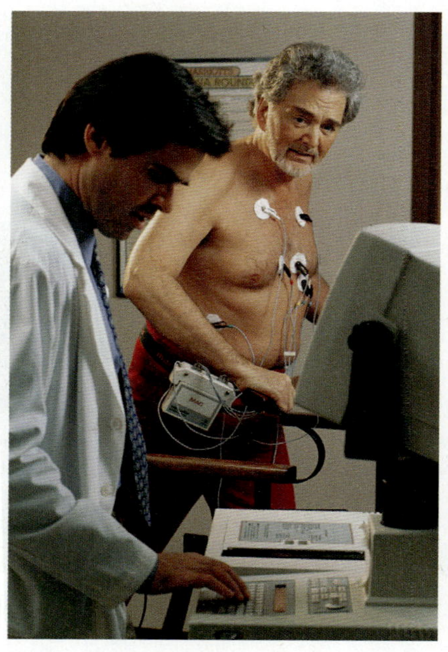

그림 10.25 운동부하검사(exercise stress test).

■ 연습문제: 검사와 시술

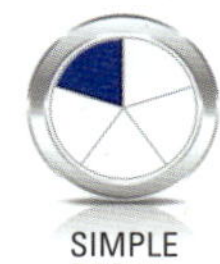
SIMPLE RECALL

연습문제 19

아래 문장의 뜻에 가장 적합한 용어를 ( ) 안에서 고르시오.

1. A portable ECG monitoring device that can be worn for 24 hours is a(n) (*graded* 연습문제 *test, Holter monitor, MUGA scan*).
2. X-ray imaging of an artery or arteries after injection of a dye is called (*arteriography, angiography, aortography*).
3. Imaging of the lymphatic vessels after injecting a dye is called (*angiography, vascular sonography, lymphangiography*).
4. Insertion of a catheter with a camera to visually assess a vessel is called (*angioscopy, fine-needle aspiration, cardiac catheterization*).
5. The process of listening to body sounds with a stethoscope is called (*echocardiography, ultrasound, auscultation*).
6. A graphic record of the heart's electrical activity is called (*echocardiography, electrocardiography, sonography*).
7. A(n) (*MUGA, MRI, SPECT*) scan produces a three-dimensional image of a beating heart.
8. Doppler (*electrocardiography, venography, sonography*) is used to record the velocity of blood flow.
9. The examination method of tapping a body part to elicit vibrations and sounds is called (*percussion, auscultation, blood pressure*).
10. An MRI of the heart and blood vessels with an injection of dye is called (*magnetic resonance imaging, MUGA, magnetic resonance angiography*).

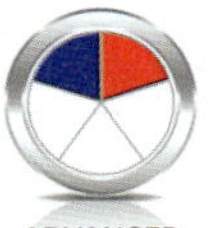
ADVANCED RECALL

연습문제 20

아래 문제의 뜻에 맞는 의학용어를 빈칸에 써 넣어 문장를 완성하시오.

1. An ECG performed with controlled stress is a(n) ______________________________.
2. The use of ultrasound to investigate heart function at rest and with 연습문제 called ______________.
3. To perform ____________________, an ultrasound transducer is placed inside the patient's esophagus.
4. Two examples of nuclear medicine studies that assess ventricular function are

   ____________________ and ____________________.
5. Imaging of the circulation of the heart and major vessels after injection of a dye is called

   ____________________ or ____________________.
6. An echocardiogram assesses structure and function of the heart at rest and with

   ____________________.

7. A ventriculography records the ________________________ after injection with dye.

8. Magnetic resonance imaging uses magnetic fields and ________________________ to visual anatomic structures.

9. Measurement of blood pressure requires a(n) ________________________.

10. Listening to body sounds is called ________________________ and requires one to use a ________________________ placed directly on the body.

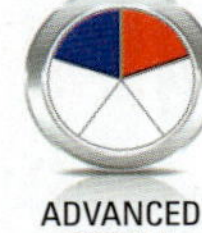
ADVANCED RECALL

연습문제 21

아래 문제의 검사물을 측정하는 검사법를 보기에서 골라 빈칸에 쓰시오.

cardiac troponin	electrolyte panel	C-reactive protein
lipid panel	cardiac enzyme tests	

1. Na^+, K^+, Cl^-, CO_2의 분석 ________________________
2. CK, CPK, LDH의 분석 ________________________
3. 심근세포가 죽을 때 방출되는 단백질의 분석 ________________________
4. 콜레스테롤, HDL, LDL, 트라이글리세라이드의 분석 ________________________
5. 체내 염증 측정 ________________________

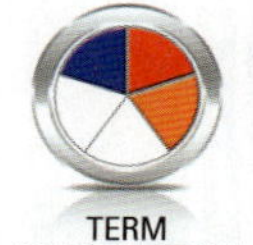
TERM CONSTRUCTION

연습문제 22

아래 접미사를 사용하여 용어의 뜻에 알맞은 의학용어를 만드시오.

접미사	용어의 뜻	의학용어
-graphy	음파를 사용하는 기록	1. ________________________
-graphy	정맥을 기록	2. ________________________
-graphy	심실을 기록	3. ________________________
-graphy	대동맥을 기록	4. ________________________
-graphy	혈관을 기록	5. ________________________

외과처치와 치료시술

용어	발음	뜻
심장혈관계통에 관한 것		
angioplasty	an′jē-ō-plas-tē	혈관성형. surgical repair of a vessel
aneurysmectomy	an′yūr-iz-mek′tō-mē	동맥류절제. excision of an aneurysm
atherectomy	ath′er-ek′tō-mē	죽종절제. removal of fatty plaque from a vessel surgically or using catheterization

외과처치와 치료시술

용어	발음	뜻
cardiac pacemaker	kar′dē-ak pās′mā-kĕr	심장박동조율기. surgically placed mechanical device connected to stimulating leads (electrodes) on or within the heart, programmed to help maintain normal heart rate and rhythm (그림 10.26)
cardioversion	kar′dē-ō-vĕr′zhŭn	심(장)율동전환. use of defibrillation or drugs to restore the heart's normal rhythm
coronary artery bypass; *syn.* aortocoronary bypass (ACB)	kōr′ō-nār-ē ahr′tĕr-ē bī′pās; ā-ōr′tō-kōr′ō-nar-ē bī′pas	관상동맥우회술(= 대동맥관상등맥우회술). conduit, usually a vein graft or internal thoracic artery, surgically placed between the aorta and a coronary artery branch to shunt blood around an obstruction
coronary artery bypass graft (CABG)	kōr′ō-nār-ē ahr′tĕr-ē bī′pās graft	관상동맥우회술이식. surgical procedure in which a damaged section of a coronary artery is replaced or bypassed with a graft vessel (그림 10.27)

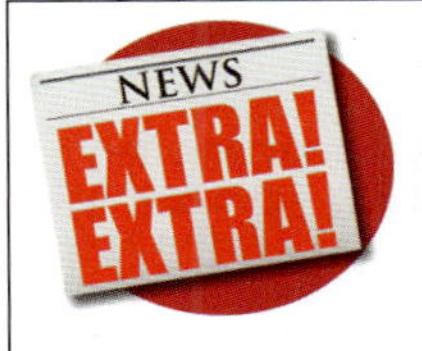

The Evolution of Coronary Artery Bypass Surgery(관상동맥우회술의 발전) 기술의 발전은 여러 유형의 관상동맥우회 수술의 발전을 가져왔다. 전통적으로 이 시술은 흉골 가운데를 크게 절개하여 가슴을 여는 것이었다; 심장-폐 기계가 심장이 정지되는 동안 혈액을 순환시켰다. "오프펌프(off-pump)"라고 불리는 새로운 형태의 우회수술은 수술을 진행하는 동안 심장을 안정시키는 특수 약물을 사용한다. 또한 외과의사들은 이제 최소로 침습하는 우회수술(bypass surgery)을 하는데, 이 수술은 가슴 측면을 조금 절개하고 수술에 특수 기구들을 사용한다.

용어	발음	뜻
defibrillation	dē-fib′ri-lā′shŭn	세동제거/잔떨림제거. use of an electric shock to stop fibrillation or cardiac arrest
embolectomy	em′bō-lek′tŏ-mē	색전제거. surgical removal of an embolus or blood clot, usually with a catheter

(계속됨)

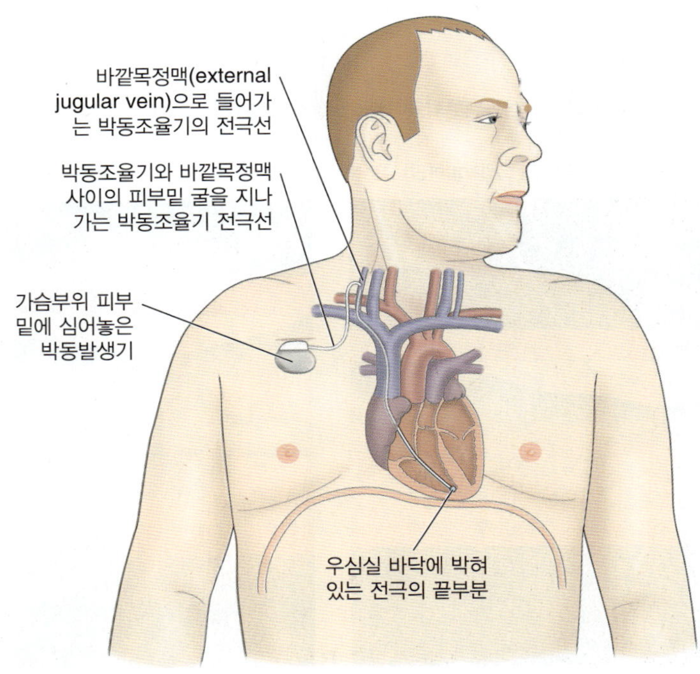

그림 10.26 박동조율기(pacemaker)의 삽입.

외과처치와 치료시술 *(계속됨)*

용어	발음	뜻
endarterectomy	end′ahr-tĕr-ek′tŏ-mē	동맥내막절제. surgical removal of fatty deposits in an artery
graft	graft	이식, 이식편. tissue, organ, or vessel used for transplantation
pericardiocentesis	per′i-kar′dē-ō-sen-tē′sis	심장막천자. surgical puncture to aspirate fluid from the pericardium
percutaneous transluminal coronary angioplasty (PTCA)	pĕr′kyū-tā′nē-ŭs trans-lū′mĕn-ăl kōr′ŏ-nār-ē an′jē-ō-plas-tē	피부경유혈관경유관상동맥성형. procedure in which a balloon catheter is used to restore blood flow in a blocked vessel (그림 10.28)

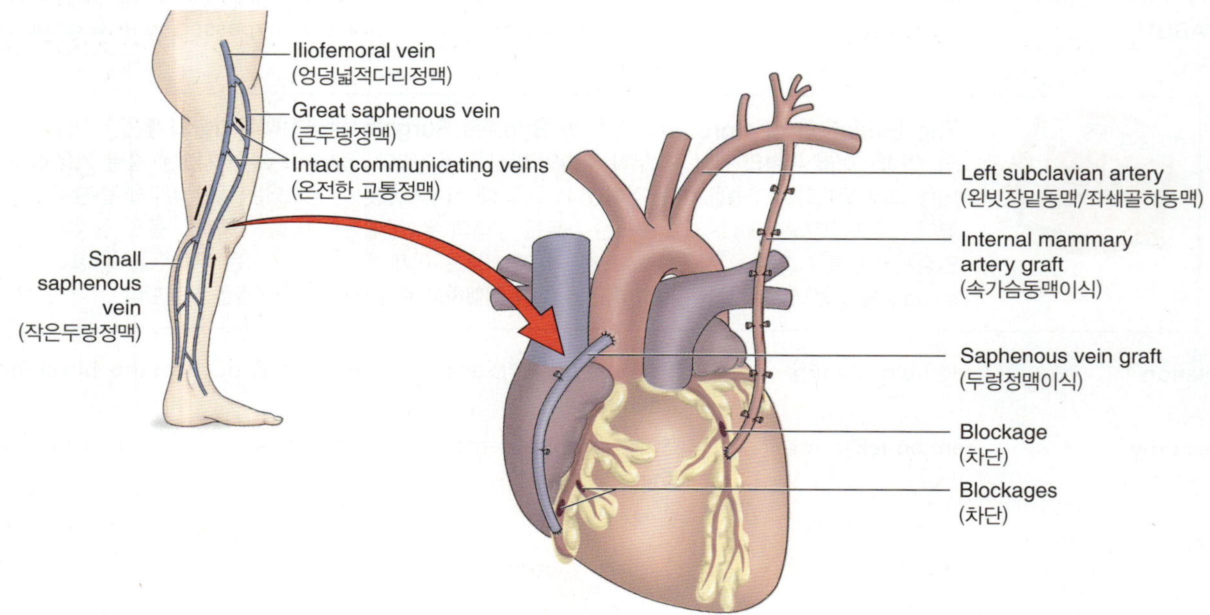

그림 10.27 관상동맥우회술이식 (coronary artery bypass graft, CABG).

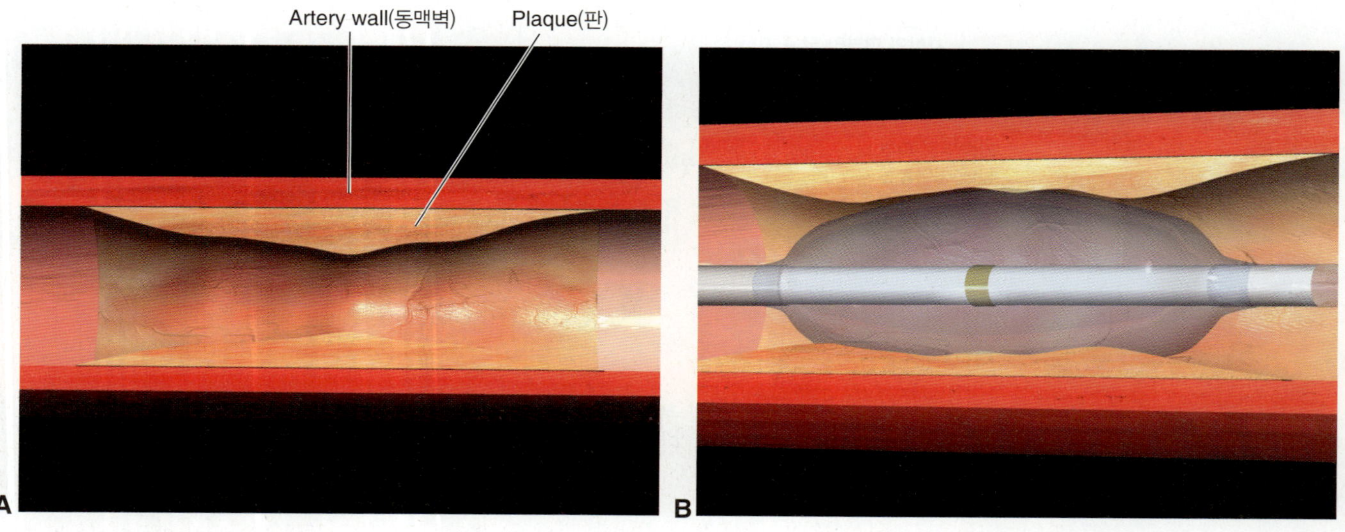

그림 10.28 관상동맥혈관성형(coronary angioplasty, PTCA). **A.** 동맥에 생성된 판. **B.** 삽입된 풍선을 부풀리면 혈관 내강이 커진다.

외과처치와 치료시술

용어	발음	뜻
phlebectomy	fle-bek′tō-mē	정맥절제. excision of a segment of a vein, sometimes done to treat varicose veins
stent	stent	스텐트/내관. intravascular insertion of a hollow mesh tube designed to keep a vessel open or patent (그림 10.29)
valve replacement	valv rē-plās′mĕnt	판막치환. surgical replacement of a valve with a biologic or mechanical device (그림 10.30)
valvotomy	val-vot′ŏ-mē	판막절개. incision into a valve
valvuloplasty	val′vyū-lō-plas-tē	판막성형. surgical repair of a valve
림프계통에 관한 것		
adenectomy	ad′ĕ-nek′tŏ-mē	샘절제. excision of a gland
lymphadenectomy	lim-fad′ĕ-nek′tŏ-mē	림프절절제. excision of a lymph node
lymphadenotomy	lim-fad′ĕ-not′ŏ-mē	림프절절개. incision into a lymph node

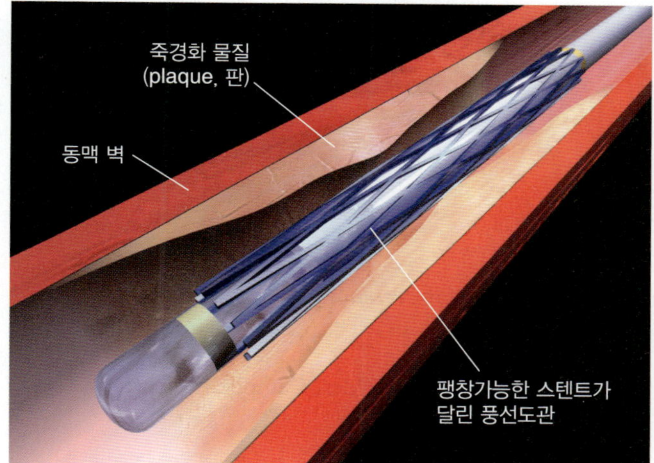

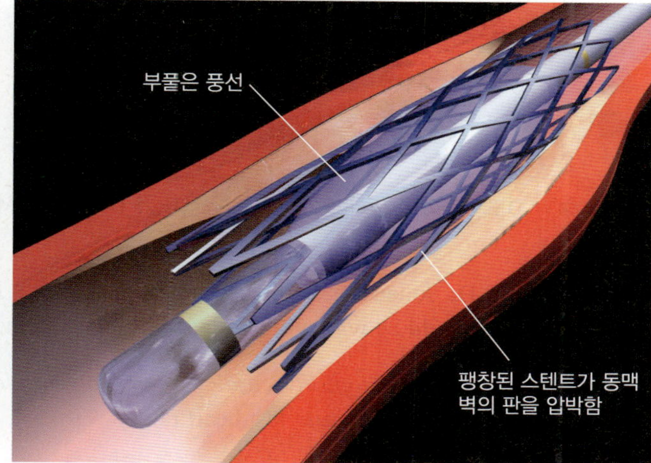

그림 10.29 동맥 스텐트(arterial stent).

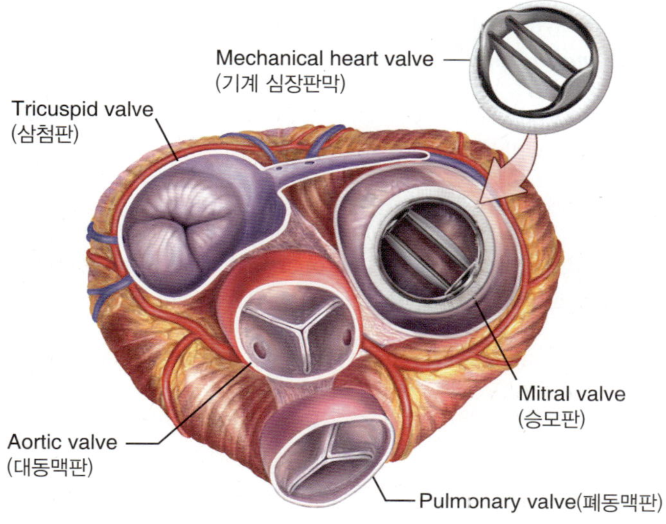

그림 10.30 승모판치환(mitral valve replacement).

■ 연습문제: 외과처치와 치료시술

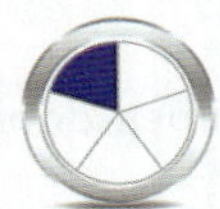

연습문제 23

아래 문제의 뜻에 맞은 의학용어를 빈칸에 쓰시오.

1. 샘의 절제 ______________________
2. 관상동맥 속의 풍선도관의 팽창 ______________________
3. 색전 또는 혈전의 외과적 제거 ______________________
4. 판막의 외과적 복구 ______________________
5. 지방판의 수술적 제거 ______________________
6. 림프절 절제 ______________________
7. 림프절 절개 ______________________

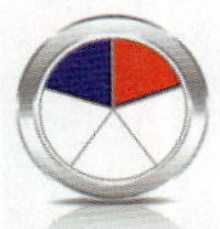

연습문제 24

아래 문장의 뜻에 가장 적합한 용어를 (　) 안에서 고르시오.

1. Dr. Johansson explained to Mr. Curren that his (*valvuloplasty, valve replacement, atherectomy*) would be with a biologic or mechanical device.
2. A(n) (*angioplasty, cardioversion, valve replacement*) was performed on Mrs. Campbell to correct her irregular and fast heart rate.
3. Mr. Torres had a(n) (*endarterectomy, embolectomy, stent*) to surgically remove the fatty buildup in his carotid artery.
4. After having several syncopal episodes due to bradycardia, Mr. DeHaan was scheduled for implantation of a (*cardiac pacemaker, valve replacement, stent*) to help maintain normal heart rate and rhythm.
5. Dr. LaPenna decided to do a(n) (*ACB, PTCA, CABG*) to open Mr. Thompson's narrowed coronary artery using a catheter with a balloon attachment.
6. A (*pacemaker, PTCA, stent*) was inserted in Ms. Andretti's coronary artery to help keep it open.
7. After documenting the restenosis of his coronary arteries by angiography, Dr. Ayerdi advised Mr. Johnson to have a(n) (*CABG, cardioversion, adenectomy*).
8. Dr. Nowak grafted the saphenous vein to the aorta in a procedure called a(n) (*aortocoronary bypass, endarterectomy, PTCA*).

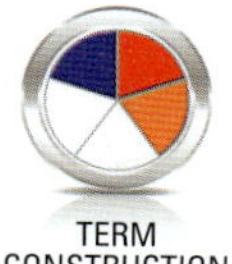

연습문제 25

아래 접미사를 사용하여 용어의 뜻에 알맞은 의학용어를 만드시오.

접미사	의학용어의 뜻	의학용어
-plasty	혈관의 외과적 복구	1. ________
-ectomy	동맥류 절제	2. ________
-centesis	심장막으로부터 액체를 흡인하는 천자	3. ________
-ectomy	샘 절제	4. ________
-tomy	판막 절개	5. ________

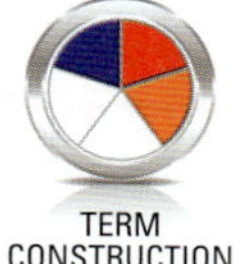

연습문제 26

아래 문제의 의학용어를 단어성분으로 나누고 그 성분들의 뜻을 쓰시오. 또한 의학용어의 뜻을 쓰시오.

예:

carditis

단어성분: cardi/o, -itis
뜻: heart, inflammation
용어의 뜻: inflammation of the heart

1. pancreatic
단어성분: ________
뜻: ________
용어의 뜻: ________

2. adrenalitis
단어성분: ________
뜻: ________
용어의 뜻: ________

3. glucosuria
단어성분: ________
뜻: ________
용어의 뜻: ________

4. acromegaly
단어성분: ________
뜻: ________
용어의 뜻: ________

5. cortical
단어성분: ________
뜻: ________
용어의 뜻: ________

투약과 약물요법

용어	발음	뜻
anticoagulant	an′tē-kō-ag′yŭ-lănt	항응고제. drug used to prevent or inhibit blood clotting
antiarrhythmic agent	an′tē-ā-rith′mik ā′jĕnt	부정맥약/항부정맥제. drug used to suppress fast or irregular heart rhythms
hemostatic agent	hē′mō-stat′ik ā′jĕnt	지혈제. drug that stops the flow of blood within vessels
hypolipidemic agent	hī′pō-lip′id-ē-mĭc a′jĕnt	고지혈증약. drug used to lower blood cholesterol levels
nitroglycerin	nī′trŏ-glis-er-in	나이트로글리세린. vasodilator used for angina pectoris
thrombolytic therapy	throm′bō-lit′ik thār′ă-pē	혈전용해요법. administration of an intravenous (IV) drug to dissolve a blood clot
vasoconstrictor	vā′sō-kŏn-strik′tŏr	혈관수축제. drug that narrows (constricts) blood vessel diameter, which increases blood pressure
vasodilator	vā′sō-dī′lā-tŏr	혈관확장제. drug that increases (dilates) blood vessel diameter, which decreases blood pressure

■ 연습문제: 투약과 약물요법

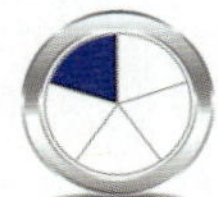
SIMPLE RECALL

연습문제 27

아래 문제의 뜻에 맞는 투약이나 약물요법에 관한 용어를 쓰시오.

1. 혈관의 지름을 감소시키는 약물 ______________________
2. 혈액응고를 예방하거나 억제하는 약물 ______________________
3. 혈전을 용해하기 위한 IV 약물의 투여 ______________________
4. 혈관의 지름을 증가시키는 약물 ______________________
5. 혈액의 흐름을 막는 약물 ______________________
6. 빠르거나 불규칙한 심장리듬을 억제하는 약물 ______________________
7. 협심증에 사용되는 약물 ______________________
8. 혈중 콜레스테롤을 낮추는 약물 ______________________

전문분야와 전문가

용어	발음	뜻
cardiology	kar′dē-ol′ŏ-jē	심장학. medical specialty concerned with diagnosis and treatment of heart disease
cardiologist	kar′dē-ol′ŏ-jist	심장내과전문의. physician who specializes in cardiology
cardiac electrophysiology	kar′dē-ak ĕ-lek′trō-fiz′ē-ol′ŏ-jē	심장전기생리학. medical specialty concerned with the electrical activities of the heart
cardiac electrophysiologist	kar′dē-ak ĕ-lek′trō-fiz′ē-ol′ŏ-jist	심장전기생리과전문의. physician who specializes in cardiac electrophysiology
lymphedema therapy	lim′fĕ-dē′mă thār′ă-pē	림프부종치료. medical specialty concerned with the treatment of lymphedema
lymphedema therapist	lim′fĕ-dē′mă thār′ă-pist	림프부종치료사. one who specializes in lymphedema therapy

■ 연습문제: 전문분야와 전문가

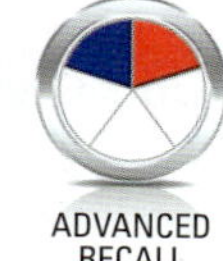
ADVANCED RECALL

연습문제 28

아래 문제의 설명에 알맞은 의학의 전문분야나 전문가를 보기에서 골라 빈칸에 쓰시오.

cardiac electrophysiology	cardiologist	cardiology
lymphedema therapy	lymphedema therapist	cardiac electrophysiologist

1. 심장병 연구 ______________________

2. 림프부종의 치료에 관련된 전문성 ______________________

3. 심장병을 전문으로 하는 의사 ______________________

4. 심장의 전기활성에 관련된 전문성 ______________________

5. 림프부종 치료를 전문으로 하는 사람 ______________________

6. 심장의 전기활성에 대해 전문성을 가진 의사 ______________________

약어

약어	뜻
	심장혈관계통에 관한 것
ACB	대동맥관상동맥우회술. aortocoronary bypass
ACS	급성관상동맥증후군. acute coronary syndrome
ASHD	동맥경화심장병. arteriosclerotic heart disease
AV	동맥경화-, 심방실- . arteriovenous, atrioventricu ar
BP	혈압. blood pressure
CABG	관상동맥우회술이식(편). coronary artery bypass graft
CAD	관상동맥병. coronary artery disease
CHF	울혈심부전. congestive heart failure
DS	도플러초음파검사. Doppler sonography
DVT	깊은정맥혈전증/심부정맥혈전증. deep vein thrombosis
ECG or EKG	심전도검사. electrocardiography
GXT	단계적운동검사. graded exercise test
HM	홀터감시기. Holter monitor
HTN	고혈압(증). hypertension
MI	심근경색증. myocardial infarction
MRA	자기공명혈관조영. magnetic resonance angiography
MRI	자기공명영상. magnetic resonance imaging
MUGA	다중흡수관문획득(스캔) . multiple uptake gated acquisition
PAD	말초동맥질환. peripheral arterial disease

(계속됨)

단원 10 심장혈관계통과 림프계통

약어 (계속됨)

약어	뜻
PTCA	피부경유혈관경유관상동맥성형. percutaneous transluminal coronary angioplasty
PVC	조기심실수축. premature ventricular contraction
RHD	류마틱심장병. rheumatic heart disease
SPECT	단일광자(방출)컴퓨터단층촬영. single photon emission computed tomography
TEE	식도경유심초음파검사. transesophageal echocardiography

■ 연습문제: 약어

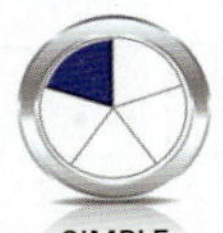

연습문제 29

아래 약어의 뜻을 쓰시오.

1. CHF ______
2. ACB ______
3. SPECT ______
4. ASHD ______
5. DVT ______
6. PVC ______
7. BP ______
8. ACS ______
9. HTN ______
10. CABG ______

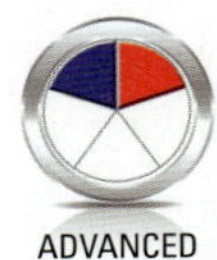

연습문제 30

아래의 문장에 사용된 약어의 뜻을 쓰시오.

1. Dr. Erickson ordered an **HM** for Mr. Hadley to investigate his complaints of irregular heartbeats.

______

2. Mrs. Cuthbert underwent a **PTCA** to enlarge the lumen of her stenotic artery.

______

3. The cardiologist ordered an **MRA** of the brain to locate the blocked vessel.

______

4. Dr. Anderson's specialty is repair of **AV** defects.

____

5. Dr. Macken had difficulty visualizing the heart structures on the echocardiogram, so he ordered a **TEE**, a procedure in which the patient swallows the transducer, to obtain a different perspective.

____

6. Angie Smith was diagnosed with **CAD** because of her ischemia.

____

7. Mr. Javovich's heart valve was damaged after having **RHD** as a child.

____

8. Mr. John's **GXT** was performed using a treadmill.

____

9. Dr. Francis diagnosed Ms. Snyder with an **MI** caused by coronary artery occlusion.

____

10. Mrs. Adkins was diagnosed with **PAD** through the use of Doppler sonography.

____

ADVANCED RECALL

연습문제 31

아래 문제의 설명에 맞는 약어를 보기에서 골라 빈칸에 쓰시오.

DS	MUGA	MRA
MRI	ECG	

1. 심장의 전기활성 기록 ______________
2. 자기장 및 고주파를 이용한 영상법 ______________
3. 염료를 주입한 심장과 혈관의 MRI ______________
4. 혈류의 속도를 기록하는 기법 ______________
5. 심실 기능의 평가에 사용되는 핵의학 기법 ______________

■ 마무리

- 심장혈관계통과 림프계통은 밀접하게 관련되어 있다. 그들의 기능은 혈관(동맥과 정맥)과 림프관을 사용하여 혈액과 림프를 전신에 걸쳐 순환시키는 것이다.
- 이 단원에서 심장혈관계통과 림프계통에 관한 단어성분, 접두사, 접미사, 형용사, 상태, 검사, 시술, 투약, 전문분야, 약어 등을 배웠다.

단원 복습

해부학 및 생리학 용어의 복습

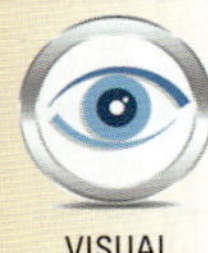

연습문제 32

아래 그림의 빈칸에 해부학적 구조에 해당하는 알맞은 용어를 쓰시오.

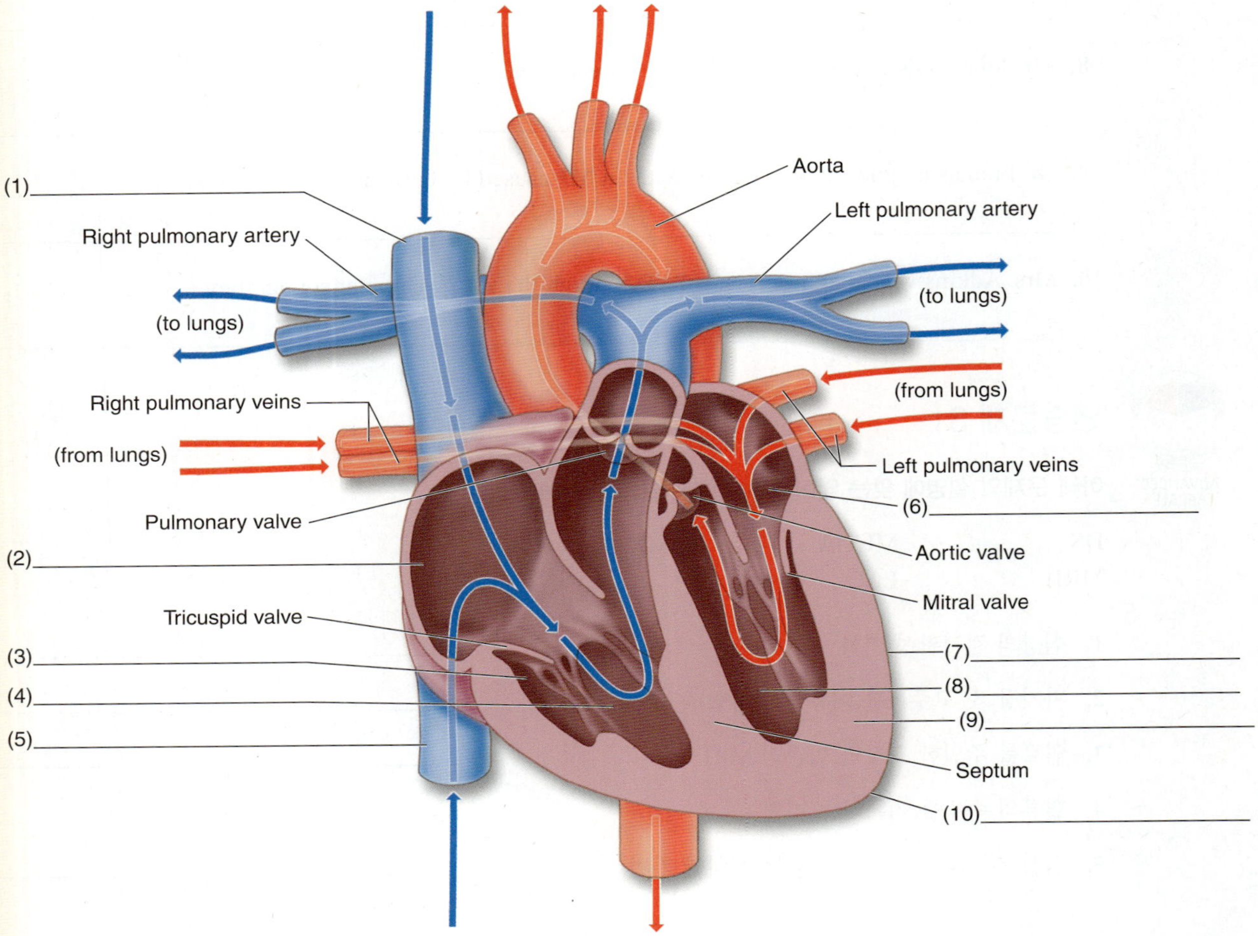

(1)__________________

Aorta

Left pulmonary artery

Right pulmonary artery

(to lungs)

(to lungs)

(from lungs)

Right pulmonary veins

(from lungs)

Left pulmonary veins

Pulmonary valve

(6)__________________

Aortic valve

(2)__________________

Mitral valve

Tricuspid valve

(7)__________________

(3)__________________

(8)__________________

(4)__________________

(9)__________________

(5)__________________

Septum

(10)__________________

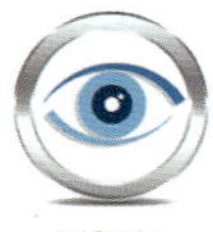

연습문제 33

아래 그림의 빈칸에 해부학적 구조에 해당하는 알맞은 용어를 쓰시오.

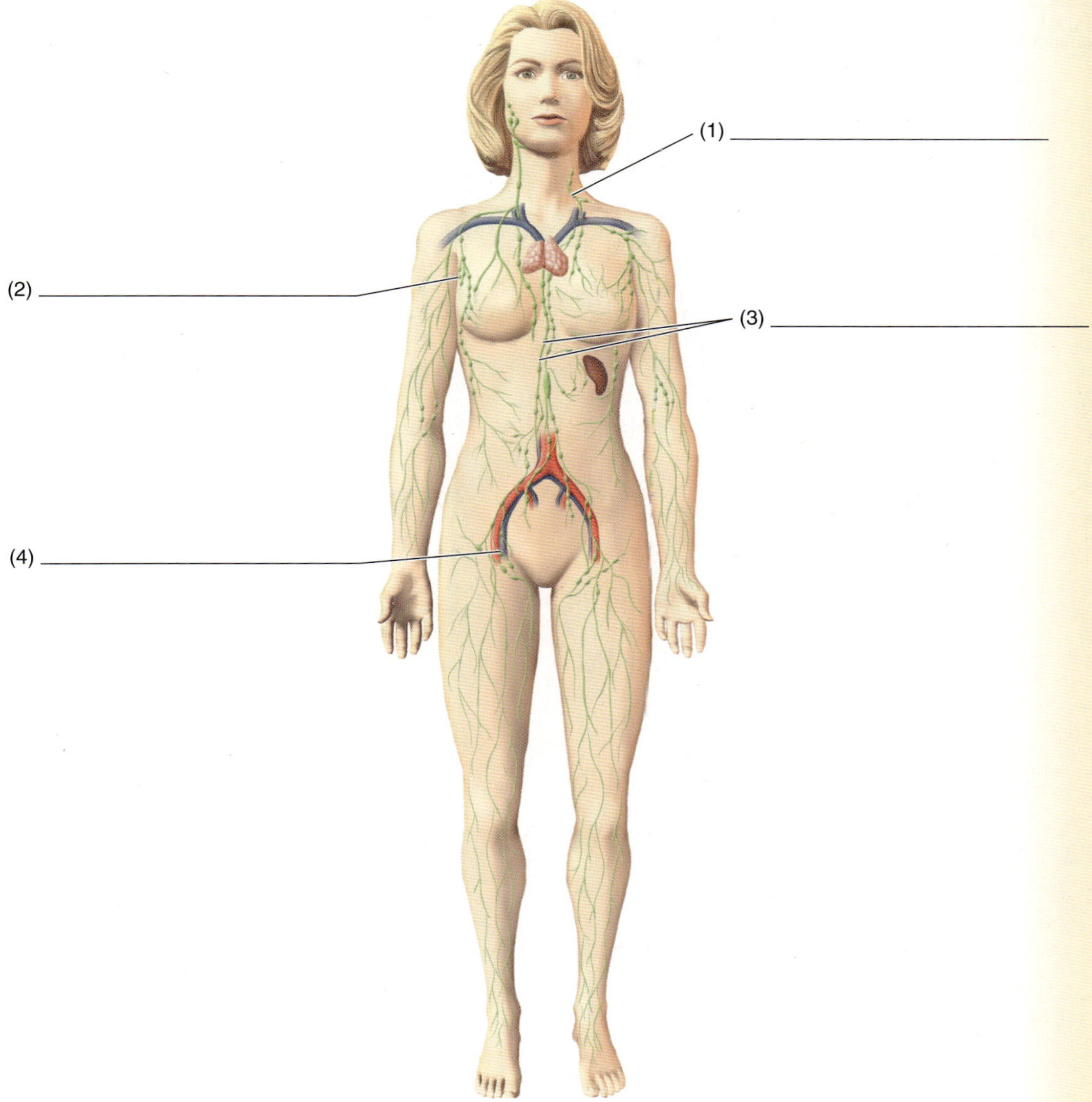

(1) ____________________

(2) ____________________

(3) ____________________

(4) ____________________

단원 10 심장혈관계통과 림프계통

용어구조 이해하기

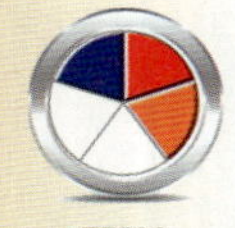
TERM CONSTRUCTION

연습문제 34

아래 문제의 의학용어를 단어성분으로 나누고 그 성분들의 뜻을 쓰시오.
또한 의학용어의 뜻을 쓰시오.

예:

carditis
단어성분: cardi/o, -itis
뜻: heart, inflammation
용어의 뜻: inflammation of the heart

1. angiostenosis
단어성분: ______
뜻: ______
용어의 뜻: ______

2. phlebitis
단어성분: ______
뜻: ______
용어의 뜻: ______

3. electrocardiography
단어성분: ______
뜻: ______
용어의 뜻: ______

4. atrioventricular
단어성분: ______
뜻: ______
용어의 뜻: ______

5. tachycardia
단어성분: ______
뜻: ______
용어의 뜻: ______

6. interventricular
단어성분: ______
뜻: ______
용어의 뜻: ______

7. thrombosis
단어성분: ______
뜻: ______
용어의 뜻: ______

8. polyarteritis
단어성분: ___
뜻: ___
용어의 뜻: ___

9. thrombophlebitis
단어성분: ___
뜻: ___
용어의 뜻: ___

10. cardiomyopathy
단어성분: ___
뜻: ___
용어의 뜻: ___

11. arteriosclerosis
단어성분: ___
뜻: ___
용어의 뜻: ___

12. sphygmic
단어성분: ___
뜻: ___
용어의 뜻: ___

13. venography
단어성분: ___
뜻: ___
용어의 뜻: ___

14. bradycardia
단어성분: ___
뜻: ___
용어의 뜻: ___

15. atherosclerosis
단어성분: ___
뜻: ___
용어의 뜻: ___

16. myocardium
단어성분: ___
뜻: ___
용어의 뜻: ___

17. valvulotomy
단어성분: ______
뜻: ______
용어의 뜻: ______

18. lymphadenopathy
단어성분: ______
뜻: ______
용어의 뜻: ______

19. lymphangiitis
단어성분: ______
뜻: ______
용어의 뜻: ______

20. thrombolytic
단어성분: ______
뜻: ______
용어의 뜻: ______

이해력 연습문제

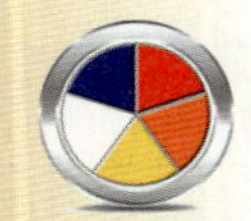
COMPREHENSION

연습문제 35

아래 문장에 알맞은 의학용어를 빈칸에 써 넣으시오.

1. The ______ is located between the endocardium and epicardium.
2. The wall that separates the right and left sides of the heart is called the ______.
3. A(n) ______ is one who specializes in the study of the heart.
4. The heart valve between the right ventricle and the pulmonary artery is called the ______ valve.
5. The ______ carries oxygenated blood away from the heart.
6. When the ventricles are in the relaxation phase of the heartbeat, it is referred to as ______.
7. Dilation of small terminal vessels is a condition called ______.
8. Swollen or twisted veins are referred to as ______ veins.
9. A rhythm of rapid regular contractions of the atria is called atrial ______ .
10. A rhythm of rapid irregular contractions of the ventricles is called ventricular ______.

11. ____________________________ is the enlargement of the lower extremities due to worms blocking the lymph vessels.

12. Cramping of the legs due to lack of blood flow is called ____________________________.

13. Lack of blood flow is a condition called ____________________________.

14. When the heart muscle is deprived of oxygen or blood flow for a significant amount of time, tissue death may occur. Death of heart muscle is called ____________________________.

15. Cardiac arrest is complete, sudden cessation of ____________________________ activity.

16. Prolonged immobility during air travel can increase the risk of blood clot formation in the large veins, causing a condition called ____________________________.

17. An early contraction of the ventricles is referred to as a(n) ____________________________.

18. Abnormal heart sounds are also referred to as ____________________________.

19. Patent means ____________________________, such as in a patent ductus arteriosus in which the fetal circulatory vessels fail to close.

20. C-reactive protein is a blood test used to measure the level of ____________________________ in the body.

연습문제 36

COMPREHENSION

아래 문제에 대한 답을 간단히 쓰시오.

1. Which type of drug stops the flow of blood within vessels? ____________________________

2. The pulse is usually felt at which two points on the body? ____________________________

____

3. During vascular sonography, where is the catheter placed? ____________________________

____

4. What four substances are measured in a lipid panel? ____________________________

____

5. What is the difference between hypotension and hypertension? ____________________________

____

6. Blood pressure monitoring involves the use of what two instruments? ____________________________

____

7. The drug nitroglycerin is used to treat what condition? ____________________________

____

8. What procedure might be used to treat fluid around the pericardium? ______________________________

9. What physical activity does a physician perform during percussion? ______________________________

____

10. Why might a SPECT scan be performed to diagnose arrhythmias? ______________________________

____

11. What two types of treatment might be done in cardioversion? ______________________________

____

12. What is the opposite of tachycardia? ______________________________

13. In what two situations might a defibrillation be performed? ______________________________

____

14. Which two procedures are done to bypass damaged coronary arteries? ______________________________

____

15. How does the balloon attachment function in a PTCA? ______________________________

____

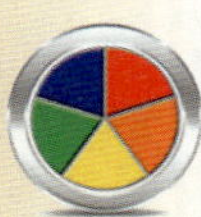

APPLICATION

연습문제 37

아래 문제에 대한 가장 적합한 답을 보기에서 고르시오.

1. Which of the following would not be used to describe an abnormal heartbeat? (증상)
   A. aneurysm
   B. dysrhythmia
   C. tachycardia
   D. palpitation

2. Using the plural form of the term, the two upper receiving chambers of the heart are called the (구조)
   A. aorta.
   B. atria.
   C. arterioles.
   D. atrium.

3. Inflammation of the lymphatic vessels is referred to as (병명)
   A. lymphangiitis.
   B. lymphadenitis.
   C. lymphedema.
   D. lymphadenopathy.

4. Edema that retains an indentation of a pressed finger is called (증상)
   A. dissecting.
   B. pitting.
   C. ischemic.
   D. stenotic.

5. Cardiac tamponade is compression of the heart. Which procedure might be used to treat this condition? (시술)
   A. angioplasty
   B. cardioversion
   C. myocentesis
   D. pericardiocentesis

6. A patient with mitral valve stenosis might have previously had which condition? (병명)
   A. rheumatic fever
   B. Raynaud syndrome
   C. murmur
   D. peripheral arterial disease

7. Which of the following is not a diagnostic test designed to record arrhythmias? (검사)

A. lipid profile
B. graded exercise test
C. electrocardiogram
D. Holter monitor

8. ECG electrodes are usually placed at the precordial region, or the (구조)

A. abdomen.
B. anterior lower chest.
C. anterior right chest.
D. shoulders.

9. CABG stands for (수술)

A. coronary artery bypass graft.
B. cardiac artery bypass graft.
C. cerebrovascular accident bypass graft.
D. aortocoronary bypass.

10. During a PTCA, a catheter is advanced *through a vessel*. Which term pertains to the italicized phrase? (용어)

A. percutaneous
B. transluminal
C. coronary
D. angiogram

11. Which of the following is a hollow mesh tube used to keep a vessel patent? (기구)

A. pacemaker
B. valvotomy
C. defibrillation
D. stent

12. What substance is injected during a cardiac catheterization? (물질)

A. fluid
B. dye
C. blood
D. lymph

13. Which blood test diagnoses an acid–base or pH imbalance? (검사)

A. cardiac enzyme test
B. C-reactive protein
C. cardiac troponin
D. electrolyte panel

14. Filariae cause elephantiasis by blocking which type of vessels? (기관)

A. arteries
B. veins
C. lymphatic
D. capillaries

15. A patient who states that she can "feel her heartbeat" is experiencing (증상)

A. palpitations.
B. tachycardia.
C. bradycardia.
D. percussion.

16. Vessels carrying blood to the heart might be tested using which diagnostic procedure? (검사)

A. arteriography
B. aortography
C. transesophageal echocardiography
D. venography

17. Which condition is not a heart rhythm or conduction disorder? (검사)

A. bradycardia
B. tachycardia
C. phlebitis
D. dysrhythmia

18. Lack of blood flow to the lower limbs causes (병명)

A. phlebitis.
B. lymphangiitis.
C. intermittent claudication.
D. thrombus.

19. Which procedure treats the buildup of plaque or fatty deposits inside arterial walls? (시술)

A. pericardiocentesis
B. atherectomy
C. valve replacement
D. aneurysmectomy

20. An ECG produces a recording of the heart's electrical activity in what type of format? (결과물)

A. x-ray
B. three-dimensional image
C. sonogram
D. graph

활용과 분석

증례연구

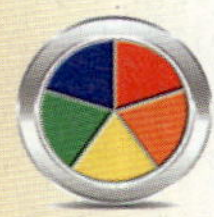
APPLICATION

연습문제 38

아래 증례연구를 읽고 각각의 질문에 맞는 정답을 보기에서 고르시오.

증례 10-1

테리고(Terrigo) 씨는 가슴압박감과 두근거림을 주요호소증상으로 응급실에 들어왔다. 수술전 심방세동이 있었고, 20XX년 3월에 관상동맥우회술이식(CABG)을 받은 과거력이 있다. 오늘 아침 가슴압박감과 두근거림이 시작되기 전까지 잘 지내고 있었다. 프랜시스(Francis) 박사는 ECG를 의뢰하여 조기심실수축(PVC)과 ST분절내림(ST-segment depression)을 볼 수 있었다. 우관상동맥 협착(stenosis)에 대해 심장도관삽입(cardiac catheterization)과 피부경유혈관경유관상동맥성형(PTCA)을 시행하였다.

1. What of the following best describes a CABG? (뜻)
   A. noninvasive procedure to open a clogged artery
   B. surgical replacement or bypass of a damaged coronary artery
   C. removal of a clot using catheterization
   D. intravascular insertion of a hollow mesh tube

2. Atrial fibrillation is best described as (뜻)
   A. rapid irregular rhythm of the lower heart chambers.
   B. rapid regular rhythm of the upper heart chambers.
   C. rapid irregular rhythm of the upper heart chambers.
   D. rapid regular rhythm of the lower heart chambers.

3. Mr. Terrigo's signs and symptoms could best be described as (병명)
   A. acute coronary syndrome.
   B. cardiac arrest.
   C. intermittent claudication.
   D. Raynaud disease.

4. Which of the following are waves found on an ECG? (파 형태)
   A. QRS waves
   B. TUV waves
   C. ultrasound waves
   D. Doppler waves

5. Which of the following would typically not be true of stenotic coronary arteries? (원인)
   A. caused by CAD
   B. caused by a thrombus
   C. caused by atherosclerosis
   D. caused by lymphedema

6. Which of the following would not be true for a PTCA? (뜻)
   A. attempts to enlarge the vessel lumen
   B. involves a cardiac catheter
   C. involves the use of electric shock
   D. uses a balloon catheter attachment

증례 10-2

피터슨(Peterson) 씨는 지난 며칠 동안 피로, 기침, 발열 등의 징후와 증상이 있었다. 어젯밤 등까지 방사되는 가슴 통증을 경험하기 시작했는데, 누우면 더 아프고 앉으면 덜 아팠다. 명치 부위를 청진(auscultation)하는 동안 맥켄(Macken) 박사는 심장막 마찰음의 특징인 "삐걱거리는 가죽(squeaky leather)" 소리를 감지했다. 심전도(ECG) 및 심초음파검사(echocardiogram)가 시행되었다. 피터슨 씨는 심장막염(pericarditis, 그림 10.31)으로 진단을 받고 소염제(antiinflammatory drug)를 복용했다.

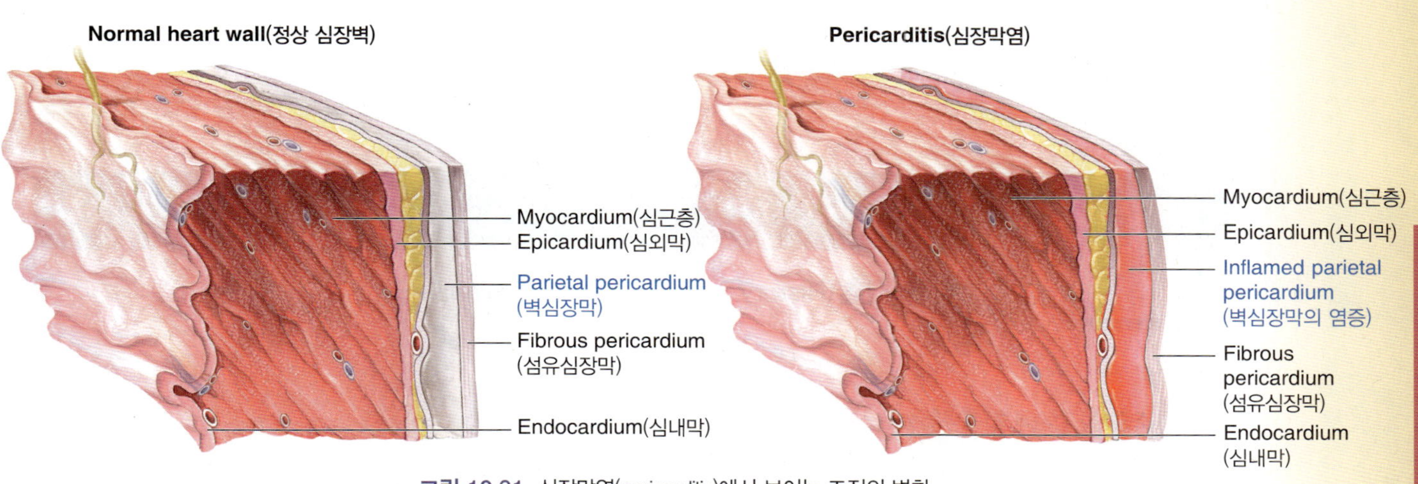

그림 10.31 심장막염(pericarditis)에서 보이는 조직의 변화.

7. The pericardium is (뜻)

A. a membrane that protects the heart valves.
B. the heart muscle.
C. inside the heart.
D. the sac surrounding the heart.

8. Cardiac tamponade can occur if which condition progresses? (증상)

A. occlusion
B. chest pain
C. fatigue
D. pericarditis

9. Auscultation is an examination by (뜻)

A. microscope.
B. viewing through a scope or tube.
C. palpation.
D. listening.

10. The term precordial refers to the (뜻)

A. anterior right chest.
B. anterior left chest.
C. heart.
D. lungs.

11. An echocardiogram uses _____________ to assess heart structure and function. (검사 방법)

A. radiographic rays
B. electrical waves
C. ultrasound waves
D. nuclear imaging

의무기록 분석

의무기록 10-1

심장진료소(cardiac clinic)에서 근무하는 임상의료보조자(clinical medical assistant)로서 당신은 의사의 지시에 따라 환자를 직접 대하면서 활력징후(vital sign)를 측정하고, 검사를 돕고, 그 밖의 시술을 수행한다. 지난주 이 진료소의 환자인 존슨(Johnson) 씨가 가슴통증(chest pain)으로 병원에 입원했었다. 그는 퇴원했다가 다시 진료소를 재방문한다. 당신은 그가 병원입원을 했을 때의 병력과 진찰기록을 검토하고 있다.

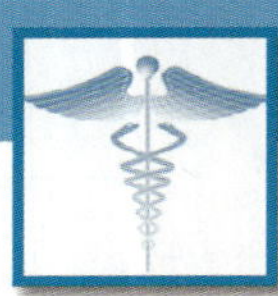

의무기록

병력청취와 진찰(History and Physical Examination)

병력

주요호소증상: 가슴통증/흉통(chest pain).

현재병력: 존슨(Johnson) 씨는 오늘 이 자리에서 왼쪽 팔과 턱으로 뻗치는 통증을 동반한 가슴압박감(chest pressure)을 호소하고 있다. 4일 전에 시작됨. 이러한 증상은 보통 1~2마일을 조깅할 때 시작하여 오르막길을 달릴 때 더 심해진다. 속도를 늦추거나 쉬면 통증이 가라앉는다. 그는 이 삽화(episode)들이 있을 때 나타나는 땀남(diaphoresis)과 숨참(shortness of breath) 때문에 인해 입원하였다. 그는 일주일에 5~7번 정도 보통 하루에 3~5마일을 달리거나 조깅을 한다. 그는 현재 비처방약물(OTC)인 일일 비타민 외에는 어떤 약도 복용하지 않는다.

병력: 그의 아버지가 심근경색증(myocardial infarction)으로 61세에 사망하였기 때문에 심장병 가족력이 양성이다.

사회생활: 음주나 흡연을 하지 않음.

직업경력: 27년 동안 토지개발회사의 임원으로 근무하고 있음.

계통 검토: 병력에서 특이사항 없음. 그 밖에 인지, 시각, 청각, 근골격, 소화, 배뇨 등에 문제가 없다고 함.

진찰

일반 진찰: 진찰 결과 이 환자는 급성고통이 없는 57세의 남성으로서 체격이 좋고 영양상태도 좋음.

활력징후: BP 122/78; P 59 reg; R 12; T 98.8; Wt. 85 kg; Ht. 6′1″

두안이비인후과(HEENT): 양쪽 동공은 크기가 같고, 둥글며, 빛에 대한 반응성과 조절력이 좋음.

목: 목이 부드러움. 목동맥 박동이 강함. 덩어리나 압통이 없음.

폐: 타진이나 청진에서 깨끗함. 호흡음이 쉽게 들리고 정상적임.

심장: 심장박동과 심장리듬은 규칙적임. 맥박수 59. 잡음(murmur), 말굽심음(gallop), 마찰음(rub)이 없음.

팔다리: 휨(clubbing), 청색증, 부종 등이 없음.

진단: 가슴X선 사진에서 약간의 좌심실확장이 의심됨. ECG에서 ST-분절내림이 나타나고, 가끔 PVC 나타남.

평가

추정진단: 허혈(ischemia)과 심혈관질환을 배제(r/o)할 것.

계획: 전체혈구계산(CBC), 화학검사, 심초음파영상(echocardiogram), 단계적운동검사(GXT)는 오늘 시행할 것. 양성일 경우 일주일 내에 심장도관삽입(cardiac catheterization)을 예약할 것. 별도 통지를 할 때까지 조깅 중단을 환자에게 지시할 것. 환자에게 혀밑 나이트로글리세린 샘플을 주고 그 사용법에 대해 설명할 것.

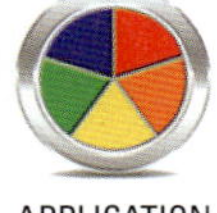

APPLICATION

연습문제 39

위의 의무기록에 사용된 용어 중에서 아래 문제의 뜻에 맞은 의학용어를 빈칸에 쓰시오. 모든 용어가 이 단원에 나오는 것은 아니지만 이 단원에 포함된 단어성분의 뜻을 참고하여 이 용어들을 알아낼 수 있다는 점을 주목하시오.

1. pertaining to the heart and vessels ____________________

2. ultrasound recording of heart structure ____________________

3. GXT is an abbreviation for ____________________

4. death of heart tissue ____________________

5. pertaining to a ventricle ____________________

6. abnormal condition characterized by purple or blue discoloration ____________________

보너스 질문

죽경화증(atheriosclerosis)은 동맥경화증(arteriosclerosis)의 한 형태이다. 이 두 가지 의학용어는 비슷한 것처럼 들리지만 서로 다른 뜻을 갖고 있다. 아래 두 문제의 설명에 맞은 용어를 각각 써 넣으시오.

7. hardening of the arteries ____________________

8. hardening of vessels due to plaque buildup ____________________

의무기록 10-2

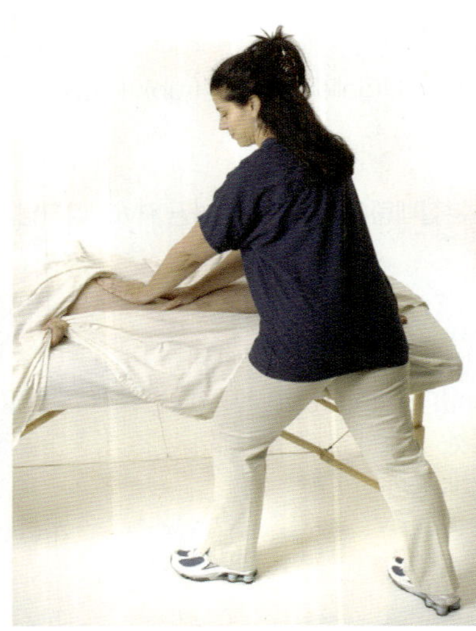

마사지치료사(massage therapist)는 손을 사용하여 다양한 상태의 환자를 도와준다.

당신은 반덴버그(Van den Berg) 씨를 처음으로 만나 그의 림프부종(lymphedema) 치료를 하는 마사지치료사(massage therapist)이다. 그와 그 아내는 지난 10년 동안 아프리카 에티오피아에서 선교사로 일했는데, 그곳에서 그가 사상충코끼리피부병(filarial elephantiasis)에 걸렸다. 그는 지난번 마지막으로 진찰받은 의사의 진료기록을 가지고 왔다.

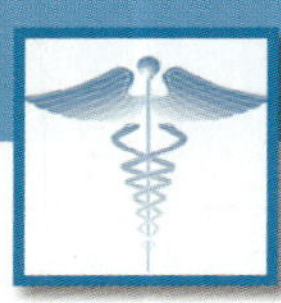

의무기록

사상충코끼리피부병(Filarial Elephantiasis)의 추적조사

주관적 정보: 환자는 그의 병에 대해 화학요법을 시작한 후 추적검사를 받기 위해 재방문하였다. 그는 양쪽 다리에 부종이 계속된다고 호소한다. 이것은 아마 림프관염(lymphangitis)과 림프의 흐름이 중단되어 액체가 축적되었기 때문일 것이다. 그는 오한, 발열, 전신 병감(general malaise) 등의 증상과 징후를 가지고 있는데, 모두 그가 앓고 있는 병의 이 단계에서 예상되는 것들이다.

객관적 정보: 실험실검사에서 성체 사상충(filarial worm)으로부터 세균 감염이 확인되었다. 오늘 그의 체온은 화씨 100.5 ℉이다. 그의 몸무게는 지난 번 방문 때보다 2파운드 오른 210파운드 정도에 머물렀다. 다리의 촉진에서 오목부종(pitting edema)이 있으며, 오른쪽 종아리에 홍반(erythema)이 있다.

평가

1. 사상충코끼리피부병 (Filarial elephantiasis)
2. 림프부종 (Lymphedema)
3. 림프절염 (Lymphangiitis)
4. 발열 (Fever)
5. 전신 병감 (General malaise)

계획

1. 적절한 위생 계획을 검토할 것.
2. 처방된 화학요법을 계속 시행할 것.
3. 림프부종(lymphedema)이 지속될 때 마사지요법(massage therapy)을 시작할 것.
4. 림프샘염(lymphadenitis)이나 림프샘병증(lymphadenopathy) 징후의 감시를 한 달에 한 번 추적할 것.

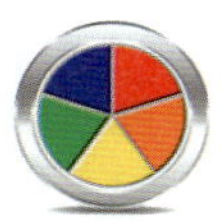
APPLICATION

연습문제 40

위의 의무기록을 읽고 문제에 맞는 정답을 보기에서 고르시오. (참고: 일부 용어가 이 단원에 나오는 것은 아니지만 단어성분을 참고하면 이해할 수 있을 것이다.)

1. What is causing Mr. Van den Berg's elephantiasis? (원인)

A. red clay soil
B. filariae
C. food poisoning
D. heat

2. What is lymphedema? (뜻)

A. infection of a lymph node
B. inflammation of a lymph node
C. swelling due to blocked blood vessels
D. swelling due to blocked lymphatic vessels and fluid buildup

3. What are filariae? (구별)

A. worms
B. bacteria
C. germs
D. fleas

4. What is lymphangiitis? (뜻)

A. infection of a lymphatic vessel
B. inflammation of a lymph node
C. inflammation of a lymphatic vessel
D. malignant tumor of lymph tissue

5. Which of the following statements about elephantiasis is not true? (뜻)

A. It occurs most commonly in South America.
B. Filariae get into a body via mosquito bites.
C. Filariae block lymphatic vessels.
D. Lymphedema and lymphangiitis are common signs.

보너스 질문

6. Although this chapter does not describe this term, what does the word *erythema* mean?

____

철자법

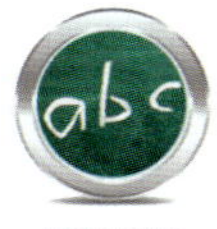
SPELLING

연습문제 41

아래 문제에서 철자가 맞는 용어를 고르시오.

1. aneurism	anyerism	aneurysm
2. lymphangeitis	lymphangiitis	lymphanitis
3. valvoplasty	valvuplasty	valvuloplasty

4. telangietasia	telengiectasia	telangiectasia
5. Dopplier	Dopler	Doppler
6. sphygmomanometer	sphymonometer	sphymomenometer
7. vasoconstrictor	vasoconstricter	vasoconstitor
8. diastoli	diestole	diastole
9. ascultation	ausultation	auscultation
10. elephantiasis	elephanitis	elephantiosis
11. paroxismal	paroxysmal	paroximal
12. ischimic	iskemic	ischemic
13. dysrhythmia	dysrrythmia	dysrythmia
14. arrhythmia	arrythmia	arythmia
15. claudication	claudacation	claudocation

MEMO

호흡계통
Respiratory System

11

단원 테두리

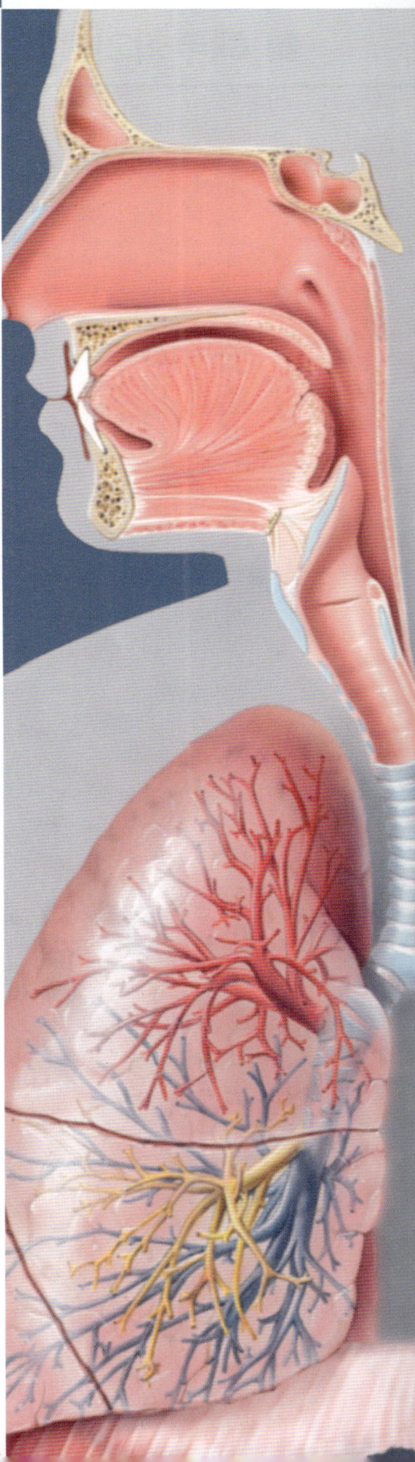

학습 성과

이 단원의 학습이 끝나면:

1. 호흡계통의 구조와 기능을 설명할 수 있어야 한다.

2. 상기도 및 하기도와 호흡에 관한 용어들을 정의할 수 있어야 한다.

3. 호흡계통에 관한 연결형, 접두사, 접미사들을 정의할 수 있어야 한다.

4. 호흡계통에 관한 일반 의학용어들을 정의할 수 있어야 한다. 여기에는 형용사와 관련 용어, 징후와 증상, 의학적 상태, 검사와 시술, 외과처치와 치료시술, 투약과 약물요법, 의학 전문분야와 전문가에 관한 용어들이 포함된다.

5. 호흡계통에 관한 약어들을 정의할 수 있어야 한다.

6. 이 단원의 모든 연습문제를 완전하게 풀 수 있어야 한다.

7. 호흡계통에 관한 증례연구와 의무기록에 사용된 용어들을 설명할 수 있어야 한다.

머리말

몸 세포는 산소가 필요하며, 호흡계통의 역할은 세포의 산소요구를 충족시키는 것이다. 앞 단원에서 적혈구와 세포에 산소를 전달하는 순환계통의 역할을 배웠다. 세포 대사의 부산물인 이산화탄소도 역시 세포 수준에서 산소와 교환된 후 폐로 다시 운반되어 "날려 버린다(blown off)"고 한다. 이 단원은 호흡계통의 기본 해부학과 생리학에 초점을 맞추며 정상과 비정상 기능에 관한 용어를 제공한다.

해부학과 생리학

구조

- 호흡계통(respiratory system)은 상기도와 하기도로 구성된다.
- 상기도와 하기도는 모두 허파로 산소를 공급하고 허파로부터 이산화탄소를 제거한다 **(그림 11.1)**.

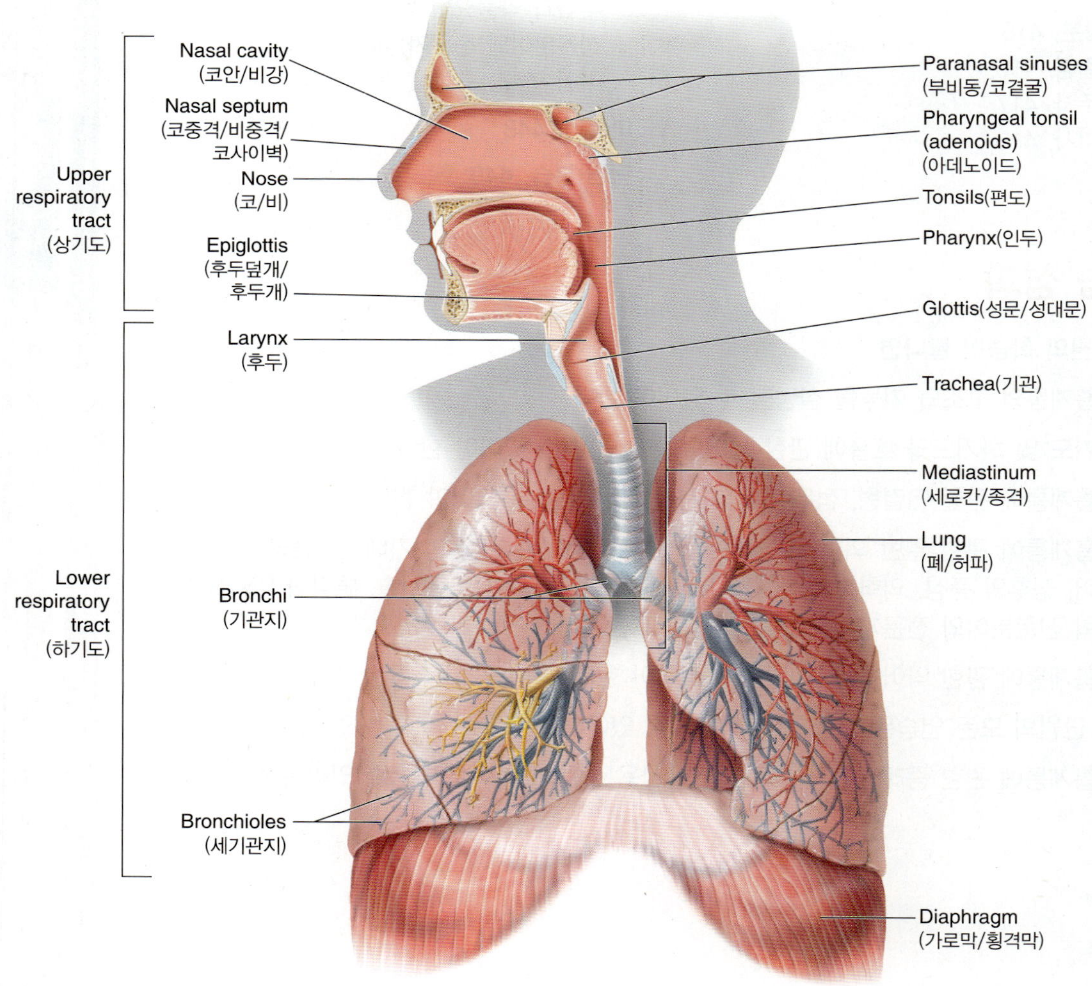

그림 11.1 호흡계통(respiratory system)의 구조

기능

- 혈류를 통해 온몸의 세포와 조직에 산소를 공급함
- 몸으로부터 이산화탄소를 제거함
- 후두와 성대를 통해 상기도와 하기도 사이에 공기흐름을 제공하여 목소리를 낼 수 있도록 함

호흡계통에 관한 용어

용어	발음	뜻
		상기도 (그림 11.2)
nose	nōz	코/비. anatomic structure at the entrance to the respiratory system that conducts, warms, humidifies, and cleans inhaled air
nasal cavity	nā′zăl kav′i-tē	코안/비강. the space on either side of the nasal septum extending from the nares (nostrils) to the pharynx
nasal septum	nā′zăl sep′tŭm	코중격/비중격/코사이벽. dividing wall between the right and left nasal cavities
paranasal sinuses	par′ă-nā′zăl sīnŭ-sez′	부비동/코곁굴. paired air-filled cavities in the bones of the face that are connected to the nasal cavity; these include the frontal, sphenoidal, maxillary, and ethmoidal sinuses (그림 11.3)
pharynx; *syn.* throat	far′ingks; thrōt	인두(= 목구멍). space behind the mouth that serves as a passage for food from the mouth to the esophagus and for air from the nose and mouth to the larynx; made up of the nasopharynx, oropharynx, and laryngopharynx
adenoids	ad′ĕ-noydz	아데노이드. pharyngeal tonsil located on the posterior wall of the nasopharynx that enlarges during childhood and shrinks during puberty
tonsils	ton′silz	편도. lymphatic structures including the pharyngeal tonsil (adenoids), palatine tonsil, and lingual tonsil (그림 11.4)

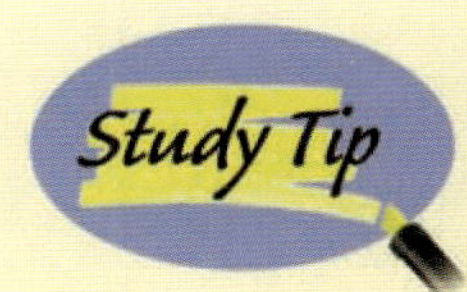

Adenoids and Pharyngeal Tonsil(아데노이드와 인두편도): 아데노이드(adenoid)는 코인두(nasopharynx)에 존재하는 주름진 무피막 림프조직의 정상적인 집합체로서 또한 인두편도(pharyngeal tonsil)라고도 한다. 이 림프조직이 한 번 접힌 것을 아데노이드라고 부른다. 이 조직은 코인두의 천장과 뒤벽에 덩어리를 이루고, 소아기에 커진 다음 사춘기에 퇴행한다. 이 조직에 염증이 생기면 중이염(otitis media), 코막힘, 부비동염(PNS), 폐쇄수면무호흡(obstructive sleep apnea, 수면 중의 반복적인 호흡 정지)으로 이어질 수 있다.

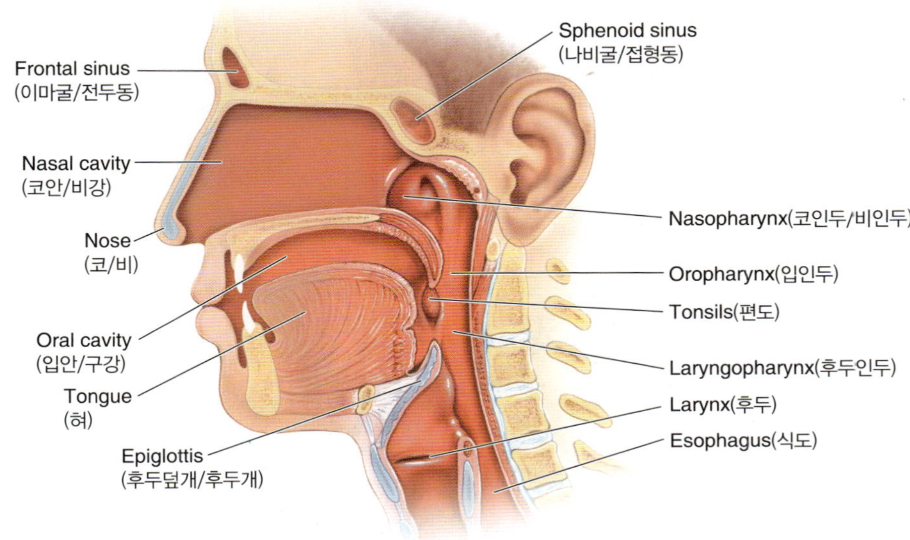

그림 11.2 상기도(upper respiratory tract)의 구조.

호흡계통에 관한 용어 *(계속됨)*

용어	발음	뜻
		하기도 (그림 11.5)
cilia	sil′ē-ă	섬모. fine hair-like projections lining the mucous membranes
larynx	lar′ingks	후두. air passageway located between the pharynx and the trachea that holds the vocal cords; commonly called the voice box
epiglottis	ep′i-glot′is	후두(덮)개. flap of cartilage that covers the upper region of the larynx during swallowing to prevent food or other matter from entering the lungs
glottis	glot′is	성(대)문. part of the larynx consisting of the vocal folds (vocal cords) and the slit-like opening between the folds
trachea; *syn.* windpipe	trā′kē-ă; wind′pīp	기관. air passage extending from the larynx into the thorax; also called the windpipe

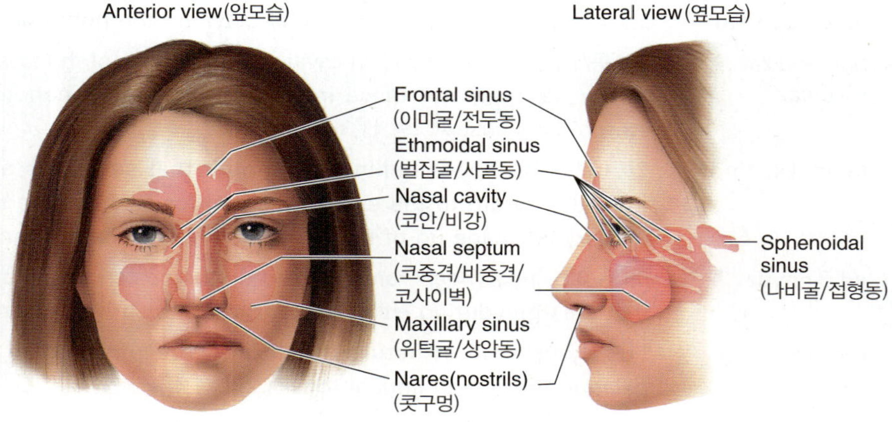

그림 11.3 비강과 부비동(nasal cavity and paranasal sinuses).

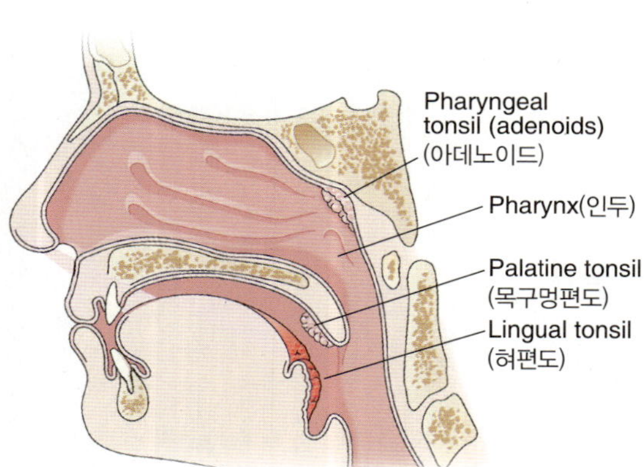

그림 11.4 인두와 편도(pharynx and tonsils). 인두편도 또는 아데노이드는 코인두(목구멍의 윗부위)에, 목구멍편도는 입인두(입의 뒷부위)에, 혀인두는 혀의 바닥에 위치하고 있다.

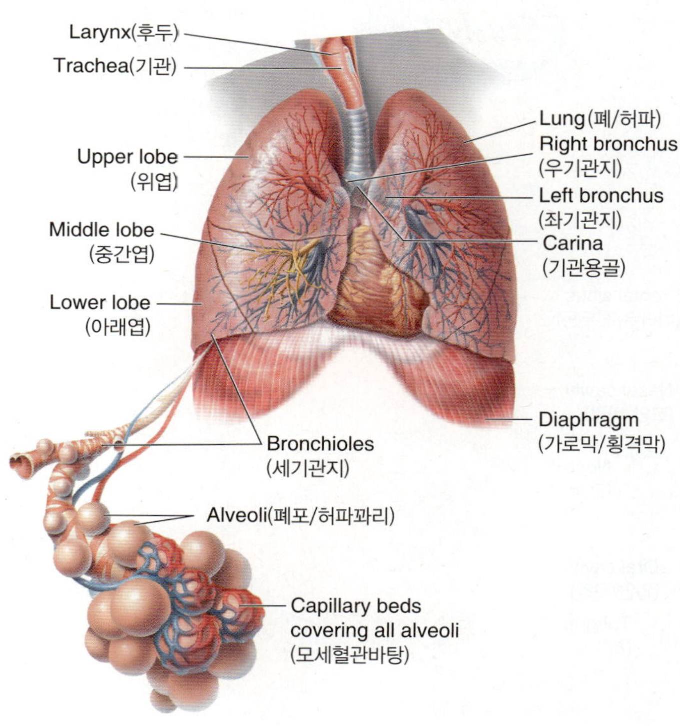

그림 11.5 하기도(lower respiratory tract)의 구조.

호흡계통에 관한 용어

용어	발음	뜻
bronchi	brong′kī	기관지. two main branches (left bronchus and right bronchus) off the trachea that convey air to and from the lungs
carina; *syn*. carina of trachea	kă-rī′nă; kă-rī′nă ov tră′kē-ă	기관용골. cartilaginous ridge at the point where the trachea divides into the two (right and left) bronchi
alveoli	al-vē′ō-lī	폐포/허파꽈리. tiny air sacs in the lungs where the exchange of oxygen and carbon dioxide occurs between the lungs and blood
bronchioles	brong′kē-ōlz	세기관지. finer subdivisions of the bronchi located in the lungs
lungs	lŭngz	폐, 허파. paired organs of breathing in which blood is aerated
lobes	lōbz	엽. subdivisions of the lungs: there are three on the right (upper, middle, and lower) and two on the left (upper and lower)
pleura	plūr′ă	가슴막/흉막. serous membrane surrounding the lungs and lining the walls of the pulmonary (lung) cavities
parietal layer	pă-rī′ĕ-tăl lā′ĕr	벽층. outer layer of the pleura that attaches to the chest wall; also called parietal pleura
pleural cavity	plūr′ăl kav′i-tē	가슴막안/흉막강. space between the layers of the pleura
visceral layer	vis′ĕr-ăl lā′ĕr	내장층. inner layer of the pleura that attaches to the lungs; also called visceral pleura
thorax; *syn*. chest	thō′raks; chest	가슴/흉부, 흉곽. upper part of the trunk between the neck and the abdomen; formed by the sternum, the thoracic vertebrae, and the ribs, extending to the diaphragm
diaphragm	dī′ă-fram	가로막/횡격막. muscular partition between the abdominal and thoracic cavities; the contraction and relaxation of the diaphragm causes inspiration and expiration

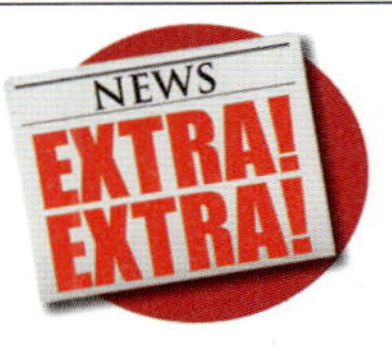

Diaphragm(가로막/횡격막) 가로막은 호흡을 도와준다. 공기가 폐로 흡수되면(흡입) 가로막이 수축되거나 아래쪽으로 밀려 내려간다. 근육이 이완되면서 폐에서 공기가 다시 나오게 한다(날숨). 사람들이 운동하다가 "격통(stitch)"을 경험할 때, 그들은 실제로 가로막의 연축(spasm)을 경험하는 것이다. 격통을 예방하는 가장 좋은 방법은 운동을 할 때 깊게 숨을 쉬는 것이라는 점에 의사들이 동의한다. 심호흡을 하면 가로막이 스트레스를 적게 받는다.

용어	발음	뜻
mediastinum	me′dē-as-tī′nŭm	세로칸/종격. area of the thoracic cavity between the lungs that contains the heart, aorta, esophagus, trachea, and thymus
호흡 (숨쉬기)		
airway	ār′wā	기도/숨길. any part of the respiratory tract through which air passes during breathing
eupnea	yūp-nē′ă	정상호흡. normal breathing
expiration; *syn*. exhalation	eks′pi-rā′shŭn; eks′hă-lā′shŭn	날숨/호기. the process of breathing out (**그림 11.6**)

(계속됨)

호흡계통에 관한 용어 *(계속됨)*

용어	발음	뜻
external respiration; *syn.* breathing	eks-tĕr′năl res′pi-rā′shŭn; brēth′ing	외호흡(= 호흡/숨쉬기). the exchange of respiratory gases (oxygen and carbon dioxide) in the lungs
inspiration; *syn.* inhalation	in-spi-rā′shŭn; in′hă-lā′shŭn	들숨/흡기. the process of breathing in (그림 11.6)
internal respiration	in-ter′năl res′pi-rā′shŭn	내호흡. the exchange of gases between the blood and the tissues; also called tissue respiration
patent	pā′tĕnt	열린-. open or unobstructed
respiration	res′pi-rā′shŭn	호흡. the process involving the exchange of oxygen and carbon dioxide between the environment and body cells; also called breathing or pulmonary ventilation
sputum	spyū′tŭm	가래. mixture of saliva and mucus coughed up (expectorated) from the respiratory tract; also called phlegm
ventilation	ven-ti-lā′shŭn	환기. movement of gases into and out of the lungs; also called respiration

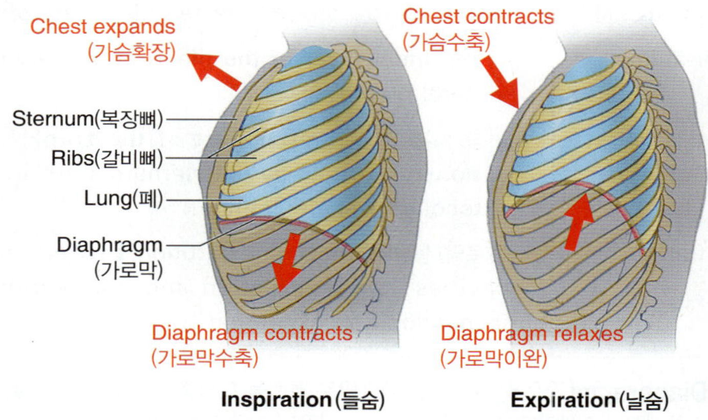

그림 11.6 호흡 과정(process of breathing).

■ 연습문제: 해부학과 생리학

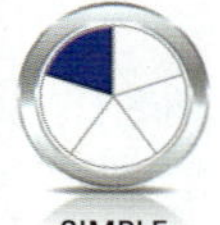

연습문제 1

아래 문제의 뜻에 맞는 해부학적 구조를 쓰시오.

1. 왼쪽 및 오른쪽 폐의 세분화된 부분 ________________

2. 숨을 내쉬는 과정 ________________

3. 삼키는 동안 음식이나 다른 물질이 폐로 들어가는 것을 방지 ______________

4. 정상적인 호흡 ______________

5. 인두와 기관 사이에 위치한 공기통로 ______________

6. 음식과 공기가 통과하는 입 뒤쪽의 공간 ______________

7. 숨을 들이쉬는 과정 ______________

8. 흉강과 복강 사이의 근육에 의한 분할 ______________

9. 흡입된 공기를 전도하고, 따뜻하게 데우고, 습하게 하고, 깨끗하게 만드는 호흡기계통의 입구에 위치한 해부학적 구조 ______________

10. 폐에서 호흡가스(산소와 이산화탄소)의 교환 ______________

11. 코안 사이를 분할하는 벽 ______________

12. 기관에서 두 개의 주요 가지 ______________

13. 폐와 혈액 사이에서 산소와 이산화탄소의 교환이 일어나는 폐의 작은 공기주머니 ______________

14. 폐에 부착되는 가슴막의 안쪽 층 ______________

15. 기도로부터 (기침으로) 내뱉은 타액과 점액의 혼합물 ______________

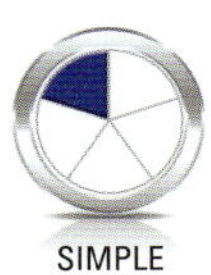

SIMPLE RECALL

연습문제 2

아래 문장의 뜻에 가장 적합한 용어를 ( ) 안에서 고르시오.

1. The major structures of the upper respiratory system are the (*nose and pharynx, pharynx and lungs, larynx and diaphragm*).

2. The (paranasal sinuses, cilia) are fine hair-like projections lining the (*serous membranes, mucous membranes*).

3. When the (*sputum, trachea, ventilation*) is blocked, air cannot pass through the respiratory tract.

4. Human speech is made possible when air enters the (*pharynx, larynx, pleura*).

5. The (*laryngopharynx, epiglottis, sputum*) prevents food from entering the lower respiratory tract.

6. The (*bronchus, glottis, pharynx*) is a branch off the trachea.

7. The bronchi further divide into finer subdivisions in the lungs called (*bronchioles, alveoli, cilia*).

8. The (*mediastinum, diaphragm, thorax*) separates the thoracic cavity from the abdominal cavity.

9. The air-filled cavities in the bones of the face are called (*alveoli, adenoids, paranasal sinuses*).

10. The (*carina, alveolus, diaphragm*) divides into the left and right bronchi.

11. The outer layer of the pleura that attaches to the chest wall is called the (*visceral layer, pleural cavity, parietal layer*).

12. The (*mediastinum, pleural cavity, thorax*) is the space between the layers of the pleura.

13. The process involving the exchange of oxygen and carbon dioxide between the environment and body cells is called (*ventilation, expiration, respiration*).

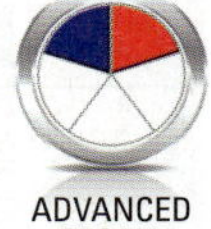

ADVANCED RECALL

연습문제 3

아래 문제의 뜻에 맞는 의학용어를 보기에서 골라 빈칸에 쓰시오.

glottis	patent	pleura	mediastinum
lungs	thorax	adenoid	internal respiration

1. 혈액과 조직 사이의 가스 교환 __________

2. 성대와 주름 사이의 틈새와 같은 구멍으로 구성된 후두의 일부 __________

3. 코인두 벽에 위치한 림프 구조물 __________

4. 폐 사이의 가슴안 일부 __________

5. 혈액의 환기를 담당하는 한 쌍의 호흡기관 __________

6. 폐를 둘러싼 막 __________

7. 열린 또는 막히지 않은 __________

8. 복장뼈, 등뼈, 갈비뼈에 의해 형성된 신체 부위 __________

■ 단어성분

아래 표에는 호흡계통에 관한 단어성분이 열거되어 있다.

연결형

연결형	뜻
adenoid/o	1. 샘모양 2. 아데노이드. adenoid
alveol/o	폐포/허파꽈리. alveolus
aspir/o	호흡, 흡인. to breathe in or suck in
atel/o	불완전. incomplete

연결형

연결형	뜻
ausculat/o	듣다, 청진, listening
bronchi/o, bronch/o	기관지, bronchus (windpipe)
capn/o, capn/i	이산화탄소, carbon dioxide
cost/o	갈비뼈/늑골, rib
diaphragmat/o	가로막/횡격막, diaphragm
epiglott/o	후두개/후두덮개, epiglottis
laryng/o	후두, larynx
lob/o	엽, lobe
mediastin/o	세로칸/종격, mediastinum (middle septum)
muc/o	점액, mucus
nas/o	코/비, nose
ox/o, ox/a	산소, oxygen
pector/o	가슴/흉부, chest
pharyng/o	인두(=목구멍), pharynx (throat)
phon/o	소리, 음성, sound, voice
phren/o	가로막/횡격막, diaphragm
pleur/o	갈비, 옆, 가슴막/흉막, rib, side, pleura (lung)
pneum/o, pneumat/o, pneumon/o	폐/허파, 공기, lung, air
pulmon/o	폐/허파, lung
rhin/o	코/비, nose
sept/o	중격/사이벽, septum, thin wall
sinus/o	굴/동, sinus, hollow space
spir/o	호흡, breathe
thorac/o	가슴/흉부, thorax, chest
tonsill/o	편도, tonsil
trache/o	기관, trachea

접두사

접두사	뜻
a-, an-	없는, 아닌, without, not
dys-	아픈, 어려운, 비정상, painful, difficult, abnormal
em-	안, 속, in
eu-	좋은, 정상, good, normal
hypo-	아래, 부족, below, deficient
in-	아닌, not
pan-	모두, 전체, 범, all, entire
per-	경유, through
tachy-	빠른, rapid, fast

접미사

접미사	뜻
-algia	통증, pain
-al, -ar, -ary, -ic	-에 관한, pertaining to
-cele	탈출, 돌출, herniation, protrusion
-centesis	천자, puncture to aspirate
-ectasis	확장, 팽창, dilation, stretching
-ectomy	절제, excision, surgical removal
-emia	혈증, blood (condition of)
-graphy	쓰기, 기술, a writing, description
-itis	염증, inflammation
-metry	측정, measurement of
-phonia	음성상태, condition of the voice
-plasty	성형, surgical repair, reconstruction
-plegia	마비, paralysis
-pnea	호흡, breathing
-rrhagia	흐름, flowing forth
-rrhea	흐름, 분비, flow, discharge
-scopy	검사, process of examining, examination
-spasm	연축, involuntary movement
-stomy	창냄술, artificial or surgical opening
-tomy	절개, incision (a cutting operation)

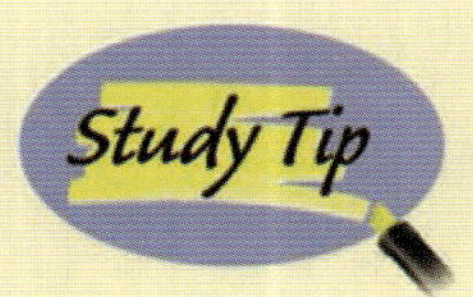

Tonsil and Tonsill/o(편도, 편도-): "tonsil"이라는 단어에는 "L"이 1개 들어 있지만 "tonsil"의 연결형에는 "L"이 2개 들어 있다. 이 연결형으로부터 만들어지는 모든 단어들은 2개의 "L"이 들어간다.

■ 연습문제: 단어성분

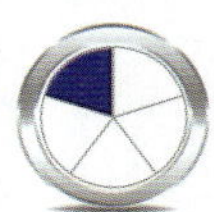

연습문제 4

아래 연결형의 뜻을 쓰시오.

1. capn/o ______________________
2. trache/o ______________________
3. epiglott/o ______________________
4. thorac/o ______________________

5. aspir/o ______
6. sept/o ______
7. pleur/o ______
8. mediastin/o ______
9. bronchi/o ______
10. muc/o ______
11. tonsill/o ______
12. auscultat/o ______
13. pneumat/o ______
14. pulmon/o ______
15. atel/o ______

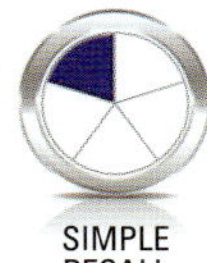

연습문제 5

아래 문제의 뜻에 맞는 연결형을 쓰시오.

1. chest ______
2. tonsils ______
3. sound, voice ______
4. thorax, chest ______
5. pharynx ______
6. larynx ______
7. pleura ______
8. breathe ______
9. lobe ______
10. bronchus ______
11. sinus ______
12. nose ______
13. diaphragm ______
14. oxygen ______
15. carbon dioxide ______

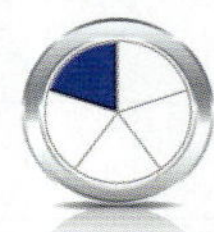

연습문제 6

아래 접두사나 접미사의 뜻을 쓰시오.

1. per- ____________________
2. hypo- ____________________
3. em- ____________________
4. -pnea ____________________
5. tachy- ____________________
6. -rrhagia ____________________
7. pan- ____________________
8. -spasm ____________________
9. -plegia ____________________
10. -cele ____________________
11. -ectomy ____________________
12. -emia ____________________
13. -scopy ____________________
14. a-, an- ____________________
15. -graphy ____________________

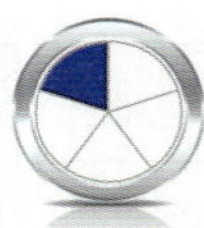

연습문제 7

아래 문제의 뜻에 맞는 접두사나 접미사를 쓰시오.

1. measurement of ____________________
2. pertaining to ____________________
3. flow, discharge ____________________
4. condition of the voice ____________________
5. blood (condition of) ____________________
6. puncture to aspirate ____________________
7. dilation, stretching ____________________
8. painful, difficult, abnormal ____________________

9. artificial or surgical opening ______________________

10. through ______________________

11. good, normal ______________________

12. surgical repair ______________________

13. inflammation ______________________

14. protrusion ______________________

15. incision (a cutting operation) ______________________

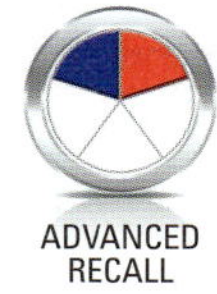

연습문제 8

아래 의학용어를 구성하는 연결형의 뜻을 참고하여 의학용어의 뜻을 쓰시오. (많은 용어가 아직 배운 것이 아니지만 단어성분으로부터 그 뜻을 알 수 있을 것이다.)

연결형	뜻	의학용어	용어의 뜻
adenoid/o	adenoid	adenoidectomy	1. ______
alveol/o	alveolus	alveolitis	2. ______
bronch/o	bronchus	bronchoscope	3. ______
diaphragmat/o	diaphragm	diaphragmatocele	4. ______
epiglott/o	epiglottis	epiglottitis	5. ______
laryng/o	larynx	laryngoscope	6. ______
lob/o	lobe	lobar	7. ______
nas/o	nose	nasal	8. ______
pharyng/o	pharynx	pharyngospasm	9. ______
pleur/o	pleura	pleuritis	10. ______

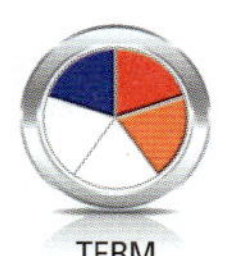

연습문제 9

앞에서 배운 연결형과 단어성분을 사용하여 용어의 뜻에 알맞은 의학용어를 만드시오.

연결형	의학용어의 뜻	의학용어
pneum/o	폐의 염증	1. ______
sept/o	중격의 외과적 복구	2. ______
trache/o	기관 절개	3. ______

thorac/o	가슴의 외과적 개방	4. ______________
tonsill/o	편도의 염증	5. ______________
sinus/o	부비동의 염증	6. ______________
laryng/o	후두의 염증	7. ______________
lob/o	(폐의) 엽에 관한	8. ______________
alveol/o	폐포에 관한	9. ______________
pharyng/o	인두의 염증	10. ______________

의학용어

아래 표는 호흡계통과 그것에 관련된 상태를 기술할 때 사용하는 형용사형과 용어들을 보여준다.

형용사와 그 밖의 관련 용어

용어	발음	뜻
alveolar	al-vē′ō-lăr	폐포/허파꽈리-. pertaining to the alveoli
anoxic	an-ok′sik	무산소-. pertaining to the absence of oxygen
apneic	ap′nē-ik	무호흡고통-. pertaining to or suffering from apnea
bronchial	brong′kē-ăl	기관지-. pertaining to the bronchus
diaphragmatic	dī′ă-frag-mat′ik	가로막/횡격막-. pertaining to the diaphragm
endotracheal	en′dō-trā′kē-ăl	기관내-. pertaining to within the trachea
hypoxic	hī-pok′sik	저산소-. pertaining to a low level of oxygen
intercostal	in′tĕr-kos′tăl	갈비사이-. pertaining to the area between the ribs
laryngeal	lă-rin′jē-ăl	후두-. pertaining to the larynx
lobar	lō′bahr	폐엽-. pertaining to any lobe of the lungs
mediastinal	mē′dē-as-tī′năl	세로칸/종격-. pertaining to the mediastinum
mucous	myū′kŭs	점액-, 점막-. pertaining to mucus or a mucous membrane
nasal	nā′zăl	코/비-. pertaining to the nose
pectoral	pek′tō-răl	가슴/흉부-. pertaining to the chest
pharyngeal	făr-in′jē-ăl	인두-. pertaining to the pharynx
phrenic	fren′ik	가로막/횡격막-. pertaining to the diaphragm
pleural	plūr′ăl	가슴막/흉막-. pertaining to the pleura
pleuritic	plūr-it′ik	가슴막염/흉막염-. pertaining to pleurisy
pulmonary	pul′mŏ-năr-ē	폐/허파-. pertaining to the lungs
respiratory	res′pi-ră-tōr′ē	호흡. pertaining to respiration
thoracic	thō-ras′ik	흉부/가슴-. pertaining to the thorax (chest)
tonsillar	ton-sil′lăr	편도-. pertaining to the tonsil
tracheal	trā′kē-ăl	기관-. pertaining to the trachea

■ 연습문제: 형용사와 그 밖의 관련 용어

연습문제 10

SIMPLE RECALL

아래 용어의 뜻을 쓰시오.

1. apneic ____________________
2. tracheal ____________________
3. phrenic ____________________
4. hypoxic ____________________
5. pleuritic ____________________
6. respiratory ____________________
7. tonsillar ____________________
8. endotracheal ____________________
9. mediastinal ____________________
10. mucous ____________________

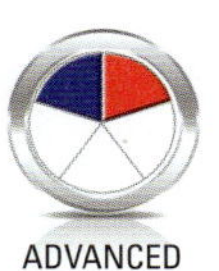

연습문제 11

ADVANCED RECALL

아래 문제의 뜻에 맞는 의학용어를 보기에서 골라 빈칸에 쓰시오.

alveolar	thoracic	pharyngeal	bronchial	intercostal
diaphragmatic	anoxic	pleural	pectoral	lobar

1. 가슴에 관한 ____________________
2. 기관지에 관한 ____________________
3. 가슴막에 관한 ____________________
4. 폐포에 관한 ____________________
5. 가로막에 관한 ____________________
6. 모든 엽에 관한 ____________________
7. 산소의 부재에 관한 ____________________
8. 인두에 관한 ____________________
9. 갈비뼈 사이의 영역에 관한 ____________________
10. 가슴에 관한 ____________________

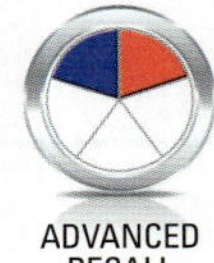

연습문제 12

아래 문장의 뜻에 가장 적합한 용어를 (   ) 안에서 고르시오.

1. Mr. Mullins was treated in the emergency department for a (*pleuritic, pulmonary*) infection within the lower right (*lobar, thoracic*) portion of his lung.
2. Ms. Lane was diagnosed with a fractured rib based on her report of pain and the results of the x-ray of the (*thoracic, pharyngeal, nasal*) cavity.
3. When the physician asked Gabriel where he felt pain, the child pointed at his throat. The physician noted that the reported pain was in the (*pharyngeal, alveolar, pectoral*) area.
4. Mr. Bolling's left lung biopsy involved surgery within the (*laryngeal, tracheal, mediastinal*) cavity.
5. Diagnosing Ms. Hatfield's respiratory condition required an examination of each of the (*lobar, thoracic, pleural*) areas within the lung.

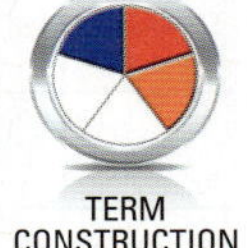

연습문제 13

아래 의학용어에 사용된 연결형과 연결형의 뜻을 쓰시오.

용어	연결형	연결형의 뜻
1. lobar	________	________
2. phrenic	________	________
3. pleural	________	________
4. nasal	________	________
5. pulmonary	________	________

의학적 상태

용어	발음	뜻
acute respiratory distress syndrome (ARDS)	ă-kyūt′ res′pi-ră-tōr′ē dis-tres′ sin′drōm	급성호흡곤란증후군. respiratory failure that can occur with underlying illnesses or injury
aphonia	ă-fō′nē-ă	발성불능. loss of the voice as a result of disease or injury to the larynx
apnea	ap′nē-ă	무호흡. absence of breathing
asthma	az′mă	천식. chronic severe breathing disorder characterized by attacks of wheezing due to inflammation and narrowing of the airways (그림 11.7)
atelectasis	at-ĕ-lek′tă-sis	무기폐/폐확장부전. decrease or loss of air in the lung, causing loss of lung volume and possible lung collapse
bronchiectasis	brong′kē-ek′tă-sis	기관지확장증. an irreversible widening of portions of the bronchi resulting from damage to the airway wall

의학적 상태

용어	발음	뜻
bronchitis	brong-kī′tis	기관지염. inflammation of the bronchi
bronchiolitis obliterans with organizing pneumonia (BOOP)	brong′kē-ō-lī′tis ob-lit′ĕr-ā′nz with ōr′gă-ni-zing nūmō′nē-ă	폐쇄세기관지기질화폐렴. non-infectious pneumonia characterized by inflammation of the bronchioles and surrounding lung tissue
chronic obstructive pulmonary disease (COPD)	kron′ik ob-strŭk′tiv pul′mō-nār′ē di-zēz′	만성폐쇄폐질환. general term used for those disorders with permanent or temporary narrowing of small bronchi, in which forced expiratory flow is slowed
Cheyne–Stokes respiration	chān-stōks res′pi-rā′shŭn	체인-스톡스호흡. respiratory pattern that involves alternating periods of apnea and deep, rapid breathing
croup	krūp	크루프/상기도막힘증. acute obstruction of the upper airway in infants and children characterized by a barking cough with difficult and noisy respiration
cystic fibrosis (CF)	sis′tik fī-brō′sis	낭성섬유증. inherited disorder characterized by the production of thick mucus that blocks the internal passages, including the bronchi and lungs, often resulting in respiratory infection
diaphragmatocele	dī′ă-frag-mat′ō-sēl	가로막탈장/횡격막탈장. hernia (abnormal protrusion) of the diaphragm
dysphonia	dis-fō′nē-ă	발성장애. altered voice production; difficulty speaking due to vocal cord disorder
dyspnea	disp-nē′ă	호흡곤란. difficulty breathing
emphysema	em′fi-sē′mă	폐기종/폐공기증. chronic lung disorder characterized by enlarged alveoli (air sacs) (그림 11.8)
empyema	em′pī-ē′mă	가슴고름집/농흉. localized collection of pus in the thoracic cavity resulting from an infection in the lungs
epistaxis	ep′i-stak′sis	코피. bleeding from the nose
hemothorax	hē′mō-thōr′aks	혈흉/혈액가슴. blood in the pleural cavity
hypoxemia	hī′pok-sē′mē-ă	저산소혈증. decreased level of oxygen in the blood
hypoxia	hī-pok′sē-ă	저산소증. decreased level of oxygen in the tissues
influenza; *syn.* flu	in-flū-en′ză; flū	인플루엔자(=독감). an acute contagious respiratory illness caused by influenza viruses

(계속됨)

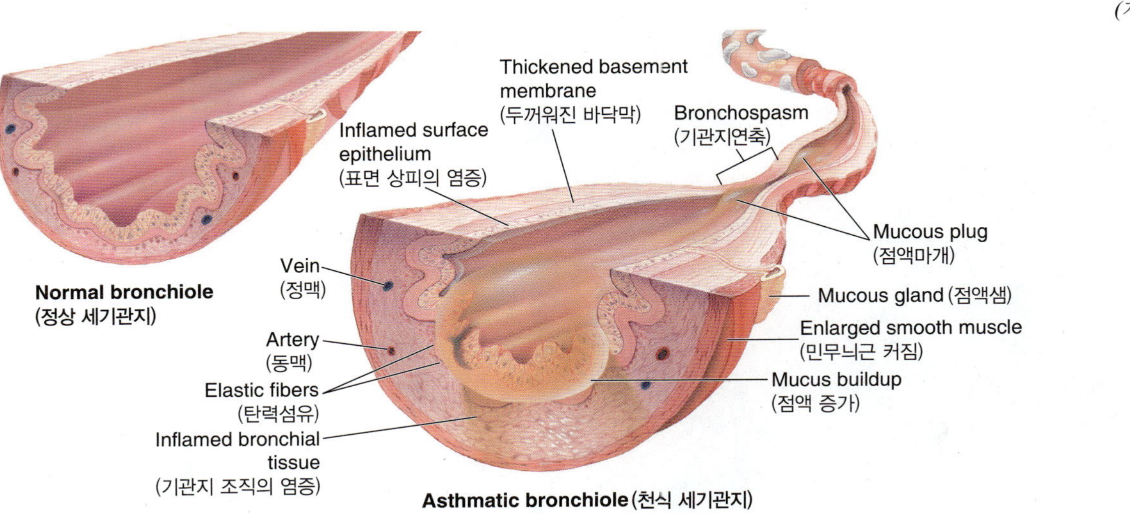

그림 11.7 천식(asthma). 기도가 막히는 것이 특징이다.

의학적 상태 *(계속됨)*

용어	발음	뜻
interstitial lung disease (ILD); *syn*. pulmonary fibrosis	in′tĕr-stish′ăl lŭng di-zēz; pul′mŏ-nār-ē fī-brō′sis	사이질폐질환(=폐섬유증). a group of chronic lung disorders affecting the tissue between the air sacs of the lungs causing irreversible inflammation and fibrosis (scarring) (그림 11.9)
laryngitis	lar′in-jī′tis	후두염. inflammation of the larynx
laryngospasm	lă-ring′gō-spazm	후두연축. involuntary movement of the larynx
nasopharyngitis	nā-so-fă-rin-jī′tis	코인두염. inflammation of the nasal cavity and pharynx
orthopnea	ōr′thop-nē′ă	앉아숨쉬기/좌위호흡. discomfort in breathing that is brought on or aggravated by lying flat
pansinusitis	pan-sī-nŭ-sī′tis	범부비동염. inflammation of all sinuses

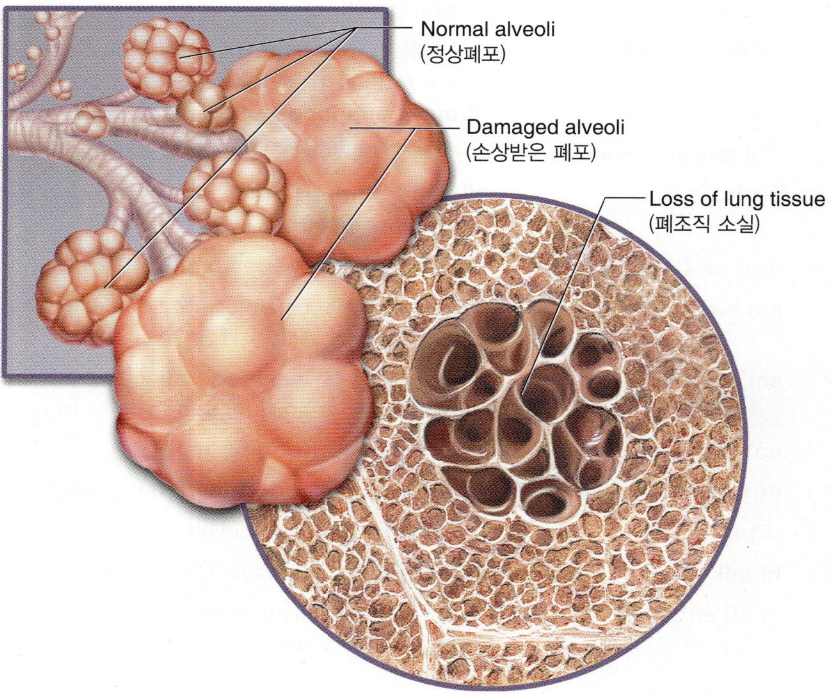

그림 11.8 폐기종(emphysema). 폐포 확장과 폐조직 소실이 특징이다.

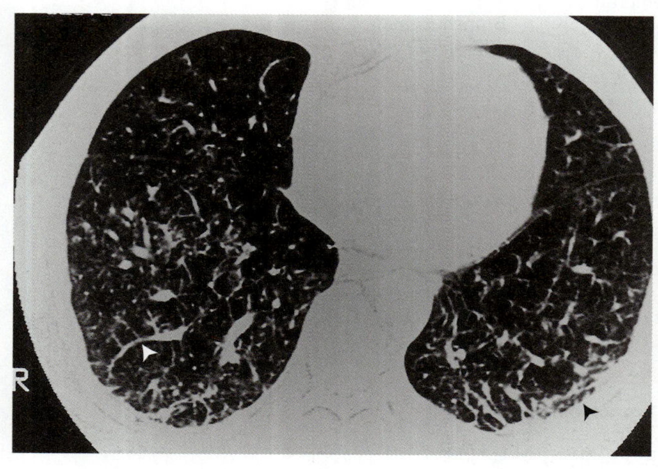

그림 11.9 가슴 횡단면 컴퓨터단층촬영(CT) 스캔. 사이질폐질환(ILD)과 일치하는 폐의 특징을 보여준다 (화살촉 표시).

의학적 상태

용어	발음	뜻
pertussis; *syn.* whooping cough	per-tŭs′is; hūp′ing kawf	백일해. an acute infectious inflammation of the larynx, trachea, and bronchi caused by the bacterium Bordetella pertussis
pharyngitis	fă-rin-jī′tis	인두염. inflammation of the pharynx
pleural effusion	plūr′ăl e-fyū′zhŭn	가슴막삼출(액). collection of fluid or blood in the pleural space around the lung
pleuritis	plū-rī′tis	가슴막염/흉막염. inflammation of the pleura
pneumonia	nū-mō′nē-ă	폐렴. bacterial infection and inflammation within the lobes of the lungs (그림 11.10)
bacterial pneumonia	bak-tēr′ē-ăl nū-mō′nē-ă	세균폐렴. pneumonia caused by a bacterial infection
bronchopneumonia	brong′ko-nū-mō′nē-ă	기관지폐렴. infection of the smaller bronchial tubes of the lungs
lobar pneumonia	lō′bar nū-mō′nē-ă	엽(성)폐렴. pneumonia affecting one or more lobes of the lung, often due to bacterial infection, such as infection by Streptococcus pneumoniae
pneumococcal pneumonia	nū′mō-kok′ăl nū-mō′nē-ă	폐렴알균폐렴. form of pneumonia caused by the bacterial species Streptococcus pneumoniae
pneumonitis	nū′mō-nī′tis	폐렴. inflammation of the lungs
pneumothorax	nŭ′mō-thōr′aks	기흉/공기가슴증. the presence of air or gas in the pleural cavity causing collapse of the lung (그림 11.11)
pulmonary edema	pul′mō-nār′ē e-dē′mă	폐부종. buildup of fluid in the lungs

(계속됨)

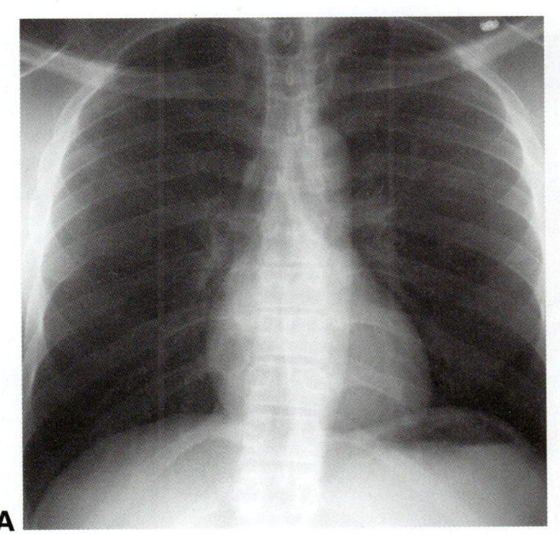

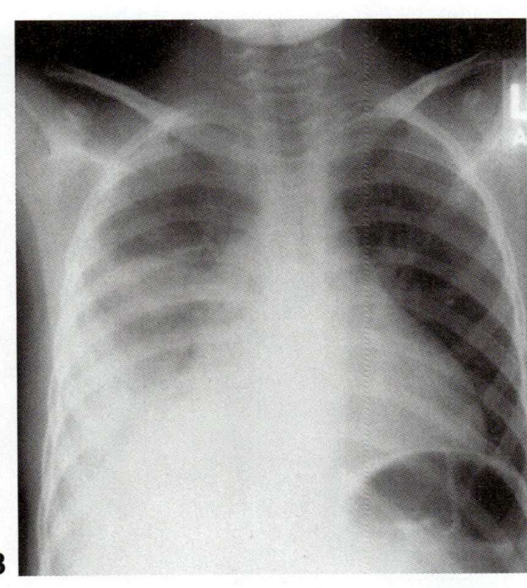

그림 11.10 A. 정상 폐의 X선 사진. B. 세균폐렴(bacterial pneumonia)에 걸린 소아의 X선 사진. 우측 폐의 흰 부위가 폐렴(pneumonia)을 나타낸다.

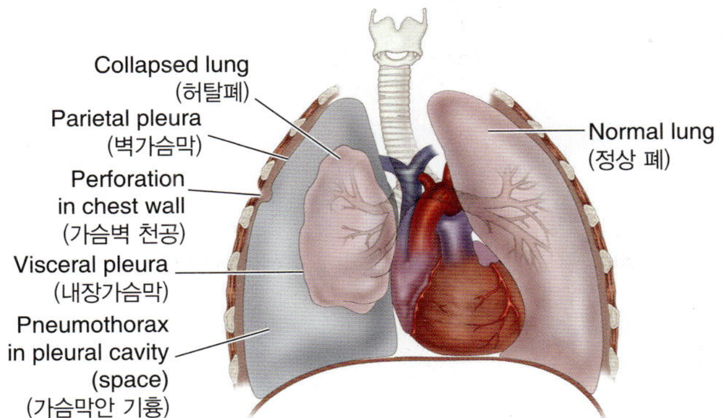

그림 11.11 기흉(pneumothorax)은 많은 요인에 의해 발생할 수 있다. 이 요인에 폐의 질병이나 흉벽(chest wall) 천공이 포함된다.

의학적 상태 *(계속됨)*

용어	발음	뜻
pulmonary embolism	pul′mō-nār′ē em′bō-lizm	폐색전증. obstruction of the pulmonary circulation by a blood clot (그림 11.12)
rales; *syn.* crackles	rahlz; krak′ĕlz	거품소리/수포음. crackling or bubbling lung noises heard on inspiration that indicate fibrosis or fluid in the alveoli
reactive airway disease (RAD)	rē-ak′ti-v ār′wā di-zēz′	반응기도병. respiratory condition characterized by wheezing, shortness of breath (SOB), and coughing after exposure to an irritant
respiratory failure (RF)	res′pi-ră-tōr′ē fāl′yūr	호흡부전. condition in which the level of oxygen in the blood becomes dangerously low and/or the level of carbon dioxide becomes dangerously high
rhinitis	rī-nī′tis	비염. inflammation of the mucous membranes within the nasal cavity
rhonchi	rong′kī	삑삑호흡음. abnormal whistling, humming, or snoring sounds heard during inspiration or expiration
rubs	rŭbz	마찰음. friction sounds in the lungs caused by inflammation of the pleura
sinusitis	sī′nŭ-sī′tis	부비동염/굴염. inflammation of the sinus
stridor	strī′dōr	(들숨)협착음. a whistling sound heard on inspiration that indicates partial obstruction of the trachea or larynx
tachypnea	tak-ip-nē′ă	빠른호흡/빈호흡. abnormally rapid breathing

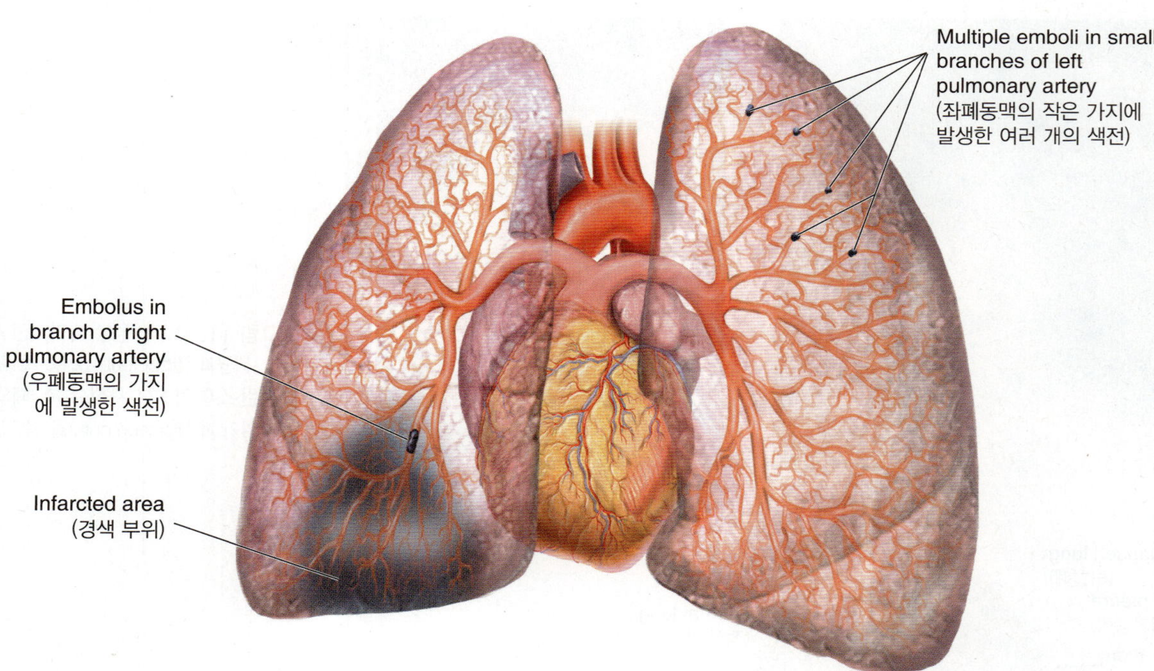

그림 11.12 폐색전증(pulmonary embolism). 폐 색전(emboli, clots)이 폐의 혈액 흐름을 막고 산소운반을 막아 경색증(infarction, 조직 사망)을 유발한다.

의학적 상태

용어	발음	뜻
tonsillitis	ton′si-lī′tis	편도염. inflammation of one or both tonsils
tracheitis	trā-kē-ī′tis	기관염. inflammation of the trachea
tracheorrhagia	trā′kē-ō-rā′jē-ă	기관출혈. bleeding from the lining of the trachea
tuberculosis (TB)	tū-ber′kyū-lō′sis	결핵. infection caused by Mycobacterium tuberculosis, a bacterium that attacks the lungs and is spread through the air from one person to another (그림 11.13)
upper respiratory infection (URI)	ŭp′r res′pi-ră-tōr′ē in-fek′shŭn	상기도감염. acute infection involving the nose, sinuses, or pharynx; commonly called a cold
wheeze	wēz	쌕쌕거림/천명. whistling or squeaking breath sound made as a result of airway obstruction

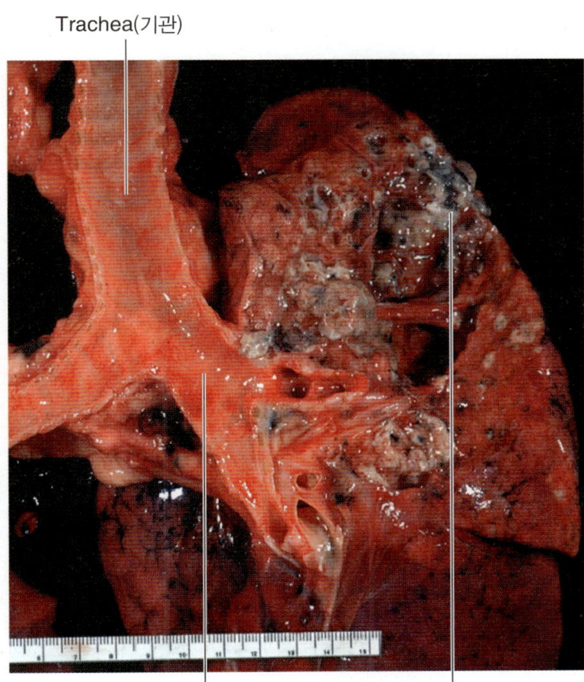

그림 11.13 결핵(tuberculosis). 결핵은 둥근 팽창 병변을 유발하는 전염병인데, 폐에 나타나는 이 팽창을 결절(tubercle)이라고 부른다.

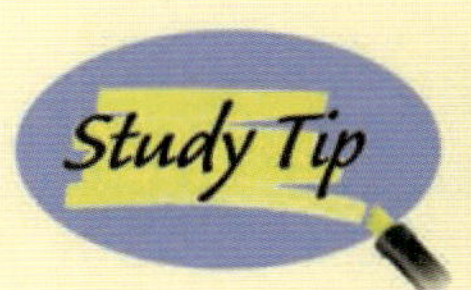

Pulmonary Embolism(폐색전증): 폐색전증은 온몸의 어디에서나 손상되거나 염증이 일어난 혈관에서 나오는 이동성 핏덩이인 색전(thrombus), 또는 심장의 오른쪽에서 형성되거나 부서져 느슨해진 핏덩이가 형성되는 병이다. 이 핏덩이는 폐동맥으로 이동하며, 여기에서 혈관 안에 자리잡게 된다. 더 작은 폐 색전들은 폐동맥의 가지에서 형성될 수 있다.

■ 연습문제: 의학적 상태

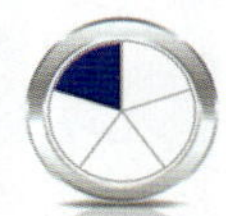

SIMPLE RECALL

연습문제 14

아래 문제의 뜻에 맞은 의학용어를 빈칸에 쓰시오.

1. 혈중 산소농도의 감소 ______
2. 편도의 염증 ______
3. 코, 부비동 또는 인두를 포함하는 급성 감염 ______
4. 기관지의 만성 확장 ______
5. 폐 기관지내 염증 ______
6. 폐 주위의 공간에 액체가 축적됨 ______
7. 코안 점막의 염증 ______
8. 기관 내층에서 나오는 출혈 ______
9. 코에서 나오는 출혈 ______
10. 세균 감염으로 인한 하나 이상의 폐엽을 침범하는 폐렴 ______
11. 인두의 염증 ______
12. 모든 부비동의 염증 ______
13. 폐의 공기가 감소하거나 소실되어 폐 용적의 소실이 일어남 ______
14. 폐의 염증 ______
15. 비정상적인 휘파람 소리, 윙윙거리는 소리, 코고는 소리 ______
16. 호흡곤란 ______
17. 가슴막의 염증으로 인한 마찰음 ______
18. 숨을 쉬는 동안에 발생하는 가벼운 휘파람과 같은 소리 ______
19. 작은 기관지가 좁아지는 것과 관련된 장애군 ______

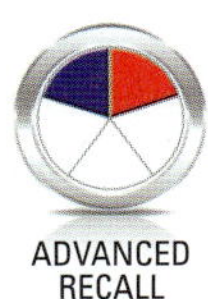

연습문제 15

아래 문제의 뜻에 맞는 의학용어를 보기에서 골라 빈칸에 쓰시오.

pertussis	bronchopneumonia	adult respiratory distress syndrome	hemothorax
pansinusitis	influenza	pulmonary embolism	pulmonary edema
empyema	tuberculosis	pleuritis	

1. 폐에 액체가 축적됨 ______________________
2. 폐의 작은 기관지의 감염 ______________________
3. 독감으로도 알려진 전염성이 높은 급성 바이러스 감염 ______________________
4. 가슴막안에 위치한 혈액 ______________________
5. 가슴안의 국소고름덩어리 ______________________
6. 백일해균에 의한 후두, 기관, 기관지의 급성 감염성 염증 ______________________
7. 모든 부비동의 염증 ______________________
8. 선행질환이나 손상과 함께 발생할 수 있는 호흡부전 ______________________
9. 가슴막의 염증 ______________________
10. 결핵균에 의한 감염 ______________________
11. 혈전에 의한 폐순환의 폐쇄 ______________________

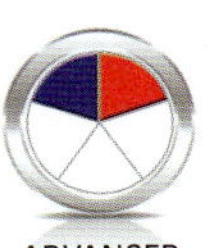

연습문제 16

아래 문장의 뜻에 가장 적합한 용어를 (　) 안에서 고르시오.

1. When Timmy Smith presented with a barking cough and difficult and noisy respirations, his physician diagnosed (*asthma, croup, dysphonia*).
2. Mr. Hannah was seen in follow-up for (*asthma, emphysema, empyema*), a chronic severe breathing disorder that includes attacks of wheezing.
3. Dr. Thomas informed Mr. Jenkins that severe (*stridor, hypoxia, pulmonary embolism*) can occur in respiratory failure.
4. Mrs. Lin was diagnosed with (*tuberculosis, emphysema, pneumococcal pneumonia*) when the lab discovered Streptococcus pneumoniae in her sputum.
5. On auscultation of the child's chest, Dr. Daughtry heard these two types of breath sounds: rhonchi and (*rales, rhinitis, dyspnea*).
6. Dr. Bazel explained to the patient that (*bacterial pneumonia, interstitial lung disease, chronic obstructive pulmonary disease*) is a group of chronic lung disorders affecting the tissue between the air sacs of the lungs.
7. After his x-ray report showed an obstruction of pulmonary circulation due to a blood clot, the patient was told that he had a (*pneumothorax, pulmonary embolism, pneumonitis*).

8. Mrs. Green had (*chronic obstructive pulmonary disease, interstitial lung disease, bronchiolitis obliterans with organizing pneumonia*), a condition in which her bronchioles were filled with granulated tissue plugs.

9. The physician diagnosed Ms. Thatcher with (*emphysema, empyema, dyspnea*) after testing showed permanent destruction of very fine airways and alveoli.

10. Mr. McGrath was diagnosed with (*respiratory failure, reactive airway disease, rales*) after he inhaled a toxic substance and began wheezing, coughing, and experiencing shortness of breath.

11. Jon Burns suffered from alternating periods of apnea and deep, rapid breathing known as (*respiratory failure, dyspnea, Cheyne–Stokes respiration*).

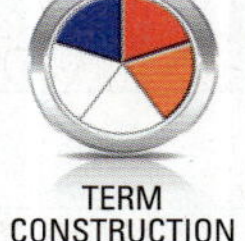
TERM CONSTRUCTION

연습문제 17

아래 문제의 의학용어를 단어성분으로 나누고 그 성분들의 뜻을 쓰시오. 또한 의학용어의 뜻을 쓰시오.

예:

bronchoplasty
단어성분: bronch/o, -plasty
뜻: bronchus; surgical repair, reconstruction
용어의 뜻: surgical repair of the bronchus

1. pneumonia
단어성분: ______
뜻: ______
용어의 뜻: ______

2. aphonia
단어성분: ______
뜻: ______
용어의 뜻: ______

3. bronchiectasis
단어성분: ______
뜻: ______
용어의 뜻: ______

4. bronchopneumonia
단어성분: ______
뜻: ______
용어의 뜻: ______

5. laryngospasm
단어성분: ______
뜻: ______
용어의 뜻: ______

6. pleuritic
단어성분: ______
뜻: ______
용어의 뜻: ______

7. apnea
단어성분: ____
뜻: ____
용어의 뜻: ____

8. laryngitis
단어성분: ____
뜻: ____
용어의 뜻: ____

9. pneumonitis
단어성분: ____
뜻: ____
용어의 뜻: ____

10. sinusitis
단어성분: ____
뜻: ____
용어의 뜻: ____

11. tracheitis
단어성분: ____
뜻: ____
용어의 뜻: ____

12. diaphragmatocele
단어성분: ____
뜻: ____
용어의 뜻: ____

13. nasopharyngitis
단어성분: ____
뜻: ____
용어의 뜻: ____

14. dysphonia
단어성분: ____
뜻: ____
용어의 뜻: ____

15. pharyngitis
단어성분: ____
뜻: ____
용어의 뜻: ____

검사와 시술

용어	발음	뜻
		검사실 검사
acid-fast bacilli (AFB) smear	as′id-fast bă-sil′ī smēr	항산막대균펴바른표본(검사). clinical test performed on sputum to determine the presence of acid-fast bacilli, the bacteria that cause tuberculosis (그림 11.14)
arterial blood gases (ABGs)	ahr-tēr′ē-ăl blŭd gas′ĕz	동맥혈기체(검사). test performed on arterial blood to determine levels of oxygen, carbon dioxide, and other gases present
purified protein derivative (PPD) skin test	pyū′ri-fied prō′tēn dĕ-riv′ă-tiv skin test	정제단백질유도체피부검사. skin test used to determine whether the patient has developed an immune response to the bacteria that cause tuberculosis
		진단시술
영상검사(Imaging Studies)		
chest radiograph (CXR)	chest rā′dē-ō-graf	흉부(방사선)영상/가슴(방사선)영상. radiographic image (x-ray) of chest used to evaluate the lungs and the heart
computed tomography (CT) scan	kŏm-pyū′tĕd tŏ-mog′ră-fē skan	컴퓨터단층촬영스캔. x-ray technique producing computer-generated cross-sectional images
magnetic resonance imaging (MRI)	mag-net′ik rez′ŏ-năns im′ăj-ing	자기공명영상. imaging technique that uses magnetic fields and radiofrequency waves to visualize anatomic structures; often used to diagnose lung disorders
radiography	rā′dē-og′ră-fē	(방사선)영상촬영. examination of any part of the body for diagnostic purposes by means of x-rays, with the record of the findings exposed onto photographic film
ventilation–perfusion (V/Q) scan	ven′ti-lā′shŭn-pĕr-fyū′zhŭn skan	환기관류스캔. test used to assess distribution of blood flow and ventilation through both lungs (그림 11.15); V = ventilation: the air that reaches the alveoli, and Q = perfusion: the blood that reaches the alveoli

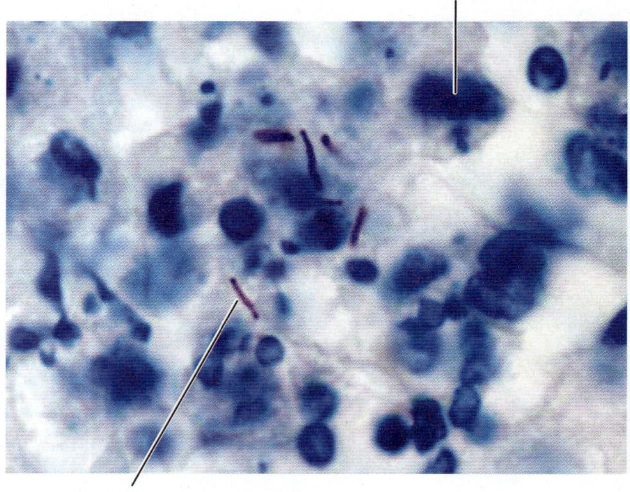

그림 11.14 항산막대균펴바른표본(acid-fast bacilli smear). 결핵을 유발하는 결핵균을 현미경으로 보여준다.

검사와 시술

용어	발음	뜻
그 밖의 진단시술		
auscultation	aws′kŭl-tā′shŭn	청진. physical examination method of listening to body sounds using a stethoscope (그림 11.16)
bronchoalveolar lavage (BAL)	brong′kō-al-vē′ō-lăr lă-vahzh′	기관지폐포세척. procedure performed during bronchoscopy to collect cells of the alveoli; saline solution is instilled into distal bronchi, that solution is then withdrawn along with the alveolar cells
bronchoscopy	brong-kos′kŏ-pē	기관지내시경술. examination of the trachea and bronchial tree through a bronchoscope (그림 11.17)
endoscopy	en-dos′kŏ-pē	내시경술. examination of the interior of the body by means of a special instrument called an endoscope
laryngoscopy	lar′ing-gos′kŏ-pē	후두내시경술. endoscopic examination of the larynx
nasopharyngoscopy	nā′zō-far-in-gos′kŏ-pē	코인두내시경술. endoscopic examination of the nasal passages and the pharynx

(계속됨)

A
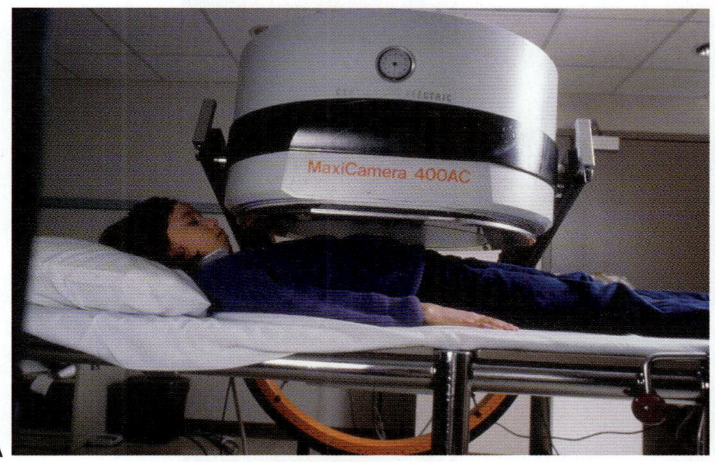

B
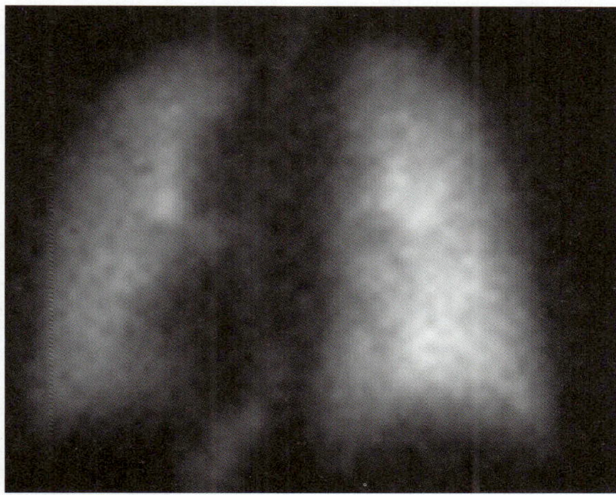

그림 11.15 환기관류스캐닝(ventilation-perfusion scanning). **A.** 핵의학스캐너. **B.** 환기관류스캔이 폐의 뒷면을 보여준다.

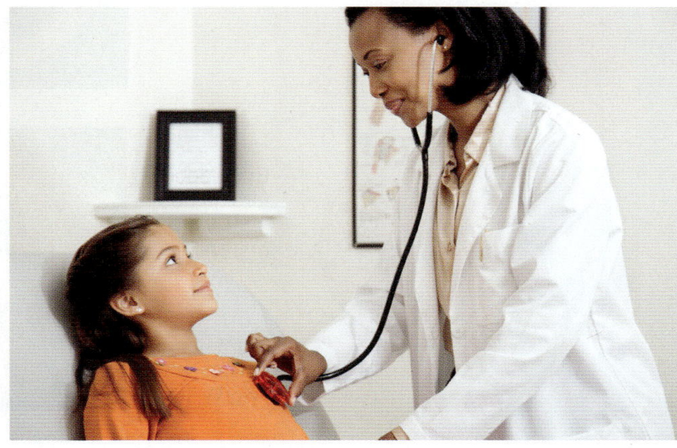

그림 11.16 청진(auscultation).

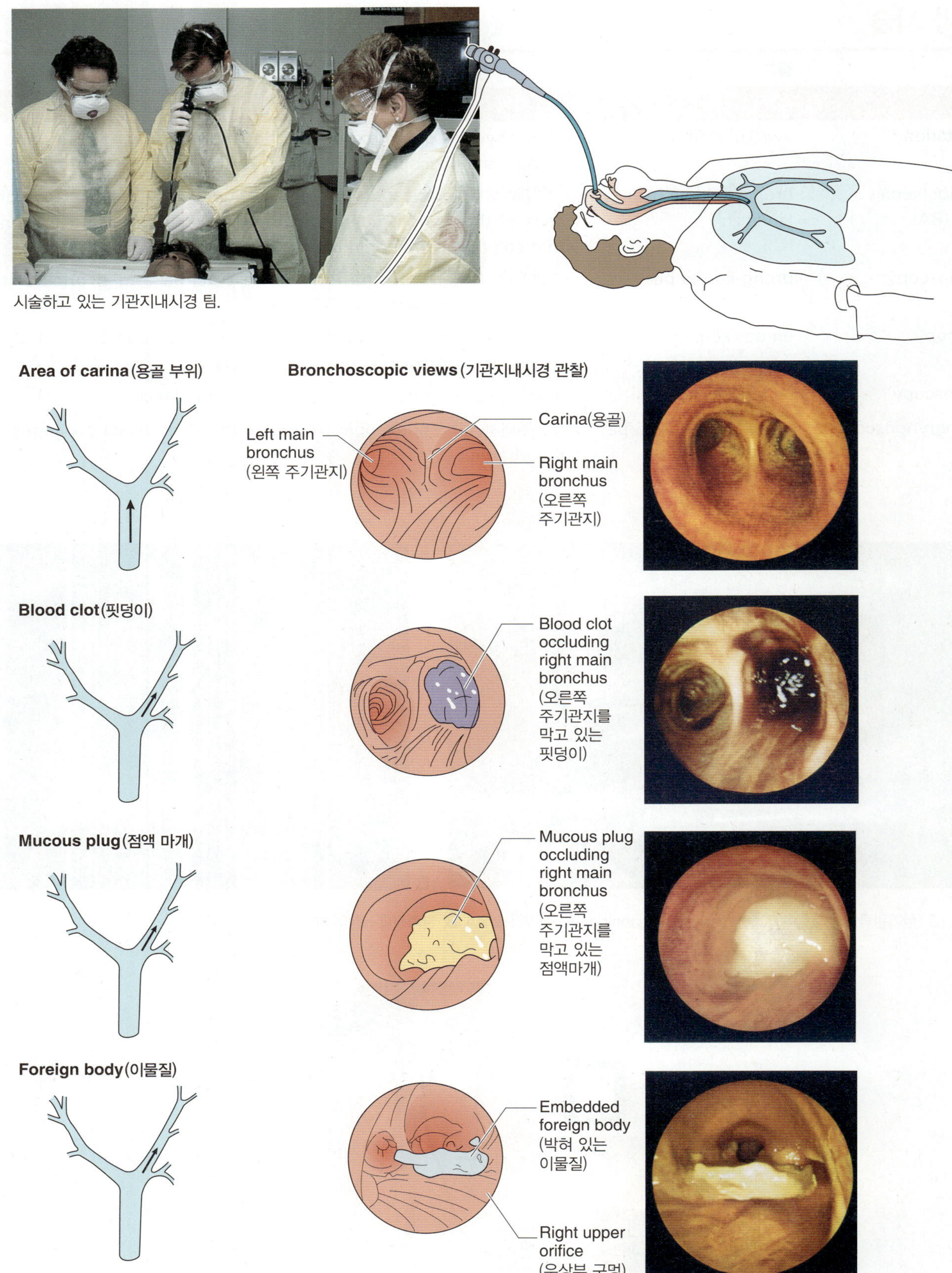

그림 11.17 기관지내시경술(bronchoscopy). 광섬유내시경(fiberoptic scope)을 통해 기관지를 관찰하면 이곳에 발생하는 많은 문제들을 볼 수 있다.

검사와 시술 *(계속됨)*

용어	발음	뜻
peak flow monitoring	pēk flō mon′i-tŏr′ing	최고유속감시. test that measures the rate of air flow, or how fast air is able to pass through the airways
percussion	pĕr-kŭsh′ŭn	타진. physical examination method of tapping over the body to elicit vibrations and sounds to estimate the size, border, or fluid content of a cavity, such as the chest
pharyngoscopy	far′ing-gos′kŏ-pē	코인두내시경술. endoscopic examination of the pharynx
polysomnography	pol′ē-som-nog′ră-fē	수면다원검사. monitoring and recording normal and abnormal activity during sleep, including neural and respiratory functions
pulmonary function tests (PFTs)	pul′mŏ-nār-ē fŭngk′shŭn tests	폐기능검사. group of tests performed to measure breathing; used to determine respiratory function or abnormalities; useful in distinguishing chronic obstructive pulmonary diseases from asthma
pulse oximetry	pŭls ok-sim′ĕ-trē	맥박산소측정. measurement of oxygen saturation in the blood (그림 11.18)

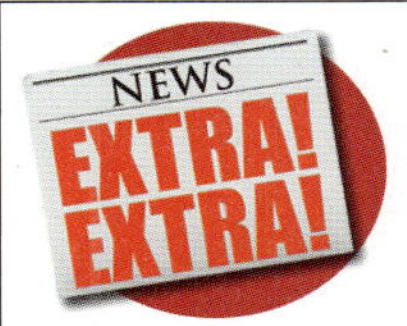

Pulse Oximetry Measurements(맥박산소측정) 맥박산소측정(pulse oximetry)은 환자의 손가락이나 귀에 설치된 탐색자(probe)를 통해 측정한다. 손가락에 설치한 경우 감시에 사용되는 수치에는 손톱 광택제가 없어야 한다는 점이 중요하다. 95%와 100% 사이의 판독치가 맥박산소에 대해 허용 가능한 범위다. 측정 결과를 보고할 때 실내 공기 또는 보충한 산소에서 측정값을 얻었는지를 기록해야 한다. 환자가 산소를 공급받는 경우 또한 그 산소의 양을 기록해야 한다.

용어	발음	뜻
rhinoscopy	rī-nos′kŏ-pē	비경술. endoscopic examination of the nasal cavity
spirometry	spī-rom′ĕ-trē	폐활량측정. procedure for measuring air flow and volume of air inspired and expired by the lungs using a device called a spirometer
thoracoscopy	thōr-ă-kos′kŏ-pē	흉강경술. endoscopic examination of the thorax done through a small opening in the chest wall
video-assisted thoracoscopic surgery (VATS)	vid′ē-o-ă-sis′ted thō′ră-kŏ-skop′ik sŭr′jĕr-ē	비디오보조흉강경수술. thoracic surgery performed using endoscopic cameras, optical systems, and display screens, as well as specially designed surgical instruments, which enables surgeons to view the inside of the chest cavity and remove tissue to test for disease (그림 11.19)

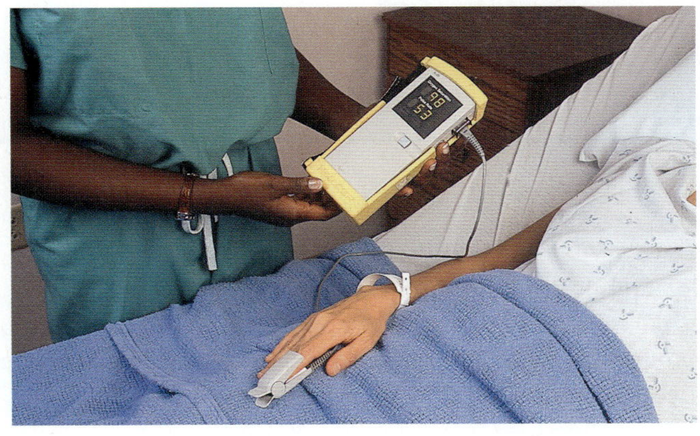

그림 11.18 손가락에서 시행하는 맥박산소측정(pulse oximetry).

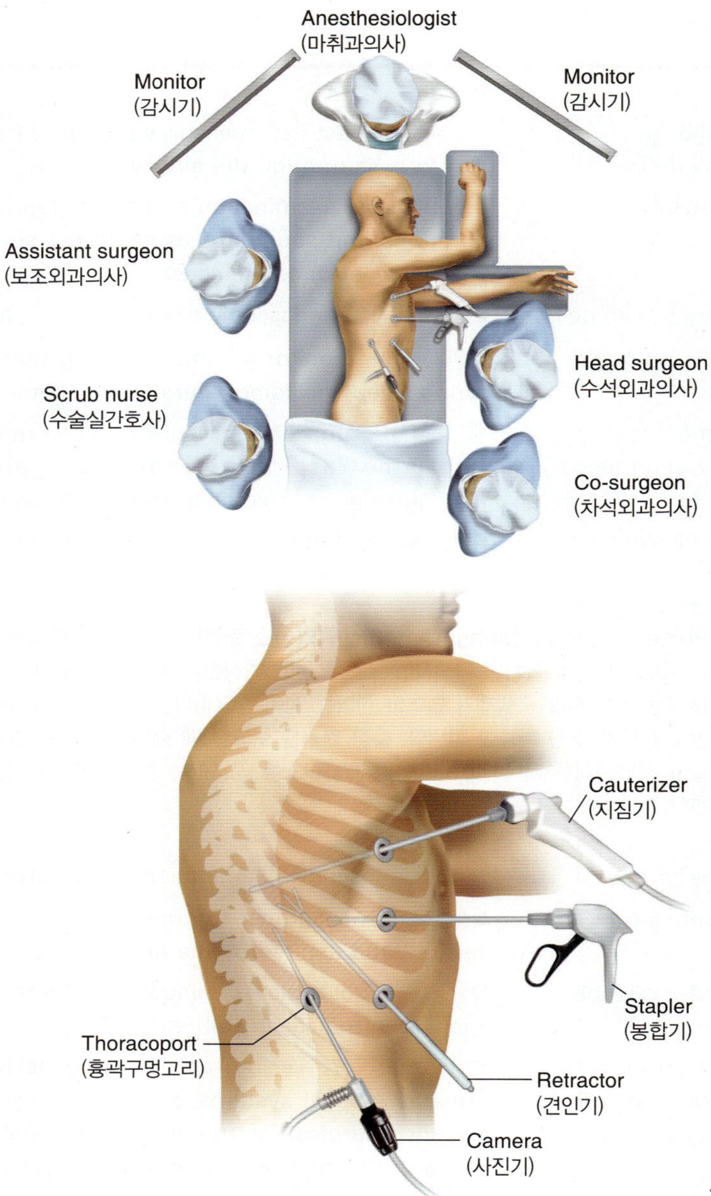

그림 11.19 VATS 시술.

■ 연습문제: 검사와 시술

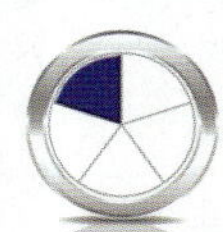

연습문제 18

아래 문장의 뜻에 가장 적합한 용어를 (　　) 안에서 고르시오.

1. (*Computed tomography, Thoracoscopy, Bronchoscopy*) is an x-ray technique producing computer-generated cross-sectional images.

2. An x-ray procedure used to evaluate the lungs and the heart is called a(n) (*arthrogram, chest radiograph, bronchoscopy*).

3. (*Magnetic resonance imaging, Computed tomography, V/Q scan*) is a test used to assess distribution of blood flow and ventilation through both lungs.

4. The skin test used to determine the immune response to the bacteria that cause tuberculosis is called (*AFB smear, PPD test, ABGs*).

5. (*Thoracoscopy, Computed tomography, Bronchoalveolar lavage*) is performed during bronchoscopy to collect cells of the alveoli.

6. The imaging technique that uses magnetic fields and radiofrequency waves is called (*magnetic resonance imaging, computed tomography, chest radiography*).

7. (*CT, VATS, MRI*) allows surgeons to view the inside of the chest cavity and remove tissue for testing.

8. A procedure for measuring air flow and volume of air inspired and expired by the lungs is called (*spirometry, radiography, pulse oximetry*).

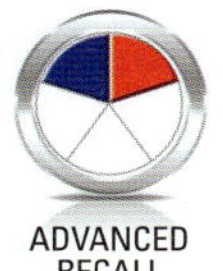
ADVANCED RECALL

연습문제 19

아래 문제의 뜻에 맞는 의학용어를 빈칸에 써 넣어 문장를 완성하시오.

1. The measurement of oxygen saturation in the blood is called ______________________________.

2. A test performed on arterial blood to determine levels of oxygen, carbon dioxide, and other gases present is called ______________________________.

3. A method of physical examination that uses a tapping motion over the body to elicit vibrations and sounds to estimate the size, border, or fluid content of a cavity is called ______________________________.

4. The test performed on sputum to determine the presence of acid-fast bacilli, the bacteria that causes tuberculosis, is called ______________________________.

5. Examination of any part of the body for diagnostic purposes by means of x-rays with the record of the findings exposed onto photographic film is called ______________________________.

6. An endoscopic examination of the larynx is called a(n) ______________________________.

7. A group of tests used to determine respiratory function or abnormalities that is useful in distinguishing chronic obstructive pulmonary diseases from asthma is called ______________________________.

8. The monitoring and recording of normal and abnormal activity during sleep, including neural and respiratory function, is called ______________________________.

9. A physical examination method of listening to the sounds of the respiratory system with the aid of a stethoscope is called ______________________________.

10. A test that measures the rate of air flow, or how fast air is able to pass through the airways, is called ______________________________.

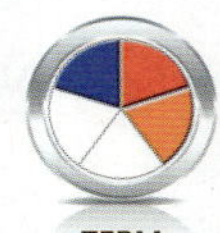
TERM CONSTRUCTION

연습문제 20

아래 연결형을 사용하여 용어의 뜻에 맞는 의학용어를 만드시오.

연결형	의학용어의 뜻	의학용어
thorac/o	가슴의 내시경검사	1. ______________
rhin/o	코안의 내시경검사	2. ______________
pharyng/o	인두의 내시경검사	3. ______________
bronch/o	기관 및 기관지의 내시경검사	4. ______________
laryng/o	후두의 내시경검사	5. ______________

외과처치와 치료시술

용어	발음	뜻
adenoidectomy	ad′ĕ-noyd-ek′tŏ-mē	아데노이드절제. operation to remove adenoid tissue from the nasopharynx
aspiration	as′pi-rā′shŭn	흡인. removal of accumulated fluid by suction
bronchoplasty	brong′kō-plas-tē	기관지성형. surgical repair of the bronchus
cardiopulmonary resuscitation (CPR)	kar′dē-ō-pŭl′mo-nār-ē rē-sŭs′i-tā′shŭn	심폐소생술. medical procedure to ventilate the lungs and artificially circulate the blood if a patient has stopped breathing and the heart has stopped
continuous positive airway pressure (CPAP) therapy	kon-tin′yū-us poz′i-tiv ār′wā presh′ŭr thār′ă-pē	지속기도양압요법. breathing apparatus that pumps constant pressurized air through the nasal passages via a mask to keep the airway patent (open) (그림 11.20)
endotracheal intubation	en′dō-trā′kē-ăl in′tū-bā′shŭn	기관내삽관. medical procedure in which a tube is passed through the mouth into the trachea to maintain the airway during anesthesia or to establish an airway for breathing purposes (그림 11.21)

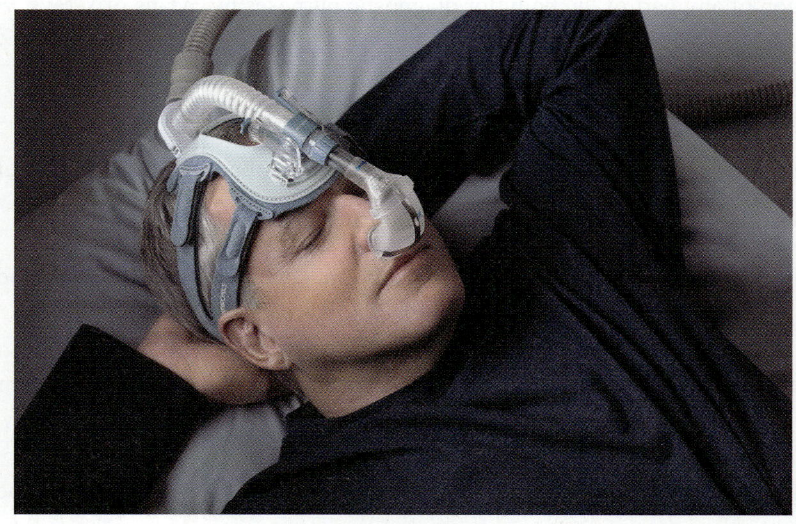

그림 11.20 지속기도양압(CPAP) 요법.

외과처치와 치료시술

용어	발음	뜻
hyperbaric medicine	hī′pĕr-băr′ik med′i-sin	1. 고압의학 2. 고압요법. medicinal use of high barometric pressure, usually in specially constructed chambers, to increase oxygen content of blood and tissues
incentive spirometry	in-sen′tiv spī-rom′ĕ-trē	유발폐활량측정. medical procedure to encourage patients to breathe deeply by using a portable plastic device called a spirometer that gives visual feedback as the patient inhales forcefully (그림 11.22)
laryngectomy	lar′in-jek′tŏ-mē	후두절제. excision of the larynx
laryngotracheotomy	lă-ring′gō-trā-kē-ot′ŏ-mē	후두기관절개. incision into the larynx and trachea
lobectomy	lō-bek′tŏ-mē	엽절제. excision of a lobe (of the lung)
mechanical ventilation	mĕ-kan′i-kăl ven-ti-lā′shŭn	기계환기. use of an automatic mechanical device to perform all or part of the work of breathing (그림 11.23)

(계속됨)

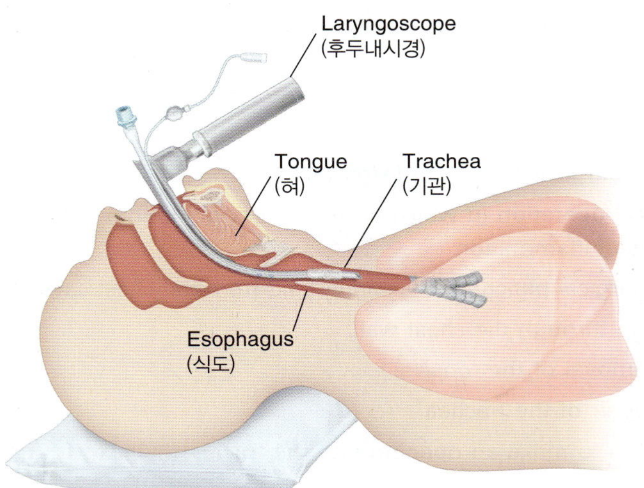

그림 11.21 기관내삽관 (endotracheal intubation).

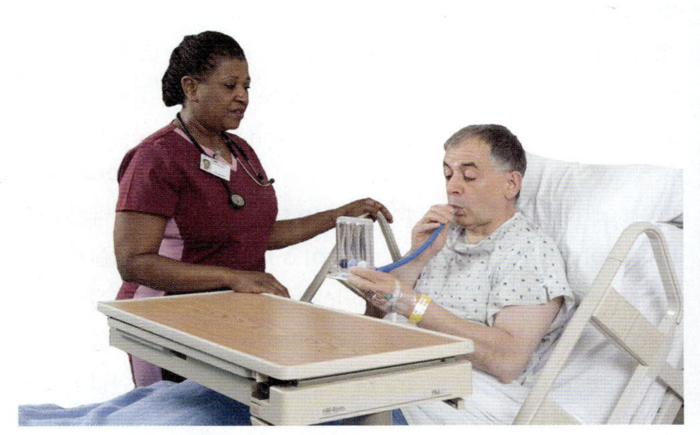

그림 11.22 유발폐활량측정 (incentive spirometry).

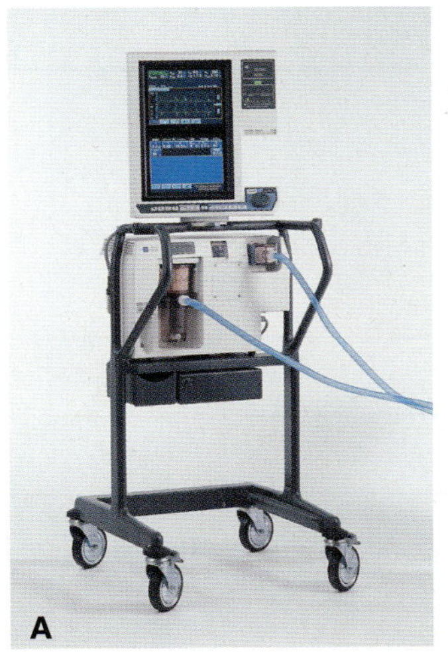

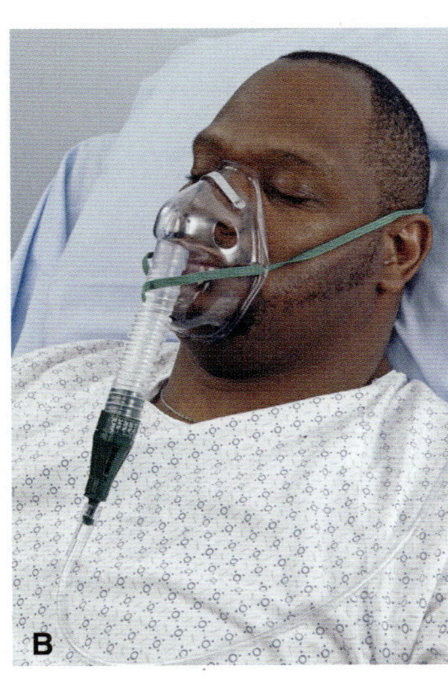

그림 11.23 A. 기계환기기구(mechanical ventilation system). B. 이 기구에 부착된 마스를 쓰고 기계환기를 하고 있다.

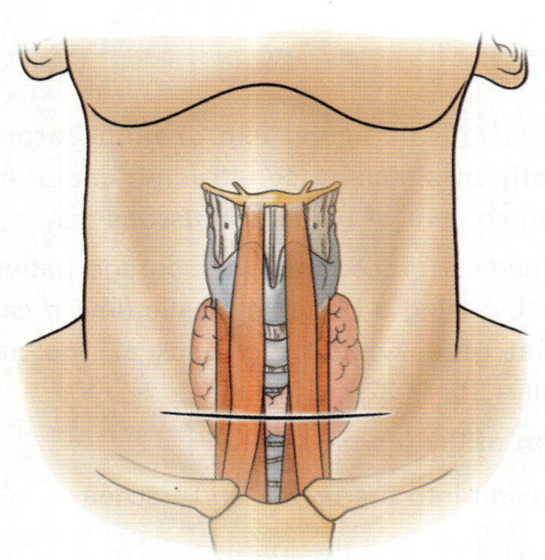

피부절개를 하여 기관절개를 준비한다.

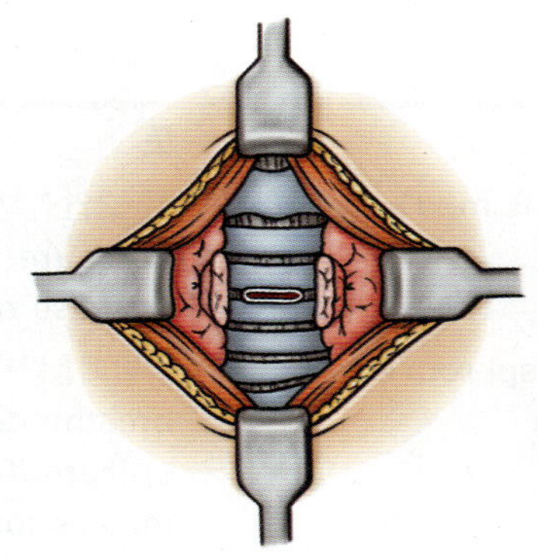

설골하근(infrahyoid m.)을 당기고 갑상샘의 협부(isthmus)를 절개한 후 기관을 절개한다.

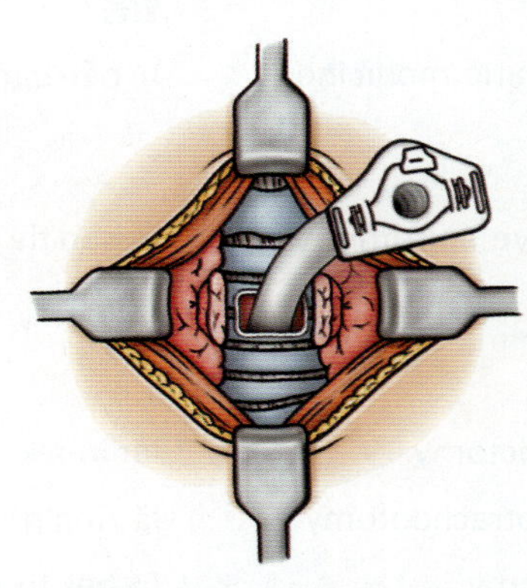

벌어진 기관구멍으로 삽입된 기관절개관(tracheostomy tube)

그림 11.24 기관절개(tracheostomy).

외과처치와 치료시술 *(계속됨)*

용어	발음	뜻
pneumonectomy	nū′mō-nek′tŏ-mē	폐절제. removal of an entire lung
rhinoplasty	rī′nō-plas-tē	코성형. surgical repair of the nose
septoplasty	sep′tō-plas-tē	코중격성형/비중격성형. surgical repair of the (nasal) septum
sinusotomy	sī′nŭ-sot′ŏ-mē	굴절개/동절개. surgical operation in which an incision is made into a sinus to prevent or reduce inflammation
thoracentesis	thōr′ă-sen-tē′sis	가슴막천자/흉강천자. surgical puncture to aspirate fluid from the chest cavity
thoracotomy	thōr′ă-kot′ŏ-mē	가슴절개/개흉. incision through the chest wall
tonsillectomy	ton′si-lek′tŏ-mē	편도절제. surgical removal of the tonsil(s)
tracheoplasty	trā′kē-ō-plas-tē	기관성형. surgical repair of the trachea
tracheostomy; *syn.* tracheotomy	trā′kē-os′tŏ-mē; trā′kē-ot′ŏ-mē	기관절개. an operation to make an opening into the trachea (그림 11.24)
tracheostomy tube	trā′kē-os′tŏ-mē tūb	기관절개관. breathing tube inserted into a tracheotomy (그림 11.24)

■ 연습문제: 외과처치와 치료시술

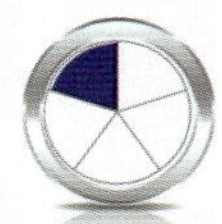

SIMPLE RECALL

연습문제 21

아래 문제의 뜻에 맞은 의학용어를 빈칸에 쓰시오.

1. 가슴벽을 통한 절개 ____________________
2. 아데노이드조직을 제거하는 수술 ____________________
3. 기관의 외과적 복구 ____________________
4. 혈액과 조직의 산소함량을 증가시키기 위해 높은 기압을 사용 ____________________

5. 호흡의 전부 또는 일부를 수행하기 위해 자동 기계장치를 사용 ____________________
6. 흡인에 의한 축적된 액체의 제거 ____________________
7. 기도개방을 유지하기 위해서 코안을 통해 공기를 불어넣는 호흡 장치 ____________________
8. 기관 절개 ____________________
9. 후두와 기관 절개 ____________________
10. 기관절개 구멍에 삽입된 호흡관 ____________________
11. 기관지의 외과적 복구 ____________________
12. 기도를 유지하기 위해서 튜브를 입을 통해 기관 속으로 밀어 넣는 시술 ____________________
13. 폐 전체의 제거 ____________________
14. 환자가 깊은 심호흡을 할 수 있도록 권장하는 의학적 시술 ____________________

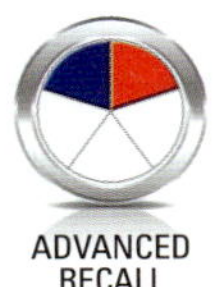

연습문제 22

아래 문장의 뜻에 가장 적합한 용어를 (   ) 안에서 고르시오.

1. Mr. Martinez required a (*laryngectomy, tracheoplasty, tracheotomy*) to create an opening to ensure normal breathing processes could occur.
2. Mr. Browder had a very sore throat and inflamed left tonsil for a long time but was nonetheless reluctant to undergo (*lobectomy, tonsillectomy, laryngectomy*) to remove it.
3. The boxer's nose was injured during the ninth round of the match, which required (*rhinoplasty, tracheoplasty, bronchoplasty*) surgery to fix his nasal injury.
4. Following surgical removal of a tumor in the right lung, Mr. Hunnicutt required extensive (*thoracentesis, thoracoscopy, thoracotomy*) to remove the buildup of fluid in the thoracic cavity.
5. The patient's heart stopped, causing the medical team to begin (*BOOP, CPAP, CPR*) immediately.

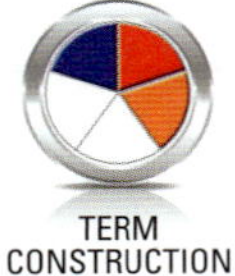

연습문제 23

아래 접미사를 사용하여 용어의 뜻에 알맞은 의학용어를 만드시오.

접미사	의학용어의 뜻	의학용어
-plasty	코중격의 외과적 복구	1. ____________________
-ectomy	후두의 절제	2. ____________________
-centesis	가슴안의 외과적 천자	3. ____________________
-scopy	기관지 검사과정	4. ____________________
-tomy	흉부의 외과적 개방	5. ____________________

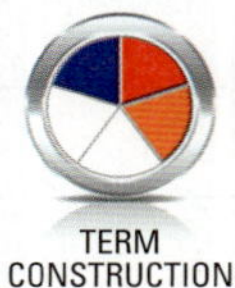

연습문제 24

아래 문제의 의학용어를 단어성분으로 나누고 그 성분들의 뜻을 쓰시오. 또한 의학용어의 뜻을 쓰시오.

예:

pleuritis
단어성분: pleur/o, -itis
뜻: pleura, inflammation
용어의 뜻: inflammation of the pleura

1. laryngoscope
단어성분: ____________________
뜻: ____________________
용어의 뜻: ____________________

2. rhinoplasty
단어성분: ____________________
뜻: ____________________
용어의 뜻: ____________________

3. laryngostomy
단어성분: ____________________
뜻: ____________________
용어의 뜻: ____________________

4. pneumonectomy
단어성분: ____________________
뜻: ____________________
용어의 뜻: ____________________

5. sinusotomy
단어성분: ____________________
뜻: ____________________
용어의 뜻: ____________________

6. bronchoplasty
단어성분: ____________________
뜻: ____________________
용어의 뜻: ____________________

7. thoracentesis
단어성분: ____________________
뜻: ____________________
용어의 뜻: ____________________

8. tracheotomy
단어성분: ____________________
뜻: ____________________
용어의 뜻: ____________________

9. adenoidectomy 단어성분: ____________

뜻: ____________

용어의 뜻: ____________

10. tracheostomy 단어성분: ____________

뜻: ____________

용어의 뜻: ____________

투약과 약물요법

용어	발음	뜻
antibiotic	an′tē-bī-ot′ik	항생제. drug that kills or inhibits the growth of microorganisms
antihistamine	an′tē-his′tă-mēn	항히스타민제. drug used to stop the effects of histamine in the respiratory tract
antitubercular drug	an′tē-tū-ber′kyū-lăr drŭg	결핵약/항결핵제. antibiotic used in the prevention and treatment of tuberculosis; used to lower the risk of getting tuberculosis in people who may be exposed to the disease
antitussive	an′tē-tŭs′iv	기침약/진해제. drug used to prevent or relive a cough
bronchodilator	brong′kō-dī-lā′ter	기관지확장제. drug that dilates the bronchial tube, allowing air to pass through and relieving breathing difficulties
corticosteroid	kōr′ti-kō-stěr′oyd	코티코스테로이드. drug that reduces bronchial inflammation and airway obstruction and thereby improves lung function
decongestant	dē′kon-jes′tant	충혈제거제. drug that relieves congestion by reducing tissue swelling in the nasal passages and blood vessels
expectorant	ek-spek′tō-rănt	가래약/거담제. drug that helps bring up mucus and other material from the lungs, bronchi, and trachea to be coughed up and out; also helps to lubricate the irritated respiratory tract
nebulizer; *syn.* atomizer	neb′yū-līz′ěr; at′ŏm-ī-zěr	연무기. device for administering a drug by spraying a fine mist into the nose (**그림 11.25**)

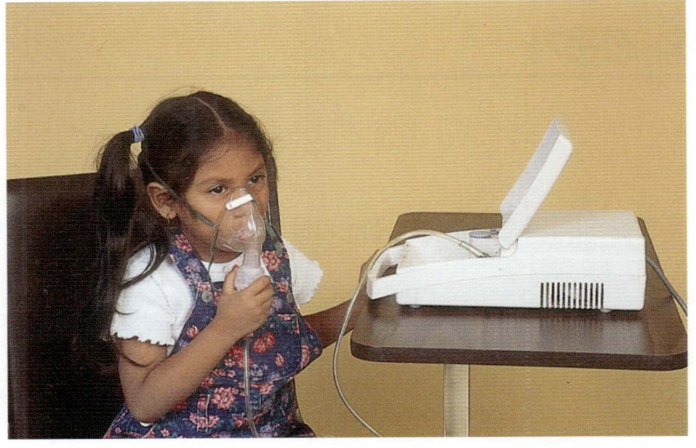

그림 11.25 아이가 사용하고 있는 휴대용 연무기(nebulizer).

■ 연습문제: 투약과 약물요법

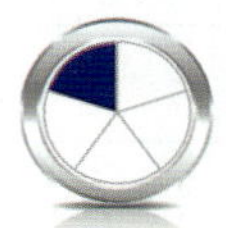

SIMPLE RECALL

연습문제 25

아래 문제의 뜻에 맞는 투약이나 약물요법에 관한 용어를 쓰시오.

1. 코에 미세한 분무를 분사하는 방식으로 약물을 투여하는 장치 ________________

2. 폐, 기관지, 기관에서 점액과 그 밖의 물질을 배출할 때 도움을 주는 약물 ________________

3. 기관지의 염증과 기도폐쇄를 감소시켜 주는 약물 ________________

4. 기침을 예방하거나 완화시키기 위해서 사용되는 약물 ________________

5. 히스타민의 작용을 막기 위해 사용되는 약물 ________________

6. 기관지를 확장시키는 약물 ________________

7. 미생물을 죽이거나 성장을 억제하는 약물 ________________

8. 코의 통로와 혈관의 조직 부종을 감소시켜 충혈을 완화시키는 약물 ________________

9. 결핵의 예방 및 치료에 사용되는 항생제 ________________

전문분야와 전문가

용어	발음	뜻
otorhinolaryngology	ō′tō-rī′nō-lar-in-gol′ŏ-jē	이비인후과학. medical specialty concerned with diagnosis and treatment of diseases of the ear, nose, and throat (pharynx and larynx)
otorhinolaryngologist	ō′tō-rī′nō-lar-in-gol′ŏ-jist	이비인후과전문의. physician who specializes in otorhinolaryngology
pulmonology	pul′mō-nol′ŏ-jē	호흡기내과학. medical specialty concerned with diseases of the lungs and the respiratory tract
pulmonologist	pul′mō-nol′ŏ-jist	호흡기내과전문의. physician who specializes in pulmonology

■ 연습문제: 전문분야와 전문가

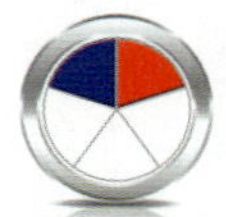

ADVANCED RECALL

연습문제 26

아래 문제의 설명에 알맞은 의학의 전문분야나 전문가를 보기에서 골라 빈칸에 쓰시오.

otorhinolaryngology
otorhinolaryngologist
pulmonology
pulmonologist

1. 이비인후과학을 전문으로 하는 의사 ________________

2. 호흡기학을 전문으로 하는 의사 ______________________

3. 귀, 코, 목구멍의 병에 관한 의학적 전문분야 ______________________

4. 폐 및 호흡기 질환에 관한 의학적 전문분야 ______________________

약어

약어	뜻
ABG	동맥혈기체. arterial blood gas
AFB	항산막대균. acid-fast bacilli
ARDS	급성호흡곤란증후군. acute respiratory distress syndrome
BAL	기관지폐포세척. bronchoalveolar lavage
BOOP	폐쇄세기관지기질화폐렴. bronchiolitis obliterans with organizing pneumonia
CF	낭성섬유증. cystic fibrosis
COPD	만성폐쇄폐질환. chronic obstructive pulmonary disease
CPAP	지속기도양압. continuous positive airway pressure
CPR	심폐소생술. cardiopulmonary resuscitation
CT	컴퓨터단층촬영(스캔). computed tomography (scan)
CXR	가슴X선. chest x-ray
ILD	사이질폐질환. interstitial lung disease
INH	아이소나이아지드. isoniazid isonicotinic acid hydrazide
MRI	자기공명영상. magnetic resonance imaging
PFTs	폐기능검사. pulmonary function tests
PPD	정제단백질유도체. purified protein derivative
RAD	반응기도병. reactive airway disease
RF	호흡부전. respiratory failure
SOB	호흡곤란, 숨참. shortness of breath
TB	결핵. tuberculosis
URI	상기도감염. upper respiratory infection
V/Q	환기관류(스캔). ventilation – perfusion (scan)
VATS	비디오보조흉강경수술. video-assisted thoracoscopic surgery

■ 연습문제: 약어

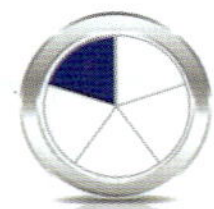
SIMPLE RECALL

연습문제 27

아래 약어의 뜻을 쓰시오.

1. RAD ______________________

2. CT ______________________

3. URI ______

4. V/Q ______

5. TB ______

6. CPR ______

7. MRI ______

8. PPD ______

9. VATS ______

10. ABG ______

11. CPAP ______

12. BAL ______

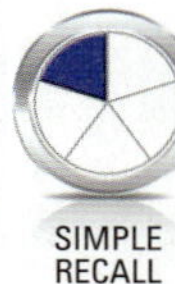

연습문제 28

아래의 문장에 사용된 약어의 뜻을 쓰시오.

1. After completing the examination, Dr. Gaskill diagnosed Mr. Stewart with **COPD** complicated with **ILD**.

   ______ ______

2. A college student underwent **PFTs** when she noticed shortness of breath related to her **CF**.

   ______ ______

3. The physician concluded the patient suffered from **ARDS** and was admitted to the hospital for treatment.

   ______

4. The physician ordered an **AFB** test to help determine if the patient had tuberculosis or **BOOP**.

   ______ ______

5. The patient's **CXR** showed a small nodule in the left upper lobe.

   ______

■ 마무리

- 호흡계통은 상기도(upper respiratory tract)와 하기도(lower respiratory tract)로 구별되는데, 이 호흡계통은 서로 협력하여 폐에 산소를 공급하고 폐로부터 이산화탄소를 제거한다.
- 그 다음에 심장혈관계통은 폐로부터 몸의 나머지 부분으로 산소를 운반한다.
- 이 단원에서 호흡계통에 관한 단어성분, 접두사, 접미사, 형용사, 상태, 검사, 시술, 투약, 전문분야, 약어 등을 포함한 의학용어를 배웠다.

단원 복습

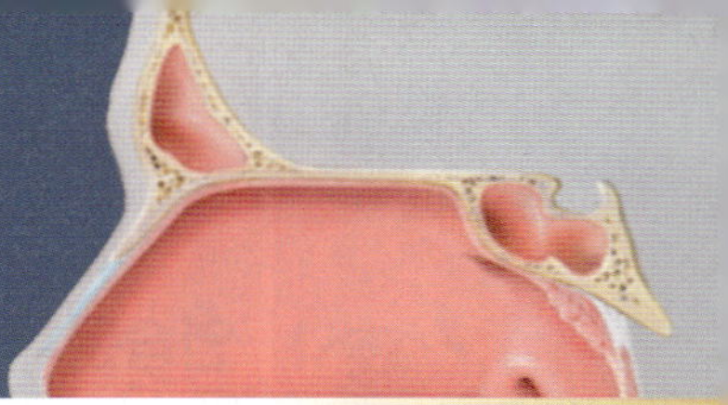

해부학 및 생리학 용어의 복습

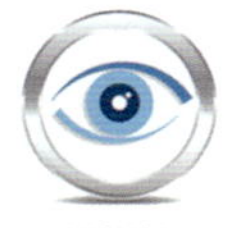

연습문제 29

아래 그림의 빈칸에 해부학적 구조에 해당하는 알맞은 용어를 쓰시오.

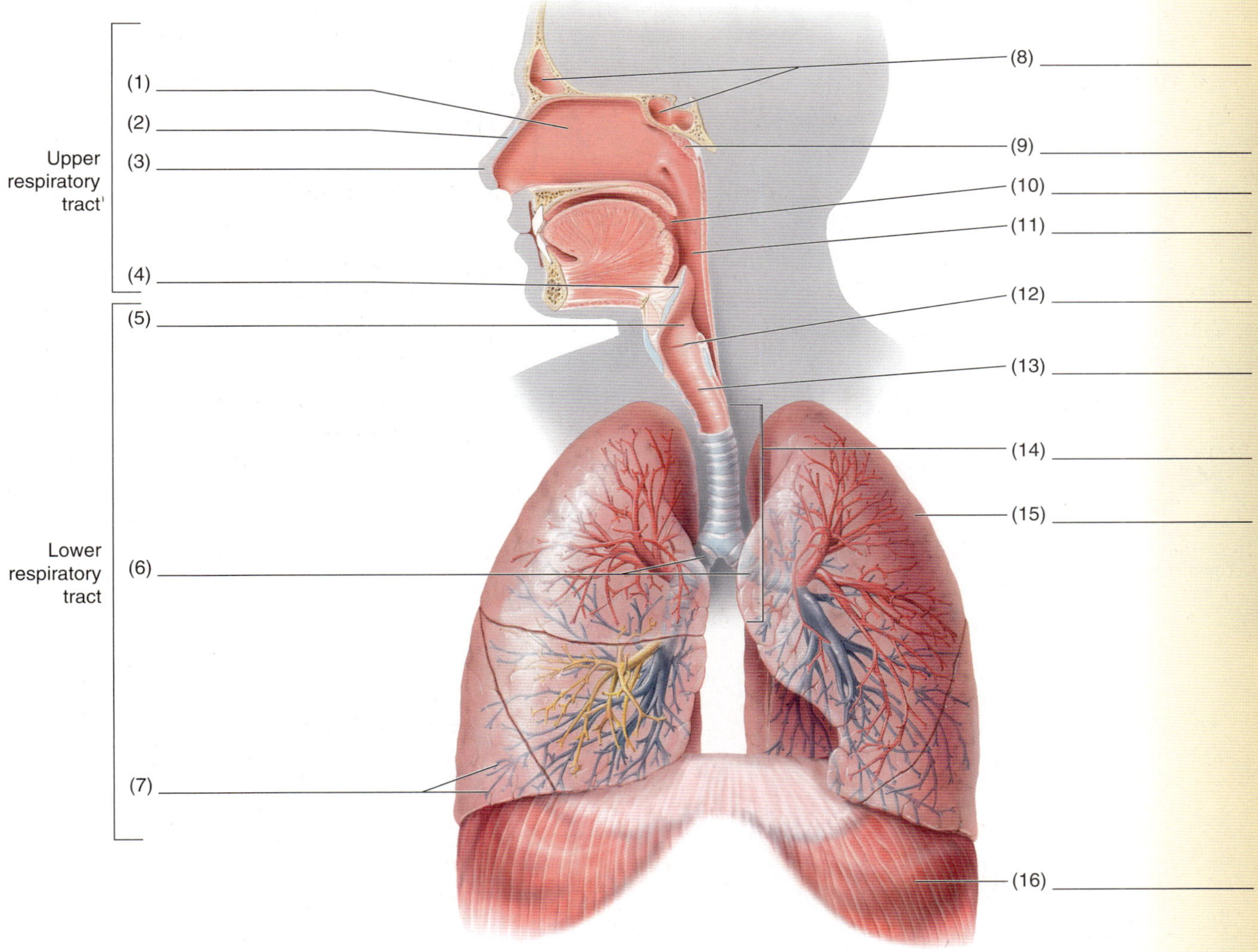

Upper respiratory tract

(1) ____________

(2) ____________

(3) ____________

(4) ____________

Lower respiratory tract

(5) ____________

(6) ____________

(7) ____________

(8) ____________

(9) ____________

(10) ____________

(11) ____________

(12) ____________

(13) ____________

(14) ____________

(15) ____________

(16) ____________

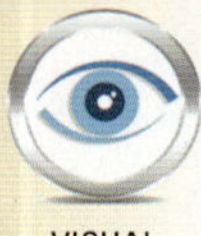
VISUAL

연습문제 30

아래 그림의 빈칸에 해부학적 구조에 해당하는 알맞은 용어를 쓰시오.

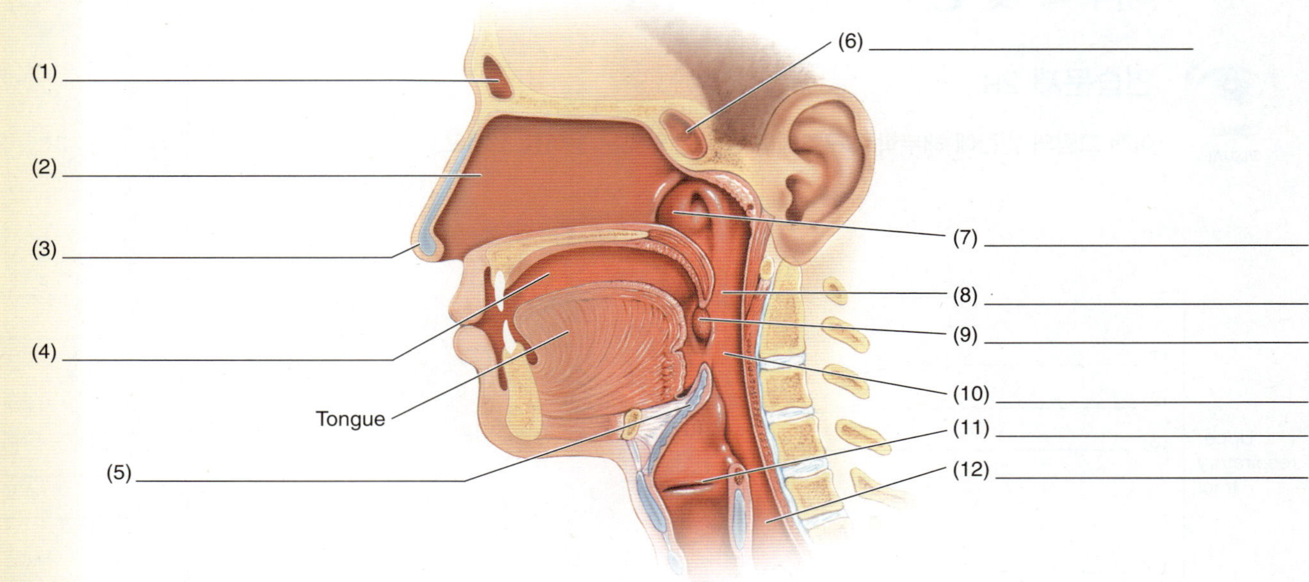

용어구조 이해하기

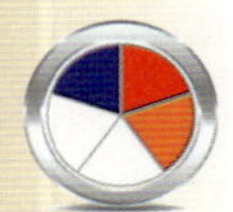
TERM CONSTRUCTION

연습문제 31

아래 문제의 의학용어를 단어성분으로 나누고 그 성분들의 뜻을 쓰시오. 또한 의학용어의 뜻을 쓰시오. (참고: 이 문제는 다른 단원에서 배운 단어성분이 필요할 수도 있다).

예:

laryngospasm	단어성분:	laryng/o, -spasm
	뜻:	larynx, involuntary movement
	용어의 뜻:	involuntary movement of the larynx

1. laryngeal
단어성분: ______
뜻: ______
용어의 뜻: ______

2. rhinorrhea
단어성분: ______
뜻: ______
용어의 뜻: ______

3. pulmonary 단어성분: ____________________

뜻: ____________________

용어의 뜻: ____________________

4. phrenospasm 단어성분: ____________________

뜻: ____________________

용어의 뜻: ____________________

5. thoracotomy 단어성분: ____________________

뜻: ____________________

용어의 뜻: ____________________

6. tachypnea 단어성분: ____________________

뜻: ____________________

용어의 뜻: ____________________

7. thoracic 단어성분: ____________________

뜻: ____________________

용어의 뜻: ____________________

8. bronchospasm 단어성분: ____________________

뜻: ____________________

용어의 뜻: ____________________

9. pulmonology 단어성분: ____________________

뜻: ____________________

용어의 뜻: ____________________

10. bronchoscopy 단어성분: ____________________

뜻: ____________________

용어의 뜻: ____________________

이해력 연습문제

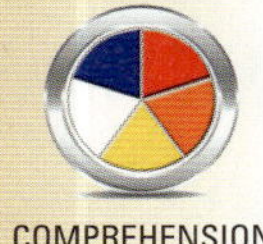

연습문제 32

COMPREHENSION

아래 문장에 알맞은 의학용어를 빈칸에 써 넣으시오.

1. The layer of the pleura that is closest to the lung is known as the ________________.
2. Tiny air sacs in the lungs where gas exchange occurs are the ________________.
3. The ________________ acts as a cover over the entrance to the esophagus.
4. Abnormally fast breathing is termed ________________.
5. ________________ is a term used to describe blood located in the pleural cavity.
6. During a(n) ________________ attack, a person has attacks of wheezing due to inflammation and obstruction of the airways.
7. A sudden involuntary movement of the larynx is a(n) ________________.
8. The ________________ tract is composed of the nose and pharynx.
9. ________________ is a sound indicating obstruction of the airway.
10. Inflammation of the ________________ is commonly known as a sore throat.

연습문제 33

COMPREHENSION

아래 문제에 대한 답을 간단히 쓰시오.

1. 하기도를 구성하는 신체의 구조는 무엇인가? ________________
2. 사람의 발성을 가능하게 만드는 구조의 이름을 대시오. ________________
3. 가슴 부위를 기술하시오. ________________
4. 각각의 폐에는 몇 개의 엽이 존재하는가? ________________
5. 기관에 인공적인 구멍을 만드는 시술을 일컫는 용어는 무엇인가? ________________
6. 사이질폐질환의 다른 이름은 무엇인가? ________________
7. 가슴막천자가 시행되는 이유는 무엇인가? ________________
8. CPAP는 어떻게 작동하는가? ________________

9. 폐활량계(spirometer)는 무엇을 측정하는가? ______________________

10. 기관(trachea)의 또 다른 일반적인 이름은 무엇인가? ______________________

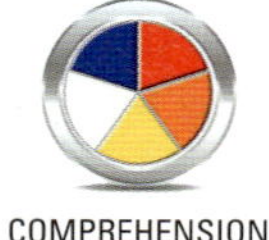

연습문제 34

아래 문제에 대한 가장 적합한 답을 보기에서 고르시오.

1. The term that most specifically applies to inflammation of the structure between the pharynx and trachea is (염증)
   A. epiglottitis.
   B. laryngitis.
   C. pharyngitis.
   D. pleuritis.

2. Which procedure would be performed when a patient's heart and breathing stop? (시술)
   A. CPR
   B. VATS
   C. CXR
   D. CPAP

3. What is the condition that causes a progressive loss of lung function? (병명)
   A. asthma
   B. diphtheria
   C. pneumonia
   D. emphysema

4. Which term describes the condition commonly known as whooping cough? (병명)
   A. pyothorax
   B. pertussis
   C. pleuritis
   D. pneumonitis

5. Which of the following tests sputum for tuberculosis? (검사)
   A. arterial blood gases
   B. peak flow monitoring
   C. purified protein derivative test
   D. acid-fast bacilli smear

6. Every year, a highly contagious viral infection causes many adults and children to seek medical treatment for a disease, commonly known as the flu. The medical term for this infection is (병명)
   A. emphysema.
   B. influenza.
   C. croup.
   D. asthma.

7. What is the name of the test used to examine the nasal passages and the pharynx to diagnose structural abnormalities? (검사)
   A. auscultation
   B. nasopharyngoscopy
   C. laryngopharyngoscopy
   D. laryngoscopy

8. Which of these tests is used to measure breathing? (검사)
   A. PPD
   B. PFT
   C. PEFR
   D. PF

9. Even if you had never heard of this condition, you might assume that sinusitis refers to (뜻)
   A. surgical repair of the sinus.
   B. incision of the sinus.
   C. inflammation of the sinus.
   D. excision of the sinus.

10. Which combining form refers to the structure that takes in air? (연결형)
    A. sinus/o
    B. sept/o
    C. adenoid/o
    D. rhin/o

활용과 분석

증례연구

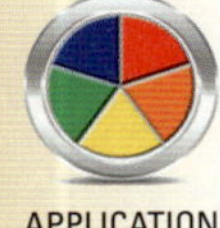

APPLICATION

연습문제 35

아래의 증례연구를 읽고 각각의 문제에 대해 정답을 고르시오.

증례 11-1

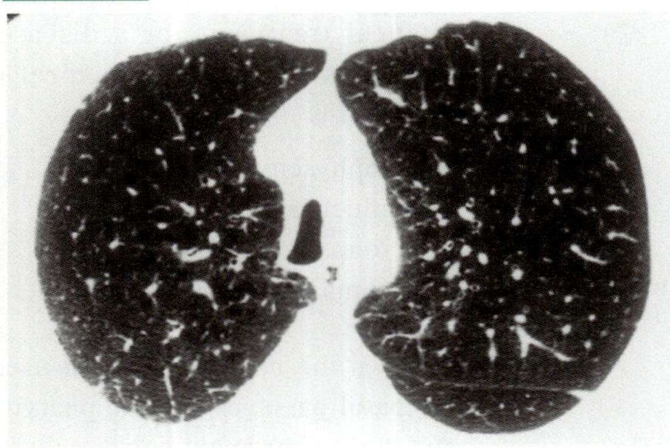

그림 11.26 만성폐쇄폐질환(COPD)으로 진단받은 환자의 가슴 CT스캔.

65세의 오빈 데이비스(Orbin Davis) 씨는 석탄채광 산업에서 25년간 일한 후, 그의 진행성 폐부전과 정상적으로 호흡을 할 수 없는 문제를 조사하기 위해 일련의 폐기능검사를 받고 있다. 시술하는 동안 기구를 사용하여 정상적으로 숨을 들이쉰 후 내쉬는 공기의 양을 추정하여 데이비스 씨의 호흡률을 측정했다. 전문간호사(nurse practitioner)인 왈렌(Whalen) 씨도 또한 최대한의 숨을 들이쉰 후 내쉬는 공기의 양을 측정하는 검사를 했다. 이 일련의 검사는 데이비스 씨가 COPD를 앓고 있는지 또는 천식을 앓고 있는지를 결정하는 데 도움이 될 것이다. 결과에 따라 COPD를 확인하기 위해 CT스캔을 지시할 수도 있다(그림 11.26).

1. The term for an instrument used to measure breathing is (검사)

A. spirometry.
B. spirometer.
C. percussion.
D. capnometer.

2. The abbreviation COPD stands for (약어)

A. chronic obstructive pneumonia dyspnea.
B. chronic olfactory pharyngitis disease.
C. caustic other pneumonic disease.
D. chronic obstructive pulmonary disease.

3. What group of tests will assist in determining whether the patient has COPD or asthma? (검사)

A. PFT
B. RR
C. AFB
D. ABG

4. A sign or symptom related to asthma is (증상)

A. a progressive loss of lung function.
B. lack of expansion of a lung.
C. wheezing.
D. severe headaches.

5. Mr. Davis's pulmonary function test revealed an abnormal amount of fluid inside various lobes within the lungs. This condition is known as (병명)

A. pleurodesis.
B. pleural effusion.
C. pulmonary edema.
D. pneumothorax.

증례 11-2

58세의 베벌리 보너(Beverly Bonner) 여사는 진료소 예약을 했다. 보너 여사는 인두통, 발열, 오한, 우울증 등을 앓고 있다고 말했다. 월러스(Wallace) 박사는 그녀를 진찰하고, 가슴X선을 찍고, 호흡검사를 했다. 청진기(stethoscope)를 사용하면서 청진(auscultation)과 가슴막안(pleural cavity)의 촉지진동(palpable vibration)을 통해 보너 여사의 폐에 액체가 존재함을 확인하였다. 월러스 박사는 검사와 진찰의 결과를 검토한 후 보너 여사의 병은 폐렴알균폐렴(pneumococcal pneumonia)이라고 진단했다.

6. What bacterial species is the cause of pneumococcal pneumonia? (세균)

A. *Pneumococcus aureus*
B. *Streptococcus pneumoniae*
C. *Mycopneumonia streptococcus*
D. *Pneumococcus pneumoniae*

7. The throat is the common name for which structure? (구조)

A. pharynx
B. larynx
C. nasopharynx
D. glottis

8. An instrument that measures breathing is called a(n) (기구)

A. oximeter.
B. peak flow meter.
C. spirometer.
D. tidal volume meter.

9. What is the name of the physical examination involving listening inside the pleural cavity that relies on the use of a stethoscope? (진찰)

A. percussion
B. auscultation
C. polysomnography
D. spirometry

10. What is the name of the physical examination of the pleural cavity that relies on the use of tapping over the body to elicit vibrations and sounds? (진찰)

A. percussion
B. auscultation
C. polysomnography
D. spirometry

의무기록 분석

의무기록 11-1

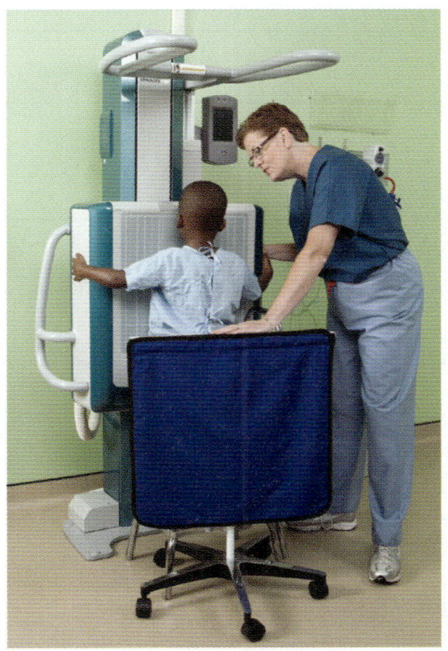

트라비스 레이놀즈(Travis Reynolds) 씨는 며칠 전 일상 결핵피부검사(tuberculosis skin test)를 받은 뒤 어머니와 함께 진료소를 재방문하고 있는 환자다. 방사선기사(radiologic technologist)로서 당신은 그의 가슴X선 촬영을 준비하기 위해 의무기록을 검토하고 있다.

방사선기사가 환자에게 준비를 시킨 후 방사선 검사를 시행하고 있다.

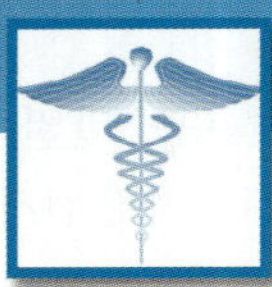

의무기록

투베르쿨린 피부검사 양성(Positive Tuberculin Skin Test)

주관적 정보: 이 4살 남자아이는 결핵검사 판독을 위해 오늘 이곳에 온 우리 진료소의 환자다. 환자는 이전에 TB 검사를 받았는데, 48시간이 지난 오늘 양성 반응을 보였다. TB 검사는 왼쪽 팔뚝(forearm)에 했고, 약 20 mm에 해당하는 홍반(erythema)과 경화(induration)가 일어난 부위가 있었다. 이것은 간호사가 측정해서 나에게 검증을 받았다.

엄마는 아이가 결핵(tuberculosis)에 걸린 사람과 접촉하지 않았다고 주장하였다. 아이는 지난 1년 동안 두어 번 검사를 받았지만, 엄마는 판독을 받으러 온 적이 없었다. 그녀는 이번 한 번 외에는 어느 경우에도 결핵에 대한 반응이 없었다고 말했다. 또한 엄마는 아이가 단지 가족과 학교 아이들 주변에만 있었다고 말한다. 그녀는 결핵 진단을 받은 사람이 있다는 것을 모르고 있으며, 아이는 완전히 멀쩡하고, 기민하며, 활동적이며, 아무 문제 없이 잘 챙겨 먹였다.

객관적 정보: 체온 98.8, 혈압 80/60, 체중 14.5 kg, 심박수 80. 일반검토: 기민하고, 활동적이고, 영양상태가 좋음. 목: 유연하고, 림프절병증이 없음. 심장: 정상적인 심박수와 리듬, 심장잡음이 없음. 폐: 청진시 양쪽 모두 깨끗함. 삑삑호흡음, 거품소리, 수포음, 쌕쌕거림 등은 없음.

평가 및 계획: 환자는 4살 소년으로 투베르쿨린 피부검사에서 양성으로 최근에 바뀌었다. 나는 활동성 결핵을 배제하기 위해 가슴X선을 지시했다. 환자는 잠복결핵(latent TB)에 걸렸을 가능성이 매우 높으며, 엄마는 아들이 INH 예방계획에 알맞은 후보가 될 것이라는 말을 들었다. 환자는 다음 몇 주 안에 다시 진료소를 재방문해야 한다. 엄마는 이해한다고 말했고 그에 따른 추적조사에 동의하였다.

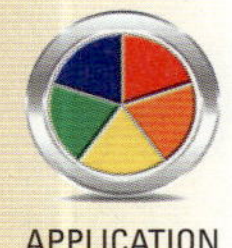

APPLICATION

연습문제 36

위의 의무기록에 사용된 용어 중에서 아래 문제의 뜻에 맞은 의학용어를 빈칸에 쓰시오. 모든 용어가 이 단원에 나오는 것은 아니지만 이 단원에 포함된 단어성분의 뜻을 참고하여 이 용어들을 알아낼 수 있다는 점을 주목하시오.

1. 발적 ________________
2. 폐를 공격하는 세균에 의한 감염 ________________
3. 호흡중에 발생하는 비정상적인 휘파람소리, 콧노래소리, 코골이소리 ________________
4. 청진기로 듣기 ________________
5. 가벼운 휘파람과 같은 소리 ________________
6. 양측에 관련된 ________________

보너스 질문

7. 가슴X선 촬영을 지시한 이유는 무엇인가? ________________

의무기록 11-2

당신은 개인 병원에서 일하는 호흡기과치료사(respiratory therapist)로서 만성폐쇄폐질환(chronic obstructive pulmonary disease)을 앓고 있는 사무엘 버넷(Samuel Burnett) 씨를 치료하게 될 것이다. 그가 진료예약을 하기 전에 당신은 그의 최근 입원 의무기록을 검토했다.

이 의무기록에 번호가 있는 빈칸은 문제 37의 일부분이다.

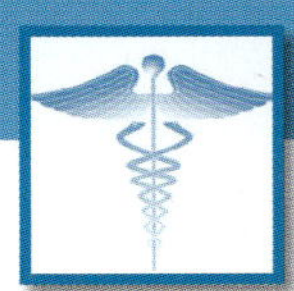

의무기록

COPD를 동반한 기관지염(Bronchitis)

진단

1. (1) ______________________
2. 만성폐쇄폐질환(chronic obstructive pulmonary disease).
3. 관상동맥병(coronary artery disease).

시술: 다음과 같은 결과가 나온 가슴X선: 환자는 초기의 왼쪽하엽폐렴(left lower lobe pneumonia)일 가능성이 있는 왼쪽 하엽폐에 음영이 증가되었다. 또한 만성섬유증(chronic fibrosis), 평평해진 가로막으로 인한 최소한의 과다팽창, 양쪽 상부폐에 폐음영 감소, AP 직경의 증가 등을 보였다. 폐기종(emphysema)에 상응하는 가슴. 중등도의 광범위 골다공증(osteoporosis). 쐐기모양의 중간부위 흉추 척추체.

병력과 입원 생활: 환자는 3일 동안 악화된 기침을 주요호소증상으로 입원하였는데, 호흡곤란이 올 때 흰색의 (2) ______________________ 와 운동할 때 (3) ______________________ 를 동반하였다.

이 사람은 83세의 남성으로 COPD를 앓고 있고 1개월 반 전에 비ST상승 MI로 진단되었다. 환자는 그 당시 심장도관삽입(cardiac catheterization)을 받았고 Plavix(혈전억제제) 처방과 함께 퇴원했다. 환자는 운동 시 호흡곤란이 진행되고, 그 이후로 늘 숨이 차다고 말한다. 가장 최근에 환자는 흰 가래가 나오는 아주 심한 기침을 호소했다. 그러나 가슴 통증은 없다고 한다. 그는 야뇨증과 돌발야간 호흡곤란, 자기중심의 이랬다저랬다 감정 분출, 그러나 식은땀(night sweat)이나 체중감소는 부인한다.

나는 환자가 심한 COPD를 앓고 있다고 생각하지만, 환자는 VA에서 무료로 PFT를 할 수 있어서 유료로 하는 것을 원하지 않기 때문에 PFT를 하고 싶어하지 않는다. 비록 내가 이전에 PE에 대한 가능성을 낮게 평가했지만, 환자도 또한 그가 (4) ______________________, 에 걸리지 않은 것을 확인하기 위해 CT를 하고 싶어하지 않는다. 또한 무료로 이러한 검사를 받을 수 있는 VA로 전원되는 것을 거부한다. 이 환자는 차라리 퇴원하는 것이 낫겠다고 결심했다.

환자는 증상의 호전과 함께 독시사이클린(doxycycline, 항생제)으로 기관지염 치료를 받았다. 그는 안정된 상태에서 집으로 퇴원했다. 6시간마다 2번씩 Atrovent MDI(천식약)을 쓰고, 10일 동안 하루 2번 100 mg씩 독시사이클린을 복용하라는 처방과 함께 퇴원하였다. 환자는 VA에 가서 가정 물리치료와 (5) ______________________ 재활을 받으라는 지시를 받았다. 활동제한은 없지만 그는 도움을 받으면서 걸어야 한다. 그는 계속 움직이어야 한다. 그는 VA에 전화를 걸어 가정물리치료와 폐재활 계획을 세울 것이다.

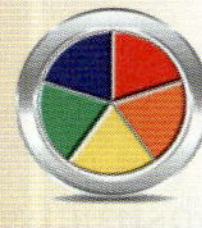

연습문제 37

위의 의무기록의 빈칸에 알맞은 의학용어를 써 넣으시오.
빈칸에 해당하는 용어의 뜻은 아래에 열거되어 있다.

1. 기관지의 염증

2. 기침을 하여 내뱉은 물질

3. 호흡곤란

4. 혈전에 의한 폐동맥 막힘

5. 폐에 관한

보너스 질문

6. 어떤 전공 전문의가 이 환자를 치료했을 가능성이 높은가?

____

철자법

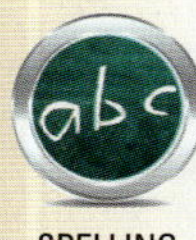

연습문제 38

아래 문제에서 철자를 검토한 후, 맞으면 네모에 표시하고 틀리면 맞는 철자를 빈칸에 쓰시오.

1. alveolor ☐ ______________________

2. pulomonary ☐ ______________________

3. bronchiolitis ☐ ______________________

4. diaphragm ☐ ______________________

5. pneumopluritis ☐ ______________________

6. pleuraglia ☐ ______________________

7. rhinorrhea ☐ ______________________

8. bronchography ☐ ______________________

9. tonsilar ☐ ______________________

10. dispena ☐ ______________________

MEMO

소화계통
Digestive System

12

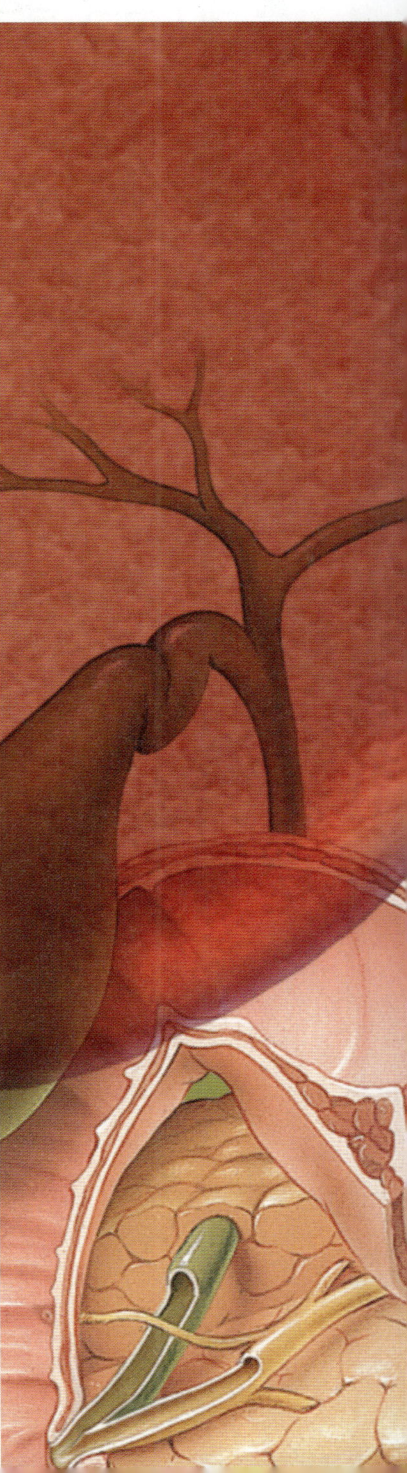

단원 테두리

학습 성과

이 단원의 학습이 끝나면:

1. 소화계통의 구조와 기능을 설명할 수 있어야 한다
2. 소화계통에 관한 용어들을 설명할 수 있어야 한다.
3. 소화계통에 관한 연결형, 접두사, 접미사들을 정의할 수 있어야 한다.
4. 소화계통에 관한 일반 의학용어들을 정의할 수 있어야 한다. 여기에는 형용사와 관련 용어, 징후와 증상, 의학적 상태, 검사와 시술, 외과처치와 치료시술, 투약과 약물요법, 의학 전문분야와 전문가에 관한 용어들이 포함된다.
5. 소화계통에 관한 약어들을 정의할 수 있어야 한다
6. 이 단원의 모든 연습문제를 완전하게 풀 수 있어야 한다.
7. 소화계통에 관한 증례연구와 의무기록에 사용된 용어들을 설명할 수 있어야 한다.

■ 머리말

위장관계통(gastrointestinal system)으로도 알려진 소화계통(digestive system)은 입에서 시작하여 항문에서 끝난다. 그 목적은 음식을 더 작게 분해하여 몸에서 사용할 수 있도록 하는 것이다. 몸에서 사용할 수 없는 것은 노폐물로 배출된다. 이 단원에서는 소화에 관한 해부학, 생리학, 병리학 등에 대해 논의하고 소화계통에 관한 중요한 의학용어를 제공한다.

■ 해부학과 생리학

구조

- 소화계통은 소화관(digestive tract)과 이와 관련된 샘과 기관들로 구성된다.
- 소화관은 입으로부터 인두, 식도, 위, 창자 등을 통해 항문까지 이어진다.
- 소화관은 또한 위장관(gastrointestinal tract) 또는 소화관(alimentary canal)이라고도 한다.
- 소장과 대장 모두를 또한 창자(bowel 또는 gut)라고도 한다.

기능

- 음식을 운반하여 몸에 영양소를 제공함
- 음식을 분해하여 유용한 영양소로 변환시킴
- 음식의 분해에 의해 만들어진 영양소를 흡수함
- 몸이 사용하지 않은 고형 노폐물을 제거함

소화계통에 관한 용어

용어	발음	뜻
		일차 소화계통구조 (그림 12.1)
mouth; *syn.* oral cavity	mowth; ōr′ăl kav′i-tē	입(=입안/구강). opening where food enters the body and undergoes the first process of digestion
palate	pal′ăt	입천장/구개. the roof of the mouth; separates the oral cavity from the nasal cavity
uvula; *syn.* uvula of soft palate	yū′vyū-lă; yū′vyū-lă ov sôft pal′ăt	목젖(=물렁입천장목젖/연구개목젖). small piece of tissue that hangs in the posterior portion of the oral cavity
tongue	tŭng	혀. muscular organ at the floor of the mouth; assists in swallowing and speaking (그림 12.2)
teeth	tēth	이, 치. structures that provide the hard surfaces needed for chewing (mastication)
salivary glands	sal′i-var-ē glandz	침샘/타액샘.saliva-secreting glands in the oral cavity; include the parotid, sublingual, and submandibular glands (그림 12.2)
saliva	să-lī′vă	침/타액. clear, tasteless, slightly acidic (pH 6.8) fluid that helps to lubricate food in the mouth

소화계통에 관한 용어

용어	발음	뜻
pharynx; *syn.* throat	far′ingks; thrōt	인두(=목구멍). space behind the mouth that serves as a passage for food from the mouth to the esophagus and for air from the nose and mouth to the larynx
esophagus	ĕ-sof′ă-gŭs	식도. muscular tube that moves food from the pharynx to the stomach
stomach	stŏm′ăk	위. sac-like organ in which chemical and mechanical digestion take place (그림 12.3)
cardia	kahr′dē-ă	들문/분문. region where the esophagus connects to the stomach
fundus	fŭn′dŭs	바닥/기저. superior dome-shaped region of the stomach
body	bod′ē	몸통, 체. largest region of the stomach, between the fundus and pylorus
lower esophageal sphincter (LES)	lō′wĕr ĕ-sof′ă-jē′ăl sfingk′tĕr	아래식도조임근. ring of muscle between the esophagus and the stomach
pyloric sphincter	pī-lōr′ik sfingk′tĕr	날문조임근. ring of muscle between the stomach and the first segment of the small intestine (duodenum)
pylorus	pī-lōr′ŭs	날문/유문. lower region of the stomach that connects to the small intestine
rugae	rū′gē	주름. folds in the stomach lining that increase the surface area for absorption of nutrients

(계속됨)

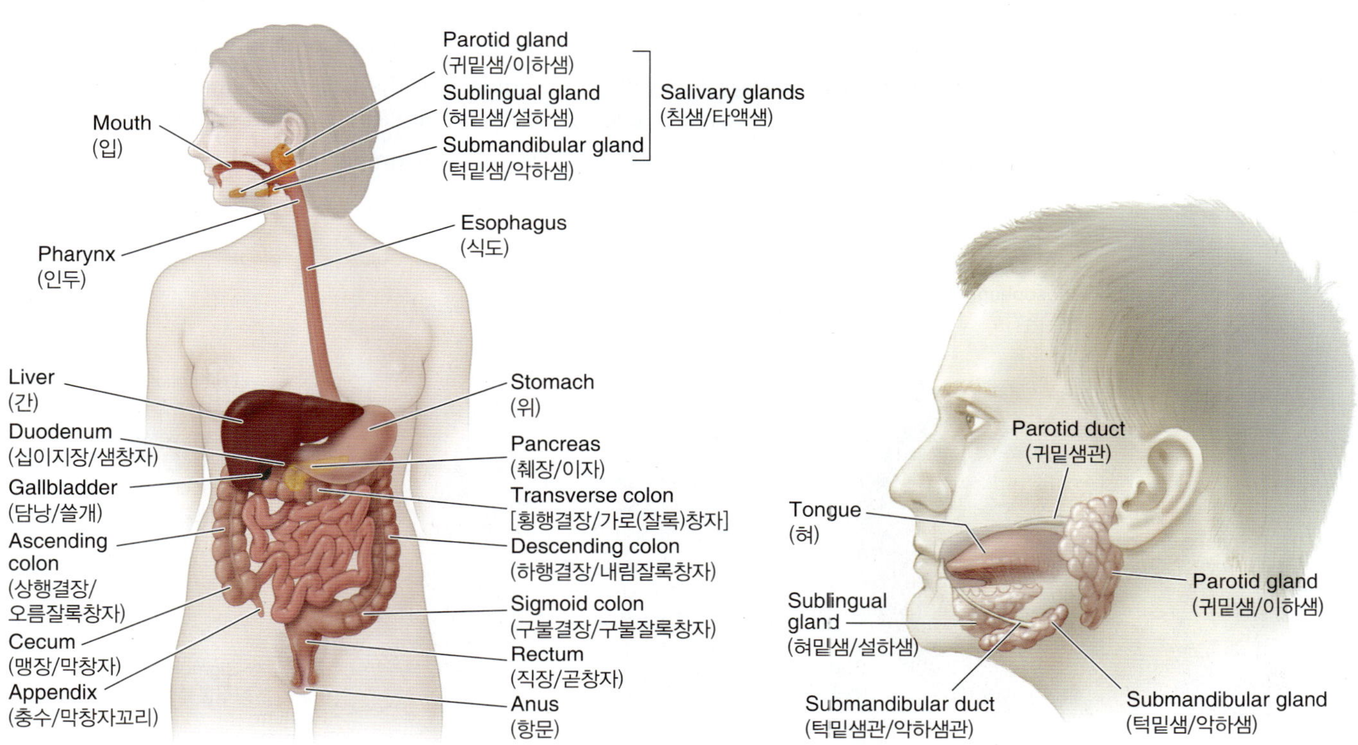

그림 12.1 소화계통(digestive system).

그림 12.2 침샘/타액샘(salivary glands). 침샘은 음식을 분해하는 효소들을 분비한다.

소화계통에 관한 용어 *(계속됨)*

용어	발음	뜻
small intestine	smôl in-tes′tin	소장/작은창자. section of digestive tube between the stomach and cecum where most absorption of nutrients occurs (그림 12.4)
duodenum	dū′ō-dē′nŭm	십이지장/샘창자. first segment of the small intestine
jejunum	je-jū′nŭm	공장/빈창자. the middle segment of the small intestine
ileum	il′ē-ŭm	회장/돌창자. the last segment of the small intestine that connects to the large intestine
large intestine	larj in-tes′tin	대장/큰창자. distal section of digestive tube, extending from the small intestine to the anus, where water and electrolytes are absorbed and wastes are formed (그림 12.4)
cecum	sē′kŭm	맹장/막창자. first segment of the large intestine
appendix; *syn.* vermiform appendix	ă-pen′diks; vĕr′mi-fōrm ă-pen′diks	충수/막창자꼬리. finger-like projection off the cecum of the large intestine
colon	kō′lŏn	결장/잘록창자. segment of the large intestine that extends from the cecum to the rectum and is divided into four parts
ascending colon	ă-send′ing kō′lŏn	상행결장/오름잘록창자. segment of the large intestine on the right side between the cecum and the right colic flexure
right colic flexure; *syn.* hepatic flexure	rīt kol′ik flek′shŭr; he-pat′ik flek′shŭr	우결장굴곡/오른잘록창자굽이(=간굴곡/간굽이). the bend of the colon between the ascending and transverse sections
transverse colon	trans-vĕrs′ kō′lŏn	횡행결장/가로잘록창자. segment of the large intestine between the ascending colon and descending colon
left colic flexure; *syn.* left splenic flexure	left kol′ik flek′shŭr; left splen′ik flek′shŭr	좌결장굴곡/왼잘록창자굽이(= 좌결장굴곡/왼지라굽이). the bend of the colon between the transverse and descending sections
descending colon	dĕ-send′ing kō′lŏn	하행결장/내림잘록창자. segment of the large intestine on the left side between the left colic flexure and the sigmoid colon
sigmoid colon	sig′moyd kō′lŏn	구불결장/구불잘록창자. terminal segment of the large intestine that joins with the rectum

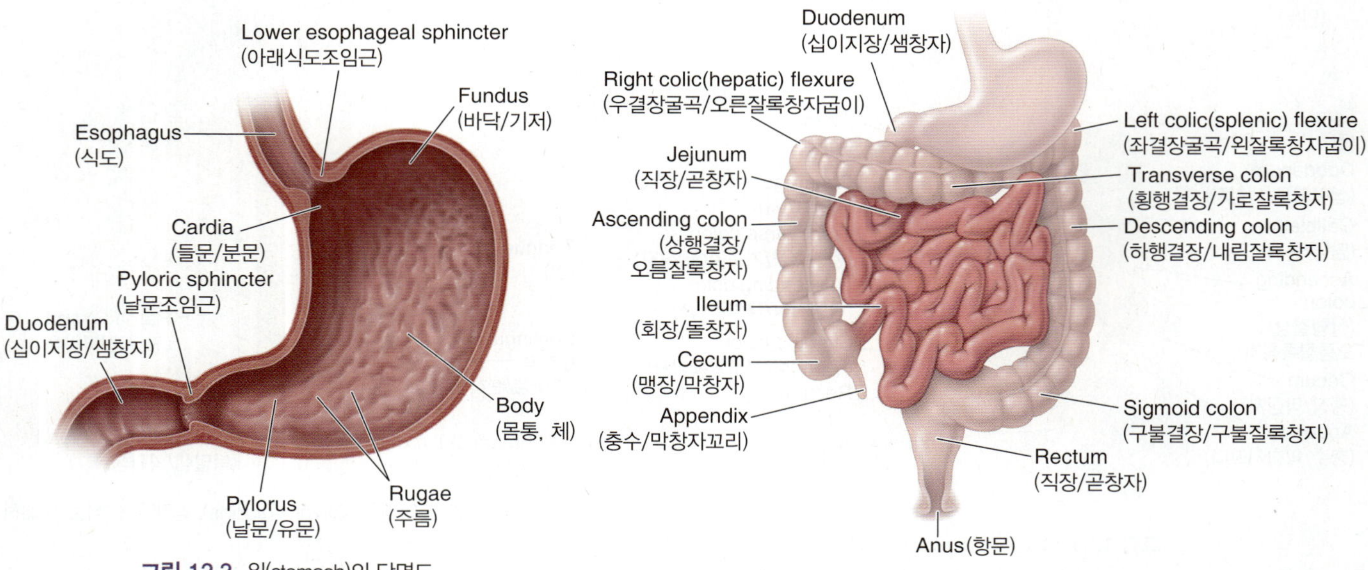

그림 12.3 위(stomach)의 단면도.

그림 12.4 소장과 대장(small and large intestines).

소화계통에 관한 용어

용어	발음	뜻
rectum	rek′tŭm	직장/곧창자. extension of the large intestine; a pouch that holds solid waste before elimination from the body
anus	ā′nŭs	항문. opening at the end of the digestive tract through which solid waste exits the body
Accessory digestive organs (그림 12.5)		
liver	liv′ĕr	간. large glandular organ that produces and secretes bile into the gallbladder
bile	bīl	담즙/쓸개즙. fluid that is secreted by the liver into the duodenum and aids in the digestion of fats
gallbladder	gawl′blad-ĕr	담낭/쓸개. sac-shaped organ beneath the liver that stores bile secreted by the liver and releases it into the small intestine
pancreas	pan′krē-ăs	췌장/이자. organ that secretes pancreatic juice(digestive enzymes) into the small intestine; its endocrine part secretes insulin and glucagon into the bloodstream

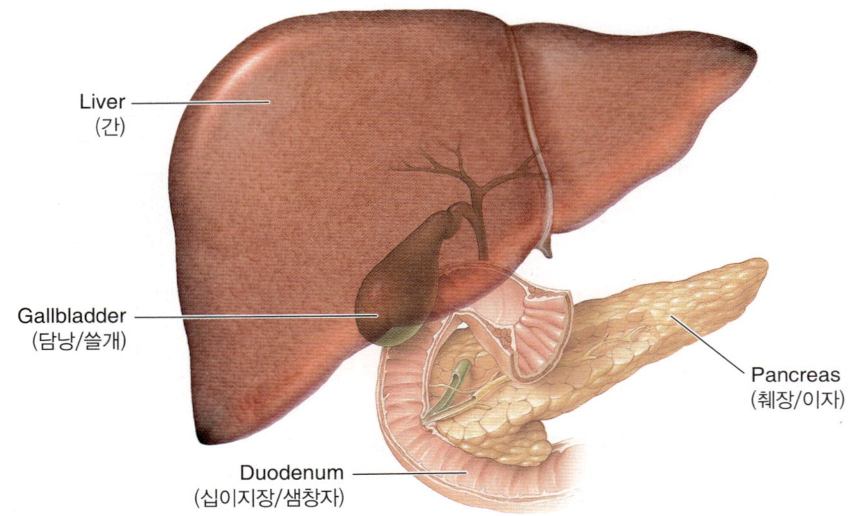

그림 12.5 소화계통의 부기관(accessory organs).

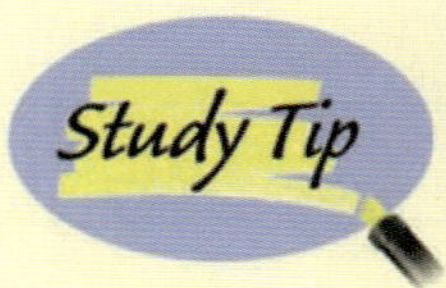

Segments of the Small Intestine(소장의 분절): 근위부에서 원위부까지 소장의 분절을 기억하려면 십이지장(Duodenum, 공장(Jejunum), 회장(Ileum)에 대해 “Don't Jump In (뛰지 마라)”를 생각하시오.

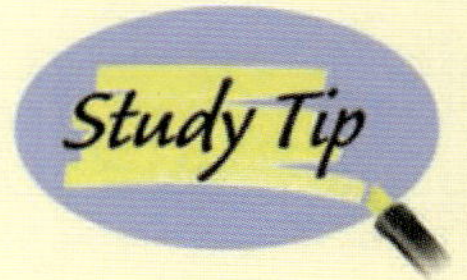

Spelling Homonyms(비슷한 철자를 가진 용어)—Ilium(엉덩뼈/장골)과 ileum(회장/돌창자): ilium과 ileum은 비슷한 철자를 갖고 있다. 즉, 철자가 다르지만 소리가 비슷하다. 뜻과 철자의 차이점을 기억하는 쉬운 방법이 있다. ilium은 hip bone (볼기뼈)의 윗부분이며, hip과 ilium은 모두 철자 “i”를 포함한다. ileum (회장)은 장 (intestine)의 일부이고 intestine의 연결형인 enter/o도 철자 “e”를 포함한다는 것을 기억하시오.

■ 연습문제: 해부학과 생리학

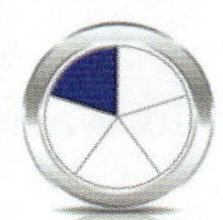

연습문제 1

아래 문제의 뜻에 맞는 해부학 용어를 쓰시오.

1. 작은창자의 중간 구역 ________________

2. 큰창자에 위치한 손가락 모양의 돌기 ________________

3. 담즙을 저장하는 기관 ________________

4. 음식물이 몸 안으로 들어가는 부위 ________________

5. 입의 천장 ________________

6. 목구멍에 대한 의학용어 ________________

7. 위 위쪽의 둥근 지붕 모양의 부위 ________________

8. 담즙을 분비하는 기관 ________________

9. 큰창자와 연결되는 작은창자 구역 ________________

10. 고체 배설물이 몸을 빠져나가는 구조물 ________________

11. 침을 분비하는 구조물 ________________

12. 간에서 분비되는 액체 ________________

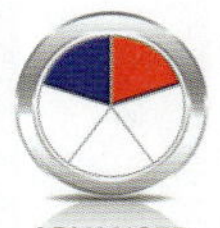

연습문제 2

아래 문제의 뜻에 맞는 의학용어를 보기에서 골라 빈칸에 쓰시오.

rugae	esophagus	rectum	cecum	sigmoid colon
duodenum	pancreas	descending colon	uvula	pylorus

1. 작은창자의 첫 번째 구역 ________________

2. 소화에 도움을 주는 분비액을 분비하는 기관 ________________

3. 음식을 위로 이동시키는 근육의 관 ________________

4. 내림잘록창자와 곧창자 사이의 잘록창자 구역 ________________

5. 작은창자와 연결되는 위 부위 ________________

6. 고체 배설물이 일시적으로 저장되는 구역 ________________

7. 큰창자의 첫 번째 구역 ________________

8. 왼잘록창자굽이와 구불잘록창자 사이의 큰창자 구역 ________________

9. 입안 뒤쪽에 매달려 있는 구조물 ______________________

10. 위 내층에 접힌 부위 ______________________

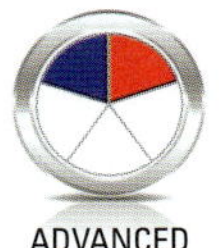

연습문제 3

아래 문장의 뜻에 가장 적합한 용어를 ( ) 안에서 고르시오.

1. The (*duodenum, stomach, large intestine*) is where chemical digestion begins.
2. Located in the mouth, the (*salivary glands, rugae, teeth*) provide the hard surfaces for mastication.
3. The (*transverse, ascending, sigmoid*) colon is the second segment of the colon.
4. The muscular organ on the floor of the mouth is called the (*palate, tongue, uvula*).
5. The large intestine reabsorbs (*food, waste, water*) and produces solid wastes.
6. The region of the stomach where the esophagus connects is called the (*fundus, cardia, body*).
7. The small intestine is made up of (*two, three, four*) segments.
8. The fluid that helps lubricate food in the mouth is called (*bile, saliva, rugae*).
9. The largest region of the stomach is called the (*body, fundus, pylorus*).
10. The (*ascending, descending, sigmoid*) colon arises from the cecum and joins the transverse colon.

■ 단어성분

아래 표에는 소화계통에 관한 단어성분이 열거되어 있다.

연결형

연결형	뜻
abdomin/o	복부/배. abdomen
aliment/o	영양공급, 영양. nourishment, nutrition
an/o	항문. anus
appendic/o	충수/막창자꼬리. appendix
bil/o	담즙/쓸개즙. bile
bucc/o	볼/뺨. cheek
cec/o	맹장/막창자. cecum
cheil/o	입술. lip
chol/e	담즙/쓸개즙. bile
cholecyst/o	담낭/쓸개. gallbladder

(계속됨)

연결형 *(계속됨)*

연결형	뜻
col/o, colon/o	결장/구불창자. colon
dent/o	이, 치. tooth
duoden/o	십이지장/샘창자. duodenum
enter/o	소장/작은창자. small intestine
esophag/o	식도. esophagus
diverticul/o	곁주머니/게실. diverticulum (pouch opening from a tubular organ)
gastr/o	위. stomach
hemat/o, hem/o	혈액. blood
hepat/o	간. liver
herni/o	탈장, 탈출. hernia (protrusion)
ile/o	회장/돌창자. ileum
jejun/o	공장/빈창자. jejunum
labi/o	입술. lip
lapar/o	복부/배. abdomen
lingu/o	혀/설. tongue
lith/o	결석, 석, 돌. stone, calculus
odont/o	이, 치. tooth
or/o	입, 입안/구강. mouth
palat/o	입천장/구개. palate
pancreat/o	췌장/이자. pancreas
peps/o	소화. digestion
phag/o	포식, 삼킴. eat, swallow
pharyng/o	인두. pharynx
polyp/o	용종. polyp
proct/o	직장/곧창자, 항문. rectum, anus
pylor/o	날문/유문. pylorus
rect/o	직장/곧창자. rectum
sial/o	침/타액. saliva
sigmoid/o	구불결장/구불잘록창자. sigmoid colon
stomat/o	입, 입안/구강. mouth

접두사

접두사	뜻
endo-	안, 속. in, within
hyper-	위, 초과, 고. above, excessive
peri-	주변, 둘레. around, surrounding
post-	뒤, 후. after, behind
retro-	뒤쪽, 뒤. backward, behind

접미사

접미사	뜻
-algia	통증. pain
-ase	효소. enzyme
-cele	탈장, 돌출. herniation, protrusion
-centesis	천자. 구멍을 통해 흡인. puncture to aspirate
-dynia	통증. pain
-emesis	구토. vomiting
-gen	기원, 생성. origin, production
-gram	기록, 기록물. record, recording
-graphy	조영. technique of producing images
-iasis	(상태). condition of
-logist	전문가. one who specializes in
-logy	학, 학문. study of
-malacia	부드러운, 연화. softening
-megaly	비대. enlargement
-prandial	식사. meal
-ptosis	처짐, 하수, 돌출. prolapse, drooping, sagging
-rrhaphy	봉합. suture
-scope	(검사)경, 기구. instrument for examination
-scopy	(검사)경술. viewing or examining with an instrument
-stenosis	협착증. stricture, narrowing
-stomy	창냄술. surgical opening
-tomy	절개. incision
-tripsy	쇄석/돌갬. crushing

■ 연습문제: 단어성분

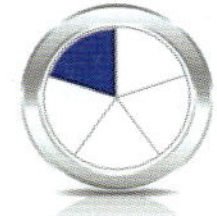
SIMPLE RECALL

연습문제 4

아래 연결형의 뜻을 쓰시오.

1. duoden/o ______________________

2. stomat/o ______________________

3. pancreat/o ______________________

4. enter/o ______________________

5. cheil/o ______________________

6. sial/o ______________________

7. hepat/o ______________________
8. bucc/o ______________________
9. an/o ______________________
10. peps/o ______________________
11. pharyng/o ______________________
12. proct/o ______________________
13. pylor/o ______________________
14. col/o ______________________
15. sigmoid/o ______________________
16. odont/o ______________________
17. lapar/o ______________________

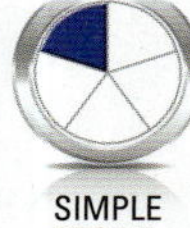

연습문제 5

아래 문제의 뜻에 맞는 연결형을 쓰시오.

1. jejunum ______________________
2. appendix ______________________
3. eat, swallow ______________________
4. blood ______________________
5. stomach ______________________
6. esophagus ______________________
7. cheek ______________________
8. rectum ______________________
9. polyp ______________________
10. gallbladder ______________________
11. cecum ______________________
12. tongue ______________________
13. ileum ______________________
14. tooth ______________________
15. colon ______________________

16. stone, calculus ______
17. palate ______
18. bile ______
19. hernia ______
20. abdomen ______
21. nourishment ______

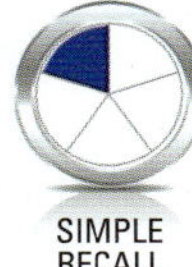

연습문제 6

아래 문제의 접두사나 접미사의 뜻을 쓰시오.

1. endo- ______
2. -tripsy ______
3. -ase ______
4. peri- ______
5. -stomy ______
6. -iasis ______
7. -logist ______
8. -cele ______
9. -gen ______
10. -megaly ______
11. retro- ______
12. -ptosis ______
13. -scopy ______
14. -prandial ______
15. post- ______
16. hyper- ______
17. -dynia ______
18. -malacia ______
19. -graphy ______
20. -emesis ______

21. -scope ______

22. -centesis ______

23. -stenosis ______

24. -gram ______

25. -rrhaphy ______

26. -algia ______

27. -tomy ______

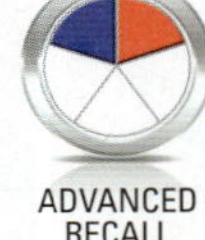
ADVANCED RECALL

연습문제 7

아래 의학용어를 구성하는 연결형의 뜻을 참고하여 의학용어의 뜻을 쓰시오.
(많은 용어가 아직 배운 것이 아니지만 단어성분으로부터 그 뜻을 알 수 있을 것이다.)

연결형	뜻	의학용어	용어의 뜻
pancreat/o	pancreas	pancreatitis	1. ______
sigmoid/o	sigmoid colon	sigmoidoscope	2. ______
aliment/o	nutrition	alimentary	3. ______
col/o	colon	colostomy	4. ______
cholecyst/o	gallbladder	cholecystectomy	5. ______
diverticul/o	diverticulum	diverticulitis	6. ______

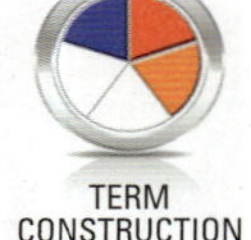
TERM CONSTRUCTION

연습문제 8

아래 문제의 뜻에 맞는 연결형과 접미사를 보기에서 골라 의학용어를 만드시오.

연결형		접미사	
gastr/o	lith/o	-logist	-al
abdomin/o	hepat/o	-itis	-centesis
an/o	proct/o	-scopy	-ectomy
bucc/o	colon/o	-tripsy	-plasty

1. 곧창자와 항문의 장애를 전문으로 하는 사람 ______

2. 간의 염증 ______

3. 빰에 관한 ______

4. 돌의 분쇄 ______

5. 배로부터 (액체) 흡인을 위한 천자 ______

6. 항문의 외과적 복구 ______

7. 위의 외과적 제거 ______

8. 잘록창자의 육안검사 ______

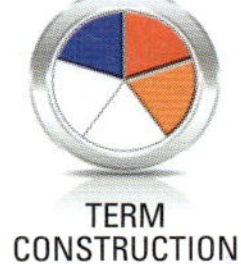
TERM CONSTRUCTION

연습문제 9

아래 용어에 대한 연결형과 접미사를 사용하여 의학용어를 만드시오.

사용할 연결형의 뜻	사용할 접미사의 뜻	의학용어
esophagus	inflammation	1. ______
appendix	surgical removal	2. ______
stomach	examination	3. ______
colon	surgical opening	4. ______
lip	suture	5. ______
abdomen	incision	6. ______
gallbladder	record, recording	7. ______
mouth	pertaining to	8. ______
nourishment	pertaining to	9. ______
liver	inflammation	10. ______
pancreas	disease	11. ______

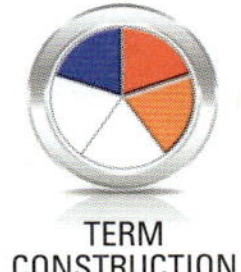
TERM CONSTRUCTION

연습문제 10

아래 문제의 의학용어를 단어성분으로 나누고 그 성분들의 뜻을 쓰시오. 또한 의학용어의 뜻을 쓰시오.

예:

appendicitis
단어성분: appendic/o, -itis
뜻: appendix, inflammation of
용어의 뜻: inflammation of the appendix

1. gastroenterologist
단어성분: ______
뜻: ______
용어의 뜻: ______

2. dyspepsia
단어성분: ____________________
뜻: ____________________
용어의 뜻: ____________________

3. hyperemesis
단어성분: ____________________
뜻: ____________________
용어의 뜻: ____________________

4. colectomy
단어성분: ____________________
뜻: ____________________
용어의 뜻: ____________________

5. herniorrhaphy
단어성분: ____________________
뜻: ____________________
용어의 뜻: ____________________

6. dysphagia
단어성분: ____________________
뜻: ____________________
용어의 뜻: ____________________

7. cholelithiasis
단어성분: ____________________
뜻: ____________________
용어의 뜻: ____________________

8. hematemesis
단어성분: ____________________
뜻: ____________________
용어의 뜻: ____________________

9. rectocele
단어성분: ____________________
뜻: ____________________
용어의 뜻: ____________________

10. palatoplasty
단어성분: ____________________
뜻: ____________________
용어의 뜻: ____________________

11. ileostomy 단어성분: ____________________

뜻: ____________________

용어의 뜻: ____________________

12. sublingual 단어성분: ____________________

뜻: ____________________

용어의 뜻: ____________________

■ 의학용어

아래 표는 소화계통과 소화계통의 상태를 기술할 때 사용하는 용어와 형용사형을 제공한다.

형용사와 그 밖의 관련 용어

용어	발음	뜻
anorexia	an′ō-rek′sē-ă	식욕부진. decrease in or loss of appetite
bolus	bō′lŭs	음식덩이. ball of chewed food that is ready to be swallowed
chyme	kīm	미즙. partially digested food that passes from the stomach into the duodenum
defecation; *syn.* bowel movement (BM)	def-ĕ-kā′shun; bow′ĕl mūv′mĕnt	배변(= 장운동). passage of solid wastes (feces) from the body
deglutition	dē-glū-tish′ŭn	삼킴/연하. the act of swallowing
digestion	di-jes′chŭn	소화. the mechanical, chemical, and enzymatic process of breaking down food into substances the body can use
eructation	ē-rŭk-tā′shŭn	트림. the voiding of gas or acidic fluid from the stomach through the mouth; commonly called a burp or belch
feces	fē′sēz	대변. waste matter discharged from the bowels
flatus	flā′tŭs	방귀. gas that passes through the anus
halitosis	hal-i-tō′sis	입냄새/구취. bad breath
hematochezia	hē′mă-tō-kē′zē-ă	혈변. the passage of bloody stools
inguinal	ing′gwi-năl	고샅-/서혜-. relating to the groin
mastication	mas′ti-kā′shŭn	씹기/저작. chewing
melena	mĕ-lē′nă	흑색변. black, tarry stools due to the presence of blood altered by intestinal juices
nausea	naw′zē-ă	구역/메스꺼움. the urge to vomit
occult blood	ŏ-kŭlt′ blŭd	잠혈. blood in the feces in amounts that are too small to be seen by the naked eye but detectable by chemical tests

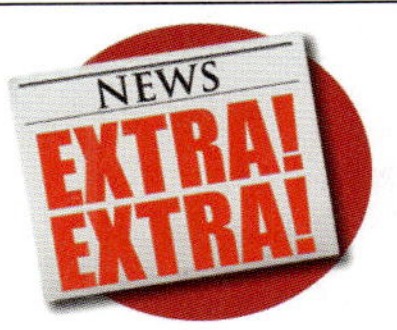

Fecal Occult Blood Test (대변잠혈검사, FOBT) 결장암을 확인하기 위한 가장 쉬운 첫 번째 선별검사(screening test)는 대변에 숨겨진 혈액을 확인하는 것이다. 대변잠혈검사(FOBT)라고 하는 이 검사는 또한 빈혈의 원인이 될 수 있는 소화관의 출혈을 확인하는 데에도 사용할 수 있다. 환자가 집에서 FOBT를 하거나 의사가 일상진찰(routine physical examination) 중에 진료소에서 검사를 시행할 수 있다.

(계속됨)

형용사와 그 밖의 관련 용어 (계속됨)

용어	발음	뜻
peristalsis	per′i-stal′sis	연동운동. involuntary contraction and relaxation of smooth muscles of the GI tract creating wave-like movements that push substances along its length (그림 12.6)
postprandial	pōst-pran′dē-ăl	식후-. after a meal
vomit; *syn.* regurgitate	vom′it; rē-gŭr′ji-tāt	구토하다(= 역류하다). to eject matter from the stomach through the mouth

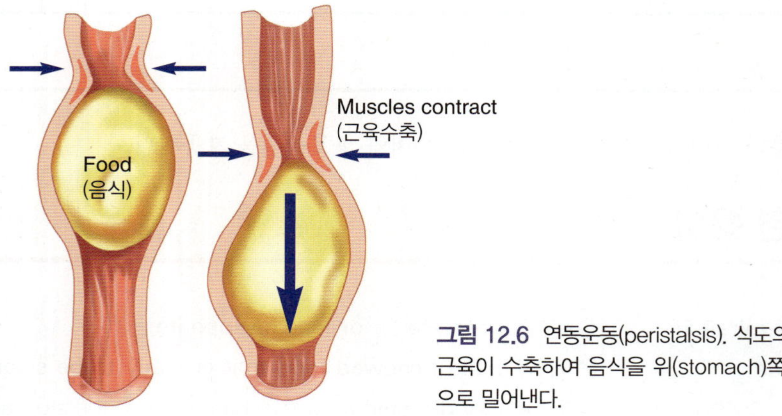

그림 12.6 연동운동(peristalsis). 식도의 근육이 수축하여 음식을 위(stomach)쪽으로 밀어낸다.

■ 연습문제: 형용사와 그 밖의 관련 용어

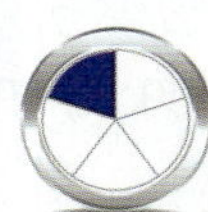
SIMPLE RECALL

연습문제 11

아래 문장의 뜻에 가장 적합한 용어를 (　) 안에서 고르시오.

1. To remove gas from the body through the mouth is called (*flatus, vomit, eructation*).
2. Blood that is hidden in the stools is known as (*halitosis, occult, chyme*).
3. The solid wastes that are removed from the body are known as (*vomitus, melena, feces*).
4. Moving food through the digestive system using wave-like motions is known as (*peristalsis, regurgitation, retroflexed*).
5. The first step in the digestion of food is called (regurgitation, mastication, eructation).
6. Someone who has forgotten to brush his teeth may have a condition known as (*eructation, halitosis, flatus*).
7. The mechanical, chemical, and enzymatic process of breaking down food into usable substances is (*peristalsis, digestion, mastication*).
8. A ball of chewed food that is ready for swallowing is called a (*bolus, chyme, melena*).
9. Another term that means having a bowel movement is (*mastication, defecation, peristalsis*).
10. The term hematochezia means the passing of (*vomit, bloody stools, chyme*).

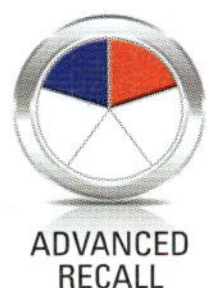

연습문제 12

아래 문제의 뜻에 맞는 의학용어를 보기에서 골라 빈칸에 쓰시오.

melena	nausea	deglutition	flatus
inguinal	chyme	vomit	anorexia

1. 삼키는 ______________________

2. 검은색의 타르변 ______________________

3. 고샅에 관련된 ______________________

4. 구토절박 ______________________

5. 항문으로 배출되는 가스 ______________________

6. 부분적으로 소화된 음식 ______________________

7. 위로부터 내용물을 내뿜음 ______________________

8. 식욕감소 또는 식욕상실 ______________________

의학적 상태

용어	발음	뜻
anorexia nervosa	an-ō-rek′sē-ă něr-vō′să	신경성식욕부진. eating disorder characterized by an extreme fear of becoming obese and by an aversion to eating
ascites	ă-sī′tēz	복수. accumulation of fluid in the abdominal/peritoneal cavity (그림 12.7)
cholecystitis	kō′lē-sis-tī′tis	담낭염. inflammation of the gallbladder
cholelithiasis	kō′le-li-thī′ă-sis	담석증. presence of stones in the gallbladder or bile ducts; formation of gallstones (그림 12.8)
cirrhosis	sir-ō′sis	(간)경화증. chronic liver disease characterized by gradual failure of liver cells and loss of blood flow in the liver
constipation	kon′sti-pā′shŭn	변비. decreased number of bowel movements often associated with hard stools
Crohn disease; *syn.* regional enteritis	krōn di-zēz′; rē′jŭn-ăl en′tĕr-ī′tis	크론병(= 국소소장염). chronic intestinal inflammation of unknown cause that is characterized by deep ulcers and thickening of the intestine
diarrhea	dī′ă-rē′ă	설사. abnormally frequent discharge of semisolid or liquid feces
diverticulitis	dī′vĕr-tik′yū-lī′tis	결주머니염. inflammation of a diverticulum
diverticulum	dī′vĕr-tik′yū-lŭm	결주머니/게실. an abnormal pouch on the wall of a hollow organ that protrudes outward (그림 12.9)
dysentery	dis′ĕn-tar′ē	이질. infection of the intestines resulting in severe diarrhea containing blood and mucus
dyspepsia	dis-pep′sē-ă	소화불량. indigestion or upset stomach
dysphagia	dis-fā′jē-ă	삼킴곤란/연하곤란. difficulty swallowing

(계속됨)

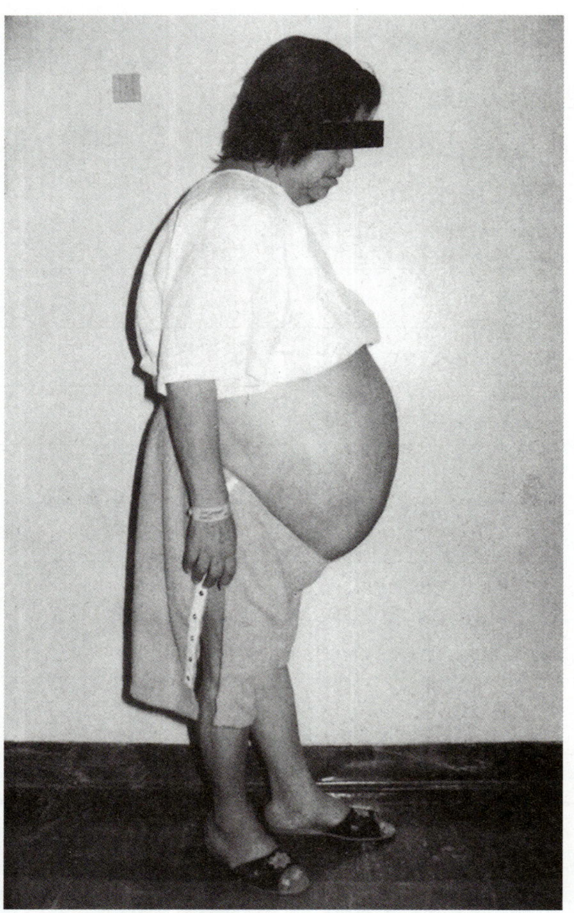

그림 12.7 배가 튀어나와 표가 나는 복수(ascites) 환자.

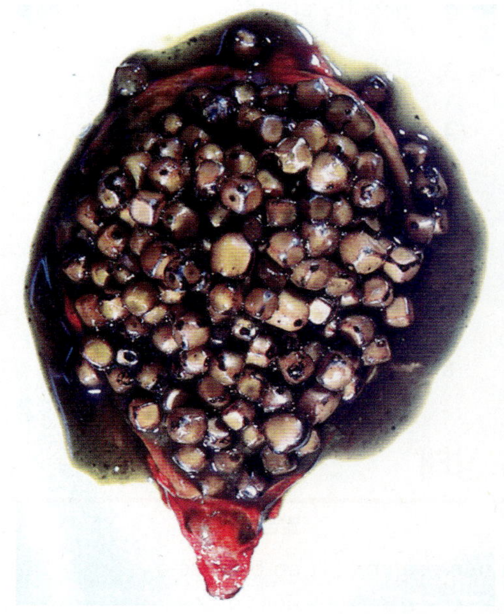

그림 12.8 담석증(cholelithiasis). 콜레스테롤로 만들어진 수많은 노란 담석(gallstone)들이 절개한 담낭(gallbladder)에서 보인다.

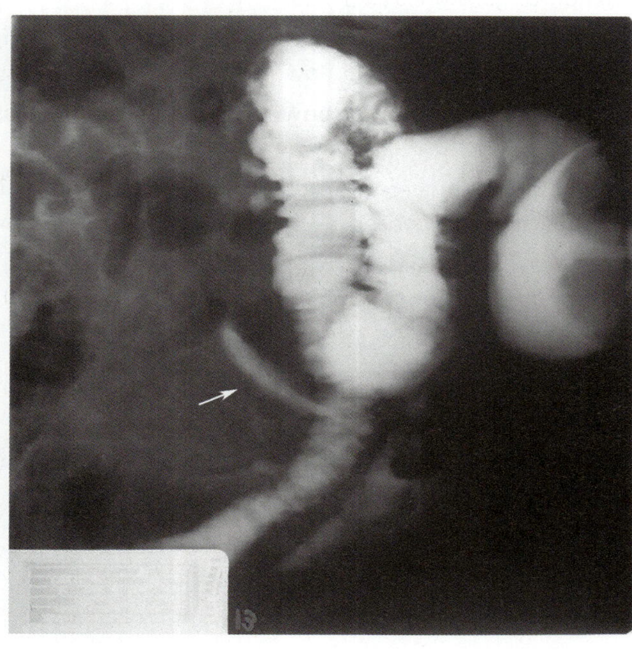

그림 12.9 바륨관장(barium enema). 창자 밖으로 길게 뻗쳐 있는 부분(화살표)으로 곁주머니(diverticulum)가 파열된 것을 알 수 있다.

의학적 상태

용어	발음	뜻
gastric ulcer	gas′trik ŭl′sĕr	위궤양. sore on the stomach lining with inflammation (그림 12.10)
gastroenteritis	gas′trō-en-tĕr-ī′tis	위소장염/위장(관)염. inflammation of the stomach and intestines
gastroesophageal reflux disease (GERD)	gas′trō-ĕ-sŏ-fā′jē-ăl rē′flŭks di-zēz′	위식도역류병. backward flow of stomach acid into the esophagus
hemorrhoids	hem′ŏr-oydz	치핵. swollen (varicose) veins in the anal region; may be internal or external (그림 12.11)
hepatomegaly	hep′ă-tō-meg′ă-lē	간비대. enlargement of the liver

(계속됨)

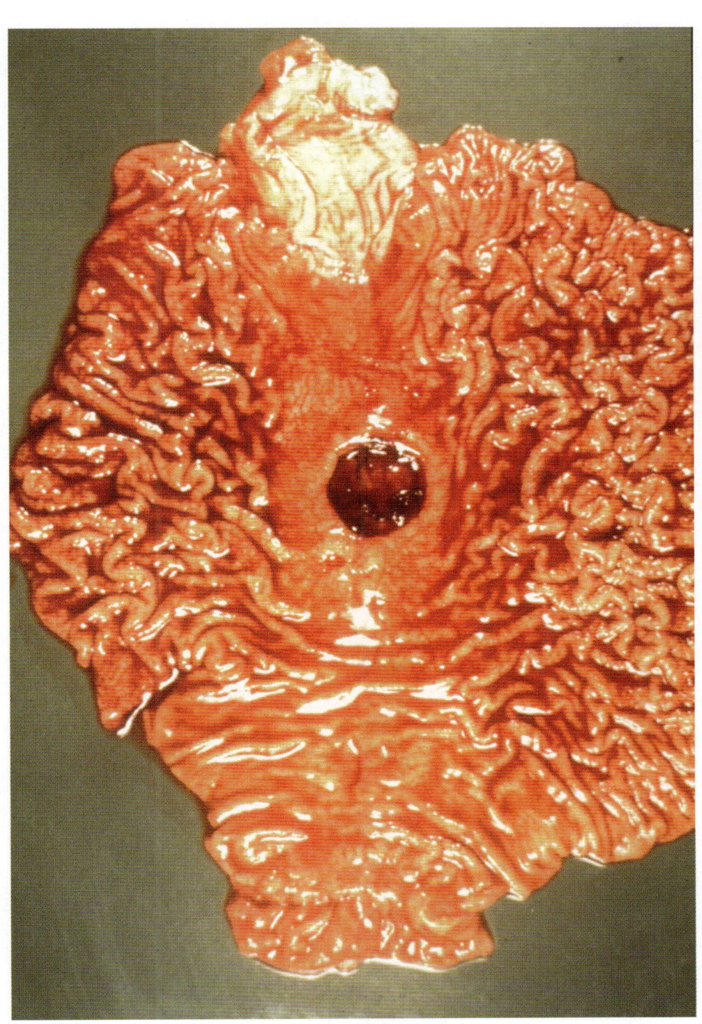

그림 12.10 절개한 위(stomach)에서 보이는 깊은 위궤양(gastric ulcer).

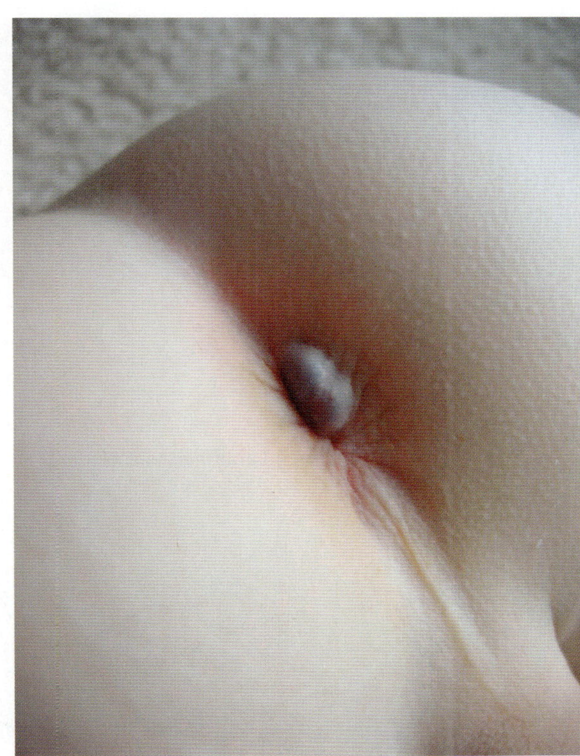

그림 12.11 외치핵(external hemorrhoid). 만성변비(chronic constipation)로 반복적으로 힘주기(recurrent straining)를 하는 2살 아이에서 발생한다.

의학적 상태 *(계속됨)*

용어	발음	뜻
hiatal hernia	hī-ā′tăl hĕr′nē-ă	틈새탈장/열공탈장. protrusion of a part of the stomach through the esophageal hiatus (opening) in the diaphragm (그림 12.12)
ileus	il′ē-ŭs	장폐색증. an obstruction of the intestine
incontinence	in-kon′ti-nĕns	실금/지림. inability to prevent the discharge of feces or urine
intussusception	in′tŭs-sŭs-sep′shŭn	장중첩증. the sliding (enfolding) of one section of the intestine into an adjacent section, much like the parts of a collapsible telescope (그림 12.13)
irritable bowel syndrome (IBS); *syn*. spastic colon	ir′i-tă-bĕl bow′ĕl sin′drōm; spas′tik kō′lŏn	과민대장증후군(= 경직결장). painful intestinal disease characterized by constipation alternating with diarrhea

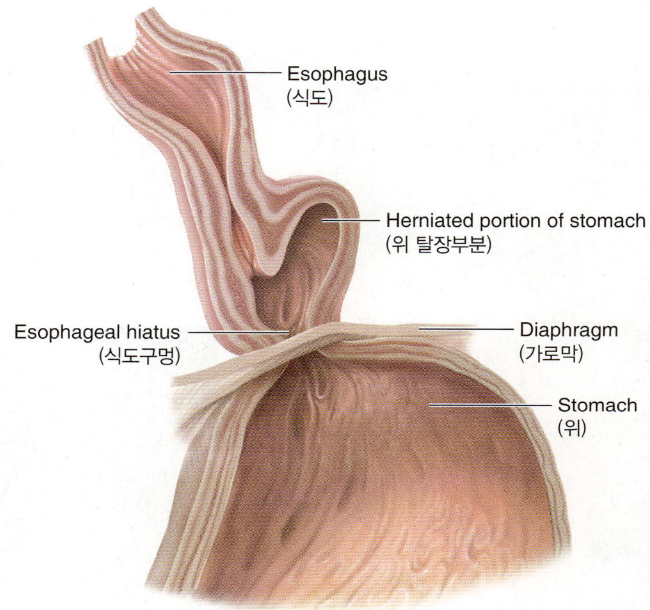

그림 12.12 틈새탈장(hiatal hernia).

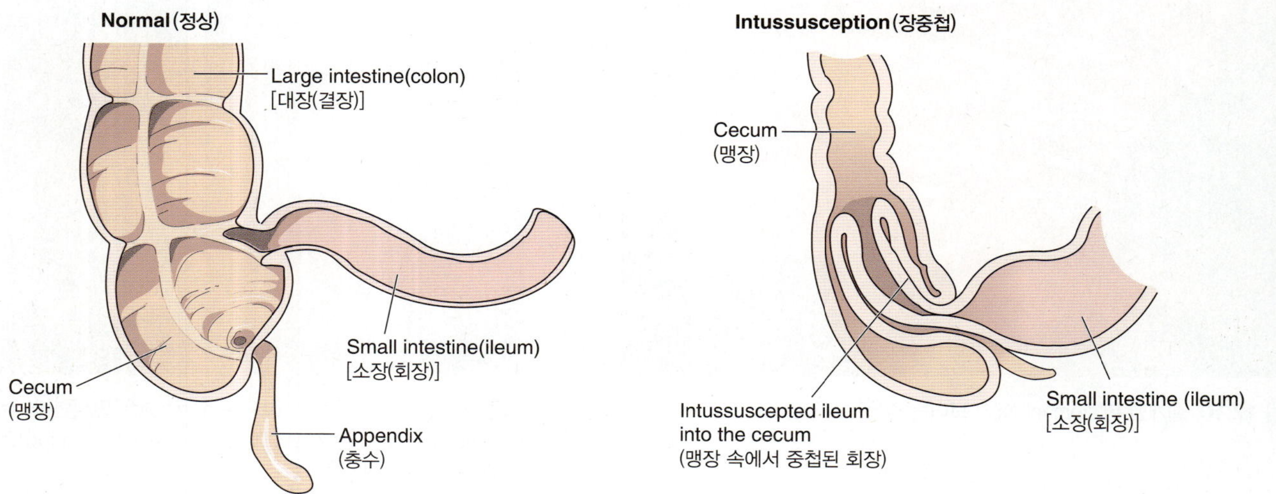

그림 12.13 회장의 장중첩(intussusception).

의학적 상태

용어	발음	뜻
pancreatitis	pan′krē-ă-tī′tis	췌장염. inflammation of the pancreas
peptic ulcer; *syn*. peptic ulcer disease (PUD)	pep′tik ŭl′ser; pep′tik ŭl′ser di-zēz′	소화궤양(=소화궤양병). ulcer of the stomach or duodenum that is caused by gastric acid
peritonitis	per′i-tō-nī′tis	복막염. inflammation of the peritoneal cavity
polyp	pol′ip	용종. section of tissue that grows abnormally and protrudes from a surface (그림 12.14)
polyposis	pol′i-pō′sis	용종증. condition characterized by the presence of several polyps
pruritus ani	prūr-ī′tŭs ā′nī	항문가려움. itching around the opening of the anus
ulcerative colitis	ŭl′sĕr-ă-tiv kō-lī′tis	궤양결장염/궤양대장염. painful condition in which ulcers form in the colon and rectum (그림 12.15)
volvulus	vol′vyū-lŭs	장꼬임/장염전. a twisting of the intestine that can cause obstruction

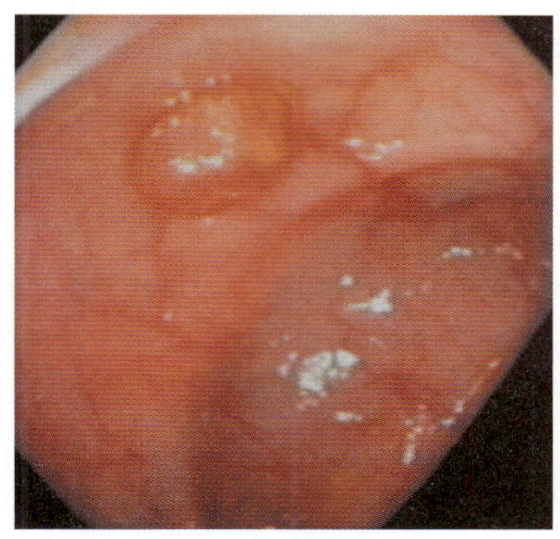

그림 12.14 내시경(endoscope)으로 보는 용종(polyp).

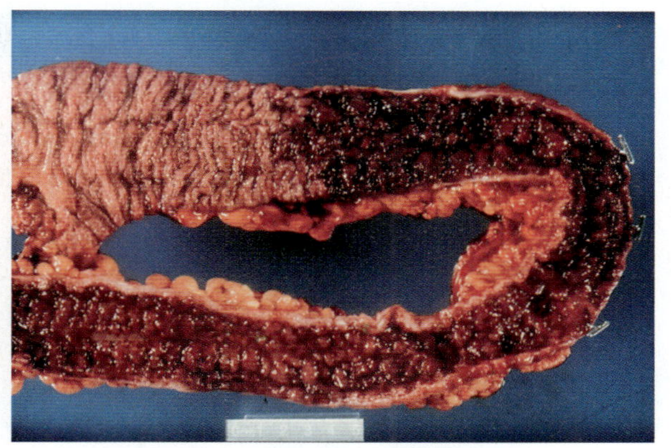

그림 12.15 상행결장과 직장구불결장 부위의 궤양대장염 (ulcerative colitis).

■ 연습문제: 의학적 상태

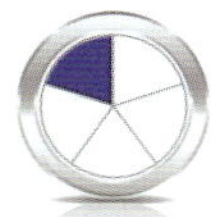

SIMPLE RECALL

연습문제 13

아래 문제의 뜻에 맞은 의학용어를 빈칸에 쓰시오.

1. 배안의 액체 ______________________

2. 식사 혐오에 관련된 식사장애 ______________________

3. 창자의 뒤틀림 ______________________

4. 식도로 들어가는 위산의 역류 ______________________

5. 만성장염 ______________________

6. 장폐쇄 ______________________

7. 대변이나 소변의 배설을 막을 수 없음 ______________________

8. 항문 가려움 ______________________

9. 위 내층의 궤양 ______________________

10. 가로막을 관통하는 위의 돌출 ______________________

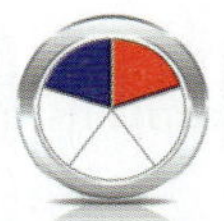

연습문제 14

아래 문장의 뜻에 가장 적합한 용어를 (　) 안에서 고르시오.

1. During the sigmoidoscopy, Ms. Heller was found to have in her colon several abnormal pouches known as (*volvulus, intussusception, diverticula*).

2. After three treatments of peritoneal dialysis inflamed her peritoneum, Mrs. Jonas developed an infection that was diagnosed as (*cholecystitis, gastritis, peritonitis*).

3. Ms. Amity was constantly straining with bowel movements and subsequently began to have irregular bowel movements with hard and small stools. This is known as (*pancreatitis, constipation, polyposis*).

4. The medical assistant noticed that Ms. LaRocca had lost weight during her last four visits and asked Ms. LaRocca about her appetite. The patient stated she had lost interest in food and was not eating a normal amount each day. The physician is concerned that Ms. LaRocca has (*pruritus ani, ulcerative colitis, anorexia nervosa*).

5. Mr. Hernandez has a disease with frequent watery, bloody diarrhea; this disease is called (*Crohn disease, gastroenteritis, dysentery*).

6. When the patient complained of extreme pain in the stomach, the physician ran tests for (*incontinence, peptic ulcer disease, hemorrhoids*).

7. The physician diagnosed Mr. Smith with the chronic liver disease called (*cholelithiasis, cholecystitis, cirrhosis*).

8. Mr. Hansen complained of abdominal pain, constipation, and diarrhea and was found to have (*intussusception, irritable bowel syndrome, ulcerative colitis*).

9. During an endoscopic examination, Mrs. Reyes was found to have a (*pruritus ani, spastic colon, polyp*), which is a section of tissue that grows abnormally and protrudes from a surface.

10. After surgery, Ms. Adams was told that part of her intestine had folded inside itself, a condition known as (*intussusception, ileus, incontinence*).

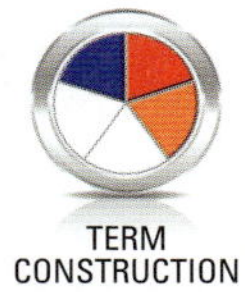

연습문제 15

아래 접미사를 사용하여 용어의 뜻에 알맞은 의학용어를 만드시오.

접미사	의학용어의 뜻	의학용어
-itis	이자의 염증	1. ________________
-algia	위의 통증	2. ________________
-osis	용종의 비정상적인 상태	3. ________________
-itis	위와 작은창자의 염증	4. ________________
-megaly	간 팽대	5. ________________
-iasis	담석의 상태	6. ________________
-itis	담낭의 염증	7. ________________

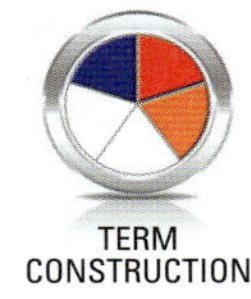

연습문제 16

아래 의학용어에 사용된 연결형과 연결형의 뜻을 쓰시오.

의학용어	연결형	연결형의 뜻
1. polyposis	________________	________________
2. hepatomegaly	________________	________________
3. diverticulitis	________________	________________
4. esophageal	________________	________________
5. cholecystitis	________________	________________
6. stomatitis	________________	________________
7. hematemesis	________________	________________
8. appendicitis	________________	________________
9. dysphagia	________________	________________
10. cheilosis	________________	________________

검사와 시술

용어	발음	뜻
		검사실검사
occult blood test; *syn.* hemoccult test	ŏ-kŭlt′ blŭd test; hēm′ō-kŭlt′ test	잠혈검사. screening test that detects hidden blood in feces; the amount of blood is too small to be seen, but is detectable by chemical tests
stool culture	stūl kŭl′chŭr	대변배양. microscopic examination of feces for identification of possible pathogens
		진단시술
abdominal ultrasound	ab-dom′ĭ-năl ŭl′tră-sownd	복부초음파. use of sound waves to view digestive system organs/structures (그림 12.16)
abdominocentesis; *syn.* paracentesis	ab-dom′i-nō-sen-tē′sis; par′ă-sen-tē′sis	복부천자. puncture into the abdomen to obtain fluid for culture or to relieve pressure
barium enema (BE)	bar′ē-ŭm en′ĕ-mă	바륨관장. use of contrast dye to view the lower gastrointestinal tract (그림 12.17)
cholecystogram	kō′lĕ-sis′tŏ-gram	담낭조영상. x-ray record of the gallbladder
colonoscopy	kō′lŏn-os′kŏ-pē	대장내시경술. visual examination of the colon using an endoscope
endoscopy	en-dos′kŏ-pē	내시경술. visual examination of organ interior using an endoscope (그림 12.18)
esophagogastroduodenoscopy (EGD)	ĕ-sof′ă-gō-gas′trō-dū′ō-den-os′kŏ-pē	식도위십이지장내시경술. visual examination of the esophagus, stomach, and duodenum, usually using a fiberoptic endoscope
flexible sigmoidoscopy	fleks′i-bĕl sig′moy-dos′kŏ-pē	굴곡구불결장내시경술. visual examination of the interior of the sigmoid colon using a fiberoptic endoscope (그림 12.19)
laparoscopy	lap′ă-ros′kŏ-pē	복강경술. visual examination of the abdominopelvic cavity with a type of endoscope called a laparoscope (그림 12.20)
proctoscopy	prok-tos′kŏ-pē	직장경검사. visual examination of the rectum and anus with an endoscope
upper gastrointestinal series (UGI); *syn.* barium swallow	ŭp′ĕr gas′trō-in-tes′ti-năl sēr′ēz; bar′ē-ŭm swahl′ō	상부위장(관)조영(= 바륨삼킴조영). r radiographic contrast (x-ray with contrast dye) study of the esophagus, stomach, and duodenum

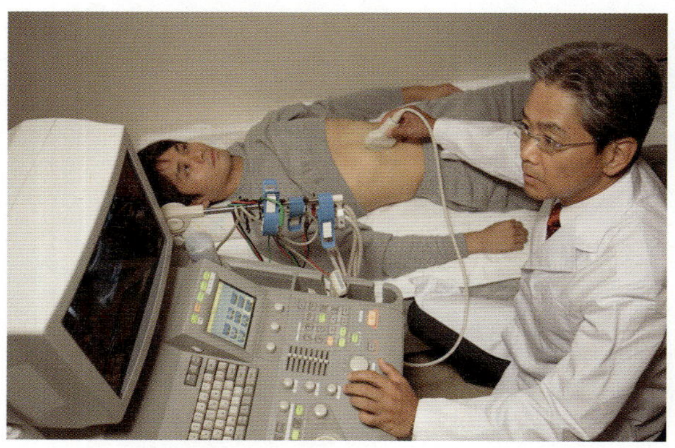

그림 12.16 복부초음파(abdominal ultrasound).

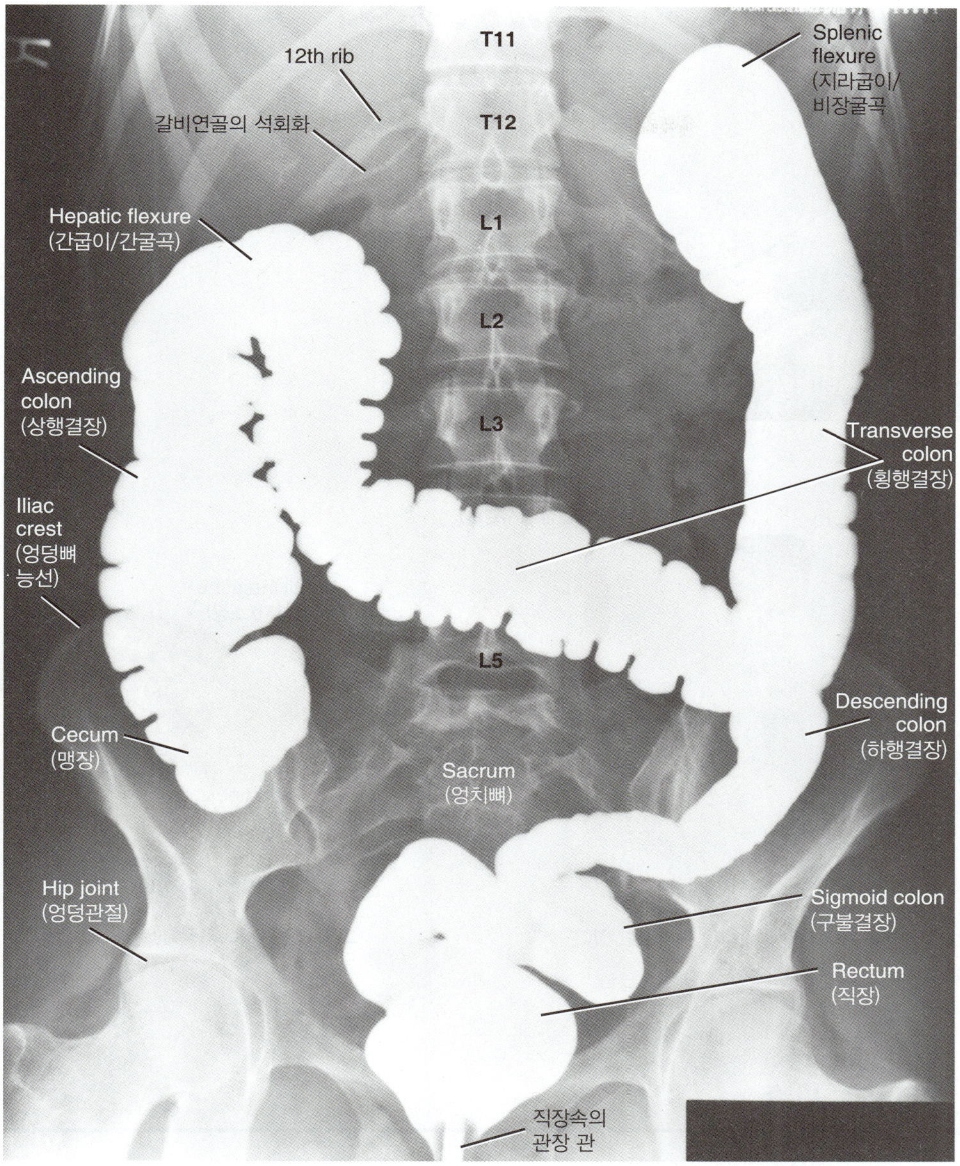

T11
12th rib
Splenic flexure (지라굽이/비장굴곡)
T12
갈비연골의 석회화
Hepatic flexure (간굽이/간굴곡)
L1
L2
Ascending colon (상행결장)
L3
Transverse colon (횡행결장)
Iliac crest (엉덩뼈 능선)
L5
Descending colon (하행결장)
Cecum (맹장)
Sacrum (엉치뼈)
Hip joint (엉덩관절)
Sigmoid colon (구불결장)
Rectum (직장)
직장속의 관장 관

그림 12.17 바륨관장(barium enema).

ID. NO:
NAME:
SEX: AGE:
D.O.BIRTH:
COMMENT:

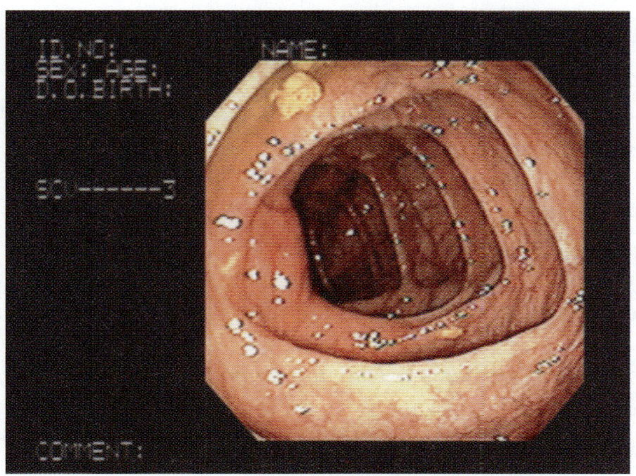

그림 12.18 맹장의 내시경사진(endoscopic view).

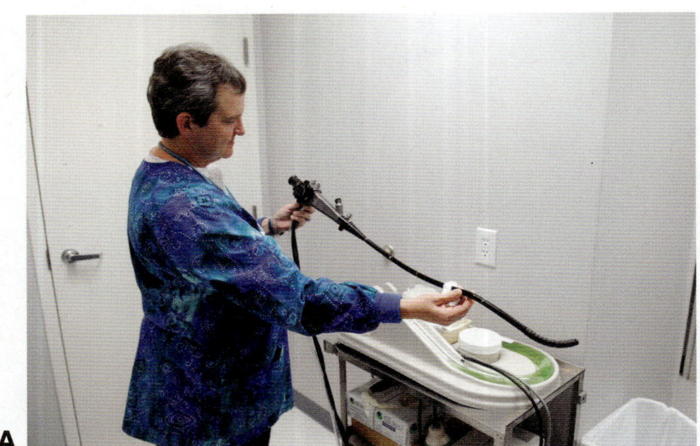

A

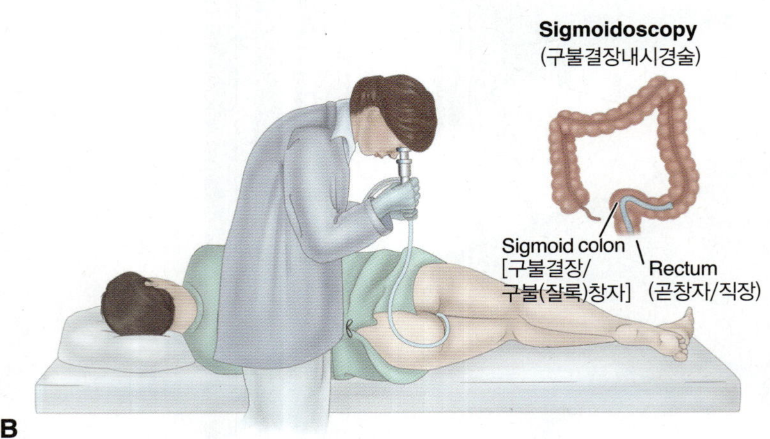

B

그림 12.19 A. 의료보조사가 굴곡구불결장내시경을 준비하고 있다.
B. 굴곡구불결장내시경술(flexible sigmoidoscopy).

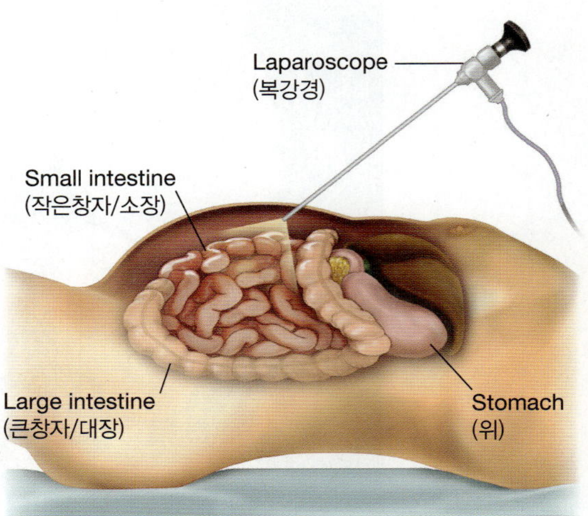

그림 12.20 복강경술(laparoscopy).

■ 연습문제: 검사와 시술

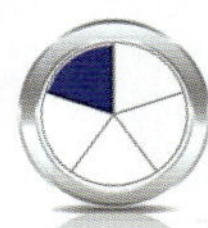

연습문제 17

아래 문장의 뜻에 가장 적합한 용어를 ( ) 안에서 고르시오.

1. A microscopic examination of feces for identification of possible pathogens is called a(n) (*occult blood test, proctoscopy, stool culture*).
2. A (*barium enema, barium swallow, colonoscopy*) is the viewing of the esophagus, stomach, and the duodenum with the use of contrast dye.
3. The use of an endoscope to examine the inside of organs is called (*endoscopy, colonoscopy, proctoscopy*).
4. Another name for abdominocentesis is (*barium enema, barium swallow, paracentesis*).
5. A (*hemoccult test, stool culture, proctoscopy*) is a type of test used to locate hidden blood in the feces.

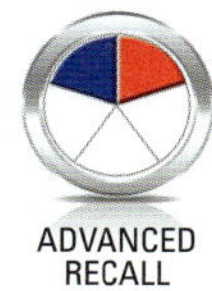

연습문제 18

아래 문제의 뜻에 맞는 의학용어를 빈칸에 써 넣어 문장를 완성하시오.

1. Visual examination of the rectum and anus with an endoscope is called ______________________.
2. Visual examination of the interior of the sigmoid colon using a fiberoptic endoscope is called a(n) ______________________.
3. Visual examination of the colon using an endoscope is called a(n) ______________________.
4. The use of sound waves to view the digestive system is called ______________________.
5. The use of contrast dye to view the lower gastrointestinal tract is called a(n) ______________________.
6. An x-ray record of the gallbladder is called a(n) ______________________.
7. Visual examination of the esophagus, stomach, and duodenum, usually using a fiberoptic endoscope, is called ______________________.

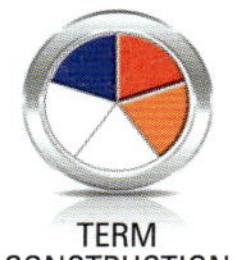

연습문제 19

아래 의학용어에 사용된 연결형과 연결형의 뜻을 쓰시오.

의학용어	연결형	연결형의 뜻
1. abdominocentesis	______	______
2. cholecystogram	______	______
3. laparoscopy	______	______
4. sigmoidoscopy	______	______
5. colonoscopy	______	______
6. proctoscopy	______	______

외과처치와 치료시술

용어	발음	뜻
abdominoperineal resection (APR)	ab-dom′i-nō-per-i-nē′ăl rē-sek′shŭn	복회음절제. surgical removal of the colon and rectum by both abdominal and perineal approaches; includes a colostomy and is performed to treat severe lower intestinal diseases including cancer
abdominoplasty	ab-dom′i-nō-plas-tē	복부성형. surgical repair of the abdominal area
anastomosis	ă-nas′tō-mō′sis	연결/문합. a connection made surgically between two structures, such as adjacent parts of the intestine
appendectomy	ap′pĕn-dek′tō-mē	충수절제. surgical removal of the appendix

(계속됨)

외과처치와 치료시술 *(계속됨)*

용어	발음	뜻
bariatric surgery	bar′ē-at′rik sŭr′jĕr-ē	비만수술. surgical removal of parts of the stomach and/or intestines to induce weight loss

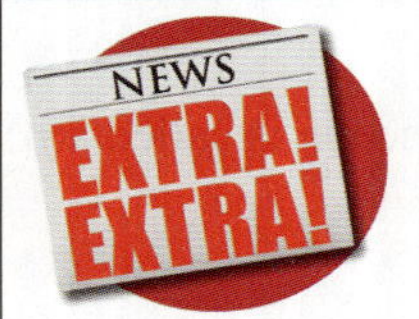

Obesity(비만수술) 비만수술(bariatric surgery)은 비만치료에 사용된다. 비만은 30 kg/m^{2}를 초과하는 체질량지수(body mass index)로 정의한다. 정상 체질량지수는 18~24 kg/m^{2}이다.

용어	발음	뜻
gastric bypass surgery	gas′trik bī′pas sŭr′jĕr-ē	위우회술. surgical procedure in which the stomach is divided into a small upper pouch and a larger lower pouch and then the small intestine is rearranged and connected to both pouches (그림 12.21)
cholecystectomy	kō′lĕ-sis-tek′tŏ-mē	담낭절제. removal of the gallbladder
cholelithotripsy	kō′lĕ-lith′ō-trip-sē	담석쇄석. crushing of gallstones
colostomy	kō-los′tŏ-mē	결장절개. surgical construction of an artificial opening between the colon and the body exterior; done to bypass a damaged part of the colon, so the sites vary (그림 12.22)
gastrectomy	gas-trek′tŏ-mē	위절제. removal of the stomach

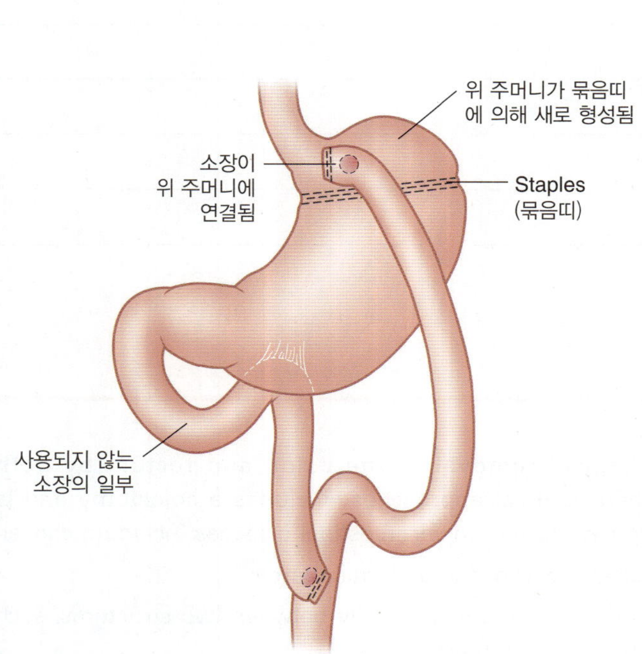

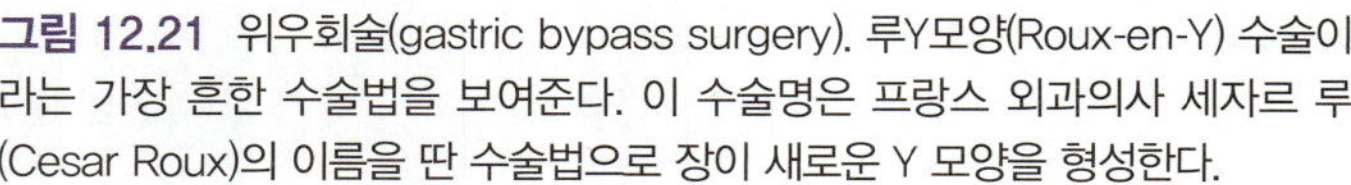
그림 12.21 위우회술(gastric bypass surgery). 루Y모양(Roux-en-Y) 수술이라는 가장 흔한 수술법을 보여준다. 이 수술명은 프랑스 외과의사 세자르 루(Cesar Roux)의 이름을 딴 수술법으로 장이 새로운 Y 모양을 형성한다.

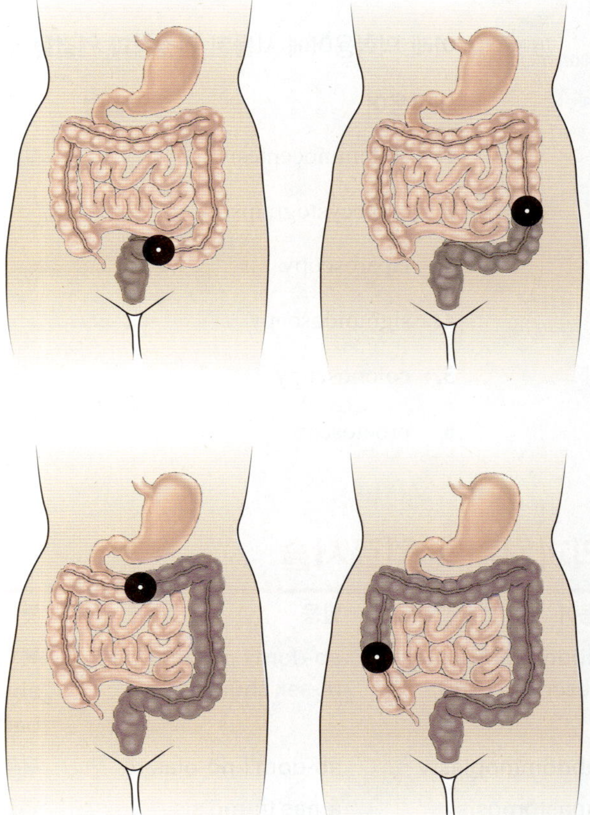
그림 12.22 다양한 부위의 결장절개(colostomy).

외과처치와 치료시술

용어	발음	뜻
gastric lavage	gas′trik lă-vahzh′	위세척. insertion of a tube from the mouth into the stomach to wash and suction out its contents for examination and treatment; usually done to remove blood clots or monitor bleeding
gastric resection	gas′trik rē-sek′shŭn	위 절제 . removal of a section of the stomach
gavage	gă-vahzh′	위영양/위급식. process of feeding a patient through nasogastric intubation
glossorrhaphy	glos-ōr′ă-fē	혀봉합. suturing of the tongue
herniorrhaphy	hĕr′nē-ōr′ă-fē	탈장교정. suturing of a hernia
ileostomy	il′ē-os′tŏ-mē	회장창냄술. surgical construction of an artificial opening between the ileum and the body exterior; done to bypass a damaged part of the ileum
laparotomy	lap′ă-rot′ŏ-mē	개복/배벽절개. surgical incision into the abdominal cavity
nasogastric (NG) intubation	nā′zō-gas′trik in′tū-bā′shŭn	코위삽관. insertion of a tube from the nose into the stomach for feeding or suctioning stomach contents
palatoplasty	pal′ă-tō-plas-tē	입천장성형. surgical repair of the roof of the mouth
polypectomy	pol′i-pek′tŏ-mē	용종절제. surgical removal of polyps (그림 12.23)
total parenteral nutrition (TPN)	tō′tăl pă-ren′tĕr-ăl nū-trish′ŭn	완전비경구영양/완전정맥영양. feeding a person intravenously or by a nasogastric tube

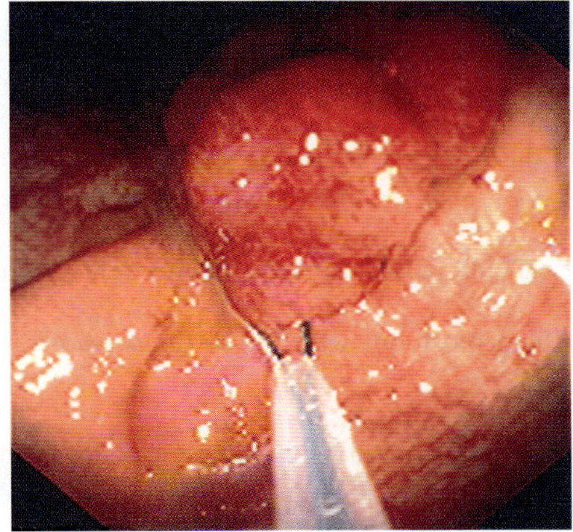

그림 12.23 내시경결장용종제거(endoscopic colcn polypectomy).

■ 연습문제: 외과처치와 치료시술

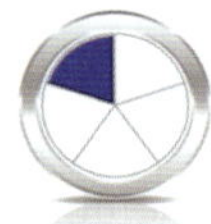

SIMPLE RECALL

연습문제 20

아래 용어의 뜻을 쓰시오.

1. laparotomy ______________________

2. glossorrhaphy ______________________

3. gastrectomy ____________________

4. gavage ____________________

5. palatoplasty ____________________

6. gastric resection ____________________

7. anastomosis ____________________

8. cholelithotripsy ____________________

9. appendectomy ____________________

10. ileostomy ____________________

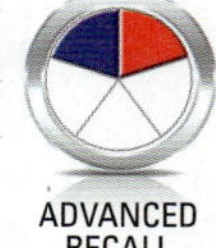

ADVANCED RECALL

연습문제 21

아래 문장의 뜻에 가장 적합한 용어를 (   ) 안에서 고르시오.

1. Mr. Juno was morbidly obese, so his physician suggested (*abdominoperineal resection, bariatric surgery, gastric lavage*) to manage his condition.

2. Due to severe intestinal disease, Mrs. Wainwright underwent a(n) (*gavage, gastrectomy, abdominoperineal resection*), which included a colostomy.

3. After the car accident, the patient was unable to eat due to his comatose state and had to be fed by a process known as (*anoscopy, gavage, laparotomy*).

4. To correct the condition of cleft palate, the patient underwent a (*glossorrhaphy, lingulectomy, palatoplasty*).

5. Mr. Ruiz underwent an ileocolostomy, which is an (*anastomosis, oligodontia, effusion*) between the large intestine and the ileum.

6. Because Mr. Taylor had been diagnosed with multiple gallstones, the physician suggested that he have a(n) (*colotomy, appendectomy, cholecystectomy*) to treat the condition.

7. Mr. Gray had a large amount of blood in his stomach, so the physician ordered (*gastric lavage, total parenteral nutrition, gastric bypass*).

8. A patient who has a tube inserted through the nose and into the stomach has had (*herniorrhaphy, gastric lavage, nasogastric intubation*).

9. The physician ordered (*TPN, NG, GL*), which is feeding a person intravenously or by a nasogastric tube.

10. Mrs. Anderson had a(n) (*gastric lavage, gastric bypass, abdominoperineal resection*), which included a stomach stapling and anastomosis to the jejunum.

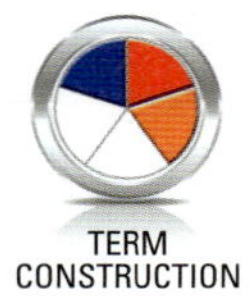

연습문제 22

아래 문제의 뜻에 맞는 의학용어를 만들고, 단어성분을 지시대로 빈칸에 쓰시오 (P = 접두사, CF = 연결형, S = 접미사).

1. surgical opening into the colon ______ / ______
CF S

2. producing images of the pancreas ______ / ______
CF S

3. pertaining to surrounding the tooth ______ / ______ / ______
P CF S

4. suture of the lip ______ / ______
CF S

5. surgical incision into the ileum ______ / ______
CF S

6. crushing of stones in the gallbladder ______ / ______ / ______
CF CF S

7. surgical removal of polyps ______ / ______
CF S

8. surgical removal of half the colon ______ / ______ / ______
P CF S

9. surgical repair of the abdomen ______ / ______
CF S

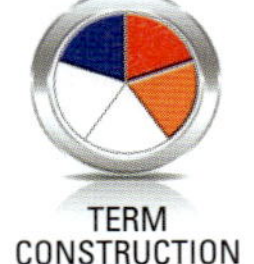

연습문제 23

아래 문제에서 용어의 뜻을 먼저 쓰고, 다음에 용어에서 분리된 단어성분의 뜻을 쓰시오.

1. palatoplasty ______
   palat/o ______
   -plasty ______
2. colostomy ______
   colon/o ______
   -stomy ______

3. herniorrhaphy __________

herni/o __________

-rrhaphy __________

4. ileostomy __________

ile/o __________

-tomy __________

5. appendectomy __________

appendic/o __________

-ectomy __________

6. glossorrhaphy __________

gloss/o __________

-rrhaphy __________

투약과 약물요법

용어	발음	뜻
antacid	ant-as′id	제산제. drug used to reduce stomach acid or neutralize acidity
antidiarrheal	an′tē-dī-ă-rē′ăl	설사약/지사제. drug used to treat or prevent diarrhea
antiemetic	an′tē-ĕ-met′ik	구토약/항구토제. drug used to treat or prevent nausea and vomiting
emetic	ĕ-met′ik	구토(유발)제. drug used to induce vomiting
laxative; *syn*. cathartic	lak′să-tiv; kă-thahr′tik	변비약/완화제[=설사(유발)제]. drug used to promote the expulsion of feces

■ 연습문제: 투약과 약물요법

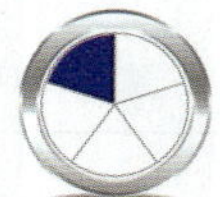

SIMPLE RECALL

연습문제 24

아래 문제의 뜻에 맞는 투약이나 약물요법에 관한 용어를 쓰시오.

1. 설사를 중지시킬 때 사용 __________
2. 변비 완화에 사용 __________
3. 위산 감소 또는 산도를 중화하기 위해 사용 __________
4. 구토를 유도할 때 사용 __________
5. 구토를 멈추게 할 때 사용 __________

전문분야와 전문가

용어	발음	뜻
bariatrics	bar′ē-at′riks	비만학. branch of medicine concerned with the prevention and control of obesity and allied diseases
gastroenterology	gas′trō-en-tĕr-ol′ŏ-jē	위장(관)병학. medical specialty concerned with diagnosis and treatment of disorders of the gastrointestinal tract
gastroenterologist	gas′trō-en-tĕr-ol′ŏ-jist	위장(관)병전문의. physician who specializes in gastroenterology
proctology	prok-tol′ŏ-jē	직장항문학. medical specialty concerned with diagnosis and treatment of disorders of the rectum and anus
proctologist	prok-tol′ŏ-jist	직장항문과전문의. physician who specializes in proctology

■ 연습문제: 전문분야와 전문가

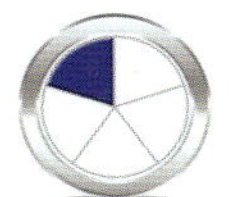
SIMPLE RECALL

연습문제 25

아래 문제의 뜻에 맞는 투약이나 약물요법에 관한 용어를 쓰시오.

1. gastroenterology ______________________

2. proctologist ______________________

3. proctology ______________________

4. gastroenterologist ______________________

5. bariatrics ______________________

약어

약어	뜻
APR	복회음절제. abdominoperineal resection
BE	바륨관장. barium enema
BM	장운동, 배변. bowel movement
EGD	식도위십이지장내시경술. esophagogastroduodenoscopy
GERD	위식도역류병. gastroesophageal reflux disease
GI	위장(관)- . gastrointestinal
IBS	과민대장증후군. irritable bowel syndrome
LES	아래식도조임근. lower esophageal sphincter
NG	코위-. nasogastric
PUD	소화궤양병. peptic ulcer disease
TPN	완전비경구영양/완전정맥영양. total parenteral nutrition
UGI	상부위장(관)조영. upper gastrointestinal series

■ 연습문제: 약어

연습문제 26

SIMPLE RECALL

아래 약어의 뜻을 쓰시오.

1. GI ______________________
2. BE ______________________
3. TPN ______________________
4. EGD ______________________
5. NG ______________________
6. UGI ______________________
7. GERD ______________________

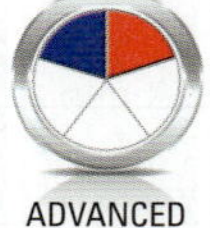

연습문제 27

ADVANCED RECALL

아래 문제의 설명에 맞는 약어를 보기에서 골라 빈칸에 쓰시오.

BE	PUD	IBS
BM	APR	

1. 가스, 팽창, 설사, 변비, 통증의 증상들을 나타내는 장 상태 ______________
2. 대변의 배설 ______________
3. 위에 영향을 미치는 상태 ______________
4. 잘록창자와 곧창자의 외과적 제거 ______________
5. 하부 위장관을 관찰하기 위해 조영제 사용 ______________

■ 마무리

- 위장관(gastrointestinal tract)은 입에서 항문으로 이어지는 연속적인 관임.
- 리듬수축(peristalsis, 연동운동)은 몸속에서 물질을 지속적으로 한 방향으로 이동시킴.
- 소화계통(위장계통이라고도 함)의 기능은 음식을 몸이 사용할 수 있는 성분으로 분해하는 것임. 몸이 무엇인가를 사용할 수 없다면, 그것은 저장되거나 대변으로 배출됨.
- 이 단원에서 소화계통에 관한 단어성분, 접두사, 접미사, 형용사, 상태, 검사, 시술, 투약, 전문분야, 약어 등을 포함하는 의학용어를 배웠음.

단원 복습

해부학 및 생리학 용어의 복습

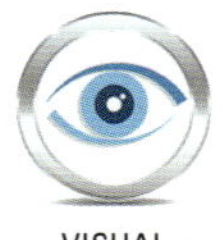

연습문제 28

아래 그림의 빈칸에 해부학적 구조에 해당하는 알맞은 용어를 쓰시오.

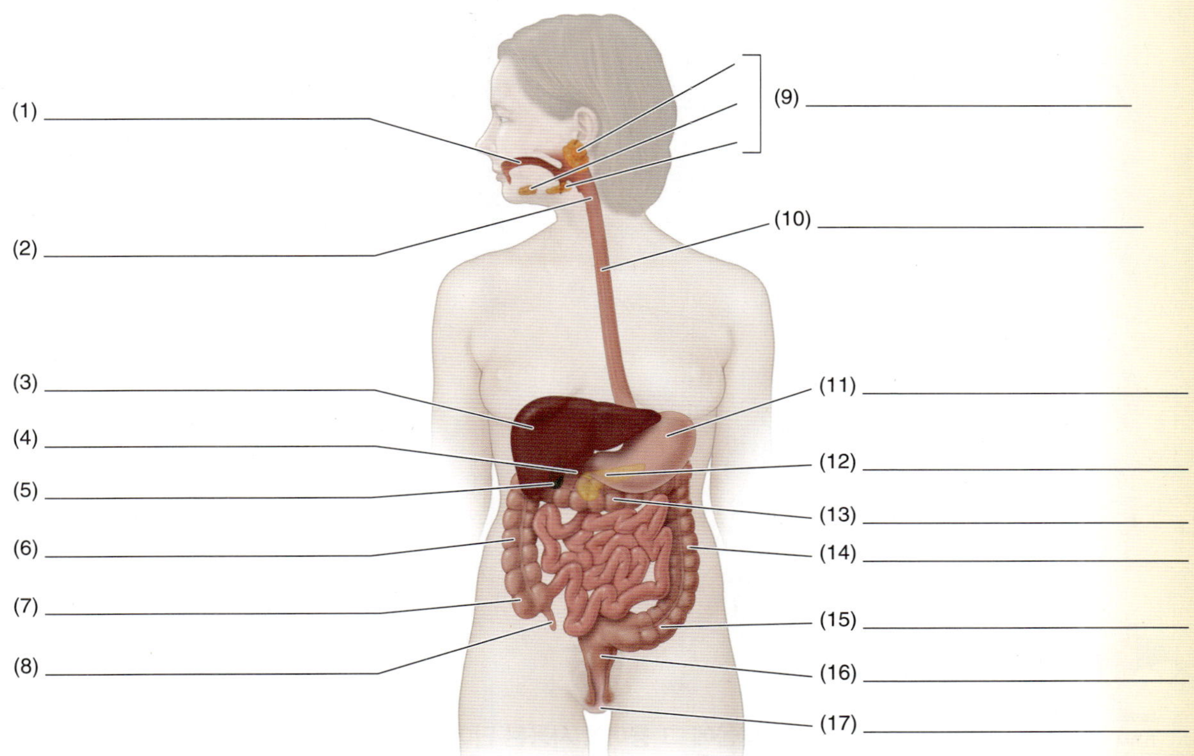

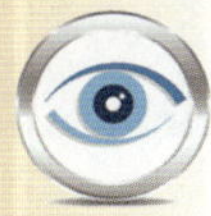

VISUAL

연습문제 29

아래 그림의 빈칸에 해부학적 구조에 해당하는 알맞은 용어를 쓰시오.

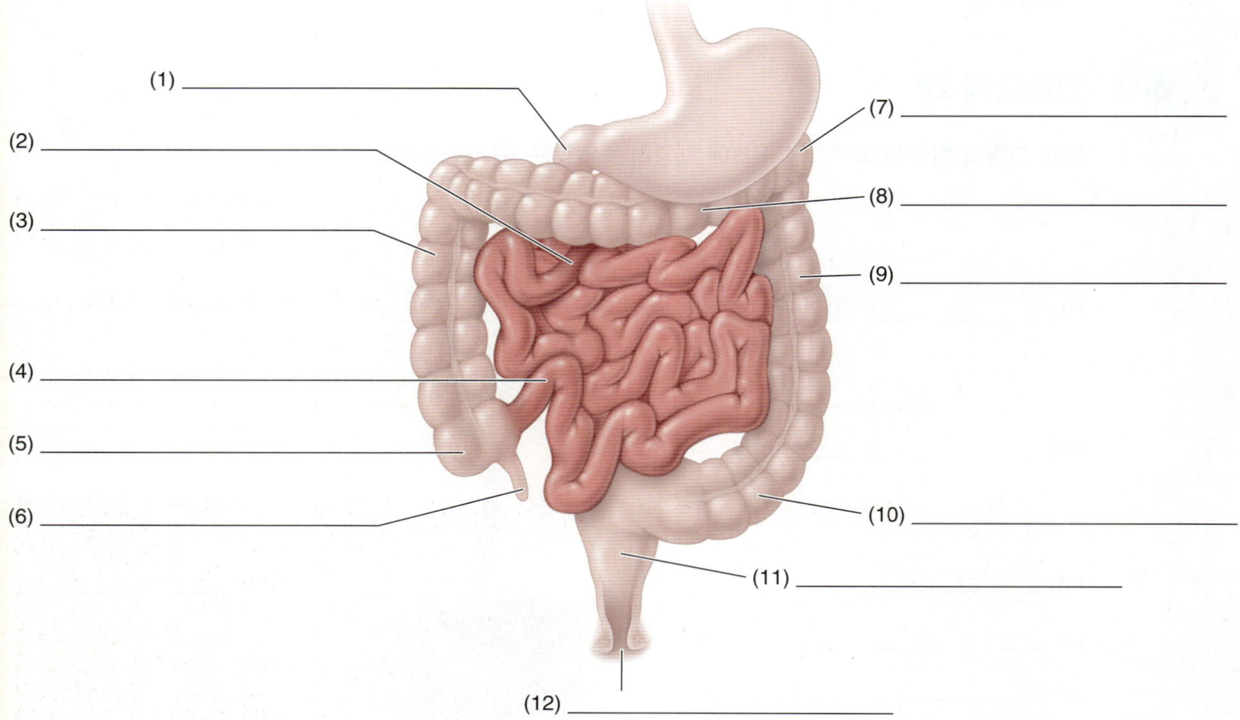

용어구조 이해하기

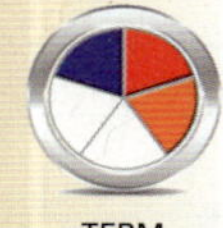

TERM CONSTRUCTION

연습문제 30

아래 용어의 뜻을 먼저 쓰고, 다음에 그 용어에 사용된 단어성분의 뜻을 쓰시오.

1. pyloroplasty ______

pylor/o ______

-plasty ______

2. esophagocele ______

esophag/o ______

-cele ______

3. gastrodynia ______

gastr/o ______

-dynia ______

4. stomatomalacia ______________________

stomat/o ______________________

-malacia ______________________

5. hepatomegaly ______________________

hepat/o ______________________

-megaly ______________________

6. laparogastroscopy ______________________

lapar/o ______________________

gastr/o ______________________

-scopy ______________________

7. anoscope ______________________

an/o ______________________

-scope ______________________

8. cheilophagia ______________________

cheil/o ______________________

-phagia ______________________

9. sigmoidoproctostomy ______________________

sigmoid/o ______________________

proct/o ______________________

-stomy ______________________

10. enterocolitis ______________________

enter/o ______________________

col/o ______________________

-itis ______________________

11. rectostenosis ______________________

rect/o ______________________

-stenosis ______________________

12. cheilorrhaphy ______
    cheil/o ______
    -rrhaphy ______
13. odontalgia ______
    odont/o ______
    -algia ______
14. appendicopathy ______
    appendic/o ______
    -pathy ______
15. cholelithotomy ______
    chol/e ______
    lith/o ______
    -tomy ______
16. jejunostomy ______
    jejun/o ______
    -stomy ______
17. esophagogastrectomy ______
    esophag/o ______
    gastr/o ______
    -ectomy ______
18. proctoptosis ______
    proct/o ______
    -ptosis ______

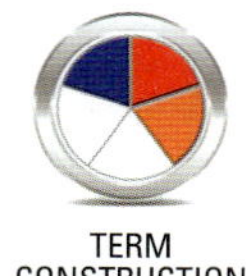
TERM CONSTRUCTION

연습문제 31

아래 문제의 의학용어에 사용된 연결형을 쓰시오. 그 다음에 연결형의 뜻을 쓰시오.

의학용어	연결형	연결형의 뜻
1. sialocele	______________	______________
2. alimentary	______________	______________
3. pylorostenosis	______________	______________
4. pharyngospasm	______________	______________
5. duodenorrhaphy	______________	______________
6. gastroenteropathy	______________	______________
7. hepatectomy	______________	______________
8. palatoplasty	______________	______________
9. buccopharyngeal	______________	______________
10. dentofacial	______________	______________
11. cecostomy	______________	______________
12. proctologist	______________	______________
13. polyposis	______________	______________

단원 12 소화계통

이해력 연습문제

COMPREHENSION

연습문제 32

아래 문장에 알맞은 의학용어를 빈칸에 써 넣으시오.

1. Puncture into the abdomen to remove fluid and relieve abdominal pressure is called ______________.
2. A specialist whose focus is on disorders of the rectum and anus is called a(n) ______________.
3. The test used to identify the presence of occult blood is called a(n) ______________.
4. When stomach acid begins to flow backward into the esophagus, this disease is called ______________.
5. Excessive vomiting is called ______________

6. To remove stones from the pancreas, a patient would have a surgery known as ______________________________.

7. An anastomosis between the stomach and the small intestine is called a(n) ______________________________.

연습문제 33

COMPREHENSION

아래 문제에 대한 가장 적합한 답을 보기에서 고르시오.

1. A patient diagnosed with ____________ experiences problems during mastication. (병명)

A. esophagitis
B. odontitis
C. hepatitis
D. laryngitis

2. Which of the following is not a primary organ of the digestive system? (기관)

A. liver
B. stomach
C. large intestine
D. pharynx

3. The substance that helps to form a bolus in the mouth is called (물질)

A. chyme.
B. stoma.
C. saliva.
D. uvula.

4. The correct order of the segments of the small intestine is (기관)

A. duodenum, jejunum, ileum.
B. duodenum, ileum, jejunum.
C. ileum, duodenum, jejunum.
D. jejunum, duodenum, ileum.

5. Surgical repair of the rectum is called (수술)

A. anoplasty.
B. sigmoidoplasty.
C. rectoplasty.
D. hepatoplasty.

6. Which condition does not involve the passing of hard stools? (상태)

A. spastic colon
B. dysentery
C. constipation
D. irritable bowel syndrome

7. A gastric lavage is performed for blood clots in the (기관)

A. stomach.
B. palate.
C. mouth.
D. anus.

8. A dangerous twisting of the colon is called (병명)

A. ileus.
B. ilius.
C. volvulus.
D. intussusception.

9. Black, tarry stools contain what substance? (물질)

A. diarrhea
B. melena
C. blood
D. flatus

10. Increased fluid in the abdominal area that is not a normal finding is called (병명)

A. ascites.
B. eructation.
C. cirrhosis.
D. cholestasis.

11. Difficulty in the act of deglutition is called (상태)

A. dyspepsia.
B. dysentery.
C. dysodontiasis.
D. dysphagia.

12. Which condition involves the large organ that produces and secretes bile into the gallbladder? (병명)

A. cirrhosis
B. dysentery
C. dysodontiasis
D. pancreatitis

13. The procedure used to treat stones in the gallbladder without removing the gallbladder is called (수술)
    A. cholecystectomy.
    B. cholecystostomy.
    C. cholelithotripsy.
    D. cholelithiasis.

14. An incision into the duodenum is called a (수술)
    A. duodenoscopy.
    B. duodenostomy.
    C. duodenotomy.
    D. duodenorrhaphy.

15. The condition known as halitosis occurs in the (기관)
    A. stomach.
    B. rectum.
    C. anus.
    D. mouth

활용과 분석

증례연구

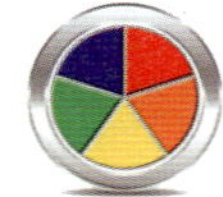
APPLICATION

연습문제 34

아래 증례연구를 읽고 각각의 질문에 맞는 정답을 보기에서 고르시오.

증례 12-1

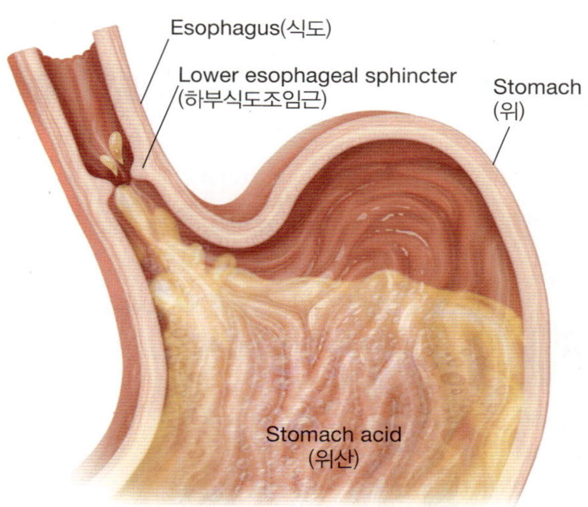

그림 12.24 위식도역류병(gastroesophageal reflux disease, GERD). 위산이 식도로 역류하고 있다.

파텔(Patel) 씨는 삼킴곤란(dysphagia)과 소화불량(dyspepsia)을 호소했다. 그는 지난 6개월 동안 이 문제가 일어났고 점점 그 횟수가 증가했다고 말했다. 담당의사가 GERD(**그림 12.24**)로 진단하고, 초콜릿을 멀리하고 커피를 줄이라고 권고했다.

1. The patient has been diagnosed with (병명)
    A. gastric regurgitation disease.
    B. gastroesophageal rectal disease.
    C. gastroesophageal reflux disease.
    D. gastric reflux disease.

2. Because of his dyspepsia, the patient has (증상)
    A. trouble with pepsin production.
    B. painful digestion.
    C. enlarged liver.
    D. decreased stomach acid production.

3. Backward flow of stomach acid into the esophagus is known as (증상)

A. dyspepsia.
B. gastric reflux.
C. dysphagia.
D. esophagitis.

증례 12-2

데살보(Desalvo) 씨는 지난 며칠 동안 복통(abdominal pain)과 식욕부진(anorexia)을 겪었지만 참을 수 없는 상태가 되어서야 ER에 갔다. 오늘 저녁 ER 의사가 충수(appendix) 파열에 의한 복막염(peritonitis)으로 진단을 내렸다.

4. Peritonitis is defined as (뜻)

A. inflammation of the palate.
B. inflammation of the pharynx.
C. inflammation of the peritoneum.
D. inflammation of the polyps.

5. To treat the ruptured appendix, the patient would have to undergo emergency (수술)

A. appendicolith.
B. appendectomy.
C. appendicostomy.
D. appendicopathy.

6. Anorexia is a condition characterized by (상태)

A. decreased flatus.
B. decreased bowel movements.
C. decreased appetite.
D. decreased digestion.

의무기록 분석

의무기록 12-1

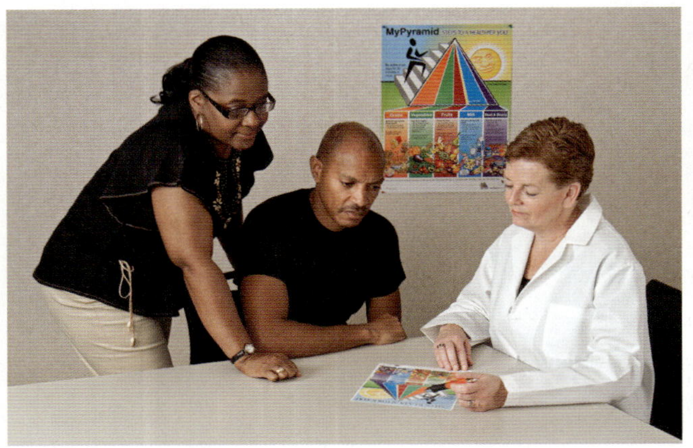

영양사(nutritionist)가 환자 및 가족과 식단에 관하여 상담하고 있다.

리긴스(Riggins) 씨는 최근 대변에서 피를 확인한 후 가정의를 방문하였다. 그가 진료소를 방문한 후 영양사인 당신에게 의뢰되었고, 당신은 그와 그의 가족의 식단에 섬유질을 추가하는 것에 관하여 답변을 하였다.

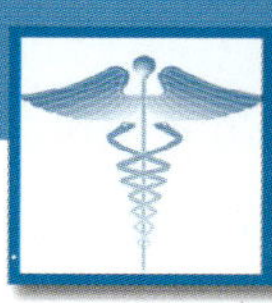

의무기록

치열(Anal Fissure)

환자: David Riggins
차트번호: 00675

담당의사: Dr. Henry Preston
날짜: March 21, 20XX

환자 리긴스(Riggins) 씨는 오늘 아침 화장실에서 배변할 때 다량의 선명한 피를 발견했다고 진료실에 알렸다. 이런 일은 처음이었고, 배변할 때 통증은 없었다. 메스꺼움과 구토 또는 설사도 없었다. 지난 일주일 정도 변비가 있었고, 작고 딱딱한 대변이 있어서 지난주에 몇 번이나 배변에 힘주기를 한 적이 있었다고 말했다. 소화궤양(peptic ulcer)이나 위장관 암에 대한 병력은 없다.

주관적 정보: 체중 90 kg, 혈압 160/88, 맥박 88. 환자는 급성질환이 없고 몸이 잘 발달되고 영양상태가 좋은 남성이다. 직장검사에서 직장 점막에 약간의 파열이 있었다.

투약: 이부프로펜(Ibuprofen) 필요에 따라 복용(p.r.n.); 메토프롤롤(metoprolol) 50 mg 하루에 두 번 복용(b.i.d.)

평가: 환자에게 작은 치열(anal fissure)이 있다. 이것은 아마 몇 차례의 변비(constipation)와 이에 따른 배변 힘주기(straining)의 결과에 의해 생긴 것으로 보인다.

계획: 환자는 식단에 섬유질 양을 높일 뿐만 아니라 OTC 완하제를 사용하여 BM(배변)의 횟수를 늘이고 대변을 부드럽게 하도록 지시받았다. 그는 딱딱한 대변이 파열(tear)을 악화시킬 가능성이 높기 때문에 배변할 때 힘주지(strain) 말라고 권고받았다. 그래야 그 점은 저절로 해결될 것이다. 계속 문제가 있으면 진료소에 연락을 하라는 지시를 받았다.

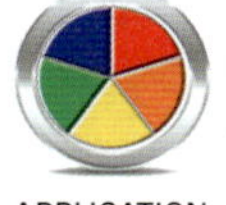

APPLICATION

연습문제 35

위의 의무기록에 사용된 용어 중에서 아래 문제의 뜻에 맞는 의학용어를 빈칸에 쓰시오. 모든 용어가 이 단원에 나오는 것은 아니지만 이 단원에 포함된 단어성분의 뜻을 참고하여 이 용어들을 알아낼 수 있다는 점을 주목하시오.

1. 위와 장에 관한 ________________
2. 반고체 또는 액체 상태의 대변을 비정상적으로 빈번하게 배출하는 것 ________________
3. 단단한 대변의 배설과 함께 배변 횟수가 감소함 ________________
4. 고체 배설물의 배출 (약어) ________________
5. 구토절박 ________________
6. 항문에 관한 ________________
7. 위산에 의해 유발된 위 또는 샘창자의 이상 ________________

보너스 질문

8. 단원 4에 나온 용어 "fissure"의 뜻을 떠올려보면서 질문에 답하시오. "anal fissure"의 의미는 무엇인가? ________________

의무기록 12-2

의료코드화전문가(medical coding specialist)인 당신은 환자 의무기록을 평가하고 제공된 서비스에 관한 실제적인 청구서를 작성하는 일을 맡고 있다. 보험회사로부터 적절한 보상(reimbursement)을 환급받을 수 있는 청구코드를 결정하기 위해 당신은 의무기록을 검토하고 있다.

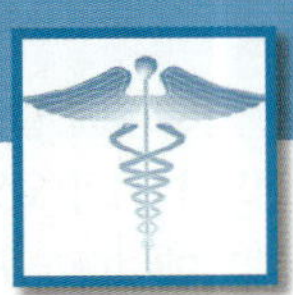

의무기록

위식도역류병(GERD)

환자: Adrian Edwards **담당의사:** Dr. Carter Price

차트번호: 03151 **날짜:** March 21, 20XX

에드워즈(Edwards) 씨는 오늘 속쓰림(heartburn)과 식후 역류(postprandial regurgitation)를 주요호소증상으로 내원하였다. 식사를 한 후 TV를 보러 안락의자에 누운 직후 증상이 심하게 증가되었다고 한다. 증상이 "어쩔 수 없을 때(too much to handle)" 가끔 말록스(Maalox)를 복용한다는 점을 제외하고는 정기적인 투약은 하고 있지 않다. 이 증상은 지난 한 달 이내에 시작되어 최근에 그를 괴롭힌 것이다. 또한 방귀가 많아졌다고 호소했다.

주관적 정보: 환자는 비만이 있고, 몸이 잘 발달한 남성이다. 현재 그는 고통은 없다. 오늘 체중은 134 kg이다. 6개월 전 마지막 내원했을 때의 체중 116 kg보다 증가한 수치이다. 그는 최근에 직장을 잃어 회원 자격이 상실되었기 때문에 체육관에 다니는 것을 그만두었다.

평가: 체중 증가와 활동력 감소를 동반한 GERD.

계획: 양성자펌프억제제(proton pump inhibitor) 투약을 시작함(하루에 두 번, b.i.d.). 환자가 일상적인 운동을 할 수 있도록 격려함. 지방음식 섭취를 줄이기 위한 식단 지침에 대해 상담함. 커피, 차, 초콜릿, 식후 즉시 눕거나 기대는 자세와 같은 삼가해야 할 활동 등에 대해 상담함. 환자는 침대 머리를 약 2인치 정도 올리도록 권장함. 증상이 계속되면 에드워즈 씨는 진료소로 돌아가야 함. 내시경검사를 통해 보다 적극적인 평가 계획을 세울 것임.

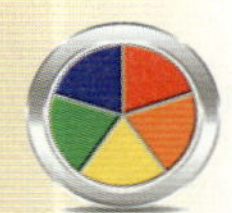

연습문제 36

아래 증례연구를 읽고 아래의 질문에 맞는 정답을 보기에서 고르시오.

1. In GERD, the backward flow of acid into the esophagus comes from the (기관)
   A. small intestine.
   B. pharynx.
   C. stomach.
   D. mouth.

2. If the patient is scheduled for an endoscopy, the physician will (검사)
   A. use an endoscope to examine the inside of the upper gastrointestinal tract.
   B. obtain an x-ray examination of the esophagus.
   C. view the condition of the mouth.
   D. obtain a recording of the large intestine.

3. When does the patient experience regurgitation? (증상시기)
   A. after meals
   B. after defecating
   C. after waking
   D. before leaving for work

4. Flatus is (출처)
   A. bile.
   B. feces.
   C. gas.
   D. urine.

보너스 질문

5. Why is the patient encouraged to raise the head of his bed? ______________________________

____

철자법

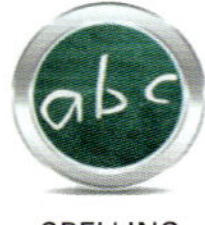

SPELLING

연습문제 37

아래 문제에서 철자가 맞는 용어를 고르시오.

1. ruggae	rugay	rugae
2. cecum	cecome	secum
3. tonge	tunge	tongue
4. regurgitation	regergatation	regergitashun
5. illeus	ileus	eelius
6. feeces	feces	fesees
7. acult	ocult	occult
8. pieloris	pilorus	pylorus
9. youvyoula	uvule	uvula
10. gavage	gabage	gavach
11. nawsea	nausea	nalsea
12. mastication	mastikashun	mustication
13. polyposias	poliposis	polyposis
14. pilate	palate	palit
15. incontinence	incontinance	incontinense

비뇨계통
Urinary System

13

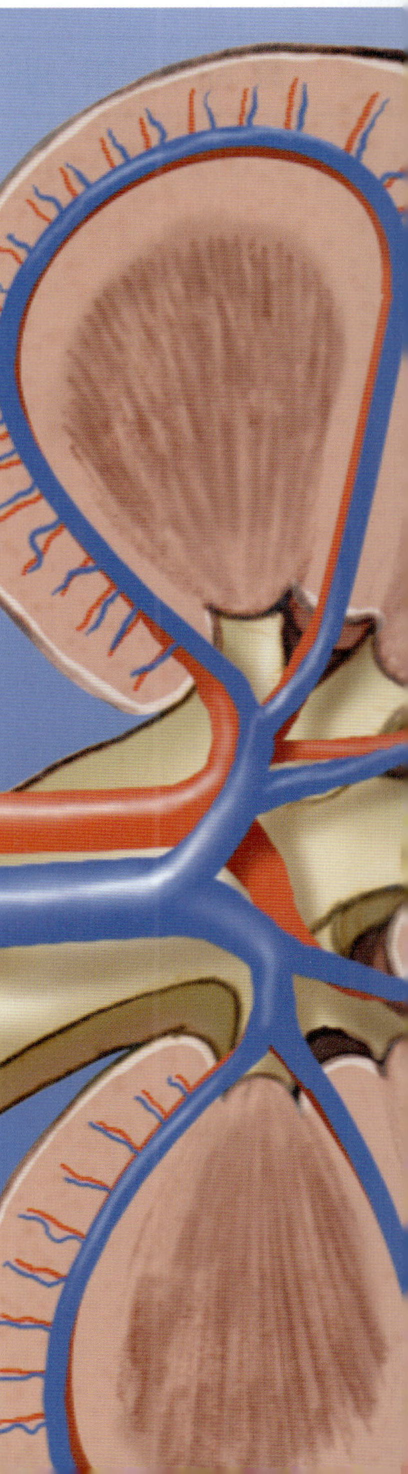

단원 테두리

학습 성과

이 단원의 학습이 끝나면:

1. 비뇨계통의 구조와 기능을 설명할 수 있어야 한다

2. 비뇨계통에 관한 용어들을 정의할 수 있어야 한다.

3. 비뇨계통에 관한 연결형, 접두사, 접미사들을 정의할 수 있어야 한다.

4. 비뇨계통에 관한 일반 의학용어들을 정의할 수 있어야 한다. 여기에는 형용사와 관련 용어, 징후와 증상, 의학적 상태, 검사와 시술, 외과수술와 치료시술, 투약과 약물요법, 의학 전문분야와 전문가에 관한 용어들이 포함된다.

5. 비뇨계통에 관한 약어들을 정의할 수 있어야 한다.

6. 이 단원의 모든 연습문제를 완전하게 풀 수 있어야 한다.

7. 비뇨계통에 관한 증례연구와 의무기록에 사용된 용어들을 설명할 수 있어야 한다.

■ 머리말

비뇨계통(urinary system)은 체액과 전해질(무기질)의 균형을 유지하는 데 중요한 역할을 한다. 또한 노폐물, 독소, 약물 등을 제거한다. 소변의 형성은 혈액으로부터 시작한다. 콩팥을 통해 혈액이 여과되면서 몸에서 사용할 수 있는 물질은 그대로 유지되고, 사용할 수 없는 물질은 소변으로 배설된다. 이 단원에서는 비뇨계통의 정상 및 비정상 기능에 관한 의학용어를 제공하면서 동시에 비뇨계통의 기본적인 해부학, 생리학, 병리학 등에 대한 개요를 제공한다.

■ 해부학과 생리학

구조 (그림 13.1)

- 콩팥(kidney)은 소변의 형태로 혈액으로부터 노폐물을 제거한다.
- 요관(ureter)은 신장에서 방광으로 소변을 운반한다.
- 방광(bladder)은 배뇨 전에 소변을 저장한다.
- 요도(urethra)는 소변을 방광에서 몸 밖으로 운반한다.

기능

- 몸으로부터 노폐물을 여과함
- 체액과 전해질 농도를 조절하고 중요한 전해질과 물을 회수함
- 혈압 조절에 기여함
- 콩팥에서 분비하는 적혈구형성호르몬(erythropoietin)을 통해 적혈구 생성에 중요한 역할을 함
- 배뇨과정에서 소변이 배설될 때까지 비뇨계통을 통해 소변을 운반함

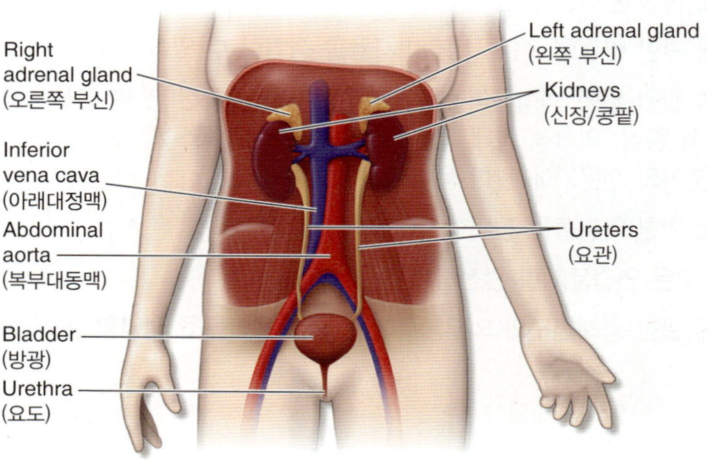

그림 13.1 비뇨계통(urinary system).

비뇨계통에 관한 용어

용어	발음	뜻
kidney	kid′nē	신장/콩팥. one of two bean-shaped organs that remove wastes from the blood and help maintain fluid and electrolyte balance in the body (그림 13.2)
calyx	kā′liks	신배/콩팥잔. cup-like structure that drains into the renal pelvis
renal artery	rē′năl ar′ter-ē	신(장)동맥/콩팥동맥. one of two vessels that branch off the abdominal aorta and supply the kidney with blood; left renal artery and right renal artery
renal cortex	rē′năl kōr′teks	신장피질/콩팥겉질. outer part of the kidney
renal medulla	rē′năl me-dūl′ă	신장수질/콩팥속질. inner part of the kidney
renal pelvis	rē′năl pel′vis	신우/콩팥깔대기. a reservoir in each kidney that collects urine
renal vein	rē′năl vān	신(장)정맥/콩팥정맥. one of two blood vessels that drain the kidney and connect to the inferior vena cava; left renal vein and right renal vein
nephron	nef′ron	신장단위/콩팥단위. microscopic functional unit of the kidney that forms urine; found in the cortex and medulla, it consists of a renal corpuscle and its associated tubule; each kidney contains about 1 million nephrons (그림 13.3)
renal corpuscle	rē′năl kōr′pŭs-ĕl	콩팥소체. structure composed of the glomerulus and the glomerular capsule
glomerulus	glō-mer′yū-lŭs	사구체/토리. one of several capillary clusters at the entrance of each nephron that initiate the process of filtering of the blood

(계속됨)

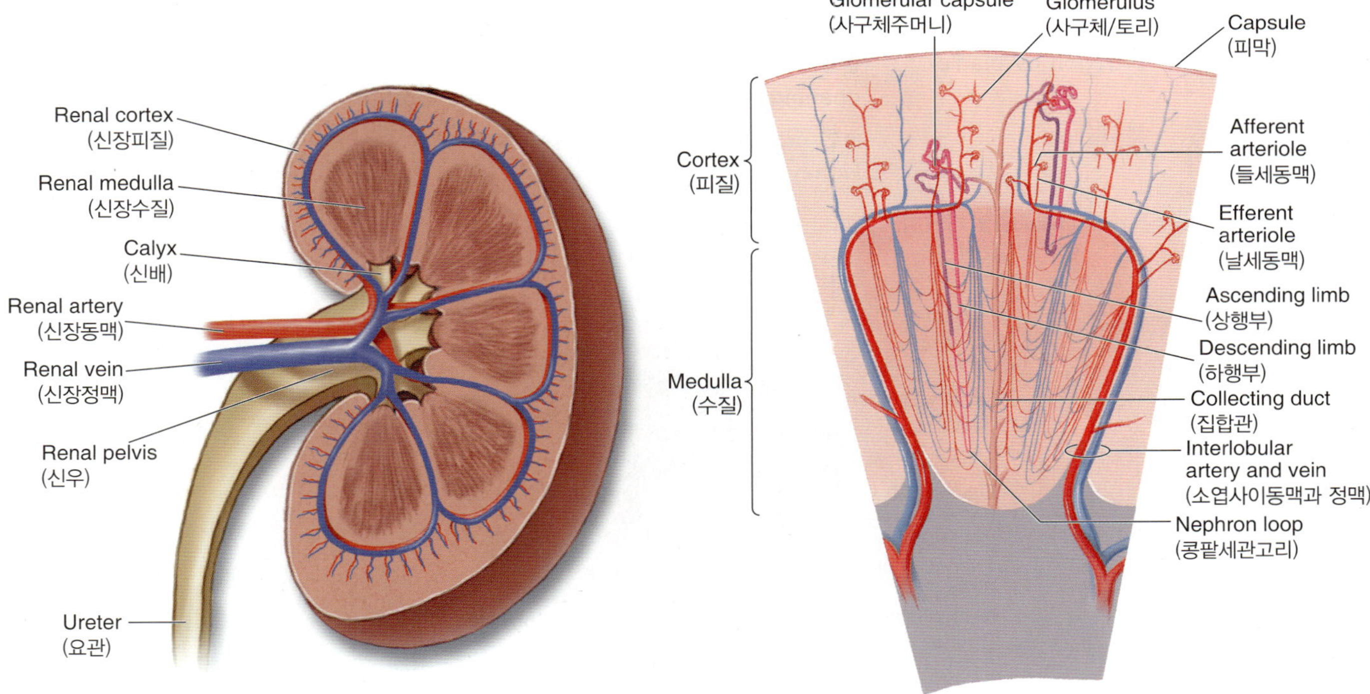

그림 13.2 왼쪽 콩팥(left kidney)의 단면도.

그림 13.3 콩팥단위(nephron)의 묘사도.

비뇨계통에 관한 용어 *(계속됨)*

용어	발음	뜻
glomerular capsule; *syn.* Bowman capsule	glō-mer′yū-lăr kap′sūl; bō′măn kap′sūl	사구체주머니/토리주머니(=보우만주머니). sac that surrounds the glomerulus (tuft of capillaries) and marks the beginning of the nephron
afferent arteriole	af′ĕr-ĕnt ar-tēr′ē-ōl	들세동맥. blood vessel that supplies the nephron
collecting duct	kə′lekt-ing dŭkt	집합관. tubule that connects the nephrons to the renal pelvis
distal convoluted tubule (DCT)	dis′tăl kon′vō-lūt′ed tū′byūl	먼쪽곱슬세관/원위곱슬세관. segment of the nephron between the nephron loop and the collecting duct
efferent arteriole	ef′ĕr-ent ar-tēr′ē-ōl	날세동맥. blood vessel that forms from the convergence of the glomerular capillaries; takes blood to capillaries of proximal convoluted tubule
nephron loop	nef′ron lūp	콩팥세관고리. U-shaped segment of the nephron between the proximal convoluted tubule and the distal convoluted tubule
peritubular capillaries	per′ē-tū′byū-lăr kap′i-lār-ēz	세관주위모세혈관. tiny blood vessels alongside the nephrons where reabsorption and secretion between the blood and the nephron takes place
proximal convoluted tubule (PCT)	prok′si-măl kon′vō-lūt′ed tū′byūl	토리쪽곱슬세관/근위곱슬세관. segment of the nephron between the glomerular capsule and the nephron loop
ureter	yū′re-tur	요관. one of two narrow tubes that carry urine from the kidneys to the bladder
urethra	yū-rē′thră	요도. tubular structure through which urine passes from the urinary bladder to the outside of the body
urinary bladder[a]	yūr′i-nār′ē blad′er	방광. muscular organ that holds the urine until it is released (그림 13.4)
detrusor muscle	dē-trū′sŏr mŭs′ĕl	배뇨근. muscle that forms the urinary bladder
external urethral orifice	eks-ter′năl yū-rē′thrăl or′i-fis	바깥요도구멍/외요도공. opening that carries urine from the urethra to the outside of the body; external urethral meatus (opening) (see also 그림 13.6A)
trigone of bladder	trī′gōn ov blad′er	방광삼각. triangular region at the base of the urinary bladder between the openings of the two ureters and the urethra
urine	yūr′in	소변, 요, 오줌. water, waste products, and other substances excreted by the kidneys

[a]이 단원에서는 *bladder* 는 urinary bladder를 가리킨다.

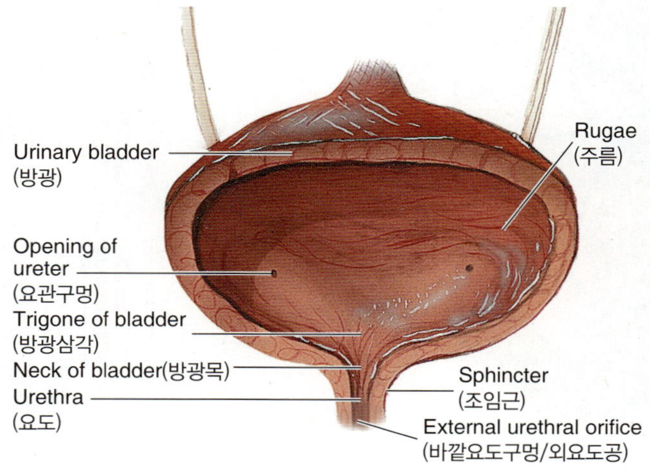

그림 13.4 방광 (urinary bladder).

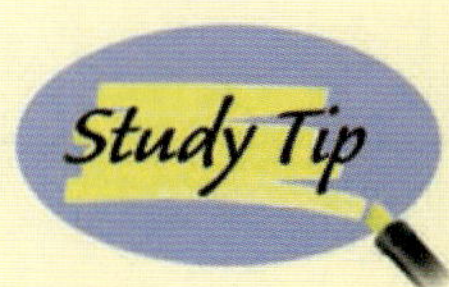

Ureters Versus Urethra(요관과 요도): 요관과 요도의 차이를 쉽게 기억할 수 있는 방법은 다음과 같다. 몸에는 2개의 요관이 있고, *ureter*라는 단어는 2개의 'E'를 가지고 있다. 요도는 몸에 하나뿐이고, *urethra*라는 단어에는 'E'가 하나밖에 없다.

■ 연습문제: 해부학과 생리학

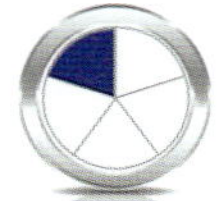
SIMPLE RECALL

연습문제 1

아래 해부학적 구조의 뜻을 쓰시오.

1. external urethral orifice ______________________

2. ureter ______________________

3. kidney ______________________

4. nephron ______________________

5. renal pelvis ______________________

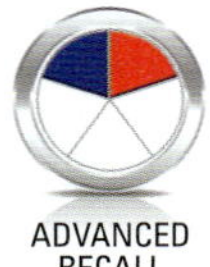
ADVANCED RECALL

연습문제 2

아래 문제의 뜻에 맞는 의학용어를 보기에서 골라 빈칸에 쓰시오.

renal cortex	glomerular capsule	glomerulus	urine
trigone of bladder	urethra	urinary bladder	

1. 콩팥단위 입구에 위치한 모세혈관 집합체 ______________________

2. 콩팥의 바깥 부분 ______________________

3. 토리(사구체)를 둘러싸는 주머니 ______________________

4. 방광에서 몸 밖으로 소변을 운반하는 통로 ______________________

5. 배출될 때까지 소변을 보존하는 근육 기관 ______________________

6. 방광 바닥의 삼각형 부위 ______________________

7. 콩팥에서 배설되는 액체 ______________________

단어성분

아래 표에는 비뇨계통에 관한 단어성분이 열거되어 있다.

연결형

연결형	뜻
albumin/o	알부민, albumin
bacteri/o	균/세균, bacteria
cyst/o[a]	낭-, 방광-, fluid-filled sac (urinary bladder)
enur/o	배뇨-, to urinate in
glomerul/o	사구체/토리-, glomerulus
glyc/o, glycos/o	포도당-, 당-, glucose, sugar
hemat/o	혈액-, blood
hydr/o	물-, water, fluid
lith/o	결석-, 돌-, stone, calculus
meat/o	길-, 구멍-, meatus (opening)
nephr/o	신장/콩팥-, kidney
noct/l	밤-, night
olig/o	적은, 희소-, 부족-, scanty, few
py/o	고름-, 농-, pus
pyel/o	신우/콩팥깔대기-, renal
pelvis ren/o	신장/콩팥-, kidney
son/o	소리-, (초)음파-, sound, sound waves
ureter/o	요관-, ureter
urethr/o	요도-, urethra
ur/o, urin/o	소변-, 비뇨계통-, urine, urinary system/tract
vesicul/o, vesic/o	방광-, fluid-filled sac (urinary bladder)

[a]연결형 *cyst/o*는 또한 cyst (낭, 물혹, 주머니)도 뜻하지만, 이 단원에서는 따로 언급이 없는 한 urinary bladder (방광)를 가리킨다.

접두사

접두사	뜻
dys-	통증-, 장애-, painful, difficult,
abnormal gluco-	포도당-, (당-), glucose (sugar)
poly-	다-, 많은, many, much
ure-	요소-, 소변-, urea

접미사

접미사	뜻
-cele	-탈장, -탈출, herniation, protrusion
-emia	-혈증, blood (condition of)
-iasis	(상태), condition of

접미사 *(계속됨)*

접미사	뜻
-esis	(상태). condition of
-lith	-결석, -돌. stone, calculus
-lysis	-용해, -분해. destruction, breakdown, separation
-ptosis	-처짐, -하수. prolapse, drooping, sagging
-scopy	-내시경술. viewing or examining with an instrument
-stenosis	-협착. stricture, narrowing
-stomy	-창냄술, -절개. surgical opening
-tripsy	-쇄석. crushing
-uria	-뇨, -배뇨. urine, urination

■ 연습문제: 단어성분

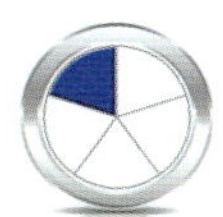

SIMPLE RECALL

연습문제 3

아래 문제의 뜻에 맞는 연결형을 쓰시오.

1. meatus ____________________

2. scanty ____________________

3. urine ____________________

4. kidney ____________________

5. water, fluid ____________________

6. renal pelvis ____________________

7. night ____________________

8. stone ____________________

9. to urinate in ____________________

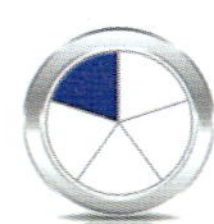

SIMPLE RECALL

연습문제 4

아래 문제의 뜻에 맞는 접두사를 쓰시오.

1. 수술적 개방 ____________________

2. 돌 ____________________

3. 탈출 ____________________

4. 검사 방법 ____________________

5. 처짐, 늘어짐 ____________________

6. 혈액의 상태 ____________________

7. 상태 ____________________

8. 협착, 좁아짐 ____________________

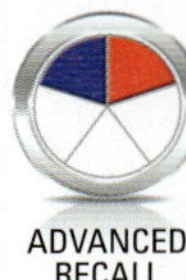

연습문제 5

아래 문제의 뜻에 맞는 연결형을 보기에서 골라 빈칸에 쓰시오.

py/o	hydr/o	son/o	nephr/o
urethr/o	ureter/o	vesic/o	

1. kidney ______________________
2. pus ______________________
3. urethra ______________________
4. sound, sound waves ______________________
5. urinary bladder ______________________
6. ureter ______________________
7. water, fluid ______________________

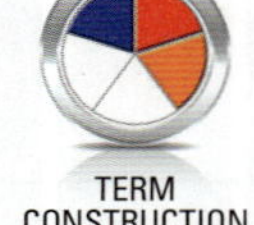

연습문제 6

아래 문제의 뜻에 맞게 연결형과 접미사를 결합하여 의학용어를 만드시오.

사용할 연결형의 뜻	사용할 접미사의 뜻	의학용어
blood	urine, urination	1. ______________
ureter	stricture, narrowing	2. ______________
stone, calculus	crushing	3. ______________
urine	blood (condition of)	4. ______________
glomerulus	inflammation	5. ______________
ureter	stone, calculus	6. ______________
sound, sound waves	record	7. ______________
bladder	viewing with an instrument	8. ______________

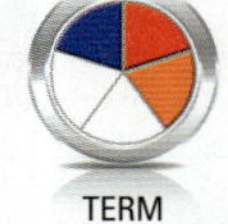

연습문제 7

아래 접미사를 사용하여 용어의 뜻에 알맞은 의학용어를 만드시오.

접미사	의학용어의 뜻	의학용어
-uria	pus in the urine	1. ______________
-uria	blood in the urine	2. ______________

-uria	albumin in the urine	**3.** ______________________
-uria	glucose in the urine	**4.** ______________________
-uria	scanty amounts of urine	**5.** ______________________
-uria	bacteria in the urine	**6.** ______________________
-uria	much urination	**7.** ______________________
-uria	painful urination	**8.** ______________________

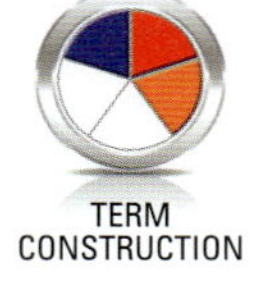
TERM CONSTRUCTION

연습문제 8

아래 문제의 의학용어를 단어성분으로 나누고 그 성분들의 뜻을 쓰시오. 또한 의학용어의 뜻을 쓰시오.

예:

urethritis	단어성분:	urethr/o, -itis
	뜻:	urethra, inflammation
	용어의 뜻:	inflammation of the urethra
1. nephromegaly	단어성분:	______________________
	뜻:	______________________
	용어의 뜻:	______________________
2. cystoscope	단어성분:	______________________
	뜻:	______________________
	용어의 뜻:	______________________
3. nocturia	단어성분:	______________________
	뜻:	______________________
	용어의 뜻:	______________________
4. ureterostomy	단어성분:	______________________
	뜻:	______________________
	용어의 뜻:	______________________
5. renogram	단어성분:	______________________
	뜻:	______________________
	용어의 뜻:	______________________

6. nephrolysis
단어성분: ____
뜻: ____
용어의 뜻: ____

7. vesicular
단어성분: ____
뜻: ____
용어의 뜻: ____

8. nephrorrhaphy
단어성분: ____
뜻: ____
용어의 뜻: ____

■ 의학용어

아래 표는 비뇨계통과 비뇨계통의 상태를 기술할 때 사용하는 용어와 형용사형을 제공한다.

형용사와 그 밖의 관련 용어

용어	발음	뜻
cystic; *syn.* vesical	sis′tik; ves′i-kăl	방광-. pertaining to the urinary bladder
genitourinary (GU)	jen′i-tō-yūr′i-nar-ē	비뇨생식-. pertaining to the organs of reproduction and urination
meatal	mē-ā′tăl	길-, 구멍-. pertaining to the meatus
micturate	mik′chū-rāt	배뇨하다/소변보다. to urinate
micturition	mik′chū-rish′ŭn	배뇨. urination
nephric; *syn.* renal	nef′rik; rē′năl	신장-/콩팥-. pertaining to the kidney
ureteral	yū-rē′tĕr-ăl	요관-. pertaining to the ureter
urethral	yū-rē′thrăl	요도-. pertaining to the urethra
urinary	yūr′i-năr′ē	요/소변-. pertaining to urine
urinate; *syn.* void	yūr′i-nāt; voyd	배뇨하다/소변보다. to pass urine

■ 연습문제: 형용사와 그 밖의 관련 용어

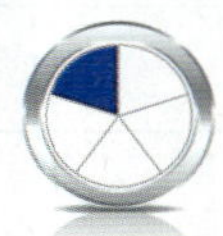
SIMPLE RECALL

연습문제 9

다음 용어의 뜻을 쓰시오.

1. void ____

2. renal ____________________
3. cystic ____________________
4. micturate ____________________
5. urethral ____________________
6. urinary ____________________

ADVANCED RECALL

연습문제 10

각 문제의 뜻에 맞는 의학용어를 보기에서 고르시오.

urinate	vesical	nephric	genitourinary
meatal	ureteral	micturition	

1. 배뇨 ____________________
2. 방광에 관한~ ____________________
3. 구(멍)에 관한 ____________________
4. 생식 및 배뇨 기관에 관한~ ____________________
5. 콩팥에 관한~ ____________________
6. 소변을 통과시키다 ____________________
7. 요관에 관한~ ____________________

TERM CONSTRUCTION

연습문제 11

아래 문제의 의학용어를 단어성분으로 나누고 그 성분들의 뜻을 쓰시오. 또한 의학용어의 뜻을 쓰시오.

예:

meatal
단어성분: meat/o, -al
뜻: urethra, inflammation
용어의 뜻: pertaining to the meatus

1. urinary
단어성분: ____________________
뜻: ____________________
용어의 뜻: ____________________

2. renal
단어성분: ____________________
뜻: ____________________
용어의 뜻: ____________________

3. cystic 단어성분: ____________
뜻: ____________
용어의 뜻: ____________

4. urethral 단어성분: ____________
뜻: ____________
용어의 뜻: ____________

5. ureteral 단어성분: ____________
뜻: ____________
용어의 뜻: ____________

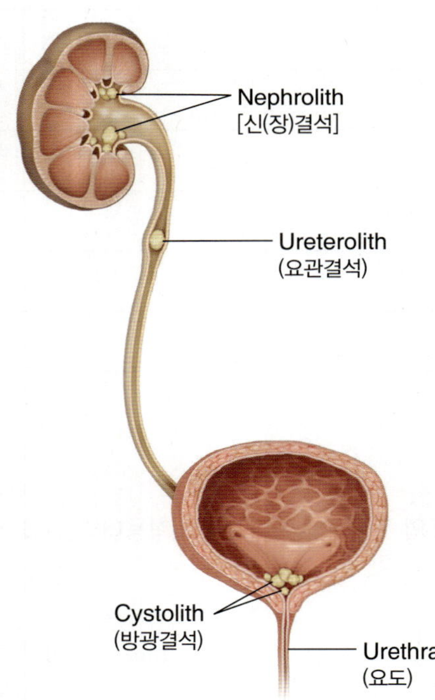

그림 13.5 비뇨계통에 발생하는 결석(calculi).

의학적 상태

용어	발음	뜻
albuminuria	al-bū-min-yū′rē-ă	알부민뇨. presence of albumin (a blood protein) in the urine; usually a sign of disease
anuria	an-yū′rē-ă	무뇨(증). absence of urine formation; failure of the kidneys to produce urine
bacteriuria	bak-tēr′ē-yū′rē-ă	세균뇨. bacteria in the urine
cystitis	sis-tī′tis	방광염. inflammation of the bladder
cystocele	sis′tō-sēl	방광탈출/방광류. protrusion of the bladder
cystolith	sis′tō-lith	방광결석. stone in the bladder (그림 13.5)

의학적 상태

용어	발음	뜻
diuresis	dī′yū-rē′sis	이뇨. increased or excessive production of urine
dysuria	dis-yū′rē-ă	배뇨통, 배뇨장애. difficulty urinating; painful urination
end-stage renal disease (ESRD); *syn.* renal failure	end-stāj rē′năl diz-ēz′; rē′năl fāl′yūr	말기신장병(= 신부전). loss of kidney function; the final phase of chronic kidney disease
enuresis	en′yū-rē′sis	유뇨증. involuntary urination
epispadias	ep′i-spā′dē-ăs	요도상열증. congenital defect in which the urethral opening (orifice) is located on the upper surface of a nonerect penis (그림 13.6B)
glomerulonephritis	glō-mer′yū-lō-ne-frī′tis	사구체신염. inflammation of the glomeruli of the kidney
glucosuria; *syn.* glycosuria	glū′kō-syū′rē-ă; glī′kō-syū′rē-ă	포도당뇨(= 당뇨). glucose in the urine
hematuria	hē′mă-tyū′rē-ă	혈뇨. blood in the urine
hydronephrosis	hī′drō-ne-frō′sis	수신증/물콩팥증. dilation of the renal pelvis and calyces of one or both kidneys caused by obstruction of urine flow (urine builds up) usually due to a stone or stricture; literally "water inside the kidney" (그림 13.7)
hydroureter	hī′drō-yūr′ē- tĕr	수뇨관증. dilation of a ureter caused by obstruction of urine flow usually due to a stone or stricture; literally "water inside the ureter" (그림 13.7)
hypospadias	hī′pō-spā′dē-ăs	요도하열증. congenital defect in which the urethral opening (orifice) is located on the underside of a nonerect penis (그림 13.6C)
nephritis	ne-frī′tis	신(장)염. inflammation of the kidney
nephrolith; *syn.* renal calculus	nef′rō-lith; rē′năl kal′kyū-lŭs	신(장)결석. kidney stone (그림 13.5)
nephrolithiasis	nef′rō-li-thī′ă-sis	신(장)결석증. presence of kidney stones

(계속됨)

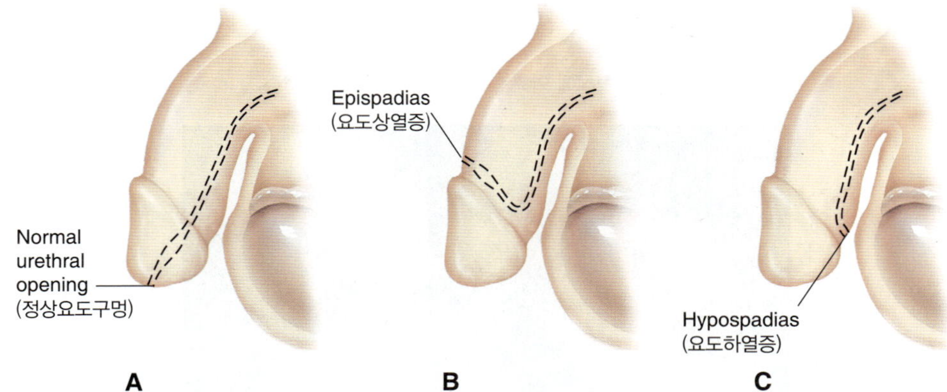

그림 13.6 A. 정상요도구멍. B. 요도상열증. C. 요도하열증.

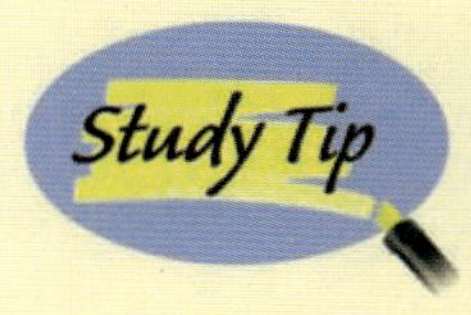

Epispadias and Hypospadias(요도상열증과 요도하열증): Epispadias와 hypospadias라는 용어를 혼동하지 않도록 하기 위해 접두사에 초점을 맞춘다. *Epi-* 는 "위" 또는 "이상"을 의미하기 때문에 epispadias는 발기하지 않은 음경의 "위쪽(*upper* side)"에 있는 요도구멍이다. *Hypo-*는 "이하" 또는 "아래"를 의미하므로 hypospadias는 발기하지 않은 음경의 "아래쪽(*under* side)"에 있는 요도구멍이다.

의학적 상태 *(계속됨)*

용어	발음	뜻
nephromegaly	nef′rō-meg′ă-lē	신(장)비대. enlargement of the kidney
nephroptosis	nef′rop-tō′sis	신장처짐. drooping of the kidney
nocturia	nokt-yū′rē-ă	야간뇨, 야뇨증. excessive urination at night
nocturnal enuresis	nok-ter′năl en′yū-rē′sis	야간유뇨증. involuntary urination at night; bed-wetting
oliguria	ol′i-gyū′rē-ă	소변감소/요감소. scanty amount of urine
polycystic kidney disease	pol′ē-sis′tik kid′nē diz-ēz′	다낭콩팥병. condition in which many cysts occur within and upon the kidneys, resulting in the loss of functional renal tissue (그림 13.8)

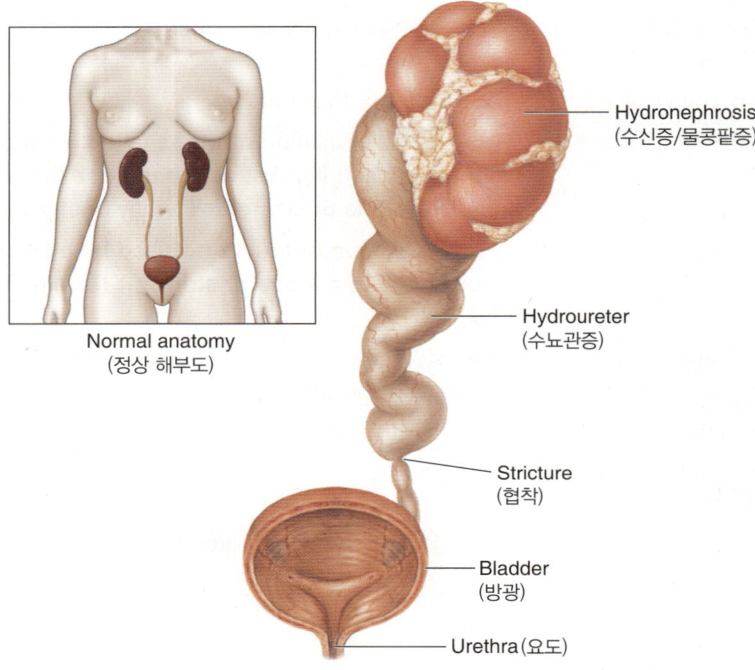

그림 13.7 협착에 의해 발생하는 수신증과 수뇨관증.

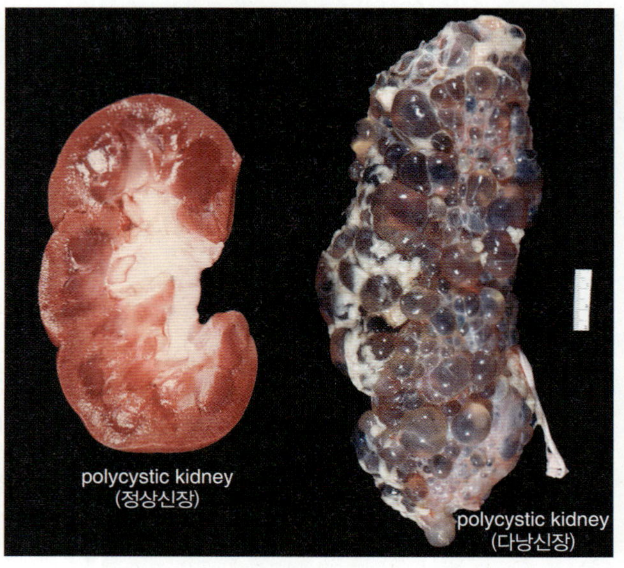

그림 13.8 정상 신장(왼쪽)과 다낭신장(오른쪽).

의학적 상태

용어	발음	뜻
polyuria	pol′ē-yū′rē-ă	다뇨. excessive and frequent urination
proteinuria	prō′tē-nūr′ē-ă	단백뇨. protein in the urine
pyelitis	pī′ĕ-lī′tis	신우염. inflammation of the renal pelvis
pyelonephritis	pī′ĕ-lō-ne-frī′tis	신우신염. inflammation of the renal pelvis and kidney
pyuria	pī-yūr′ē-ă	고름뇨/농뇨. pus in the urine
renal failure	rē′năl fāl′yŭr	신부전. significant decline in kidney function resulting in uremia (excess urea in the blood); two forms are acute renal failure (ARF) and chronic renal failure (CRF)
renal hypertension	rē′năl hī′pĕr-ten′shŭn	신(장)성고혈압. elevated blood pressure resulting from kidney disease
stress urinary incontinence (SUI)	stres yūr′i-nār′ē in-kon′ti-nens	스트레스요실금/복압요실금. involuntary urinating during coughing, straining, or sudden movements due to loss of sphincter strength
stricture	strik′chūr	협착. narrowing of an organ
uremia	yū-rē′mē-ă	요독증. excess blood level of urea and other nitrogenous wastes that are normally eliminated by the kidneys
ureteritis	yū′rē-tĕr-ī′tis	요관염. inflammation of the ureter
ureterocele	yū-rē′tĕr-ō-sēl′	요관류. protrusion of the ureter into the bladder forming a sac-like pouch
ureterolith	yū-rē′tĕr-ō-lith	요관결석. stone in the ureter (그림 13.5)
ureterostenosis	yū-rē′tĕr-ō-ste-nō′sis	요관협착증. narrowing of the ureter
urethral stenosis	yū-rē′thrăl ste-nō′sis	요도협착증. narrowing of the urethra
urethritis	yū′rĕ-thrī′tis	요도염. inflammation of the urethra
urinary retention	yūr′i-nār′ē rē-ten′shŭn	요저류. abnormal accumulation of urine in the bladder due to inability to empty the bladder
urinary suppression	yūr′i-nār′ē sŭ-presh′ŭn	요생성억제. stoppage or reduction of urine formation
urinary tract infection (UTI)	yūr′i-nār′ē trakt in-fek′shŭn	요로감염. infection in one or more organs of the urinary system
urge incontinence	ŭrj in-kon′ti-nens	절박요실금. involuntary leakage of urine with a strong, sudden desire to urinate

■ 연습문제: 의학적 상태

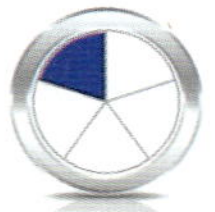

SIMPLE RECALL

연습문제 12

아래 문제의 뜻에 맞은 의학용어를 빈칸에 쓰시오.

1. 기관의 관이 좁아짐 ____________________

2. 비자발적 배뇨 ____________________

3. 콩팥 돌(신장결석) ____________________

4. 콩팥에 돌이 있음 ______________________

5. 콩팥 기능의 현저한 저하 ______________________

6. 요도가 좁아짐 ______________________

7. 비뇨계통 기관의 감염 ______________________

8. 요소의 과다한 혈중 농도 ______________________

9. 음경 밑면에 소변 구멍이 생김 ______________________

10. 소변의 생성이 안 됨 ______________________

11. 소변의 축적에 의한 콩팥깔대기와 콩팥잔의 확장 ______________________

12. 과도한 배뇨 ______________________

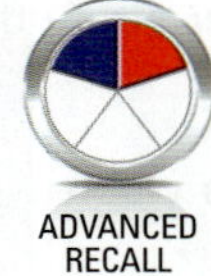
ADVANCED RECALL

연습문제 13

아래 문장의 뜻에 가장 적합한 용어를 ( ) 안에서 고르시오.

1. Mrs. Canter's urine leakage when she coughs is due to (*hypospadias, glycosuria, stress urinary incontinence*).

2. The medication caused (*epispadias, diuresis, pyuria*), so Mr. Samuels had to urinate frequently.

3. A stone in the patient's ureter caused a backup of urine, a condition that the physician called (*hydroureter, hematuria, ureterocele*).

4. Mr. Gill complained of fatigue from having to get up so many times at night because of his (*hypospadias, nocturia, nephroma*).

5. Laboratory testing showed that the patient was not urinating enough due to (*nocturnal enuresis, uremia, urinary suppression*).

6. Mr. Horvath was diagnosed with (*ureteritis, polycystic kidney disease, anuria*) because his right kidney contained cysts.

7. The patient's prostate enlargement had caused him to develop (*diuresis, urinary retention, nephroptosis*) because he was having trouble emptying his bladder.

8. The physician explained to Mrs. Marianas that the medical term for her drooping kidney was (*nephroptosis, oliguria, urethral stenosis*).

9. A urinalysis revealed (*ureterocele, cystolith, hematuria*) because it was positive for the presence of blood in the urine sample.

10. Mrs. Katz had difficulty traveling because she had leaking of urine with a strong desire to urinate, which the physician called (*urethritis, anuria, urge incontinence*).

11. The newborn's examination revealed (*hypospadias, epispadias, enuresis*) when the physician noticed that the urinary opening was on the upper surface of the penis.

12. Dr. Delgado told Mr. Peterson that his dysuria was due to (*proteinuria, urethritis, urethral stenosis*), which caused the urine to flow through a narrow urethra.

13. Mr. Berger's kidney disease led to elevated blood pressure called (*renal hypertension, hydroureter, enuresis*).

14. The parents expressed concern to Dr. Dodge about their son's (*oliguria, nephritis, nocturnal enuresis*), because the bed-wetting was affecting him socially.

15. Mr. Segel had (*chronic renal failure, end-stage renal disease, acute renal failure*), which is the final phase of chronic renal disease.

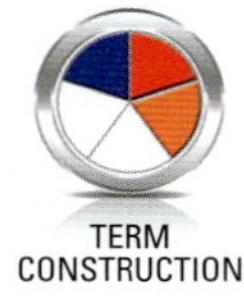
TERM CONSTRUCTION

연습문제 14

아래 문제의 뜻에 맞게 만든 의학용어의 연결형과 접미사를 빈칸에 쓰시오. (CF = 연결형, S = 접미사).

1. stone in the ureter ______________ / ______________
   CF S

2. protein in the urine ______________ / ______________
   CF S

3. albumin in the urine ______________ / ______________
   CF S

4. urea in the blood ______________ / ______________
   CF S

5. inflammation of the urethra ______________ / ______________
   CF S

6. glucose in the urine ______________ / ______________
   CF S

7. inflammation of the ureter ______________ / ______________
   CF S

8. inflammation of the renal pelvis and kidney ______________ / ______________
   CF S

9. condition of stones in the kidney ______________ / ______________
   CF S

10. inflammation of the glomeruli of the kidney ______________ / ______________
   CF S

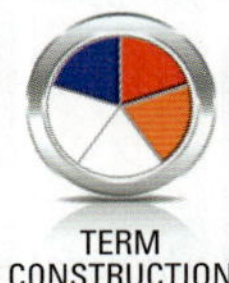

연습문제 15

아래 문제의 뜻에 맞도록 접두사나 접미사에 이어지는 부분을 써 넣어 용어를 완성하시오.

1. stone in the ureter — uretero ______
2. pus in the urine — ______ uria
3. inflammation of the bladder — cyst ______
4. drooping of the kidney — nephro ______
5. protrusion of the bladder — ______ cele
6. difficulty urinating — ______ uria
7. excessive amounts of urine — poly ______
8. inflammation of the renal pelvis — ______ itis
9. scanty amounts of urine — ______ uria
10. protrusion of the ureter — uretero ______
11. inflammation of the kidney — ______ itis
12. stone in the bladder — cysto ______
13. bacteria in the urine — ______ uria
14. enlargement of the kidney — nephro ______
15. narrowing of the ureter — uretero ______

검사와 시술

용어	발음	뜻
검사실검사		
blood urea nitrogen (BUN)	blŭd yū-rē′ă nī′trō-jen	혈액요소질소. blood test that measures the amount of urea in the blood; used to evaluate kidney function
creatinine clearance test	krē-at′i-nēn klēr′ăns test	크레아티닌청소율검사. test done to measure the total amount of creatinine (product of protein metabolism) excreted in the urine, usually in a 24-hour period, to assess kidney function
specific gravity (SG)	spĕ-sif′ik grav′i-tē	비중(검사). test to measure the concentration (density) of urine; used to evaluate the ability of the kidneys to concentrate or dilute urine
urinalysis(UA)	yūr′i-nal′i-sis	소변검사/요검사. series of tests done to analyze a sample of urine

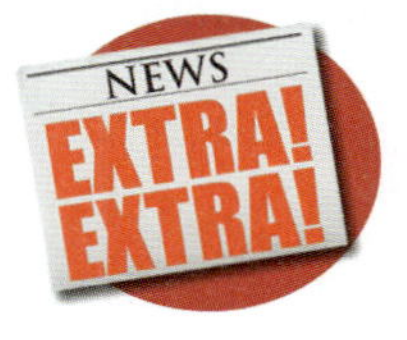

Dipstick Urinalysis(담금띠 소변검사) 담금띠 소변검사는 화학분석띠를 소변 시료에 적신 후, 변화된 색을 사각형 표준색과 비교하여 읽어내는 소변검사이다. 이 검사는 시료의 비중, 산도(pH), 포도당, 케톤(지방대사에서 생성되는 화합물), 혈액, 백혈구(백혈구 유형), 아질산염(염의 한 종류), 빌리루빈(헤모글로빈 분해에 의해 형성된 색소), 유로빌리노젠(빌리루빈의 부산물) 등의 수치를 측정한다. 평가에서 비정상적인 소견은 비뇨계통질환과 고혈압이나 당뇨병와 같은 질병이 진행되고 있음을 보여줄 수 있다.

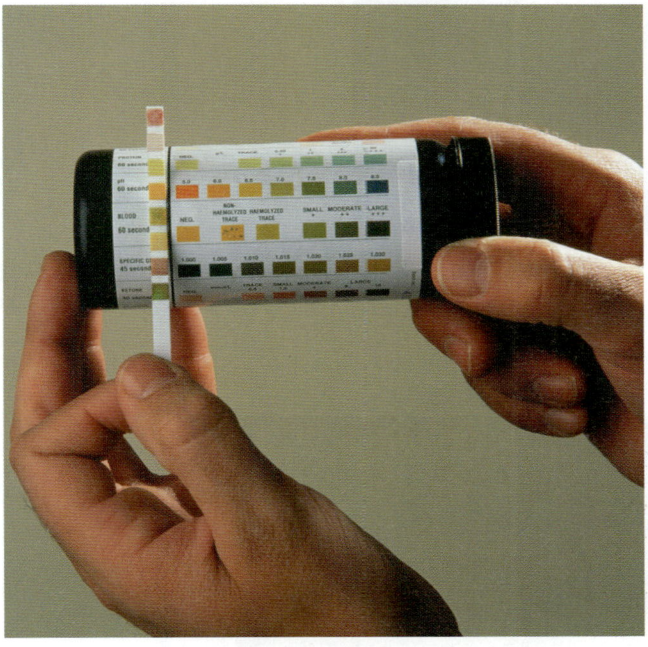

용어	발음	뜻
urinometer	yūr′i-nom′ĕ-tĕr	요비중계. instrument for measuring the specific gravity of urine

(계속됨)

검사와 시술 *(계속됨)*

용어	발음	뜻
		진단시술
cystogram	sis′tō-gram	방광조영상. radiographic (x-ray) image of the bladder filled with contrast dye (그림 13.9)
cystography	sis-tog′ră-fē	방광조영. radiography of the bladder after injection of a radiopaque dye
cystometrogram (CMG)	sis′tō-met′rō-gram	방광내압측정도. graphic recording of urinary bladder pressure at various volumes to evaluate bladder function
cystoscope	sis′tō-skōp	방광내시경. instrument for examining the bladder interior
cystoscopy	sis-tos′kŏ-pē	방광내시경술. examination of the bladder using a cystoscope (그림 13.10)
intravenous pyelography (IVP); *syn*. intravenous urography (IVU)	in′tră-vē′nŭs pī′ĕ-log′ră-fē; in′tră-vē′nŭs yūr-og′ră-fē	정맥신우조영(= 정맥요로조영). radiologic (x-ray or CT scan) examination of the kidneys, ureters, and bladder after intravenous injection of a contrast dye (그림 13.11)
kidneys, ureters, and bladder (KUB)	kid′nēz, yūr′ĕ-tĕrz, and blad′ĕr	신장요관방광(단순촬영). radiograph (x-ray) of the kidneys, ureters, and bladder

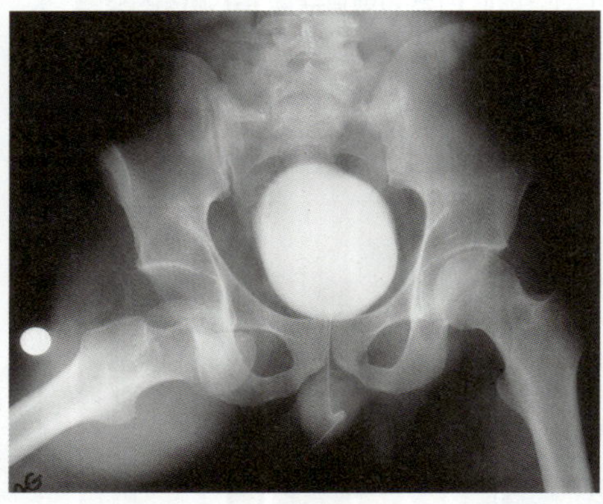

그림 13.9 정상 방광조영상(normal cystogram). 조영제로 채워진 방광 조영상이 엉덩관절의 변위(dislocation)를 보여준다.

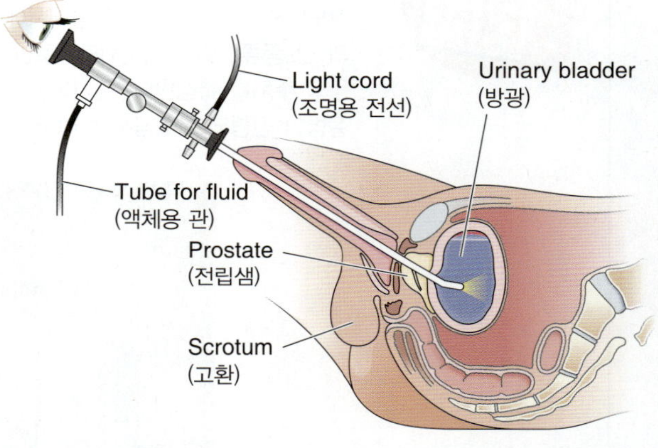

그림 13.10 방광내시경술(cystoscopy). 조명이 달린 방광내시경(cystoscope)을 남성의 방광 속에 삽입함. 무균액체가 방광을 확대할 때 사용된다.

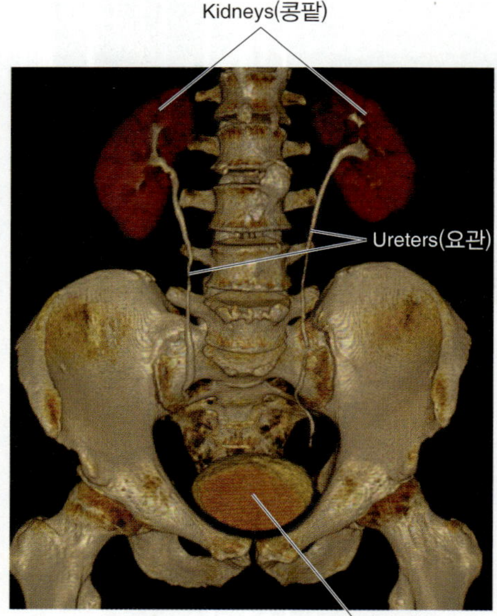

그림 13.11 컴퓨터단층촬영(CT) 정맥신우조영사진(IVP).

검사와 시술

용어	발음	뜻
nephrogram	nef′rō-gram	신장조영상. radiographic (x-ray) examination of the kidney after intravenous injection of a contrast dye
nephrography	ne-frog′ră-fē	신장조영. radiography (x-ray) of the kidney
nephroscope	nef′rō-skōp	신장경. endoscope passed into the renal pelvis
nephroscopy	nef-ros′kŏ-pē	신장경술. examination of the kidney(s) using a nephroscope
nephrosonography	nef′rō-sŏ-nog′ră-fē	신장초음파검사. Examination of the kidneys using sound waves (ultrasound)
nephrotomogram	nef′rō-tō′mō-gram	신장단층조영상. computed tomographic (CT) examination of the kidneys after intravenous injection of contrast dye; used to visualize renal parenchymal (connective tissue framework) abnormalities
renogram	rē′nō-gram	신장기능도. assessment of kidney function by external radiation detectors after intravenous injection of a radioactive dye; note that this is not an x-ray view
retrograde pyelogram	ret′rō-grād pī′el-ō-gram′	역행신우조영상. radiologic study of the kidneys, ureters, and bladder after injection of a contrast dye into the ureters; retrograde means to move backward (opposite to normal flow)
urethroscope	yū-rē′thrō-skōp	요도경. instrument used for examining the urethra
urethroscopy	yū′rē-thros′kŏ-pē	요도경술. examination of the urethra using a urethroscope
urodynamics	yūr′ō-dī-nam′iks	요동력학. diagnostic study of urine storage, bladder pressure, and urine flow throughout the urinary tract
voiding cystourethrogram (VCUG)	voy′ding sis′tō-yū-rēth′rō-gram	배뇨방광요도조영상. radiologic study of the bladder and urethra during urination after filling the bladder with a contrast dye

■ 연습문제: 검사와 시술

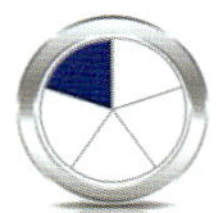

SIMPLE RECALL

연습문제 16

아래 문제의 뜻에 맞은 의학용어를 빈칸에 쓰시오.

1. 소변의 크레아티닌 양을 측정하는 검사 ________

2. 방광 속을 검사하는 기구 ________

3. 콩팥, 요관, 방광의 X선 검사 ________

4. 방사성 조영제를 정맥주사한 후 시행하는 외부 방사선검출기를 통한 콩팥기능 검사 ________

5. 소변 검체를 분석하는 검사 ________

6. 소변의 농도 검사 ________

7. 요도 검사 ________

8. 조영제 주입 후 시행하는 요로의 방사선 검사 ________________

9. 조영제 주입 후 시행하는 콩팥 X선 검사 ________________

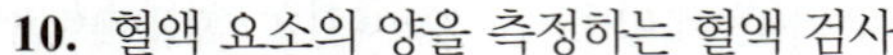

10. 혈액 요소의 양을 측정하는 혈액 검사 ________________

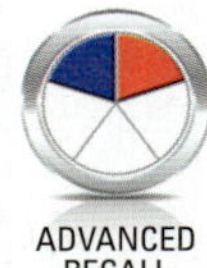

연습문제 17

아래 문제의 뜻에 맞는 의학용어를 보기에서 골라 빈칸에 쓰시오.

urinometer	retrograde pyelogram	voiding cystourethrogram
urodynamics	cystometrogram	nephrosonography
nephrotomogram	urinalysis	

1. 방광내 압력을 측정한 기록 ________________

2. 조영제 주입 후 시행하는 콩팥깔대기 및 콩팥의 방사선 검사 ________________

3. 소변의 흐름과 힘에 대한 진단학적 검사 ________________

4. 음파를 이용한 콩팥 검사 ________________

5. 방광에 조영제를 채운 후 배뇨 중의 방광과 요도에 대한 방사선 검사 ________________

6. 조영제 정맥주사 후 시행하는 컴퓨터단층촬영(CT) 검사 ________________

7. 소변의 비중을 측정하는 기구 ________________

8. 소변 검체를 분석하는 일련의 검사 ________________

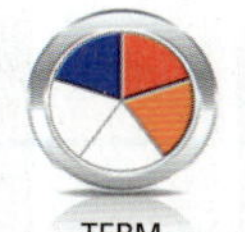

연습문제 18

아래 접미사를 사용하여 용어의 뜻에 알맞은 의학용어를 만드시오.

접미사	의학용어의 뜻	의학용어
-scopy	콩팥의 검사	**1.** ________________
-gram	방광의 X선 검사	**2.** ________________
-graphy	콩팥의 X선 검사	**3.** ________________
-scope	요도를 검사하는 도구	**4.** ________________
-scopy	방광 검사	**5.** ________________
-gram	콩팥의 기능 검사	**6.** ________________
-graphy	방광의 X선 검사	**7.** ________________
-scope	콩팥을 검사하는 기구	**8.** ________________

외과처치와 치료시술

용어	발음	뜻
catheterization (cath)	kath′ĕ-ter-ī-zā′shŭn	도관삽입. procedure of inserting a tube through the urethra into the bladder to drain it of urine; a Foley catheter is an indwelling catheter with a retaining balloon to prevent it from slipping out (그림 13.12)
cystectomy	sis-tek′tō-mē	방광절제. surgical removal of the bladder
cystolithotomy	sis′tō-li-thot′ō-mē	방광결석제거. incision into the bladder to remove a stone
cystoplasty	sis′tō-plas′tē	방광성형. repair of the bladder
cystorrhaphy	sis-tōr′ă-fē	방광봉합. suturing of the bladder
cystostomy	sis-tos′tō-mē	방광창냄술. creating a surgical opening into the bladder
extracorporeal shock wave lithotripsy (ESWL)	eks′tră-kōr-pōr′ē-ăl shok wāv lith′ō-trip′sē	체외충격파쇄석. breaking up of renal or ureteral calculi by focused ultrasound energy (그림 13.13)

(계속됨)

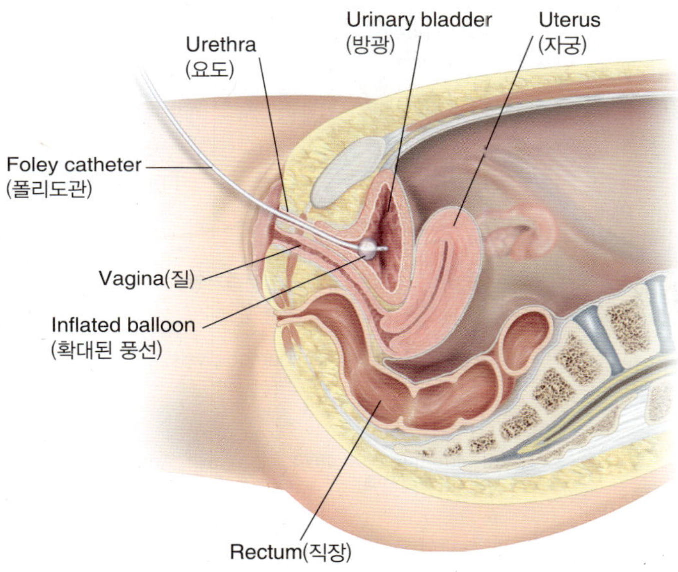

그림 13.12 폴리도관 삽입(Foley catheterization).

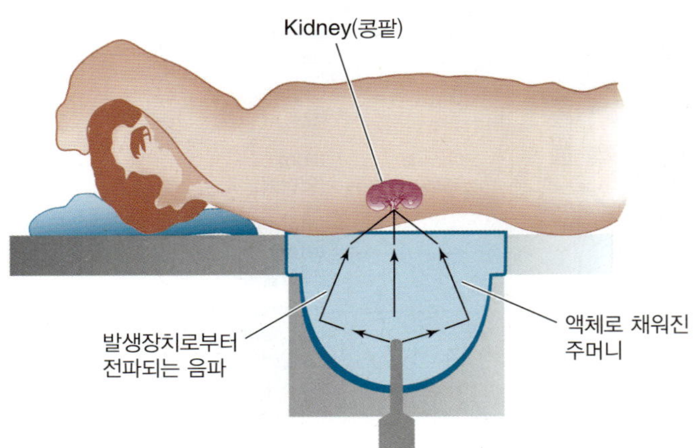

그림 13.13 체외충격파쇄석(ESWL). (콩팥은 해부학적으로 정확하게 그리지 않고 시각적 목적으로만 보여주는 점에 주의하시오.)

외과처치와 치료시술 *(계속됨)*

용어	발음	뜻
hemodialysis	hē′mō-dī-al′i-sis	혈액투석. removal of wastes from the blood by pumping the blood through a machine that works as an artificial kidney (그림 13.14)
kidney transplant; *syn.* renal transplant	kid′nē trans′plant; rē′năl trans′plant	신장이식. operation in which a donor kidney is placed into a recipient (그림 13.15)

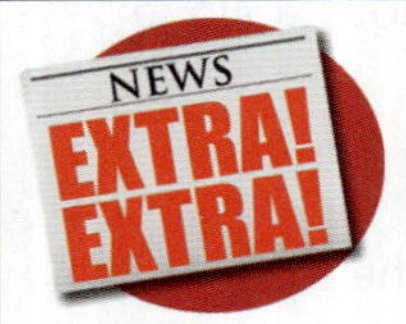

Kidney Transplant(신장이식) 대부분의 신장이식 사례에서 병들거나 손상된 신장은 제거하지 않고, 오른쪽 기증자(donor) 신장은 수용자(recipient)의 왼쪽에, 왼쪽 기증자 신장은 수용자의 오른쪽에 이식을 한다. 그 이유는 수술할 때 신동맥(renal artery)에 더 쉽게 접근할 수 있기 때문에 반대 위치로 이식을 한다.

용어	발음	뜻
lithotomy	li-thot′ŏ-mē	결석제거. incision made to remove a stone surgically

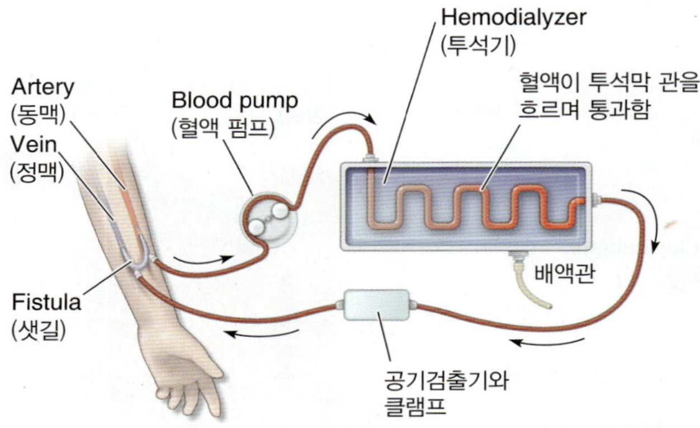

그림 13.14 혈액투석(hemodialysis).

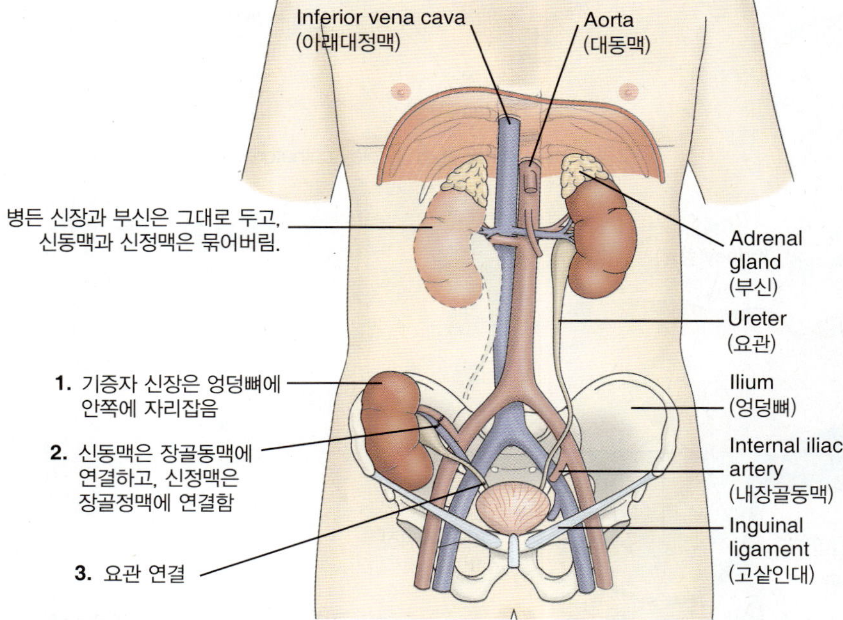

그림 13.15 신장이식(kidney transplant).

외과처치와 치료시술

용어	발음	뜻
lithotripsy	lith′ō-trip′sē	쇄석. crushing of a stone
meatotomy	mē′ă-tot′ŏ-mē	요도구절개. incision into a meatus
nephrectomy	ne-frek′tō-mē	신장절제. surgical removal of a kidney
nephrolithotomy	nef′rō-li-thot′ŏ-mē	신장절개결석제거. incision into a kidney to remove a stone
nephrolysis	ne-frol′i-sis	신장박리. separation of the kidney from adhesions
nephropexy	nef′rō-pek′sē	신장고정. surgical fixation of a drooping kidney
nephrotomy	ne-frot′ŏ-mē	신장절개. incision into a kidney
peritoneal dialysis	per′i-tō-nē′ăl dī-al′i-sis	복막투석. removal of wastes from the blood or impurities from the body by using the peritoneum of the abdominal cavity as a filter (그림 13.16)
pyelolithotomy	pī′ĕ-lō-li-thot′ŏ-mē	신우결석제거. incision into the renal pelvis to remove a stone
pyeloplasty	pī′ĕ-lō-plas′tē	신우성형. repair of a renal pelvis
ureterectomy	yū′rē-tĕr-ek′tŏ-mē	요관절제. excision of a ureter
ureterostomy	yū-rē′tĕr-os′tŏ-mē	요관창냄술. creation of a surgical opening into a ureter
ureterotomy	yū-rē′tĕr-ot′ō-mē	요관절개. incision into a ureter
urethroplasty	yū-rē′thrō-plas′tē	요도성형. repair of the urethra
urethrotomy	yū′rĕ-throt′ŏ-mē	요도절개. incision into the urethra
vesicourethral suspension	ves′i-kō-yū-rē′thrăl sŭs-pen′shŭn	방광요도걸기. surgical elevation and support of the bladder and urethra to control stress urinary incontinence (SUI)

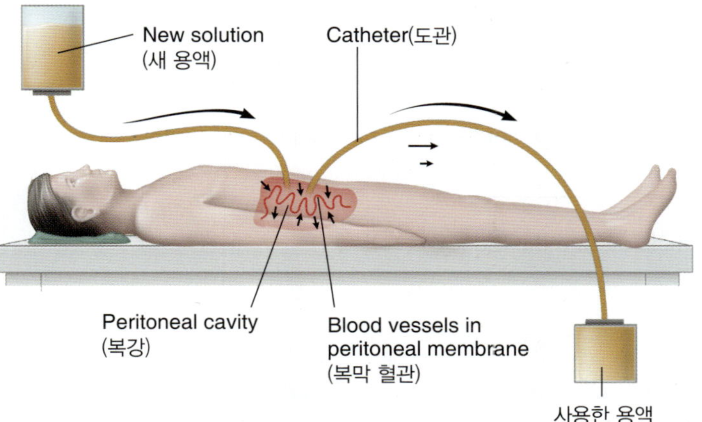

그림 13.16 복막투석(peritoneal dialysis).

■ 연습문제: 외과처치와 치료시술

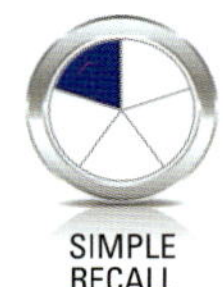
SIMPLE RECALL

연습문제 19

아래 용어의 뜻을 쓰시오.

1. catheterization ______________________

2. cystolithotomy ______________________

3. nephropexy ______________________
4. cystostomy ______________________
5. pyelolithotomy ______________________
6. ureterectomy ______________________
7. urethroplasty ______________________
8. cystectomy ______________________
9. extracorporeal shock wave lithotripsy ______________________

연습문제 20

ADVANCED RECALL

아래 문제의 뜻에 맞는 의학용어를 빈칸에 써 넣어 문장을 완성하시오.

1. The removal of wastes from the blood by pumping the blood through a machine that works as an artificial kidney is called ______________________.
2. An operation in which a donor kidney is placed into a recipient is called a(n) ______________________.
3. ______________________ is an incision made into a kidney to remove a stone.
4. ______________________ means to create a surgical opening into a ureter.
5. Removing wastes from the blood or impurities from the body using the peritoneum as a filter is called ______________________.
6. ______________________ means to repair the bladder.
7. A procedure done to elevate and support the bladder and urethra to correct SUI is called a(n) ______________________.
8. To make an incision into the kidney is called ______________________.

연습문제 21

TERM CONSTRUCTION

아래 문제의 의학용어를 단어성분으로 나누고 그 성분들의 뜻을 쓰시오. 또한 의학용어의 뜻을 쓰시오.

예:

cystectomy	단어성분:	cyst/o, -ectomy
	뜻:	urinary bladder, excision, surgical removal
	용어의 뜻:	excision of the bladder
1. lithotomy	단어성분:	______________________
	뜻:	______________________
	용어의 뜻:	______________________

2. cystorrhaphy 단어성분: ______

뜻: ______

용어의 뜻: ______

3. ureterotomy 단어성분: ______

뜻: ______

용어의 뜻: ______

4. nephrectomy 단어성분: ______

뜻: ______

용어의 뜻: ______

5. pyeloplasty 단어성분: ______

뜻: ______

용어의 뜻: ______

6. meatotomy 단어성분: ______

뜻: ______

용어의 뜻: ______

7. lithotripsy 단어성분: ______

뜻: ______

용어의 뜻: ______

8. nephrolysis 단어성분: ______

뜻: ______

용어의 뜻: ______

9. urethrotomy 단어성분: ______

뜻: ______

용어의 뜻: ______

투약과 약물요법

용어	발음	뜻
antibacterial	an′tē-bak-tēr′ē-ăl	항균제. drug used to destroy or prevent the growth of bacteria
antibiotic	an′tē-bī-ot′ik	항생제. drug that kills or inhibits the growth of microorganisms
diuretic	dī-yūr-et′ik	이뇨제. drug that increases the amount of urine secreted
urinary analgesic	yūr′i-nār-ē an′ăl-jē′zik	비뇨기진통제. drug used to relieve pain within the urinary system

■ 연습문제: 투약과 약물요법

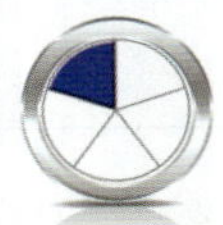

연습문제 22

아래 문제의 뜻에 맞는 투약이나 약물요법에 관한 용어를 쓰시오.

1. 비뇨기계통 통증을 완화하는 (약물) ____________________
2. 감수성 있는 미생물에 작용하는 (약물) ____________________
3. 소변의 배설량을 증가시키는 (약물) ____________________
4. 세균의 성장을 정지시키거나 방지하는 (약물) ____________________

전문분야와 전문가

용어	발음	뜻
nephrology	ne-frol′ŏ-jē	신장학. medical specialty focusing on the study and treatment of kidney conditions
nephrologist	nef′rol′ŏ-jist	신장내과전문의. physician who specializes in nephrology
urology	yū-rol′ŏ-jē	비뇨의학(과). medical specialty focusing on the study and treatment of conditions of the urinary system
urologist	yū-rol′ŏ-jist	비뇨의학과전문의. physician who specializes in urology

■ 연습문제: 전문분야와 전문가

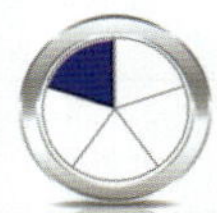

연습문제 23

아래 문제의 설명에 알맞은 의학 전문분야나 전문가를 빈칸에 쓰시오.

1. 콩팥 질환의 연구와 치료를 전문으로 하는 의사 ____________________
2. 비뇨계통 질환의 연구 및 치료에 초점을 맞춘 전문 분야 ____________________
3. 비뇨계통 질환의 연구와 치료를 전문으로 하는 의사 ____________________
4. 신장 질환의 연구 및 치료에 초점을 맞춘 전문 분야 ____________________

약어

용어	뜻
ARF	급성신부전. acute renal failure
BUN	혈액요소질소. blood urea nitrogen
cath	도관, 도관삽입. catheter catheterize catheterization
CMG	방광내압측정도. cystometrogram
CRF	만성신부전. chronic renal failure
DCT	먼쪽곱슬세관/원위곱슬세관. distal convoluted tubule
ESRD	말기신장병. end-stage renal disease
ESWL	체외충격파쇄석. extracorporeal shock wave lithotripsy
GU	비뇨생식-. genitourinary
IVP	정맥신우조영(상) . intravenous pyelography intravenous pyelogram
IVU	정맥요로조영(상). intravenous urography intravenous urogram
KUB	신장요관방광(단순촬영). kidneys, ureters, and bladder(x-ray)
PCT	토리쪽곱슬세관/근위곱슬세관. proximal convoluted tubule
SG	비중(검사). specific gravity
SUI	스트레스요실금/복압요실금. stress urinary incontinence
UA	소변검사/요검사. urinalysis
UTI	요로감염. urinary tract infection
VCUG	배뇨방광요도조영(상). voiding cystourethrography voiding cystourethrogram

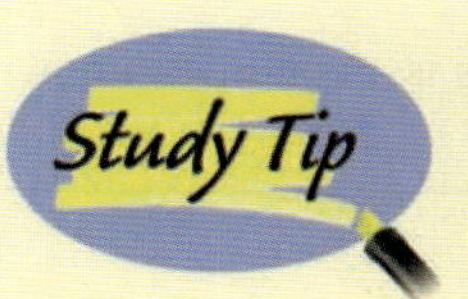

Same Abbreviation, Different Meanings(같은 약어, 다른 뜻): 어떤 약어는 사용되는 문맥에 따라 두 개(또는 그 이상)의 의학용어를 나타낼 수 있다. 예를 들어, 약어 "cath" (약어표 참조)는 catheter; catheterize; catheterization라는 세 가지의 변형을 나타낼 수 있다. 또한 접두사가 동일한 단어와 형식이지만 접미사가 다른 단어(가장 흔한 -gram 또는 -graphy)들은 같은 약어를 가질 수 있다(약어표의 IVP, IVU, VCUG 참조).

■ 연습문제: 약어

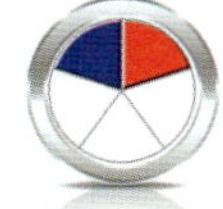

ADVANCED RECALL

연습문제 24

아래 약어의 뜻을 쓰시오.

1. UTI ______________________

2. IVP ______________________

3. ESRD ______________________

4. SG ______________________

5. cath ______

6. VCUG ______

7. BUN ______

8. ARF ______

9. GU ______

10. IVU ______

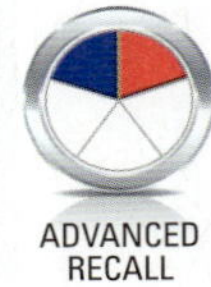

연습문제 25

아래의 문장에 사용된 약어의 뜻을 쓰시오.

1. The physician told Mrs. Cooper that a **KUB** was needed to look for stones in her urinary system.

______

2. Dr. Shapiro ordered **ESWL** to try to break up the stones found in the patient's bladder.

______

3. Mr. Kent's **CRF** was probably due to diabetic nephropathy.

______

4. A **UA** was ordered to help diagnose the cause of the patient's dysuria.

______

5. Ms. Stefano's physician told her that her urinary leakage when she coughs is a condition known as **SUI**.

______

마무리

- 비뇨계통(urinary system)은 2개의 신장, 2개의 요관, 1개의 방광, 그리고 1개의 요도로 구성되어 있다.
- 비뇨계통의 기능은 혈액의 노폐물을 제거하고, 혈액량과 혈압을 조절하며, 체액과 전해질의 균형을 유지하는 것이다.
- 이 단원에서 당신은 비뇨계통에 관한 단어성분, 접두사, 접미사, 형용사, 상태, 검사, 시술, 투약, 전문분야, 약어 등을 포함하는 의학용어를 배웠다.

단원 복습

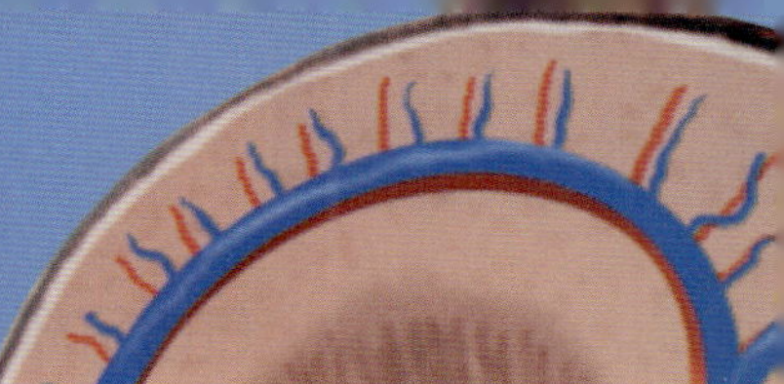

해부학과 생리학 용어의 복습

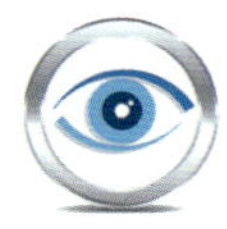

VISUAL

연습문제 26

아래 그림의 해부학적 구조에 해당하는 용어를 쓰시오.

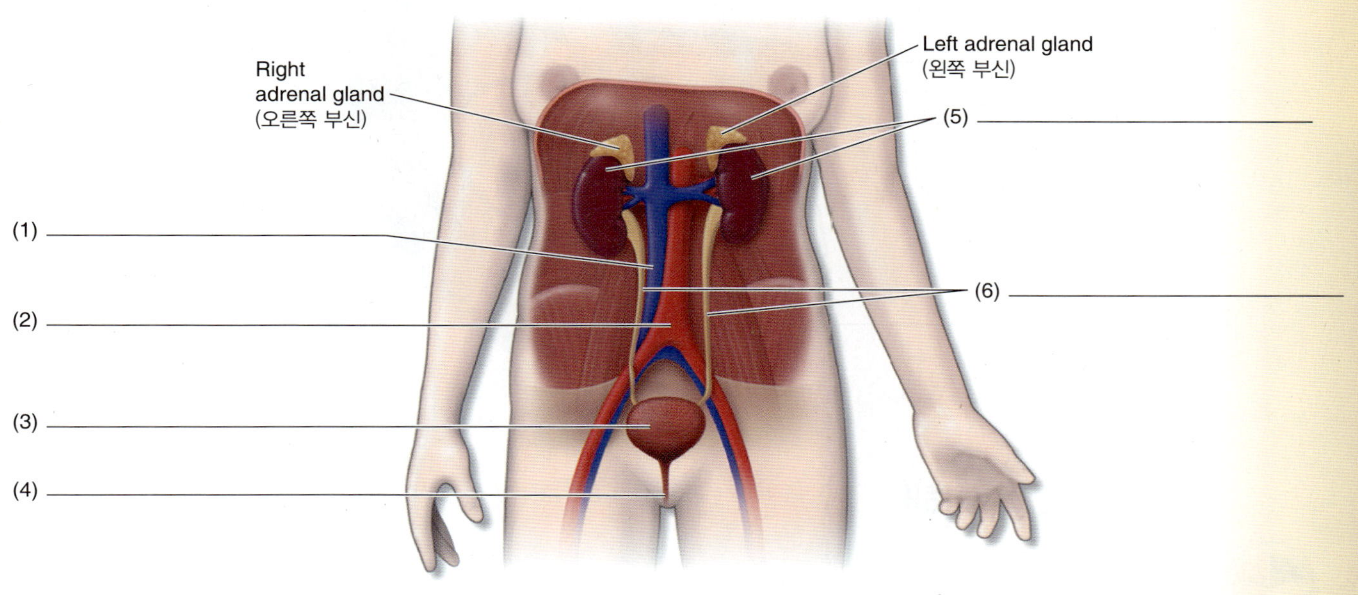

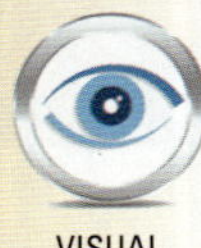

연습문제 27

아래 그림의 해부학적 구조에 해당하는 용어를 쓰시오.

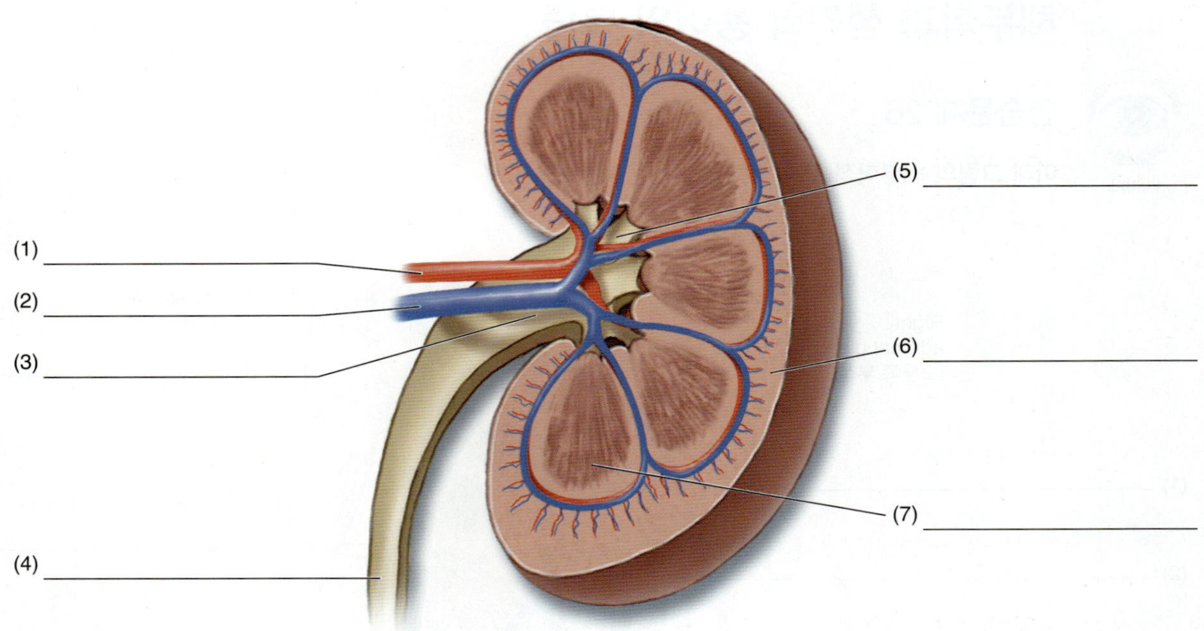

용어구조의 이해

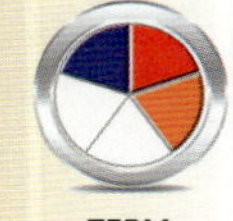

연습문제 28

아래 의학용어에 사용된 연결형과 연결형의 뜻을 쓰시오.

의학용어	연결형	연결형의 뜻
1. cystorrhaphy	________	________
2. meatal	________	________
3. urethritis	________	________
4. hematuria	________	________
5. cystitis	________	________
6. renal	________	________
7. ureterostenosis	________	________
8. pyuria	________	________
9. pyelitis	________	________

10. urethroscope ____________ ____________
11. glycosuria ____________ ____________
12. nephrectomy ____________ ____________
13. vesical ____________ ____________
14. nocturia ____________ ____________
15. uremia ____________ ____________
16. cystoscopy ____________ ____________
17. nephrogram ____________ ____________
18. urethroplasty ____________ ____________
19. oliguria ____________ ____________
20 ureterolith ____________ ____________

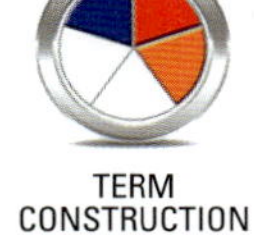

TERM CONSTRUCTION

연습문제 29

아래 문제의 의학용어를 단어성분으로 나누고 그 성분들의 뜻을 쓰시오. 또한 의학용어의 뜻을 쓰시오.

예:

cystectomy
단어성분: cyst/o, -ectomy
뜻: urinary bladder; excision, surgical removal
용어의 뜻: excision of the bladder

1. ureterolith
단어성분: ____________
뜻: ____________
용어의 뜻: ____________

2. glycosuria
단어성분: ____________
뜻: ____________
용어의 뜻: ____________

3. nephroptosis
단어성분: ____________
뜻: ____________
용어의 뜻: ____________

4. ureterostenosis
단어성분: ____________
뜻: ____________
용어의 뜻: ____________

5. nephrotomy
단어성분: ______________________
뜻: ______________________
용어의 뜻: ______________________

6. uremia
단어성분: ______________________
뜻: ______________________
용어의 뜻: ______________________

7. pyelitis
단어성분: ______________________
뜻: ______________________
용어의 뜻: ______________________

8. glomerulonephritis
단어성분: ______________________
뜻: ______________________
용어의 뜻: ______________________

이해력 평가문제

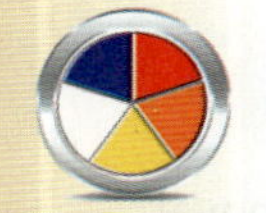

연습문제 30

COMPREHENSION

아래 문장에 알맞은 의학용어를 빈칸에 써 넣으시오.

1. ______________________ is a test that measures the concentration (density) of urine.
2. An x-ray of the kidneys, ureters, and bladder is commonly referred to by its abbreviation ______________________.
3. When a stone causes urine to back up in the ureter, the condition is called ______________________.
4. The process of inserting a tube into the bladder to drain it is termed ______________________.
5. A condition involving protein in the urine is known as ______________________.
6. Removing wastes from the blood by pumping the blood through an artificial kidney is called ______________________.
7. Involuntary release of urine when coughing or sneezing is called ______________________.
8. High blood pressure caused by kidney disease is known as ______________________.
9. The procedure for elevating and supporting the bladder and urethra to hold them in the proper position is called ______________________.
10. A prolapsed or “drooping” kidney is called ______________________

11. A(n) ______________________________ is a recording of pressure measurements in the bladder.

12. A(n) ______________________________ is a series of tests done to analyze a urine sample.

13. A buildup of urine in the bladder due to the inability to release it is called ______________________________.

14. The term for involuntary release of urine during the night is ______________________________.

15. ______________________________ is a congenital defect in which the urinary opening is located on the underside of the penis.

연습문제 31

COMPREHENSION

아래 문제에 대한 답을 간단히 쓰시오.

1. BUN 검사에서 측정하는 것은 무엇인가? ______________________________

2. "Renal transplant"에서 이식하는 기관은 무엇인가? ______________________________

3. 비중 검사를 할 때 필요한 검체의 종류는 무엇인가? ______________________________

4. 신(장)결석 환자에게 물콩팥증(수신증)이 동반될 수 있는 이유는 무엇인가? ______________________________

5. 배뇨가 몸의 중요한 기능인 이유는 무엇인가? ______________________________

6. 방광결석을 가진 환자에게 쇄석술이 필요한 이유는 무엇인가? ______________________________

7. "Nephroscope"로 검사하는 기관은 무엇인가? ______________________________

8. 다낭콩팥병을 치료하는 전문의는 무엇인가? ______________________________

9. 배뇨장애 환자의 통증을 완화시킬 때 처방하는 약물의 종류는 무엇인가? ______________________________

10. 요관협착증 환자의 경우 제대로 흐르지 않는 물질은 무엇인가? ______________________________

11. 스트레스요실금의 수술적 치료에 의해 해결되는 해부학적 구조물들은 무엇인가? ______________________________

12. 요저류를 치료할 때 시행하는 시술은 무엇인가? ______________________________

13. 방광염에 대한 새로운 치료 방법을 연구하는 전문 분야는 무엇인가? ______________________________

14. "Lithotomy"를 통해 의사가 할 수 있는 수술의 내용은 무엇인가? ______________________________

15. "Nephropexy"에서 고정하는 기관은 무엇인가? ______________________

16. "Ureterocele"에서 튀어나온 기관은 무엇인가? ______________________

17. 방광결석을 진단할 때 사용하는 단일기관 X선 영상은 무엇인가? ______________________

18. 비중을 측정하기 위해서 사용하는 기구는 무엇인가? ______________________

19. 세균뇨의 치료에 사용할 수 있는 두 종류의 약물은 무엇인가? ______________________

20. 신장단층조영상에서 검사하는 기관은 무엇인가? ______________________

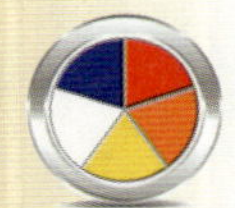

연습문제 32

COMPREHENSION

아래 문제에 대한 가장 적합한 답을 보기에서 고르시오.

1. In the condition hypospadias, what structure is displaced? (기관)

A. glomerulus
B. renal pelvis
C. urethra
D. opening (orifice)

2. A condition that results from nonfunctioning nephrons is (증상)

A. dysuria.
B. anuria.
C. urinary retention.
D. nephromegaly.

3. Which pair of terms indicates the same condition? (병명)

A. cystocele and ureterolith
B. nephritis and cystitis
C. epispadias and hypospadias
D. nephrolith and renal calculus

4. The procedure that produces an ultrasound recording of the kidney is called (검사)

A. nephrosonography.
B. nephrography.
C. nephrotomography.
D. cystometrography.

5. Which of these conditions is a congenital defect? (병명)

A. hydromegaly
B. epispadias
C. diuresis
D. cystitis

6. Which term indicates that the nephrons are not functioning properly? (증상)

A. urinary suppression
B. dysuria
C. renal hypertension
D. micturition

7. Which test does not involve the testing of urine? (검사)

A. specific gravity
B. BUN
C. urinalysis
D. creatinine clearance

8. The procedure that involves making an incision into the reservoir of the kidney to remove a stone is called (시술)

A. nephrolithotomy.
B. cystolithotomy.
C. lithotripsy.
D. pyelolithotomy.

9. Which condition does not indicate an abnormal substance in the urine? (증상)

A. pyuria
B. hematuria
C. dysuria
D. proteinuria

10. Which procedure involves the use of the patient's own body for the removal of wastes from the blood? (시술)

A. peritoneal dialysis
B. hemodialysis
C. nephrosonography
D. urodynamics

11. Which procedure records the backward flow of dye through the urinary tract? (검사)

A. intravenous pyelogram
B. cystometrogram
C. retrograde pyelogram
D. renogram

12. A patient who is excreting increased amounts of urine has (증상)

A. diuresis.
B. urge incontinence.
C. stress urinary incontinence.
D. hydronephrosis.

13. The procedure that is done during micturition is called a (검사)

A. nephrogram
B. cystometrogram
C. voiding cystourethrogram
D. retrograde pyelogram

14. Which procedure does not involve fixation or repair? (수술)

A. nephrolysis
B. nephropexy
C. cystoplasty
D. pyeloplasty

15. Narrowing of the structure that carries urine to the body exterior is known as (병명)

A. urethritis.
B. ureteritis.
C. ureterostenosis.
D. urethrostenosis.

활용과 분석

증례연구

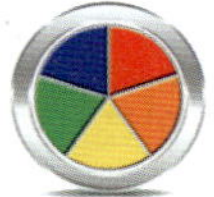

연습문제 33

아래 증례연구를 읽고 아래의 질문에 맞는 정답을 보기에서 고르시오.

증례 13-1

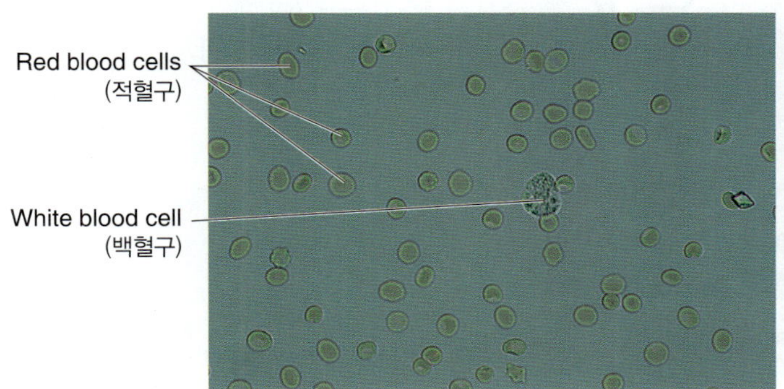

그림 13.17 혈뇨(hematuria). 소변 시료에 대한 현미경 관찰에서 가운데에 한 개의 백혈구(WBC)와 다수의 적혈구(RBC)가 보인다.

켄달(Kendall) 부인은 오늘 진료소에 방문하여 배뇨통(dysuria), 다뇨(polyuria), 혈뇨(hematuria, **그림 13.17**)를 호소했다. 그녀는 절박요실금(urge incontinence)과 다낭신장(polycystic kidney)을 가지고 있다. 소변 검사에서 백혈구가 증가했고, 혈액이 일부 존재하는 것으로 나왔다. 진단이 요로감염(urinary tract infection)이었기 때문에 이 병에 대한 항생제 치료를 받기 시작했다.

1. Which term indicates that the patient had excessive urination? (증상)
   A. hematuria
   B. polyuria
   C. urge incontinence
   D. dysuria

2. The patient's history indicates that she sometimes has leakage accompanied by a sudden and strong urge to urinate. What is the term used in the case for this condition? (증상)
   A. urge incontinence
   B. urinary tract infection
   C. hematuria
   D. polycystic kidney disease

3. The term for the presence of blood in the urine is (증상)
   A. dysuria.
   B. pyuria.
   C. hematuria.
   D. proteinuria.

4. Which is a test that analyzes a urine sample? (검사)
   A. cystogram
   B. nephrogram
   C. renogram
   D. urinalysis

5. Which is the term for an infection in one or more organs of the urinary system? (병명)
   A. urge incontinence
   B. hematuria
   C. urinary tract infection
   D. polycystic kidneys

의무기록 분석

의무기록 13-1

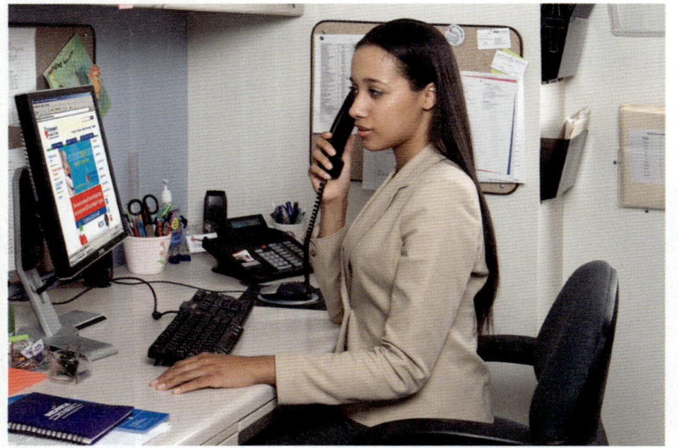

행정의료보조사(administrative medical assistant)가 중환자진료소에서 근무를 하고 있다.

당신은 의사의 진료실에서 일하는 행정의료보조사(administrative medical assistant)로서 환자의 의무기록에서 정보를 추출하여 보험 회사로부터 절차에 대한 긴급허가를 받아내도록 의뢰를 받았다. 오늘 진료소 방문에서 나온 환자의 경과기록(progress note)은 다음과 같다.

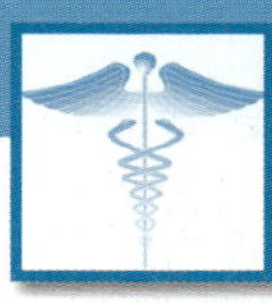

의무기록

배뇨장애 (Problem with Urination)

주관적 정보: 환자는 오늘 진료소에서 지난 3일 동안 소변감소(oliguria)뿐만 아니라 골반 부위에서 충만감이 느껴진다고 호소하였다. 그는 소변을 보고 싶어서 봤지만 "많이 나오지 않는다"고 한다. 또한 지난 1주일 동안 야간유뇨증(nocturnal enuresis)이 있었다고 말한다. 그는 1년 전에 신우신염(pyelonephritis)에 걸린 적이 있다.

객관적 정보: 환자는 52세의 저체중 남성으로 확실한 불편감을 가지고 있다. 복부와 골반에 대한 진찰을 한 결과 방광 위의 골반 부위의 촉진에서 통증이 두드러졌다. 이 부위의 타진에서 방광이 꽉 찬 것으로 나타났다. 직장손가락검사(digital rectal examination)에서 전립샘비대는 발견되지 않았다.

소변검사를 지시하였지만 환자가 소변을 볼 수 없어서 안팎 도관삽입(in-and-out catheterization)을 하였고, 따라서 방광이 비워졌다. 소변 시료로 소변검사를 한 결과 소변이 어두운 색을 띠고 비중(SG)이 높게 나왔다.

평가: 진단은 요저류(urinary retention)이며, 수뇨관증(hydroureter)이나 물콩팥증(hydronephrosis)을 유발할 수 있는 요로결석이 존재할 가능성이 있다.

계획: KUB 검사가 지시되었다. 나는 KUB의 결과가 나오는 대로 환자에게 전화할 것이다. 치료는 X선 결과에 따라 결정된다.

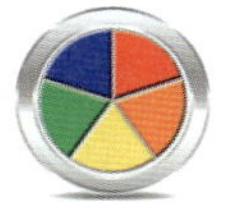

APPLICATION

연습문제 34

아래 문제의 뜻에 맞는 용어를 위의 의무기록에 사용된 의학용어나 약어에서 찾아 빈칸에 쓰시오.

1. 적은 양의 소변 ______________________
2. 밤중의 비자발적인 소변 배설 ______________________
3. 콩팥깔대기와 콩팥의 염증 ______________________
4. 콩팥내 액체의 축적 상태 ______________________
5. 소변 검체를 분석하는 일련의 검사 ______________________
6. 소변의 배출을 위하여 방광에 관을 삽입함 ______________________
7. 비중(약어) ______________________
8. 방광에 소변이 비정상적으로 축적됨 ______________________
9. 요관에 소변이 정체된 상태 ______________________
10. 콩팥, 요관, 방광의 X선 촬영(약어) ______________________

보너스 질문

11. 보고서의 평가 항목을 따를 때, 의사가 KUB에서 보여줄 것으로 예상하는 것은 무엇인가?

____

의무기록 13-2

당신은 진료소에서 일하는 의학연구기사(medical laboratory technologist)이다. 환자 탤벗(Talbot) 부인은 한 달 전에 비뇨기과의사에게 진료를 받고 수술전 절차를 받기 위해 돌아오고 있다. 당신은 진료소 실험실에서 소변검사를 해야 한다.

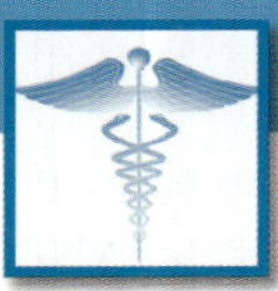

의무기록

비뇨의학과 자문보고서(Urology Consultation Report)

나는 오늘 당신의 진료소에서 의뢰한 탤벗 부인을 진찰했다. 그녀는 지난 1년 동안 스트레스요실금 병력이 있는 쾌활한 45세 여성이었다. 그녀는 지난 두 달 동안 증상의 정도가 심해졌고, 당신이 그 문제를 해결할 수 있는 외과 수술을 그녀에게 권고했다고 말한다. 병력에서 다낭신장 때문에 오른쪽 신장절제를 받은 것이 나타난다.

그녀는 빈번한 요로감염에 대한 병력이 없다. 그녀는 다임신부이다. 네 아이를 합병증 없이 질분만으로 낳았다. 또한 그녀는 천식 환자인데, 천식 악화로 기침이 증가할 때 증상이 더 심해진다는 것을 알고 있었다.

진찰 결과 급성 질환이 없는 과체중의 여성이었다. 골반 진찰에서 방광탈출(cystocele)이 나타났다. 오늘 사무실에서 행해진 소변검사는 정상이었다.

이 환자는 방광내시경술(cystoscopy), 요동력학(urodynamics), 골반 초음파, 배뇨방광요도조영상(voiding cystourethrogram) 검사가 예정되어 있었다. 나는 환자에게 SUI가 다분만 때문에 방광탈출이 남아 있고, 골반바닥 근육이 약화된 것이 원인일 가능성이 높다고 알려주었다. 그녀는 질경유 테이프 시술을 할 수 있는 최고의 후보자일지도 모른다. 우리는 진찰 후 이것에 대해 더 논의할 것이다. 그리고 나는 그 결과에 대해 당신에게 계속 최신 정보를 제공할 것이다.

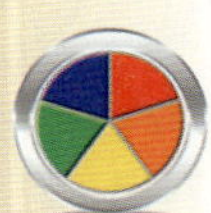

APPLICATION

연습문제 35

위의 의무기록을 읽고 문제에 맞는 정답을 보기에서 고르시오.

1. The urologist indicated that the patient's SUI is likely due to weakness of the pelvic floor muscles. What does the abbreviation SUI mean? (약어)

A. strong urinary infection
B. stressing urinary infection
C. stress urinary incontinence
D. stress urethral incontinence

2. The pelvic examination revealed a cystocele. What is a cystocele? (상태)

A. protrusion of the rectum
B. protrusion of the bladder
C. inflammation of the bladder
D. stone in the bladder

3. The term that means an x-ray of the bladder and urethra made during urination is (검사)

A. nephrogram.
B. intravenous pyelogram.
C. retrograde pyelogram.
D. voiding cystourethrogram.

4. What procedure was previously performed because of the patient's polycystic kidney? (수술)

A. nephrectomy
B. renography
C. nephrolysis
D. nephrostomy

5. The diagnostic test that will record the force and flow of urine is a(n) (검사)

A. urethroscopy.
B. cystometrogram.
C. urodynamics.
D. intravenous pyelogram.

6. Which test ordered by the urologist will involve examination of the bladder using a scope? (검사)
   A. nephroscopy
   B. cystoscopy
   C. urethroscopy
   D. cystography

7. Which of the patient's conditions would result in loss of functioning kidney tissue? (병명)
   A. SUI
   B. polycystic kidneys
   C. prolapsed bladder
   D. cystocele

보너스 질문

8. If the term vaginal means "pertaining to the vagina," what does the term *transvaginal* mean?

____

철자법

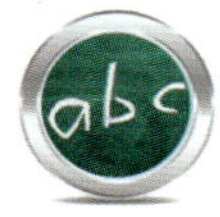
SPELLING

연습문제 36

아래 문제에서 철자를 검토한 후, 맞으면 네모에 표시하고 틀리면 맞는 철자를 빈칸에 쓰시오.

1. glomarulus ☐ ____________________
2. meatis ☐ ____________________
3. cistic ☐ ____________________
4. vesical ☐ ____________________
5. micturate ☐ ____________________
6. nefromegaly ☐ ____________________
7. oliguria ☐ ____________________
8. cystosele ☐ ____________________
9. dieuresis ☐ ____________________
10. glycosuria ☐ ____________________
11. hydrourether ☐ ____________________
12. incontinence ☐ ____________________
13. creatinine ☐ ____________________
14. urinanalysis ☐ ____________________
15. cistoscopy ☐ ____________________

남성생식계통
Male Reproductive System

14

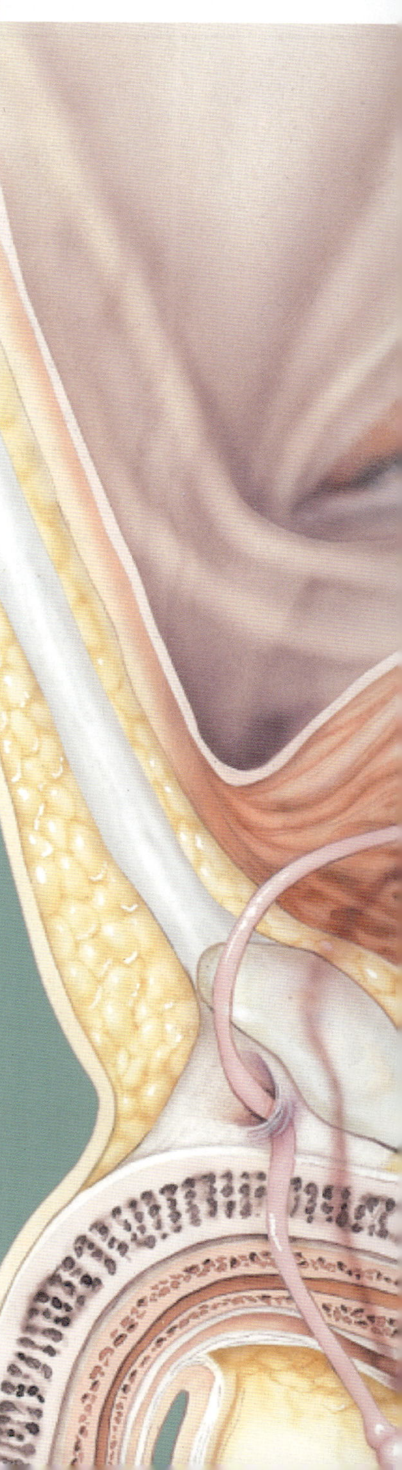

단원 테두리

학습 성과

이 단원의 학습이 끝나면;

1. 남성생식계통의 구조와 기능을 열거할 수 있어야 한다.
2. 남성생식계통에 관한 용어들을 설명할 수 있어야 한다.
3. 남성생식계통에 관한 연결형, 접두사, 접미사들을 정의할 수 있어야 한다 .
4. 남성생식계통에 관한 일반 의학용어들을 정의할 수 있어야 한다. 여기에는 형용사와 관련 용어, 징후와 증상 및 상태, 검사와 시술, 외과처치와 치료시술, 투약과 약물요법, 의학 전문분야와 전문가에 관한 용어들이 포함된다.
5. 남성생식계통에 관한 약어들을 정의할 수 있어야 한다.
6. 이 단원의 모든 연습문제를 완전하게 풀 수 있어야 한다.
7. 남성생식계통에 관한 관련된 증례연구와 의무기록에 사용된 용어들을 설경할 수 있어야 한다.

머리말

남성생식계통(male reproductive system)은 자손을 만들 목적에 부합하는 기관과 호르몬으로 구성된다. 생물학자들은 이것을 유성생식(sexual reproduction) 또는 생식(procreation)이라고 부른다. 주요 장기로 외부 생식기(음경과 고환)와 내부 생식기(샘, 관, 기타 구조)가 있다. 호르몬은 이 계통의 고유 기능에 중요한 역할을 한다.

해부학과 생리학

구조

- 음경(penis)은 배뇨와 성교를 담당하는 외부 기관이다.
- 고환(testes, testicles)은 음낭 공간에서 발견되는 한 쌍의 구조물이다. 고환은 정자와 테스토스테론을 생성한다.
- 정자(sperm, spermatozoa)는 남성 생식(reproductive, sex)세포이다.
- 음낭(scrotum)은 고환을 둘러싸는 피부로 형성된 근육주머니(muscular sac)이다.
- 망울요도샘(bulbourethral gland, Cowper gland)은 음경 바닥에 있는 두 개의 완두콩 크기의 샘인데, 알칼리성 액체를 분비하여 음경 끝에 윤활 작용을 한다. 망울요도샘은 여성의 큰질어귀샘(greater vestibular gland, Bartholin gland)과 상동기관(동일한 진화 기원을 가짐)이다.
- 전립샘(prostate gland, prostate)은 요도의 시작 부위를 둘러싸는 밤 모양의 구조물이다. 이 기관은 전립샘요도(prostatic urethra)에 우유색 액체를 분비한다.
- 정액샘으로도 알려진 정낭(seminal vesicle)은 정자의 운동성을 도와주는 액체를 생성한다.
- 정액(semen)은 남성 생식계통에 속하는 샘에서 생성되는 액체이다.
- 망울요도샘, 전립샘, 정낭 등에서 분비하는 액체가 정액 전체량 약 35%를 차지한다. 정액은 분비물과 정자의 혼합물을 포함하는 사정액(ejaculated fluid)이다. 전립샘과 한 쌍의 정낭(seminal vesicles, seminal gland)에서 분비하는 알칼리성 액체는 여성 질의 산성을 중화시켜 사정된 정자의 수명을 연장시킨다.
- 부고환(epididymis)과 정관(vas deferens, ductus deferens)은 정자와 정액을 운반한다.
- 테스토스테론은 남성 성호르몬(sex hormone)이다.

기능

- 호르몬 테스토스테론(testosterone)을 생성함
- 정자로 불리는 남성 생식세포를 생성하고 보관함
- 정액을 생성하고, 운반하고, 분비함

남성생식계통에 관한 용어(그림 14.1)

용어	발음	뜻
bulbourethral glands	bŭl′bō-yū-rē′thrăl glandz	망울요도샘/구요도샘. the two glands inferior to (below) the prostate gland that secrete a sticky fluid that becomes a component of semen
ejaculation	ē-jak′yū-lā′shŭn	사정. action of ejecting semen from the genital ducts to the exterior

남성생식계통에 관한 용어

용어	발음	뜻
epididymis	ep′i-did′i-mis	부고환. long coiled duct located on the posterior surface (behind) each testis that stores, matures, and transports sperm between the testis and the ductus deferens
gamete	gam′ēt	생식세포. any sex cell; male sperm cell or female oocyte
gonad	gō′nad	생식샘. organ that produces gametes; a male testis or female ovary
penis	pē′nis	음경. external male organ used in urination and sexual intercourse
glans penis	glanz pē′nis	음경귀두. rounded tip at the end of the penis
prepuce; *syn.* foreskin	prē′pūs; fōr′skin	음경꺼풀. fold of skin that covers the glans penis in uncircumcised males
prostate gland; *syn.* prostate	pros′tāt gland; pros′tāt	전립샘. gland that surrounds the beginning of the urethra (immediately inferior to the bladder) that secretes a fluid that becomes part of semen
scrotum	skrō′tŭm	음낭. sac (pouch) that is suspended on either side of and behind the penis that encloses the testes and epididymis
semen	sē′mĕn	정액. viscous fluid containing sperm and secretions of the testes and seminal vesicles, prostate gland, and bulbourethral glands
seminal vesicles; *syn.* seminal glands	sem′i-năl ves′i-kălz; sem′i-năl glandz	정낭. two glands posterior to the urinary bladder that produce seminal fluid, which becomes a component of semen

(계속됨)

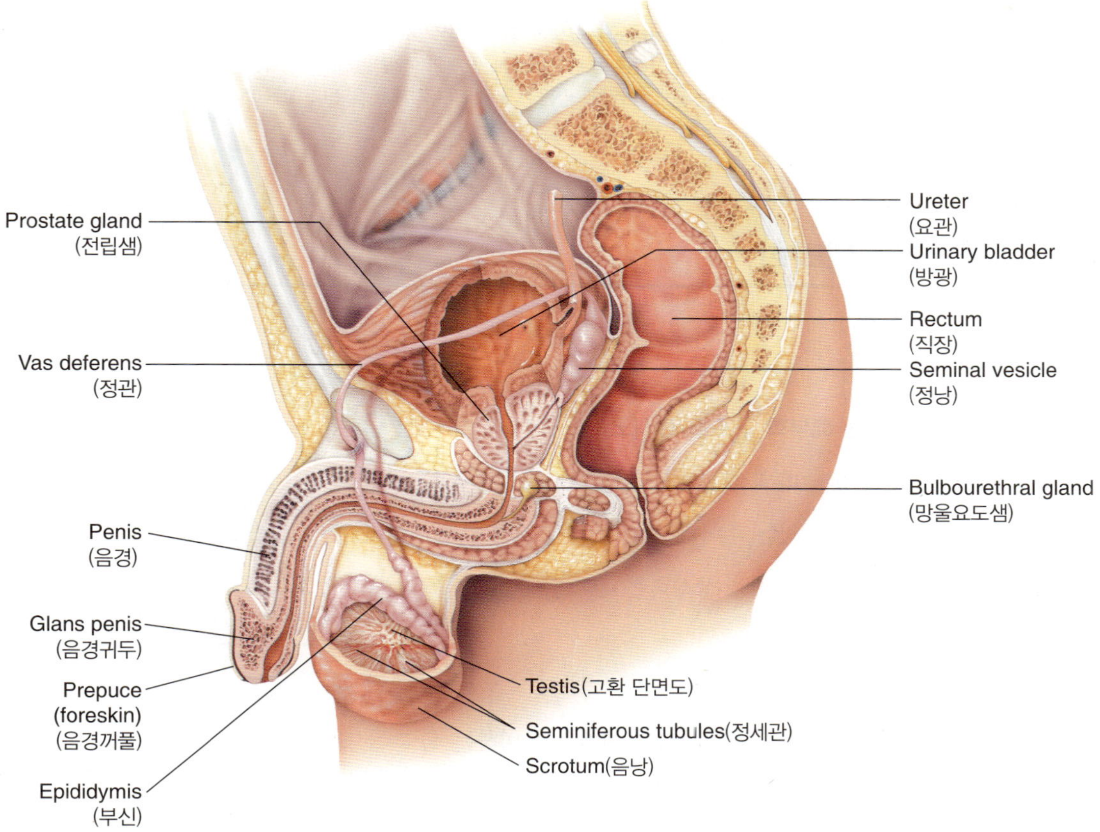

그림 14.1 남성생식계통(male reproductive system).

남성생식계통에 관한 용어 *(계속됨)*

용어	발음	뜻
seminiferous tubules	sem′i-nif′ĕr-ŭs tū′byūlz	정세관. coiled tubes in the testes where spermatozoa are formed
sperm; *syn.* spermatozoon	sperm; sper′mă-tō-zō′on	정자. male sex cell produced by the testes that can fertilize an oocyte in a female to produce offspring
spermatic cord	sper-mat′ik kōrd	정삭. cord-like structure consisting of a bundle of nerves, ducts, and blood vessels extending from the deep inguinal ring through the inguinal canal into the scrotum
testis; *syn.* testicle	tes′tis; tes′ti-kĕl	고환. one of two oval male gonads (reproductive organs) located in the scrotum that produce sperm and testosterone
testosterone	tes-tos′tĕ-rōn	테스토스테론. male hormone produced by the testes
vas deferens; *syn.* ductus deferens	vas def′ĕr-enz; dŭk′tŭs def′ĕr-enz	정관. duct that carries spermatozoa from the epididymis to the urethra

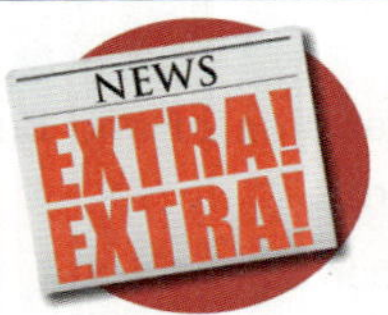

Male Urethra(남성 요도) 남성 요도는 두 가지 기능을 갖고 있다. 그것은 배뇨를 통해 소변을 운반하고, 사정을 하는 동안 정관을 통해 정액을 운반한다. 성교 중에 방광에서 요도까지 연결하는 방광목 근육이 수축하여 소변이 사정액으로 빠져들어가는 것을 방지한다. 이와 같은 근육 다발은 배뇨하기 위해 근육이 이완될 때까지 방광에 소변을 유지한다. 역행사정(retrograde ejaculation)은 사정 중에 방광목 근육 다발이 조여지지 않아 정액이 방광으로 거꾸로 들어가는 상태이다. 역행사정은 당뇨병의 경우에 발생하는 신경 질환과 때로는 전립샘수술 후 발생할 수 있다.

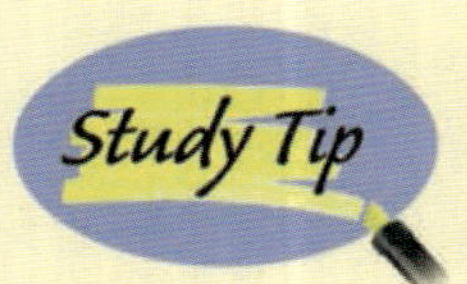

Prostate Versus Prostrate(전립샘과 엎드리다): Prostate(1개의 R, 전립샘)이라는 단어를 쓰거나 말할 때 주의하시오. 이것은 종종 prostrate(2개의 R, 엎드리다)로 오인된다. Prostate는 샘을 의미하는 반면에 prostrate는 바닥에 평평하게 엎드린 자세로 있거나 고통이나 피로로부터 극복되는 것을 의미한다.

■ 연습문제: 해부학과 생리학

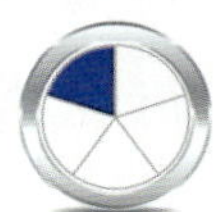

연습문제 1

아래 문제의 뜻에 맞는 해부학 구조를 쓰시오.

1. 음경귀두를 덮고 있는 피부 꺼풀 ____________
2. 고환과 부고환이 들어 있는 주머니 ____________
3. 방광 뒤쪽에 위치하며, 체액을 생성하는 샘 ____________
4. 남성 성세포 ____________
5. 부고환에서 요도로 정자를 운반하는 관 ____________
6. 전립샘 아래쪽에 위치하며, 끈적거리는 체액을 분비하는 샘 ____________
7. 배뇨와 성교를 위한 남성의 외부기관 ____________
8. 고환 속의 정자가 형성되는 꾸불꾸불한 관 ____________

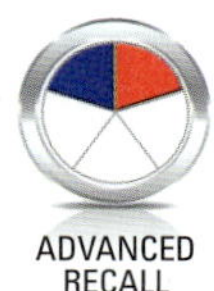

연습문제 2

아래 문제의 뜻에 맞는 의학용어를 보기에서 골라 빈칸에 쓰시오.

epididymis	semen	testis
testosterone	glans penis	prostate gland

1. 고환에서 생성되는 남성호르몬 ____________________

2. 음경의 둥근 끝 부위 ____________________

3. 고환 뒤에 위치하며, 정자를 운반하는 꼬인 도관 ____________________

4. 다른 샘들에서 나오는 체액들과 정자를 포함하는 체액 ____________________

5. 요도의 시작 부위를 감싸고 있는 샘 ____________________

6. 정자와 테스토스테론을 생성하는 남성 생식기관 ____________________

■ 단어성분

아래 표에는 남성생식계통에 관한 단어성분이 열거되어 있다.

연결형

연결형	뜻
andr/o	남성. male
balan/o	음경귀두. glans penis
epididym/o	부고환. epididymis
orch/o, orchi/o, orchid/o	고환. testis, testicle
prostat/o	전립샘. prostate
sperm/o, spermat/o	정자. sperm, spermatozoon
test/o, testicul/o	고환. testis, testicle
vas/o	관, 정관. duct, vessel, vas deferens[a]
vesicul/o	액체주머니. fluid-filled sac (seminal vesicle)[a]

[a]이 단원에서 연결형 "vas/o"는 특별히 vas deferens(정관)를 가리키고, 연결형 "vesicul/o"는 seminal vesicle(정낭)을 가리킨다.

접두사

접두사	뜻
an-	(부정), 무-. without, not
andro-	남성. masculine, male
crypt-	숨은, 잠복-. hidden

접미사

접미사	뜻
-cele	탈출, 돌출. herniation, protrusion
-genesis	기원, 생성. originating, producing
-ism	(상태). condition of
-lith	결석, 돌. stone, calculus
-lysis	분해, 용해, 분리. destruction, breakdown, separation
-pathy	병증, 병. disease
-pexy	고정. surgical fixation
-plasty	성형, 재건. surgical repair, reconstruction
-rrhea	흐름, 분비. flow, discharge
-stomy	창냄술, 연결. surgical opening
-tomy	절개. incision

■ 연습문제: 단어성분

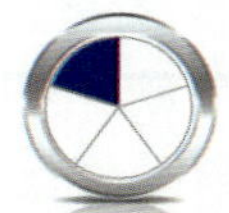

SIMPLE RECALL

연습문제 3

아래 연결형의 뜻을 쓰시오.

1. prostat/o ______
2. sperm/o ______
3. andr/o ______
4. vesicul/o ______
5. orchid/o ______
6. balan/o ______
7. epididym/o ______
8. spermat/o ______
9. vas/o ______
10. test/o ______

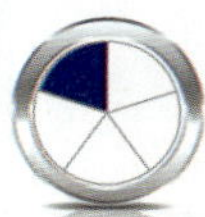

SIMPLE RECALL

연습문제 4

아래 문제의 뜻에 맞는 접두사나 접미사를 쓰시오.

1. hidden ______
2. destruction, breakdown ______
3. condition of ______
4. herniation ______

5. incision ______
6. without ______
7. surgical fixation ______
8. surgical repair ______
9. surgical opening ______
10. originating, producing ______

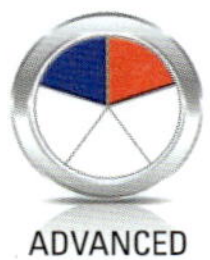
ADVANCED RECALL

연습문제 5

아래 문제의 뜻에 맞는 의학용어를 보기에서 골라 빈칸에 쓰시오.

orchi/o balan/o prostat/o
vas/o vesicul/o

1. 정자와 테스토스테론을 생성하는 남성 생식샘 ______
2. 음경의 둥근 끝 부위 ______
3. 체액으로 채워진 주머니(정낭) ______
4. 관 또는 도관 ______
5. 요도의 시작 부위를 감싸고 있는 샘 ______

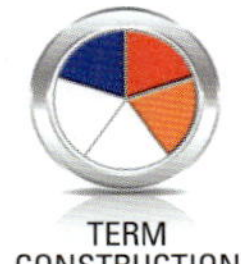
TERM CONSTRUCTION

연습문제 6

아래 문제의 뜻에 맞는 연결형과 접미사를 보기에서 골라 의학용어를 만드시오.

Combining Forms	Suffixes
orchi/o	-genesis
andr/o	-rrhea
vas/o	-ectomy
spermat/o	-lith
balan/o	-pathy
prostat/o	-itis
vesicul/o	-pexy

1. 정관의 절제 ______
2. 남성에서만 볼 수 있는 질병 ______
3. 전립샘에 있는 돌 ______
4. 정낭의 염증 ______
5. 정자의 형성 ______
6. 음경귀두에서 배출 ______
7. 고환의 수술적 고정 ______

의학용어

아래 표는 남성생식계통의 상태를 기술할 때 사용하는 용어와 형용사형을 제공한다.

형용사와 그 밖의 관련 용어

용어	발음	뜻
balanic	ba-lan′ik	음경귀두-. pertaining to the glans penis
coitus	kō′i-tŭs	성교. sexual intercourse
condom	kŏn′dom	콘돔. sheath for the penis worn during intercourse to prevent conception (fertilization of oocyte by a sperm) or infection
ejaculation	ē-jak′yū-lā′shŭn	사정. expulsion of semen from the male urethra
epididymal	ep′i-did′i-măl	부고환. pertaining to the epididymis
prostatic	pros-tat′ik	전립샘. pertaining to the prostate
puberty	pyū′bĕr-tē	사춘기. period of development when secondary sex characteristics(physical characteristic typical to a male or female such as men's beards and women's breasts) develop and the ability to reproduce begins
spermatic	spĕr-mat′ik	정자. pertaining to sperm
spermicide	spĕr′mi-sīd	살정자제. substance that kills spermatozoa
testicular	tes-tik′yū-lăr	고환. pertaining to a testicle

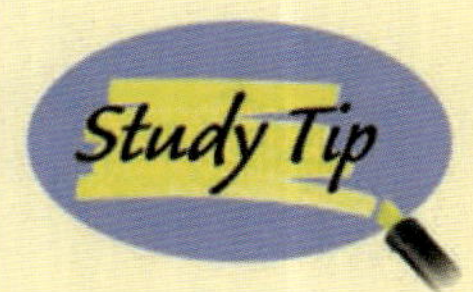

Prostatic Versus Prosthetic(전립샘-, 인공삽입물-): 발음이 비슷한 이 용어들을 혼동하지 마시오. Prostatic은 전립샘과 관련이 있고, prosthetic은 인공적인 몸 부분 모형과 관련이 있다.

연습문제: 형용사와 그 밖의 관련 용어

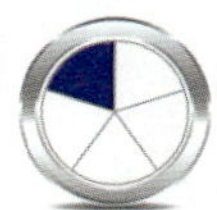
SIMPLE RECALL

연습문제 7

아래 문제의 뜻에 맞는 의학용어를 빈칸에 쓰시오.

1. 전립샘에 관한~ __________

2. 고환에 관한~ __________

3. 성교할 때 성기에 착용하기 위한 고무집 __________

4. 남성 요도에서 정액의 배출 __________

5. 부고환에 관한~ __________

6. 정자에 관한~ ______________________

7. 음경귀두에 관한~ ______________________

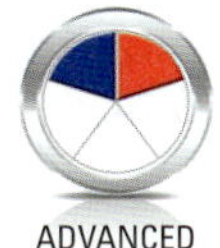

연습문제 8

아래 문장의 뜻에 가장 적합한 용어를 ( ) 안에서 고르시오.

1. Mrs. Perez's preferred form of birth control is a(n) (*coitus, spermicide, ejaculation*).
2. Dr. Smyth suspected that Mr. Lee had a problem with his testes, so he performed a (*prostatic, balanic, testicular*) examination.
3. The patient reported fluid coming from his penis; this is known as a(n) (*balanic, testicular, epididymal*) discharge.
4. Dr. Jovan explained that the patient's prostate had increased in size, a condition also referred to as (*testicular, prostatic, spermatic*) enlargement.
5. Because of his developmental changes, 13-year-old Jimmy Petit was thought to be going through (*ejaculation, puberty, spermatic*).
6. Mr. Cuomo was diagnosed with a(n) (*epididymal, balanic, spermatic*) infection, which is located in the coiled duct on the posterior surface of the testes.
7. The physician asked Mr. Ackerman if he knew the correct way to use a (*coitus, puberty, condom*).

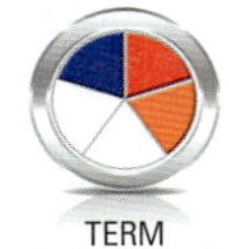

연습문제 9

아래 문제의 의학용어에 사용된 연결형을 쓰시오. 그 다음에 연결형의 뜻을 쓰시오.

의학용어	연결형	연결형의 뜻
1. testicular	______	______
2. prostatic	______	______
3. balanic	______	______
4. epididymal	______	______
5. spermicide	______	______

의학적 상태

용어	발음	뜻
andropathy	an-drop′ă-thē	남성병증. disease found only in males
anorchism	an-ōr′kizm	무고환증. absence of the testes; may be congenital or acquired
aspermia	ā-spĕr′mē-ă	무정자, 무정액. absence of sperm; inability to produce sperm
balanitis	bal′ă-nī′tis	귀두염. inflammation of the glans penis

(계속됨)

의학적 상태 *(계속됨)*

용어	발음	뜻
balanorrhea	bal′ă-nō-rē′ă	귀두액루. abnormal discharge from the glans penis
benign prostatic hyperplasia (BPH); *syn*. benign prostatic hypertrophy (BPH)	bē-nīn′ pros-tat′ik hī-pĕr-plā′zhē-ă; hī-pĕr′trō-fē	양성전립샘비대. enlargement of the prostate gland (그림 14.2)
cryptorchidism	krip-tōr′ki-dizm	잠복고환(증). condition of hidden testis (or testes); failure of the testes to descend into the scrotum before birth (그림 14.3)
epididymitis	ep′i-did-i-mī′tis	부고환. inflammation of the epididymis
erectile dysfunction (ED)	ē-rek′tīl dis-fŭnk′shŭn	발기장애. inability of a man to attain or maintain an erection
hydrocele	hī′drō-sēl	음낭수종. accumulation of fluid in the scrotum (그림 14.4)
oligospermia	ol′i-gō-spĕr′mē-ă	정자부족증. deficiency of sperm in the semen
orchitis; *syn*. testitis	ōr-kī′tis; tes-tī′tis	고환염. inflammation of a testis or testicle

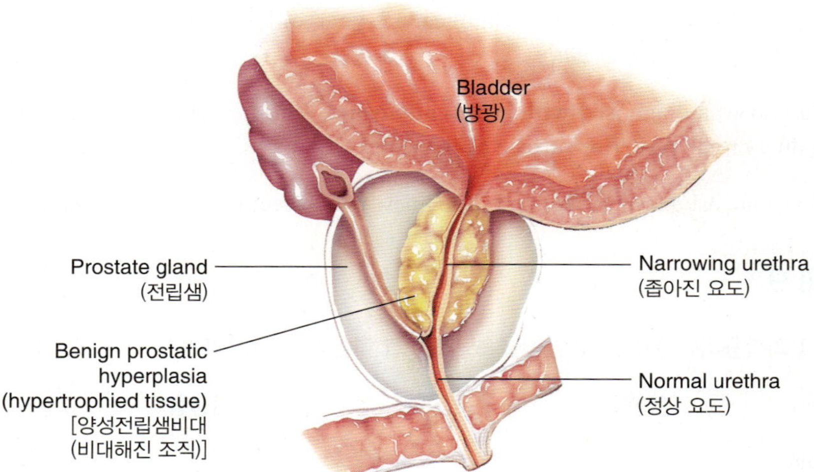

그림 14.2 양성전립샘비대(BPH).

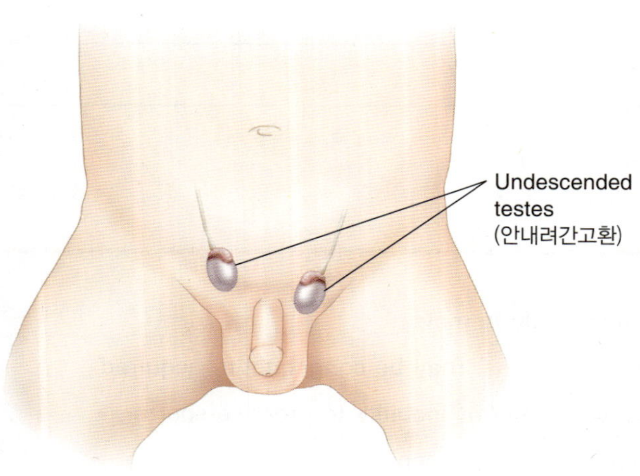

그림 14.3 잠복고환증(cryptorchidism).

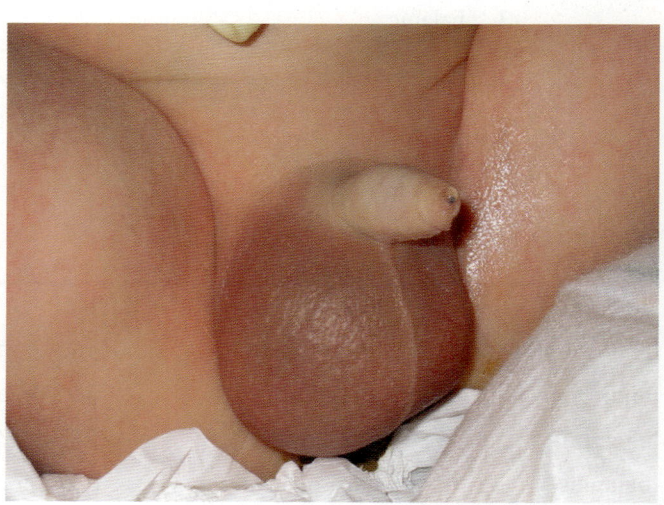

그림 14.4 영아의 음낭수종(hydrocele).

의학적 상태

용어	발음	뜻
Peyronie disease	pā-rō-nē′ di-zēz′	페이로니병. condition of abnormal fibrous tissue in the erectile tissues of the penis, causing penile bending and pain during erection(**그림 14.5**)
phimosis	fī-mō′sis	포경. narrowing of the penis foreskin opening that prevents it from being retracted over the glans penis(**그림 14.6**)
priapism	prī′ă-pizm	지속발기증. abnormal persistent and painful erection of the penis
prostatic calculus; *syn*. prostatolith	pros-tat′ik kal′kyū-lŭs; pros-tat′-ō-lith	전립샘결석. stone formed in the prostate gland
prostatitis	pros′tă-tī′tis	전립샘염. inflammation of the prostate gland
prostatorrhea	pros′tă-tō-rē′ă	전립샘액루. discharge from the prostate gland
spermatocele	spĕr′mă-tō-sēl′	정액류. sperm-containing cyst in the epididymis(**그림 14.7**)
testicular torsion	tes-tik′yū-lăr tōr′shŭn	고환꼬임. twisting of the spermatic cord, causing a decrease in blood flow to the penis(**그림 14.8**)
varicocele	var′i-kō-sēl′	덩굴정맥류. enlargement of veins in the spermatic cord (**그림 14.9**)

(계속됨)

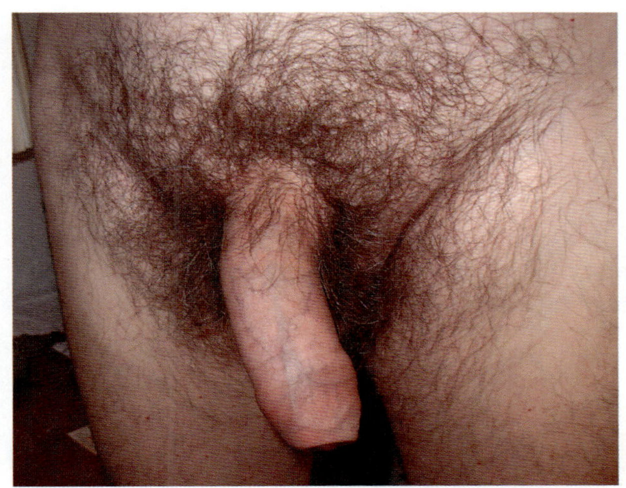

그림 14.5 음경굴곡을 유발하는 페이로니병(Peyronie disease).

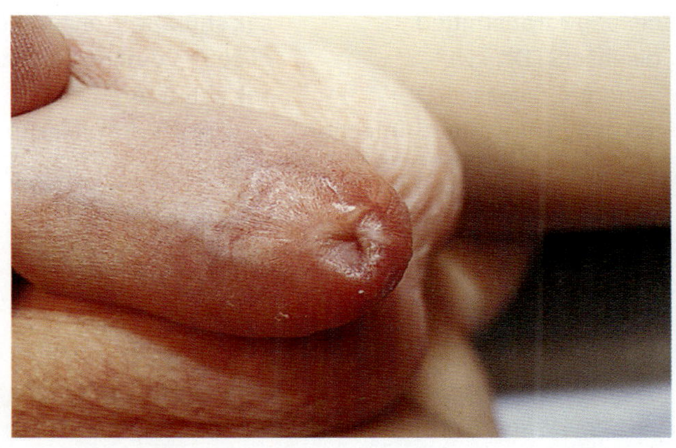

그림 14.6 포경(phimosis). 포경 때문에 음경꺼풀이 뒤쪽(몸쪽)으로 벗겨질 수 없다.

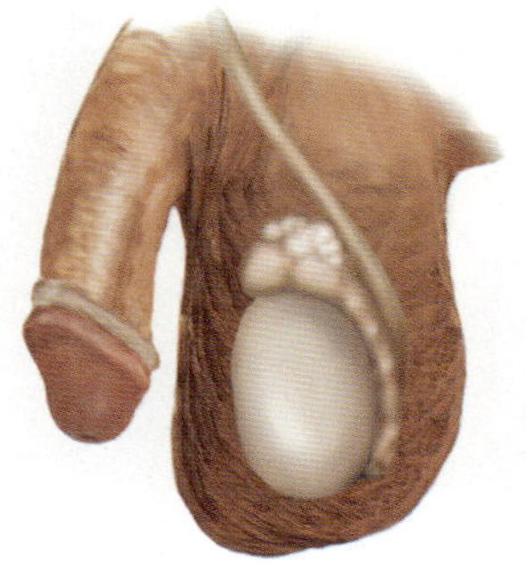

그림 14.7 정액류(spermatocele). 고환 바로 위에 존재하는 덩이(mass)가 정액을 가두고 있는 정액류를 암시한다.

의학적 상태 *(계속됨)*

용어	발음	뜻
		성매개병(STD)
acquired immunodeficiency syndrome (AIDS)	ă-kwīrd′ im′yū-nō-dē-fish′en-sē sin′drōm	후천면역결핍증후군. disease of the immune system caused by infection with human immunodeficiency virus (HIV)
chlamydia	klă-mid′ē-ă	클라미디아(균). bacterial sexually transmitted disease that can occur with no symptoms (sometimes referred to as the silent sexually transmitted disease) until it progresses to where it damages organs; the most common STD in the United States
condyloma	kon′di-lō′mă	콘딜로마. a wart-like lesion on the genitals
genital herpes	jen′i-tăl hĕr′pēz	생식기포진. inflammatory sexually transmitted disease caused by the herpes simplex virus; symptoms include blisters or ulcerative lesions on the genitals
gonorrhea	gon′ŏ-rē′ă	임질. contagious, inflammatory, sexually transmitted disease affecting mucous membranes of the genitals and urinary system
human immunodeficiency virus (HIV)	hyū′măn im′yū-nō-dē-fish′en-sē vī′rŭs	사람면역결핍바이러스. a virus that weakens the body's immune system and can cause AIDS
human papillomavirus (HPV)	hyū′măn pap′i-lō′mă-vī′rŭs	사람유두종바이러스. viral sexually transmitted disease that causes genital warts and other symptoms(그림 14.10)
sexually transmitted disease(STD); *syn.* venereal disease(VD), sexually transmitted infection	sek′shū-ă-lē tranz-mit′ĕd di-zēz′; vĕ-nēr′ē-ăl di-zēz′, sek′shū-ă-lē tranz-mit′ĕd in-fek′shŭn	성매개병(= 성병/성매개감염). any contagious disease acquired during sexual contact
syphilis	sif′i-lis	매독. bacterial sexually transmitted disease that causes sores called chancres (shan′kerz); can spread to other parts of the body(그림 14.11)

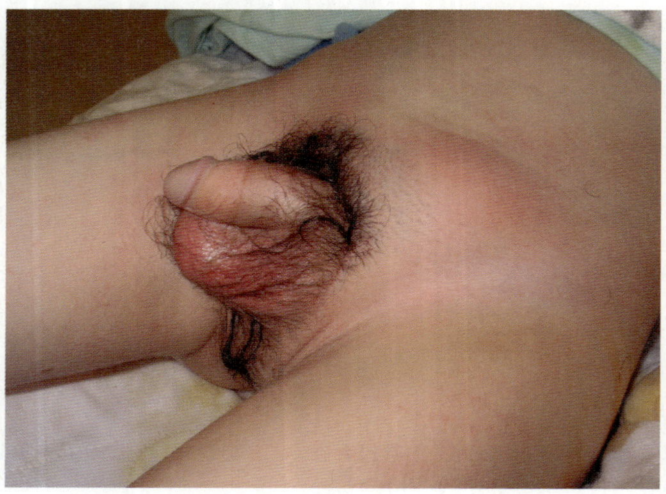

그림 14.8 청소년의 고환꼬임(testicular torsion).

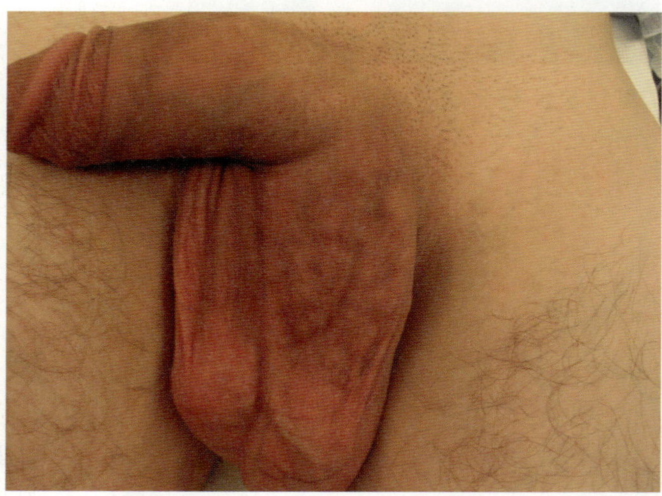

그림 14.9 덩굴정맥류(varicocele). 고환 속에 특징적인 "벌레 주머니(bag of worms)" 모습을 보여준다.

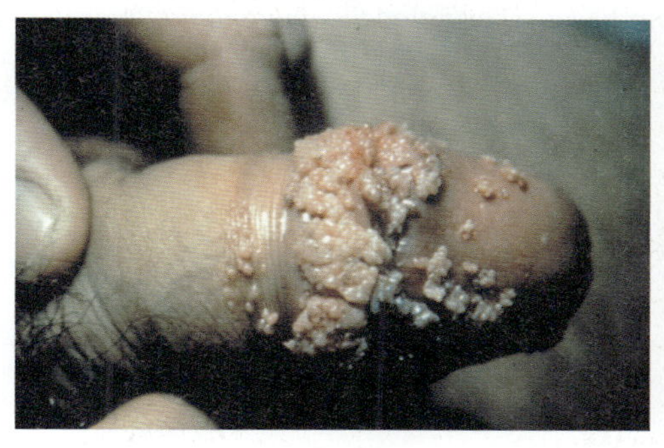
그림 14.10 생식기사마귀(genital warts). 사람유두종 바이러스(HPV)에 의해 발병한다.

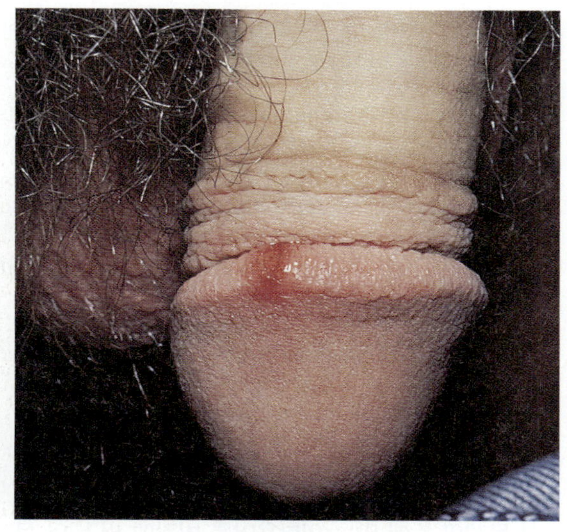
그림 14.11 매독 굳은궤양(syphilitic chancres).

■ 연습문제: 의학적 상태

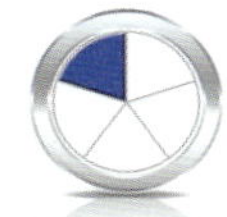
SIMPLE RECALL

연습문제 10

아래 용어의 뜻을 쓰시오.

1. prostatitis ____________________
2. priapism ____________________
3. aspermia ____________________
4. balanorrhea ____________________
5. epididymitis ____________________
6. phimosis ____________________
7. condyloma ____________________

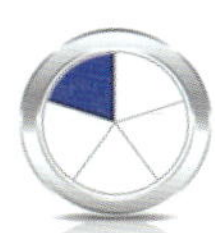
SIMPLE RECALL

연습문제 11

아래 문제에 대한 가장 적합한 답을 보기에서 고르시오.

1. The bacterial sexually transmitted disease that can occur with no symptoms until it reaches a serious stage is called (*syphilis, chlamydia, gonorrhea*).
2. (*Gonorrhea, Human papillomavirus, Genital herpes*) is a sexually transmitted disease that causes blisters or ulcerative lesions on the genitals.
3. When veins in the spermatic cord enlarge, it is called a (*phimosis, varicocele, prostatolith*).

4. (*Gonorrhea, Condyloma, Genital herpes*) is a sexually transmitted disease that affects the mucous membranes of the genitals and urinary system.

5. A disease of the immune system caused by infection with HIV is called (*human papillomavirus, syphilis, acquired immunodeficiency syndrome*).

6. A patient with an accumulation of fluid in the scrotum has a (*spermatocele, condyloma, hydrocele*).

7. (*Erectile dysfunction, Benign prostatic hypertrophy, Priapism*) is a condition in which the prostate gland is enlarged.

8. When a patient cannot attain or maintain an erection, he has a condition called (*chlamydia, phimosis, erectile dysfunction*).

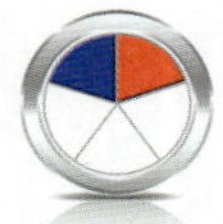

ADVANCED RECALL

연습문제 12

아래 문제의 뜻에 맞는 의학용어를 빈칸에 써 넣어 문장를 완성하시오.

1. A sexually transmitted disease that causes genital warts is ______________________________.

2. Enlargement of the prostate gland is called ______________________________.

3. The virus that weakens the body's immune system and causes AIDS is known as ______________________________.

4. Any disease transmitted through sexual contact is known as a(n) ______________________________.

5. An epididymal cyst containing sperm is a(n) ______________________________.

6. A condition in which there is twisting of the spermatic cord is a(n) ______________________________.

7. A sexually transmitted disease that causes chancres is ______________________________.

8. Development of abnormal fibrous tissue in erectile tissues inside the penis is called ______________________________.

TERM CONSTRUCTION

연습문제 13

아래 문제의 뜻에 맞는 만든 의학용어의 단어성분을 지시대로 빈칸에 쓰시오.
(P = 접두사, CF = 연결형, S = 접미사)

1. cyst in the epididymis containing spermatozoa ______________ / ______________
   CF S

2. inflammation of the prostate ______________ / ______________
   CF S

3. abnormal discharge from the glans penis ______________ / ______________
   CF S

4. absence of sperm __________ / __________ / __________
   P CF S

5. inflammation of a testis ____________ / ____________
CF S

6. inflammation of the glans penis ____________ / ____________
CF S

7. condition of hidden testes ________ / ________ / ________
P CF S

8. inflammation of the epididymis ____________ / ____________
CF S

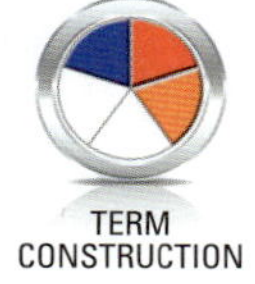

연습문제 14

**아래 문제의 의학용어를 단어성분으로 나누고 그 성분들의 뜻을 쓰시오.
또한 의학용어의 뜻을 쓰시오.**

예:

orchitis
단어성분: orchi/o, -itis
뜻: testicle,inflammation of
용어의 뜻: inflammation of the testicles

1. andropathy
단어성분: ____________
뜻: ____________
용어의 뜻: ____________

2. prostatolith
단어성분: ____________
뜻: ____________
용어의 뜻: ____________

3. balanitis
단어성분: ____________
뜻: ____________
용어의 뜻: ____________

4. oligospermia
단어성분: ____________
뜻: ____________
용어의 뜻: ____________

5. anorchism
단어성분: ____________
뜻: ____________

용어의 뜻: ______

6. prostatorrhea

단어성분: ______

뜻: ______

용어의 뜻: ______

7. cryptorchidism

단어성분: ______

뜻: ______

용어의 뜻: ______

검사와 시술

용어	발음	뜻
검사실검사		
prostate-specific antigen (PSA) test	pros′tāt-spĕ-sif′ik an′ti-jen test	전립샘특이항원검사. blood test that measures the amount of an enzyme released by the prostate gland known as prostate-specific antigen; increased levels indicate benign prostatic hyperplasia(BPH) or prostate cancer
진단시술		
digital rectal examination (DRE)	dij′i-tăl rek′tăl ek-zam′i-nā′shŭn	직장손가락검사. assessment done by inserting a finger into the male rectum to determine the size and shape of the prostate gland through the rectal wall(그림 14.12)
transrectal ultrasound (TRUS)	trans-rek′tăl ŭl′tră-sownd	직장경유초음파. ultrasound imaging of the prostate gland done through the rectum

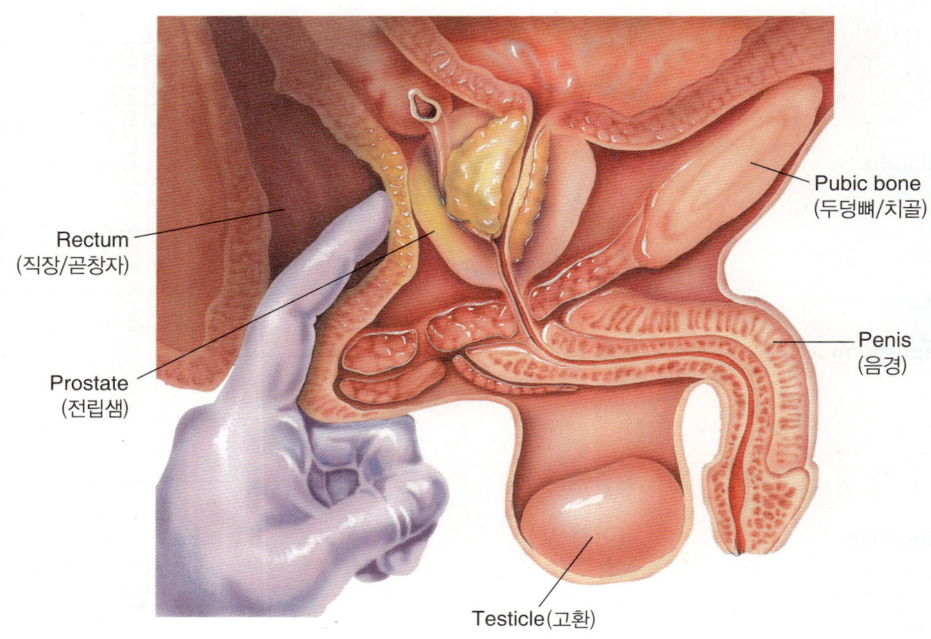

그림 14.12 직장손가락검사(DRE).

■ 연습문제: 검사와 시술

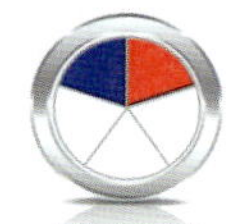

연습문제 15

아래 문제의 뜻에 맞는 의학용어를 보기에서 골라 빈칸에 쓰시오.

digital rectal examination prostate-specific antigen transrectal ultrasound

1. 곧창자(직장)를 통한 전립샘의 초음파검사 ______________________
2. 곧창자(직장)에 손가락을 삽입하여 관찰하는 전립샘 검사 ______________________
3. BPH 또는 전립샘암을 선별하는 혈액 검사 ______________________

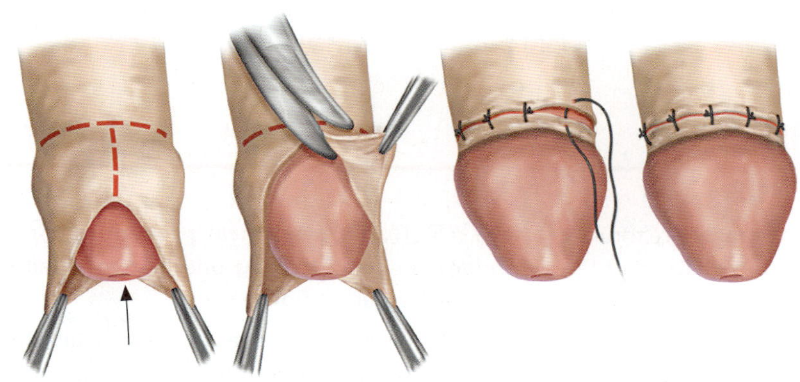

그림 14.13 포경수술(circumcision)

외과처치와 치료시술

용어	발음	뜻
balanoplasty	bal′ăn-ō-plas′tē	귀두성형. surgical repair or reconstruction of the glans penis
circumcision	ser′kŭm-sizh′ŭn	포경수술. operation to remove the prepuce (foreskin) from the penis (그림 14.13)
epididymectomy	ep′i-did-i-mek′tŏ-mē	부고환절제. operation to remove the epididymis
orchiectomy; *syn.* orchidectomy	ōr′kē-ek′tŏ-mē; ōr′ki-dek′tŏ-mē	고환절제. removal of one or both testes
orchiopexy; *syn.* orchidopexy	ōr′kē-ō-pek′sē; ōr-kid′ō-peks′ē	고환고정. surgical treatment of an undescended testicle by freeing it and implanting it into the scrotum
orchiotomy; *syn.* orchotomy	ōr′kē-ot′ŏ-mē; ōr-kot′ŏ-mē	고환절개. incision into a testis
orchioplasty	ōr′kē-ō-plas′tē	고환성형. surgical repair or reconstruction of a testis
penile implant	pē′nīl im′plant	음경삽입물. device that is surgically placed in the penis to produce an erection; used to treat erectile dysfunction (ED)
prostatectomy	pros′tă-tek′tŏ-mē	전립샘절제. surgical procedure to remove all or part of the prostate
prostatolithotomy	pros′tă-tō-li-thot′ŏ-mē	전립샘결석제거. incision into the prostate to remove a stone

(계속됨)

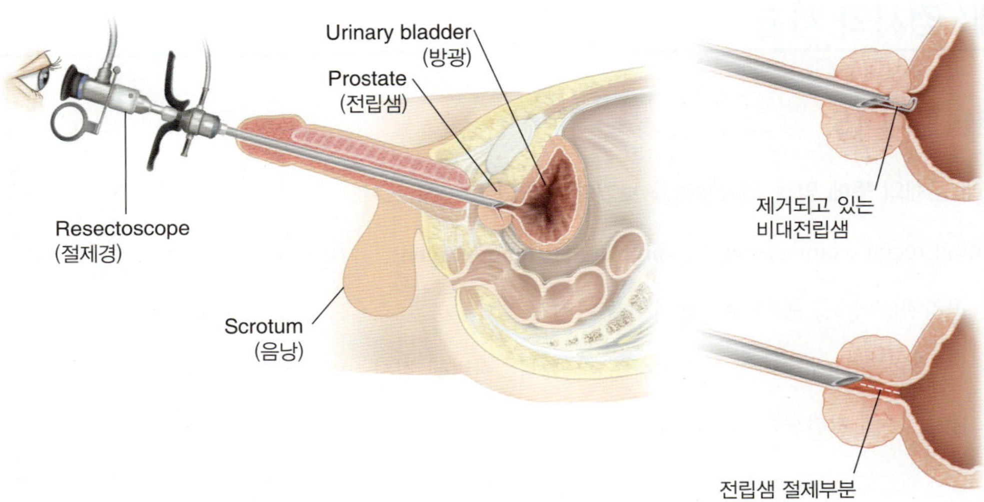

그림 14.14 요도경유전립샘절제(TURP).

외과처치와 치료시술 *(계속됨)*

용어	발음	뜻
transurethral incision of the prostate (TUIP or TIP)	trans′yū-rē′thrăl in-sizh′ŭn ov the pros′tāt	요도경유전립샘절개. surgical procedure for treating prostate gland enlargement by making one or two small incisions in the prostate to improve urine flow
transurethral resection of the prostate (TURP)	trans′yū-rē′thrăl rē-sek′shŭn ov the pros′tāt	요도경유전립샘절제. removal of the prostate through the urethra using a resectoscope; used to treat benign prostatic hyperplasia (그림 14.14)
vasectomy	va-sek′tŏ-mē	정관절제. surgical excising and closing off (ligating) of a segment of each vas deferens (ductus deferens) to cause male sterility (그림 14.15)
vasovasostomy	vā′sō-vă-sos′tŏ-mē	정관정관연결. surgical reconnecting of the vasa deferentia in a male with a vasectomy to restore fertility; vasectomy reversal operation

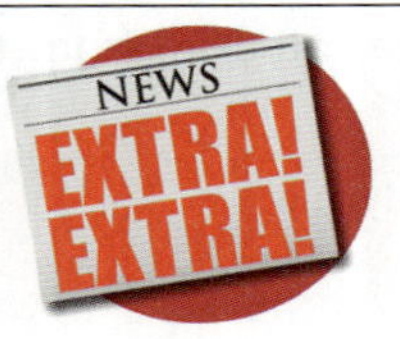

Vasectomy and Vasovasostomy(정관절제와 정관정관연결) 정관절제가 어떤 작요을 하는지 이해하려면 정자(sperm)가 몸 밖으로 나가기 위해 이동하는 경로를 알아야 한다. 고환 내의 정세관(seminiferous tubule)은 정자를 생성하여 성숙시킨 다음 부고환에 저장한다. 거기에서 정자는 부고환의 꼬리에서 정관(vas deferens)으로 이동하여 → 정낭(seminal vesicle) → 사정관(ejaculatory duct) → 전립샘(prostate)을 통해 → 요도(urethra) 밖으로 빠져나간다. 사정하는 동안 리듬있는 근육수축에 의해 정자를 앞으로 밀어내 몸 밖으로 내보낸다. 정관절제는 정관에서 통로를 차단하여 살아 있는 정자가 전혀 통과할 수 없다. 대신 정자는 몸에 흡수되어 정액의 구성 성분이 되지 않는다. 정관절제는 양쪽에 시행하는 수술인데, 오른쪽과 왼쪽에 두 개의 정관이 있기 때문에 중요하다. 반대로 복원하려면 정관정관연결이라 불리는 수술이 시행된다. 이 수술이 진행되면 동안 정관절제에 의해 절단된 정관이 다시 연결된다. "*Vaso-vaso*"는 "ductduct"를 의미하며, "ostomy"는 외과적 구멍를 의미한다. 따라서 이 수술은 잘린 두 개의 정관 사이를 다시 개통하는 재창조 수술이다. 이 복원수술을 정관절제 후 3년 이내에 시행하면 임신 확률이 약 50%가 된다. 시간이 지남에 따라 임신 성공률이 감소하고 비정상 정자생성의 발생률이 증가한다.

용어	발음	뜻
vesiculectomy	vĕ-sik′ū-lek′tŏ-mē	정낭절제. surgical removal of a part or all of a seminal vesicle

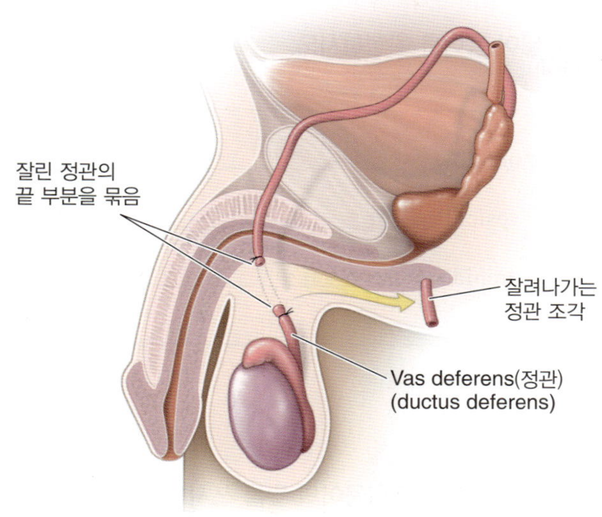

그림 14.15 정관절제(vasectomy)에서 정관의 일부를 잘라내고 잘린 정관의 양쪽 끝 부분을 묶는다.

■ 연습문제: 외과처치와 치료시술

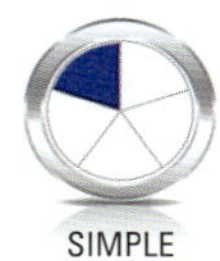
SIMPLE RECALL

연습문제 16

아래 용어의 뜻을 쓰시오.

1. vasovasostomy ______________________
2. circumcision ______________________
3. orchiectomy ______________________
4. prostatolithotomy ______________________
5. transurethral resection of the prostate ______________________
6. penile implant ______________________

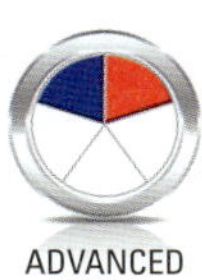
ADVANCED RECALL

연습문제 17

아래 문제의 뜻에 맞는 의학용어를 보기에서 골라 빈칸에 쓰시오.

prostatolithotomy	orchiectomy	epididymectomy
vasectomy	prostatectomy	orchioplasty

1. 고환의 수술적인 복원 ______________________
2. 부고환 제거수술 ______________________
3. 전립샘 속의 돌을 제거하기 위한 절개 ______________________
4. 고환 제거 ______________________
5. 남성불임법 시술 ______________________
6. 전립샘의 제거 ______________________

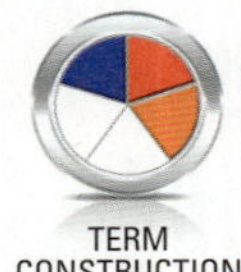

연습문제 18

아래 문제의 뜻에 맞도록 접두사나 접미사에 이어지는 부분을 써 넣어 용어를 완성하시오.

1. removal of the epididymis ________________ ectomy
2. surgical repair or reconstruction of a testis orchio ________________
3. removal of a seminal vesicle vesicul ________________
4. incision into a testis orchido ________________
5. excision of the vas deferens ________________ ectomy

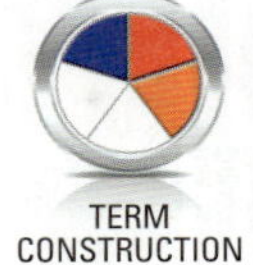

연습문제 19

아래 문제의 의학용어를 단어성분으로 나누고 그 성분들의 뜻을 쓰시오. 또한 의학용어의 뜻을 쓰시오.

예:

orchitis 단어성분: orchi/o, -itis
뜻: testes, inflammation of
용어의 뜻: inflammation of the testicles

1. orchiotomy 단어성분: ________________
뜻: ________________
용어의 뜻: ________________

2. balanoplasty 단어성분: ________________
뜻: ________________
용어의 뜻: ________________

3. prostatectomy 단어성분: ________________
뜻: ________________
용어의 뜻: ________________

4. orchiopexy 단어성분: ________________
뜻: ________________
용어의 뜻: ________________

5. vasectomy 단어성분: ________________
뜻: ________________
용어의 뜻: ________________

투약과 약물요법

용어	발음	뜻
antiretroviral	an′tē-ret′rō-vī′răl	레트로바이러스약/항레트로바이러스제. drug used for the treatment of infection by a retrovirus, primarily human immunodeficiency virus (HIV)
antiviral	an′tē-vī′răl	바이러스약/항바이러스제. drug used specifically for treating viral infections
impotence agent	im′pŏ-tĕns ā′jĕnt	발기부전약. drug used to treat erectile dysfunction (ED)
vasodilator	vā′sō-dī′lā-tŏr	혈관확장제. drug used to open blood vessels; may be used to treat benign prostatic hypertrophy and erectile dysfunction

■ 연습문제: 투약과 약물요법

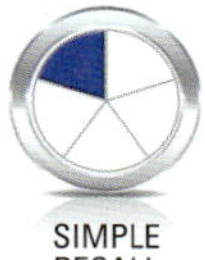
SIMPLE RECALL

연습문제 20

아래 문제의 뜻에 맞는 투약이나 약물요법에 관한 용어를 쓰시오.

1. 발기장애 치료에 사용되는 약물 ____________________
2. 레트로바이러스 감염의 치료에 사용되는 약물 ____________________
3. 혈관을 확장시키는 약물 ____________________
4. 바이러스 감염의 치료에 특별히 사용되는 약물 ____________________

전문분야와 전문가

용어	발음	뜻
urology	yū-rol′ŏ-jē	비뇨의학. medical specialty focusing on the study and treatment of conditions of the urinary system and male reproductive system
urologist	yū-rol′ŏ-jist	비뇨의학과전문의. physician who specializes in urology

■ 연습문제: 전문분야와 전문가

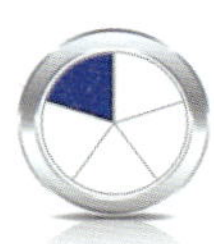
SIMPLE RECALL

연습문제 21

아래 문제의 뜻에 맞은 의학용어를 빈칸에 쓰시오.

1. 비뇨계통 질환에 관한 전공 분야 ____________________
2. 비뇨의학과 전문의 ____________________

약어

약어	뜻
AIDS	후천면역결핍증후군/에이즈. acquired immunodeficiency syndrome
BPH	양성전립샘비대. benign prostatic hyperplasia benign prostatic hypertrophy
DRE	직장손가락검사. digital rectal examination
ED	발기장애. erectile dysfunction
HIV	사람면역결핍바이러스. human immunodeficiency virus
HPV	사람유두종바이러스. human papillomavirus
PSA	전립샘특이항원. prostate-specific antigen
STD	성매개병. sexually transmitted disease
STI	성매개감염. sexually transmitted infection
TIP	요도경유전립샘절개. transurethral incision of the prostate
TRUS	직장경유초음파. transrectal ultrasound
TUIP	요도경유전립샘절개. transurethral incision of the prostate
TURP	요도경유전립샘절제. transurethral resection of the prostate
VD	성병/성매개병. venereal diseas

■ 연습문제: 약어

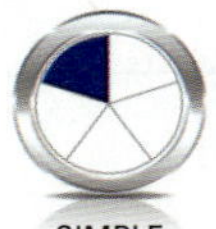

연습문제 22

아래 약어의 뜻을 쓰시오.

1. BPH ____________________
2. TUIP ____________________
3. ED ____________________
4. HIV ____________________
5. PSA ____________________
6. STI ____________________
7. TRUS ____________________
8. TIP ____________________

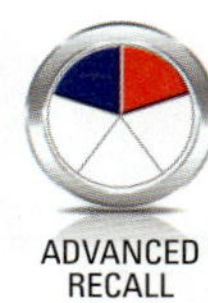

연습문제 23

아래의 문장에 사용된 약어의 뜻을 쓰시오.

1. The patient had an enlarged prostate, so the physician scheduled him for a **TURP**.

____

2. The physician counseled the patient about the risks of getting an **STD**.

3. At the patient's annual physical, the physician performed a **DRE**.

4. The patient's genital warts were caused by an **HPV** infection.

5. The human immunodeficiency virus caused the patient to develop **AIDS**.

6. The patient's oliguria was caused by **BPH**.

■ 마무리

- 주요 남성 생식기관(음경과 고환)은 몸 바깥쪽에 존재한다.
- 남성 생식계통의 주요 기능은 정액과 정자를 생성하는 것이다.
- 이 단원에서는 생식계통에 관한 단어성분, 접두사, 접미사, 형용사, 상태, 검사, 시술, 투약, 전문분야, 약어 등을 포함하는 의학용어를 배웠다.

단원 복습

해부학 및 생리학 용어의 복습

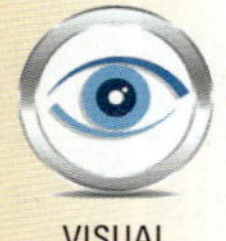

연습문제 24

아래 그림의 빈칸에 해부학적 구조에 해당하는 알맞은 용어를 쓰시오.

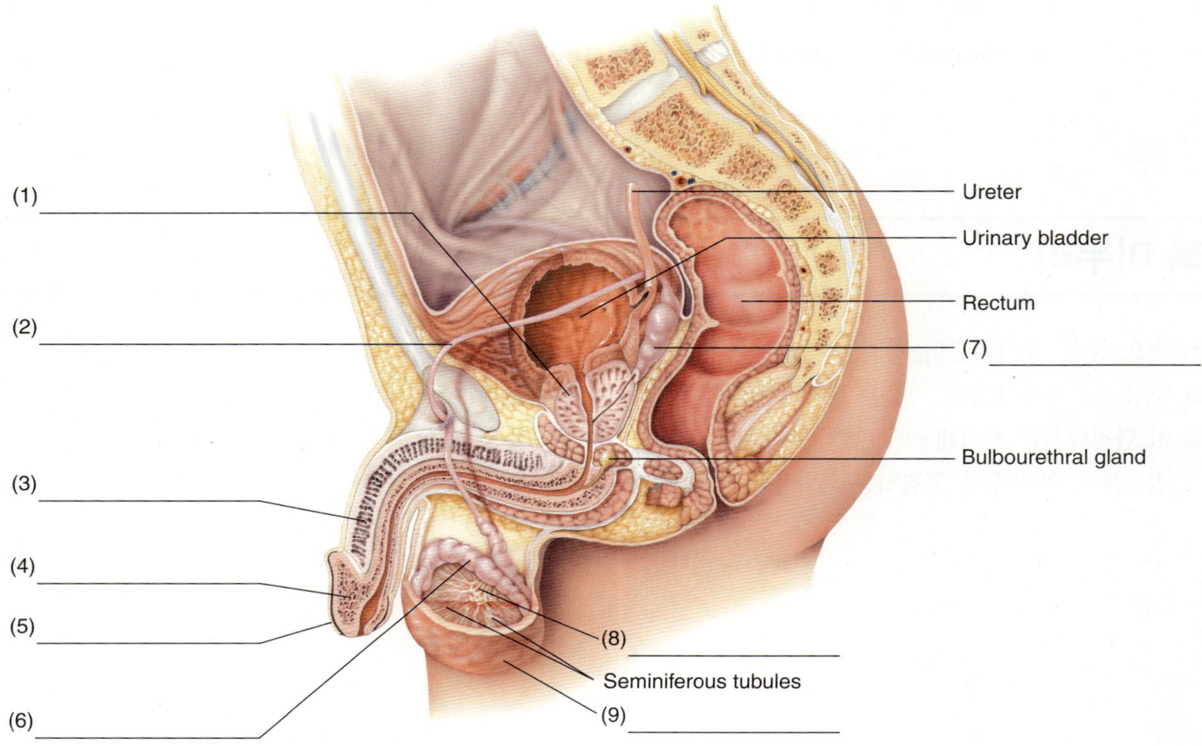

용어구조 이해하기

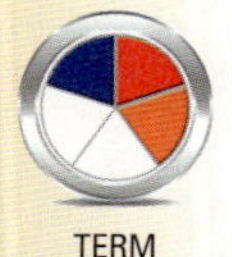

연습문제 25

아래 문제의 의학용어에 사용된 연결형을 쓰시오. 그 다음에 연결형의 뜻을 쓰시오.

의학용어	연결형	연결형의 뜻
1. testicular	______	______
2. prostatitis	______	______
3. balanorrhea	______	______
4. anorchism	______	______

5. epididymectomy ______ ______

6. spermatic ______ ______

7. vesiculectomy ______ ______

8. andropathy ______ ______

TERM CONSTRUCTION

연습문제 26

아래 용어의 뜻을 먼저 쓰고, 다음에 그 용어에 사용된 단어성분의 뜻을 쓰시오.

1. vasectomy ______
   vas/o ______
   -ectomy ______
2. prostatorrhea ______
   prostat/o ______
   -rrhea ______
3. balanitis ______
   balan/o ______
   -itis ______
4. epididymal ______
   epididym/o ______
   -al ______
5. orchidopexy ______
   orchid/o ______
   -pexy ______
6. prostatolith ______
   prostat/o ______
   -lith ______
7. orchioplasty ______
   orchid/o ______
   -plasty ______
8. vesiculectomy ______
   vesicul/o ______
   -ectomy ______

이해력 연습문제

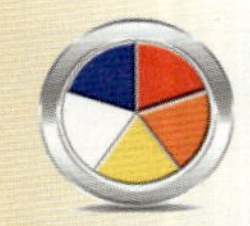
COMPREHENSION

연습문제 27

아래 문제에 대한 답을 간단히 쓰시오.

1. 임질은 어떻게 전염되는가? ______
2. 환자가 정관정관연결 시술을 받는 이유는 무엇인가? ______
3. 고환에서 생성되는 호르몬의 이름은 무엇인가? ______
4. 정자 외에 정액을 구성하는 다른 물질들은 무엇인가? ______
5. 정자를 함유한 부고환의 확장 낭을 무엇이라고 부르는가? ______
6. 생식기사마귀는 어떤 성매개병의 징후인가? ______
7. 직장손가락검사를 할 때 어떤 구조물이 평가되는가? ______
8. 포경수술을 받지 않은 남성에게 온전히 남아 있는 피부 꺼풀은 무엇인가? ______
9. 고환과 관련이 있고 출생 전에 발생하는 의학적인 이상 상태는 무엇인가? ______
10. 더 이상 자식을 낳고 싶지 않은 남성들은 종종 어떤 시술을 받는가? ______
11. 페이로니병 환자에서 비정상적인 섬유 조직은 어느 부위에 형성되는가? ______

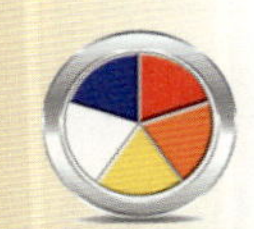
COMPREHENSION

연습문제 28

아래 문제에 대한 가장 적합한 답을 보기에서 고르시오.

1. Which procedure involves the removal of prostatic tissue with a resectoscope? (수술)
   A. vasovasostomy
   B. transurethral resection of the prostate
   C. orchiectomy
   D. circumcision

2. An examination of the prostate gland might reveal which condition? (병명)
   A. phimosis
   B. condyloma
   C. varicocele
   D. benign prostatic hyperplasia

3. Reproduction is not possible until a male goes through what period of development? (조건)
   A. prepuce
   B. puberty
   C. balanorrhea
   D. epididymis

4. Which test is performed to screen for BPH? (검사)
   A. transrectal ultrasound
   B. transurethral resection of the prostate
   C. prostate-specific antigen test
   D. balanoplasty

5. Another term for sexual intercourse is (용어)
   A. coitus.
   B. prepuce.
   C. priapism.
   D. puberty.

6. When there is an abnormal persistent erection of the penis, the condition is called (병명)
   A. benign prostatic hypertrophy.
   B. erectile dysfunction.
   C. priapism.
   D. syphilis.

7. Which of the following conditions is an STD? (병명)
   A. condyloma
   B. hydrocele
   C. varicocele
   D. anorchism

8. What is the name of the male sex cell needed to fertilize an oocyte? (조건)
   A. testosterone
   B. bulbourethral glands
   C. glans penis
   D. spermatozoon

9. A patient with chancres would likely be diagnosed with which condition? (병명)
   A. AIDS
   B. gonorrhea
   C. syphilis
   D. chlamydia

10. Twisting of the spermatic cord is known as (병명)
   A. anorchism.
   B. testicular torsion.
   C. testicular cancer.
   D. spermatocele.

11. The procedure that involves an ultrasound of the prostate done through the rectum is called a (검사)
   A. digital rectal examination.
   B. prostatolithotomy.
   C. circumcision.
   D. transrectal ultrasound.

12. A sheath for the penis worn during intercourse to prevent conception or infection is a (도구)
   A. condyloma.
   B. semen.
   C. condom.
   D. coitus.

13. A patient wanting to reverse his vasectomy needs to undergo a(n) (수술)
   A. orchioplasty.
   B. vasovasostomy.
   C. transurethral resection of the prostate.
   D. vesiculectomy.

14. When semen is expelled from the male urethra, it is called (현상)
   A. ejaculation.
   B. orchiotomy.
   C. erectile dysfunction.
   D. priapism.

15. The sexually transmitted disease that can occur with no signs or symptoms until it becomes severe is (병명)
   A. chlamydia.
   B. syphilis.
   C. gonorrhea.
   D. human papillomavirus.

16. An agent that is used to prevent pregnancy by killing the male sex cell is called (약)
   A. prostate-specific antigen.
   B. testosterone.
   C. ejaculation.
   D. spermicide.

17. Which condition might be resolved as a result of circumcision? (상태)
   A. varicocele
   B. phimosis
   C. priapism
   D. testicular torsion

18. The male hormone produced by the testes is (호르몬)
   A. semen.
   B. testosterone.
   C. prostatorrhea.
   D. balanorrhea.

활용과 분석

증례연구

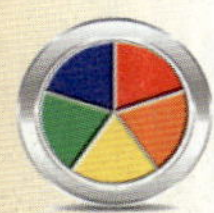
APPLICATION

연습문제 29

아래 증례연구를 읽고 아래의 질문에 맞는 정답을 보기에서 고르시오.

증례 14-1

켄달(Kendall) 씨는 고환에 대해 자가진찰을 할 때 고환에서 덩어리가 발견되었기 때문에 진료소를 방문하였다. 그는 고환암의 가능성에 대해 걱정을 했다. 그는 어떤 귀두액루(balanorrhea)도 없었다고 말했다. 진찰 결과 그는 포경수술을 받은 남성으로 덩굴정맥류(varicocele)에 의해 확장된 음낭을 갖고 있었다.

1. The term that means abnormal discharge from the glans penis is (증상)

A. semen.
B. testosterone.
C. prostatorrhea.
D. balanorrhea.

2. The term that means enlargement of veins in the spermatic cord is (상태)

A. spermatocele.
B. varicocele.
C. hydrocele.
D. cystocele.

3. The term that refers to the sac that contains the testes is (구조)

A. testicular.
B. varicocele.
C. scrotum.
D. circumcised

증례 14-2

글로워(Glower) 씨는 오늘 정관정관연결(vasovasostomy)을 고려해 보려고 진료소를 방문하였다. 그는 5년 전에 정관절제(vasectomy)를 받았다. 그는 STD의 병력을 갖고 있다. 오늘 생식기에 대한 진찰소견에서 포경(phimosis)뿐만 아니라 음경에 생긴 한 개의 콘딜로마 병변이 의미가 있었다. 그는 수술의 위험과 장점에 대해 상담을 마친 후 수술하기로 결정을 했다. 이 수술은 다음 주에 예정되어 있다.

4. The term that involves creating a new opening between two severed pieces of vas deferens is (수술)

A. vasectomy.
B. vasovasostomy.
C. phimosis.
D. balanoplasty.

5. The condyloma on the patient's penis could be described as a(n) (뜻)

A. blister or ulcerative lesion.
B. enlargement of the veins.
C. agent that kills sperm.
D. wart-like lesion.

6. The term phimosis means there is a(n) (뜻)

A. narrowing of the prepuce.
B. enlargement of the penis.
C. enlargement of the veins in the spermatic cord.
D. accumulation of fluid in the scrotum.

의무기록 분석

의무기록 14-1

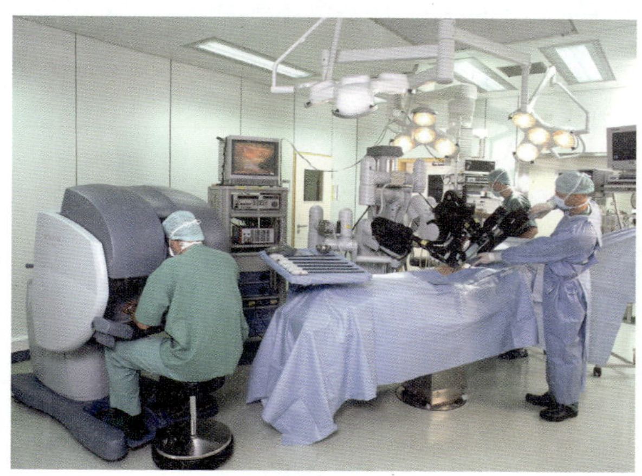

그림 14.16 로봇보조복강경전립샘절제(robotic-assisted laparoscopic prostatectomy).

다음 의무기록에 있는 환자는 이전에 전립샘암 진단을 받았으며 로봇보조복강경전립샘절제(roboticassisted laparoscopic prostatectomy)을 받기 위해 카운티 종합병원에 입원하였다(그림 14.16). 진단의학 초음파검사기사(sonographer)로서 당신은 이 환자의 종양을 확인할 때 도움이 되는 직장경유초음파(transrectal ultrasound)를 시행하였다.

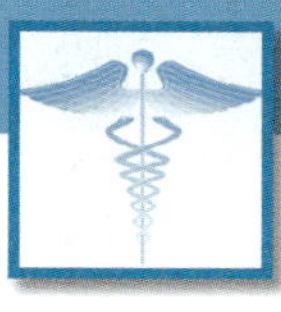

의무기록

병력청취와 진찰(History and Physical Examination)

현재병력: 환자는 지난 3주 동안 악화된 배뇨통, 소변감소, 야뇨증 등의 증상으로 1개월 전에 진료소에서 진찰을 받았다. 그는 BPH의 재발 가능성에 대해 걱정을 했다.

과거병력: 3년 전 약으로 치료하여 결과가 좋았던 만성전립샘비대(BPH)의 병력이 주목할 만하다. 그리고 5년 전 음낭수종(hydrocele)과 어렸을 때 잠복고환(cryptorchidism)으로 고환고정(orchiopexy) 수술을 받은 적이 있었다. 또한 고혈압을 갖고 있지만 투약과 식이요법으로 잘 조절하고 있다.

진찰: 진찰 결과 두덩부위의 촉진에서 압통(tenderness)은 없었다. 직장손가락검사(digital rectal examination)를 시행하여 전립샘이 비대해진 것을 알아내었다. 전립샘에 상당히 단단한 결절이 있었다. 그 밖의 진찰에서 뚜렷한 점은 나타나지 않았다.

검사실 검사와 방사선검사가 지시되었다. PSA는 높게 상승하여 25 ng/mL이었다. 전립샘 산성인산염분해효소(acid phosphatase) 검사 결과 그 수치가 상승한 것으로 나타났다. 또한 직장경유초음파(transrectal ultrasound)도 시행하여 종양의 존재를 확인하였다. 초음파 도움을 받아 전립샘 바늘생검(needle biopsy)을 시행하여 악성 암세포의 존재를 밝혀냈다.

진단: 진단은 전립샘암(prostate cancer)이었다.

계획: 이 환자는 입원하여 최소한의 침습적인 종양제거를 위해 로봇보조복강경전립샘절제(robotic-assisted laparoscopic prostatectomy, 그림 14.16) 수술을 받아야 한다.

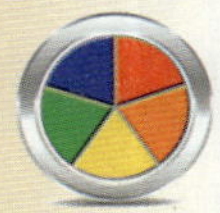
APPLICATION

연습문제 30

아래 문제의 뜻에 맞는 용어를 위의 의무기록에 사용된 의학용어나 약어에서 찾아 빈칸에 쓰시오. 모든 용어가 이 단원에 나오는 것은 아니지만 이 단원에 포함된 단어성분의 뜻을 참고하여 이 용어들을 알아낼 수 있다는 점을 주목하시오.

1. 곧창자(직장) 벽을 통해 전립샘을 감지하는 검사 ____________
2. 통증을 동반하는 배뇨 ____________
3. 음낭에 체액의 축적 ____________
4. 안내려간고환의 수술적인 치료 ____________
5. 곧창자(직장)를 통해 만들어진 전립샘 영상 ____________

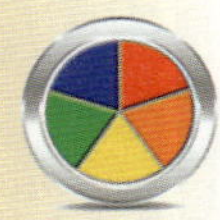
APPLICATION

연습문제 31

위의 의무기록을 읽고 문제에 맞는 정답을 보기에서 고르시오.

1. The medical record indicates that the patient's PSA level was highly elevated. The abbreviation PSA stands for (약어)

   A. prostatic acid phosphatase.
   B. prostate-specific alkaline.
   C. prostate symptom analysis.
   D. prostate-specific antigen.

2. Which of the patient's signs indicates he is urinating frequently at night? (징후)

   A. oliguria
   B. nocturia
   C. dysuria
   D. hematuria

3. As a child, the patient underwent surgery to correct (상태)

   A. an undescended testicle.
   B. enlargement of veins in the spermatic cord.
   C. condition of being without testes or a testis.
   D. abnormal persistent erection of the penis.

4. The patient is admitted for a prostatectomy, or (수술)

   A. excision of a segment of the vas deferens.
   B. incision into a testis.
   C. surgical fixation of a testis.
   D. removal of the prostate.

5. The abbreviation for enlargement of the prostate gland is (약어)

   A. DRE.
   B. PSA.
   C. UTI.
   D. BPH.

보너스 질문

6. In what two procedures was ultrasound imaging used? ____________

____

의무기록 14-2

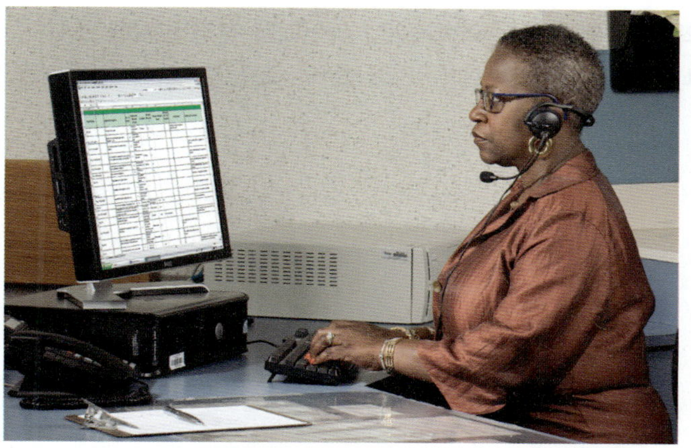

의료녹취사(medical transcriptionist)는 의사의 구두보고서를 기록한다.

로버츠(Roberts) 씨는 최근 진료소를 방문하여 진찰을 했던 담당의사의 소견을 들었다. 의료녹취사(medical transcriptionist)로서 당신은 의사의 구두보고서(dictated report)를 환자 의무기록의 일부로 영구적으로 기록했다. 최종적으로 기록된 내용은 다음과 같다.

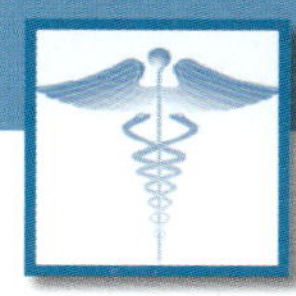

의무기록

진료경과기록(Progress Note)

주관적 정보: 환자는 오늘 지난 일주일 동안 배뇨시 화끈감(burning sensation), 고환통증(orchialgia), 귀두액루(balanorrhea) 등을 호소하러 방문했다. 그는 생식기 부위나 다른 신체 부위에 어떤 콘딜로마, 굳은궤양(chancre), 다른 궤양(sore)도 없었다고 한다. 그는 몇 년 전에 한 번 매독 삽화(episode)가 있었는데, 항생제로 성공적으로 치료되었다. 그는 지난 몇 주 동안 피임을 하지 않고 성교한 점을 인정한다. 피임법은 살정자제(spermicide)이다. 환자는 이전에 다른 STD 병력을 부인한다.

객관적 정보: 진찰 결과 약간 노란 귀두분비물, 요도염(urethritis), 고환부종(testicular edema) 등을 제외하고 모두 정상 범위 안에 있었다. 분비물을 채취하여 배양한 후 임질균을 알아내기 위해 그람염색(Gram stain)을 시행하였다. STD 선별검사를 위해 채취한 소변 시료가 검사실로 보내졌다. 이 검사는 클라미디아 동시감염을 배제하기 위한 것이다.

평가: 임질(gonorrhea). 배제(R/O) 클라미디아(chlamydia).

계획: 임질 치료를 위해 로세핀(Rocephin) 1 g 주사를 투여함. 검사실 검사에서 클라미디아가 양성으로 나오면 경구항생제(oral antibiotic)가 처방될 것이다. 환자는 또한 STD 전염과 콘돔 사용을 포함한 피임 성행위에 관하여 상담을 받았다. 그는 성 상대자에게 그의 진단에 대해 알려주고 둘 다 검사를 받을 것을 권고받았다. 항생제 치료 후 징후(sign)와 증상(symptom)이 회복되든 회복되지 않든 다시 방문하여 더 조언을 들을 것을 권고받았다.

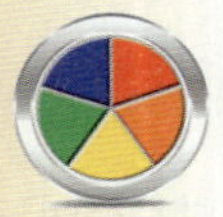

APPLICATION

연습문제 32

아래 문제의 뜻에 맞는 용어를 위의 의무기록에 사용된 의학용어나 약어에서 찾아 빈칸에 쓰시오. 모든 용어가 이 단원에 나오는 것은 아니지만 이 단원에 포함된 단어성분의 뜻을 참고하여 이 용어들을 알아낼 수 있다는 점을 주목하시오.

1. testicular pain ______________________________

2. discharge from the glans penis ______________________________

3. agent that kills sperm ______________________________

4. genital warts ______________________________

5. inflammation of the urethra ______________________________

APPLICATION

연습문제 33

위의 의무기록을 읽고 문제에 맞는 정답을 보기에서 고르시오.

1. The STD that affects the mucous membranes of the genitals and urinary system is (병명)

A. genital herpes.
B. chlamydia.
C. syphilis.
D. gonorrhea.

2. The term for a sore caused by syphilis is (병명)

A. chancre.
B. genital herpes.
C. condyloma.
D. chlamydia.

3. The term for the silent STD is (병명)

A. human papillomavirus.
B. chlamydia.
C. syphilis.
D. genital herpes.

4. ____________ is the medical term for sexual intercourse. (용어)

A. Prepuce
B. Edema
C. Coitus
D. Priapism

5. ___________ is the STD that causes chancres and can spread to other parts of the body. (병명)

A. Gonorrhea
B. Syphilis
C. Genital herpes
D. Chlamydia

보너스 질문

6. Using your medical dictionary, look up the word edema, and write the definition.

____

철자법

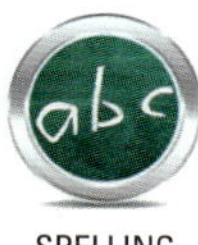

SPELLING

연습문제 34

아래 문제에서 철자가 맞는 용어를 고르시오.

1. skrotum	scrotum	scrotim
2. spermatozoen	spermtozoon	spermatozoon
3. semin	semun	semen
4. prostate gland	prostrate gland	prostat gland
5. coytus	coitis	coitus
6. epididimis	epididymus	epididymis
7. balanorrhea	balanorhea	balanorrhia
8. aspermea	aspermia	aspirmea
9. fimosis	phimosis	phemosis
10. hydroceel	hydrocele	hydroseal
11. prostatitis	prostratitis	prostatittis
12. vericocel	varicoseal	varicocele
13. chlamydia	clamydia	chlamidia
14. condiloma	condyloma	condylloma
15. sifilus	syphilis	syphilus

여성생식계통, 산과학, 신생아학

Female Reproductive System, Obstetrics, and Neonatology

15

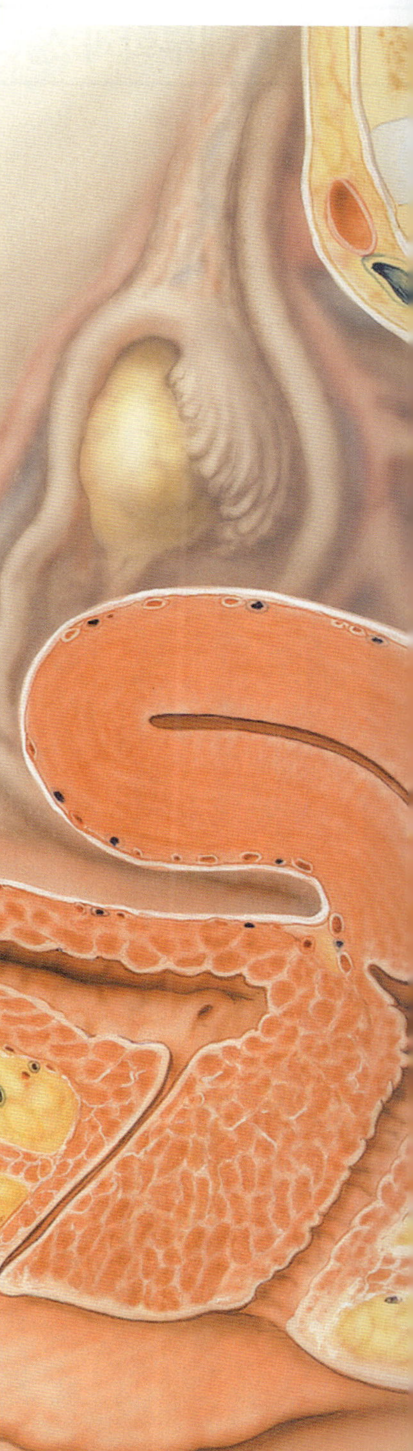

단원 테두리

학습 성과

이 단원의 학습이 끝나면;

1. 여성생식계통의 구조와 기능을 열거할 수 있어야 한다.
2. 월경주기와 산과학에 관한 용어들을 설명할 수 있어야 한다.
3. 여성생식계통, 산과학, 신생아학 등에 관한 연결형, 접두사, 접미사들을 정의할 수 있어야 한다.
4. 여성생식계통, 산과학, 신생아학 등에 관한 일반 의학용어들을 정의할 수 있어야 다. 여기에는 형용사와 관련 용어, 징후와 증상 및 상태, 검사와 시술, 외과처치와 치료시술, 투약과 약물요법, 의학 전문분야와 전문가에 관한 용어들이 포함된다.
5. 여성생식계통, 산과학, 신생아학 등에 관한 약어들을 정의할 수 있어야 한다.
6. 이 단원의 모든 연습문제를 완전하게 풀 수 있어야 한다.
7. 여성생식계통과 산과학과 관한 증례연구와 의무기록에 사용된 용어들을 설명할 수 있어야 한다.

머리말

이 단원은 여성생식계통, 산과학, 신생아학에 초점을 맞추고 있다. 여성생식계통의 주요 역할은 난모세포로 알려진 여성 성세포를 생산하고, 발생 중인 배아와 태아에 영양을 공급하고, 영아를 양육하는 것이다 산과학은 주로 출산과 임신 전반에 걸친 여성의 건강관리에 관심을 갖는 의학 분야이다. 신생아 의학으로도 알려진 신생아학은 신생아의 건강관리를 다루며, 여기에는 신생아 질환에 대한 연구도 포함된다.

해부학과 생리학

구조

- 일반적으로 생식기관 또는 음부로 알려진 바깥생식기관은 불두덩, 대음순, 소음순, 음핵, 질어귀 및 샘, 요도와 질의 구멍 등을 포함한다. 이 기관들은 정자가 몸에 들어갈 수 있게 하고, 감염체로부터 속생식기관을 보호하며, 성적 쾌감을 제공한다(그림 15.1).
- 속생식기관은 사람의 생식과 관련된 통로이다. 이 구조는 생식관이라고 불리는 통로를 형성한다.
- 유방은 기능적으로 여성생식기관의 한 부분이다. 왜냐하면 유방은 영아에게 영양분을 공급하기 위해 모유를 생산하는 구조를 갖추고 있기 때문이다.

기능

- 여성 성호르몬의 생산

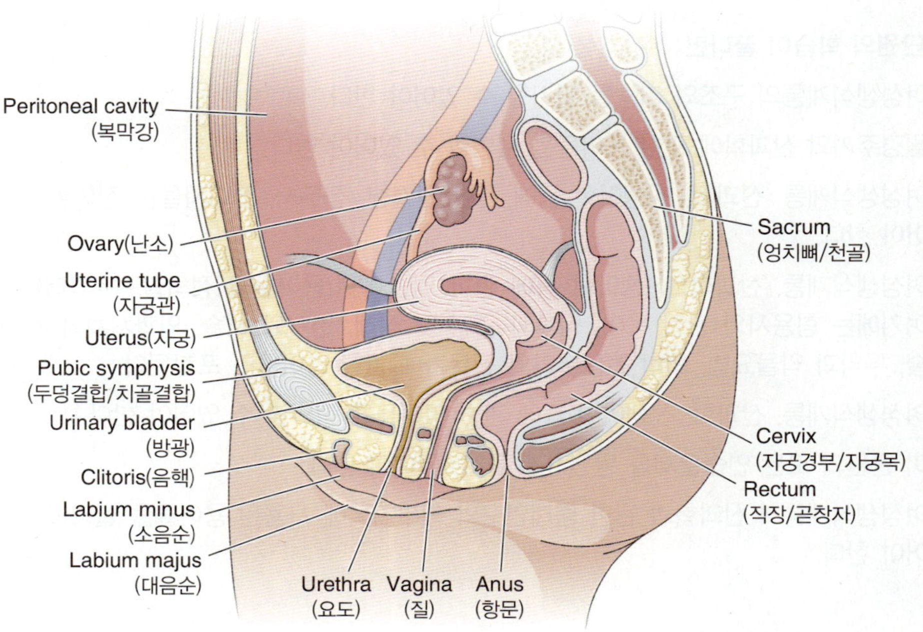

그림 15.1 여성생식계통(female reproductive system).

- 여성 성세포인 난모세포를 통한 생명체의 번식
- 정자와 수정하여 수정란을 만들기 위한 장소로 난자의 이동
- 출생 때까지 적합한 환경에서 배아와 태아를 성장시키기 위한 지원과 양육
- 출생한 영아에게 모유를 통한 영양 및 보호 항체의 제공

여성생식계통에 관한 용어

용어	발음	뜻
breasts; *syn.* mammary glands	brests'; mam'ă-rē glandz	유방(= 젖샘). modified sweat glands that produce milk (그림 15.2)
areola	ă-rē'ō-lă	젖꽃판/유륜. pigmented area around the breast nipple
lactiferous ducts	lak-tif'ĕr-ŭs dŭkts	젖샘관/유관. channels that carry breast milk to the nipple
lactiferous sinuses	lak-tif'ĕr-ŭs sī'nŭs-ĕz	젖샘관팽대/유관동. expanded chambers that converge on the nipple surface
lobes of mammary gland	lob'yūlz uv mam'ă-rē gland	젖샘엽. 15–20 separate portions of the mammary gland that radiate from the central area deep to the nipple-like wheel spokes and comprise the body of the mammary gland; each is drained by a single lactiferous duct
lobules of mammary gland	lōbz uv mam'ă-rē gland	젖샘소엽. subdivisions of the lobes of the mammary gland that make breast milk; also called lactiferous lobules

(계속됨)

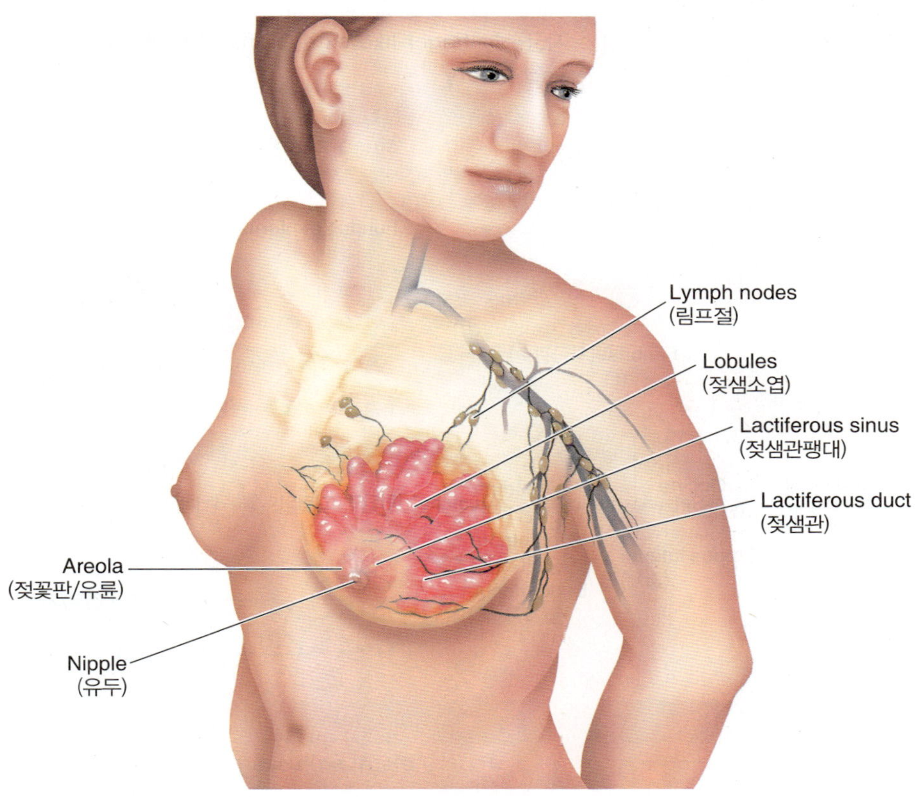

그림 15.2 유방(breast)의 앞모습.

여성생식계통에 관한 용어 *(계속됨)*

용어	발음	뜻
nipple	nip′ĕl	유두. projection on the breast surface through which milk can be secreted
genitalia	jen′i-tā′lē-ă	생식기(관). external and internal organs of reproduction
ovaries	ō′vă-rēz	난소. pair of oval reproductive glands that produce hormones and release oocytes (그림 15.3)
oocyte	ō′ō-sīt	난모세포, 난자. female gamete or sex cell; when fertilized by a sperm, it develops into an ovum and is capable of developing into a new individual
corpus luteum	kōr′pŭs lū′tē-ŭm	황체. temporary endocrine gland formed in the ovary that secretes the hormone progesterone during the second half of the menstrual cycle
menstrual cycle	men′strū-ăl sī′kl	월경주기. period of time in which an oocyte matures, is ovulated, and enters the uterus through the uterine tubes; during this time, ovarian hormonal secretions effect endometrial changes; if fertilization does not occur, the endometrium is shed and menstrual flow begins; the cycle lasts about 28 days
vesicular ovarian follicles; *syn.* graafian follicles	vĕ-sik′yū-lăr ō-var′ē-ăn fol′i-kĕlz; grah′fē-ăn fol′i-kĕlz	성숙난포. fluid-filled sacs in the ovaries in which the primary oocyte matures
ovum, *pl.* ova	ō′vŭm, ō′vă	난자. oocyte that has been fertilized by a spermatozoon; an egg cell
uterine tubes; *syn.* salpinges, fallopian tubes	yū′tĕr-in tūbz; sal-pin′jēz, fă-lō′pē-ăn tūbz	자궁관/난관. tubular structures that carry the oocyte from the ovary to the uterus (그림 15.3)
fimbriae	fim′brē-ē	자궁관술. finger-like extensions of each uterine tube that drape over each ovary

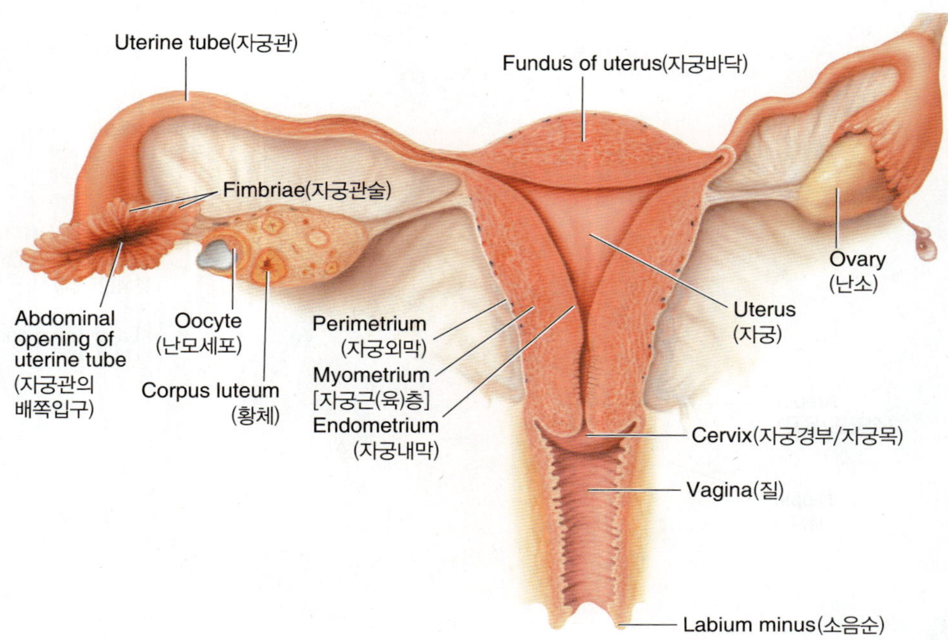

그림 15.3 난소, 자궁관, 자궁, 질.

여성생식계통에 관한 용어

용어	발음	뜻
uterus; *syn.* womb	yū′tĕr-ŭs; wūm	자궁. pear-shaped organ located in the middle of the pelvis that supports a growing embryo and fetus and is the site of menstruation (그림 15.3)
adnexa	ad-nek′să	자궁부속기. appendages or adjunct parts; the adnexa of the uterus consist of the uterine tubes, the ovaries, and the ligaments that hold them together
endometrium	en′dō-mē′trē-ŭm	자궁내막/자궁속막. inner layer that lines the uterus; this layer is shed during menstruation
myometrium	mī′ō-mē′trē-ŭm	자궁근(육)층. thick, muscular middle layer of the uterus
perimetrium	per′i-mē′trē-ŭm	자궁외막/자궁바깥막. outer layer of the uterus that covers the body of the uterus and part of the cervix
cervix	sĕr′viks	자궁경부/자궁목. tubular, lower portion of the uterus that opens into the vagina
cervical os	ser′vĭ-kăl oz	자궁경부입구. vaginal opening of the uterus; also called external os of uterus
fundus	fŭn′dŭs	자궁바닥/자궁기저. dome-shaped top portion of the uterus that lies above the entrance of the uterine tubes
vagina; *syn.* birth canal	vă-jī′nă; bĭrth kă-nal′	질(= 출산길/산도). muscular tube projecting inside a female that connects the uterus to the outside of the body (그림 15.3)
vulva	vŭl′vă	외음. the female external genital organs (그림 15.4)

(계속됨)

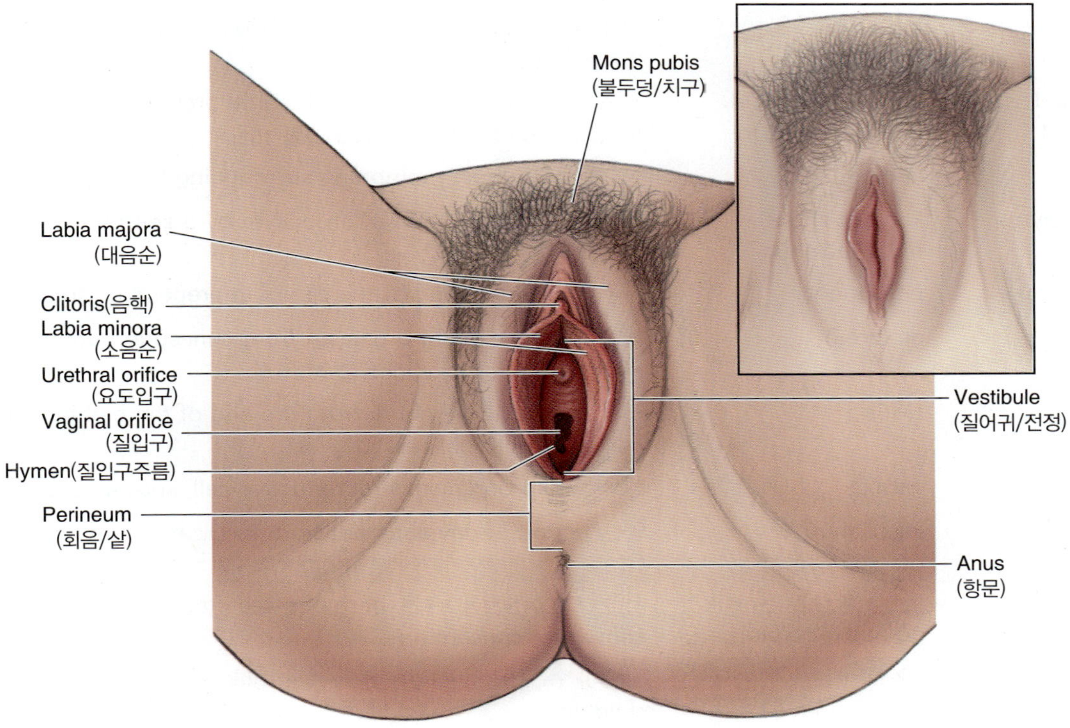

그림 15.4 외음(vulva)의 구조.

여성생식계통에 관한 용어 *(계속됨)*

용어	발음	뜻
clitoris	klit′ŏr-is	음핵. small (less than 2 cm) mass of erectile tissue in females that responds to sexual stimulation
hymen	hī′men	질입구주름. thin fold of mucous membrane covering the entrance to the vagina
greater vestibular glands; *syn.* Bartholin glands	grā′tĕr ves-tib′yū-lăr glandz; bahr′tō-lin glandz	큰질어귀샘(= 바르톨린샘). glands that keep the vagina moist and provide a lubricant for the vagina during sexual intercourse
labia	lā′bē-ă	음순. two sets of skin folds that cover the female external genital organs and tissues
labia majora; *syn.* labium majus	lā′bē-ă mă-jōr′ă; lā′bē-ŭm mā′jŭs	대음순. part of the labia that covers and protects the female external genital organs
labia minora; *syn.* labium minus	lā′bē-ă mi-nō′ră; lā′bē-ŭm mi′nus	소음순. inner folds of the labia that surround the openings to the vagina and urethra
mons pubis	monz pyū′bis	불두덩/치구. rounded mound of fatty tissue that covers the pubic bone
perineum	per′i-nē′ŭm	회음/샅. surface area between the thighs extending from the coccyx to the pubis that includes the anus posteriorly and the external genitalia anteriorly
vaginal orifice; *syn.* introitus	vaj′i-năl or′i-fis; in-trō′i-tŭs	질입구. opening of the vagina
vestibule	ves′ti-byūl	질어귀/전정. central space between the labia minora

산과학과 신생아학에 관한 용어

용어	발음	뜻
amnion	am′nē-on	양막. inner layer of membrane surrounding the fetus and containing the amniotic fluid (그림 15.5)
amnionic fluid; *syn.* amniotic fluid	am′nē-on′ik flū′id; am′nē-ot′ik flū′id	양수. fluid that encases the fetus and provides a cushion for the fetus as the mother moves (그림 15.5)
chorion	kōr′ē-on	융모막. outermost membrane surrounding the fetus (그림 15.5)
conception; syn. fertilization	kŏn-sep′shŭn; fĕr′til-ī-zā′shŭn	수태(= 수정). fertilization of an oocyte by a sperm
effacement	ē-fās′mĕnt	자궁경부소실. thinning of the cervix in preparation for delivery
embryo	em′brē-ō	배아. the developing organism from conception until the end of the eighth week of gestation (그림 15.6)
fetus	fē′tŭs	태아. developing embryo from the end of the eighth week of gestation until delivery (그림 15.6)
gamete	gam′ēt	생식세포. an organism's reproductive cell, such as sperm or oocytes
gestation; *syn.* pregnancy	jes-tā′shŭn; preg′năn-sē	임신. period of development from fertilization until birth
human chorionic gonadotropin (hCG)	hyū′măn kōr′ē-on′ik gō-nad′ō-trō′pin	사람융모생식샘자극호르몬. hormone secreted by the fertilized ovum soon after conception
lactation	lak-tā′shŭn	젖분비, 수유. production of breast milk by the mammary glands after childbirth
lochia	lō′kē-ă	산후질분비물. normal vaginal discharge consisting of mucus, blood, and tissue debris following childbirth

(계속됨)

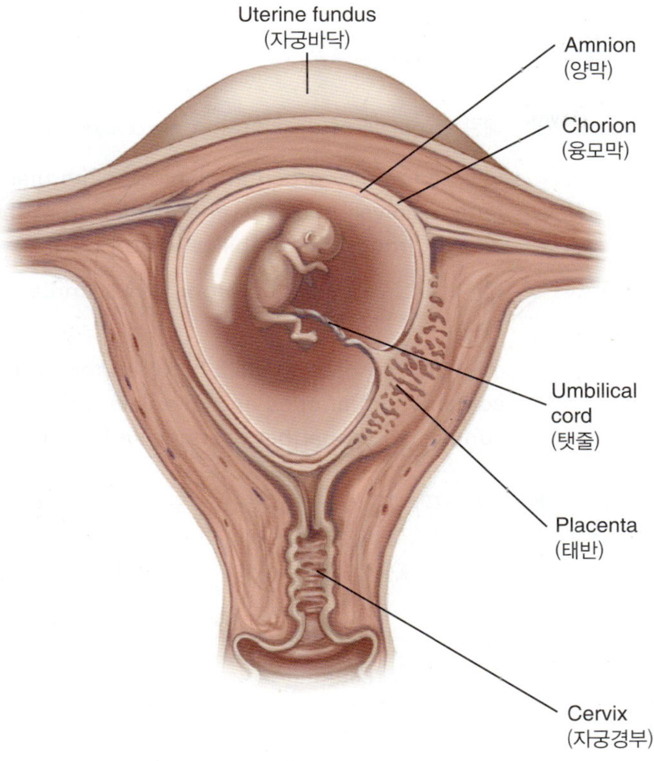

그림 15.5 태아보호막(양막과 융모막)으로 둘러싸여 있는 배아(embryo)가 양수에 떠 있다.

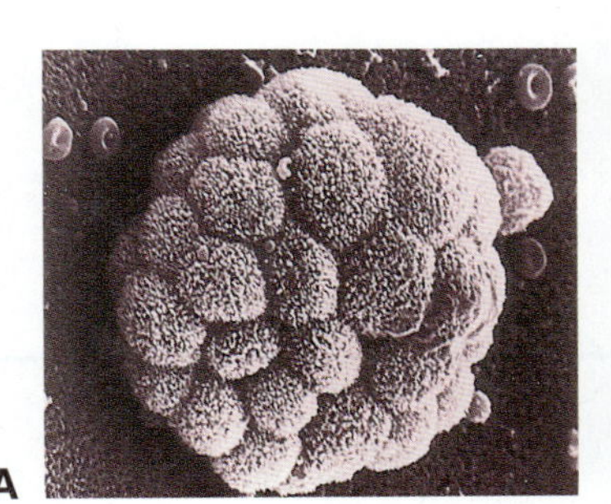
A

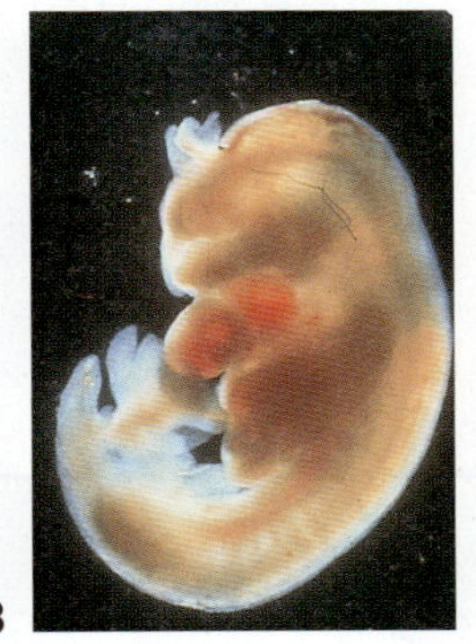
B

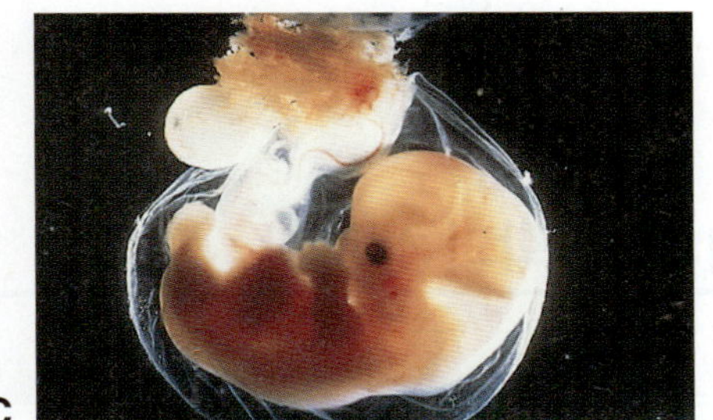
C

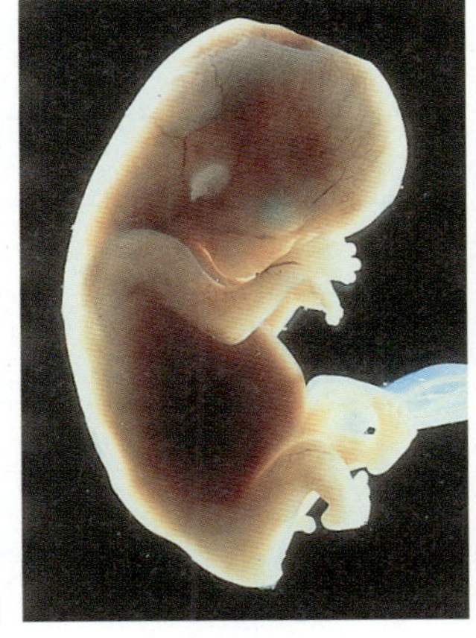
D

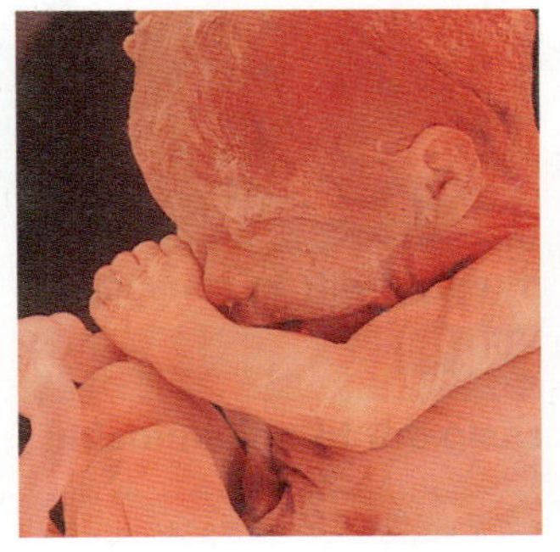
E

그림 15.6 사람 배아와 초기 태아(human embryos & early fetus). **A.** 임신 7~8일 후의 자궁에 착상. **B.** 32일 후의 배아. **C.** 37일 후의 배아. **D.** 41일 후의 배아. **E.** 12~15주 사이의 태아.

산과학과 신생아학에 관한 용어 *(계속됨)*

용어	발음	뜻
ovulation	ov′yū-lā′shŭn	배란. process of discharging an oocyte from an ovary
placenta	plă-sen′tă	태반. temporary organ implanted in the uterus through which the embryo/fetus receives nutrients and oxygen from the mother's blood and passes waste through the umbilical cord (그림 15.5)
prolactin	prō-lak′tin	젖분비호르몬/프로락틴. hormone that stimulates breast growth and milk secretion
umbilical cord	ŭm-bil′i-kăl kōrd	탯줄/제대. connecting stalk between the embryo/fetus and the placenta that contains two arteries and one vein cord composed of blood vessels and connective tissue that is connected to the fetus from the placenta (그림 15.5)

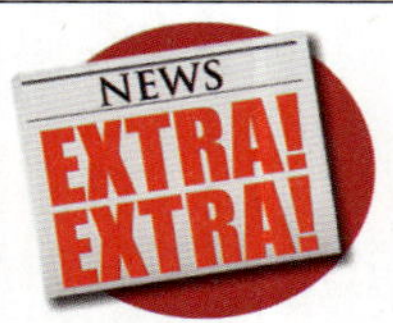

Stem Cells(줄기세포) 탯줄(umbilical cord)은 줄기세포를 얻을 수 있는 기관 중의 하나이다. 줄기세포는 스스로 재생, 즉 세포분열을 통해 복제된다. 혈액세포, 심장세포, 췌장세포 등과 같은 다양한 종류의 특수세포를 생성할 수 있다. 이 세포들은 탯줄의 혈액에서 채취된다.

용어	발음	뜻
zygote	zī′gōt	접합자. cell resulting from the union of a sperm and oocyte

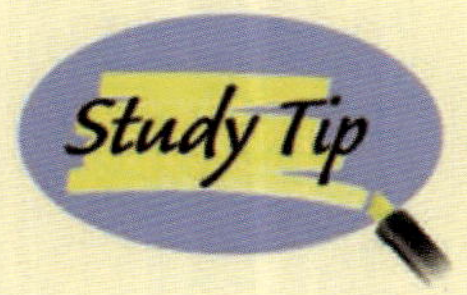

Endometrium and Perimetrium(자궁속막과 자궁바깥막): 자궁의 층들을 암기할 때 접두사가 도움이 된다. *Endo-*는 "~안에"를 뜻하므로 endometrium은 자궁을 둘러싸는 안쪽 층이다. *Peri-*는 "주변"을 뜻하므로 perimetrium은 자궁몸체를 감싸는 바깥쪽 층이다.

■ 연습문제: 해부학과 생리학

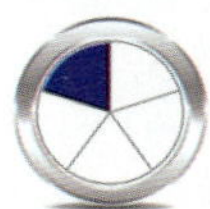

연습문제 1

아래 문제들이 정의하는 해부학적 구조의 이름을 쓰시오.

1. 자궁 속에 착상하는 임시 장기 ____________________

2. 모유를 유두로 운반하는 통로 ____________________

3. 자궁의 안감을 이루는 내층 ____________________

4. 젖를 생산하는 변형된 땀샘 ____________________

5. 외부 및 내부 생식기관 ____________________

6. 미수정 난모세포 ______
7. 태아를 감싸고 있는 막의 내층 ______
8. 태아와 태반 사이를 연결하는 줄기 구조물 ______
9. 젖이 분비될 수 있는 유방 표면의 돌출부 ______
10. 둥근 지붕 모양의 자궁 상단부 ______
11. 유두 주변의 착색된 부위 ______
12. 난소에 형성된 임시 내분비샘 ______
13. 일차난모세포가 성숙하는 난소에 존재하는 액체로 채워진 주머니 ______
14. 질을 촉촉하게 유지하도록 만드는 샘 ______
15. 정자와 난모세포의 결합으로 만들어지는 세포 ______

SIMPLE RECALL

연습문제 2

아래 용어들의 뜻을 쓰시오.

1. perimetrium ______
2. amniotic fluid ______
3. cervix ______
4. human chorionic gonadotropin (hCG) ______
5. oocyte ______
6. chorion ______
7. uterine tubes ______
8. gestation ______
9. lobules of mammary gland ______
10. prolactin ______
11. uterus ______
12. labia majora ______
13. embryo ______

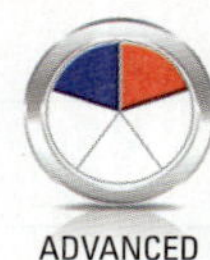

연습문제 3

다음 문장의 뜻에 가장 적합한 용어를 (   ) 안에서 고르시오.

1. The (*corpus luteum, clitoris, mammary gland*) secretes progesterone.
2. The (*labia, ovaries, adnexa*) cover the female external genital organs.
3. (*Oocytes, Fimbriae, Lobules*) are like fingers that extend over the ovaries.
4. The fatty tissue that covers the pubic bone is called the (*mons pubis, perineum, vulva*).
5. An oocyte is discharged from the ovary in a process called (*pregnancy, fertilization, ovulation*).
6. Another name for the vaginal opening is the (*uterus, introitus, vulva*).
7. The (*labia minora, labia majora, mons pubis*) surround the opening of the vagina.
8. One purpose of the (*salpinges, uterus, ovaries*) is to release oocytes.
9. Another name for the (*uterus, cervix, vagina*) is the "birth canal."
10. A(n) (*fetus, zygote, oocyte*) is an early embryo.

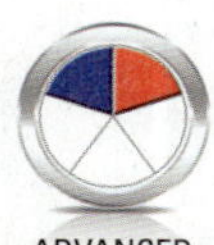

연습문제 4

아래 문제가 뜻하는 의학용어를 보기에서 고르시오.

lobules of mammary gland	gamete	ovaries	lochia
effacement	vulva	vagina	lactation
fetus	cervical os		

1. 외부 생식기를 포함하는 부위 ______________________
2. 8주 말부터 분만까지의 배아 ______________________
3. 자궁의 질 입구 ______________________
4. 모유의 생성 ______________________
5. 분만을 위한 자궁경부의 얇아짐 ______________________
6. 생명체의 생식세포 ______________________
7. 출산 후 나오는 질 분비물 ______________________
8. 산도 ______________________
9. 젖를 만드는 유방의 샘 ______________________
10. 호르몬 생성 및 난모세포 방출 ______________________

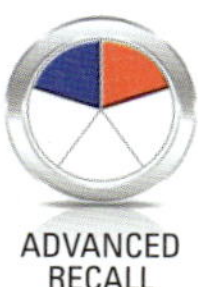

연습문제 5

아래 빈칸에 알맞은 의학용어를 써 넣어 문장을 완성하시오.

1. The inner lining of the uterus is called the ________________________.
2. The ________________________ is a structure that responds to sexual stimulation.
3. The ________________________ are the two sets of skin folds that cover the external genital organs and tissues.
4. The surface area between the thighs from the coccyx to the mons pubis is called the ________________________.
5. The ________________________ prepare for milk production for a newborn.
6. The organs of reproduction are generally referred to as ________________________.
7. A general term for appendages or adjunct parts is ________________________.
8. The ________________________ is the thick, muscular middle layer of the uterus.

■ 단어성분

아래 표는 여성생식계통, 산과학, 신생아학 등에 관한 단어성분을 정리한 것이다.

연결형

연결형	뜻
여성생식계통 용어	
cervic/o	목/경부. neck, cervix (neck of uterus)
colp/o	질. vagina
episi/o	외음. vulva (external genitalia; wrapper)
gyn/o, gynec/o	여성. woman
hyster/o	자궁. uterus (womb)
men/o, menstru/o	월경/생리. menstruation
metr/o, metri/o	자궁. uterus
my/o	근육(자궁). muscle (uterus)
oophor/o	난소. ovary
ovari/o	난소. ovary
pelv/i	골반, 골반강. pelvis, pelvic cavity
perine/o	회음/샅. perineum (area between the anus and vulva)
salping/o	자궁관/난관. salpinx, uterine tube, fallopian tube

(계속됨)

연결형 *(계속됨)*

연결형	뜻
uter/o	자궁. uterus
uterus vagin/o	질. vagina
vulv/o	외음. vulva (external genitalia; wrapper)
산과학과 신생아학 용어	
amni/o, amnion/o	양막. amnion
cephal/o	머리. head
chori/o	융모(막). chorion (membrane)
embry/o, embryon/o	배아, 미성숙. embryo, immature
form fet/o	태아. fetus
fund/o	바닥. fundus (part farthest from opening or exit)
galact/o	젖. milk
gestat/o	임신(수정에서 출생까지). from conception to birth
gravid/o	임신. pregnancy
hydr/o	물, 용액. water, fluid
lact/o	젖. milk
mamm/o	유방, 젖샘. breast, mammary gland
mast/o	유방, 젖샘. breast, mammary gland
nat/o	출생. birth
olig/o	희소의. 적은. scanty, few
omphal/o	배꼽. umbilicus, navel
pub/o	두덩/치골. pubis
toc/o	분만, 출생. labor, birth

접두사

접두사	뜻
ante-	앞, 전. before
dys-	아픈, 어려운, 비정상의. painful, difficult, abnormal
ecto-	바깥(쪽). outer, outside
endo-	속, 안. in, within
micro-	작은. small
multi-	많은. many
neo-	새로운. new
nulli-	없음, 무. none
poly-	많은. many, much
post-	뒤, 후. after, behind
pre-	앞, 전. before
supra-	위. above

접미사

접미사	뜻
-arche	처음, 시작. beginning
-asthenia	쇠약, 약함. weakness
-cele	탈출, 돌출. herniation, protrusion
-centesis	천자. puncture to aspirate
-ia	상태. condition of
-ism	상태. condition of
-metry	측정. measurement of
-partum	출산, 분만. childbirth, labor
-pexy	수술적 고정. surgical fixation
-plasia	형성, 성장. formation, growth
-plasty	수술적 복원, 재건. surgical repair, reconstruction
-rrhage, -rrhagia	흘러나옴. flowing forth
-rrhaphy	봉합. suture
-rrhea	흐름, 분출. flow, discharge
-scopy	검사과정, 검사. process of examining, examination
-tomy	절개. incision

■연습문제:단어성분

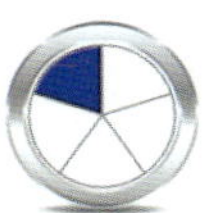
SIMPLE RECALL

연습문제 6

아래 연결형의 뜻을 쓰시오.

1. fund/o ______

2. pelv/i ______

3. cervic/o ______

4. mast/o ______

5. gestat/o ______

6. pub/o ______

7. salping/o ______

8. colp/o ______

9. gravid/o ______

10. olig/o ______

11. uter/o ______

12. galact/o ______

13. nat/o ______

14. chori/o ______

15. perine/o ______

SIMPLE RECALL

연습문제 7

아래 용어들의 뜻을 나타내는 연결형을 쓰시오.

1. vagina ______
2. woman ______
3. muscle (uterus) ______
4. salpinx ______
5. breast, mammary gland ______
6. head ______
7. pregnancy ______
8. perineum ______
9. water, fluid ______
10. labor, birth ______
11. menstruation ______
12. cervix ______
13. milk ______
14. vulva ______
15. pubis ______

SIMPLE RECALL

연습문제 8

아래 접두사나 접미사의 뜻을 쓰시오.

1. supra- ______
2. -plasty ______
3. -tomy ______

4. nulli- ____________________

5. -cele ____________________

6. -metry ____________________

7. -rrhea ____________________

8. -ia ____________________

9. neo- ____________________

10. -arche ____________________

11. -rrhaphy ____________________

12. -centesis ____________________

13. ante- ____________________

14. endo- ____________________

15. -partum ____________________

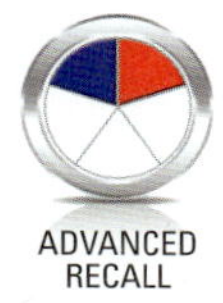
ADVANCED RECALL

연습문제 9

의학용어를 만드는 연결형의 뜻을 고려하여 아래 의학용어의 뜻을 쓰시오. (아직 이 용어들을 많이 배우지는 않았더라도 단어성분으로부터 그 뜻을 찾아낼 수 있다.)

연결형	뜻	의학용어	용어의 뜻
metr/o	uterus	metrorrhagia	1. ____________
gynec/o	woman	gynecology	2. ____________
hyster/o	uterus	hysterectomy	3. ____________
mamm/o	breast	mammogram	4. ____________
episi/o	vulva	episiotomy	5. ____________
colp/o	vagina	colporrhaphy	6. ____________
oophor/o	ovary	oophorectomy	7. ____________
cervic/o	cervix	cervicitis	8. ____________
vagin/o	vagina	vaginoplasty	9. ____________
salping/o	salpinx	salpingectomy	10. ____________

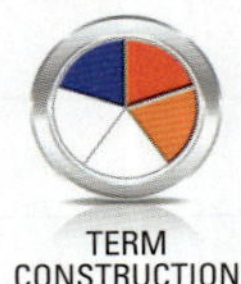

연습문제 10

아래의 연결형과 앞의 표에 있는 단어성분을 사용하여 아래의 뜻에 맞는 의학용어를 쓰시오.

연결형	의학용어의 뜻	의학용어
gynec/o	one who specializes in the study of women	**1.** ______________
hyster/o	process of examining the uterus	**2.** ______________
colp/o	suturing of the vagina	**3.** ______________
omphal/o	herniation of the umbilical cord	**4.** ______________
vagin/o	inflammation of the vagina	**5.** ______________
mamm/o	recording (making an image of) the breast	**6.** ______________
amni/o	incision of the amnion (to induce labor)	**7.** ______________
fet/o	pertaining to a fetus	**8.** ______________
embry/o	study of an embryo	**9.** ______________
mast/o	excision or surgical removal of a breast	**10.** ______________

■ 의학용어

다음 표는 여성생식계통, 산과학, 신생아학 등과 이것들과 관련된 상태를 기술할 때 사용하는 형용사형과 용어들을 제공한다.

형용사와 그 밖의 관련 용어

용어	발음	뜻
abdominopelvic	ab-dom′i-nō-pel′vik	복부와 골반-. pertaining to the abdomen and pelvis
amnionic; *syn*. amniotic	am′nē-on′ik; am′nē-ot′ik	양막/양수-. relating to the amnion
chorionic	kōr′ē-on′ik	융모막-. pertaining to the chorion(surrounding membrane)
congenital	kŏn-jen′i-tăl	선천(적)-. existing at birth
cystic	sis′tik	낭-, 방광-. pertaining to or containing cysts
date of birth (DOB)	dāt uv bĭrth	출생일. the day of birth of a patient
embryonic	em′brē-on′ik	배아-. pertaining to an embryo
endometrial	en′dō-mē′trē-ăl	자궁내막-. pertaining to or composed of endometrium

형용사와 그 밖의 관련 용어

용어	발음	뜻
estimated date of confinement(EDC); *syn*. estimated date of delivery (EDD)	es′ti-mā′ted dāt uv kŏn-fīn′mĕnt; es′ti-mā′ted dāt uv dē-liv′ĕr-ē	분만예정일. the date an infant is expected to be born, calculated by counting forward 280 days (40 weeks) from the first day of the mother's last menstrual period (LMP); also called the due date

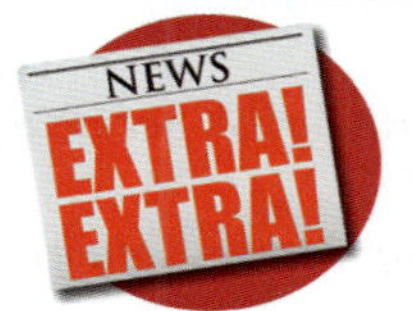

EDC(분만예정일) 계산 A 임신한 여성의 "분만일"은 보통 280일 규칙에 따라 정해지는데, 이는 보통 28일 월경주기를 기반으로 한다. 환자가 28일마다 정기적인 기간을 갖는다고 가정할 때, 마지막 주기의 첫날부터 40주 또는 280일을 계산하여 분만일을 계산한다. 환자의 월경주기가 제대로 맞지 않으면, 결과적으로 예정일은 실제 분만일에 대한 아주 좋은 추정일 뿐이다.

용어	발음	뜻
fetal	fē′tăl	태아-. pertaining to a fetus
gestational	jes-tā′shŭn-ăl	임신-. pertaining to pregnancy
gravida	grav′i-dă	임신부. a pregnant woman
in vitro	in vē′trō	인공환경내/시험관내-. in an artificial environment
intrauterine	in′tră-yū′tĕr-in	자궁내-. within the uterus
last menstrual period (LMP)	last men′strū-ăl pēr′ē-ŏd	최종월경주기. the date indicating the first day of a patient's last menstruation(menstrual period)
meconium	mē-kō′nē-ŭm	태변. greenish-black first feces of a newborn
menarche	men′ahr′kē	초경/첫월경. a girl's first menstrual period
menstruation; *syn*. menses	men′strū-ā′shŭn; men′sēz	월경/생리. cyclic shedding of endometrial lining and discharge of bloody fluid from the uterus occurs approximately every 28 days
neonatal	nē′ō-nā′tăl	신생아-. pertaining to the period immediately after an infant's birth and continuing through the first 28 days of life
neonate; *syn*. newborn	nē′ō-nāt; nū′bōrn	신생아. a newborn infant
nulligravida	nŭl-i-grav′i-dă	미임신부. a woman who has never conceived a child
nullipara	nŭ-lip′ă-ră	미출산부, 미분만부. a woman who has never given birth to a child
ovarian	ō-var′ē-ăn	난소-. pertaining to an ovary
para	par′ă	출산부/분만부. a woman who has given birth
pelvic	pel′vik	골반-. pertaining to the pelvis
perineal	per′i-nē′ăl	회음/샅-. pertaining to the perineum
postpartum	pōst-pahr′tŭm	분만후-. the period of time after birth
prenatal	prē-nā′tăl	출생전-. the period of time preceding birth
primigravida	prī′mi-grav′i-dă	첫임신부/초임부. a woman who has had one pregnancy
suprapubic	sū′pră-pyū′bik	두덩위/치골위-. above the pubic bone
transabdominal	tranz′ab-dom′ĭ-năl	복부경유-. across or through the abdomen
transvaginal	trans-vaj′i-năl	질경유-. across or through the vagina
stillbirth	stil′bĭrth	사산. the birth of an infant who has died before delivery
uterine	yū′tĕr-in	자궁-. pertaining to the uterus

■ 연습문제: 형용사와 그 밖의 관련 용어

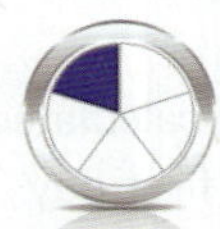

연습문제 11

아래 문장의 뜻에 가장 적합한 용어를 ( ) 안에서 고르시오.

1. The area above the pubic bone is referred to as the (*transvaginal, intrauterine, suprapubic*) area.
2. Birth control products implanted in the uterus are typically called (*ovarian, intrauterine, perineal*) devices.
3. The word that describes a female's first menstrual period is (*nulligravida, menarche, meconium*).
4. A patient's due date is also called the (*last menstrual period, date of birth, estimated date of confinement*).
5. The birth of an infant who has died before delivery is called a (*stillbirth, gravida, neonate*).
6. The word that describes a woman who has given birth is (*gravida, para, congenital*).
7. The period of time preceding birth is known as the (*postnatal, perinatal, prenatal*) period.
8. A newborn's first feces is called (*menstruation, meconium, menarche*).
9. The term (*nulligravida, gravida, primigravida*) refers to a woman who has had one pregnancy.

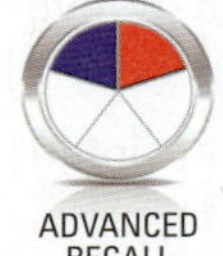

연습문제 12

아래의 문제가 뜻하는 의학용어를 보기에서 고르시오.

congenital	cystic	chorionic	gravida
nullipara	transabdominal	neonate	gestational

1. 융모막에 관련된~ ______________________
2. 출산을 한 적이 없는 여성 ______________________
3. 복부를 관통하거나 가로지름 ______________________
4. 신생아 ______________________
5. 태어날 때 존재하는~ ______________________
6. 낭을 포함한~ ______________________
7. 임신과 관련된~ ______________________
8. 임신한 여성 ______________________

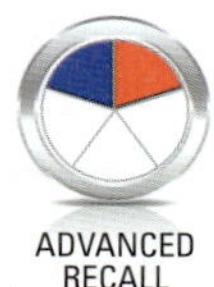

연습문제 13

아래 문장의 뜻에 가장 적합한 용어를 ( ) 안에서 고르시오.

1. After having failed at conception several times, Mr. and Mrs. Timmeney decided to undergo fertilization in an artificial environment, also known as (*in vitro, congenital, transvaginal*) fertilization.
2. The physician diagnosed a(n) (*ovarian, chorionic, suprapubic*) cyst, which is a very painful cyst on an ovary.
3. On pelvic examination, Mrs. Veras displayed no (*uterine, nulligravida, in vitro*) tenderness.
4. Ms. Smith will return six weeks after the delivery of her child for (*postpartum, prenatal, perineal*) care.
5. Our practice provides (*neonatal, gestational, congenital*) care for the infant for the first 28 days of life.
6. Mrs. Wu came in complaining of a rash involving the surface area between her thighs, also known as the (*perineal, peritoneal, endometrial*) area.
7. An adolescent girl typically begins her (*neonatal, para, menses*), or cyclic shedding of the endometrial lining, around the age of 12.
8. Ms. Patton was born on September 20, 1978; that day is called her (*estimated date of confinement, due date, date of birth*).
9. Mrs. Lau indicated that her most recent menses had started on July 12; this date was noted in her medical record as her (*estimated date of confinement, date of birth, last menstrual period*).
10. Mrs. Johnson has not been able to conceive; her medical record would note that she is (*gravida, nullipara, nulligravida*).

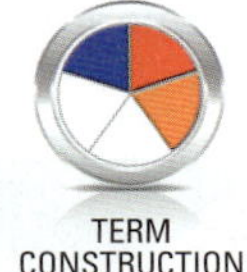

연습문제 14

아래 용어의 연결형과 그 뜻을 가진 의학용어를 쓰시오.

용어	연결형	연결형의 뜻을 가진 의학용어
1. fetal	________	________
2. transvaginal	________	________
3. pelvic	________	________
4. endometrial	________	________
5. abdominopelvic	________	________
6. embryonic	________	________
7. transabdominal	________	________
8. ovarian	________	________

의학적 상태

용어	발음	뜻
여성생식계통 용어		
adenomyosis	ad′ĕ-nō-mī-ō′sis	샘근육증. the presence of endometrial tissue growing through the myometrium
amenorrhea	ā-men-ŏr-ē′ă	무월경증. abnormal absence of menstrual bleeding
atrophic vaginitis	ā-trō′fik vaj′i-nī′tis	위축질염. inflammation of the vagina due to the thinning and shrinking of the tissues, as well as decreased lubrication
bacterial vaginosis	bak-tēr′ē-ăl vaj′i-nō′sis	세균질증. infection of the vagina caused by the disruption of the normal balance of bacteria, in which "good" bacteria is replaced by "harmful" bacteria
cervical dysplasia	sĕr′vi-kăl dis-plā′zē-ă	자궁경부형성이상. development of abnormal cells in the lining of the cervix
cervicitis	sĕr′vi-sī′tis	자궁경부염. inflammation of the cervix (그림 15.7)
dysmenorrhea	dis-men′ōr-ē′ă	월경통. difficult or painful menstruation
dyspareunia	dis′păr-ū′nē-ă	성교통증. condition of experiencing pain during sexual intercourse
endometriosis	en′dō-mē-trē-ō′sis	자궁내막증. the presence of functional endometrial tissue somewhere other than in the lining of the uterus (그림 15.8)
endometritis	en′dō-mē-trī′tis	자궁내막염. inflammation of the endometrium
mastitis	mas-tī′tis	유방염. inflammation of the breast(s)
mastodynia	mas′tō-din′ē-ă	유방통(증). pain in the breast(s)
menopause	men′ō-pawz	폐경. permanent ceasing of menses
menorrhagia	men′ō-rā′jē-ă	월경과다. abnormally heavy or prolonged bleeding during menstruation
metrorrhagia	mē′trō-rā′jē-ă	자궁출혈. irregular bleeding from the uterus between menstrual periods

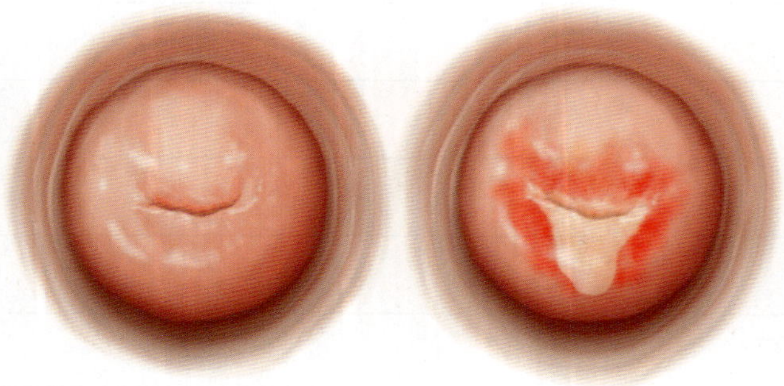

그림 15.7 염증과 분비물이 자궁경부염의 징후이다.

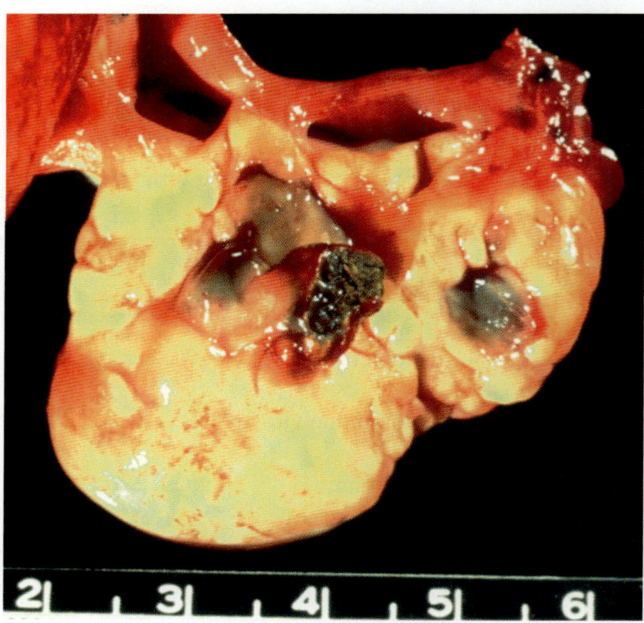

그림 15.8 자궁내막증(endometriosis). 자궁내막증이 난소에 이식되면 붉은 파란색의 결절로 보인다.

의학적 상태

용어	발음	뜻
uterine fibroid; *syn.* leiomyoma, fibromyoma, myoma	yū'tĕr-in fī'broyd; lī'ō-mī-ō'mă, fī'brō-mī-ō'mă, mī-ō'mă	자궁섬유증(= 평활근종, 섬유근종, 근종). benign growth that develops from the smooth muscular tissue of the uterus (그림 15.9)
pelvic inflammatory disease (PID)	pel'vik in-flam'ă-tōr-ē di-zēz'	골반염증질환/골반염. inflammation of the female pelvic organs (ovaries, uterine tubes, and uterus) caused by infection by any of several microorganisms, such as Neisseria gonorrhoeae and Chlamydia trachomatis
polycystic ovary syndrome	pol'ē-sis'tik ō'văr-ē sin'drōm	다낭난소증후군. condition characterized by irregular menstrual periods, excess hair growth, obesity, and enlarged ovaries due to hormone imbalance(그림 15.10)
salpingitis	sal'pin-jī'tis	자궁관염/난관염. inflammation of the uterine tube(salpinx)
sexually transmitted disease (STD)[a]	sek'shū-ă-lē tranz-mit'ĕd di-zēz'	성매개병. any contagious disease acquired during sexual contact; also called sexually transmitted infection
uterine prolapse	yū'tĕr-in prō'laps	자궁탈출. protrusion of the uterus into or through the vagina
vulvodynia	vŭl'vō-din'ē-ă	외음통증. chronic vulvar discomfort with complaints of burning and superficial irritation

[a]단원 14 참조: 특수 성매개병을 포함하는 남성생식계통.

(계속됨)

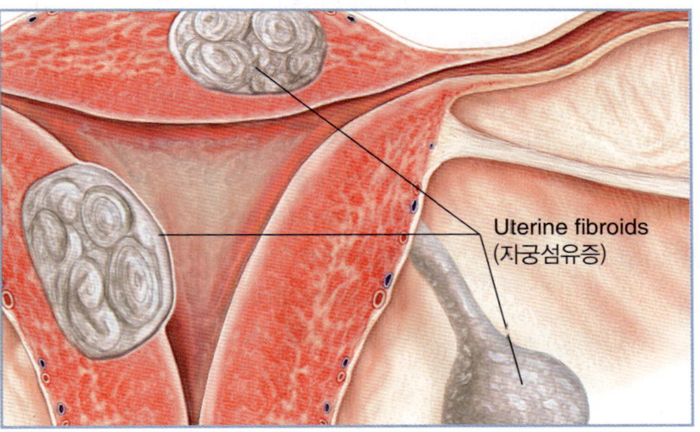

그림 15.9 자궁섬유증(uterine fibroids).

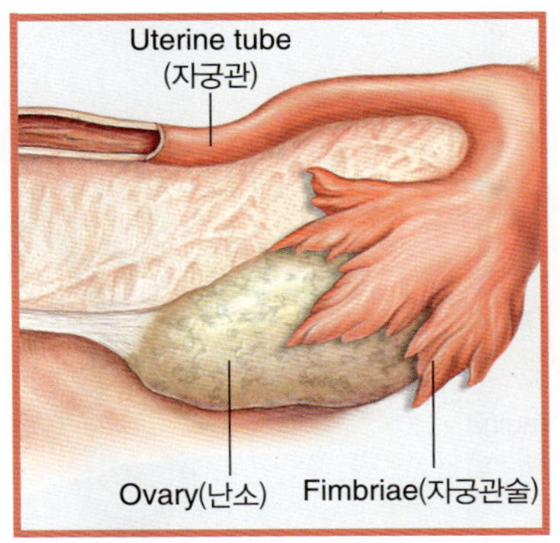

Normal ovary(정상 난소)

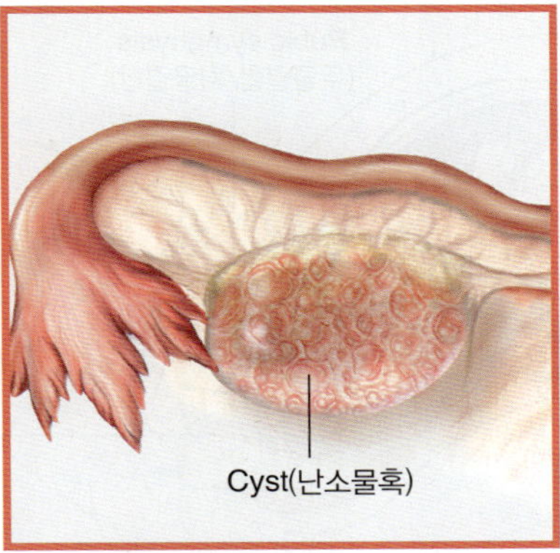

Polycystic ovary(다낭난소)

그림 15.10 다낭난소증후군(polycystic ovary syndrome).

의학적 상태 *(계속됨)*

용어	발음	뜻
		산과학 용어
abortion (AB); syn. spontaneous abortion (SAB)	ă-bōr′shŭn; spon-tā′nē-ŭs ă-bōr′shŭn	유산(= 자연유산). expulsion of an embryo or fetus (products of conception) from the uterus before viability; also called a miscarriage
incomplete abortion	in′kŏm-plēt′ ă-bōr′shŭn	불완전유산. ab orti on in which part of t he products of conception have passed but part (usually the placenta) remains in the uterus
abruptio placentae	ăb-rŭp′shē-ō plă-sen′tē	태반조기박리. premature detachment of a normally situated placenta
Braxton Hicks contractions; *syn.* false labor	braks′tŏn-hiks kŏn-trak′shŭns; fawls lā′bŏr	브랙스톤힉스수축(= 거짓진통/가진통). irregular weak uterine contractions that occur during pregnancy that usually cause little or no pain
breech pregnancy	brēch preg′năn-sē	볼기태위임신/둔위임신. pregnancy in which the buttocks of the baby present at the bottom of the uterus, while the head remains in the upper part of the uterus (**그림 15.11**)
dystocia	dis-tō′sē-ă	난산/이상분만. difficult childbirth
eclampsia	ek-lamp′sē-ă	자간(子癎), 자간증. seizures or coma in a patient with pregnancy-induced hypertension
ectopic pregnancy	ek-top′ik preg′năn-sē	자궁외임신. a pregnancy that occurs when the zygote implants itself outside the uterus
gestational diabetes	jes-tā′shŭn-ăl dī-ă-bē′tēz	임신당뇨병. diabetes that develops or first occurs during pregnancy
infertility	in′fĕr-til′i-tē	불임. inability of a couple to conceive, regardless of the cause
lithotomy position	li-thot′ō-mē pŏ-zish′ŭn	골반내진자세. supine position with buttocks at the end of the operating table, hips and knees are fully flexed, and the feet are strapped in position; common position for childbirth
nuchal cord	nū′kăl kōrd	목감은탯줄. loop(s) of umbilical cord wrapped around the neck of the fetus, posing risk of intrauterine hypoxia, fetal distress, or death (**그림 15.12**)

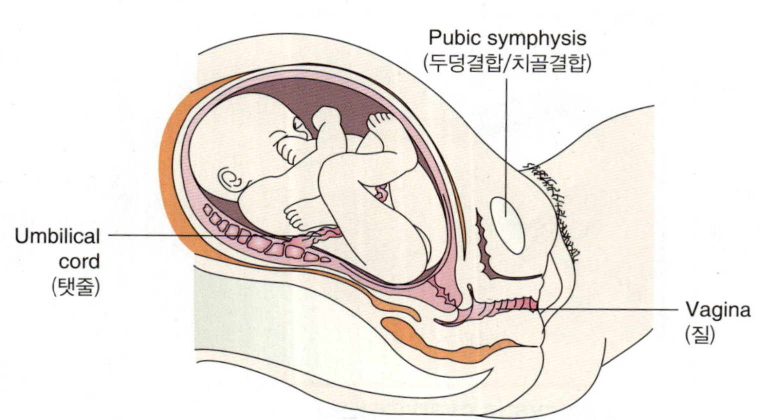

그림 15.11 볼기태위임신(breech pregnancy).

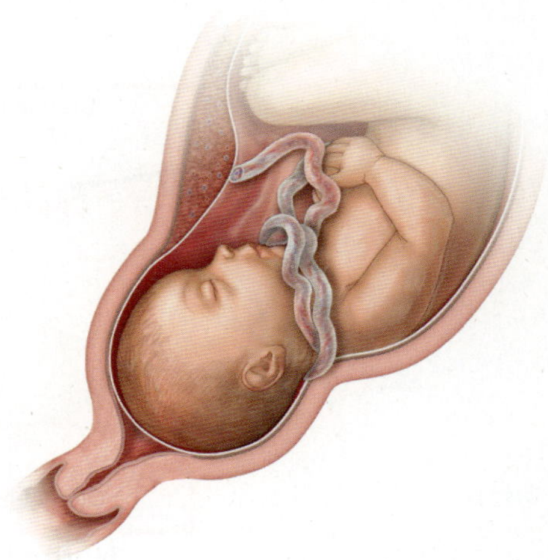

그림 15.12 목감은 탯줄(nuchal cord). 탯줄이 태아의 목을 감고 있다.

의학적 상태

용어	발음	뜻
oligohydramnios	ol′i-gō-hī-dram′nē-os	양수과소증. an insufficient amount of amniotic fluid
placenta previa	plă-sen′tă prē′vē-ă	전치태반. condition in which the placenta is implanted in the lower segment of the uterus instead of the upper part (그림 15.13)
postpartum depression	pōst-pahr′tŭm dĕ- presh′ŭn	분만후우울증. form of clinical depression suffered by the mother that occurs soon after giving birth
preeclampsia	prē′ē-klamp′sē-ă	자간전증, 전자간증. development of hypertension with proteinuria, edema, or both, due to pregnancy
prolapsed cord	prō-lapst kōrd	탯줄탈출. slipping of the umbilical cord into the vagina before delivery
rupture of membranes	rŭp′chŭr uv membrānz	양막파열. spontaneous rupture of the amniotic sac with release of fluid preceding childbirth
toxoplasmosis	tok′sō-plaz-mō′sis	톡소포자충증. infection caused by the protozoan parasite Toxoplasma gondii transmitted to humans through cat feces; if contracted by a pregnant woman, the infection can affect the fetus in many ways, including profound physical abnormalities
vertex pregnancy	ver′teks preg′năn-sē	마루점태위(임신)/두정위(임신). normal birth position of the fetus so that the crown of the head presents first in the cervix and vaginal canal
신생아학 용어		
atresia	ă-trē′zē-ă′	폐쇄증. congenital absence of a normal opening, such as the esophagus or anus
atrial septal defect (ASD)	ā′trē-ăl sep′tăl dē′fekt	심방중격결손. failure of an opening or foramen to close between the atria after birth
cleft lip	kleft lip	입술갈림증/구순열. congenital split in the upper lip associated with a cleft palate (그림 15.14)
cleft palate	kleft pal′ăt	입천장갈림증/구개열. congenital split in the roof of the mouth caused by failure of the embryonic facial bones to fuse; often associated with cleft lip(그림 15.14)

(계속됨)

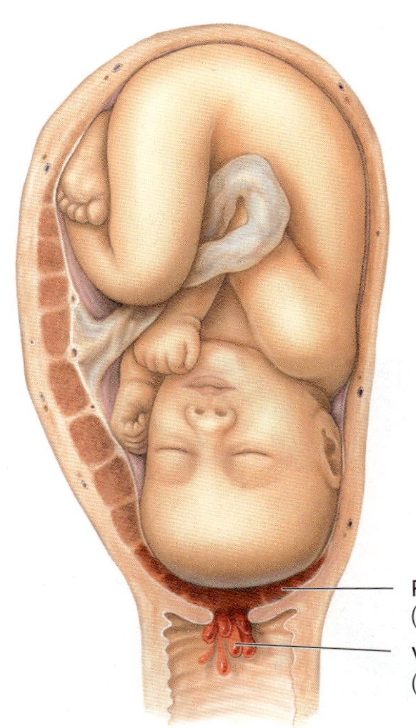

그림 15.13 전치태반(placenta previa).

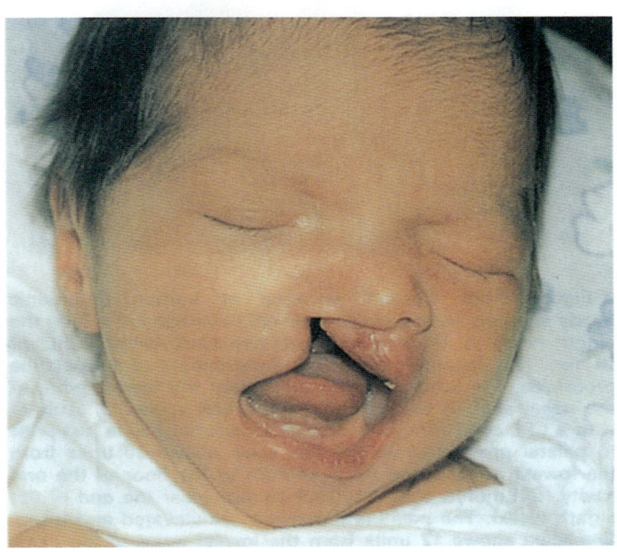

그림 15.14 영아의 입술갈림증(cleft lip)과 입천장갈림증(cleft palate).

의학적 상태 *(계속됨)*

용어	발음	뜻
Down syndrome	down sin′drōm	다운증후군. congenital disorder characterized by intellectual impairment and physical abnormalities caused by a tripling of chromosome 21; also called trisomy 21(그림 15.15)
gastroschisis	gas-tros′ki-sis	복벽갈림증. congenital defect in the anterior abdominal wall, usually accompanied by protrusion of the intestines
jaundice of newborn	jawn′dis uv nū′bōrn	신생아황달. inability of an infant's liver to metabolize bilirubin; usually disappears within 48~72 hours after birth
microcephaly	mī′krō-sef′ă-lē	작은머리증/소두증. congenital condition characterized by an abnormally small head; usually associated with intellectual impairment
omphalocele	om-fal′ŏ-sēl	배꼽탈장/선천복벽탈장. congenital herniation in which abdominal organs protrude into a baby's umbilical cord
patent ductus arteriosus (PDA)	pā′tent dŭk′tŭs ahr-tē-rē-ō′sus	열린동맥관/동맥관개존증. congenital disorder in which a fetal blood vessel connecting the left pulmonary artery with the descending aorta fails to close after birth
spina bifida	spī′nă bif′i-dă	이분척추/척추갈림증. congenital defect of incomplete vertebral closure that allows the spinal cord or meninges to protrude through a gap in the backbone(그림 15.16)
tetralogy of Fallot	te-tral′ŏ-jē uv fahl-ō′	팔로네증후군. set of four congenital heart defects: ventricular septal defect, pulmonic valve stenosis, malposition of the aorta, and right ventricular hypertrophy
Turner syndrome	tŭr′nĕr sin′drōm	터너증후군. congenital disorder in which affected women have only one X chromosome instead of two, causing developmental abnormalities and infertility
ventricular septal defect (VSD)	ven-trik′yū-lăr sep′tăl dē-fekt′	심실중격결손. failure of an opening or foramen to close between the heart ventricles after birth

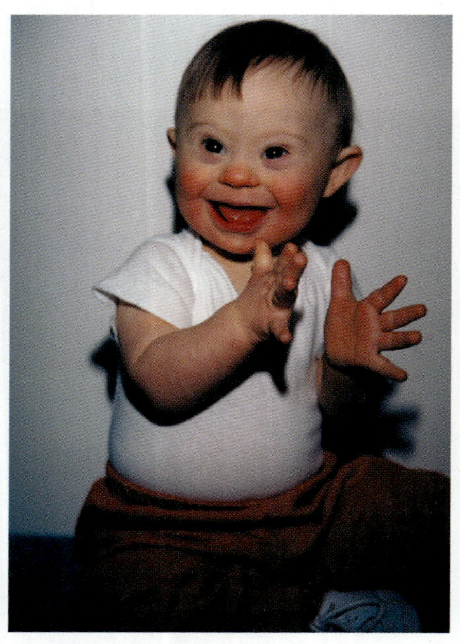

그림 15.15 다운증후군(Down syndrome)의 특징적인 겉모습.

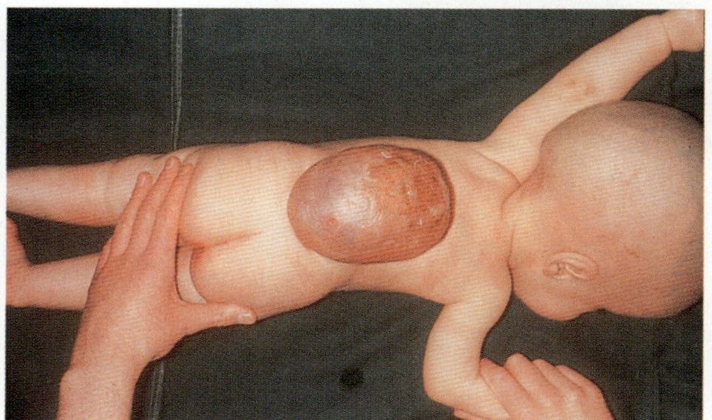

그림 15.16 이분척추(spina bifida) 영아.

■ 연습문제: 의학적 상태

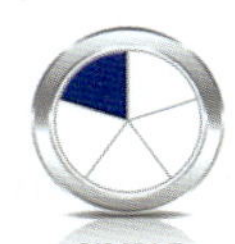

연습문제 15

아래의 정의에 알맞은 의학용어를 쓰시오.

1. 성적 접촉을 통해 확산되는 접촉성 질환 ______________________
2. 양수의 부족 ______________________
3. 복벽의 선천적인 결함 ______________________
4. 자궁경부 안감의 비정상적인 세포 ______________________
5. 여성이 X염색체를 한개만 가지고 있는 선천적 장애 ______________________
6. 자궁 밖에서 일어나는 임신 ______________________
7. 월경의 중단 ______________________
8. 출생 후 심방 구멍의 폐쇄 부전 ______________________
9. 윗입술의 선천적 갈라짐 ______________________
10. 태아의 목을 감싸는 탯줄 고리 ______________________
11. 생존력이 없는 상태로 배아 또는 태아의 배출 ______________________
12. 고양이에 전염되는 기생충에 의한 감염 ______________________
13. 출산 전 양막주머니에서 양수의 소실 ______________________
14. 출생 후 태아 혈관의 폐쇄 부전 ______________________
15. 태반의 조기 박리 ______________________
16. 4종류의 선천적 심장결함 ______________________
17. 질내 세균의 정상적인 균형의 붕괴 ______________________
18. 여성 골반장기의 염증 ______________________
19. 정상적 입구의 선천적 결손 ______________________
20. 아기의 엉덩이가 먼저 보이는 임신 ______________________

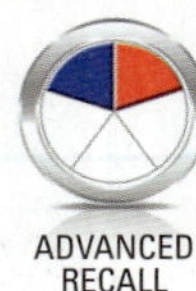

연습문제 16

아래 문장의 뜻에 가장 적합한 용어를 ( ) 안에서 고르시오.

1. Mrs. Murphy experienced irregular bleeding from the uterus between menstrual periods, which is referred to as (*menorrhagia, metrorrhagia, vulvodynia*).
2. After hearing the patient's symptom of painful intercourse, the physician diagnosed her with (*bacterial vaginosis, oophoritis, dyspareunia*).
3. The couple was suffering from (*endometriosis, eclampsia, infertility*), which means they could not conceive a child.
4. Dr. Jones noticed excess hair growth in Ms. Allen, which is a characteristic of a hormonal disorder known as (*salpingitis, menopause, polycystic ovary syndrome*).
5. The baby suffered from a(n) (*atrial septal defect, tetralogy of Fallot, ventricular septal defect*) characterized by the failure of the foramen to close between the heart ventricles after birth.
6. My sister suffered from (*Braxton Hicks, eclampsia, syphilis*) contractions, or false labor, during all three of her pregnancies.
7. Mrs. Tobias was diagnosed with (*preeclampsia, erythroblastosis fetalis, gestational diabetes*), which is a type of diabetes that develops during pregnancy.
8. The patient's preeclampsia developed into (*ectopic pregnancy, abruption placentae, eclampsia*), which caused her to have a seizure.
9. Some women suffer from a mental disorder called (*postpartum depression, oligohydramnios, nuchal cord*) after the birth of their babies.
10. The physician explained to Mrs. Lane that her (*atrophic vaginitis, bacterial vaginosis, dyspareunia*) was due to thinning and shrinking of vaginal tissues.
11. The baby was diagnosed with (*spina bifida, cleft palate, microcephaly*), a congenital condition in which the vertebra surrounding the spinal cord does not close properly.
12. The woman developed a protrusion of the uterus through the vagina, which is known as (*vaginitis, uterine prolapse, pelvic inflammatory disease*).
13. The infant had difficulty feeding because of a (*cleft chin, cleft palate, cleft mouth*), a congenital split (fissure) that is often associated with a cleft lip.
14. The pregnancy was complicated by (*menopause, infertility, placenta previa*).
15. Mrs. Brown experienced a slipping of the umbilical cord into the vagina before delivery, which is called (*premature cord, prolapsed cord, presenting cord*).
16. Mr. Marfin's daughter was born with Down syndrome, a (*contracted, contraindicated, congenital*) chromosomal condition.
17. The baby suffered from (*Down syndrome, Turner syndrome, jaundice of newborn*), which cleared within 48 hours of birth.
18. Ms. Lloyd experienced a(n) (*spontaneous abortion, rupture of membranes, incomplete abortion*) when all the products of conception were not expelled.
19. The patient was diagnosed with (*endometriosis, endometritis, adenomyosis*) after endometrial tissue was found growing through the muscular lining of her uterus.

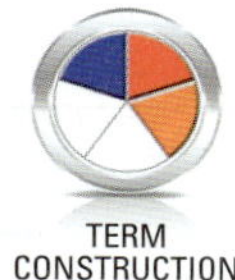

연습문제 17

아래의 의학용어들을 단어성분으로 나누고 그 성분의 뜻을 쓰시오. 그 다음 의학용어의 뜻을 쓰시오.

예:

urethritis
단어성분: urethr/o, -itis
뜻: urethra, inflammation of
용어의 뜻: inflammation of the urethra

1. amenorrhea
단어성분: ______
뜻: ______
용어의 뜻: ______

2. salpingitis
단어성분: ______
뜻: ______
용어의 뜻: ______

3. mastitis
단어성분: ______
뜻: ______
용어의 뜻: ______

4. endometriosis
단어성분: ______
뜻: ______
용어의 뜻: ______

5. vulvodynia
단어성분: ______
뜻: ______
용어의 뜻: ______

6. microcephaly
단어성분: ______
뜻: ______
용어의 뜻: ______

7. myoma
단어성분: ______
뜻: ______
용어의 뜻: ______

8. omphalocele 단어성분: ____________________

뜻: ____________________

용어의 뜻: ____________________

9. mastodynia 단어성분: ____________________

뜻: ____________________

용어의 뜻: ____________________

10. dysmenorrhea 단어성분: ____________________

뜻: ____________________

용어의 뜻: ____________________

검사와 시술

용어	발음	뜻
		여성생식계통과 산과학에 관한 검사실검사
group B streptococcus	grūp B strep′tō-kok′ŭs	B군사슬알균. test for bacterium that, if transmitted from the mother, can cause life-threatening infections in newborns
Papanicolaou (Pap) test	pa-pă-ni′kō-lō (pap) test	파파니콜로검사/자궁경부질세포검사. microscopic examination of cells collected from the vagina and cervix to detect abnormal changes (e.g., cancer)
pregnancy test	preg′năn-sē test	임신검사. blood test to determine the presence of the hormone human chorionic gonadotropin (hCG) secreted by the placenta
quad marker screen	kwahd mark′ĕr skrēn	네항목혈액검사. blood test that measures the levels of four substances (alpha-fetoprotein, human chorionic gonadotropin, estriol, and inhibin A) to determine the risk of having a baby with a birth defect

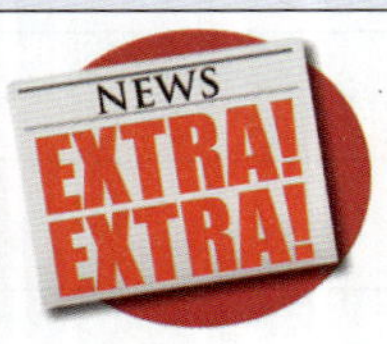

Quad Screen(네항목검사) 쿼드 스크린은 4항목혈액검사를 줄인 말이다. 이 검사는 전형적으로 두 번째 삼분기(second trimester)에 시행되며, 그 결과는 출생 결함이 있는 아기를 분만할 어머니의 가능성을 나타낸다. 이 검사는 4가지 물질(단백질 1개와 호르몬 3개)을 임신한 여자의 혈액에서 찾는다. 알파태아단백질(AFP)은 아기의 간에서 만들어지는 단백질로서 이분척추(spina bifida)를 발견하는 데 도움이 된다. 사람융모생식샘자극호르몬(hCG)과 인히빈A는 태반에서 만드는 호르몬이며, 에스트라이올은 태반과 아기의 간에서 만드는 호르몬이다.

용어	발음	뜻
TORCH panel	tōrch pan′ĕl	토치검사판. group of tests that screen for antibodies to common infections that can be transmitted from mother to fetus; it is an acronym for toxoplasmosis, other infections, rubella, cytomegalovirus, and cytomegalovirus, and herpes simplex (그림 15.17)

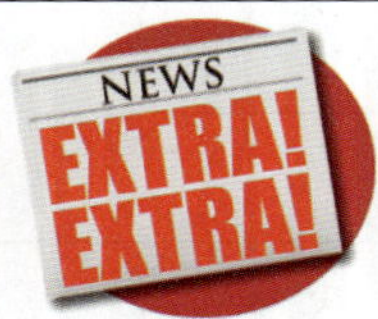

Cheap Torche(저가토취) 값싼 torche는 원래 약어인 TORCH를 확대한 것으로, C = 수두, H = 간염, E = 엔테로바이러스, A = 에이즈(HIV 감염), P = 파르보바이러스 B19, T = 톡소포자충증, O = 기타(B군 사슬알균, 리스테리아, 칸디다, 라임병), R = 풍진, C = 거대세포바이러스, H = 단순포진, E = 그 밖의 모든 성매개병, S = 매독 등을 포함한다.

검사와 시술

용어	발음	뜻
		여성생식계통, 산과학, 신생아학에 관한 진단시술
amniocentesis	am′nē-ō-sen-tē′sis	양막천자/양수천자. transabdominal aspiration of fluid from the amniotic sac to test for fetal lung immaturity or certain fetal problems, such as genetic defects or infections(그림 15.18)
Apgar score	ap′gahr skōr	아프가점수. numeric result of a test conducted on an infant immediately after delivery to evaluate quickly the newborn's physical condition

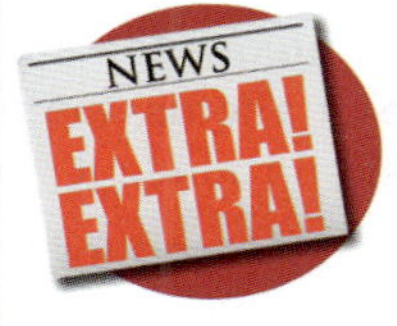

Apgar Score(아프가점수) 소아과 의사가 출생 직후에 영아를 진찰하여 아프가점수를 부여한다. 마취과의사인 Virginia Apgar가 1952년에 개발한 이 검사는 출산 후 신생아의 신체 상태를 신속하게 평가하여 별도의 의료처치나 응급처치의 필요성을 즉시 결정할 수 있도록 설계되었다. 점수는 심박수, 호흡, 피부색, 근육긴장도, 자극에 대한 반응 등으로 계산하여 출산 후 1분과 5분에 0, 1, 2로 평가된다. 각각의 평가를 종합하고 다시 두 개의 평가를 종합하여 결정된다.

(계속됨)

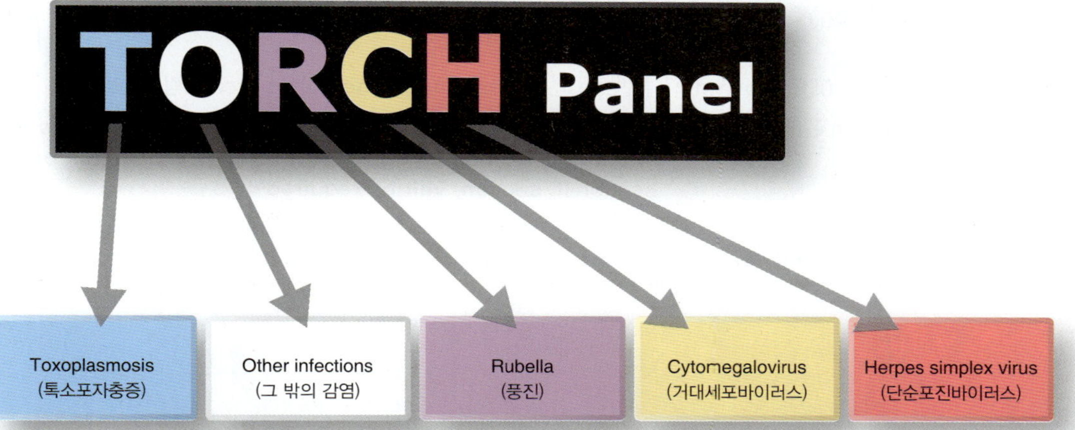

그림 15.17 토치검사판(TORCH panel).

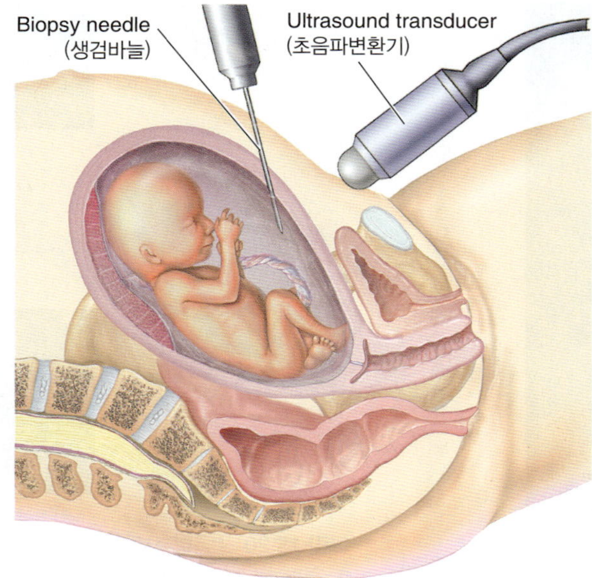

그림 15.18 양막천자(amniocentesis).

검사와 시술 *(계속됨)*

용어	발음	뜻
chorionic villus sampling (CVS)	kōr′ē-on′ik vil′ŭs samp′ling	융모막융모표본채취. removal of a small piece of placental tissues (the villi of the chorion, which forms part of the placenta) during early pregnancy to test for fetal abnormalities
colposcope	kol′pō-skōp	질확대경. a thin lighted endoscope inserted into the vagina to allow for direct visualization of the vagina and cervix
colposcopy	kol-pos′kŏ-pē	질확대경술. visual examination of the tissues of the cervix and vagina (그림 15.19)
fetal ultrasound; *syn.* obstetric ultrasound	fē′tăl ŭl′tră-sownd; ob-stet′rik ŭl′tră-sownd	태아초음파(= 산과초음파).ultrasound done during pregnancy that uses reflected sound waves to produce a picture of a fetus, the placenta that nourishes it, and the amniotic fluid that surrounds it
fetoscope	fē′tō-skōp	태아청진기, 태아(관찰)경. special type of stethoscope used for listening to a fetus in the womb, usually used after about 18 weeks' gestation
hysterosalpingography (HSG)	his′tĕr-ō-sal-ping-gog′ră-fē	자궁자궁관조영사진/자궁난관조영사진. x-ray examination of the uterus and uterine tubes after injection of contrast dye
mammography	mă-mog′ră-fē	유방(방사선)촬영. x-ray examination of the breasts; used to detect breast tumors
pelvic ultrasound	pel′vik ŭl′tră-sownd	골반초음파. ultrasound of the pelvic area(그림 15.20)
pelvimetry	pel-vim′ĕ-trē	골반측정. measurement of the dimensions of the pelvis to determine whether a woman can give birth through the vagina or if a cesarean section (C-section) will be required
transvaginal ultrasound	trans-vaj′i-năl ŭl′tră-sownd	질경유초음파. ultrasound using a transducer inserted into the vagina to view the internal female reproductive organs(그림 15.20)

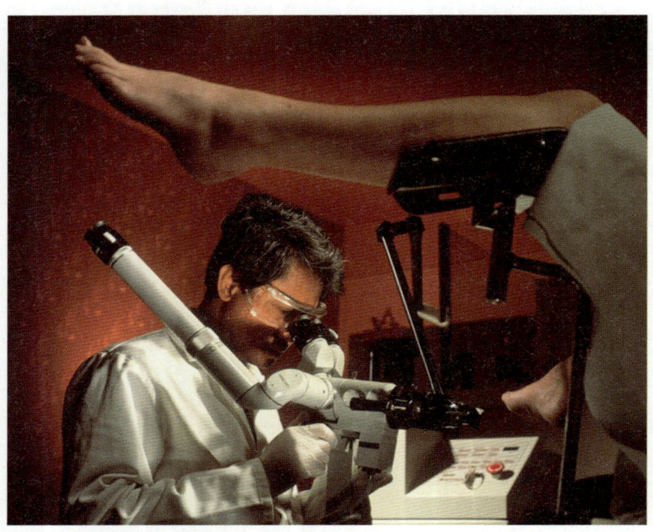

그림 15.19 질확대경술(colposcopy).
환자는 골반내진자세(lithotomy position)를 취한다.

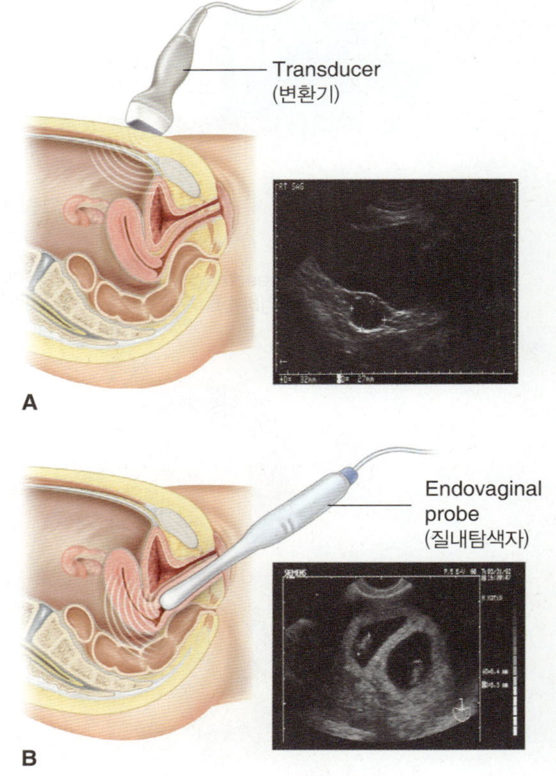

그림 15.20 초음파검사(ultrasound).
A. 골반 초음파검사. **B.** 질경유초음파검사.

■ 연습문제: 검사와 시술

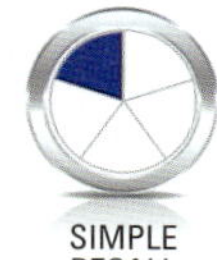

연습문제 18

아래 문장의 뜻에 가장 적합한 용어를 ( ) 안에서 고르시오.

1. The physician listened to the fetus in the womb by using a (*hysteroscope, stethoscope, fetoscope*).
2. An ultrasound using a transducer inserted into the vagina to view the internal female reproductive organs is called a (*fetal ultrasound, transvaginal ultrasound, pelvic ultrasound*).
3. An x-ray examination of the uterus and uterine tubes is called a (*colposcopy, pelvimetry, hysterosalpingography*).
4. The (*pelvimetry, CVS, Apgar*) is a numeric score that indicates an infant's condition immediately after birth.
5. A test for antibodies against infectious agents that can be transmitted from the mother to the fetus is called a (*TORCH panel, group B streptococcus, pregnancy test*).
6. A (*quad marker screen, chorionic villus sampling, pelvic ultrasound*) is a blood test to determine the risk of carrying a baby with a birth defect.
7. The (*pregnancy test, quad marker screen, Papanicolaou test*) is the microscopic examination of cells collected from the vagina and cervix to detect abnormal changes.

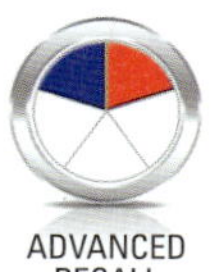

연습문제 19

아래의 빈칸에 알맞은 의학용어를 써 넣어 문장을 완성하시오.

1. An ultrasound of the pelvic area that can be used to reproduce images of a fetus is called ______________________________.
2. A visual examination of the cervix and vagina is called a(n) ______________________________.
3. A blood test to determine the presence of the hormone human chorionic gonadotropin secreted by the placenta is called a(n) ______________________________.
4. An x-ray examination of the breasts used to detect breast tumors is called ______________________________.
5. A procedure whereby a sample of placental tissue is removed from the uterus to detect fetal abnormalities is called ______________________________.
6. Transabdominal aspiration of fluid from the amniotic sac to test for certain problems in the fetus is called a(n) ______________________________.
7. A group of tests for antibodies to infectious organisms that cause congenital infections transmitted from mother to fetus is called a(n) ______________________________.

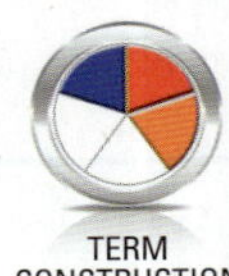

연습문제 20

아래 연결형의 뜻을 참고하여 완성된 의학용어의 뜻을 쓰시오.

연결형	뜻	의학용어	의학용어의 뜻
amni/o	amnion	amniocentesis	1. ______
colp/o	vagina	colposcope	2. ______
hyster/o, salping/o	uterus, salpinges (uterine tubes)	hysterosalpingography	3. ______
mamm/o	breast	mammography	4. ______
fet/o	fetus	fetoscope	5. ______
colp/o	vagina	colposcopy	6. ______

외과처치와 치료시술

용어	발음	뜻
여성생식계통 용어		
colporrhaphy; *syn.* anterior/posterior repair	kol-pōr′ă-fē; an-tĕr′ē-ŏr/pos-tĕr′ē-ŏr rē-pār′	질봉합(= 앞뒤질봉합). surgical procedure that repairs a defect in the wall of the vagina
cryosurgery	krī′ō-sŭr′jĕr-ē	냉동수술. in gynecology, a procedure that uses liquid nitrogen to freeze a section of the cervix to destroy abnormal or precancerous cervical cells
dilatation and curettage (D&C); *syn.* dilation and curettage (D&C)	dī′lă-tā-shŭn and kūr′ĕ-tahzh′; dī-lā′shŭn and kūr′ĕ-tahzh′	자궁긁어냄/자궁소파술. surgical procedure in which the cervix is dilated and the endometrial lining of the uterus is scraped with a curette (그림 15.21)

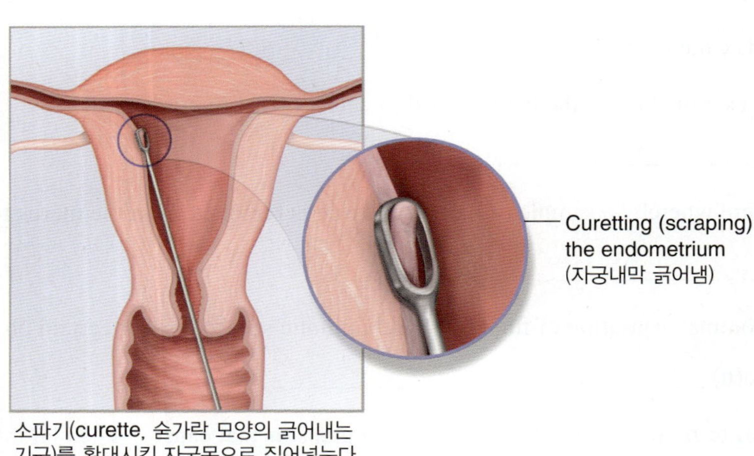

그림 15.21 자궁긁어냄(D&C).

외과처치와 치료시술

용어	발음	뜻
hysterectomy	his′tĕr-ek′tŏ-mē	자궁절제. surgical removal of the uterus and cervix (그림 15.22)
total abdominal hysterectomy (TAH)	tō′tăl ab-dom′i-năl his′tĕr-ek′tŏ-mē	복식전체자궁절제. surgical removal of the uterus and cervix (with or without removal of the ovaries and uterine tubes) through an incision in the abdomen
vaginal hysterectomy	vaj′i-năl his′tĕr-ek′tŏ-mē	질경유자궁절제. surgical removal of the uterus and cervix through an incision deep inside the vagina
laparotomy	lap′ă-rot′ō-mē	개복. surgical incision into the abdominal cavity
loop electrosurgical excision procedure (LEEP); *syn.* loop excision	lūp ĕ-lek′trō-sĭr′jik-ăl ek-sizh′ŭn prŏ-sē′jŭr; lūp ek-sizh′ŭn	고리전기절제. gynecologic procedure that uses a thin, low-voltage electrified wire loop to cut out abnormal tissue in the cervix
mammoplasty	mam′ō-plas-tē	유방성형. surgical repair of the breast
mastopexy	mas′tō-pek-sē	유방고정. plastic surgery (fixation) to elevate and reshape a breast by removing excess skin and tightening the surrounding tissue
myomectomy	mī′ō-mek′tŏ-mē	근종절제. surgical removal of a uterine myoma
oophorectomy	ō′of-ōr-ek′tŏ-mē	난소절제. surgical removal of an ovary
pessary	pes′ă-rē	페서리. an elastic or rigid device inserted into the vagina to support the uterus or to correct any displacement
salpingectomy; *syn.* tubectomy	sal′pin-jek′tŏ-mē; tū-bek′tŏ-mē	자궁관절제/난관절제. surgical removal of a uterine tube
salpingo-oophorectomy	sal-ping′gō-ō-of′ŏr-ek′tŏ-mē	자궁관난소절제/난관난소절제. surgical removal of the ovary and its uterine tube (salpinx)
uterotomy; *syn.* hysterotomy	yū′tĕr-ot′ŏ-mē; his′tĕr-ot′ŏ-mē	자궁절개. incision of the uterus
vulvectomy	vŭl-vek′tŏ-mē	외음절제. surgical removal of all or part of the vulva

(계속됨)

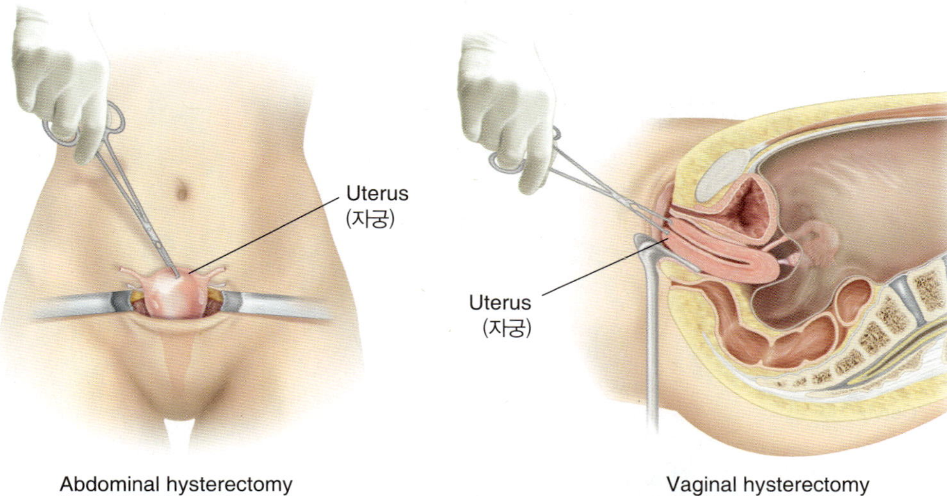

그림 15.22 자궁절제(hysterectomy).

단원 15 여성생식계통, 산과학, 신생아학

외과처치와 치료시술 *(계속됨)*

용어	발음	뜻
산과학 용어		
amniotomy; *syn.* artificial rupture of membranes	am′nē-ot′ŏ-mē; ahr′ti-fish′ăl rup′shŭr mem′brānz	양막절개(=인공양막파열). artificial (purposeful) tearing of the amniotic sac to induce or accelerate labor
cerclage	ser-klazh′	원형묶음/원형결찰. placement of a nonabsorbable suture, ring, or loop around a malfunctioning (incompetent) cervical opening
cesarean section (C-section)	se-zā′rē-ăn sek′shŭn	제왕절개. surgical operation for delivering a baby by cutting through the mother's abdominal wall and uterus
episiotomy	e-piz′ē-ot′ŏ-mē	외음부절개. surgical incision through the perineum to enlarge the vagina and assist childbirth
induction of labor	in-duk′shŭn uv lā′bŏr	분만유도. attempt to start the childbirth process artificially by administering a drug to start labor or by puncturing the amniotic sac
in vitro fertilization (IVF)	in vē′trō fĕr′til-ī-zā′shŭn	체외수정. process whereby oocytes are placed in a medium to which spermatozoa are added for fertilization, which produces a zygote; the zygote is then introduced into the uterus to establish a successful pregnancy
sterilization	ster′ĭl-i-zā′shŭn	불임법. rendering a person incapable of reproducing
therapeutic abortion (TAB)	thār-ă-pyū′tik ă-bōr′shŭn	치료유산. abortion performed for medical reasons(such as when the mother's life is threatened by the pregnancy)
tubal ligation	tū′băl lī-gā′shŭn	자궁관묶음/난관결찰. sterilization technique in which a woman's uterine tubes are surgically blocked by tying (ligating), cutting, cauterizing, or a device to prevent oocytes from reaching the uterus; also known as having one's "tubes tied"(그림 15.23)

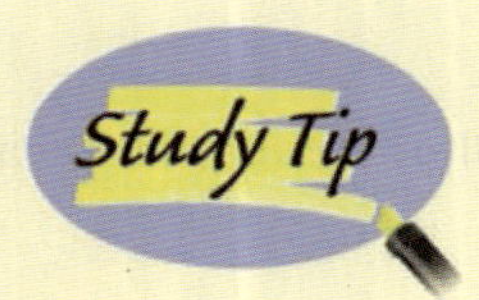

Salpingo-oophorectomy(자궁관난소절제): Salpingo-oophorectomy(난소와 자궁관의 외과적 제거)라는 용어는 3개의 모음이 연속으로 존재하기 때문에 하이픈을 사용한다. 용어를 필기하거나 타이프칠 때 반드시 하이픈을 사용하시오.

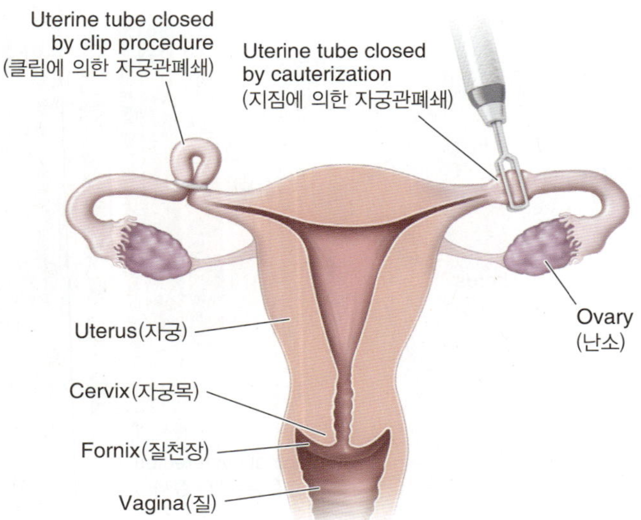

그림 15.23 두 종류의 자궁관묶음(tubal ligation) 방법.

■ 연습문제: 외과처치와 치료시술

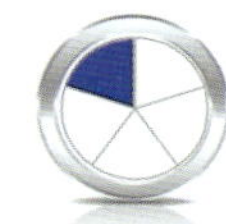
SIMPLE RECALL

연습문제 21

아래의 정의에 알맞은 의학용어를 쓰시오.

1. 자궁경부를 넓히고 자궁 속을 긁어내는 시술 ______________________
2. 자궁근종의 수술적 제거 ______________________
3. 자궁을 지지하기 위해 질 안에 삽입하는 장치 ______________________
4. 복부를 통한 자궁과 자궁경부의 수술적 제거 ______________________
5. 무력자궁경부의 입구 주위를 비흡수성 봉합사로 묶음 ______________________
6. 질 절개를 통한 자궁과 자궁 경부의 수술적 제거 ______________________
7. 인위적으로 약물을 사용하거나 양막주머니에 구멍을 뚫어서 출산을 유도 ______________________
8. 난모세포와 정자를 배지에 넣어 접합자를 만드는 과정 ______________________
9. 자궁경부내 비정상적인 조직을 잘라내기 위하여 전기가 통하는 철사고리를 사용하는 시술 ______________________
10. 분만을 유도하거나 촉진하기 위한 양막주머니의 인공적인 파열 ______________________

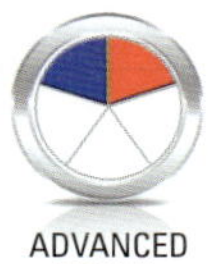
ADVANCED RECALL

연습문제 22

아래 문장의 뜻에 가장 적합한 용어를 ( ) 안에서 고르시오.

1. After having four children, Ms. Thompson decided on a(n) (*vulvectomy, episiotomy, tubal ligation*) as a permanent contraceptive measure.
2. Dr. Adams used (*LEEP, cryosurgery, colporrhaphy*) to freeze abnormal cells from the patient's cervix.
3. Mrs. Kumar's surgeon performed a bilateral (*salpingo-oophorectomy, oophorectomy, salpingectomy*), a procedure whereby both the ovaries and uterine tubes are removed.
4. Mrs. Grace underwent a (*vulvectomy, lumpectomy, salpingectomy*) to remove a diseased portion of her uterine tube.
5. After her car accident, Mrs. Nabors had a (*therapeutic abortion, missed abortion, spontaneous abortion*) to save her life.
6. As a vaginal birth was not possible, Mrs. Nguyen delivered the child by means of (*cesarean section, hysterectomy, myomectomy*).

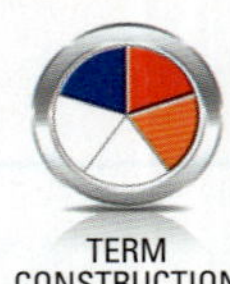

연습문제 23

아래의 접미사를 사용하여 의학용어의 뜻에 알맞은 의학용어를 만드시오.

접미사	의학용어의 뜻	의학용어
-plasty	유방의 수술적 복원	**1.** ______________
-tomy	양막주머니의 절개	**2.** ______________
-pexy	유방의 수술적 고정	**3.** ______________
-plasty	자궁의 수술적 복원	**4.** ______________
-tomy	출산을 돕기 위한 외음부의 수술적 절개	**5.** ______________

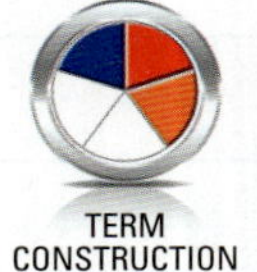

연습문제 24

아래의 의학용어들을 단어성분으로 나누고 그 성분의 뜻을 쓰시오. 그 다음 의학용어의 뜻을 쓰시오.

예:

mastitis
단어성분: mast /o, -itis
뜻: breast, inflammation of
용어의 뜻: inflammation of the breast

1. salpingo-oophorectomy
단어성분: ______________
뜻: ______________
용어의 뜻: ______________

2. colporrhaphy
단어성분: ______________
뜻: ______________
용어의 뜻: ______________

3. uterotomy
단어성분: ______________
뜻: ______________
용어의 뜻: ______________

4. mammoplasty
단어성분: ______________
뜻: ______________
용어의 뜻: ______________

5. hysterectomy
단어성분: ______________
뜻: ______________
용어의 뜻: ______________

6. episiotomy
단어성분: ____________________
뜻: ____________________
용어의 뜻: ____________________

7. salpingectomy
단어성분: ____________________
뜻: ____________________
용어의 뜻: ____________________

8. oophorectomy
단어성분: ____________________
뜻: ____________________
용어의 뜻: ____________________

9. mastopexy
단어성분: ____________________
뜻: ____________________
용어의 뜻: ____________________

10. vulvectomy
단어성분: ____________________
뜻: ____________________
용어의 뜻: ____________________

투약과 약물요법

용어	발음	뜻
		여성생식계통 용어
contraceptive	kon′tră-sep′tiv	피임제. device or drug that prevents conception (pregnancy)
hormone replacement therapy (HRT)	hōr′mōn rĕ-plās′mĕnt thār′ă-pē	호르몬대체요법. administration of hormones (e.g., estrogen, progesterone) to women after menopause or oophorectomy
		산과학 용어
abortifacient	ă-bōr′ti-fā′shĕnt	낙태제. drug that produces abortion
ovulation induction	ov′yū-lā′shŭn in-dŭk′shŭn	배란유도. use of hormone therapy to stimulate ovulation (release of mature oocytes)
oxytocin	ok′sē-tō′sin	옥시토신. hormone that causes contractions and promotes milk release during lactation; also used to induce or stimulate labor
tocolytic	tō′kō-lit′ik	자궁수축억제제. drug used to suppress uterine contractions, often used in an attempt to arrest premature birth

연습문제: 투약과 약물요법

연습문제 25

SIMPLE RECALL

아래 정의에 알맞은 투약이나 약물요법에 대한 용어를 쓰시오.

1. 자궁 수축과 젖 분비를 촉진하는 호르몬 ________________
2. 유산을 일으키는 약물 ________________
3. 임신을 방지하는 장치 또는 약물 ________________
4. 성숙한 난모세포의 발달을 자극하는 호르몬요법 ________________
5. 자궁 수축을 억제할 때 사용되는 약물 ________________
6. 폐경 후의 여성에게 호르몬을 투여 ________________

전문분야와 전문가

용어	발음	뜻
gynecology (GYN)	gī′nĕ-kol′ŏ-jē	부인과학. medical specialty concerned with the functions and diseases of the female genital tract, as well as endocrinology and reproductive physiology of the female
gynecologist (GYN)	gī′nĕ-kol′ŏ-jist	부인과전문의. physician who specializes in gynecology
midwifery	mid-wif′ĕ-rē	조산술. practice of providing holistic health care to the childbearing woman and newborn
midwife	mid′wīf	조산사. health professional who practices midwifery
neonatal intensive care unit (NICU)	nē′ō-nā′tăl in-ten′siv kār yū′nit	신생아집중치료실. hospital department designed for care of critically ill premature and full-term infants
neonatology	nē′ō-nā-tol′ŏ-jē	신생아학. medical subspecialty of pediatrics concerned with the medical needs of newborn babies through the 28th day of life
neonatologist	nē′ō-nā-tol′ŏ-jist	신생아과전문의. pediatrician specializing in neonatology
obstetrics (OB)	ob-stet′riks	산과학. medical specialty concerned with childbirth and care of the mother
obstetrician (OB)	ob-stĕ-trish′ŭn	산과전문의. physician who specializes in obstetrics
pediatrics	pē-dē-at′riks	소아청소년과학. medical specialty concerned with the study and treatment of children in health and disease during development from birth through adolescence
pediatrician	pē′dē-ă-trish′ăn	소아청소년과전문의. physician who specializes in pediatrics
reproductive endocrinology	rē′prō-dŭk′tiv en′dō-kri-nol′ŏ-jē	생식내분비학. medical subspecialty within gynecology and obstetrics that addresses hormonal functioning as it pertains to reproduction as well as the issue of infertility
reproductive endocrinologist	rē′prō-dŭk′tiv en′dō-kri-nol′ŏ-jist	생식내분비내과전문의. physician who practices reproductive endocrinology

■ 연습문제: 전문분야와 전문가

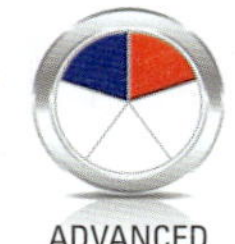
ADVANCED RECALL

연습문제 26

아래의 설명에 알맞은 전문분야나 전문가를 보기에서 고르시오.

gynecology	neonatology	obstetrics	reproductive endocrinologist
midwifery	pediatrics	gynecologist	neonatal intensive care unit
pediatrician	midwife	obstetrician	neonatologist
reproductive endocrinology			

1. 가임 여성에게 전체적으로 건강관리를 제공하는 사람 ____________________

2. 영아 중환자를 돌보는 병원 부서 ____________________

3. 임신과 불임에 관계된 호르몬 작용에 집중함 ____________________

4. 최대 28일까지의 신생아를 돌보고 치료에 중점을 두는 의료의 세부전문분야 ____________________

5. 산모의 출산과 돌봄을 다루는 의학 분야 ____________________

6. 출생부터 청소년기까지 아동에 대한 연구 및 치료 ____________________

7. 최대 28일까지의 신생아를 돌보고 치료하는 것을 전문으로 하는 소아과의사 ____________________

8. 가임 여성과 신생아에게 전체적으로 건강관리를 제공하는 행위 ____________________

9. 임신과 불임에 관계된 호르몬 작용을 전문적으로 다루는 의사 ____________________

10. 여성 생식기관의 질병에 대한 연구와 치료 ____________________

11. 산모의 출산과 돌봄을 전문적으로 다루는 의사 ____________________

12. 출생부터 청소년기까지 아동에 대한 연구와 치료를 하는 의사 ____________________

13. 여성 생식기관의 질병을 전문적으로 다루는 의사 ____________________

약어

약어	뜻
AB	유산. abortion.
AFP	알파태아단백질. alpha-fetoprotein.
C-section	제왕절개. cesarean section.
CVS	융모막융모표본채취. chorionic villus sampling.
D&C	자궁긁어냄/자궁소파술. dilatation and curettage, dilation and curettage.
DOB	출생일. date of birth.
EDC	분만예정일. estimated date of confinement.
EDD	분만예정일. estimated date of delivery.
GBS	B군사슬알균. group B streptococcus.
GYN	부인과학, 부인과전문의. gynecology, gynecologist.
hCG	사람융모생식샘자극호르몬. human chorionic gonadotropin.
HRT	호르몬대체요법. hormone replacement therapy.
HSG	자궁자궁관조영상/자궁난관조영상. hysterosalpingogram.
IVF	체외수정. in vitro fertilization.
LEEP	고리전기절제. loop electrosurgical excision procedure.
LMP	최종월경주기. last menstrual period.
NICU	신생아집중치료실. neonatal intensive care unit.
OB	산과학; 산과전문의. obstetrics, obstetrician.
PID	골반염증질환/골반염. pelvic inflammatory disease.
SAB	자연유산. spontaneous abortion.
STD	성매개병. sexually transmitted disease.
TAB	치료유산. therapeutic abortion.
TAH	복식전체자궁절제. total abdominal hysterectomy

■ 연습문제: 약어

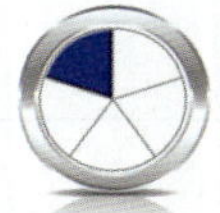

연습문제 27

아래 약어의 뜻을 쓰시오.

1. TAH ______________________
2. SAB ______________________
3. AB ______________________
4. PID ______________________
5. STD ______________________

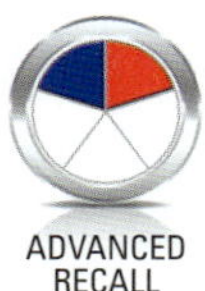

연습문제 28

아래의 문장에서 사용된 약어의 뜻을 쓰시오.

1. The infant was born six weeks prematurely and was sent to the **NICU** for further care.

   ____

2. Ms. McNeal saw her **OB** regularly until the birth of her baby last year.

   ____

3. Mrs. Hajdu's gynecologist started her on **HRT** to help minimize the symptoms of menopause.

   ____

4. A **TAH** is a common type of surgery performed on women who require removal of the uterus and cervix.

   ____

5. A **TAB** may be performed when the mother's life is threatened by the pregnancy.

   ____

6. Given the date of conception, the obstetrician placed Ms. Ellys's **EDD** at December 25.

   ____

7. Part of Mrs. Winn's gynecologic record includes the date of her **LMP**, which was sometime in March.

   ____

8. Ms. Hernandez underwent **IVF** because she could not conceive a child normally.

   ____

9. The patient underwent a **D&C** following her therapeutic abortion to remove any remaining products of conception.

   ____

10. Theresa underwent an **LEEP** to remove abnormal tissue in her cervix.

    ____

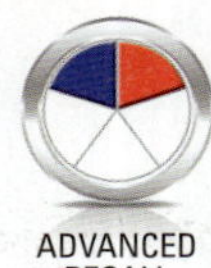

연습문제 29

아래의 설명에 알맞은 약어를 보기에서 고르시오.

GYN	DOB	CVS
hCG	D&C	HSG

1. 소파기를 사용하여 자궁경관내막 조직을 제거 ______________________

2. 태반 조직의 검사 ______________________

3. 자궁 및 난관의 X선 검사 ______________________

4. 부인과 일을 하는 사람 ______________________

5. 환자의 생년월일 ______________________

6. 임신 중에 생성되는 호르몬 ______________________

■ 마무리

- 여성생식계통(female reproductive system): 주요 기능은 여성 성세포(난모세포)를 생성하고, 성장 중인 배아와 태아에게 영양을 공급하며, 영아에게 영양을 공급하는 것이다.
- 산과학(obstetrics): 출산과 임신 여성의 관리에 관한 의학 분야.
- 신생아학(neonatology): 신생아 관리와 신생아 질환을 다루는 소아과의 전문분과.
- 이 단원에서는 여성생식계통, 산과학, 신생아 등에 관한 단어성분, 접두사, 접미사, 형용사, 상태, 검사, 절차, 투약, 전문분야, 약어 등을 포함한 의학용어를 다루었다.

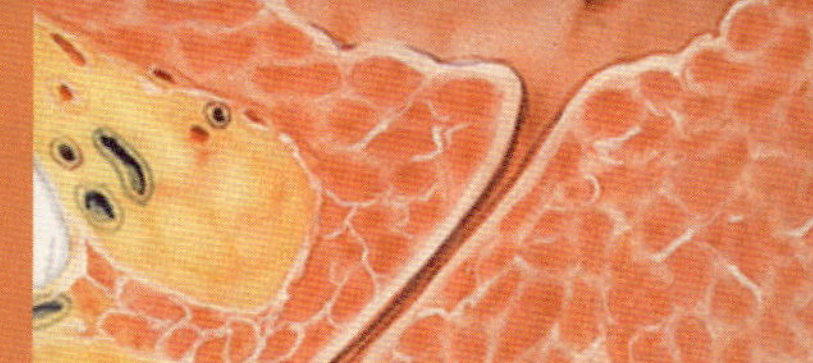

단원 복습

해부학 및 생리학 용어의 복습

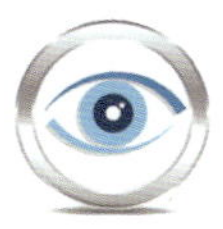

VISUAL

연습문제 30

아래의 해부학적 구조에서 알맞은 용어를 빈칸에 쓰시오.

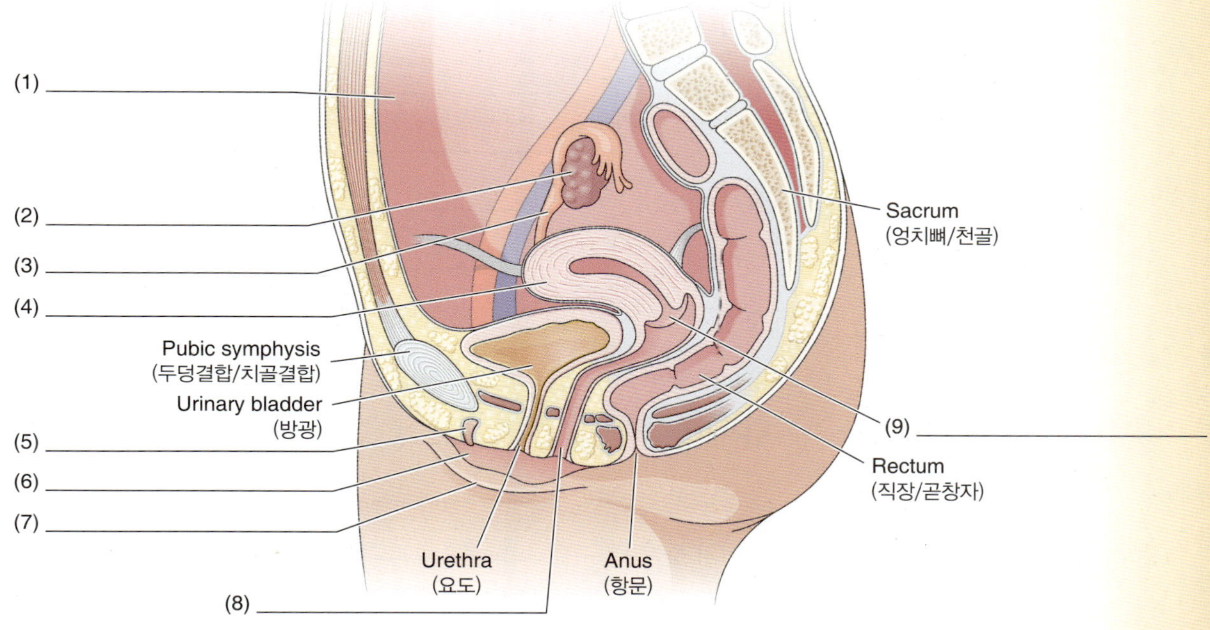

용어구조 이해하기

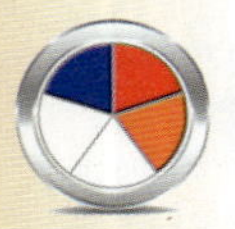

연습문제 31

아래의 의학용어들을 단어성분으로 나누고 그 성분의 뜻을 쓰시오. 그 다음 의학용어의 뜻을 쓰시오.
(참고: 다른 단원의 단어성분을 사용하여도 괜찮음.)

예:

mastitis	단어성분:	mast/o, -itis
	뜻:	breast, inflammation of
	용어의 뜻:	inflammation of the breast

1. hysterosalpingography
단어성분: __________
뜻: __________
용어의 뜻: __________

2. episiotomy
단어성분: __________
뜻: __________
용어의 뜻: __________

3. colporrhaphy
단어성분: __________
뜻: __________
용어의 뜻: __________

4. endocervical
단어성분: __________
뜻: __________
용어의 뜻: __________

5. pelvimetry
단어성분: __________
뜻: __________
용어의 뜻: __________

6. oophorectomy
단어성분: __________
뜻: __________
용어의 뜻: __________

7. mammography
단어성분: __________
뜻: __________
용어의 뜻: __________

8. metrorrhagia 단어성분: ______
뜻: ______
용어의 뜻: ______

9. oligomenorrhea 단어성분: ______
뜻: ______
용어의 뜻: ______

10. mammoplasty 단어성분: ______
뜻: ______
용어의 뜻: ______

11. salpingectomy 단어성분: ______
뜻: ______
용어의 뜻: ______

12. colposcopy 단어성분: ______
뜻: ______
용어의 뜻: ______

13. vaginitis 단어성분: ______
뜻: ______
용어의 뜻: ______

14. cervicitis 단어성분: ______
뜻: ______
용어의 뜻: ______

이해력 연습문제

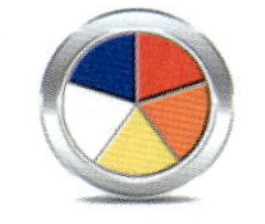
COMPREHENSION

연습문제 32

아래의 빈칸에 알맞은 의학용어를 쓰시오.

1. A(n) ______ pregnancy occurs when a fertilized ovum implants itself outside the uterus.

2. The term ______ means no pregnancies.

3. ______________________ is the inability of a couple to achieve fertilization.

4. ______________________ is a method of conception that takes place outside of the uterus.

5. ______________________ is a method to extract the fetus other than through the birth canal.

6. A(n) ______________________ poses the risk of intrauterine hypoxia, fetal distress, and death because the structure wraps around the fetal neck.

연습문제 33

COMPREHENSION

아래의 질문에 대한 답을 간단히 쓰시오.

1. 자궁 부속기(관)은 어떤 외과적 시술에서 제거되는가? ______________________

2. 접합자와 태아 사이의 단계에서 성장 중인 생명체에게 주어지는 이름은 무엇인가? ______________________

3. 난모세포가 난소에서 자궁으로 이동할 수 있는 구조(통로)는 무엇인가? ______________________

4. 미임신부, 첫임신부, 임신부라는 용어의 뜻은 어떻게 다른가? ______________________

5. 자궁벽을 구성하는 세 층의 이름을 적으시오. ______________________

6. 부인학과와 산과학의 다른 점은 무엇인가? ______________________

7. 자궁내막증이 어디에서 발생할 수 있는가? ______________________

8. 양막의 파열과 양막절개의 다른 점은 무엇인가? ______________________

9. 어떤 경우에 의사가 양막천자를 시행하는가? ______________________

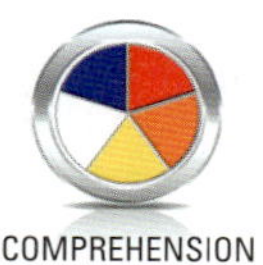
COMPREHENSION

연습문제 34

아래 문제의 정답을 보기에서 고르시오.

1. Which of the following structures might be involved if a woman has PID? (구조)
   A. ovaries
   B. uterus
   C. salpinges
   D. all of the above

2. The cervix is a part of which structure? (구조)
   A. uterus
   B. vagina
   C. It is a separate structure.
   D. none of the above

3. The structures that store oocytes and produce hormones are the (구조)
   A. salpinges.
   B. ovaries.
   C. labia.
   D. fimbriae.

4. A girl's first menses is referred to as (용어)
   A. menarche.
   B. menopause.
   C. date of last menstrual period.
   D. menstruation.

5. A can be performed either transvaginally or through the abdomen. (수술)
   A. mastectomy
   B. laparotomy
   C. hysterectomy
   D. myomectomy

6. The estimated date of confinement is calculated from the patient's (약어)
   A. EDC.
   B. LMP.
   C. DOB.
   D. EDD.

7. Which test is done to examine tissues inside the placenta? (검사)
   A. Apgar score
   B. chorionic villus sampling
   C. quad marker screen
   D. pregnancy test

8. The term that indicates a patient's obstetric history in which there have been no deliveries of viable offspring is (용어)
   A. gravida.
   B. nulligravida.
   C. primigravida.
   D. nullipara

활용과 분석

증례연구

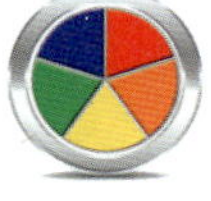
APPLICATION

연습문제 35

아래의 증례연구를 읽고, 아래 문제의 정답을 보기에서 고르시오.

증례 15-1

지난주에 질출혈(vaginal bleeding)로 응급실에 내원했던 앤더슨(Andresson) 여사는 추적검사를 위해 병원을 찾았다. 그녀는 임신검사에서 11주 이전에 임신한 것으로 결과가 나왔고, 최근에 여러 번 핏덩이들을 하혈하기 시작했다. 그 검체는 검사실로 보내졌다. 그녀는 hCG 수치가 감소하고 검체에서 임신 증거물들이 검출되었기 때문에 자연유산(spontaneous abortion)되었다는 설명을 들었다. 그녀는 정서적 도움을 받았고, 필요에 따라 종합 비타민제를 복용하라는 지시를 받았다.

1. What is hCG? (기능)

A. a hormone produced in the pancreas
B. a growth hormone
C. a hormone produced in pregnancy that is made by the developing embryo and placenta soon after conception
D. a hormone that causes pregnancy

2. What was the patient's diagnosis? (진단)

A. a therapeutic abortion
B. a spontaneous abortion
C. a missed abortion
D. a D&C

3. Decreasing levels of hCG probably indicate (뜻)

A. a spontaneous abortion.
B. a growing baby.
C. a conflict in blood types between mother and baby.
D. a twin gestation.

4. What was the initial sign or symptom that brought the patient to the emergency room? (증상)

A. headaches
B. decreasing hCG levels
C. vaginal bleeding
D. a positive pregnancy test

5. The specimen showed products of conception; this also indicated a (뜻)

A. spontaneous abortion.
B. rupture of membranes.
C. congenital defect.
D. placenta previa.

증례 15-2

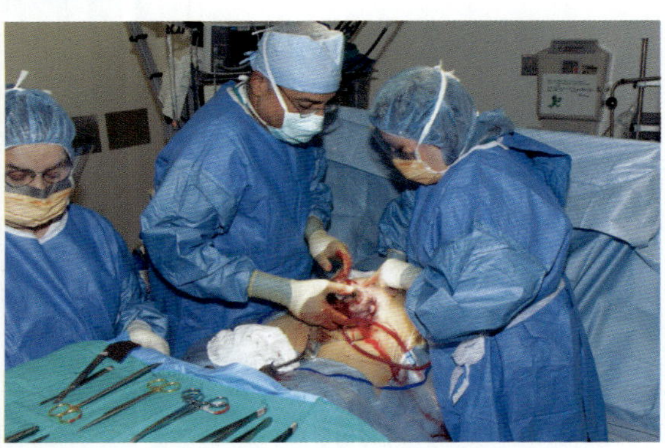

제왕절개(sesarean section).

제임리(Jamesly) 여사는 추적검사를 받기 위해 병원을 찾았다. 그녀는 지난주 아기를 낳기 위해 병원에 입원하였다. 진찰한 결과 아기가 볼기태위(breech presentation)를 하고 있는 것으로 판명되었다. 제임리 여사는 수술실에서 제왕절개를 받았다. 동시에 자궁관묶음(tubal ligation)도 받았다. 그녀의 절개부위는 정상적으로 보였고, 모유가 돌기 시작했다고 말했다. 아기는 황달 치료를 받고 있지만 젖을 잘 먹고 있다고 말했다.

6. In a breech presentation, the infant's buttocks (구조)

A. appear last.
B. appear first.
C. do not appear at all.
D. none of the above

7. What is the medical term for production of breast milk? (용어)

A. lactation B. lochia
C. prolactin D. milk production

8. A cesarean section involves removing the fetus via an incision in the abdominal wall and the (구조)

A. perineum. B. vagina.
C. uterus. D. peritoneum.

9. A tubal ligation is a(n) ___________ procedure for women. (뜻)

A. sterilization
B. uterine
C. conception
D. in vitro fertilization

10. Jaundice is the inability of the infant's liver to metabolize (뜻)

A. prolactin.
B. fat.
C. breast milk.
D. bilirubin.

의무기록 분석

의무기록 15-1

브라운(Brown) 여사는 Pap 검사에서 추가적인 검사가 필요한 의심스러운 병변이 관찰된 환자인데, 경과는 진료기록에 자세하게 기록되어 있다. 그녀는 지금 추적 Pap 검사를 위해 돌아오는 중이다. 당신은 검사과정에서 이 검체를 분석해야 하는 세포검사기사(cytotechnologist)이다.

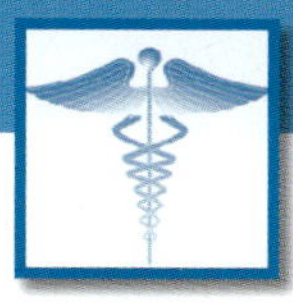

의무기록

진료기록

주관적 정보: 이 환자는 산과력(임신 3, 출산 3-0-0-3)이 있는 36세의 여성이다. 전암세포가 관찰되고 자궁경관내막긁어냄(endocervical curettage) 검사에서 음성인 상태에서 20xx년 9월에 원뿔절제(conization)를 받은 병력이 있다. 그 전에 환자는 20xx년 8월에 질확대경검사에서 풋암세포가 관찰되었었다. 환자는 질확대경검사를 받은 후 Pap 검사로 추적검사를 받았다. 나중에 받은 Pap 검사가 음성으로 나왔고, 질확대경검사도 음성으로 판정되었다. 이때 병변이나 전이는 보이지 않았고 생검은 시행하지 않았다. Pap 검사는 다시 정상으로 돌아왔다. 오늘 환자가 Pap 검사를 받으러 내원한다. 그녀의 주기적 병력에 변화가 없다. 그녀는 어떤 성매개병(STD)도 부정하고 있다.

객관적 정보: 진찰 결과, 바깥생식기관(external genitalia)은 정상 범위 내에 있고 뚜렷한 병변이 없는 것처럼 보였다. 벌리개(speculum)를 질관(vaginal canal)에 넣어 관찰한 결과 질 점막이 분홍색으로 건강해 보였다. 9시 위치에 꿰맨 자리가 보였지만 자궁경부에 병변이 없는 것으로 보였다. Pap 검사가 시행되었다. 자궁경부입구(cervical os)에 협착이 있었다. 환자는 검사 과정을 잘 견뎌냈다.

평가 및 계획: 추적검사의 결과와 다음 계획은 가능한 한 환자에게 우편으로 발송된다.

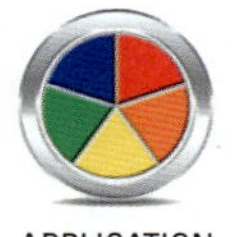
APPLICATION

연습문제 36

위의 의무기록에 사용된 용어 중에서 아래의 정의에 알맞은 의학용어를 찾아 빈칸에 쓰시오. 모든 용어가 이 단원에 나오는 것은 아니지만 이 단원에 포함 된 단어성분을 토대로 이 용어들을 식별할 수 있다.

1. 성적 접촉을 통해 퍼지는 감염병 ______________________

2. 소파기로 자궁경부 속을 긁어냄 ______________________

3. 질과 자궁경부를 검사하는 과정 ______________________

4. 구조물의 좁아짐 ______________________

보너스 질문

5. *gravida 3*의 의미는 무엇인가? ______________________

6. *Pap test*의 원래말(full term)을 쓰시오. ______________________

의무기록 15-2

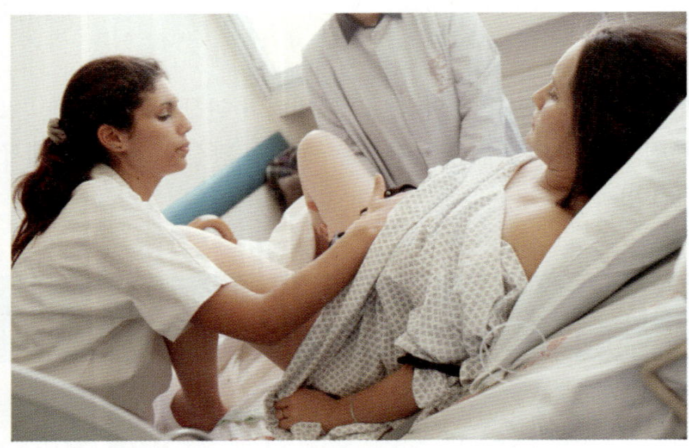

분만 환자를 돕고 있는 간호조산사(nurse midwife).

간호조산사(nurse midwife)로서 당신은 아래의 의무기록과 같이 환자의 임신과 출산을 돌보게 된다. 이제 당신은 이 의무기록을 통해 분만을 문서화하고 있다.

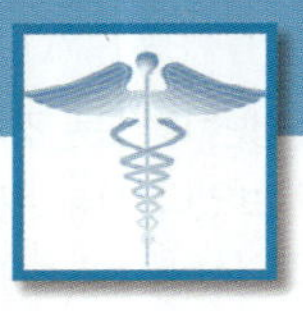

의무기록

분만 기록(Delivery Note)(연습문제 37에 연결됨)

시술

1. 조절 질분만.
2. 외음부절개(episiotomy) 봉합.

시술의 상세내용: 이 환자는 27세의 초임부(primigravida) 백인 여성으로 임신기간 동안 (1) ________________ 진료를 받았다. 그녀는 임신기간 동안 정상혈압을 유지했으며 담금띠검사는 음성이었다. 모체혈액형(maternal blood type)이 O-음성(O-negative)이어서 RhoGAM을 분만 후에 투여했다.

환자는 04:30시간 동안 정상적인 기전으로 활발한 진통을 겪었다. 그녀의 자궁경부소실(effacement)이 80%가 되었고 (2) ______________가 4 c m까지 열렸다. 태아는 -2 태위높이에서 마루점태위(vertex presentation)인 것으로 나타났다. 그녀는 진통이 급격히 진행되어 10:45시간이 지나면서 100% 자궁경부소실이 일어나고, 5cm로 확장되었다. 환자의 요구에 따라 경막외마취(epidural anesthesia)를 시작했다. 태아는 마루점태위를 유지하고 있었고, 진통하는 동안 정상적인 태아감시담금띠 검사를 하였고, 심장박동수는 120~152이었다.

12:05시간에 환자는 분만실로 옮겨졌다. 경막외마취가 계속되었다. 환자의 질과 회음부를 소독하고, 환자를 결석제거골반내진자세(lithotomy position)로 알렌 발고리바지(Allen stirrup)를 착용시킨 후 멸균포를 덮었다. 분만 중에 정중선 (3) ______________을 시행할 필요성을 느꼈다. 아기의 머리가 질 밖으로 나온 후 고무공흡인기로 코와 구강인두의 분비물을 빨아들였다. 어깨를 부드럽게 돌리면서 아기를 분만하고 산모의 배위에 올려 놓았다. 아기는 자연스럽고 격렬하게 울었다. 입과 코의 분비물을 다시 한번 빨아들였다. 탯줄을 집게로 잡은 다음 잘라냈다. 3개의 탯줄혈관에서 채혈을 하였다. 태어난 아기는 근무 중인 (4) ___________에게 인계되었다. 아기의 혈액형을 결정하고 Rh 부적합성 징후를 면밀하게 관찰하겠지만, 출생 당시에는 특별히 잘못된 점이 없었다.

산모는 7파운드 9온스의 체중을 가진 건강한 남자 아기를 분만했고, 아기의 (5) ________________는 1분에 8, 5분에 10으로 나타났다. 아기는 RhoGAM 주사를 맞게 된다. 정중선 외음부절개(episiotomy)는 합병증없이 치료되었다. 아기는 신생아실로 보내졌고, 산모는 회복실로 돌아가기 전에 면밀하게 관찰된다.

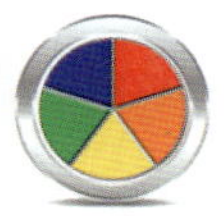

APPLICATION

연습문제 37

위의 의무기록에 있는 빈칸에 알맞은 의학용어를 쓰시오. 본문에서 빈칸으로 있는 용어의 정의가 아래에 있다.

1. 출생 전의 기간

2. 관 모양의 자궁 아래부위

3. 출산을 돕기 위한 회음(샅)의 수술적 절개

4. 신생아학을 전문으로 다루는 소아청소년과전문의

5. 신생아의 몸 상태를 신속하게 평가하는 검사의 수치적 결과

보너스 질문

6. 왜 episiotomy를 시행했는가? ______________________________

____

철자법

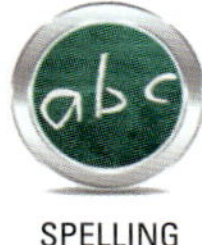

SPELLING

연습문제 38

아래의 문제에서 철자가 맞는 용어를 고르시오.

1. histerectomy	hysterectomy	hystirectomy
2. suprapubic	suprepubic	suprepublic
3. cervicitis	cervisitis	servicitis
4. cystic	cystik	cistic
5. laparotomy	laprotome	laperotomy
6. mastectomy	mastectome	mestectomy
7. indometrial	endometrial	endometreal

8. ovvulation	ovulation	oveulation
9. perimetrum	perimetrium	parimetrium
10. mammographe	mammography	mamography
11. placenta	plasenta	plecenta
12. clytoris	clitoris	cleitoris
13. ariola	areolla	areola
14. colposcopy	culposcopy	colposcopey
15. zygote	zygoote	zygotte

MEMO

종양학
Oncology

16

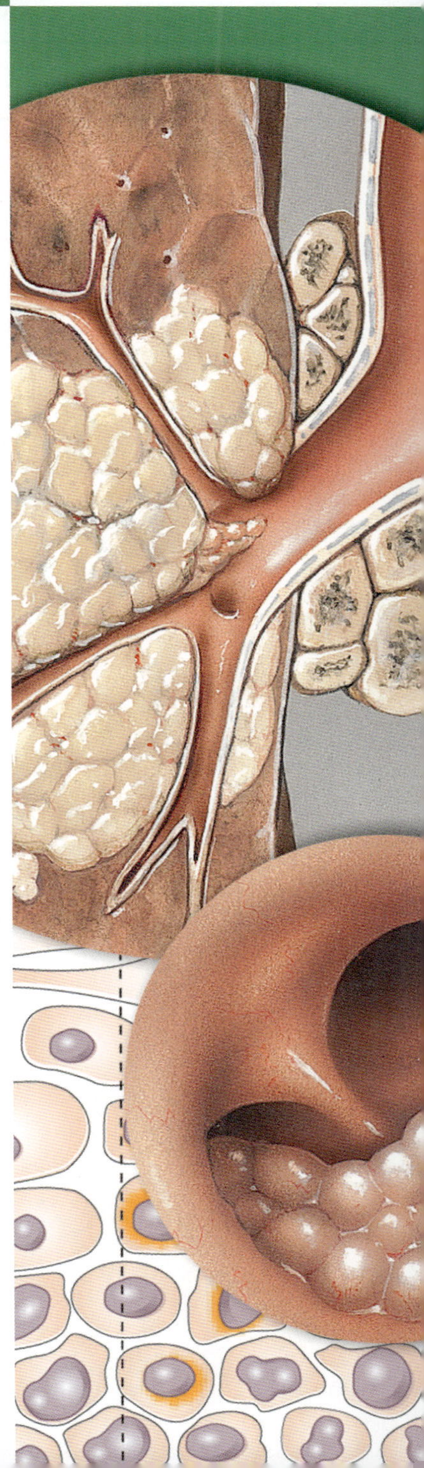

단원 테두리

학습 성과

이 단원의 학습이 끝나면:

1. 종양학에 관한 연결형, 접두사, 접미사 등을 정의할 수 있어야 한다.
2. 종양학에 관한 일반용어들을 정의할 수 있어야 한다.
3. 다른 몸 계통의 암에 관한 용어를 정의할 수 있어야 한다.
4. 종양학에 관한 다음과 같은 일반 의학용어들을 정의할 수 있어야 한다: 검사와 시술, 외과처치와 치료시술, 투약과 약물요법, 암과 암 진행을 평가하고 확인하는 데 필요한 의학 전문분야와 전문가.
5. 종양학과 여러 몸 계통의 암과 종양학에 관한 용어들의 약어를 정의할 수 있어야 한다.
6. 이 단원의 모든 연습문제를 완전하게 풀 수 있어야 한다.
7. 여러 몸 계통의 암에 관한 증례연구와 의무기록에 사용된 용어들을 설명할 수 있어야 한다.

■ 머리말

종양학(oncology)은 새로 발생하는 비정상 조직, 즉 신생물(neoplasm)에 대한 연구와 치료를 하는 학문이다. 신생물은 조절되지 않는 세포분열에 의해 비정상 세포를 만드는 전형적인 특징을 가진 병, 즉 암을 가리킨다. 암(cancer)은 전 세계의 주요 공중보건 문제이다. 남성에서 가장 흔한 유형의 암은 전립샘암(26%)이고, 여성에서 가장 흔한 암은 유방암(29%)이다. 이 단원에서는 종양학에 관한 단어성분과 의학용어에 중점을 둔다.

■ 단어성분

다음 표는 종양학에 관한 단어성분들을 나열하고 있다. 이 책의 앞부분에 소개된 몇 가지 단어성분들은 여기에서 반복되지 않을 수도 있다.

연결형

연결형	뜻
ablat/o	제거하다. to take away
bi/o	생명. life
cancer/o	암. cancer
carcin/o	암. cancer
chem/o	화학, 약. chemical
drug cry/o	찬, 추운. cold
cyt/o	세포. cell
kary/o	핵. nucleus
lapar/o	복부/배. abdomen
leuk/o	흰. white
melan/o	검은, 어두운. black, dark
onc/o	종양. tumor
path/o	병. disease
plas/o	성장, 형성. growth, formation
radi/o	X선, 방사선. x-rays, radiation
rhabd/o	가로무늬근/횡문근. striated muscle
sarc/o	근육, 살. muscle, flesh
squam/o	비늘모양 구조. scale-like structure

접두사

접두사	뜻
chondro-	연골. cartilage
dys-	아픈, 어려운, 비정상의. painful, difficult, abnormal
intra-	속, 안. within
leio-	민무늬/평활. smooth
mal-	나쁜, 빈약. bad, poor
meta-	변형, 이상. change, beyond
neo-	새, 새로운. new
para-	곁, 옆. beside
trans-	넘어, 통과. across, through

접미사

접미사	뜻
-gen	기원, 생성. origin, production
-genic	기원하는, 생성하는. originating, producing
-oma	종양, 신생물. tumor or neoplasm
-scopy	기구를 통해 보는, 조사하는, 관찰하는. viewing, examining, or observing with an instrument

■ 연습문제: 단어성분

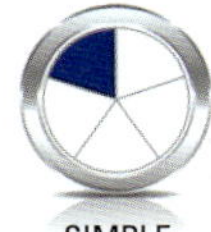
SIMPLE RECALL

연습문제 1

아래 연결형의 뜻을 쓰시오.

1. path/o ______
2. carcin/o ______
3. onc/o ______
4. cancer/o ______
5. cry/o ______
6. melan/o ______
7. leuk/o ______
8. sarc/o ______
9. radi/o ______
10. lapar/o ______

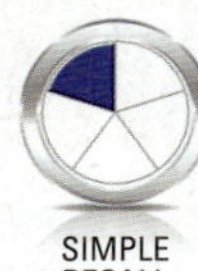

연습문제 2

아래 뜻에 맞는 연결형을 쓰시오.

1. cell ______________________
2. nucleus ______________________
3. chemical, drug ______________________
4. cancer ______________________
5. striated muscle ______________________
6. scale-like structure ______________________
7. growth, formation ______________________
8. life ______________________
9. to take away ______________________
10. muscle, flesh ______________________

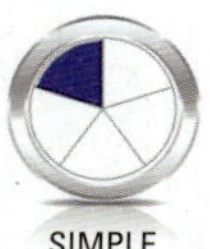

연습문제 3

아래 접두사나 접미사의 뜻을 쓰시오.

1. meta- ______________________
2. -scopy ______________________
3. -oma ______________________
4. -gen ______________________
5. intra- ______________________
6. mal- ______________________
7. leio- ______________________
8. neo- ______________________
9. dys- ______________________
10. -genic ______________________
11. para- ______________________
12. trans- ______________________

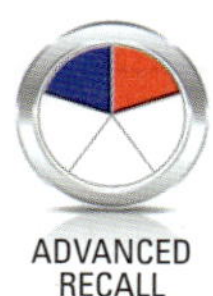

연습문제 4

의학용어에 사용된 연결형의 뜻을 참고하여 다음 의학용어들의 뜻을 쓰시오.
(아직 용어를 많이 배우지는 않았지만 단어성분으로부터 그 뜻을 생각할 수 있다.)

연결형	뜻	의학용어	용어의 뜻
oste/o	bone	osteoma	**1.** ______
chondr/o	cartilage	chondroma	**2.** ______
lei/o, my/o	smooth, muscle	leiomyoma	**3.** ______
carcin/o	cancer	carcinoma	**4.** ______
leuk/o	white	leukemia	**5.** ______
my/o	muscle	myoma	**6.** ______
duct/o	duct	ductal	**7.** ______

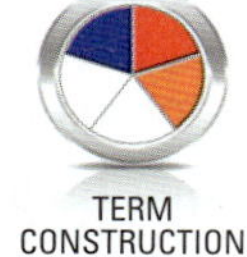

연습문제 5

아래의 연결형과 앞의 표에 있는 단어성분을 사용하여 아래 문제의 뜻에 알맞은 의학용어를 쓰시오.

연결형	의학용어의 뜻	의학용어
cyt/o	세포의 연구	**1.** ______
squam/o	비늘 모양의 구조물에 관한~	**2.** ______
lei/o, my/o	민무늬 근육의 종양	**3.** ______
melan/o	멜라닌형성세포의 종양	**4.** ______
aden/o	샘 조직의 종양	**5.** ______
lymph/o	림프 조직의 종양	**6.** ______
myel/o	골수의 종양	**7.** ______
nephr/o	콩팥의 종양	**8.** ______
angi/o	혈관 덩어리로 구성된 종양	**9.** ______
neur/o	신경 조직의 종양	**10.** ______

■ 의학용어

종양학에 관한 일반용어

용어	발음	뜻
		일반용어
benign	bĕ-nīn′	양성-. nonmalignant form of a neoplasm
cancer (CA)	kan′sĕr	암. general term for a group of diseases characterized by an abnormal, uncontrolled growth of cells
cancerous	kan′sĕr-ŭs	암-. pertaining to cancer
carcinogen	kar-sin′ŏ-jen	발암물질. any cancer-causing substance or organism
differentiation	dif′ĕr-en′shē-ā′shŭn	분화. acquiring characteristics or functions different from that of the original cell
dysplasia	dis-plā′zē-ă	형성이상/이형성. abnormal growth of tissue (그림 16.1)
in situ	in sī′tū	제자리-. in the original place or site without any expansion or spread (그림 16.1)
invasion	in-vā′zhŭn	침범, 침습, 침입. the direct migration and penetration of cancerous cells into neighboring tissues
lesion	lē′zhŭn	병터, 병변, 병소. a pathologic change in tissue resulting from disease or injury
malignant	mă-lig′nănt	악성-. tumor that invades surrounding tissue and may spread to other body parts; cancerous (그림 16.1)
metastasis	mĕ-tas′tă-sis	전이. spread of disease from one part of the body to another (그림 16.2)
oncogenes	ong′kō-jenz	종양유전자. mutated forms of genes that cause normal cells to grow out of control and become cancer cells
oncogenic	ong′kō-jen′ik	종양발생-. causing or being suitable for the development of a tumor

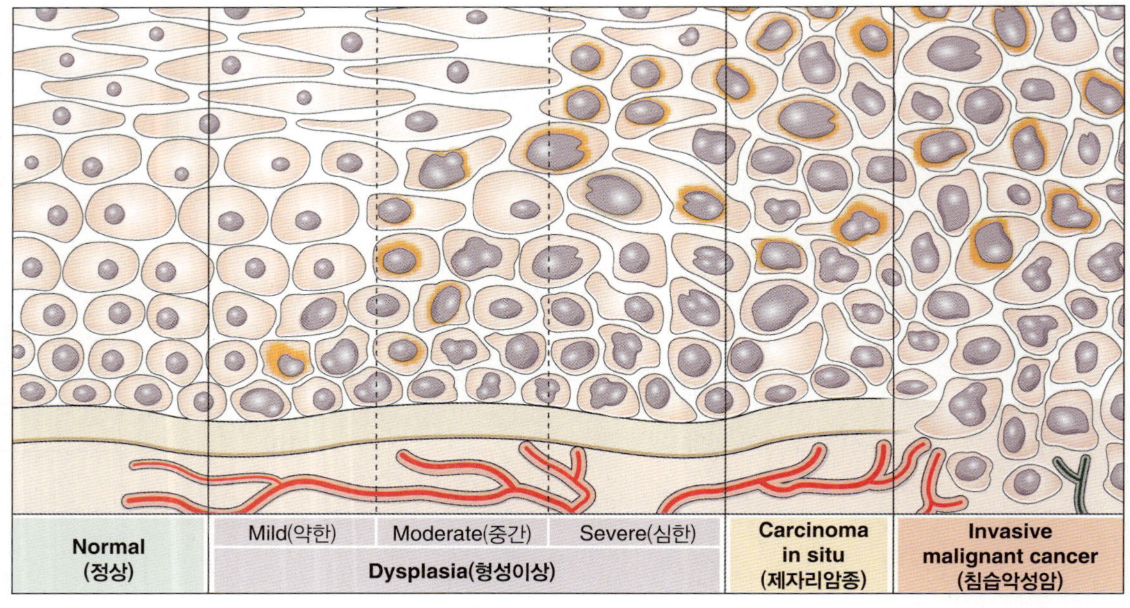

그림 16.1 암 조직에서 볼 수 있는 세포변화.

종양학에 관한 일반용어

용어	발음	뜻
recurrence	rē-kŭr′ĕns	재발. the return of cancer or disease
remission	rē-mish′ŭn	완화, 관해. lessening in severity of disease symptoms; the period of time when a cancer is responding to treatment or is under control
TNM staging	tē en em stāj′ing	TNM병기결정/종양림프절전이병기결정. abbreviation for cancer classification based on characteristics of the tumors, nodal involvement, and extent of metastasis (그림 16.3)
tumor staging	tū′mŏr stāj′ing	종양병기결정. the extent of spread of a cancer from its original site

(계속됨)

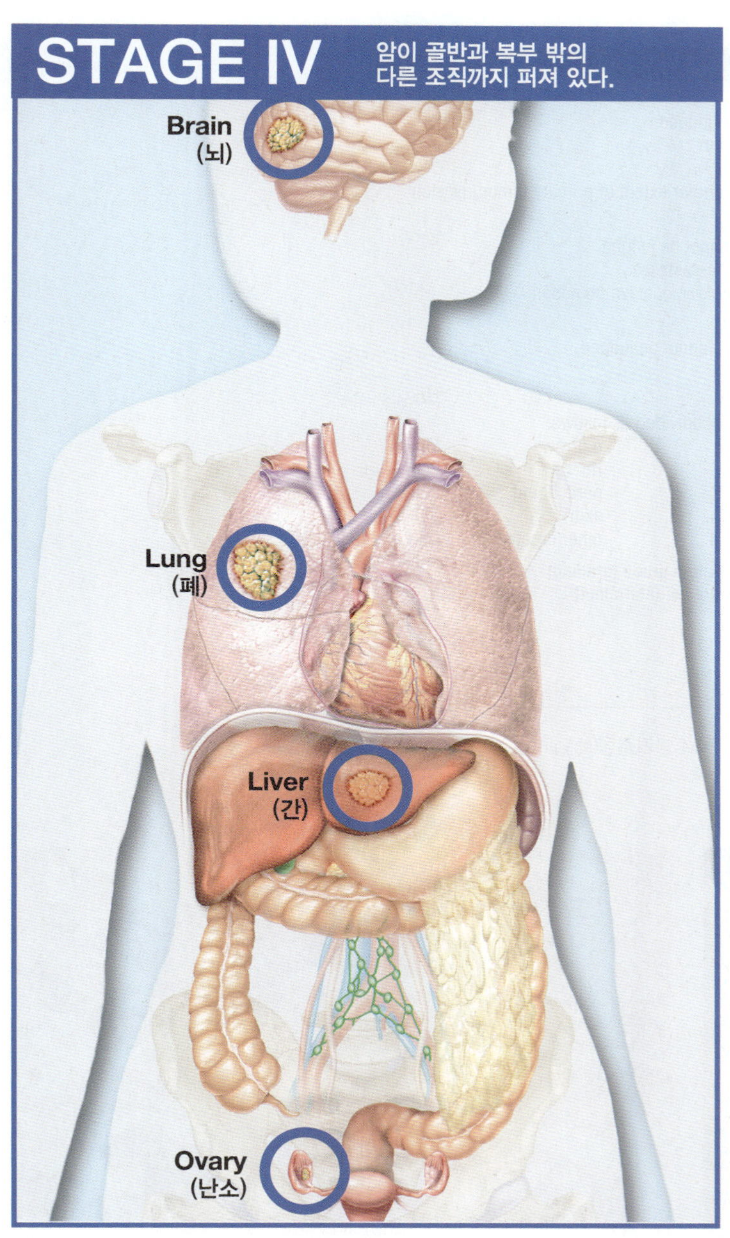

그림 16.2 난소암(ovarian cancer)의 전이. 최초의 암발생 장소는 난소로서 뇌, 폐, 간에 퍼져 있다.

종양학에 관한 일반용어 *(계속됨)*

용어	발음	뜻
		종양의 종류
adenocarcinoma	ad′ĕ-nō-kar′si-nō′mă	샘암종. malignant neoplasm composed of glandular tissue (그림 16.4, 16.5)

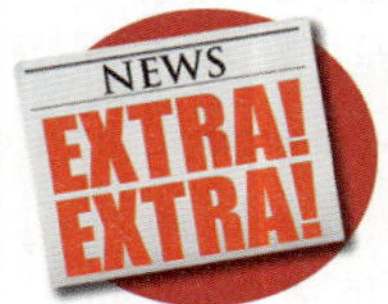

종양에 대한 이해 상피조직의 샘 구조에서 유래한 악성종양에 해당하는 많은 암들을 샘암종(adenocarcinoma)이라고 한다. 예를 들어 전립샘암의 약 95%가 전립샘 샘암종으로 분류되며, 많은 유방암은 유방 샘암종으로 확인된다.

TNM 단계결정

T –	**primary tumor**			
TX	primary tumor cannot be judged			
T0	no basis for primary tumor			
Tis	carcinoma/tumor in situ			
T1, T2, T3, T4	increasing sizes and/or extent of primary tumor invasion			
N –	**regional lymph nodes**			
NX	regional lymph nodes cannot be judged			
N0	no regional lymph node metastases			
N1, N2, N3	increasing invasion of regional lymph nodes			
M –	**metastasis**			
MX	existence of metastases cannot be judged			
M0	no metastases			
M1	metastases present			
	the category M1 can be subdivided as follows:			
	lung	PUL	marrow	MAR
	bone	OSS	rib	PLE
	liver	HEP	peritoneum	PER
	brain	BRA	skin	SKI
	lymph nodes	LYM	other organs	OTH
G –	**histopathologic differentiation grade (grading)**			
GX	differentiation grade cannot be determined			
G1	well-differentiated			
G2	moderately differentiated			
G3	poorly differentiated			
G4	undifferentiated			

그림 16.3 TNM 병기결정(staging).

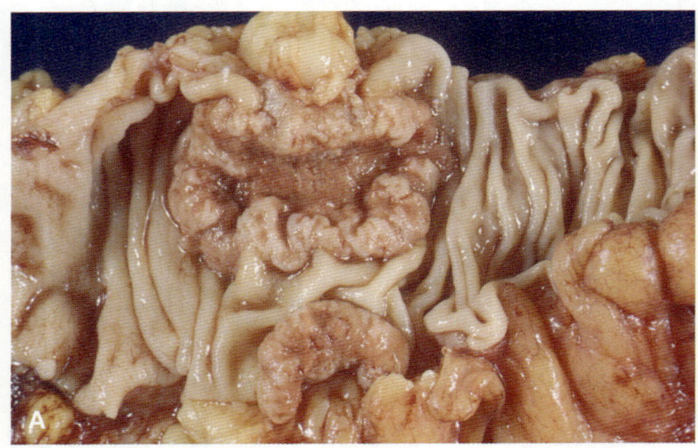

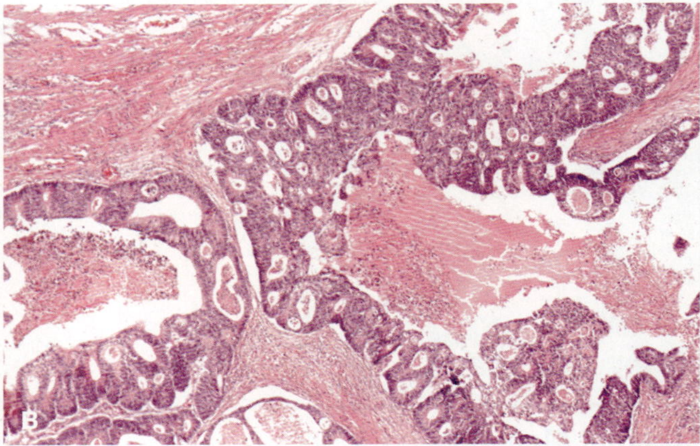

그림 16.4 결장의 샘암종(adenocarcinoma of colon). **A.** 잘라낸 결장의 겉모습. **B.** 현미경 사진.

종양학에 관한 일반용어

용어	발음	뜻
adenoma	ad′ĕ-nō′mă	샘종. benign neoplasm composed of glandular tissue
carcinoma (CA)	kar′si-nō′mă	암종. malignant neoplasm derived from epithelial tissue, chiefly glandular (adenocarcinoma) or squamous (squamous cell carcinoma)
fibroma	fī-brō′mă	섬유종. benign neoplasm of fibrous connective tissue
fibrosarcoma	fī′brō-sar-kō′mă	섬유육종. malignant neoplasm of deep fibrous tissue (그림 16.5)
lipoma	li-pō′mă	지방종. benign neoplasm of adipose (fat) tissue
liposarcoma	lip′ō-sar-kō′mă	지방육종. malignant neoplasm of adipose (fat) tissue (그림 16.5)
malignant neoplasm	mă-lig′nănt nē′ō-plazm	악성신생물. tumor that invades surrounding tissue and is usually capable of metastasizing; can be located in any organ or tissue in the body
melanoma	mel′ă-nō′mă	흑색종. tumor characterized by a dark appearance; most commonly occurs in the skin or in the eye (그림 16.5)

(계속됨)

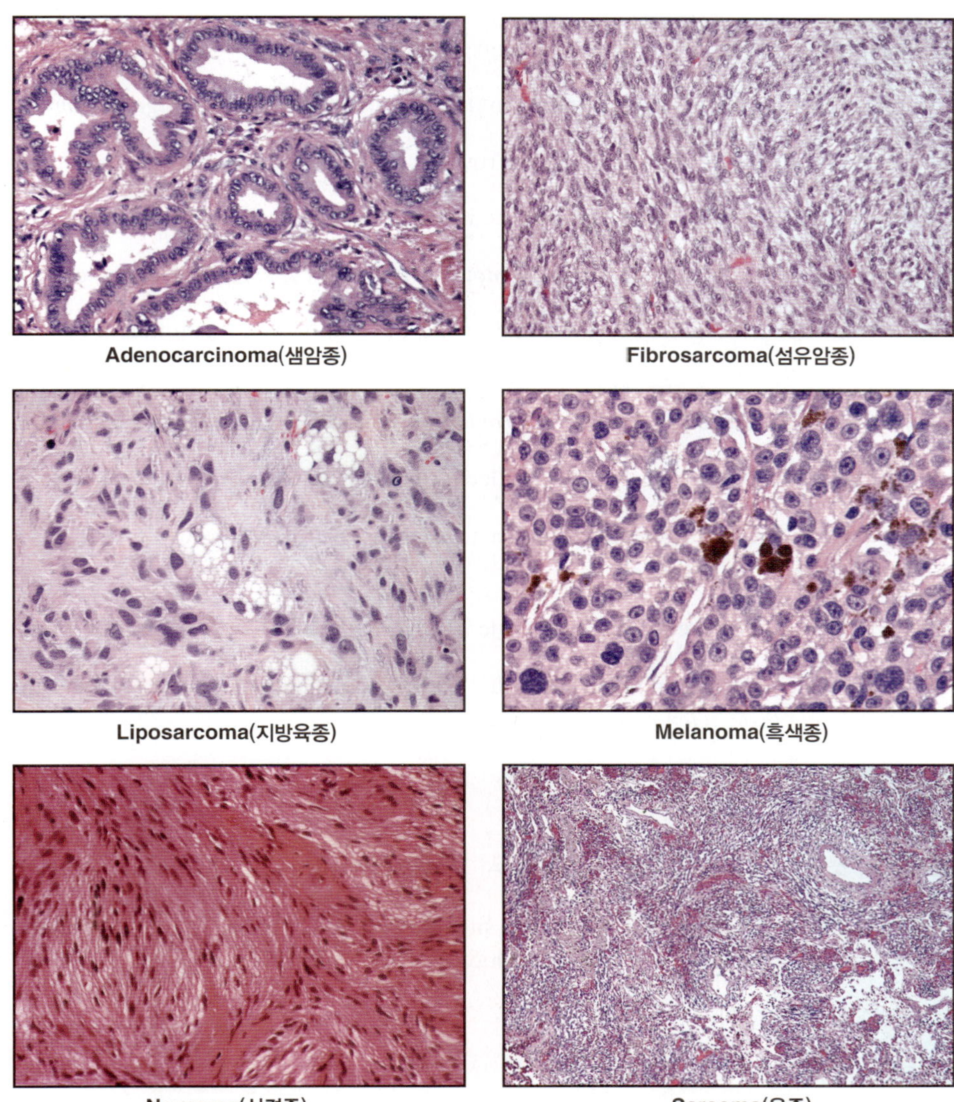

그림 16.5 몇 가지 종양의 현미경 사진.

종양학에 관한 일반용어 *(계속됨)*

용어	발음	뜻
neoplasm; *syn.* tumor	nē′ō-plazm; tū′mŏr	신생물(=종양). abnormal growth of new tissue into a mass; can be benign or malignant
neuroma	nūr-ō′mă	신경종. tumor derived from nervous tissue (그림 16.5)
myeloma	mī′ĕ-lō′mă	골수종. tumor composed of cells derived from bone marrow (그림 16.5)
sarcoma	sar-kō′mă	육종. malignant neoplasm of connective tissue or nonepithelial tissue

■ 연습문제: 종양학에 관한 일반용어

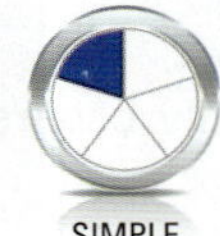
SIMPLE RECALL

연습문제 6

아래 문제에서 문장의 의미에 가장 적합한 용어를 괄호 안에서 고르시오.

1. A nonmalignant tumor is (*oncogenic, benign, invasive*).
2. A liposarcoma is different from a lipoma in that it is a(n) (*malignant, benign, oncogenic*) neoplasm.
3. Tumors derived from cells in the bone marrow are called (*lipomas, sarcomas, myelomas*).
4. A tumor characterized by a dark appearance is called a (*sarcoma, melanoma, myeloma*).
5. An adenocarcinoma is composed of (*squamous cells, nerve cells, glandular tissue*).
6. Something that is responsible for causing the development of a tumor is described as (*malignant, oncogenic, recurrent*).
7. Cancer that has returned is known as a (*promotion, progression, recurrence*).
8. A tumor derived from nervous tissue is called a (*nucleus, recurrence, neuroma*).
9. A tumor that is locally invasive and characterized by destructive growth and metastasis is referred to as (*benign, malignant, oncogenic*).
10. A benign neoplasm derived from fatty tissue is referred to as a (*neuroma, lipoma, fibroma*).
11. A tumor that invades surrounding tissue and is usually capable of producing metastasis is known as a(n) (*malignant neoplasm, adenoma, carcinoma*).

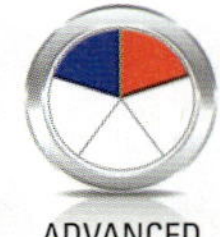
ADVANCED RECALL

연습문제 7

아래 문제들의 뜻에 해당하는 의학용어를 보기에서 고르시오.

dysplasia	lesion	in situ	invasion	benign
cancer	metastasis	tumor	carcinoma	

1. 상피조직에서 유래된 악성 신생물 ______________________
2. 신생물의 비악성 형태 ______________________

3. 조직의 병리학적 변화 ______________________

4. 조직의 비정상적 성장 ______________________

5. 새로운 조직이 덩어리를 이루는 비정상적 성장 ______________________

6. 비정상적이고 통제되지 않는 세포의 성장을 특징으로 하는 질병군에 대한 일반적인 용어 ______________________

7. 원래의 장소 또는 위치 ______________________

8. 암세포가 인접한 조직으로 직접 이동 ______________________

9. 몸의 한 부분에서 다른 부분으로 질병의 확산 ______________________

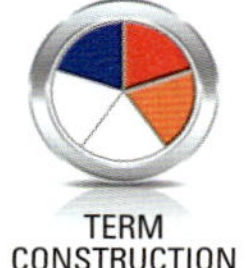
TERM CONSTRUCTION

연습문제 8

적절한 연결형과 접미사를 합쳐 그 뜻을 나타내는 의학용어를 쓰시오.

사용할 연결형	사용할 접미사	용어
gland	tumor	1. ______________
fiber	tumor	2. ______________
disease	originating, producing	3. ______________
fatty tissue	tumor	4. ______________
muscle, flesh	tumor	5. ______________
bone marrow	tumor	6. ______________
cancer	pertaining to	7. ______________
fiber; connective tissue	tumor	8. ______________

몸 계통으로 분류한 암의 종류

이 표는 흔한 암들을 몸 계통으로 나열하고 있다. 전립샘암과 유방암과 같은 샘암종(adenocarcinoma)은 제외되어 있다.

용어	발음	뜻
피부계통 종양에 관한 용어		
basal cell carcinoma (BCC)	bā′săl sel kar′si-nō′mă	바닥세포암종/기저세포암종. a cancer that begins in the lowest layer of the epidermis of the skin (그림 16.6)
Kaposi sarcoma	kap-ŏ′zē sar-kō′mă	카포시육종. cancer of the skin and sometimes lymph codes that causes purplish-red patches on the skin; most commonly seen in patients with acquired immunodeficiency syndrome (AIDS) (그림 16.7)

(계속됨)

몸 계통으로 분류한 암의 종류 *(계속됨)*

용어	발음	뜻
melanoma	mel′ă-nō′mă	흑색종. a malignant skin cancer that arises from the melanocytes in the epidermis, usually caused by exposure to ultraviolet (UV) radiation

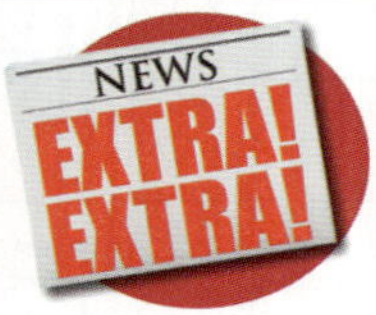

Melanoma(흑색종)의 ABCD 징후 UVA와 UVB 광선은 태양에서 나오는 두 종류의 자외선으로서 피부를 일찍 노화시키기 때문에 흑색종에 쉽게 걸릴 수 있다. 미국암협회(American Cancer Society)는 흑색종의 징후를 찾아보기 위해 적어도 한 달에 한 번씩 피부검사를 받아볼 것을 권장한다. 이 징후들은 약어 ABCD로 기억할 수 있다:

- A(*asymmetry*)는 비대칭을 의미한다. 피부에서 색소침착이나 점(mole)이 한 곳이 아닌 여러 곳에 있는지 살펴보시오.
- B(border)는 경계면을 의미한다. 의심스러운 부위의 가장자리가 불규칙하지 않은지 확인하시오.
- C(color)는 색을 의미한다. 일정 부위의 색이 변하거나 같은 색이 아닐 경우 반드시 의료전문가가 점검해야 한다는 분명한 징후이다.
- D(diameter)는 지름을 나타낸다. 크기가 6 mm 이상으로 큰지 확인하시오.

미국피부과학협회(American Academy of Dermatology)는 진화를 의미하는 다섯 번째 징후로 *E(evolving)*를 추가했다. 피부과 의사는 피부, 점, 색소침착 등을 여러 단계의 피부검사를 통해 진찰해야 한다**(그림 16.8)**.

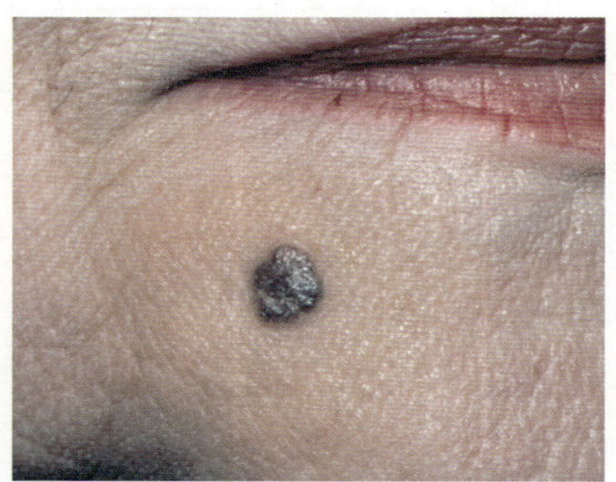

그림 16.6 바닥세포암종(basal cell carcinoma). 불규칙한 표면에 주목하시오.

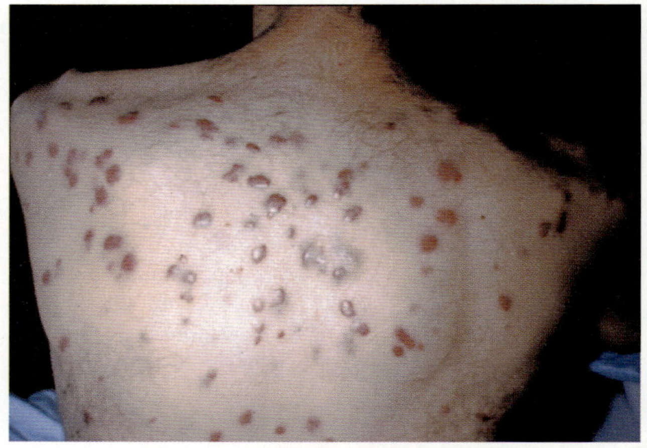

그림 16.7 카포시육종(Kaposi sarcoma).

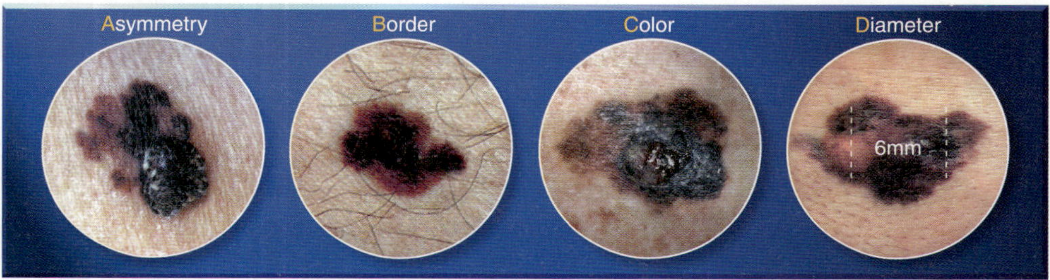

그림 16.8 흑색종(melanoma)의 ABCD 징후.

몸 계통으로 분류한 암의 종류

용어	발음	뜻
squamous cell carcinoma (SCC)	skwā′mŭs sel kar′si-nō′mă	편평세포암종. a cancer that begins in the squamous cells located in the upper levels of the epidermis of the skin (그림 16.9)
근육뼈대계통 종양에 관한 용어		
chondroma	kon-drō′mă	연골종. a common benign tumor arising from cartilage cells
chondrosarcoma	kon′drō-sar-kō′mă	연골육종. a large malignant tumor arising from cartilage cells
Ewing tumor; *syn.* Ewing sarcoma	ū′ing tū′mŏr; ū′ing sar-kō′mă	유잉종양(=유잉육종). a malignant tumor found in bone or soft tissue
giant cell tumor	jī′ănt sel tū′mŏr	거대세포종양. a tumor of the tendon sheath that can be either benign or malignant
leiomyoma	lī′ō-mī-ō′mă	평활근종. benign tumor of smooth (nonstriated) muscle
leiomyosarcoma	lī′ō-mī′ō-sar-kō′mă	평활근육종. malignant tumor of smooth (nonstriated)
muscle liposarcoma	lip′ō-sar-kō′mă	지방육종. a malignant tumor of adipose (fat) tissue in deep soft tissue; occurs in the retroperitoneal tissues and the thigh
osteofibroma	os′tē-ō-fī-brō′mă	골섬유종. benign lesion of bone consisting mainly of fairly dense, moderately cellular, fibrous connective tissue
osteosarcoma	os′tē-ō-sar-kō′mă	골육종. fast-growing malignant type of bone cancer that develops in the bone-forming cells (osteoblasts); most common and most malignant of bone sarcomas (그림 16.10)
rhabdomyoma	rab′dō-mī-ō′mă	횡문근종. benign tumor of striated (skeletal) muscle
rhabdomyosarcoma	rab′dō-mī′ō-sar-kō′mă	횡문근육종. a highly malignant tumor of striated (skeletal) muscle

(계속됨)

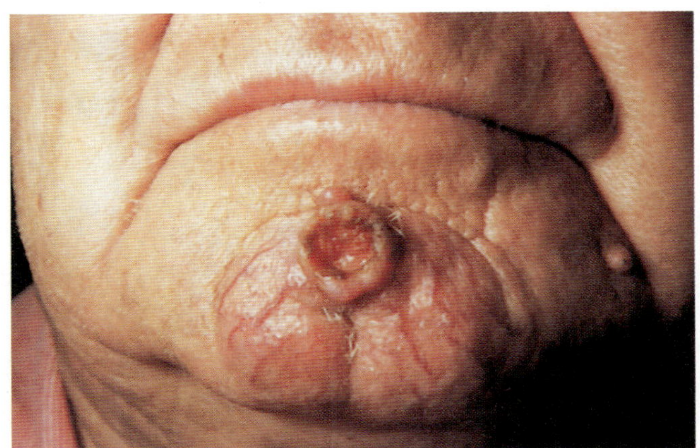

그림 16.9 턱의 편평세포암종(squamous cell carcinoma).

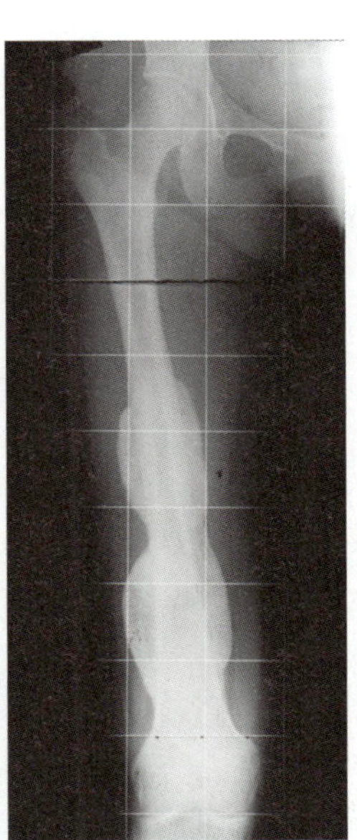

그림 16.10 대퇴골 골육종(osteosarcoma)을 앓고 있는 29세 여성의 X선 사진. 뼈의 여러 곳에서 보이는 팽창으로 뼈에 발생한 암인 것을 알 수 있다.

몸 계통으로 분류한 암의 종류 *(계속됨)*

용어	발음	뜻
신경계통 종양에 관한 용어		
astrocytoma	as′trō-sī-tō′mă	별(아)교세포종. a tumor that arises from small, star-shaped cells (astrocytes) in the brain and spinal cord
glioma	glī-ō′mă	신경(아)교종. cancer that arises from the glial cells of the nervous system
medulloblastoma	mĕ-dŭl′ō-blas-tō′mă	속질모세포종/수모세포종. cancer that develops from the primitive nerve cells in the medullary tube and is usually located in the cerebellum
meningioma	mĕ-nin′jē-ō′mă	수막종. benign and slow-growing tumor of the meninges
neuroblastoma	nūr′ō-blas-tō′mă	신경모세포종. malignant tumor of embryonic nerve cells (neuroblasts); neuroblastomas frequently occur in infants and children, and 30% are associated with the adrenal glands
특수감각계통에 관한 용어		
intraocular melanoma	in′tră-ok′yū-lăr mel′ă-nō′mă	안구내흑색종. a malignant cancer that forms in the tissues of the eye
retinoblastoma	ret′i-nō-blas-tō′mă	망막모세포종. a malignant ocular tumor of the retina that affects young children
내분비계통 종양에 관한 용어		
multiple endocrine neoplasia (MEN)	mŭl′ti-pĕl en′dō-krin nē-ōplā′zē-ă	다발내분비샘신생물. a group of disorders characterized by functioning tumors in more than one endocrine gland
pheochromocytoma	fē′ō-krō′mō-sī-tō′mă	크롬친화세포종. a vascular tumor of the adrenal gland (그림 16.11)
pituitary adenoma	pi-tū′i-tar-ē ad′ĕ-nō′mă	뇌하수체샘종. a benign tumor arising in the pituitary gland
면역계통 종양에 관한 용어		
Hodgkin disease	hoj′kin di-zēz′	호지킨병. cancer of the immune system marked by the presence of Reed–Sternberg cells (large, transformed pathogenic cells derived from B lymphocytes) (그림 16.12)
leukemia	lū-kē′mē-ă	백혈병. cancer of the blood indicated by malignant increase in the number of white blood cells
lymphangioma	lim-fan′jē-ō′mă	림프관종. mass or tumor of lymphatic vessels

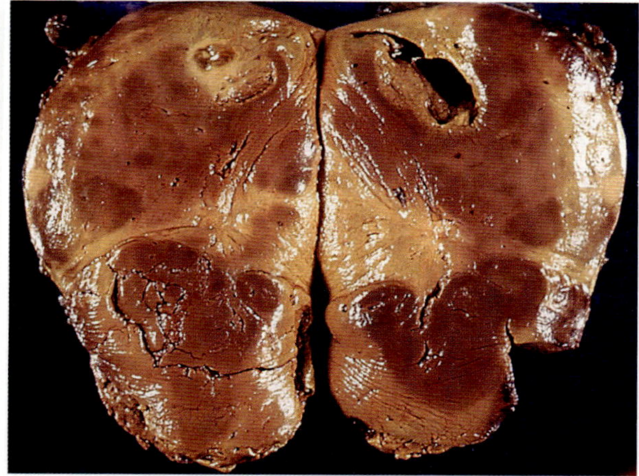

그림 16.11 크롬친화세포종(pheochromocytoma). 종양을 나타내는 암갈색의 부신(adrenal gland).

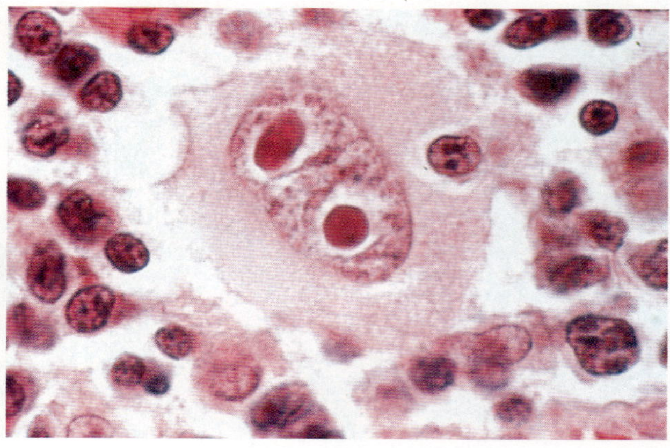

그림 16.12 호지킨병(Hodgkin disease)에서 볼 수 있는 리드-슈테른베르크세포(Reed-Sternberg cell). 전형적인 리드-슈테른베르크 세포는 어둡게 염색되는 큰 핵소체(nucleolus)가 들어 있는 두 개의 핵을 가지고 있다.

몸 계통으로 분류한 암의 종류

용어	발음	뜻
lymphoma	lim-fō′mă	림프종. cancer that begins in immune system cells
non-Hodgkin lymphoma (NHL)	non-hoj′kin lim-fō′mă	비호지킨림프종. any of a large group of cancers of lymphocytes; lymphoma other than Hodgkin disease
호흡계통 종양에 관한 용어		
bronchogenic carcinoma; *syn*. non-small cell carcinoma	brong′kō-jen′ik kar′si-nō′mă; non smôl sel kar′si-nō′mă	기관지유래암종(=비소세포암종). lung cancer; cancer that arises from the lung or bronchial tract

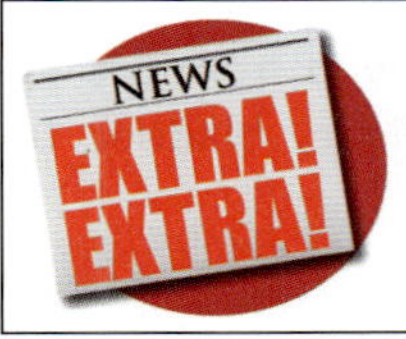

담배와 암 최고로 예방이 가능한 암의 원인인 흡연은 적어도 15가지 종류의 암과 관련되어 있다. 여기에는 기관지암과 기타 폐암뿐만 아니라 췌장, 자궁, 입, 코, 목구멍, 후두, 신장, 방광 등에 발생하는 암들이 포함된다.

용어	발음	뜻
mesothelioma	mez′ō-thē-lē-ō′mă	중피종. cancer of the epithelium lining the lungs (pleura) or the epithelium lining the heart (pericardium), usually associated with exposure to asbestos dust
oat cell carcinoma; *syn*. small cell carcinoma	ōt sel kar′si-nō′mă; smôl sel kar′si-nō′mă	귀리세포암종(=소세포암종). highly malignant form of lung or bronchogenic cancer in which cells appear small and rounded under a microscope (그림 16.13)

(계속됨)

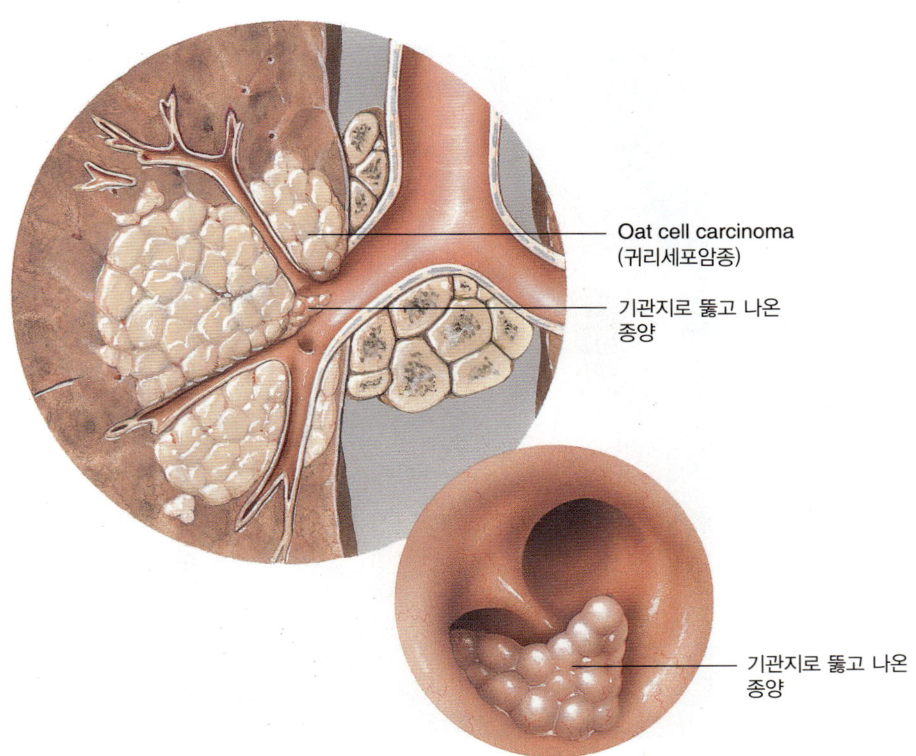

그림 16.13 귀리세포암종(oat cell carcinoma).

몸 계통으로 분류한 암의 종류 *(계속됨)*

용어	발음	뜻
소화계통 종양에 관한 용어		
colon cancer	kō′lon kan′ser	결장암. cancer that forms in the tissues of the colon
gastrointestinal stromal tumor (GIST)	gas′trō-in-tes′ti-năl strō′măl tū′mŏr	위장(관)버팀질종양. benign or malignant tumor of the gastrointestinal tract, with most occurring in the stomach
비뇨계통 종양에 관한 용어		
bladder cancer	blad′ĕr kan′ser	방광암. cancer that forms in the tissues of the urinary bladder
nephroma	ne-frō′mă	신장종. tumor of the kidney
urothelial carcinoma; *syn.* transitional cell carcinoma	yūr′ō-thē′lē-ăl kar′si-nō′mă; tran-zish′ŭn-ăl sel kar′sinō′mă	요로상피세포암종(= 이행세포암종). cancer derived from the transitional epithelium, occurring mainly in the urinary bladder, ureters, or renal pelves
Wilms tumor	vilmz tū′mŏr	빌름스종양. malignant kidney cancer that affects children (**그림 16.14**)
여성생식계통 종양에 관한 용어		
ductal carcinoma in situ (DCIS); *syn.* intraductal carcinoma	dŭk′tăl kar′si-nō′mă in sī′tū; in′tră-dŭk′tăl kar′si-nō′mă	제자리관암종(= 관내암종). form of cancer derived from the epithelial lining of ducts in the breast; in most cases, it is confined to the ducts (in situ means "in place") and does not spread into the surrounding breast tissue (**그림 16.15**)
germ cell tumor (GCT)	jĕrm sel tū′mŏr	종자세포종양. cancerous or noncancerous neoplasm derived from the germ cells (sex cells) of the ovaries

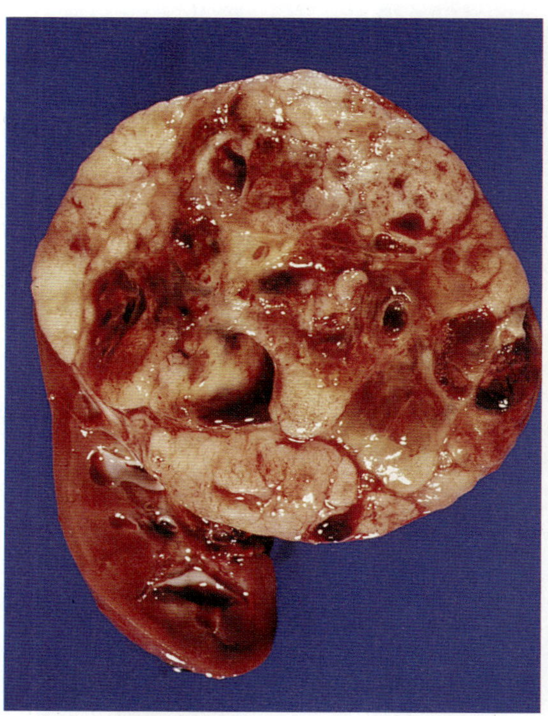

그림 16.14 빌름스종양(Wilms tumor). 희끗희끗하고 옅은 황갈색의 신생물의 횡단면이 콩팥의 일부에 붙어 있다.

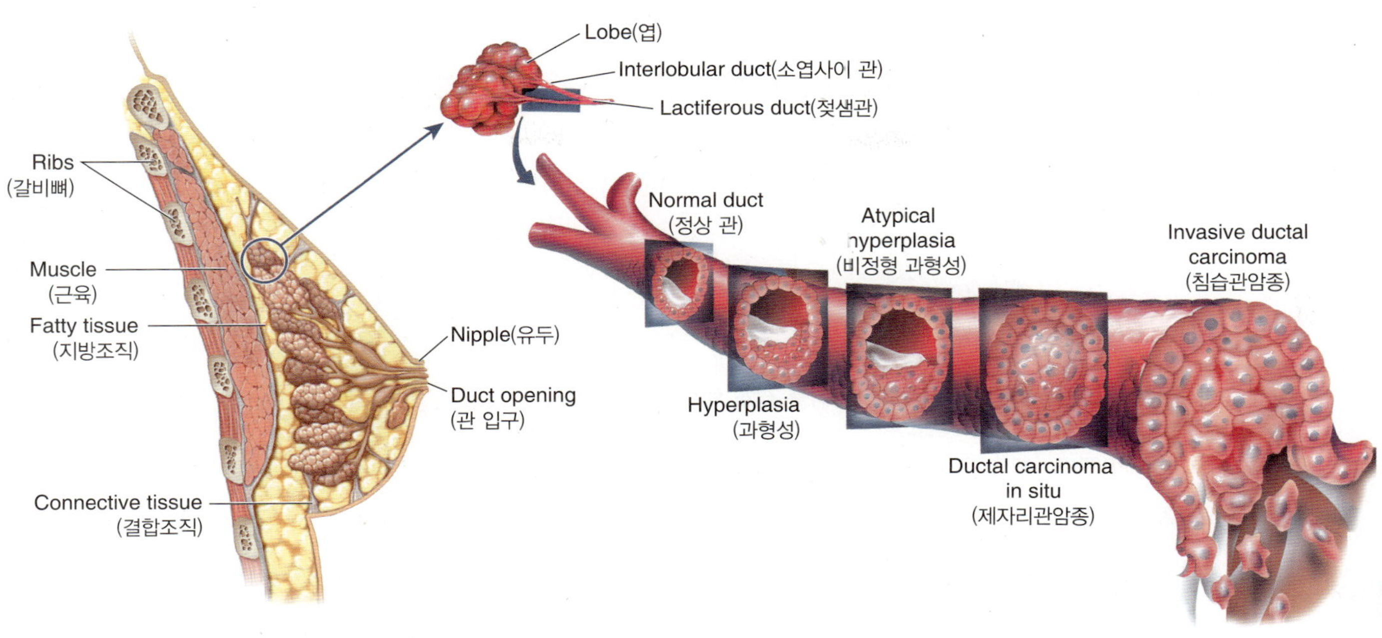

그림 16.15 유방의 제자리관암종((DCIS)과 침습관암종(invasive ductal carcinoma)으로의 진행.

■ 연습문제: 몸 계통으로 분류한 암의 종류

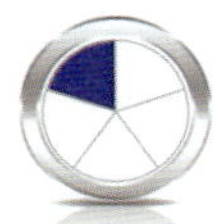
SIMPLE RECALL

연습문제 9

아래 문제의 뜻에 알맞은 의학용어를 쓰시오.

1. 면역계통 세포에서 시작되는 암 ____________________
2. 폐암; 허파 또는 기관지에서 발생하는 암 ____________________
3. 민무늬(줄무늬가 없는) 근육의 양성 종양 ____________________
4. 연골세포의 양성 종양 ____________________
5. 뼈형성세포에서 발생하는 악성 종양 ____________________
6. 지방세포의 악성 종양 ____________________
7. 림프관의 종양 ____________________
8. 어린이를 침범하는 악성 콩팥암 ____________________
9. 자외선에 의한 피부암 ____________________
10. 신경(아)교세포의 종양 ____________________
11. 뼈의 양성 및 섬유성 종양 ____________________
12. 힘줄집의 종양 ____________________

13. 가로무늬근의 양성 종양 ____________________

14. 폐를 감싸는 상피(가슴막) 또는 심장을 감싸는 상피(심장막)의 암 ____________________

15. 난소의 생식세포(성세포)에서 유래한 암성 또는 비암성 신생물 ____________________

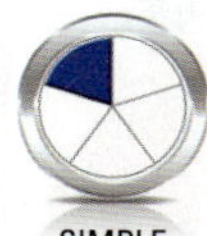
SIMPLE RECALL

연습문제 10

아래 문장의 뜻에 가장 알맞은 의학용어를 괄호 안에서 고르시오.

1. (*Cytopenia, Leukemia, Liposarcoma*) is cancer of the blood.
2. A(n) (*GIST, SCC, DCIS*) tumor is typically found in the gastrointestinal tract.
3. A type of kidney cancer that affects children is known as a(n) (*Ewing, Kaposi, Wilms*) tumor.
4. The presence of Reed–Sternberg cells signifies (*non-Hodgkin, Hodgkin, Ewing*) disease.
5. A vascular tumor of the adrenal gland is known as a(n) (*adrenal adenoma, pheochromocytoma, vascular adenoma*).
6. Ewing sarcoma is a malignant tumor found in (*skin, bone, cartilage*) or soft tissue.
7. A(n) (*osteofibroma, leiomyoma, chondrosarcoma*) is a malignant tumor arising from cartilage cells.
8. A (*giant cell tumor, GIST, sarcoma*) involves the tendon sheaths.
9. A(n) (*adenoma, leiomyosarcoma, retinoblastoma*) could eventually lead to blindness.
10. A (*myoma, squamous cell carcinoma, meningioma*) grows from the meninges.

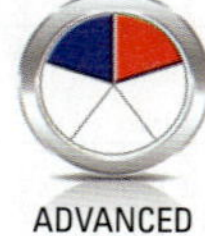
ADVANCED RECALL

연습문제 11

아래 문제의 뜻에 알맞은 의학용어를 보기에서 고르시오.

neuroblastoma	ductal carcinoma in situ	basal cell carcinoma	Kaposi sarcoma
medulloblastoma	oat cell carcinoma	squamous cell carcinoma	

1. 골수관의 원시신경세포에서 발생하고 일반적으로 소뇌에 발생하는 암 ____________________
2. 유방의 관에 국한된 암 ____________________
3. 고도의 악성 형태의 폐암 ____________________
4. 표피의 바깥층에 발생하는 암 ____________________
5. 표피의 가장 아래(가장 깊은) 층에 발생하는 암 ____________________

6. 신경계통의 암 ____________

7. AIDS 환자에서 가장 흔히 볼 수 있는 암 ____________

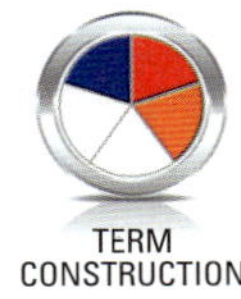
TERM CONSTRUCTION

연습문제 12

보기에 나열된 연결형 및 접두사와 접미사를 사용하여 아래 문제의 뜻에 알맞은 의학용어를 쓰시오. (참고: 연결형, 접두어, 접미어는 한 번 이상 사용될 수 있음.)

연결형 및 접두사		접미사
my/o	gli/o	-oma
leio-	sarc/o	-emia
aden/o	astr/o	
cyt/o	carcin/o	
rhabd/o	lymph/o	
nephr/o	leuk/o	

1. 콩팥의 종양 ____________
2. 림프 조직의 종양 ____________
3. 혈액의 암 ____________
4. 신경(아)교세포의 종양 ____________
5. 샘의 종양 ____________
6. 민무늬(줄무늬가 없는) 근육의 양성 종양 ____________
7. 민무늬(줄무늬가 없는) 근육의 악성 종양 ____________
8. 별모양 세포에서 발생하는 종양 ____________
9. 상피조직의 악성 신생물 ____________
10. 가로무늬(줄무늬가 있는) 근육의 악성 종양 ____________

검사실 검사

용어	발음	뜻
alpha fetoprotein (AFP) test	al′fă fē′tō-prō′tēn test	알파태아단백질. blood test for substance produced by tumor cells in the body; found in elevated levels in patients with ovarian cancer
estrogen receptor test	es′trŏ-jen rĕ-sep′tŏr test	에스트로젠수용체검사. blood test for a type of protein present on some breast cancer cells to which estrogen attaches; if cells have estrogen receptors, they need estrogen to grow, and knowing this determines treatment type

(계속됨)

검사실 검사 *(계속됨)*

용어	발음	뜻
human chorionic gonadotropin (hCG) test	hyū′măn kōr′ē-on′ik gō-nad′ō-trō′pin test	사람융모생식샘자극호르몬검사. blood test for the substance that, in elevated levels, may indicate cancer in the testis, ovary, liver, stomach, pancreas, or lung
Papanicolaou (Pap) test	pa-pă-ni′kō-lō (pap) test	파파니콜로검사/자궁경부질세포검사. microscopic examination of cells collected from the vagina and cervix to detect abnormal changes (e.g., cancer)
prostate-specific antigen (PSA) test	pros′tāt-spĕ-sif′ik an′ti-jen test	전립샘특이항원검사. blood test for substance produced only by the prostate; elevated levels may indicate prostate cancer in its early stages
tumor marker test	tū′mŏr mark′ĕr test	종양표지자검사. various blood tests for specific substances produced by certain types of tumors

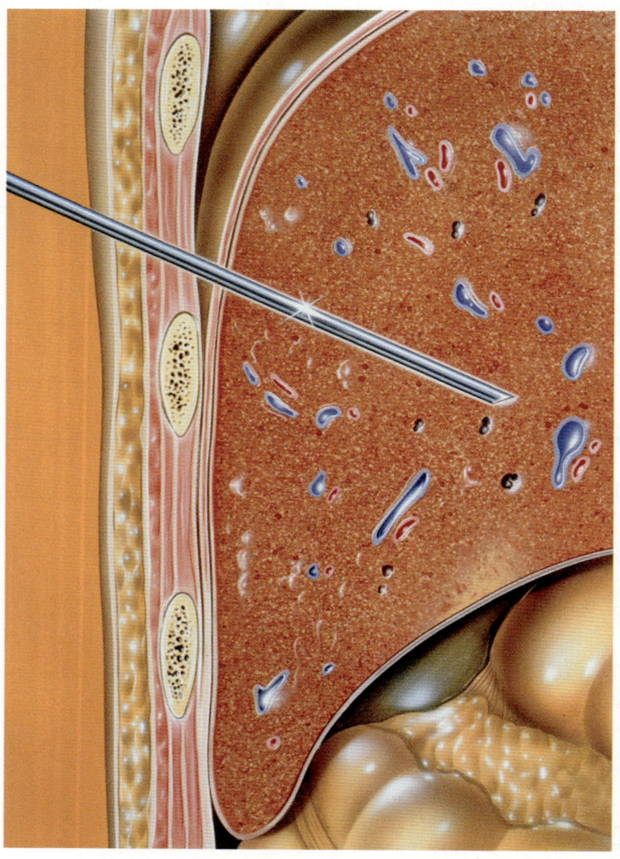

그림 16.16 간의 가는바늘흡인(fine-needle aspiration).

진단시술

용어	발음	뜻
	일반 진단시술	
biopsy	bī′op-sē	생검. the process of removing tissue from living patients for diagnostic examination
fine-needle aspiration (FNA)	fīn-nē′dĕl as-pir-ā′shŭn	가는바늘흡인/세침흡인. procedure of withdrawing cells from a lesion for examination with a fine needle on a syringe (그림 16.16)

진단시술

용어	발음	뜻
radionuclide scan	rā′dē-ō-nū′klīd skan	방사성핵종스캔. imaging scan in which a small amount of radioactive substance is injected into the vein; a machine measures levels of radioactivity in certain organs, which may indicate abnormal areas or tumors
sentinel lymph node biopsy	sen′ti-nĕl limf nōd bī′op-sē	감시림프절생검. removal and examination of the sentinel nodes, which are the first lymph nodes to which cancer cells are likely to spread from a primary tumor
single photon emission computed tomography (SPECT) scan	sing′gĕl fō′ton ē-mi′shŭn kŏm-pyūt′ĕd tŏ-mog′ră-fē skan	단일광자(방출)컴퓨터단층촬영. type of nuclear imaging test that shows how blood flows to tissues and organs; can help identify certain types of tumors
피부계통에 관한 진단시술		
punch biopsy	pŭnch bī′op-sē	찍어냄생검/펀치생검. removal of a small oval core of skin for laboratory analysis using a sharp, hollow instrument (그림 16.17)
shave biopsy	shāv bī′op-sē	표층생검. removal of a sample of skin for laboratory analysis using a scalpel to slice the specimen from the site
근육뼈대계통에 관한 진단시술		
bone scan	bōn skan	뼈스캔. technique used to create images of bone by injecting the patient with radioactive dye that is taken up by bone tissue (그림 16.18)
bone marrow aspiration and biopsy	bōn ma′rō as-pir-ā′shŭn and bī′op-sē	골수흡인생검. procedure in which a small sample of bone marrow and bone is removed for evaluation using a special needle that is pushed into the bone (그림 16.19)
신경계통에 관한 진단시술		
stereotactic biopsy	ster′ē-ō-tak′tik bī′op-sē	입체생검. precise procedure that uses a computer and three- dimensional scanner to find a tumor and remove it
혈액과 면역계통에 관한 진단시술		
bone marrow aspiration	bōn mar′ō as-pirā′shŭn	골수흡인. removal of a small amount of fluid and cells from inside the bone with a needle and syringe

(계속됨)

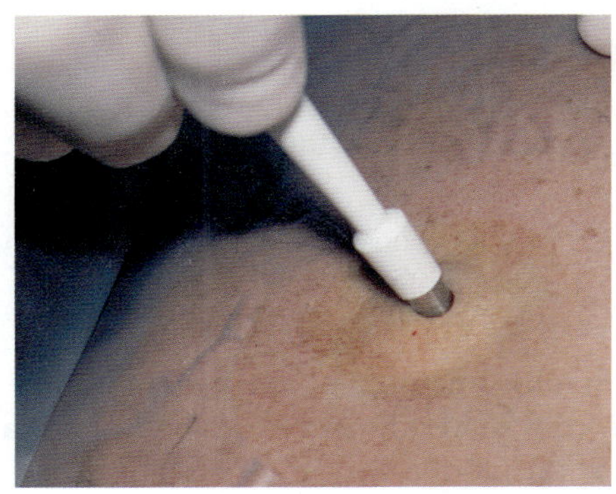
그림 16.17 찍어냄 생검(punch biopsy).

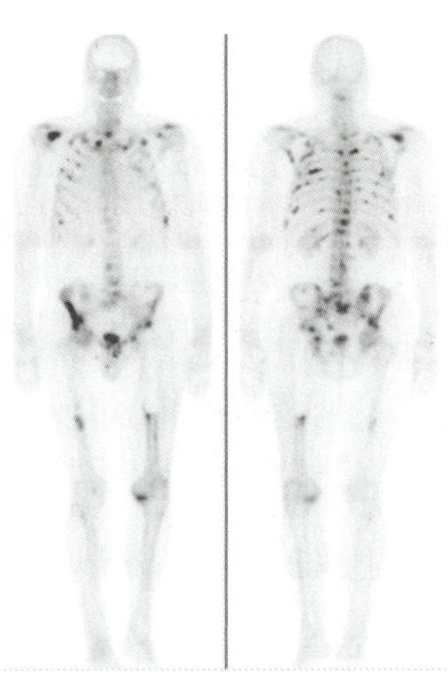
그림 16.18 68세 남자 폐암 환자의 뼈스캔에서 암이 광범위하게 여러 뼈에 것을 볼 수 있다.

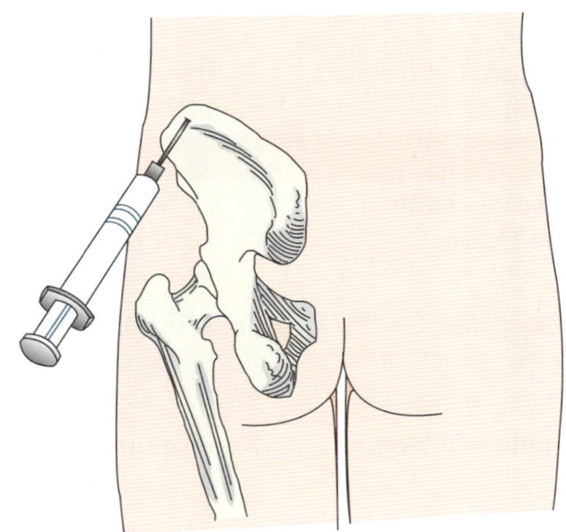
그림 16.19 골수흡인(bone marrow aspiration). 골수흡인과 생검을 흔히 시행하는 자리를 보여주는 골반 부위의 뒤앞방향영상.

진단시술 *(계속됨)*

용어	발음	뜻
bone marrow biopsy	bōn mar′ō bī′op-sē	골수생검. removal and evaluation of a small amount of bone along with fluid and cells from inside the bone
lumbar puncture (LP)	lŭm′bar pŭnk′chūr	허리천자/요추천자. the process of inserting a needle into the subarachnoid space of the lumbar spine to obtain cerebrospinal fluid for analysis; used to determine if leukemic cells are present
림프계통에 관한 진단시술		
lymph node biopsy	limf nōd bī′op-sē	림프절생검. removal of lymph node tissue for pathologic evaluation
호흡계통에 관한 진단시술		
thoracoscopy; *syn.* pleuroscopy	thōr-ă-kos′kŏ-pē; plūr-os′kŏ-pē	흉강경술. endoscopic examination of the pleural cavity made through a small opening in the chest wall
호흡계통에 관한 진단시술		
cholescintigraphy; syn. hepatobiliary iminodiacetic acid (HIDA) scan	kō′lē-sin-tig′ră-fē; hĕ-pat′ō-bil′ē-ar-ē i′mĕ-nō-dī-ă-sē′tik as′id skan	담도섬광조영(=간담도이미노다이아세트산스캔). imaging test used to examine the function of the liver, gallbladder, and bile ducts
endoscopic retrograde cholangiopancreatography (ERCP)	en′dō-skop′ik ret′rōgrād kō-lan′jē-ō-pan′krē-ă-tog′ră-fē	내시경역행담췌관조영. procedure using x-ray and injectable dye to examine disorders in the bile ducts, gallbladder, and pancreas
endoscopic ultrasound (EUS)	en′dō-skop′ik ŭl′tră-sownd	내시경초음파. procedure using an ultrasound imaging device on the tip of an endoscope for evaluation of the bowel wall and adjacent structures
magnetic resonance cholangiopancreatography (MRCP)	mag-net′ik rez′ŏ-nănskō-lan′jē-ō-pan′krē-ătog′ră-fē	자기공명담췌관조영. procedure using magnetic resonance imaging and an injectable dye to examine problems in the bile ducts, gallbladder, and pancreas
남성생식계통에 관한 진단시술		
digital rectal examination (DRE)	dij′i-tăl rek′tăl ek-zam′	직장손가락검사. examination in which the clinician inserts a lubricated, gloved finger into the rectum to check anatomic structures for abnormalities (see 그림 14.12)
prostate biopsy	pros′tāt bī′op-sē	전립샘생검. a procedure in which prostate gland tissue samples are removed from the body for examination under a microscope to determine whether cancerous or other abnormal cells are present
transrectal ultrasound (TRUS)	trans-rek′tăl ŭl′trăsownd	직장경유초음파. ultrasound imaging of the prostate done through the rectum; used to diagnose prostate cancer
여성생식계통에 관한 진단시술		
cervical conization; *syn.* cone biopsy	sĕr′vi-kăl kon′i-zā′shŭn; kōn bī′op-sē	자궁경부원뿔절제(=원뿔생검). biopsy of the cervix in which a cone-shaped sample of tissue is removed from the cervix
colposcopy	kol-pos′kŏ-pē	질확대경술. visual examination of the tissues of the cervix and vagina using a lighted microscope (colposcope) to identify abnormal cell growth and if necessary, remove a tissue sample for biopsy
endometrial biopsy	en′dō-mē′trē-ăl bīop-sē	자궁내막생검. Procedure whereby a sample of the endometrium of the uterus is removed from the body and examined under a microscope; used to check for uterine cancer
mammography	mă-mog′ră-fē	유방(방사선)촬영. an x-ray examination of the breasts; used to detect breast tumors(그림 16.20)

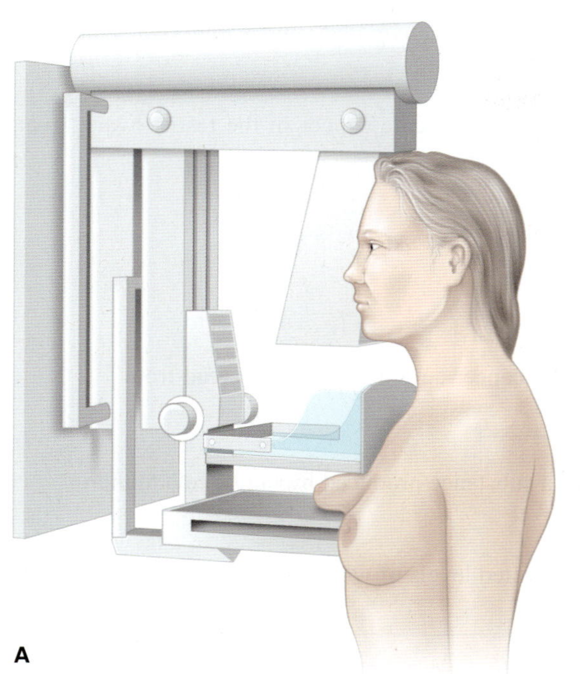
A

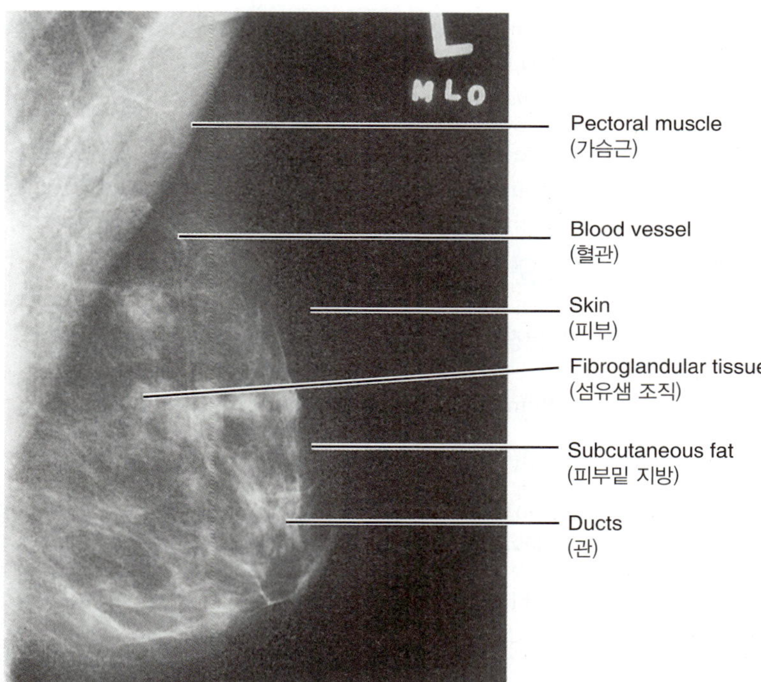

B

그림 16.20 유방(방사선)촬영(mammography). A. 유방촬영은 유방에 대한 방사선 검사이다. B. 유방촬영사진에 보이는 영상.

■ 연습문제: 검사실 검사와 진단시술

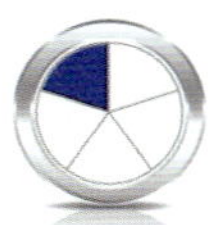
SIMPLE RECALL

연습문제 13

아래 문장의 뜻에 가장 알맞은 의학용어를 괄호 안에서 고르시오.

1. A scan that measures levels of radioactivity in certain organs is called a (*single photon emission computed tomography scan, radionuclide scan, cholescintigraphy*).

2. (*Endoscopic retrograde cholangiopancreatography, Magnetic resonance imaging, Magnetic resonance cholangiopancreatography*) is a procedure using x-ray and injectable dye.

3. A gallbladder function problem may be diagnosed by a(n) (*endometrial biopsy, pleuroscopy, cholescintigraphy*).

4. A (*transrectal ultrasound, lumbar puncture, fine-needle aspiration*) withdraws cells from a lesion for examination with a fine needle on a syringe.

5. To help determine if leukemic cells are present in the cerebrospinal fluid, a patient may undergo a (*lumbar puncture, bronchoscopy, colonoscopy*).

6. An examination of cells obtained from the cervix is called a (*prostate biopsy, prostate-specific antigen, Pap test*).

7. Various blood tests for specific substances produced by certain types of tumors are called (*tumor marker, progesterone receptor, estrogen receptor*) tests.

8. To investigate carcinoma of the lung, a surgeon may make a small opening in the chest wall to perform a (*bone marrow biopsy, hepatobiliary iminodiacetic acid scan, thoracoscopy*).

9. To help identify certain types of tumors, a physician may order a test that shows an image of blood flow to tissues and organs, called a (*mammography, single photon emission computed tomography scan, computed tomography scan*).

10. The blood test for the substance that, in elevated levels, may indicate cancer in the testis, ovary, liver, stomach, pancreas, or lung is abbreviated (*SPECT, hCG, AFP*).

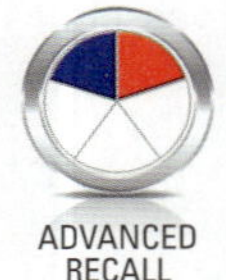
ADVANCED RECALL

연습문제 14

아래 문장의 빈칸에 알맞은 의학용어를 쓰시오.

1. Removal and examination of the first lymph node to which cancer cells are likely to spread from a primary tumor is called a(n) ____________________________.

2. A(n) ____________________________ is a blood test for a substance produced by tumor cellsfound in elevated levels in patients with ovarian cancer.

3. A blood test for a substance made only by the prostate, elevated levels of which may indicate prostate cancer in its early stages, is called ____________________________.

4. A type of protein present on some breast cancer cells to which estrogen attaches is called ____________________________.

5. The removal of a sample of skin for laboratory analysis using a scalpel to slice the specimen from the site is called a(n) ____________________________.

6. A(n) ____________________________ is the removal of a sample of skin using a hollow instrument.

7. A procedure using an ultrasound imaging device on the tip of an endoscope for evaluation of bowel wall and adjacent structures is known as a(n) ____________________________.

8. An x-ray examination of the breasts used to detect tumors is called ____________________________.

9. A(n) ____________________________ is a diagnostic test that uses ultrasound to visualize the prostate gland.

10. A(n) ____________________________ is a visual examination of the tissues of the cervix and vagina using a lighted instrument.

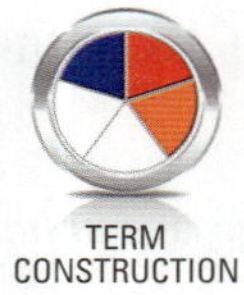
TERM CONSTRUCTION

연습문제 15

아래의 연결형과 접미사를 사용하여 뜻에 맞는 적절한 의학용어를 쓰시오.

사용될 연결형	사용될 접미사	용어
vagina	process of examining	1. ____________________
cancer	tumor or neoplasm	2. ____________________
thorax, chest	process of examining	3. ____________________
breast	process of recording	4. ____________________

외과처치

용어	발음	뜻
		일반 외과처치
brachytherapy; *syn.* seed implantation	brak′ē-thār′ă-pē; sēd im′plan-tā′shŭn	근접요법(=방사선원삽입). procedure by which radioactive "seeds" are placed inside cancerous tissue and positioned to kill nearby cancer cells
cryosurgery	krī′ō-sŭr′jĕr-ē	냉동수술. the use of freezing temperatures to destroy tissue
debulking surgery	dē-bŭlk′ing sŭr′jĕr-ē	부피감량수술. excision of a major part of a tumor that cannot be completely removed
palliative surgery	pal′ē-ă-tiv sŭr′jĕr-ē	완화수술. surgery that is performed to relieve pain or other symptoms but not to cure the cancer or prolong a patient's life
radiofrequency ablation (RFA)	rā′dē-ō-frē′kwĕn-sē ab-lā′shŭn	고주파열치료. procedure in which a surgical oncologist (cancer specialist) uses a small probe to deliver heat from radiofrequency energy to kill cancerous tissue; used primarily to treat liver, prostate, kidney, bone, and breast cancer
reconstructive surgery	rē′kon-strŭk′tiv sŭr′jĕr-ē	재건수술. surgery performed to return function and appearance to a specific area of the body after removal of a tumor
		피부계통에 관한 외과처치
Mohs surgery	mōz sŭr′jĕr-ē	모스수술. surgical procedure that involves removing and examining a piece of tumor in the skin bit by bit until the entire lesion is removed
		근육뼈대계통에 관한 외과처치
amputation	amp′yū-tā′shŭn	절단. surgical removal of an entire limb
limb salvage surgery	lim salvăj sŭr′jĕr-ē	팔다리보존수술. surgical procedure in which only the cancerous section of bone is removed but nearby muscles, tendons, and other structures are left intact Related to the nervous system
craniectomy	krā′nē-ek′tŏ-mē	머리뼈절제, 두개골절제. excision of part of the cranium to access the brain
stereotactic radiosurgery	ster′ē-ō-tak′tik rā′dē-ō-sŭr′jĕr-ē	정위방사선수술. radiation therapy technique for treating brain tumors by aiming high-dose radiation beams directly at the tumors Related to the special senses
enucleation	ē-nū′klē-ā′shŭn	안구적출. removal of an eyeball
iridectomy	ir′i-dek′tŏ-mē	홍체절제. excision of part of the iris (for very small melanomas) Related to the Endocrine system
parathyroidectomy	par′ă-thī-royd-ek′tŏ-mē	부갑상샘절제. excision of all or some of the parathyroid glands
thyroidectomy	thī′roy-dek′tŏ-mē	갑상샘절제. excision of the thyroid gland
transsphenoidal resection	tranz-sfē-noy′dăl rē-sek′shŭn	나비굴경유절제, 접형동경유절제. excision of a pituitary adenoma by making an incision through the sphenoid bone (the nose to the bottom of the skull) where the pituitary gland is located
		혈액과 면역계통에 관한 외과처치
bone marrow transplant (BMT)	bōn ma′rō trans′plant	골수이식. transfer of bone marrow from one person to another

(계속됨)

외과처치 *(계속됨)*

용어	발음	뜻
peripheral stem cell transplant	pĕr-if′ĕr-ăl stem sel trans′plant	말초혈액줄기세포이식. the collection and freezing of stem cells from the blood, which are then reintroduced into the patient after chemotherapy
림프계통에 관한 외과처치		
lymphadenectomy	lim-fad′ĕ-nek′tŏ-mē	림프절절제. excision of a lymph node
호흡계통에 관한 외과처치		
laryngectomy	lar′in-jek′tŏ-mē	후두절제. excision of all or part of the larynx, usually to treat cancer of the larynx
lobectomy	lō-bek′tŏ-mē	엽절제. excision of a lobe (of the lung)
pneumonectomy	nū′mō-nek′tŏ-mē	폐절제. excision of the lung
wedge resection	wej rē-sek′shŭn	쐐기절제. excision of part of a lobe of the lung (그림 16.21)
소화계통에 관한 외과처치		
colectomy	kŏ-lek′tŏ-mē	결장절제. excision of all or part of the colon
esophagectomy	ĕ-sof-ă-jek′tŏ-mē	식도절제. excision of the diseased portion of the esophagus and all associated tissues that might contain cancer
gastrectomy; syn. Billroth I operation and Billroth II operation	gas-trek′tŏ-mē; bil′rōt op-ĕr-ā′shŭn	위절제(= 빌로트I&II수술). excision of part or all of the stomach
pancreaticoduodenectomy; *syn*. Whipple operation	pan′krē-at′ĭ-kō-dū-od′en-ek′tŏ-mē; wip′ĕl op-ĕr-ā′shŭn	췌(장)십이지장절제(= 휘플수술). excision of all or part of the pancreas together with the duodenum and usually the distal stomach
비뇨계통에 관한 외과처치		
cystectomy	sis-tek′tŏ-mē	방광절제. surgical removal of part or all of the bladder
fulguration	ful′gŭr-ā′shŭn	방전요법. destruction of tissue by means of high-frequency electric current; commonly used to remove tumors from inside the bladder

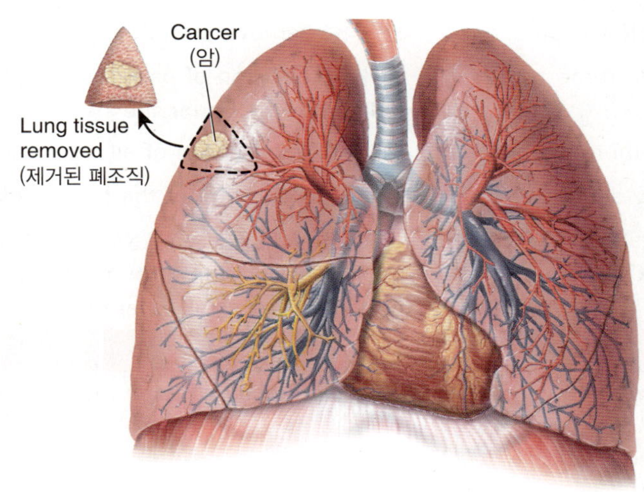

그림 16.21 폐 쐐기절제(wedge resection).

외과처치

용어	발음	뜻
nephrectomy	ne-frek′tŏ-mē	신장절제. excision of a kidney
transurethral resection of bladder tumor (TURB)	trans-yŭr-ē′thrăl rē-sek′shŭn uv blad′ĕr tū′mŏr	요도경유방광종양절제. excision of a tumor from the bladder through the urethra using a resectoscope
남성생식계통에 관한 외과처치		
prostatectomy; syn. transurethral resection of the prostate (TURP)	pros′tă-tek′tŏ-mē; trans-yŭr-ē′thrăl rē-sek′shŭn uv pros′tāt	전립샘절제(= 요도경유전립샘절제). removal of prostate tissue through the urethra using a resectoscope
여성생식계통에 관한 외과처치		
loop electrosurgical excision procedure (LEEP)	lūp ĕ-lek′trō-sĭr′jik-ăl ek-sizh′ŭn prŏ-sē′jŭr	고리전기절제. gynecologic procedure that uses a thin, low- voltage electrified wire loop to cut out cancerous tissue in the cervix
mastectomy	mas-tek′tŏ-mē	유방절제. excision of a breast done to remove a malignant tumor
modified radical mastectomy	mod′i-fīd rad′i-kăl mas-tek′tŏ-mē	변형근치유방절제. excision of a breast along with some of the underlying muscle and lymph nodes in the adjacent armpit (그림 16.22B)
radical mastectomy	rad′i-kăl mas-tek′tŏ-mē	근치유방절제. excision of the breast as well as the underlying muscles and lymph nodes in the adjacent armpit (그림 16.22C)
simple mastectomy	simp′ĕl mas-tek′tŏ-mē	단순유방절제. excision of a breast, leaving the underlying muscles and the lymph nodes intact (그림 16.22A)
myomectomy	mī′ō-mek′tŏ-mē	근종절제. excision of a myoma (benign neoplasm), specifically a uterine myoma

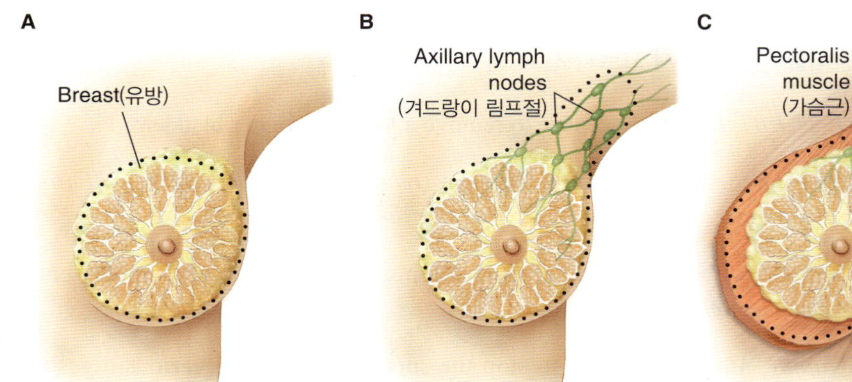

그림 16.22 유방절제(mastectomy)의 종류. **A.** 단순유발절제. **B.** 변형근치유방절제. **C.** 근치유방절제.

치료시술

용어	발음	뜻
external beam radiation	eks-tĕr′năl bēm rā′dē-ā′shŭn	체외빔조사. procedure by which a beam of high-energy radiation is applied externally directly to the tumor to minimize damage to other tissues
radiation therapy	rā′dē-ā′shŭn thār′ă-pē	방사선치료. the use of high-energy x-rays or other particles to kill cancer cells

■ 연습문제: 외과처치와 치료시술

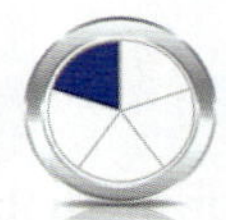

SIMPLE RECALL

연습문제 16

아래 문장의 뜻에 알맞은 의학용어를 쓰시오.

1. 고주파 에너지로부터 나오는 열을 사용하여 암 조직을 죽임 ____________
2. 고에너지 X선 또는 다른 입자를 사용하여 암 조직을 죽임 ____________
3. 악성 종양을 제거를 위한 유방 절제 ____________
4. 한 사람에서 다른 사람으로 골수 이식 ____________
5. 전기가 통하는 철사고리를 사용하여 자궁경부의 암 조직을 잘라냄 ____________
6. 팔다리 중 하나의 수술적 제거 ____________
7. 고주파 전류를 이용해 조직을 파괴하여 방광에서 종양을 제거 ____________
8. 전체 병변이 제거될 때까지 피부의 종양을 조금씩 제거하고 검사하는 과정 ____________
9. 완전히 제거할 수 없는 종양의 주요 부분 절제 ____________
10. 혈액에서 줄기세포를 채취하여 얼린 다음 화학요법을 시행한 후 환자에게 재도입 ____________

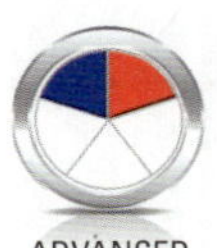

ADVANCED RECALL

연습문제 17

아래 문장의 뜻에 가장 알맞은 의학용어를 괄호 안에서 고르시오.

1. The patient underwent a (*TURP, TURBT, LEEP*) procedure to remove a tumor from her bladder.
2. Although her cancer could not be cured, Mrs. Johnson underwent (*reconstructive, debulking, palliative*) surgery to relieve her pain and symptoms.
3. The patient is a 51-year-old woman with recently diagnosed colon cancer who recently underwent a subtotal (*colectomy, iridectomy, myomectomy*).
4. The patient had a (*Billroth, Whipple, Mohs*) operation to stop the spread of cancer to various digestive organs and lymph nodes.
5. Mr. McDowell has had no bone pain since his (*thyroidectomy, limb salvage surgery, craniectomy*) for metastatic cancer of the femur.
6. Mrs. Elias was scheduled for a (*thyroidectomy, parathyroidectomy, transsphenoidal resection*) for removal of a pituitary adenoma.
7. The surgeon performed a (*pneumonectomy, wedge resection, lobectomy*) to remove the small tumor located in the lobe of the patient's lung.

8. Because of the malignant nature of Mrs. Harmon's cancer, the surgeon removed the breast as well as the underlying muscles and lymph nodes in the adjacent armpit; this procedure is known as a (*simple, modified radical, radical*) mastectomy.

9. The patient underwent (*wedge resection, transsphenoidal resection, stereotactic radiosurgery*) to treat his brain tumor.

10. Mr. O'Malley had small pellets of radioactive material applied directly to a cancer lesion during a procedure called (*radiation therapy, reconstructive surgery, brachytherapy*).

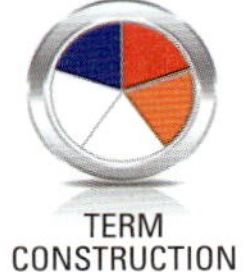
TERM CONSTRUCTION

연습문제 18

아래의 접미사를 사용하여 뜻에 맞는 의학용어를 쓰시오.

접미사	의학용어의 뜻	의학용어
-ectomy	식도 전체 또는 부분 절제	**1.** ____________
-ectomy	갑상샘의 절제	**2.** ____________
-ectomy	위 전체 또는 부분 절제	**3.** ____________
-ectomy	유방의 절제	**4.** ____________
-ectomy	한쪽 또는 양쪽 콩팥의 절제	**5.** ____________
-ectomy	림프절의 절제	**6.** ____________
-ectomy	근종의 절제	**7.** ____________
-ectomy	(허파)엽의 절제	**8.** ____________

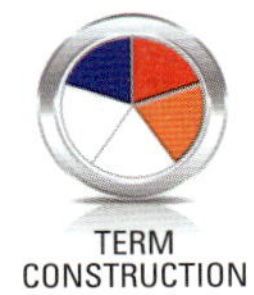
TERM CONSTRUCTION

연습문제 19

아래 의학용어들의 단어성분 및 그 뜻과 의학용어의 뜻을 쓰시오.
(참고: 다른 단원의 단어성분을 사용할 수 있음.)

예:

laparotomy
단어성분: lapar/o, -tomy
뜻: abdomen, incision
용어의 뜻: incision into the abdomen

1. pneumonectomy
단어성분: ____________
뜻: ____________
용어의 뜻: ____________

2. colectomy
단어성분: ____________
뜻: ____________
용어의 뜻: ____________

3. cystectomy
단어성분: ______
뜻: ______
용어의 뜻: ______

4. thyroidectomy
단어성분: ______
뜻: ______
용어의 뜻: ______

5. laryngectomy
단어성분: ______
뜻: ______
용어의 뜻: ______

6. iridectomy
단어성분: ______
뜻: ______
용어의 뜻: ______

7. craniectomy
단어성분: ______
뜻: ______
용어의 뜻: ______

8. gastrectomy
단어성분: ______
뜻: ______
용어의 뜻: ______

투약과 약물요법

용어	발음	뜻
aromatase inhibitors	ă-rō′mă-tās in-hib′i-tŏrz	고리불포화화효소억제제. group of drugs designed to reduce estrogen levels in a woman's body and stop the growth of cancer cells that depend on estrogen to live and grow
chemoprevention	kē′mō-prē-ven′shŭn	예방화학요법. the use of drugs or other agents to inhibit or prevent disease
chemotherapy	kē′mō-thār′ă-pē	화학요법. regimen of therapy that uses chemicals to treat cancer (그림 16.23)
adjuvant chemotherapy	ad′jū-vănt kē′mō-thār′ă-pē	보조화학요법. chemotherapy given in addition to surgery to destroy remaining residual tumor or to reduce the risk of recurrence

투약과 약물요법

용어	발음	뜻
interstitial chemotherapy	in′tĕr-stish′ăl kē′mō-thār′ă-pē	사이질화학요법. placement of chemotherapy drugs directly into a tumor
intrathecal chemotherapy	in′tră-thē′kăl kē′mō-thār′ă-pē	거미막밑공간내화학요법. delivery of chemotherapy drugs into the subarachnoid space by lumbar puncture
palliative chemotherapy	pal′ē-ă-tiv kē′mō-thār′ă-pē	완화화학요법. chemotherapy that is given to relieve pain or other symptoms of cancer but not to cure it
epidermal growth factor receptor (EGFR) inhibitor therapy	ep′i-dĕr′măl grōth fak′tŏr rĕ-sep′tŏr in-hib′i-tŏr thār′ă-pē	표피성장인자억제제요법. drugs that interfere with the growth of individual cancer cells
hormonal therapy	hōr-mōn′ăl thār′ă-pē	호르몬요법. use of hormones to stop a tumor from growing, to relieve symptoms caused by a tumor, or to replace the hormone that is needed by the body to function properly after a body part is removed due to cancer
immunotherapy; *syn.* biologic therapy	im′yū-nō-thār′ă-pē; bī′ŏ-loj′ik thār′ă-pē	면역요법(=생물학적제제요법). method of boosting the body's natural defenses to fight cancer by using materials made either by the body or in a laboratory to bolster, target, or restore immune system function

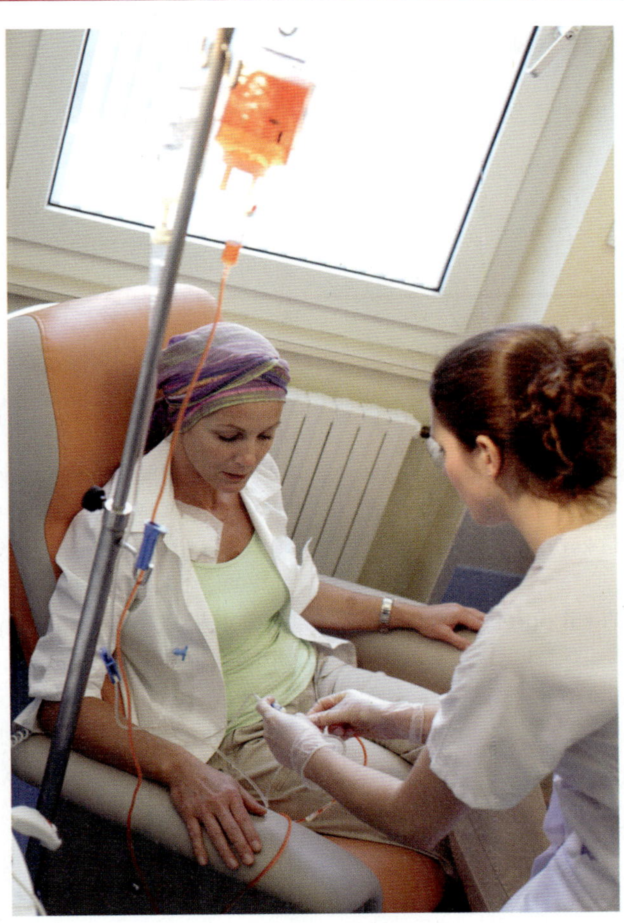

그림 16.23 화학요법(chemotherapy)을 받고 있는 암 환자.

■ 연습문제: 투약과 약물요법

연습문제 20

SIMPLE RECALL

아래 문장의 뜻에 가장 알맞은 투약이나 약물요법 용어를 쓰시오.

1. 수술요법에 추가하는 화학요법 ______________
2. 종양의 성장을 막거나 증상을 완화하기 위한 호르몬의 사용 ______________
3. 허리천자를 통해 거미막밑공간 안으로 화학요법 약물을 전달 ______________
4. 여성의 몸에서 에스트로젠 수치를 낮추고 암세포의 성장을 멈추게 하기 위해 고안된 약물군 ______________
5. 암과 싸우기 위해 몸의 자연 방어력을 강화하는 방법 ______________
6. 통증 완화만을 위한 화학요법 ______________
7. 화학물질을 사용하여 암세포를 죽이는 치료요법 ______________
8. 질병을 억제하거나 예방하기 위한 약물 또는 다른 약제의 사용 ______________
9. 개별 암세포의 성장을 방해하는 약물의 사용 ______________
10. 종양 안에 화학요법 약물을 직접적으로 배치 ______________

전문분야와 전문가

용어	발음	뜻
gynecologic oncology	gī′nĕ-kŏ-loj′ik ong-kol′ŏ-jē	부인종양학. medical specialty concerned with the diagnosis and treatment of cancers of the female reproductive system
gynecologic oncologist	gī′nĕ-kŏ-loj′ik ong-kol′ŏ-jist	부인종양과전문의. physician who specializes in the care and treatment of women with gynecologic cancers
medical oncology	med′i-kăl ong-kol′ŏ-jē	종양내과학. medical specialty concerned with the use of medical and chemotherapeutic treatments of cancer
medical oncologist	med′i-kăl ong-kol′ŏ-jist	종양내과전문의. physician who specializes in treating cancer with chemotherapy
oncology	ong-kol′ŏ-jē	종양학. medical specialty concerned with the physical, chemical, and biologic properties and features of cancers
oncologist	ong-kol′ŏ-jist	종양과전문의. physician who specializes in the science of oncology

전문분야와 전문가

용어	발음	뜻
pediatric oncology	pē-dē-at′rik ong-kol′ŏ-jē	소아청소년종양학. medical specialty concerned with the diagnosis and treatment of childhood cancers and blood diseases
pediatric oncologist	pē-dē-at′rik ong-kol′ŏ-jist	소아청소년종양과전문의. physician who specializes in the treatment of childhood cancers and blood diseases
radiation oncology	rā′dē-ā′shŭn ong-kol′ŏ-jē	방사선종양학. radiologic specialty concerned with radiation treatment as the main mode of treatment for cancer
radiation oncologist; *syn*. radiotherapist	rā′dē-ā′shŭn ong-kol′ŏ-jist; rā′dē-ō-ther′ă-pist	방사선종양과전문의. physician who specializes in treating cancer with high-energy x-rays to destroy cancerous cells
surgical oncology	sŭr′ji-kăl ong-kol′ŏ-jē	종양외과학. surgical specialty concerned with the surgical aspects of cancer
surgical oncologist	sŭr′ji-kăl ong-kol′ŏ-jist	종양외과전문의. physician who specializes in the surgical aspects of cancer, including biopsy and tumor staging and resection

■ 연습문제: 전문분야와 전문가

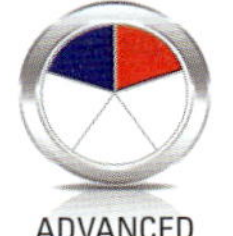
ADVANCED RECALL

연습문제 21

아래 문장의 뜻에 알맞은 의료 전문분야나 전문가를 보기에서 고르시오 .

medical oncology | surgical oncology | radiation oncology
pediatric oncology | gynecologic oncology | surgical oncologist
radiation oncologist | medical oncologist | pediatric oncologist
gynecologic oncologist

1. 여성 생식계통 암의 진단 및 치료에 관한 의학 전문 분야 ________________

2. 주요 암 치료 방식인 방사선 치료와 관련된 방사선 전문 분야 ________________

3. 악성 종양의 외과적 관리와 관련된 외과 전문 분야 ________________

4. 소아암 및 소아 혈액질환의 진단 및 치료에 관한 의학 전문 분야 ________________

5. 부인과 암에 걸린 여성을 돌보고 치료를 전문으로 하는 의사 ________________

6. 화학요법적 암 치료를 전문으로 하는 의사 ________________

7. 내과적 및 화학요법적 암 치료를 사용하는 의학 전문 분야 ________________

8. 소아암 및 소아 혈액질환 치료를 전문으로 하는 의사 ____________

9. 고에너지 X선으로 암세포를 파괴하여 암을 치료하는 전문 의사 ____________

10. 생검, 종양 병기결정, 절제 등을 포함하는 암의 외과적 측면의 관리를 전문으로 하는 의사 ____________

약어

약어	뜻
AFP	알파태아단백질. alpha fetoprotein
BCC	바닥세포암종/기저세포암종. basal cell carcinoma
BMT	골수이식. bone marrow transplant
CA	암, 암종. cancer, carcinoma
DCIS	제자리관암종. ductal carcinoma in situ
DRE	직장손가락검사. digital rectal examination
EGFR	표피성장인자수용체. epidermal growth factor receptor
ERCP	내시경역행담췌관조영. endoscopic retrograde cholangiopancreatography
EUS	내시경초음파. endoscopic ultrasound
FNA	가는바늘흡인/세침흡인(fine-needle aspiration)
GCT	종자세포종양. germ cell tumor
GIST	위장(관)버팀질종양. gastrointestinal stromal tumor
hCG	사람융모생식샘자극호르몬. human chorionic gonadotropin
HIDA	간담도이미노다이아세트산. hepatobiliary iminodiacetic acid
LEEP	고리전기절제. loop electrosurgical excision procedure
LP	허리천자/요추천자. lumbar puncture
MEN	다발내분비샘신생물. multiple endocrine neoplasia
MRCP	자기공명담췌관조영. magnetic resonance cholangiopancreatography
NHL	비호지킨림프종. non-Hodgkin lymphoma
PSA	전립샘특이항원. prostate-specific antigen
RFA	고주파열치료. radiofrequency ablation
SCC	편평세포암종. squamous cell carcinoma
SPECT	단일광자(방출)컴퓨터단층촬영. single photon emission computed tomography
TNM staging	TNM병기결정/종양림프절전이병기결정. tumor node metastasis
TRUS	직장경유초음파. transrectal ultrasound
TURB	요도경유방광종양제거. transurethral resection of bladder tumor
TURP	요도경유전립샘제거. transurethral resection of prostate
UV	자외선. ultraviolet

■ 연습문제: 약어

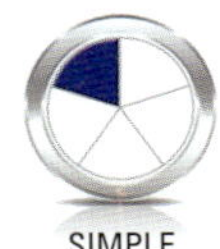

연습문제 22

아래 문제에 사용된 약어의 뜻을 쓰시오.

1. A **GIST** is one of the most common tumors found in the gastrointestinal tract.

____

2. One form of breast cancer is called **DCIS**.

____

3. A patient who has prostate cancer may undergo treatment with a **TURP**.

____

4. A **HIDA** scan is a type of imaging study called a nuclear medicine scan that tracks the flow of bile from the liver.

____

5. A **BMT** is used to treat patients whose bone marrow has been destroyed by chemotherapy.

____

6. In an **RFA** procedure, the physician applies heat from radiofrequency energy directly onto the tumor to kill cancerous tissue.

____

7. A **TRUS** is ultrasound imaging of the prostate done through the rectum.

____

8. **EGFR**s are drugs that interfere with the growth of individual cancer cells.

____

9. A procedure using MRI and injectable dye to examine problems in the bile ducts, gallbladder, and pancreas is called **MRCP**.

____

10. An **EUS** is a procedure using an ultrasound imaging device on the tip of an endoscope for evaluation of the bowel wall and adjacent structures.

____

11. **SPECT** is a type of nuclear imaging test that shows how blood flows to tissues and organs.

____

12. The substance produced by tumor cells in the body found in elevated levels in patients with ovarian cancer is **AFP**.

____

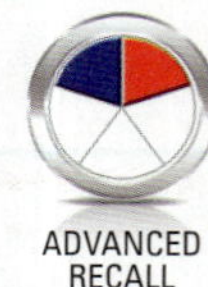

연습문제 23

아래 문제의 뜻에 알맞은 약어를 보기에서 고르시오.

CA	TURB	FNA	BCC
PSA	LP	LEEP	MEN
ERCP	SCC	NHL	hCG

1. 척수에서 뇌척수액을 제거하는 시술 ________________

2. 가는 바늘을 사용하여 검체(검사물질)를 흡인하는 시술 ________________

3. 조절할 수 없는 비정상적인 세포 성장을 특징으로 하는 질병군에 대한 일반적인 용어 ________________

4. 방광암에 대한 수술적 치료 ________________

5. X선과 주사 가능한 염료를 사용하여 담즙관, 담낭(쓸개), 췌장(이자) 등의 질환을 검사하는 시술 ________________

6. 저전압 철사고리를 사용하여 암 조직을 제거함 ________________

7. 전립샘암 혈액검사 ________________

8. 피부암의 가장 흔한 형태 ________________

9. 이것의 높은 수치는 고환, 난소, 간, 이자, 폐 등에 암이 있음을 암시함 ________________

10. 하나 이상의 내분비샘에서 종양 기능이 작동하는 것이 특징인 질환군 ________________

11. 호지킨병이 아닌 림프종 ________________

12. 편평세포에서 발생하는 암 ________________

■ 마무리

- 종양학(oncology)은 암을 연구하는 학문이다.
- 암은 몸의 모든 기관을 침범할 수 있다.
- 이 단원에서는 종양학에 관한 단어성분, 접두어, 접미사, 형용사, 조건, 검사, 시술, 투약, 전문분야, 약어 등을 포함한 의학용어를 학습하였다.

단원 복습

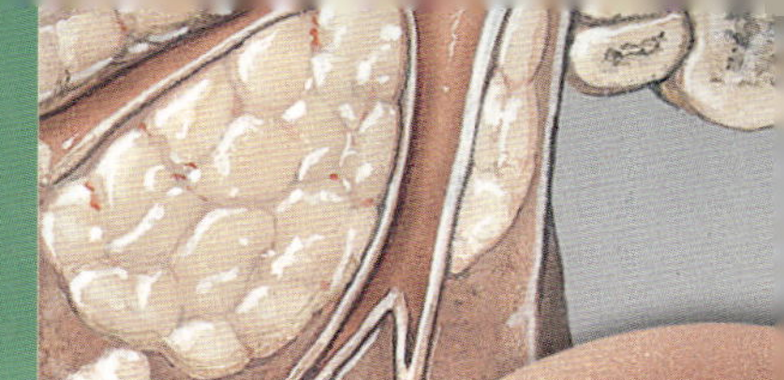

용어구조 이해하기

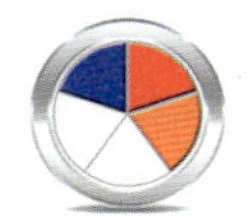
TERM CONSTRUCTION

연습문제 24

아래 의학용어들의 단어성분 및 그 뜻과 의학용어의 뜻을 쓰시오.
(참고: 다른 단원의 단어성분을 사용할 수 있음.)

예:

laparotomy
단어성분: lapar/o, -tomy
뜻: abdomen, incision
용어의 뜻: incision into the abdomen

1. rhabdomyosarcoma
단어성분: ______
뜻: ______
용어의 뜻: ______

2. myoma
단어성분: ______
뜻: ______
용어의 뜻: ______

3. nephroma
단어성분: ______
뜻: ______
용어의 뜻: ______

4. bronchoscopy
단어성분: ______
뜻: ______
용어의 뜻: ______

5. meningioma
단어성분: ______
뜻: ______
용어의 뜻: ______

6. endoscopy
단어성분: ______
뜻: ______
용어의 뜻: ______

7. osteosarcoma
단어성분: ____________________
뜻: ____________________
용어의 뜻: ____________________

8. neuroma
단어성분: ____________________
뜻: ____________________
용어의 뜻: ____________________

9. iridectomy
단어성분: ____________________
뜻: ____________________
용어의 뜻: ____________________

10. laparoscopy
단어성분: ____________________
뜻: ____________________
용어의 뜻: ____________________

이해력 연습문제

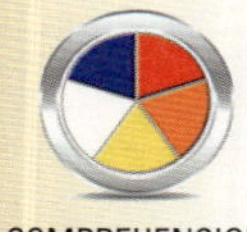
COMPREHENSION

연습문제 25

아래 문장의 뜻에 알맞은 의학용어를 빈칸에 쓰시오.

1. The common sites for gastrointestinal tract cancer are the colon and rectum; together, these are referred to as ____________________ cancer.
2. A technique used to destroy cancer cells using extreme cold is ____________________.
3. During a(n) ____________________, a physician is able to view both the urethra and the bladder using a lighted scope.
4. When a tumor is nonmalignant, it is said to be ____________________.
5. Too much exposure to the sun can result in a(n) ____________________, the most dangerous type of skin cancer.
6. A(n) ____________________ is another name for a pancreaticoduodenectomy.
7. To remove a tumor in the bladder, a surgeon may perform at the tumor site ____________________, which is the use of high-frequency electric current to destroy tissue.
8. A(n) ____________________ involves use of a scalpel to remove skin for examination.

9. A radiologist analyzes the images in a(n) ______________________________ for signs of early breast cancer.

10. A(n) ______________________________ is a fast-growing malignant tumor of the bone-forming cells (osteoblasts) of the body.

연습문제 26

COMPREHENSION

아래 질문에 대한 답을 간단히 쓰시오.

1. 단순유방절제와 근치유방절제의 차이는 무엇인가? ______________________________

2. 호지킨림프종과 비호지킨림프종의 차이는 무엇인가? ______________________________

3. 완전히 제거할 수 없는 종양을 가능한 한 많이 제거하기 위하여 수술적으로 종양의 크기를 줄이는 시술의 이름은 무엇인가? ______________________________

4. 완화수술의 목적은 무엇인가? ______________________________

5. 작은 성상세포에서 발생하는 뇌암의 종류는 무엇인가? ______________________________

6. 연골종과 연골육종의 차이는 무엇인가? ______________________________

7. 종양유전자의 기능은 무엇인가? ______________________________

8. 외부 빔 방사선 방사는 어떻게 종양을 치료하는가? ______________________________

9. 고리불포화화효소 억제제는 어떻게 암세포의 성장을 멈추게 하는가? ______________________________

10. 육종은 양성인가 아니면 악성인가? ______________________________

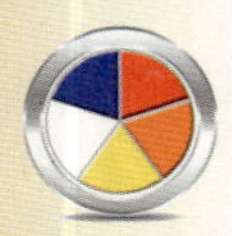

연습문제 27

COMPREHENSION 아래 문제에 대한 정답을 고르시오.

1. Which of the following is mismatched? (틀린연결)
   A. bladder cancer—cystectomy
   B. lymphoma—lymphadenectomy
   C. melanoma—mastectomy
   D. pancreatic cancer—Whipple operation

2. Benign is another word for (뜻)
   A. harmful.
   B. nonmalignant.
   C. invasive.
   D. brightly colored.

3. What is another name for the Billroth operations I and II? (수술)
   A. colectomy
   B. Mohs surgery
   C. endoscopy
   D. gastrectomy

4. A retinoblastoma is a cancerous tumor involving the (구조)
   A. cornea.
   B. iris.
   C. retina.
   D. sclera.

5. A procedure used to remove the prostate as a cancer treatment is called (수술)
   A. LEEP.
   B. TURB.
   C. TURP.
   D. EGFR.

6. A tumor of the kidney is referred to as a (종양)
   A. nephroma.
   B. melanoma.
   C. myoma.
   D. leukemia.

7. A Wilms tumor is a type of cancer that affects (대상)
   A. the elderly
   B. children
   C. fetuses
   D. young men

8. Which type of surgery returns the function and appearance of an area of the body after a tumor has been removed? (수술)
   A. palliative surgery
   B. reconstructive surgery
   C. debulking surgery
   D. cryosurgery

9. Chemotherapy given in addition to surgery is called (뜻)
   A. adjuvant.
   B. chemoprevention.
   C. interstitial.
   D. intrathecal.

10. The specialist who treats cancers only in women is called a(n) (전문가)
    A. pediatric oncologist.
    B. oncologist.
    C. gynecologic oncologist.
    D. radiation oncologist.

활용과 분석

증례연구

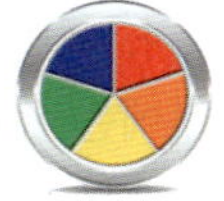
APPLICATION

연습문제 28

증례연구를 읽고 각 질문에 대한 정답을 고르시오.

증례 16-1

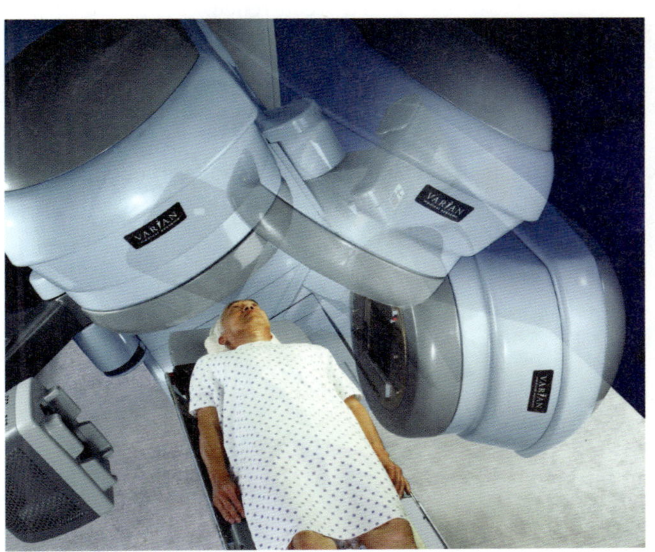

그림 16.24 방사선요법(radiation therapy)을 받고 있는 환자.

쿠마르(Kumar) 씨는 정기적으로 병원에 내원하고 있다. 그녀는 이전에 왼쪽 전이성 유방암으로 진단받고 유방절제술(mastectomy)을 받았다. 그때 5년 과정의 고리불포화화효소(aromatase) 억제제 치료를 받았다. 암이 재발되어 왼쪽 유방내 림프절 침범과 다발성 뼈전이가 의심되었다. 그녀는 최근 뼈전이에 대해 일련의 완화방사선요법(palliative radiation therapy, 그림 16.24)을 받았다. 그녀는 추적조사를 위해 내원일정이 변경될 것이다. 또한 PET 스캔을 받도록 처방되었고 다음 주에 완료될 예정이다.

1. What kind of imaging study is the patient about to undergo? (영상)

A. aromatase inhibitor therapy
B. PET
C. palliative radiation therapy
D. none of the above

2. What treatment did the patient receive for her bony metastases? (치료)

A. therapy that uses chemicals to treat cancer
B. placement of chemotherapy drugs directly into a tumor
C. the use of high-energy x-rays or other particles to kill cancer
D. drugs designed to reduce estrogen levels in a woman's body

3. How long did the patient take aromatase inhibitors? (투약기간)

A. five years
B. two years
C. one week
D. one year

4. What kind of radiation therapy did the patient receive? (방사선치료)

A. reconstructive
B. systemic
C. adjuvant
D. palliative

5. What surgical treatment did the patient receive for her breast cancer? (수술)

A. lumpectomy
B. colectomy
C. mastectomy
D. adenectomy

증례 16-2

에이블(Able, 남성) 씨는 혀밑 편평세포암(squamous cell cancer)에 대한 정기적 추적조사를 위해 병원에 내원하였다. 수술후 5년 동안 재발은 없었다. 그는 기관절개(tracheostomy) 구멍을 막으면서 말을 하고 상황을 쉽게 이해하였다. 기관절개 자리는 깨끗하고, 마른 상태였고, 손상없이 온전하였다. 그의 목은 부종이 있었고 단단하였다. 턱관절(TMJ)은 촉진할 때 부드러웠다. 구강인두는 환자가 입을 열 수 없었기 때문에 진찰하지 못했다. 그의 복부에는 왼쪽 J급식관이 달려 있다. 그는 아주 잘 적응하는 것 같았다. TMJ 증상을 진찰하기 위해 턱 X선촬영이 처방되었다.

6. Where is the TMJ located? (구조)

A. in the chest
B. in the face
C. in the neck
D. in the abdomen

7. How long has the patient been cancer-free? (기간)

A. two years
B. four years
C. five years
D. patient is not cancer-free

8. A tracheostomy is defined as a(n) (뜻)

A. excision of part of the trachea.
B. creation of an artificial opening in the trachea.
C. incision into the trachea.
D. excision of the entire trachea.

9. The return of cancer is called (뜻)

A. recurrence.
B. remission.
C. metastasis.
D. postoperative.

10. What does the term edematous mean? (뜻)

A. hydrated
B. stiff
C. red
D. swollen

의무기록 분석

의무기록 16-1

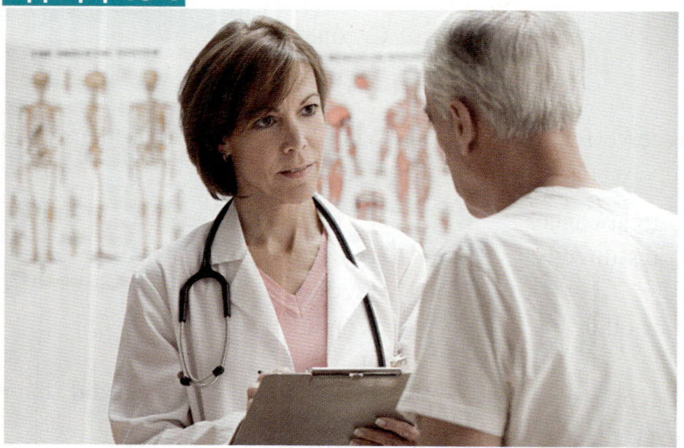

의사보조사(physicians's assistant)는 의사와 긴밀히 협력하여 다양한 의료업무를 수행할 수 있다.

당신은 종양외과(surgical oncology) 병원에서 일하는 의사보조사이다. 로우(Lowe) 씨는 코 암종(carcinoma)을 의심받고 그에 따라 병변을 평가받고 있는 환자이다. 당신은 그의 수술후 치료를 돕기 위해 내원기록을 검토하고 있다.

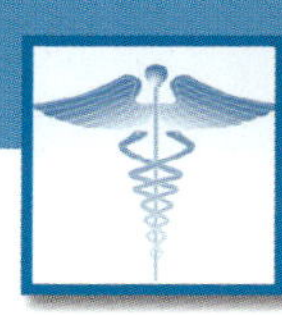

의무기록

진료기록

주관적 정보: 환자는 10년 병력의 코질환을 앓고 있는 50세 남성이다. 그는 처음에는 이것이 진행된 모낭감염일 가능성이 있다고 설명하였다. 환자는 이에 대해 의학적 관심을 갖지 않았으며, 이 기간 동안 코가 천천히 사라지기 시작했다는 것을 알게 되었다. 그는 최근 직접 실리콘으로 만든 코 보형물(prosthesis)을 사용하고 있다. 환자는 햇빛에 노출된 적은 있지만 직업적으로 심각하게 노출된 적은 없었다. 또한 흡연 경력이 없다. 그는 외부 의사가 진찰하였고 병변 생검을 시행한 결과 바닥세포암종(basal cell carcinoma)과 일치하였다.

객관적 정보: 체온 99.6, 맥박 96, 호흡수 16. 그는 집중적이고 지향적이고 뚜렷하게 고통스러운 것이 없다. 코에 남아 있는 것은 피부로 덮여 있는 코중격연골과 코뼈뿐이었고 콧방울(ala of nose) 연골이나 아래쪽이나 위쪽의 옆 연골이 없다. 왼쪽 코입술주름(nasolabial fold)을 따라 궤양 병변이 있다. 주변 피부와 점막에 궤양이 있으며 범위를 벗어난 처치에 의해 출혈이 일어나는 무른 조직이 있다.

앞뒤 비경검사(rhinoscopy)에서 뚜렷한 덩이(mass)는 발견되지 않았다.

평가: 코 바닥세포암종(basal cell carcinoma).

계획: 현재 환자는 피부이식, 입술절제, 일차입술복원, 코입술피부판뿐만 아니라 전체코절제(total rhinectomy) 수술이 필요한 대상자이다. 수술후 환자를 병원에 입원시키려고 한다. 환자는 출혈, 감염, 통증, 코닫개협착, 미용적 결손, 재발, 추가수술 필요성, 정신사회적 영향, 입술과 구강 무능력, 무감각뿐만 아니라 이에 국한되지 않고 시술의 위험과 장점에 대해 설명을 들었다. 오늘 사전동의를 받았다.

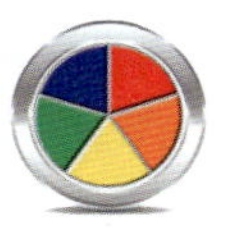

APPLICATION

연습문제 29

아래 문제의 뜻에 맞게 이 의무기록에 사용된 의학용어를 사용하여 빈칸에 쓰시오. 이 단원에 모든 용어가 나오는 것은 아니지만 이 단원에서 다룬 단어성분을 기반으로 다른 용어들도 인지할 수 있다는 점에 주목하시오.

1. 관 또는 구멍의 좁아짐 ____________________
2. 궤양의 형성 ____________________
3. 코 검사의 과정 ____________________
4. 상피조직의 악성 암 ____________________
5. 코의 수술적 제거 ____________________

의무기록 16-2

콜린스(Collins, 여성) 씨는 지난주 왼쪽 유방암에 대한 근치수술치료를 받기 위해 입원하였다. 종양전문 간호사인 당신은 수술후 시행할 화학요법에 대해 환자와 면담할 것을 대비하기 위해 그녀의 기록을 검토하고 있다.

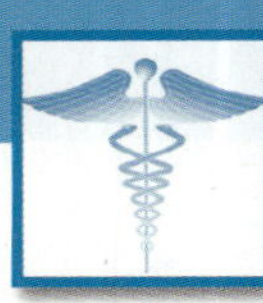

의무기록

수술보고서(Operative Record)

수술전 진단: 유방 재발침습저분화관암종.

수술후 진단: 유방 재발침습저분화관암종(recurrent infiltrative poorly differentiated ductal carcinoma).

수술: 왼쪽 단순유방절제(simple mastectomy).

시술 적응증: 환자는 46세 여성으로 외부 병원에서 왼쪽 유방암 진단을 받은 병력이 있다. 그래서 절제 생검을 시행하고 화학요법과 방사선요법을 받았다. 환자는 지속적으로 커지는 왼쪽 유방 덩이(mass)에 대한 평가를 받았다. 생검을 시행한 결과, 전이성 암종의 특징을 가진 유방 재발침습저분화관암종으로 나타났다. 환자에게 왼쪽 단순유방절제술이 추천되었다. 환자는 수술절차에 동의하고 동의서에 서명했다.

시술 기록: 환자는 수술실로 옮겨졌고 수술대에 바로누운자세(supine position)로 놓여졌다. 왼쪽 유방과 팔은 표준무균 수술 방식으로 준비되고 멸균포로 처리되었다. 타원형 절개가 왼쪽 유방 전체에 시행되었다. 이 절개는 가슴뼈에서 겨드랑이 방향으로 왼쪽 유방의 옆쪽 가장자리까지 뻗어 있었다. 칼은 진피를 자르기 위해 사용되었고, 그 다음 유방조직을 절개하기 위해 보비전기지짐(Bovie electrocautery)이 시행되었다. 수술하는 동안 내내 꼼꼼하게 지혈이 이루어졌다. 피부판은 안쪽은 가슴뼈 쪽으로, 바깥쪽은 큰가슴근의 바깥가장자리 쪽으로, 아래쪽은 유방주름 쪽으로, 위쪽은 빗장뼈 쪽으로 들어 올려졌다. 박리는 큰가슴근 근막까지 진행되었다. 이때 작은가슴근을 덮고 있던 유방조직으로부터 작은가슴근이 절제되었고, 이 절제수술은 바깥쪽으로 계속 진행되어 작은가슴근의 끝부분이 자유롭게 되었다.

꼼꼼하게 지혈을 한 후 #10 J-P 배출관을 설치하였다. 두 층의 피부를 봉합할 때 진피용으로 4-0 Maxon 봉합사가, 피하용으로 4-0 Vicryl이 사용되었다. 상처치료는 건식방식이 적용되었다. 환자는 마취에서 깨어난 후 관이 제거되고 안정된 상태로 회복실로 옮겨졌다.

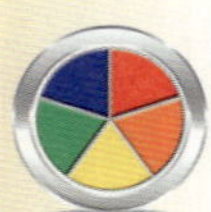

APPLICATION

연습문제 30

위의 의무기록을 읽고 아래 문제의 보기에서 정답을 고르시오.

1. What type of biopsy did the patient undergo during an earlier procedure? (생검)

A. incisional
B. excisional
C. fine-needle aspiration
D. punch biopsy

2. What was used to access the breast tissue during the operation? (기구)

A. J-P drains
B. Bovie electrocautery
C. Flaps
D. A knife

3. What type of mastectomy did the patient undergo? (수술)

A. radical
B. simple
C. suprapubic
D. modified radical

4. What kind of carcinoma was found in the patient's left breast? (암종)

A. benign
B. simple
C. ductal
D. lymph-dependent

5. What type of sutures was used to close the uppermost layer of skin? (봉합)
   A. Maxon
   B. catgut
   C. Vicryl
   D. both Maxon and Vicryl

6. What type of surgery might the patient have in the future to improve the appearance of her chest? (수술)
   A. debulking surgery
   B. reconstructive surgery
   C. chemotherapy
   D. brachysurgery

보너스 질문

7. 이 환자의 유방암과 이전에 언급했던 제자리관암종(DCIS)의 주요 차이점은 무엇인가?

____

철자법

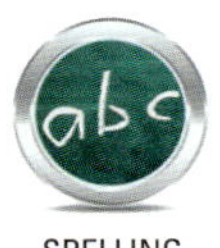

SPELLING

연습문제 31

아래 문제에서 철자가 맞는 용어를 고르시오.

1. cranectomy	craniectomy	crenectomy
2. fulguration	fulgeration	fuljuration
3. rabdomyoma	rhabdomioma	rhabdomyoma
4. thiroidectomy	thyroidectomy	thyrodectomy
5. condrosarcoma	chondrosarcoma	chondrasacoma
6. criosurgery	cyrosurjery	cryosurgery
7. gleoma	glioma	glyoma
8. leiomyosarcoma	liomyosarcoma	leomiosarcoma
9. mamography	mammographe	mammography
10. feochromocytoma	pheochromocytoma	pheocrhomcitoma
11. brakytherapy	brachytherapy	brachytherape
12. cholescintigraphy	colescintriphy	cholesintrigraphy
13. lipomma	lipoma	lypoma
14. nefrectome	nephrectomy	nephrictomy
15. pallitive	palliative	pallative

부록 A

용어의 접두사, 접미사, 연결형

단어성분	뜻
a-	without, not [(부정)]
ab-	away from (먼-)
abdomin/o	abdomen (복부/배)
ablat/o	to take away (제거하다)
-ac	pertaining to (-에 관한)
acr/o	extremity, tip (끝, 말단)
ad-	to, toward (-쪽으로)
aden/o	gland (샘/선)
adenoid/o	adenoid (샘모양-, 아데노이드-)
adip/o	fat (지방)
adren/o	adrenal glands (부신)
adrenal/o	adrenal glands (부신)
-al	pertaining to (-에 관한)
albumin/o	albumin (알부민)
-algia	pain (통증)
aliment/o	nourishment, nutrition (식사, 영양)
alveol/o	alveolus (폐포/허파꽈리, 이틀/치조)
amni/o	amnion (양막)
amnion/o	amnion (양막)
an-	without, not [(부정)]
an/o	anus (항문)
andr/o	male (남성)
andro-	masculine, male (남성-, 남성)
angi/o	vessel, vascular (혈관, 혈관-)
ankyl/o	stiff (뻣뻣한)
ante-	before (-앞/-전)
antero-	front (앞)
anti-	against [(반대)]
anxi/o	fear, worry (공포, 걱정)
aort/o	aorta (대동맥)
appendic/o	appendix (충수/막창자꼬리)
-ar	pertaining to (-에 관한)
-arche	beginning (시작, 처음)
arteri/o	artery (동맥)
arthr/o	joint (관절)
articul/o	joint (관절)
-ary	pertaining to (-에 관한)
-ase	enzyme (효소)
aspir/o	to breathe in or suck in (호흡-, 흡인-)
-asthenia	weakness (허약, 무력)
atel/o	incomplete (불완전한)
ather/o	fatty, fatty deposit (지방-, 지방축적-)
atri/o	atrium (심방, 방)
ausculat/o	listening (듣기)
auto-	self, same (자가-, 같은-)
bacteri/o	bacteria (균, 세균)
balan/o	glans penis (음경귀두)
basi-	base (바탕-)
baso-	base (바탕-)
bi-	two, twice (둘-)
bi/o	life (생명)
bil/o	bile (담즙/쓸개즙)
bin-	two, twice (둘, 두 배)
bio-	life (생명)
blast/o	immature cell (미성숙세포)
blephar/o	eyelid (눈꺼풀/안검)
brachi/o	arm (팔/완)
brady-	slow (느린)
bronch/o	bronchus (windpipe) (기도)
bronchi/o	bronchus (windpipe) (기도)
bucc/o	cheek (볼/뺨)
burs/o	bursa (주머니)
calc/i	calcium (칼슘)
cancer/o	cancer (암)
capn/i	carbon dioxide (이산화탄소)
capn/o	carbon dioxide (이산화탄소)
carcin/o	cancer (암)
cardi/o	heart (심장)

(계속됨)

단어성분	뜻
carp/o	carpal (wrist) bone (손목뼈/수근골)
cec/o	cecum (맹장/막창자)
-cele	herniation, protrusion (탈출, 돌출)
-centesis	puncture to remove fluid (액체를 뽑아냄/천자)
cephal/o	head (머리/두)
cerebell/o	cerebellum (little brain) (소뇌)
cerebr/o	brain, cerebrum (뇌, 대뇌)
cervic/o	neck, cervix (목, 자궁경부/자궁목)
cheil/o	lip (입술/순)
chem/o	chemical, drug (화학-, 약-)
chlor/o	green (초록-)
chol/e	bile (담즙/쓸개즙)
cholecyst/o	gallbladder (담낭/쓸개)
chondr/o	cartilage (연골)
chondro-	cartilage (연골)
chori/o	chorion (membrane) (융모막)
choroido-	choroid (맥락막)
chrom/o	color (색깔)
chromat/o	color (색깔)
-cide	substance that kills (죽이는 물질/살제)
circum-	around [(둘레)]
-clasia	to break (부수다)
-clast	to break (부수다)
clavic/o	clavicle (빗장뼈/쇄골)
clavicul/o	clavicle (빗장뼈/쇄골)
col/o	colon (결장/잘록창자)
colon/o	colon (결장/잘록창자)
colp/o	vagina (질)
conjunctiv/o	conjunctiva (결막)
contra-	against [(반대)]
cor/e	pupil (of the eye) (동공)
cor/o	pupil (of the eye) (동공)
corne/o	cornea (각막)
coron/o	encircling, crown (둘러쌈, (왕)관)
cortic/o	cortex (피질/겉질)
cortic/o	outer portion of an organ, cortex (겉부위, 피질/겉질)
cost/o	rib (갈비뼈/늑골)
crani/o	cranium, skull (머리뼈/두개골)

단어성분	뜻
crin/o	to secrete (분비하다)
cry/o	cold (찬-, 냉-)
crypt-	hidden (숨은-, 잠복-)
cutane/o	skin (피부)
cyan/o	blue (파란-, 청-)
cyst/o	fluid-filled sac (액체가 찬 주머니, 방광)
cyt/o	cell (세포)
-cyte	cell (세포)
dacry/o	tears, lacrimal (tear) duct [눈물(관)/누(관)]
de-	away from, cessation, without (-에서 떨어진, 중지, -없는)
dent/o	tooth (이/치아)
derm/o	skin (피부)
dermat/o	skin (피부)
di-	two (둘)
diaphragmat/o	diaphragm (가로막/횡격막)
dipl/o	double, two (두 배, 둘)
dips/o	thirst (갈증)
dis-	separate [(분리)]
disc/o	disc or disk (원반)
diverticul/o	diverticulum (곁주머니/게실)
duoden/o	duodenum (십이지장/샘창자)
dur/o	hard, dura mater (단단한-, 경막)
dys-	painful, difficult, abnormal (아픈-, 어려운-, 비정상-)
ect-	outer, outside (바깥(쪽)-)
ecto-	outer, outside (바깥(쪽)-)
electr/o	electric, electricity (전기-, 유전성)
em-	in (안(쪽)-)
embry/o	embryo, immature form (배아, 미성숙형)
embryon/o	embryo, immature form (배아, 미성숙형)
-emia	blood (condition of) (혈액(상태)]
en-	in, within (안(쪽)-)
encephal/o	brain (뇌)
end-	in, within (안(쪽)-)
endo-	in, within (안(쪽)-)
endocrin/o	endocrine (내분비-)
enter/o	small intestine (소장/작은창자)

단어성분	뜻
enur/o	to urinate in (소변(보다))
epi-	on, upon, following [위(쪽)-, 바깥(쪽)]
epididym/o	epididymis (부고환)
epiglott/o	epiglottis (후두덮개/후두개)
episi/o	vulva (외음, 바깥생식기관/외부생식기)
erythr/o	red (빨간-)
-esis	condition of [(상태)]
esophag/o	esophagus (식도)
esthesi/o	sensation, perception (감각, 지각)
eu-	true, good, normal (진짜-, 좋은-, 정상-)
ex-	out of, away from (바깥-, 떨어져 있는-)
exo-	out of, away from (바깥-, 떨어져 있는-)
fasci/o	fascia, band (근막, 띠)
femor/o	femur (넓적다리뼈/대퇴골)
fet/o	fetus (태아)
fibr/o	fiber (섬유)
fibul/o	fibula (종아리뼈/비골)
fund/o	fundus (바닥/기저, 안구바닥/안저)
galact/o	milk (우유)
gangli/o	ganglion (신경절, 결절종)
ganglion/o	ganglion (신경절, 결절종)
gastr/o	stomach (위)
-gen	origin, production (근원, 생산)
-genesis	originating, producing (시작, 생성)
-genic	originating, producing (시작, 생성)
gestat/o	from conception to birth [임신(수태에서 출산까지)]
glomerul/o	glomerulus (사구체/토리)
gluc/o	glucose, sugar (포도당, 당)
gluco-	glucose, sugar (포도당, 당)
glucos/o	glucose, sugar (포도당, 당)
glyc/o	glucose, sugar (포도당, 당)
glycos/o	glucose, sugar (포도당, 당)
granul/o	granules (과립)
gravid/o	pregnancy (임신)
gyn/o	woman (여성)
gynec/o	woman (여성)
hallucin/o	to wander in one's mind (환각-)
hem/o	blood (혈액)

단어성분	뜻
hemat/o	blood (혈액)
hemi-	half (반)
hepat/o	liver (간)
herni/o	herniation (protrusion) [탈출, 탈장 (돌출)]
hetero-	other, different (다른-)
hidr/o	sweat (땀)
hist/o	tissue (조직)
homeo-	same, alike (같은-)
homo-	same, alike (같은-)
hormon/o	hormone (호르몬)
humer/o	humerus (위팔뼈/상완골)
hydr/o	water, fluid (물, 액체)
hyper-	above normal, excessive (-보다 높은, -보다 많은)
hypn/o	sleep, hypnosis (잠/수면, 최면)
hypo-	below normal, deficient (-보다 낮은, -보다 적은, 부족한-)
hyster/o	uterus (womb) (자궁)
-ia	condition of [(상태)]
-iasis	condition of [(상태)]
-ic	pertaining to (-에 관한)
ictero-	jaundice (yellow) (황달 (노란-)]
ile/o	ileum (회장/돌창자)
ili/o	ilium (엉덩뼈/장골)
im-	not [(부정)]
immun/o	immune, safe (면역-, 안전한-)
in-	not [(부정)]
infra-	below, beneath (-아래)
inter-	between, among (-사이, -중)
intra-	within, inside (안-, 속-)
ir/o	iris (홍채/조리개)
irid/o	iris (홍채/조리개)
ischi/o	ischium (궁둥뼈/좌골)
-ism	condition of [(상태)]
iso-	equal, alike (같은-)
jejun/o	jejunum (공장/빈창자)
kal/i	potassium (포타슘/칼륨)
kary/o	nucleus (핵)

(계속됨)

단어성분	뜻
kerat/o	cornea, hard (각막, 단단한-)
kerat/o	hard, cornea (단단한-, 각막)
kinesi/o	movement (운동)
kinet/o	movement (운동)
kyph/o	humpback (척주후만증/척주뒤굽음증)
labi/o	lip (입술/순)
lacrim/o	tears, lacrimal (tear) duct [눈물(관)/누(관)]
lact/o	milk (우유)
lamin/o	lamina (plate) (판, 층)
lapar/o	abdomen (복부/배)
laryng/o	larynx (후두)
latero-	side (옆-)
lei/o	smooth (매끈-, 민무늬-/평활-)
leio-	smooth (매끈-, 민무늬-/평활-)
leuk/o	white (흰-, 백색-)
lingu/o	tongue (혀)
lip/o	fat (지방)
-lith	stone, calculus (돌, 결석)
lith/o	stone, calculus (돌, 결석)
lob/o	lobe (엽)
-logy	study of (-학(문)]
lord/o	curved, bent (휜-, 굽은-)
lumb/o	lumbar region, lower back (허리부위/요부)
lymph/o	lymph (림프)
-lysis	destruction, breakdown, separation (파괴, 분해, 분리)
macro-	large, long (큰-, 긴-)
mal-	bad, poor (나쁜-, 부족한-)
-malacia	softening [연화(증)]
mamm/o	breast, mammary gland (유방/젖샘, 젖샘/유선)
mandibul/o	mandible (lower jaw bone) (아래턱뼈/하악골)
mast/o	breast, mammary gland (유방/젖샘, 젖샘/유선)
maxill/o	maxilla (upper jaw bone) (위턱뼈/상악골)
meat/o	meatus (opening) [길/도, 구(멍)]
medi/o	middle (가운데-)

단어성분	뜻
mediastin/o	mediastinum (middle septum) (세로칸/종격)
mega-	large, oversize (큰-, 과대-)
megalo-	large, oversize (큰-, 과대-)
-megaly	enlargement (커짐, 비대)
melan/o	black, dark (검은-, 어두운-)
men/o	menstruation (월경/생리)
menisc/o	meniscus (반달, 반달연골)
menstru/o	menstruation (월경/생리)
ment/o	mind, mental (마음, 정신-)
meta-	change, beyond (변화, -를 너머)
metr/o	uterus (자궁)
metri/o	uterus (자궁)
-metry	measurement of (측정)
micro-	small (작은-)
mono-	one (하나)
morph/o	form, shape (형태, 모양)
muc/o	mucus (점액)
multi-	many (많은-, 다-)
muscul/o	muscle (근(육)]
my/o	muscle (근(육)]
myc/o	fungus (곰팡이/진균)
myel/o	bone marrow, spinal cord (골수/뼈속질, 척수)
myos/o	muscle [근(육)]
mys/o	muscle [근(육)]
narc/o	stupor, numbness, sleep (혼미, 저림/무감각, 잠)
nas/o	nose(코/비)
nat/o	birth (출생)
natr/i	sodium (소듐/나트륨)
necr/o	death (죽음)
neo-	new (새로운-)
nephr/o	kidney (신장/콩팥)
neur/o	nerve, nerve tissue [신경(조직)]
neutr/o	neutral (중성-, 중립-)
noct/i	night (밤)
non-	not [(부정)]
normo-	normal, usual (정상-, 보통의-)

단어성분	뜻
nucle/o	nucleus (핵)
nulli-	none [(부정)]
numer/o	number (수)
ocul/o	eye (눈)
odont/o	tooth [이/치(아)]
olig/o	scanty, few (부족한-, 적은-)
-oma	tumor or neoplasm (종양 또는 신생물)
omphal/o	umbilicus, navel (배꼽/제)
onc/o	tumor (종양)
onych/o	nail (손발톱)
oophor/o	ovary (난소)
ophthalm/o	eye (눈)
opt/o	vision, eye (시각, 눈)
or/o	mouth (입, 입안/구강)
orch/o	testis, testicle (고환)
orchi/o	testis, testicle (고환)
orchid/o	testis, testicle (고환)
oste/o	bone(뼈/골)
ovari/o	ovary (난소)
ox/a	oxygen (산소)
ox/o	oxygen (산소)
pachy/o	thick (두꺼운)
palat/o	palate (입천장/구개)
pan-	all, entire (모든-, 전체-, 범-)
pancreat/o	pancreas (췌장/이자)
para-	beside (곁-)
parathyroid/o	parathyroid glands (부갑상샘/(선)]
-partum	childbirth, labor (분만, 진통)
patell/o	patella (knee cap) (무릎뼈/슬개골)
path/o	disease (병)
-pathy	disease (병)
pector/o	chest (가슴/흉부)
ped/o	foot (발/족)
pelv/i	pelvis, pelvic cavity [골반, 골반안/(강)]
pelv/o	pelvis (골반)
peps/o	digestion (소화)
per-	through (-를 통해)
peri-	around, surrounding (둘레-, 주변-)
perine/o	perineum (샅/회음)
-pexy	surgical fixation (수술 고정)

단어성분	뜻
phag/o	eat, swallow (먹다, 삼키다)
phalang/o	phalanges (손발가락뼈)
pharyng/o	pharynx (throat) [인두(= 목구멍)]
phas/o	speech (말하기, 발음)
phleb/o	vein (정맥)
phon/o	sound, voice (소리, 목소리)
-phonia	condition of the voice [(목소리 상태)]
phot/o	light (빛/광)
phren/o	diaphragm (가로막/횡격막, 격막)
phren/o	mind (마음)
plas/o	growth, formation (성장, 형성)
-plasia	formation, growth (형성, 성장)
-plasty	surgical repair, reconstruction (수술 복원, 봉합, 재건)
pleur/o	rib, pleura (lung) (갈비, 가슴막/흉막)
pneum/o	lung, air (폐/허파, 공기)
pneumat/o	lung, air (폐/허파, 공기)
pneumon/o	lung, air (폐/허파, 공기)
pod/o	foot (발/족)
poli/o	gray matter (회색질)
poly-	many, much (많은-)
polyp/o	polyp (용종)
post-	after, behind (뒤-, 후-)
postero-	back (뒤-)
pre-	before (앞-, 전-)
presby/o	related to aging (노화-, 노인-)
pro-	before, promoting (앞-, 전-, 촉진-)
proct/o	rectum, anus (직장/곧창자, 항문)
prostat/o	prostate (전립샘)
proximo-	near point of origin (시작점에 가까운-)
pseudo-	false (거짓-)
psych/o	mind, mental (마음, 정신-)
pub/o	pubis (두덩뼈/치골)
pulmon/o	lung (폐/허파)
pupill/o	pupil (of the eye) (동공)
py/o	pus (고름/농)
pyel/o	renal pelvis (신우/콩팥깔때기)
pylor/o	pylorus (날문/유문)
quad-	four (넷)

(계속됨)

단어성분	뜻
quadri-	four (넷)
rachi/o	spine (척추, 척주)
radi/o	x-rays, radiation (x-선, 방사선)
radi/o	radius (노뼈/요골)
radicul/o	nerve root (신경뿌리/신경근)
re-	again, backward (다시-, 뒤쪽-)
rect/o	rectum (직장/곧창자)
ren/o	kidney (신장/콩팥)
retin/o	retina (망막)
retro-	backward, behind (뒤쪽-, 뒤-)
rhabd/o	striated muscle (가로무늬근육/횡문근)
rhin/o	nose (코/비)
rhytid/o	wrinkle (주름)
-rrhage	flowing forth [앞/(밖)으로 흐름]
-rrhagia	flowing forth [앞/(밖)으로 흐름]
-rrhaphy	suture (봉합)
-rrhea	flow, discharge (흐름, 분비)
sacr/o	sacrum (엉치뼈/천골)
salping/o	salpinx, uterine tube, fallopian tube (자궁관/난관)
sarc/o	muscle, flesh (근육, 살)
scapul/o	scapula (shoulder blade) (어깨뼈/견갑골)
-schisis	to split (쪼개다)
schiz/o	split (분열-)
scler/o	hard, sclera (단단한-, 공막)
scoli/o	crooked, twisted (휜-, 뒤틀린-)
-scopy	viewing, examining, or observing with an instrument (보기, 검사, 기구로 관찰하기)
seb/o	sebum (an oily secretion) (피지/피부기름)
semi-	half, partly (반-, 부분-)
sept/o	septum, thin wall (중격/사이벽, 얇은 벽)
sial/o	saliva (침/타액)
sigmoid/o	sigmoid colon [구불결장/구불(잘록)창자]
sinus/o	sinus, hollow space (굴/동, 파인 곳)
soci/o	social, society (사회-, 집단)
somn/i	sleep (잠/수면)
somn/o	sleep (잠/수면)
son/o	sound, sound waves (소리, 음, 음파)

단어성분	뜻
sperm/o	sperm, spermatozoon (정자)
spermat/o	sperm, spermatozoon (정자)
sphygm/o	pulse (맥박)
spin/o	spine (척추, 척주)
spir/o	breathe (숨/호흡)
spondyl/o	vertebra [척추(뼈)/척추(골)]
squam/o	scale-like structure (비늘 구조)
-stenosis	stricture, narrowing (협착, 좁아짐)
stern/o	sternum (breastbone) (복장뼈/흉골)
steth/o	chest (가슴/흉부)
stomat/o	mouth (입, 입안/구강)
-stomy	surgical opening (창냄술)
sub-	below, beneath (아래-, 밑에-)
super-	above (위-)
supra-	above (위-)
sym-	together, with (함께-)
syn-	together, with (함께-)
synovi/o	synovial joint or fluid [윤활관절, (윤)활액]
tachy-	rapid, fast (빠른-)
tars/o	tarsal bones (발목뼈/족근골)
tel-	end (끝-/말단-)
ten/o	tendon (힘줄/건)
tend/o	tendon (힘줄/건)
tendin/o	tendon (힘줄/건)
test/o	testis, testicle (고환)
testicul/o	testis, testicle (고환)
thalam/o	thalamus (시상)
thorac/o	thorax, chest (가슴/흉부)
thromb/o	blood clot (피덩이/피떡)
thym/i	mind, soul, emotion (마음, 영혼, 감정)
thym/o	thymus gland (가슴샘/흉선)
thym/o	mind, soul, emotion (마음, 영혼, 감정)
thyr/o	thyroid gland (갑상샘/갑상선)
thyroid/o	thyroid gland (갑상샘/갑상선)
toc/o	labor, birth (분만, 진통)
-tomy	incision (절개)
ton/o	tension, pressure, tone (긴장, 압력, 소리)
tonsill/o	tonsil (편도)
trache/o	trachea (기관)
trans-	across, through (-가로질러, -통해)

단어성분	뜻
tri-	three (셋)
trich/o	hair (털, 모)
-tripsy	crushing (쇄석/돌깸)
troph/o	nourishment (영양)
-trophy	development, nourishment (발육, 영양)
uln/o	ulna (자뼈/척골)
ultra-	excess, beyond (과-, 초과-)
uni-	one (하나)
ur/o	urine, urinary system/tract (소변, 비뇨계통, 요로)
ure-	urea, urine (요소, 소변-)
ureter/o	ureter (요관)
urethr/o	urethra (요도)
-uria	urine, urination (소변, 배뇨)
urin/o	urine, urinary system/tract (소변, 비뇨계통, 요로)
uter/o	uterus (자궁)
vagin/o	vagina (질)
valv/o	valve (판막)
valvul/o	valve (판막)
varic/o	swollen or twisted vein (부푼 정맥, 뒤틀린 정맥)
vas/o	duct, vessel, vas deferens (관, 혈관, 정관)
vas/o	blood vessel (혈관)
vascul/o	blood vessel (혈관)
ven/i	veins (정맥)
ven/o	veins (정맥)
ventricul/o	ventricle, normal cavity (심실, 정상 공간)
ventro-	belly (배, 힘살)
vertebr/o	vertebra (척추(뼈)/척추(골))
vesic/o	fluid-filled sac (액체가 찬 주머니, 방광)
vesicul/o	fluid-filled sac (액체가 찬 주머니, 정낭)
viscer/o	internal organs (배속기관/내부기관)
vulv/o	vulva (외음, 바깥생식기관)
xanth/o	yellow (노란-, 황색-)
xer/o	dry (마른-, 건조한-)
-y	condition of [(상태)]

부록

B 단어성분의 뜻

뜻	단어성분
abdomen (복부/배)	abdomin/o
abdomen (복부/배)	lapar/o
above (위-)	super-
above (위-)	supra-
above normal, excessive (-보다 높은, -보다 많은)	hyper-
across, through (-가로질러, -통해)	trans-
adenoid (샘모양-, 아데노이드-)	adenoid/o
adrenal glands (부신)	adren/o
adrenal glands (부신)	adrenal/o
after, behind (뒤-, 후-)	post-
again, backward (다시-, 뒤쪽-)	re-
against [(반대)]	anti-
against [(반대)]	contra-
albumin (알부민)	albumin/o
all, entire (모든-, 전체-, 범-)	pan-
alveolus (폐포/허파꽈리, 이틀/치조)	alveol/o
amnion (양막)	amni/o
amnion (양막)	amnion/o
anus (항문)	an/o
aorta (대동맥)	aort/o
appendix (충수/막창자꼬리)	appendic/o
arm (팔/완)	brachi/o
around [(둘레)]	circum-
around, surrounding (둘레-, 주변-)	peri-
artery (동맥)	arteri/o
atrium (심방, 방)	atri/o
away from (먼-)	ab-
away from, cessation, without (-에서 떨어진, 중지, -없는)	de-
back (뒤-)	postero-
backward, behind (뒤쪽-, 뒤-)	retro-
bacteria (균/세균)	bacteri/o
bad, poor (나쁜-, 부족한-)	mal-

뜻	단어성분
base (바탕-)	basi-
base (바탕-)	baso-
before (앞-, 전-)	pre-
before (-앞, -전)	ante-
before, promoting (앞-, 전-, 촉진-)	pro-
beginning (시작, 처음)	-arche
belly (배, 힘살)	ventro-
below normal, deficient (-보다 낮은, -보다 적은, 부족한-)	hypo-
below, beneath (아래-, 밑에-)	sub-
below, beneath (-아래)	infra-
beside (곁-)	para-
between, among (-사이, -중)	inter-
bile (담즙/쓸개즙)	bil/o
bile (담즙/쓸개즙)	chol/e
birth (출생)	nat/o
black, dark (검은-, 어두운-)	melan/o
blood (condition of) [혈액(상태)]	-emia
blood (혈액)	hem/o
blood (혈액)	hemat/o
blood clot (피덩이/피떡)	thromb/o
blood vessel (혈관)	vas/o
blood vessel (혈관)	vascul/o
blue (파란-, 청-)	cyan/o
bone marrow, spinal cord (골수/뼈속질, 척수)	myel/o
bone(뼈/골)	oste/o
brain (뇌)	encephal/o
brain, cerebrum (뇌, 대뇌)	cerebr/o
breast, mammary gland (유방/젖샘, 젖샘/유선)	mamm/o
breast, mammary gland (유방/젖샘, 젖샘/유선)	mast/o
breathe (숨/호흡)	spir/o

뜻	단어성분
bronchus (windpipe) (기도)	bronch/o
bronchus (windpipe) (기도)	bronchi/o
bursa (주머니)	burs/o
calcium (칼슘)	calc/i
cancer (암)	cancer/o
cancer (암)	carcin/o
carbon dioxide (이산화탄소)	capn/i
carbon dioxide (이산화탄소)	capn/o
carpal (wrist) bone (손목뼈/수근골)	carp/o
cartilage (연골)	chondr/o
cartilage (연골)	chondro-
cecum (맹장/막창자)	cec/o
cell (세포)	cyt/o
cell (세포)	-cyte
cerebellum (little brain) (소뇌)	cerebell/o
change, beyond (변화, -를 너머)	meta-
cheek (볼/뺨)	bucc/o
chemical, drug (화학-, 약-)	chem/o
chest (가슴/흉부)	pector/o
chest (가슴/흉부)	steth/o
childbirth, labor (분만, 진통)	-partum
chorion (membrane) (융모막)	chori/o
choroid (맥락막)	choroido-
clavicle (빗장뼈/쇄골)	clavic/o
clavicle (빗장뼈/쇄골)	clavicul/o
cold (찬-, 냉-)	cry/o
colon (결장/잘록창자)	col/o
colon (결장/잘록창자)	colon/o
color (색깔)	chrom/o
color (색깔)	chromat/o
condition of [(상태)]	-esis
condition of [(상태)]	-ia
condition of [(상태)]	-iasis
condition of [(상태)]	-ism
condition of [(상태)]	-y
condition of the voice [(목소리 상태)]	-phonia
conjunctiva (결막)	conjunctiv/o
cornea (각막)	corne/o

뜻	단어성분
cornea, hard (각막, 단단한-)	kerat/o
cortex (피질/겉질)	cortic/o
cranium, skull (머리뼈/두개골)	crani/o
crooked, twisted (휜-, 뒤틀린-)	scoli/o
crushing (쇄석/돌깸)	-tripsy
curved, bent (휜-, 굽은-)	lord/o
death (죽음)	necr/o
destruction, breakdown, separation (파괴, 분해, 분리)	-lysis
development, nourishment (발육, 영양)	-trophy
diaphragm (가로막/횡격막, 격막)	phren/o
diaphragm (가로막/횡격막)	diaphragmat/o
digestion (소화)	peps/o
disc or disk (원반)	disc/o
disease (병)	path/o
disease (병)	-pathy
diverticulum (곁주머니/게실)	diverticul/o
double, two (두 배, 둘)	dipl/o
dry (마른-, 건조한-)	xer/o
duct, vessel, vas deferens (관, 혈관, 정관)	vas/o
duodenum (십이지장/샘창자)	duoden/o
eat, swallow (먹다, 삼키다)	phag/o
electric, electricity (전기-, 유전성)	electr/o
embryo, immature form (배아, 미성숙형)	embry/o
embryo, immature form (배아, 미성숙형)	embryon/o
encircling, crown (둘러쌈, (왕)관)	coron/o
end (끝-, 말단-)	tel-
endocrine (내분비-)	endocrin/o
enlargement (커짐, 비대)	-megaly
enzyme (효소)	-ase
epididymis (부고환)	epididym/o
epiglottis (후두덮개/후두개)	epiglott/o
equal, alike (같은-)	iso-
esophagus (식도)	esophag/o
excess, beyond (과-, 초과-)	ultra-
extremity, tip (끝, 말단)	acr/o
eye (눈)	ocul/o

(계속됨)

뜻	단어성분
eye (눈)	ophthalm/o
eyelid (눈꺼풀/안검)	blephar/o
false (거짓-)	pseudo-
fascia, band (근막, 띠)	fasci/o
fat (지방)	adip/o
fat (지방)	lip/o
fatty, fatty deposit (지방-, 지방축적-)	ather/o
fear, worry (공포, 걱정)	anxi/o
femur (넓적다리뼈/대퇴골)	femor/o
fetus (태아)	fet/o
fiber (섬유)	fibr/o
fibula (종아리뼈/비골)	fibul/o
flow, discharge (흐름, 분비)	-rrhea
flowing forth [앞/(밖)으로 흐름]	-rrhage
flowing forth [앞/(밖)으로 흐름]	-rrhagia
fluid-filled sac (액체가 찬 주머니, 방광)	cyst/o
fluid-filled sac (액체가 찬 주머니, 방광)	vesic/o
fluid-filled sac (액체가 찬 주머니, 정낭)	vesicul/o
foot (발/족)	ped/o
foot (발/족)	pod/o
form, shape (형태, 모양)	morph/o
formation, growth (형성, 성장)	-plasia
four (넷)	quad-
four (넷)	quadri-
from conception to birth [임신(수태에서 출산까지)]	gestat/o
front (앞)	antero-
fundus (바닥/기저, 안구바닥/안저)	fund/o
fungus (곰팡이/진균)	myc/o
gallbladder (담낭/쓸개)	cholecyst/o
ganglion (신경절, 결절종)	gangli/o
ganglion (신경절, 결절종)	ganglion/o
gland (샘/선)	aden/o
glans penis (음경귀두)	balan/o
glomerulus (사구체/토리)	glomerul/o
glucose, sugar (포도당, 당)	gluc/o
glucose, sugar (포도당, 당)	gluco-
glucose, sugar (포도당, 당)	glucos/o
glucose, sugar (포도당, 당)	glyc/o

뜻	단어성분
glucose, sugar (포도당, 당)	glycos/o
granules (과립)	granul/o
gray matter (회색질)	poli/o
green (초록-)	chlor/o
growth, formation (성장, 형성)	plas/o
hair (털, 모)	trich/o
half (반)	hemi-
half, partly (반-, 부분-)	semi-
hard, cornea (단단한-, 각막)	kerat/o
hard, dura mater (단단한-, 경막)	dur/o
hard, sclera (단단한-, 공막)	scler/o
head (머리/두)	cephal/o
heart (심장)	cardi/o
hernia (protrusion) [탈출, 탈장 (돌출)]	herni/o
herniation, protrusion (탈출, 돌출)	-cele
hidden (숨은-, 잠복-)	crypt-
hormone (호르몬)	hormon/o
humerus (위팔뼈/상완골)	humer/o
humpback (척주후만증/척주뒤굽음증)	kyph/o
ileum (회장/돌창자)	ile/o
ilium (엉덩뼈/장골)	ili/o
immature cell (미성숙세포)	blast/o
immune, safe (면역-, 안전한-)	immun/o
in (안(쪽)-)	em-
in, within (안(쪽)-)	en-
in, within (안(쪽)-)	end-
in, within (안(쪽)-)	endo-
incision (절개(술)]	-tomy
incomplete (불완전한)	atel/o
internal organs (배속기관/내부기관)	viscer/o
iris (홍채/조리개)	ir/o
iris (홍채/조리개)	irid/o
ischium (궁둥뼈/좌골)	ischi/o
jaundice (yellow) [황달 (노란-)]	ictero-
jejunum (공장/빈창자)	jejun/o
joint (관절)	arthr/o
joint (관절)	articul/o
kidney (신장/콩팥)	nephr/o

뜻	단어성분
kidney (신장/콩팥)	ren/o
labor, birth (분만, 진통)	toc/o
lamina (plate) (판, 층)	lamin/o
large, long (큰-, 긴-)	macro-
large, oversize (큰-, 과대-)	mega-
large, oversize (큰-, 과대-)	megalo-
larynx (후두)	laryng/o
life (생명)	bi/o
life (생명)	bio-
light (빛/광)	phot/o
lip (입술/순)	cheil/o
lip (입술/순)	labi/o
listening (듣기)	ausculat/o
liver (간)	hepat/o
lobe (엽)	lob/o
lumbar region, lower back (허리부위/요부)	lumb/o
lung (폐/허파)	pulmon/o
lung, air (폐/허파, 공기)	pneum/o
lung, air (폐/허파, 공기)	pneumat/o
lung, air (폐/허파, 공기)	pneumon/o
lymph (림프)	lymph/o
male (남성)	andr/o
mandible (lower jaw bone) (아래턱뼈/하악골)	mandibul/o
many (많은-, 다-)	multi-
many, much (많은-)	poly-
masculine, male (남성-, 남성)	andro-
maxilla (upper jaw bone) (위턱뼈/상악골)	maxill/o
measurement of [(측정)]	-metry
meatus (opening) [길/도, 구(멍)]	meat/o
mediastinum (middle septum) (세로칸/종격)	mediastin/o
meniscus (반달, 반달연골)	menisc/o
menstruation (월경/생리)	men/o
menstruation (월경/생리)	menstru/o
middle (가운데-)	medi/o

뜻	단어성분
milk (우유)	galact/o
milk (우유)	lact/o
mind (마음)	phren/o
mind, mental (마음, 정신-)	psych/o
mind, mental (마음, 정신-)	ment/o
mind, soul, emotion (마음, 영혼, 감정)	thym/i
mind, soul, emotion (마음, 영혼, 감정)	thym/o
mouth (입, 입안/구강)	or/o
mouth (입, 입안/구강)	stomat/o
movement (운동)	kinesi/o
movement (운동)	kinet/o
mucus (점액)	muc/o
muscle [근(육)]	muscul/o
muscle [근(육)]	my/o
muscle [근(육)]	myos/o
muscle [근(육)]	mys/o
muscle, flesh (근육, 살)	sarc/o
nail (손발톱)	onych/o
near point of origin (시작점에 가까운-)	proximo-
neck, cervix (목, 자궁경부/자궁목)	cervic/o
nerve root (신경뿌리/신경근)	radicul/o
nerve, nerve tissue [신경(조직)]	neur/o
neutral (중성-, 중립-)	neutr/o
new (새로운-)	neo-
night (밤)	noct/i
none [(부정)]	nulli-
normal, usual (정상-, 보통의-)	normo-
nose (코/비)	rhin/o
nose (코/비)	nas/o
not [(부정)]	im-
not [(부정)]	in-
not [(부정)]	non-
nourishment (영양)	troph/o
nourishment, nutrition (식사, 영양)	aliment/o
nucleus (핵)	kary/o
nucleus (핵)	nucle/o
number (수)	numer/o
on, upon, following [위(쪽)-, 바깥(쪽)]	epi-

(계속됨)

뜻	단어성분
one (하나)	mono-
one (하나)	uni-
origin, production (근원, 생산)	-gen
originating, producing (시작, 생성)	-genesis
originating, producing (시작, 생성)	-genic
other, different (다른-)	hetero-
out of, away from (바깥-, 떨어져 있는-)	ex-
out of, away from (바깥-, 떨어져 있는-)	exo-
outer portion of an organ, cortex (피질/겉질)	cortic/o
outer, outside [바깥(쪽)-)]	ect-
outer, outside [바깥(쪽)-)]	ecto-
ovary (난소)	oophor/o
ovary (난소)	ovari/o
oxygen (산소)	ox/a
oxygen (산소)	ox/o
pain (통증)	-algia
painful, difficult, abnormal (아픈-, 어려운-, 비정상-)	dys-
palate (입천장/구개)	palat/o
pancreas (췌장/이자)	pancreat/o
parathyroid glands (부갑상샘)	parathyroid/o
patella (knee cap) (무릎뼈/슬개골)	patell/o
pelvis (골반)	pelv/o
pelvis, pelvic cavity [골반, 골반안/(강)]	pelv/i
perineum (샅/회음)	perine/o
pertaining to (-에 관한)	-ac
pertaining to (-에 관한)	-al
pertaining to (-에 관한)	-ar
pertaining to (-에 관한)	-ary
pertaining to (-에 관한)	-ic
phalanges (손발가락뼈)	phalang/o
pharynx (throat) [인두(=목구멍)]	pharyng/o
polyp (용종)	polyp/o
potassium (포타슘/칼륨)	kal/i
pregnancy (임신)	gravid/o
prostate (전립샘)	prostat/o
pubis (두덩뼈/치골)	pub/o

뜻	단어성분
pulse (맥박)	sphygm/o
puncture to remove fluid (액체를 뽑아냄/천자)	-centesis
pupil (of the eye) (동공)	cor/e
pupil (of the eye) (동공)	cor/o
pupil (of the eye) (동공)	pupill/o
pus (고름/농)	py/o
pylorus (날문/유문)	pylor/o
radius (노뼈/요골)	radi/o
rapid, fast (빠른-)	tachy-
rectum (직장/곧창자)	rect/o
rectum, anus (직장/곧창자, 항문)	proct/o
red (빨간-)	erythr/o
related to aging (노화-, 노인-)	presby/o
renal pelvis (신우/콩팥깔때기)	pyel/o
retina (망막)	retin/o
rib (갈비뼈/늑골)	cost/o
rib, pleura (lung) (갈비, 가슴막/흉막)	pleur/o
sacrum (엉치뼈/천골)	sacr/o
saliva (침/타액)	sial/o
salpinx, uterine tube, fallopian tube (자궁관/난관)	salping/o
same, alike (같은-)	homeo-
same, alike (같은-)	homo-
scale-like structure (비늘 구조)	squam/o
scanty, few (부족한-, 적은-)	olig/o
scapula (shoulder blade) (어깨뼈/견갑골)	scapul/o
sebum (an oily secretion) (피지/피부기름)	seb/o
self, same (자가-, 같은-)	auto-
sensation, perception (감각, 지각)	esthesi/o
separate [(분리)]	dis-
septum, thin wall (중격/사이벽, 얇은 벽)	sept/o
side (옆-)	latero-
sigmoid colon [구불결장/구불(잘록)창자]	sigmoid/o
sinus, hollow space (굴/동, 파인 곳)	sinus/o
skin (피부)	cutane/o

뜻	단어성분
skin (피부)	derm/o
skin (피부)	dermat/o
sleep (잠/수면)	somn/i
sleep (잠/수면)	somn/o
sleep, hypnosis (잠/수면, 최면)	hypn/o
slow (느린)	brady-
small (작은-)	micro-
small intestine (소장/작은창자)	enter/o
smooth (매끈-, 민무늬-/평활-)	lei/o
smooth (매끈-, 민무늬-/평활-)	leio-
social, society (사회-, 집단)	soci/o
sodium (소듐/나트륨)	natr/i
softening [연화(증)]	-malacia
sound, sound waves (소리/음, 음파)	son/o
sound, voice (소리, 목소리)	phon/o
speech (말하기, 발음)	phas/o
sperm, spermatozoon (정자)	sperm/o
sperm, spermatozoon (정자)	spermat/o
spine (척추, 척주)	rachi/o
spine (척추, 척주)	spin/o
split (분열-)	schiz/o
sternum (breastbone) (복장뼈/흉골)	stern/o
stiff (뻣뻣한)	ankyl/o
stomach (위)	gastr/o
stone, calculus (돌, 결석)	-lith
stone, calculus (돌, 결석)	lith/o
striated muscle (가로무늬근육/횡문근)	rhabd/o
stricture, narrowing (협착, 좁아짐)	-stenosis
study of [-학(문)]	-logy
stupor, numbness, sleep (혼미, 저림/무감각, 잠)	narc/o
substance that kills (죽이는 물질/살제)	-cide
surgical fixation (수술 고정)	-pexy
surgical opening (창냄술)	-stomy
surgical repair, reconstruction (수술 복원, 봉합, 재건)	-plasty
suture (봉합)	-rrhaphy
sweat (땀)	hidr/o

뜻	단어성분
swollen or twisted vein (부푼 정맥, 뒤틀린 정맥)	varic/o
synovial joint or fluid [윤활관절, (윤)활액]	synovi/o
tarsal bones (발목뼈/족근골)	tars/o
tears, lacrimal (tear) duct [눈물(관)/누(관)]	dacry/o
tears, lacrimal (tear) duct [눈물(관)/누(관)]	lacrim/o
tendon (힘줄/건)	ten/o
tendon (힘줄/건)	tend/o
tendon (힘줄/건)	tendin/o
tension, pressure, tone (긴장, 압력, 소리)	ton/o
testis, testicle (고환)	orch/o
testis, testicle (고환)	orchi/o
testis, testicle (고환)	orchid/o
testis, testicle (고환)	test/o
testis, testicle (고환)	testicul/o
thalamus (시상)	thalam/o
thick (두꺼운)	pachy/o
thirst (갈증)	dips/o
thorax, chest (가슴/흉부)	thorac/o
three (셋)	tri-
through (-를 통해)	per-
thymus gland (가슴샘/흉선)	thym/o
thyroid gland (갑상샘/갑상선)	thyr/o
thyroid gland (갑상샘/갑상선)	thyroid/o
tissue (조직)	hist/o
to break (부수다)	-clasia
to break (부수다)	-clast
to breathe in or suck in (호흡-, 흡인-)	aspir/o
to secrete (분비하다)	crin/o
to split (쪼개다)	-schisis
to take away (제거하다)	ablat/o
to urinate in [소변(보다)]	enur/o
to wander in one's mind (환각-)	hallucin/o
to, toward (-쪽으로)	ad-
together, with (함께-)	sym-

(계속됨)

뜻	단어성분
together, with (함께-)	syn-
tongue (혀)	lingu/o
tonsil (편도)	tonsill/o
tooth (이/치(아)]	odont/o
tooth (이/치아)	dent/o
trachea (기관)	trache/o
true, good, normal (진짜-, 좋은-, 정상-)	eu-
tumor (종양)	onc/o
tumor or neoplasm (종양 또는 신생물)	-oma
two (둘)	di-
two, twice (둘, 두 배)	bin-
two, twice (둘-)	bi-
ulna (자뼈/척골)	uln/o
umbilicus, navel (배꼽/제)	omphal/o
urea, urine (요소, 소변-)	ure-
ureter (요관)	ureter/o
urethra (요도)	urethr/o
urine, urinary system/tract (소변, 비뇨계통, 요로)	ur/o
urine, urinary system/tract (소변, 비뇨계통, 요로)	urin/o
urine, urination (소변, 배뇨)	-uria
uterus (womb) (자궁)	hyster/o
uterus (자궁)	metr/o
uterus (자궁)	metri/o
uterus (자궁)	uter/o
vagina (질)	colp/o
vagina (질)	vagin/o

뜻	단어성분
valve (판막)	valv/o
valve (판막)	valvul/o
vein (정맥)	phleb/o
veins (정맥)	ven/i
veins (정맥)	ven/o
ventricle, normal cavity (심실, 정상 공간)	ventricul/o
vertebra [척추(뼈)/척추(골)]	spondyl/o
vertebra [척추(뼈)/척추(골)]	vertebr/o
vessel, vascular (혈관, 혈관-)	angi/o
viewing, examining, or observing with an instrument (보기, 검사, 기구로 관찰하기)	-scopy
vision, eye (시각, 눈)	opt/o
vulva (외음, 바깥생식기관)	episi/o
vulva (외음, 바깥생식기관)	vulv/o
water, fluid (물, 액체)	hydr/o
weakness (허약, 무력)	-asthenia
white (흰-, 백색-)	leuk/o
within, inside (안-, 속-)	intra-
without, not [(부정)]	a-
without, not [(부정)]	an-
woman (여성)	gyn/o
woman (여성)	gynec/o
wrinkle (주름)	rhytid/o
x-rays, radiation (x-선, 방사선)	radi/o
yellow (노란-, 황색-)	xanth/o

검사실 검사 및 정상값

■ Routine Urinalysis (일상소변검사)

검사	정상값	임상적 의미
		일반특성 및 측정값
Color (색)	옅은 노란색 ~ 호박색	색 변화는 농축이나 희석, 약제, 대사질환이나 염증질환 등에 의해 변할 수 있다.
Odor (냄새)	약간 향기가 남	요로감염에서 전형적인 악취, 비조절성 당뇨병에서는 과일냄새가 난다.
Appearance (외관) (투명도, 탁도)	투명~약간의 흐림	혼탁뇨는 감염이나 냉동 후에 나타나고, 세균, 세포, 점액, 결정체 등이 들어 있다는 것을 의미한다.
Specific gravity (비중)	1.003~1.030	요붕증, 급성신부전, 물중독 등에서 감소하고, 간질환, 심부전, 탈수 등에서 증가한다.
pH (수소이온농도지수)	4.5~8.0	산성뇨는 산증, 발열, 고단백식사 등에서 나타나고, 알칼리뇨는 요로감염, 대사알칼리증, 채식 등에서 나타난다.
		화학적 판정
Glucose (포도당)	음성	포도당은 비조절당뇨병과 과량의 스테로이드에서 나타난다.
Ketones (케톤)	음성	당뇨병과 기아상태에서 나타난다.
Protein (단백질)	음성	콩팥질환 [예: 사구체신(장)염, 급성신부전]에서 나타난다.
Bilirubin (빌리루빈)	음성	혈색소의 분해산물로서 간질환이나 담즙이 막혔을 때 나타난다.
Urobilinogen (유로빌리노젠)	0.2~1.0 에를리히 단위(E.U.)/dL	빌리루빈 분해산물로서 용혈빈혈과 간질환에서 증가한다. 담즙이 막히면 음성으로 나온다.
Blood (occult) [(잠복)혈액]	음성	적은 양의 혈구, 혈색소, 근색소 등이 검출된다. 심한 외상, 대사질환, 방광감염 등에서 나타난다.
Nitrite (아질산염)	음성	소변의 세균분해산물로서 양성일 경우 요로감염을 의심하며 소변 배양을 통해 추적검사가 필요하다.
		현미경 소견
Red blood cells (적혈구)	0~3/고배율시야	외상, 종양, 염증, 콩팥 속의 손상 등에서 출혈 때문에 증가한다.
White blood cells (백혈구)	0~4/고배율시야	콩팥이나 방광의 감염에 의해 증가한다.
Renal epithelial cells (콩팥 상피세포)	가끔 나타남	수가 증가하면 콩팥 요세관의 손상을 의심한다.
Casts (원기둥)	없음	유리질원기둥은 정상이며, 다수의 비정상 원기둥은 염증이나 전신질환을 의미한다.
Crystals (수정체)	있음	대부분이 정상이며 산성이나 알칼리성을 나타낼 수 있다.
Bacteria (세균)	거의 없음	요로결석이나 생식기관 감염의 오염에 의해 증가한다.
Others (나머지)		효모, 기생충, 점액, 정자 등이나 그 밖의 현미경 소견은 이곳에 기록한다.

Complete Blood Count (CBC) (전체혈구계산)

검사	정상값[a]	임상적 의미
RBC count (적혈구계산)	남: 4.2~5.4 million/mL 여: 3.6~5.0 million/mL	빈혈에서 감소하고, 탈수와 적혈구증가증에서 증가한다. (RBC = Red blood cell)
Hb (혈색소/헤모글로빈)	남: 13.5~17.5 g/dL 여: 12~16 g/dL	빈혈, 출혈, 용혈빈혈 등에서 감소하고, 탈수, 심장질환이나 폐질환에서 증가한다. (Hb = Hemoglobin)
Hct (적혈구용적률) 또는 PCV (농축세포용적)	여: 37~47%	빈혈에서 감소하고, 적혈구증가증이나 탈수에서 증가한다. (Hct = Hematocrit, PCV = Packed cell volume)
RBC indices (적혈구지수)	여: 40~50%	적혈구수, 혈색소, 적혈구용적률 등으로 계산한 이 값들은 빈혈의 진단과 분류에 도움을 준다. (RBC = Red blood cell)
MCV (평균적혈구용적)	87~103 mL/적혈구	적혈구의 평균 크기와 부피를 측정: 철결핍빈혈에서 크기가 작고 (작은적혈구빈혈); 악성빈혈에서 전형적으로 크기가 크다 (큰적혈구빈혈). (MCV = Mean corpuscular volume)
MCH (평균적혈구혈색소량)	26~34 pg/적혈구	적혈구당 혈색소의 무게를 측정: 심한 빈혈 환자에서 빈혈 종류의 감별에 도움을 준다. (MCH = Mean corpuscular hemoglobin)
MCHC (평균적혈구혈색소농도)	31~37 g/dL	적혈구당 혈색소의 부피를 나타냄: 적혈구당 혈색소의 색이나 농도를 결정하는 데 사용된다. (MCHC = Mean corpuscular hemoglobin concentration)
WBC count (백혈구계산)	5,000~10,000/mL	감염, 염증, 탈수 등에 대한 반응과 백혈병에서 증가하고, 골수억제상태에서 감소한다. (WBC = White blood cell)
Platelets (혈소판)	150,000~350,000/mL	많은 악성질환에서 증가함: 파종혈관내응고(DIC)나 독성 약물효과에서 감소하며, 혈소판수가 20,000/mL 이하일 때 자연출혈이 일어난다.
Differential (감별계산)	40~74%	말초혈액펴바른표본(peripheral blood smear)은 혈구를 감별할 때 필요하다. 백혈구 백분율을 결정하고, 현미경으로 백혈구, 적혈구, 혈소판 등의 비정상적인 특징을 관찰한다.
		백혈구
Segmented neutrophils (SEGs, POLYs) (분엽핵중성구)	0~3%	세균감염에서 증가하며, 수치가 낮으면 감염에 아주 취약하다.
Immature neutrophils (band cells or BANDs) (미성숙중성구)	20~40%	중성구수가 증가할 때 증가한다.
Lymphocytes (LYMPHs) (림프구)	2~6%	바이러스감염에서 증가하며, 수치가 낮으면 위험에 빠질 정도로 감염에 취약하다.
Monocytes (MONOs) (단핵구)	1~4%	특정 감염에서 증가한다.
Eosinophils (EOs) (호산구)	0.5~1%	알레르기 질환에서 증가한다.
Basophils (BASOs) (호염기구)	0~1%	알레르기 질환에서 증가한다.

[a]이 값들은 측정기구나 방법에 따라 달라질 수 있다.

■ Blood Chemistry Tests (혈액화학검사)

검사	정상값	임상적 의미
기본항목표: 전해질, 노폐물 처리, 대사의 개관		
BUN (혈액요소질소)	7~18 mg/dL	콩팥질환과 탈수에서 증가하고, 간손상과 영양실조에서 감소한다.
CO_2 (Carbon dioxide) (이산화탄소) (탄산수소염 포함)	23~30 mmol/L	혈액의 전체이산화탄소 양을 측정하여 산염기평형을 측정할 때 사용된다: 구토와 폐질환에서 증가하고, 당뇨병산증, 급성신부전, 과다환기 등에서 증가한다.
Cl (Chloride) (염소)	98~106 mEq/L	탈수, 과다환기, 울혈심부전 등에서 증가하고, 구토, 설사, 발열 등에서 감소한다.
Creatinine (크레아티닌)	0.6~1.2 mg/dL	일정한 속도로 생성되어 콩팥에서 배설되며, 콩팥병에서 증가한다.
Glucose (포도당)	공복: 70~110 mg/dL 아무때나: 85~125 mg/dL	당뇨병과 중병에서 증가하고, 과량의 인슐린이나 저혈당에서 감소한다.
K (Potassium) (포타슘/칼륨)	3.5~5 mEq/L	신부전, 광범위 세포손상, 산증 등에서 증가하고, 구토, 설사, 이뇨제나 정맥수액의 과다투여 등에서 감소한다.
Na (Sodium) (소듐/나트륨)	101~111 mEq/L 또는 135~148 mEq/L (검사에 의존적)	탈수와 요붕증에서 증가하고, 정맥수액의 과다투여, 화상, 설사, 구토 등에서 감소한다.
추가 혈액화학검사		
ALT (알라닌아미노기전달효소)	10~40 U/L	간질환의 진단 및 치료와 간에 미치는 약의 효과를 관찰하는데 사용하며, 심근경색증에서 증가한다. (ALT = Alanine aminotransferase)
Albumin (알부민)	3.8~5.0 g/dL	알부민은 혈액에서 물을 잡아두며, 탈수에서 증가하고, 간질환과 콩팥질환에서 감소한다.
A/G ratio (알부민-글로불린 비)	1 이상	글로불린이 혈액에서 물을 잡아두는데 알부민보다 덜 효과적이기 때문에 낮은 A/G 비는 부종 경향을 나타낸다. (A/G = Albumin/Globulin)
ALP (알칼리성인산염분해효소)	20~70 U/L (방법에 따라 달라짐)	뼈대사 효소로서 간질환과 뼈대사질환에서 증가하고, 아연결핍과 갑상샘저하증에서 감소한다. (ALP = Alkaline phosphatase)
Amylase (녹말분해효소)	21~160 U/L	급성췌장염의 진단과 치료경과의 관찰에 사용하고, 침샘의 염증을 찾을 때 사용한다.
AST (아스파트산 아미노기전달효소)	0~41 U/L (범위 넓음)	이 효소는 대사활성이 높은 조직에 존재하며, 심근경색증이나 간질환에서 증가하고, 혈액의 정상 농도는 낮다. (AST = Aspartate aminotransferase)
Bilirubin, total (총빌리루빈)	0.2~1.0 mg/dL	적혈구 혈색소의 분해산물로서 적혈구 과다파괴와 간질환에서 증가하고, 정상보다 조금 낮은 수치는 건강과 무관하다.
Ca (Calcium) (칼슘)	8.8~10.0 mg/dL	부갑상샘호르몬의 과다생성과 암에서 증가하고, 알칼리증, 신부전에 의한 인산염의 증가, 정맥수액의 과다투여 등에서 감소한다.
Cholesterol (콜레스테롤)	120~220 mg/dL (바람직한 범위)	심장병 위험도를 평가하는 선별검사로서 200 mg/dL 이상이면 심장병 위험도가 증가하여 한층 더 관찰이 필요하고, 콜레스테롤 수치가 갑자기 떨어지면 암, 우울증, 불안, 임신부에서 조산 등의 위험도가 증가할 수 있다.

(계속됨)

검사	정상값	임상적 의미
CK (크레아티닌인산화효소)	남: 38~174 U/L 여: 96~140 U/L	효소활성의 증가는 심근경색증이나 뼈대근육의 손상을 의미한다. 증가하면 특이분획(동종효소)을 검사하며, 패혈증에서 감소할 수 있다. (CK = Creatine kinase)
GGT (감마글루타밀기전달효소)	남: 6~26 U/L 여: 4~18 U/L	간질환의 진단과 만성알코올중독 검사에 사용한다. (GGT = Gamma-glutamyl transferase)
Globulins (글로불린)	2.3~3.5 g/dL	면역활성을 가진 단백질로서 혈액에서 알부민을 도와 물이 유지되도록 한다.
HDLs (고밀도지단백질)	남: 30~70 mg/dL 여: 30~85 mg/dL	심장병 위험도의 평가에 사용한다. (HDL = High-density lipoprotein)
serum Fe (혈청철)	남: 75~175 mg/dL 여: 65~165 m/dL	용혈상태에서 증가하고, 철결핍과 빈혈에서 감소한다.
LDH 또는 LD (젖산탈수소효소)	95~200 U/L (정상범위가 아주 넓음)	심근경색증, 폐경색증, 간질환 등을 포함하는 여러 종류의 조직 손상에서 증가한다. (LDH, LD = Lactic dehydrogenase)
Lipase (지방분해효소)	4~24 U/L (방법에 따라 다름)	췌장염의 진단에 사용한다. (LDL = Low-density lipoprotein)
LDLs (저밀도지단백질)	80~140 mg/dL	심장병 위험도의 평가에 사용한다.
Mg (Magnesium) (마그네슘)	1.3~2.1 mEq/L	신경근육 기능에 중요한 이온으로서 애디슨병, 탈수, 만성신부전 등에서 증가하고, 영양실조, 알코올중독, 췌장염, 설사 등에서 감소한다.
inorganic P (무기인)	2.7~4.5 mg/dL	칼슘에 반응하여 증가하며 뼈가 주요저장소이다. 콩팥병에서 증가하고, 부갑상샘호르몬 과다분비에서 감소한다.
Protein, total (전체단백질)	6~8 g/dL	탈수, 다발골수종 등에서 증가하고, 콩팥병, 간질환, 영양부족, 심한 화상, 과다출혈 등에서 감소한다.
SGOT [혈청 아스파트산 아미노기전달효소(AST)]		SGOT는 AST의 옛이름. AST (aspartate minotransferase) 참조할 것.
SGPT [혈청 알라닌 아미노기전달효소(ALT)]		SGPT는 ALT의 옛이름. ALT (alanine aminotransferase) 참조할 것.
TSH (갑상샘자극호르몬)	0.5~6 mU/L	뇌하수체에서 생성되어 갑상샘 기능을 촉진한다. 갑상샘 기능이 떨어지면 증가하고, 갑상샘항진증, 뇌하수체 손상, 갑상샘호르몬 과다복용 등에서 감소한다. (TSH = Thyroid-stimulating hormone)
T4 (Thyroxin) (타이록신)	5~12.5 mg/dL (범위 넓음)	갑상샘 기능에 대한 선별검사로서 갑상샘항진증에서 증가하고, 점액부종과 갑상샘저하증에서 감소한다.
TG (Triacylglycerol) (트라이아실글리세롤)	남: 40~160 mg/dL 여: 35~135 mg/dL	지방대사 능력의 지표로서 콜레스테롤과 함께 증가하면 고위험도의 죽경화증을 나타내며, 저지방식, 갑상샘항진증, 영양실조 등에서 감소한다.
T3 (Triiodothyronine) (트라이아이오도타이로닌)	120~195 mg/dL	특정 갑상샘항진증에서 증가하고, 높은 TSH를 동반하는 갑상샘저하증에서 감소한다.
Uric acid (요산)	남: 3.5~7.2 mg/dL 여: 2.6~6.0 mg/dL	음식 퓨린과 핵산의 분해에서 생성되며, 콩팥병, 통풍, 백혈병 등에서 증가하고, 간질환, 만성알코올중독, 납중독 등에서 감소한다.

인용: Cohen, BJ. *Memmler's The Human Body in Health and Disease*. 11th ed. Baltimore, MD: Lippincott Williams & Wilkins, 2009
최신정보: www.labtestsonline.org (American Association for Clinical Chemistry).

약어

부록 D

약어	뜻	한글용어
APR	abdominoperineal resection	복회음절제
AB	abortion	유산
Ab	antibody	항체
ABG	arterial blood gas	동맥혈기체
ACB	aortocoronary bypass	대동맥관상동맥우회술
ACS	acute coronary syndrome	급성관상동맥증후군
ACTH	adrenocorticotropic hormone	부신피질자극호르몬
ADH	antidiuretic hormone	항이뇨호르몬
ADHD	attention deficit hyperactivity disorder	주의력결핍과다활동장애
ADL	activities of daily living	일상활동
AFB	acid-fast bacilli	항산막대균, 항산균
AFP	alpha-fetoprotein	알파태아단백질
Ag	antigen	항원
AIDS	acquired immunodeficiency syndrome	후천면역결핍증후군/에이즈
ALS	amyotrophic lateral sclerosis	근위축측삭경화증
ANA	antinuclear antibody	항핵항체(검사)
AP	anteroposterior (from front to back)	앞뒤-, 전후-
ARDS	acute respiratory distress syndrome	급성호흡곤란증후군
ARF	acute renal failure	급성신부전
ASHD	arteriosclerotic heart disease	동맥경화심장병
AV	arteriovenous	동정맥-
b.i.d.	twice a day (라틴어, bis in die)	하루에 두 번
BAL	bronchoalveolar lavage	기관지폐포세척
BCC	basal cell carcinoma	바닥세포암종/기저세포암종

약어	뜻	한글용어
BE	barium enema	바륨관장
BM	bowel movement	장운동, 배변
BMA	bone marrow aspiration	골수흡인
BMT	bone marrow transplant	골수이식
BOOP	bronchiolitis obliterans with organizing pneumonia	폐쇄세기관지기질화폐렴
BP	blood pressure	혈압
BPH	benign prostatic hyperplasia; benign prostatic hypertrophy	양성전립샘과형성, 양성전립샘비대
BT	blood transfusion	수혈
BUN	blood urea nitrogen	혈액요소질소
Bx	biopsy	생검
C	Celsius, centigrade (temperature)	섭씨, 백분도 (온도)
C-section	cesarean section	제왕절개
C&S	culture and sensitivity	균주항생제감수성검사
C1 to C7	cervical vertebrae 1 to 7	목뼈/경추 1번-7번
CA	cancer	암
CABG	coronary artery bypass graft	관상동맥우회술이식(편)
CAD	coronary artery disease	관상동맥병
CAM	complementary and alternative medicine	보완대체의학
CBC	complete blood count	전체혈구계산
cc	cubic centimeter	밀리리터
CF	cystic fibrosis	낭성섬유증
CHF	congestive heart failure	울혈심부전
CK	creatine kinase	크레아틴인산화효소
cm	centimeter	센티미터
CMG	cystometrogram	방광내압측정도
CNS	central nervous system	중추신경계(통)

(계속됨)

약어	뜻	한글용어
COPD	chronic obstructive pulmonary disease	만성폐쇄폐질환
CP	cerebral palsy	뇌성마비
CPAP	continuous positive airway pressure	지속기도양압
CPR	cardiopulmonary resuscitation	심폐소생술
CRF	chronic renal failure	만성신부전
CSF	cerebrospinal fluid	뇌척수액
CT	computed tomography (type of x-ray)	컴퓨터단층촬영
CTS	carpal tunnel syndrome	손목굴증후군/수근관증후군
CVA	cerebrovascular accident	뇌졸중
CVS	chorionic villus sampling	융모막융모표본채취
CXR	chest x-ray	가슴X선
D&C	dilatation and curettage; dilation and curettage	자궁긁어냄, 자궁소파술
DC	doctor of chiropractic medicine	지압요법의사
DCIS	ductal carcinoma in situ	제자리관암종
DCT	distal convoluted tubule	먼쪽곱슬세관, 원위곱슬세관
DDS	doctor of dental surgery	구강외과의사
DOB	date of birth	출생일
DRE	digital rectal examination	직장손가락검사
DS	Doppler sonography	도플러초음파검사
DTR	deep tendon reflex	깊은힘줄반사/심부건반사
DVT	deep vein/venous thrombosis	깊은정맥혈전증/심부정맥혈전증.
Dx	diagnosis	진단
EBV	Epstein-Barr virus	엡스타인-바바이러스
ECG or EKG	electrocardiography	심전도검사
ED	erectile dysfunction	발기장애
ED&C	electrodesiccation and curettage	전기건조와 긁어냄

약어	뜻	한글용어
EDC	estimated date of confinement	분만예정일
EDD	estimated date of delivery	분만예정일
EEG	electro-encephalography	뇌파검사
EGD	esophagogastro-duodenoscopy	식도위십이지장내시경술
EGFR	epidermal growth factor receptor	표피성장인자수용체
EMG	electromyogram	근전도
ENT	ears, nose, and throat	이비인후
EPO	erythropoietin	적혈구형성호르몬
ER, ED	emergency room, emergency department	응급실, 응급의학과
ERCP	endoscopic retrograde cholangiopancreato-graphy	내시경역행담췌관조영
ESR	erythrocyte sedimentation rate	적혈구침강속도
ESRD	end-stage renal disease	말기신장병
ESWL	extracorporeal shock wave lithotripsy	체외충격파쇄석
EUS	endoscopic ultrasound	내시경초음파
F	Fahrenheit (temperature)	화씨 (온도)
Fe	iron	철, 혈청~
FNA	fine-needle aspiration	가는바늘흡인/세침흡인
FS	frozen section	동결절편
FSH	follicle-stimulating hormone	난포자극호르몬
Fx, fx	fracture	골절
g, gm	gram	그램
GBS	group B streptococcus	B군사슬알균
GCT	germ cell tumor	종자세포종양
GERD	gastroesophageal reflux disease	위식도역류병
GI	gastrointestinal	위장(관)-
GIST	gastrointestinal stromal tumor	위장(관)버팀질종양
GTT	glucose tolerance test	포도당내성검사 당부하검사
GU	genitourinary	비뇨생식-

약어	뜻	한글용어
GXT	graded exercise test	단계적운동검사
GYN	gynecology, gynecologist	부인과학, 부인과전문의
H&P	history and physical (examination)	병력청취와 진찰
hCG	human chorionic gonadotropin	사람융모생식샘 자극호르몬
HCT, Hct, ht	hematocrit	적혈구용적률
HGB, Hb, Hgb	hemoglobin	혈색소/헤모글로빈
HIDA	hepatobiliary iminodiacetic acid	간담도 이미노다이아세트산
HIV	human immunodeficiency virus	사람면역결핍바이러스
HM	Holter monitor	홀터감시기
HPV	human papillomavirus	사람유두종바이러스
HRT	hormone replacement therapy	호르몬대체요법
HSG	hysterosalpingogram	자궁자궁관조영상/자궁난관조영상
Ht	height	키
HTN	hypertension	고혈압(증)
Hx	history	병력
I&D	incision and drainage	절개배농, 절개배액
IBS	irritable bowel syndrome	과민대장증후군
ICU	intensive care unit	중환자실/집중치료실
ILD	interstitial lung disease	사이질폐질환
INH	isoniazid; isonicotinic acid hydrazide	아이소나이아지드, 아이소니코틴산 하이드라자이드
IOL	intraocular lens	인공수정체
IOP	intraocular pressure	안압
ITP	idiopathic thrombocytopenic purpura	특발혈소판감소자반병
IVF	in vitro fertilization	체외수정
IVP	intravenous pyelogram; intravenous pyelography	정맥신우조영상, 정맥신우조영
IVU	intravenous urogram; intravenous urography	정맥요로조영상, 정맥요로조영

약어	뜻	한글용어
Kg	kilogram	킬로그램
KUB	kidneys, ureters, and bladder (x-ray)	신장요관방광(단순촬영)
L	liter	리터
L1 to L5	lumbar vertebrae 1 to 5	허리뼈/요추 1-5
lab	laboratory	검사실, 실험실
LASIK	laser-assisted in situ keratomileusis	라식수술/레이저각막절삭성형
LEEP	loop electrosurgical excision procedure	고리전기절제
LES	lower esophageal sphincter	아래식도조임근
LH	luteinizing hormone	황체형성호르몬
LMP	last menstrual period	최종월경주기
LP	lumbar puncture	허리천자/요추천자
m	meter	미터
MD	muscular dystrophy	근디스트로피
MD	doctor of medicine	의사
MEN	multiple endocrine neoplasia	다발내분비샘신생물
MG	myasthenia gravis	중증근무력증
mg	milligram	밀리그램
MI	myocardial infarction	심근경색증
mL	milliliter	밀리리터
mm	millimeter	밀리미터
MRA	magnetic resonance angiography	자기공명혈관조영
MRCP	magnetic resonance cholangiopancreatography	자기공명역행담췌관조영
MRI	magnetic resonance imaging	자기공명영상
MS	multiple sclerosis	다발경화증
MUGA	multiple uptake gated acquisition	다중흡수관문획득(스캔)
NG	nasogastric	코위-
NHL	non-Hodgkin lymphoma	비호지킨림프종
NICU	neonatal intensive care unit	신생아집중치료실

(계속됨)

약어	뜻	한글용어
noc	night	밤
noct.	night (라틴어, *nocte*)	밤
NPO, npo	nothing by mouth (don't eat or drink) (라틴어, *non per os*)	금식
NSAID	nonsteroidal anti-inflammatory drug	비스테로이드소염제/비스테로이드항염증제
OA	osteoarthritis	골관절염
OB	obstetrics; obstetrician	산과(학), 산과전문의
OB/GYN	obstetrics/gynecology	산과부인과
OCD	obsessive-compulsive disorder	강박장애
OD	doctor of optometry; right eye (oculus dexter)	눈측정사, 오른쪽 눈
OE	otitis externa	외이도염
ORIF	open reduction, internal fixation	개방정복내부고정
OS	left eye (oculus sinister)	왼쪽 눈
OU	oculus uterque	양쪽 눈
oz	ounce	온스
P	pulse rate	맥박수
p.c.	after meals (라틴어, *post cibum*)	식후-
p.r.n.	as needed (라틴어, *pro re nata*)	필요에 따라
PA	physician's assistant	의사보조사
PAD	peripheral arterial disease	말초동맥질환
PCT	proximal convoluted tubule	토리쪽곱슬세관/근위곱슬세관
Peds	pediatrics	소아청소년과(학)
PET	positron emission tomography	양전자(방출)단층촬영
PFTs	pulmonary function tests	폐기능검사
PID	pelvic inflammatory disease	골반염증질환/골반염
PLT	platelets or platelet count	혈소판, 혈소판계산
POC	products of conception	수태생성물

약어	뜻	한글용어
Postop, Post-op	postoperative (after surgery)	수술후-
PPD	purified protein derivative	정제단백질유도체
Preop, Pre-op	preoperative (before surgery)	수술전-
PRK	photorefractive keratectomy	굴절교정레이저각막절제
PSA	prostate-specific antigen	전립샘특이항원
pt	patient	환자
PT	physical therapy, physical therapist, prothrombin time	물리치료/물리요법 물리치료사 프로트롬빈시간
PTCA	percutaneous transluminal coronary angioplasty	경피혈관경유관상동맥성형
PTH	parathyroid hormone	부갑상샘호르몬
PTSD	posttraumatic stress disorder	외상후스트레스장애
PUD	peptic ulcer disease	소화궤양병
PVC	premature ventricular contraction	조기심실수축
Px	prognosis	예후
q.i.d.	four times a day (라틴어, *quater in die*)	하루 네 번
R	respiratory rate	호흡수
RA	rheumatoid arthritis	류마티스관절염
RAD	reactive airway disease	반응기도병
RAIU	radioactive iodine uptake test	방사성아이오딘섭취율검사/방사성요오드섭취율검사,
RBC	red blood cell, red blood cell count	적혈구, 적혈구계산
RF	rheumatoid factor, respiratory failure	류마티스인자, 호흡부전
RFA	radiofrequency ablation	고주파열치료
RHD	rheumatic heart disease	류마티스심장병
ROM	range of motion	운동범위
Rx	prescription	처방
SAB	spontaneous abortion	자연유산
SCC	squamous cell carcinoma	편평세포암종

약어	뜻	한글용어
SG	specific gravity	비중
SLE	systemic lupus erythematosus	전신홍반루푸스
SOB	shortness of breath	호흡곤란/숨참
SPECT	single photon emission computed tomography	단일광자(방출)컴퓨터단층촬영
STAT, stat	immediately	즉시
STD	sexually transmitted disease	성매개병
STI	sexually transmitted infection	성매개감염
SUI	stress urinary incontinence	스트레스요실금/복압요실금
Sx	symptom	증상
T	temperature	체온
T1－T12	thoracic vertebrae 1-12	등뼈/흉추 1-12
T3	triiodothyronine	트라이아이오도타이로닌
T4	thyroxine	타이록신
TAB	therapeutic abortion	치료유산
TAH	total abdominal hysterectomy	복식전체자궁절제
TB	tuberculosis	결핵
TEE	transesophageal echocardiography	식도경유심초음파검사
TIA	transient ischemic attack	일과성허혈발작
TIP	transurethral incision of the prostate	요도경유전립샘절개
TNM staging	tumor node metastasis	TNM병기결정/종양림프절전이병기결정
TPN	total parenteral nutrition	완전비경구영양/완전정맥영양
Tr	treatment	치료

약어	뜻	한글용어
TRUS	transrectal ultrasound	직장경유초음파
TSH	thyroid-stimulating hormone	갑상샘자극호르몬
TUIP	transurethral incision of the prostate	요도경유전립샘절개
TURB	transurethral resection of bladder tumor	요도경유방광종양절제
TURP	transurethral resection of prostate	요도경유전립샘절제
Tx, Tr	treatment	치료
UA	urinalysis	소변검사/요검사
UGI	upper gastrointestinal Series	상부위장(관)조영
URI	upper respiratory infection	상기도감염
UTI	urinary tract infection	요로감염
UV	ultraviolet	자외선
V/Q	ventilation-perfusion (scan)	환기관류(스캔)
VA	visual acuity	시력
VATS	video-assisted thoracoscopic surgery	비디오보조흉강경수술
VCUG	voiding cystourethrogram; voiding cystourethrography	배뇨방광요도조영상, 배뇨방광요도조영
VD	venereal disease	성병/성매개병
VF	visual field	시야
VS	vital signs	활력징후
vWD	von Willebrand disease	본빌레브란드병
WBC	white blood cell, white blood cell count	백혈구, 백혈구계산
Wt	weight	체중

■ 위험스러운 약어, 머리글자어, 기호

미국공동위원회(www.jointcommission.org)가 건강관리 분야에서 사용하지 말아야 할 위험스러운 약어, 머리글자어, 기호 등의 목록을 최초로 발표하였다. 2010년에 이 목록은 정보관리 표준안에 통합되었다. 공동위원회의 인증을 받으려는 의료기관은 사용하지 말아야 할 약어들의 목록을 공표하고 그대로 시행하여야 한다.

사용하지 않아야 할 공식적인 목록

사용금지 용어	문제점	대체용어
U (unit)	0 (zero), 4 (four), cc 등과 혼동됨	unit
IU (international unit)	IV (intravenous), 10 (ten) 등과 혼동됨	international unit
Q.D., QD, q.d., qd (daily)	서로 혼동됨	daily
Q.O.D., QOD, q.o.d, qod (every other day)	서로 혼동됨	every other day
소수점 뒤 0 (X.0 mg)[a]	소수점 뒤 0은 생략할 것	X mg
소수점 앞 0 생략 (.X mg)	잘못된 용량표기	0.X mg
MS	같은 의미로 혼동됨	morphine sulfate, magnesium sulfate
MSO_4 and $MgSO_4$	서로 혼동됨	morphine sulfate, magnesium sulfate

[a]예외: 검사결과, 병변 영상의 크기, 도관이나 관의 굵기 등의 보고할 때 정밀성을 요구하는 분야에서는 소수점 뒤 0이 사용되기도 한다. 처방의 약 용량에서는 사용되지 않을 수 있다.

사용하지 않아야 할 용어의 약어들은 어떤 형태로 바뀌 써도 안 된다(예: Q.D., QD, or qd). 이러한 변형들은 혼동을 주거나 잘못 해석될 수 있다.

또한 공동위원회는 사용하지 않아야 할 목록에 오류를 일으키기 쉬운 다음 약어들을 앞으로 추가할 계획이다.

추가 예정인 약어, 머리글자어, 기호

사용금지 용어	문제점	대체용어
>	7 (seven)이나 L과 혼동됨; 서로 혼동됨	~보다 큰
<	7 (seven)이나 L과 혼동됨; 서로 혼동됨	~보다 작은
약이름의 약어	비슷한 약어로 잘못 읽을 수 있음	이름 전체를 쓸 것
약제상 단위	의사들에게 익숙하지 않음; 미터법 단위와 혼동됨	미터법 단위를 사용할 것
@	2 (two)와 혼동됨	At
cc (for cubic centimeter)	U (units)와 혼동됨	mL, ml, milliliters (m가 선호됨)
μg (for microgram)	mg (milligrams)과 혼동됨	Mcg, micrograms

보완의학 및 대체의학 용어

부록 E

용어	뜻
acupressure (지압)	침술을 하는 신체 부위에 침 대신 압력을 가하는 치료요법.
acupuncture (침술)	가는 바늘을 피부에 찔러 기(qi)의 흐름에 영향을 주는 방법을 사용하는 전통적인 중국의 치료요법.
African medicine (아프리카 의학)	질병의 육체적, 정신적, 영혼적 원인들을 치료하기 위해 자연요법적인 방법들을 기본으로 사용하는 전통적인 아프리카 치료요법.
Alexander technique (알렉산더 요법)	자세교정이나 통증완화를 위하여 최소의 노력으로 최대의 운동효과를 얻으려는 교육학적 치료요법.
allopathy (이종요법)	대체보완의학과 상반되는 개념으로 전통적인 서양의학을 표현하는 용어.
alpha Calm Therapy (알파파 진정요법)	유도심상이나 최면을 사용하는 치료요법.
alternative medicine (대체의학)	근거위주의 주류의학을 벗어나거나 전통적인 의학적 치료법을 대체하려는 치료술을 일컫는 일반 용어. 대체의학 치료법은 주로 5가지 군으로 나눌 수 있다: 완전 의료체계(예: 동종요법, 중국의학), 심신의학(예: 시각화 명상, 요가), 수기요법(예: 척추교정요법, 마사지), 생물학적 근거요법(예: 약초학, 장수식품학), 에너지요법(예: 기공, 파동의학).
Ama-Deus (아마-데우스)	우주의 신성 에너지를 사용하는 남미 인디안 치료요법.
apitherapy (봉료보건요법)	꿀벌의 생산물이나 벌침을 사용하는 치료요법.
applied kinesiology (응용운동학)	병의 규명에 근육검사를 사용함. 응용운동학은 어떤 근육의 약화가 몸의 불균형과 관계가 있다는 이론에 근거를 둔다.
aromatherapy (향기요법)	치료성분이 들어 있는 식물의 농축기름을 사용하는 치료의 한 형태.
art therapy (예술요법)	정서적 안녕을 촉진하는 예술적 표현을 사용하는 치료요법.
Ayurveda(ī'yŭr-ved'dă) (아유르베다)	생활양식 중재요법과 자연요법을 통하여 병을 예방하고 치료하기 위해 통합적 접근을 하는 인도의 전통적인 자연요법이다. 이 체계는 온몸으로 prana (에너지)를 전달하는 nadis (관), 몸과 영혼을 연결하는 chakras (의식의 중심), marmas (활성 기관들이 연결되는 해부학적 자리)로 구성된다.
Bach flower therapy (배치 꽃요법)	영국 의사 에드워드 배치(Edward Bach)가 개발한 진단과 치료 방법으로 꽃의 정기(flower essence)를 사용한다.
biofeedback (생체자가조절요법)	정상적으로 인지할 수 없는 생리 현상들을 환자가 인지할 수 있는 도구를 사용하여 치료하는 방법. 이 방법을 통하여 환자는 혈압, 체온, 위창자 기능, 뇌파 활동과 같은 몸 자체의 자율적인 생리 현상을 의도적으로 조절할 수 있게 된다.
bodywork (신체요법)	치료를 위하여 몸의 운동이나 소통을 이용하는 육체적, 정신적 치유기술들을 통칭한다.
Bowen technique (보윈 요법)	신체의 특정 부위를 가볍게 접촉(touch)하여 에너지 흐름을 자극하는 신체요법 중의 하나로 오스트레일리아의 보윈(Tom Bowen)이 개발하였다.
chelation therapy (중금속제거요법)	병을 치료하거나 예방하기 위하여 킬레이트제(체내의 어떤 물질에 결합하여 제거시키는 약제)를 투여하는 방법.

(계속됨)

용어	뜻
Chinese medicine (중국의학)	중국의 전통적인 고대의 건강관리체계로서 병이 기(qi, 활력에너지)의 붕괴와 음(yin, 음 에너지)와 양(yang, 양 에너지)의 부조화에서 생긴다는 개념을 기초로 한다. 중국의학은 약초 및 영양요법, 회복 신체운동, 명상, 침술, 마사지 등의 여러 가지 요법을 포함한다.
chiropractic (척추교정요법)	병이 신경계통의 기능장애에서 생긴다는 개념을 기초로 하는 진단 및 치료요법. 몸 구조, 특히 척추를 손으로 조작하거나 조정을 하여 국소 부위나 먼 곳의 신체 장애를 완화시키는 것이 치료이다.
complementary medicine (보완의학)	주류의 근거 바탕 의학적 치료법을 따르거나 보충하려는 치료요법들을 지칭하는 일반 용어.
craniosacral therapy (두개천골요법)	머리뼈를 손으로 조작하여 척수의 흐름을 방해하는 장애물을 제거함으로써 스트레스 해소, 통증 완화, 전체적인 건강증진 등을 목적으로 하는 진단 및 치료체계.
crystal therapy (수정요법)	돌이나 수정을 통해 치유 에너지가 흐르는 관을 만들어 몸의 기능을 회복시키는 치료요법.
cupping (부항법)	컵을 피부에 대고 속의 공기를 뽑아내 국소적인 혈액 흐름을 증가시키는 치료요법.
curanderismo (큐란데리스모)	침술과 동종요법을 포함하는 중남아메리카의 전통적인 의료체계. 스페인어 curar (to treat or cure)에서 유래한 용어.
Feldenkrais method (펠든크라이스 방법)	이스라엘 의사 펠든크라이스(Moshe Feldenkrais)가 개발한 신체요법으로서 개인교육(기능적 통합)과 집단교육(움직임을 통한 인식)을 포함한다.
Gerson therapy (게르슨요법)	독일 의사 게르슨(Max Gerson)이 개발한 식이요법으로서 나트륨 제한, 칼륨 보충, 지방 제한, 주기적 단백질 제한, 커피 관장 등을 포함한다.
guided imagery (유도심상요법)	환자에게 어떤 가상적인 각본을 상상하게 하거나 시각화시켜 건강을 증진시키고 치유를 촉진시키는 치료요법.
herbal medicine (약초의학)	몸의 상태에 맞는 식물 유래 약물을 생산하거나 처방하는 관습요법.
holistic medicine (전체의학)	예로써 요가와 같이 몸, 마음, 정신의 일체성을 강조하는 치료요법을 일컫는 일반 용어.
homeopathy (동종요법)	실제 병에서 나타나는 것처럼 건강한 사람에게 같은 증상을 유발하는 적은 양의 약물로 병이 치료된다는 개념에 기초를 둔 치료체계. 환자에게 사용되는 성분은 더욱 강화되어(희석되어) 약물(약리적 치료제)이 된다. 동종요법 약제는 전체적인 양상으로 적용되어 몸, 마음, 정신 등의 요소로 흡수된다.
hydrotherapy (물치료요법)	병 치료에 물을 신체 내부나 외부에 사용하는 치료요법.
hypnosis (최면)	물질중독, 통증, 공포증 등과 같은 다양한 상태를 치료하기 위해 무아지경을 유도하는 치료요법.
Kneipping (크나이프요법)	독일 신부 크나이프(Sebastian Kneipp)가 개발한 자연치유 체계로서 물과 약초를 바탕으로 하는 치료요법.
Korean medicine (한의학)	침술과 뜸을 포함하는 한국의 전통적인 의학.
macrobiotics (장수식이요법)	건강과 장수를 증진시키는 식물성 식이요법.
magnet therapy (자석요법)	자장을 생성하는 기구, 깔판, 담요 등을 사용하여 자장을 몸에 적용하는 치료요법.
massage therapy (마사지요법)	근육을 손으로 조작하여 긴장 및 통증 감소, 이완 촉진, 근육 및 신경증상 감소 등을 포함하는 치료체계.
meridian therapy (경락요법)	주기적인 호흡, 시각화, 경락(활력에너지인 기가 흐르는 몸의 통로를 일컫는 길)을 따라 손을 움직이는 방법 등을 포함하는 치료요법.
moxibustion (뜸요법)	불을 붙인 뜸쑥(*Artemisia vulgaris*)을 몸의 특정 부위에 올려놓아 기(활력에너지)를 자극하는 중국의 전통적인 치료요법.

용어	뜻
myofascial release (근막이완요법)	통증을 제거하고 정상 기능을 회복시키기 위하여 조직을 손으로 부드럽게 지속적으로 압박하고 신장시켜 수축된 근육을 이완시키고 혈액과 림프의 흐름을 개선할 목적으로 물렁조직에 시술하는 치료요법.
naturopathy (자연요법)	병을 치료하기 위하여 열, 물, 햇빛, 공기, 마사지 등을 사용하는 치료체계. 이 분야는 동종요법, 약초의학, 침술, 물치료요법, 손시술요법 등을 포함하는 다양한 요법들로 구성된다.
orthomolecular medicine (분자교정의학)	비타민, 아미노산, 무기질 등과 같이 음식에 들어 있는 천연물질을 사용하여 병을 치료하고 예방하는 방식의 치료요법과 예방의학. 때로는 대용량의 비타민 보충요법(megavitamin therapy)도 사용한다.
qi gong (기공)	중국의학의 한 부분으로 신체 움직임, 호흡 조절, 명상 등을 통해 최적의 건강을 추구한다. 중국어 어원으로 *qi*는 호흡(breath), *gong*은 일이나 기법을 의미한다.
reflexology (반사요법)	신체의 특정 부위, 가장 많이 다루는 부위인 발바닥을 자극하여 건강을 증진시키는 치료요법.
Reiki (rā'kē) (영기요법)	영적 에너지가 영기요법사를 통해 전달되어 환자의 몸과 영혼을 치료한다는 이론에 바탕을 둔 치료요법. 일본어 어원의 *rei* (영혼, 마음)과 *ki* (에너지, 활력)을 합친 말.
Rolfing (롤핑요법)	미국 화학자 롤프(Ida P. Rolf)가 개발한 근막을 마사지하는 방식으로 깊은물렁조직을 손으로 조작하여 축적된 긴장을 완화시키고 손으로 몸 구조를 재조정하는 시술을 포함한다.
shiatsu (しあつ, 지압)	일본에서 시작한 일종의 마사지시술로서 엄지, 손바닥, 손가락, 팔꿈치 등으로 신체의 특정 부위에 압박을 가하여 효과를 얻는 치료요법.
spinal decompression therapy (척추감압요법)	척추를 부드럽게 당겨늘여서 요통을 완화시키는 견인요법. 이러한 당겨늘임은 척추원반과 척수신경에 가해진 압력을 감소시켜 체액의 흐름과 치료를 촉진한다.
tai chi (태극권)	고대 중국의 무술로서 의도적인 활용동작과 집중호흡을 결합시켜 건강과 장수를 도모한다.
Trager (트래거훈련)	미국 의사 트래저(Milton Trager)가 개발한 신체요법으로서 명상과 함께 신체운동을 결합한다.
vibrational medicine (파동의학)	병이 환경, 영양, 정신, 정서 등의 요인들에 영향을 받는 에너지체계의 미세한 변화에서 발생한다는 개념을 바탕으로 하는 치료요법들에 대한 일반 용어. 파동의학의 예로서 침술, 향기요법, 동종요법, 수정요법, 분자교정의학 등을 들 수 있다.
yoga (요가)	신체와 정신의 건강을 증진시키려는, 인도에서 유래한 운동요법.

부록 F

복수형을 만드는 원칙

의학용어도 복수형은 일부에서는 어미에 -s나 -es를 붙이지만 그렇지 않은 경우가 많다. 그리스어나 라틴어 어원의 의학용어는 특별히 어원과 관련성이 있는 어미를 갖고 있다. 다음 표에 예를 든 것은 의학용어에서 흔히 볼 수 있는 복수형 어미이다.

단수형 어미	보기	복수형 어미	보기	한글용어
a	vertebra	ae	vertebrae	척추
en	lumen	ina	lumina	속공간/내강
ex, ix, yx	index	ices	indices	지수, 집게손가락
is	testis	es	testes	고환
on	spermatozoon	a	spermatozoa	정자
um	diverticulum	a	diverticula	곁주머니/게실
us	nucleus	i	nuclei	핵
x, nx	phalanx	ges, nges	phalanges	손발가락뼈

건강관련 웹사이트

부록

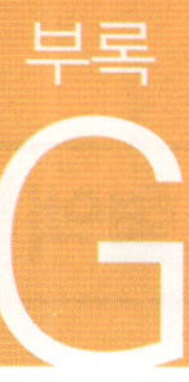

■ 몸 전체

eMedicine.com
http://www.emedicine.com

Institute for Safe Medication Practices
http://www.ismp.org/

Joint Commission
http://www.jointcommission.org/

Lab Tests Online (public resource on clinical laboratory testing)
http://www.labtestsonline.org/

Mayo Clinic
http://www.mayoclinic.com

Medline Plus
http://medlineplus.gov/

Medline Plus–Drugs, Supplements, and Herbals Information
http://www.nlm.nih.gov/medlineplus/druginformation.html

OR-Live
http://www.or-live.com/archives.cfm

Radiology Info (resource explaining radiologic procedures and therapies)
http://www.radiologyinfo.org/

Rx List (drug information)
http://www.rxlist.com

Science-Based Medicine
https://www.sciencebasedmedicine.org

U.S. Department of Health and Human Services (HHS)
http://www.hhs.gov/

U.S. Food and Drug Administration
http://www.fda.org

United States Pharmacopeia (sets standards to ensure the quality of medicines)
http://www.usp.org

University of Cambridge The Naked Scientists
http://www.thenakedscientists.com/HTML/

■ 혈액

AIDS information
http://www.aidsinfonyc.org

Aplastic Anemia and MDS (myelodysplastic syndromes)
http://www.aamds.org/aplastic/

Blood Information
http://www.bloodbook.com/index.html

Blood Transfusion and Surgery
http://www.yoursurgery.com/proceduredetails.cfm?br=7&proc=7

TheBody.com (AIDS and HIV information)
http://www.thebody.com/index.html

National Hemophilia Foundation (all bleeding disorders)
http://www.hemophilia.org/home.htm

■ 심장혈관계통

American Heart Association
http://www.americanheart.org/

American College of Cardiology
http://www.acc.org

Angioplasty.org
http://www.angioplasty.org

Cardiothoracic Surgery Network
http://www.ctsnet.org/

Cardiothoracic Surgery Network Video Gallery
http://www.ctsnet.org/section/videogallery/

ECG Library
http://www.ecglibrary.com

The Franklin Institute Online (heart basics)
http://www.fi.edu/learn/heart/index.html

Heart Anatomy
http://www-medlib.med.utah.edu/WebPath/CVHTML/CVIDX.html#1

TheHeart.org
http://www.theheart.org

Heart Surgery Forum
http://www.hsforum.com/stories/storyReader$3387

Karolinska Institute
http://www.mic.ki.se/diseases/C14.html

Medical University of South Carolina (cardiovascular perfusion)
http://www.musc.edu/perfusion/interven.htm

Medtronic
http://www.medtronic.com/physician/cardiology.html

National Heart, Lung and Blood Institute
http://www.NHLBI.nih.gov/

PBS NOVA Cut to the Heart
http://www.pbs.org/wgbh/nova/heart/

St. Jude Medical Heart Library
http://www.heartlibrary.com/

University of California, San Diego, Medical Center
http://www.health.ucsd.edu/labref

■ 보완의학 및 대체의학

The Alternative Medicine Homepage
http://www.pitt.edu/~cbw/altm.html

American Botanical Council
http://www.herbalgram.org

American Herbalists Guild
http://www.americanherbalistsguild.com

American Herbal Pharmacopoeia
http://www.herbal-ahp.org

American Herbal Products Association
http://www.ahpa.org

The American Holistic Medical Association
http://www.holisticmedicine.org

Ayurvedic Foundation
http://www.ayur.com

Health Action Network Society
http://www.hans.org

HealthWorld Online
http://www.healthy.net

The Herb Society of America
http://www.herbsociety.org

Homeopathy Home
http://www.homeopathyhome.com

The International Association for the Study of Traditional Asian Medicine
http://www.iastam.org/home.htm

National Center for Complementary and Alternative Medicine (National Institutes of Health)
http://nccam.nih.gov

Naturopathic Medicine Network
http://www.pandamedicine.com

Reuters Health News
http://www.reutershealth.com

■ 소화계통

American College of Gastroenterology–Patient Information Link
http://www.acg.gi.org

American Society of Colon and Rectal Surgeons–Patient Education Link
http://www.fascrs.org

Colon Cancer Alliance
http://www.ccalliance.org/

Crohn's and Colitis Foundation of America
http://www.ccfa.org/

H. pylori and Ulcers
http://www.cdc.gov/ulcer/

United Ostomy Association
http://www.uoa.org/

■ 내분비계통

American Diabetes Association
http://www.diabetes.org

Little People of America, Inc. (dwarfism information and support site)
http://www.lpaonline.org/

National Adrenal Diseases Foundation
http://www.medhelp.org/nadf/

Pituitary Network Association
http://www.pituitary.com/

■ 피부계통

Site sponsored by the American Academy of Dermatology
http://www.skincarephysicians.com/

Indiana University, Department of Dermatology Homepage
http://www.iupui.edu/~derm/home.html

Johns Hopkins University, Dermatology Image Atlas
http://dermatlas.med.jhmi.edu/derm/

Lupus Foundation of America
http://www.lupus.org/newsite/index.html

National Institute of Arthritis and Musculoskeletal and Skin Diseases (health information related to musculoskeletal and integumentary systems)
http://www.niams.nih.gov/hi/index.htm

The National Organization for Albinism and Hypopigmentation (NOAH)
http://www.albinism.org/

Skin Cancer Foundation
http://www.skincancer.org/

University of Iowa, Department of Dermatology Homepage
http://tray.dermatology.uiowa.edu/home.html

University of Iowa, Dermatologic Image Database
http://tray.dermatology.uiowa.edu/DermImag.htm

University of Texas South Western Medical Center at Dallas, Department of Dermatology, glossary of common skin diseases and therapies
http://www.swmed.edu/home_pages/derma/glossary.htm

■ 림프계통

Leukemia and Lymphoma Society
http://www.leukemia-lymphoma.org/hm_lls

Lymphoma Research Foundation
http://www.lymphoma.org/

National Heart, Lung and Blood Institute
http://www.NHLBI.nih.gov/

■ 남성/여성 생식계통 및 산과학

American College of Obstetrics and Gynecology–Patient Education
http://www.acog.org/

American Society of Plastic and Reconstructive Surgeons (breast augmentation)
http://www.plasticsurgery.org

American Society of Reproductive Medicine
http://www.asrm.com

American Urological Association–Patient Information
http://www.auanet.org/

Centers for Disease Control and Prevention (sexually transmitted diseases)
http://www.cdc.gov/

■ 정신건강

American Psychiatric Association
http://www.psych.org

Autism Society of America
http://www.autism-society.org/

National Association of Anorexia Nervosa and Associated Disorders
http://www.anad.org/

National Attention Deficit Association
http://www.add.org/

National Depressive and Manic Depressive Association
http://ndmda.org/

National Institute of Mental Health
http://www.nimh.nih.gov

Schizophrenia
http://www.schizophrenia.com/

■ 근육뼈대계통

American Academy of Orthopaedic Surgeons
http://www.aaos.org/

The American Orthopaedic Society for Sports Medicine
http://www.sportsmed.org/sml/index.asp

Arthritis Foundation
http://www.arthritis.org/

Medical News Today
http://www.medicalnewstoday.com/sections/bones/

Muscular Dystrophy Association
http://www.mdausa.org/

National Institute of Arthritis and Musculoskeletal and Skin Diseases
http://www.niams.nih.gov/hi/index.htm

National Institutes of Health (osteoporosis and related bone diseases)
http://www.osteo.org

National Osteoporosis Foundation
http://www.nof.org/

Orthopaedics.com
http://www.orthopaedics.com/

Scoliosis Research Society
http://www.srs.org/

Southern California Orthopaedic Institute
http://www.scoi.com/

University of Washington Orthopaedics and Sports Medicine
http://www.orthop.washington.edu/

Wayne State School of Medicine
http://www.med.wayne.edu/diagRadiology/RSNA2003/Overview.htm

Wheeless' Textbook of Orthopaedics presented by Duke Orthopaedics
http://www.wheelessonline.com/

■ 신경계통

Alzheimer Association
http://www.alz.org/

American Epilepsy Society
http://www.aesnet.org/

American Sleep Apnea Association
http://sleepapnea.org/

American Stroke Association
http://www.strokeassociation.org/presenter.jhtml?identifier=1200037

Epilepsy Foundation
http://www.efa.org/index.cfm

Huntington's Disease Society of America
http://www.hdsa.org/

Hydrocephalus
http://www.patientcenters.com/hydrocephalus/news/whatishydro.html

Hydrocephalus Association
http://www.hydroassoc.org/

Myasthenia Gravis Foundation of America, Inc.
http://www.myasthenia.org/

National Multiple Sclerosis Society
http://www.nmss.org/

National Stroke Association
http://www.stroke.org/

Parkinson's Disease Foundation
http://www.pdf.org/index.cfm

Spina Bifida Association
http://www.sbaa.org/

Spine-Health
http://www.spine-health.com/dir/dir01.html#surgery

Whole Brain Atlas from Harvard Medical School
http://www.med.harvard.edu/AANLIB/home.html

■ 종양학(암)

OncoLink
http://www.oncolink.com/

Susan G. Komen Breast Cancer Foundation
http://www.komen.org/

Testicular Cancer Resource Center
http://tcrc.acor.org/index.html

■ 호흡계통

American Academy of Allergy, Asthma and Immunology
http://www.aaaai.org/

American Association for Respiratory Care
(professional site for respiratory care including career description, patient education link)
http://www.aarc.org/

American Lung Association
http://www.lungusa.org/

American Sleep Apnea Association
http://sleepapnea.org/

The Auscultation Assistant
http://www.wilkes.med.ucla.edu/lungintro.htm

Cystic Fibrosis Foundation
www.cff.org

It's Time to Focus on Lung Cancer site
http://www.lungcancer.org/

The National Emphysema Foundation
http://www.emphysemafoundation.org/

National Heart, Lung and Blood Institute
http://www.NHLBI.nih.gov/

The R.A.L.E. Repository
http://www.rale.ca/

■ 특수감각

American Academy of Ophthalmology
http://www.aao.org

American Optometric Association—Link to Eye Conditions
http://www.aoanet.org/

American Society of Cataract and Refractive Surgery
http://www.ascrs.org/

American Speech-Language-Hearing Association
http://www.asha.org/

Eye Care America
http://www.eyecareamerica.org/

LASIK Institute
http://www.lasikinstitute.org/

Medem Medical Library–Eye Health
http://www.medem.com/medlb/sub_detaillb.cfm?parent_id=30&act=disp

National Eye Institute
http://www.nei.nih.gov/

National Institute on Deafness and Other Communication Disorders
http://www.nidcd.nih.gov/

■ 비뇨계통

American Urological Association–Patient Information
http://www.auanet.org/

American Urologic Association Foundation
http://www.auafoundation.org/

Bladder Health Council
http://www.incontinence.org/

Lab Tests Online–Public resource on clinical laboratory testing
http://www.labtestsonline.org/

National Kidney Foundation
http://www.kidney.org/

United Ostomy Association (urostomy (urinary diversion) information)
http://www.uoa.org

부록

H 미터법 측정단위

단위	약어	미터법 환산	미국단위 환산
		길이 단위	
킬로미터	km	1,000 meters	0.62 miles; 1.6 km/mile
미터[a]	m[a]	100 cm; 1,000 mm	39.4 inches; 1.1 yards
센티미터	cm	1/100 m; 0.01 m	0.39 inches; 2.5 cm/inch
밀리미터	mm	1/1,000 m; 0.001 m	0.039 inches; 25 mm/inch
마이크로미터	mcm	1/1,000 mm; 0.001 mm	
		무게 단위	
킬로그램	kg	1,000 g	2.2 lb
그램[a]	g[a]	1,000 mg	0.035 oz.; 28.5 g/oz
밀리그램	mg	1/1,000 g; 0.001 g	
마이크로그램	mcg	1/1,000 mg; 0.001 mg	
		부피 단위	
리터[a]	L[a]	1,000 mL	1.06 qt
데시리터	dL	1/10 L; 0.1 L	
밀리리터	mL	1/1,000 L; 0.001 L	0.034 oz.; 29.4 mL/oz
마이크로리터	mcL	1/1,000 mL; 0.001 mL	

[a]기본 단위

연습문제 해답

단원 1

연습문제 1

1. bone
2. heart
3. brain, cerebrum
4. lung
5. skin

연습문제 2

1. crani
2. cardi
3. gastr
4. colo, colon
5. nephr, ren

연습문제 3

1. painful, difficult, abnormal
2. inside, within
3. around, surrounding
4. after, behind
5. many, much

연습문제 4

1. pre-
2. inter-
3. a-, an-
4. supra-, super-
5. sub-, infra-

연습문제 5

1. -tomy
2. -ium
3. -gram
4. -al
5. -logy
6. -algia
7. -itis
8. -ectomy
9. -ism
10. -oma

연습문제 6

1. neur/o
2. gastr/o
3. nephr/o, ren/o
4. cardi/o
5. crani/o
6. oste/o
7. pulmon/o
8. cerebr/o
9. dermat/o
10. col/o, colon/o

연습문제 7

1. intracranial
2. subpulmonary
3. cardiogram
4. ostealgia
5. gastrotomy

연습문제 8

1. glomeruli
2. varicoses
3. ova
4. larynges
5. ulcers

연습문제 9

1. arthr/o / -itis
-joint / inflammation
inflammation of joint
2. pulmon/o / -ary
lung / pertaining to
pertaining to the lung
3. colon/o / -itis
colon / inflammation
inflammation of colon
4. oste/o / -al
bone / pertaining to
pertaining to bone
5. cardi/o / -tomy
heart / incision
incision into the heart

연습문제 10

1. dermatitis
2. pericardial
3. neurology
4. osteoma
5. renal

연습문제 11

1. below, beneath
2. osteoma
3. colonoscopy
4. skin
5. stomach
6. between
7. heart
8. lungs or lung
9. without, not
10. lymphoma

연습문제 12

1. D
2. B
3. A
4. D
5. B
6. B
7. A
8. B
9. C
10. B

연습문제 13

1. carditis
2. phenomena
3. pericardial
4. gastrectomy
5. nuclei
6. osteoarthritis
7. cardiography
8. vertebrae
9. dermatitis
10. cardiopulmonary

단원 2

연습문제 1

1. uni-, mono-
2. bi-, di-
3. tri-
4. quad-, quadri-
5. multi-, poly-

연습문제 2

1. half
2. half
3. many, much
4. one
5. four

연습문제 3

1. against
2. not
3. away from, cessation, without
4. without, not
5. separate

연습문제 4

1. inter-
2. post-
3. per-, trans-
4. super-, supra-
5. en-, end-, endo-, intra-

연습문제 5

1. outer, outside
2. away from
3. before
4. below, beneath
5. together, with

연습문제 6

1. hetero-
2. normo-
3. mega-, megalo-, macro-
4. oligo-
5. homo-, homeo-, iso-
6. micro-

연습문제 7

1. dys-
2. eu-
3. hyper-
4. pan-
5. iso-
6. hypo-

연습문제 8

1. rapid, fast
2. new

3. slow
4. again, backward
5. false

연습문제 9
1. large, enlargement
2. abnormal condition
3. condition, disease, or disorder
4. state or condition
5. flow, discharge

연습문제 10
1. -algia
2. -itis
3. -rrhea
4. -emia
5. -oma
6. -pathy

연습문제 11
1. puncture to remove fluid
2. surgical removal
3. surgical opening
4. surgical repair, reconstruction

연습문제 12
1. -tomy
2. -rrhaphy
3. -stomy
4. -ectomy

연습문제 13
1. instrument for measuring
2. process of recording
3. pertaining to
4. process of examining, examination
5. record, recording
6. pertaining to
7. study of
8. pertaining to

연습문제 14
1. -logist
2. -oid
3. -ium
4. -ary
5. -genic
6. -scope

연습문제 15
1. intensive care unit
2. red blood cell
3. pulse rate
4. history and physical
5. activities of daily living
6. emergency department
7. liter
8. treatment
9. ears, nose, and throat
10. laboratory

연습문제 16
1. Sx
2. VS
3. Dx
4. Ht
5. STAT
6. p.r.n.
7. R
8. BP
9. Rx
10. noct.
11. PT
12. Hx

연습문제 17
1. im-
2. ad-
3. poly-
4. per-
5. intra-
6. exo-
7. hemi-
8. hetero-
9. hypo-
10. dys-

연습문제 18
1. -osis
2. -rrhaphy
3. -gram
4. -tomy
5. -emia
6. -pathy
7. -ar
8. -plasty
9. -graphy
10. -ium

연습문제 19
1. bisect
2. submandibular
3. cavitary
4. cardiotomy
5. psychology
6. endoscope
7. polyarthritis
8. thrombosis
9. panarthritis
10. semiconscious

연습문제 20
1. myositis
2. lobectomy
3. cardiopathy
4. intercostal
5. postnasal
6. microbiologist
7. lymphoma
8. dermatoid
9. cranioplasty
10. tenorrhaphy

연습문제 21
1. mononeural
2. hemiplegia
3. ectoderm
4. infrasonic
5. pericarditis
6. megalosplenia
7. heterogeneous
8. bradycardia
9. diarrhea
10. heterogenic
11. myalgia
12. cystorrhaphy
13. osteogenesis
14. edematous
15. gastrotomy

단원 3

연습문제 1
1. fiber
2. death
3. muscle
4. tumor
5. water, watery fluid
6. disease
7. nerve
8. blood
9. smooth
10. form, shape

연습문제 2
1. gluc/o
2. blast/o
3. viscer/o
4. hist/o
5. -pathy
6. -osis
7. oste/o
8. lip/o
9. -cyte
10. aden/o

연습문제 3
1. histology
2. exacerbation
3. somatic
4. lesion
5. chronic
6. idiopathic
7. acute
8. gene
9. necrosis
10. homeostasis

연습문제 4
1. group of organs with related functions; body system
2. localized physical changes in tissue characterized by redness, heat, pain, and swelling, in response to an injury
3. any virus, microorganism, or other substance that causes disease
4. lessening in severity of disease symptoms
5. pertaining to the internal organs
6. study of cells
7. study of the cause of disease
8. grouping of two or more tissues that are integrated to perform a specific function
9. sum of the normal chemical and physical changes occurring in tissue
10. excessive growth of tissue

연습문제 5
1. exacerbation
2. nucleus
3. systemic
4. tissue
5. idiopathic
6. cytoplasm
7. cytology
8. pathogen

연습문제 6
1. thorax, chest
2. neck
3. lumbar region, lower back
4. abdomen
5. pelvis

연습문제 7
1. abdominocentesis
2. thoracoplasty
3. pelvimeter

4. lumbar
5. cervicectomy
6. podalgia

연습문제 8
1. thorax
2. spinal cavity (vertebral canal)
3. umbilical region
4. abdomen
5. cranium

연습문제 9
1. limb
2. abdominal region above (superior to) the umbilical region
3. space within the chest occupied by the lungs, heart, and other organs
4. muscle between the abdominal and thoracic cavities
5. abdominal region to left or right of hypogastric region

연습문제 10
1. abdominal
2. hypochondriac
3. four
4. cranial
5. thoracic

연습문제 11
1. below
2. within
3. tail
4. back
5. front
6. on, following
7. side
8. head
9. around
10. back

연습문제 12
1. between the vertebrae
2. surrounding the heart
3. posterior to the cecum
4. pertaining to the middle of the carpal bone
5. pertaining to a high number

연습문제 13
1. distal
2. supine
3. superior
4. superficial
5. lateral
6. anterior
7. anteroposterior
8. ventral
9. cephalad

연습문제 14
1. lying face up
2. below or downward
3. vertical plane dividing the body into anterior and posterior halves
4. nearer the trunk or attachment point
5. toward the tail
6. horizontal plane dividing the body into upper (superior) and lower (inferior) halves
7. pertaining to both sides
8. body in standard reference position: standing erect, arms at the sides, palms facing forward
9. pertaining to the middle
10. pertaining to the back

연습문제 15
1. side
2. sagittal
3. deep
4. unilateral
5. posterior
6. distal
7. anterior or ventral
8. superior
9. decubitus
10. proximal

연습문제 16
1. black, dark
2. blue
3. yellow
4. green
5. white
6. red
7. color

연습문제 17
1. erythrocyte
2. xanthoderma
3. melanoma
4. chromaturia
5. leukocyte
6. blue discoloration of skin and other tissues

연습문제 18
1. surgical removal of lobe
2. after surgery
3. incision through the chest wall into the pleural (lung) space
4. above the clavicle (collar bone)
5. disease affecting a lymph node
6. organ enlargement
7. condition of bluish discoloration of the skin and other tissues

연습문제 19
1. cranial cavity
2. spinal cavity (vertebral canal)
3. thoracic cavity
4. diaphragm
5. abdominal cavity
6. pelvic cavity
7. abdominopelvic cavity

연습문제 20
1. right hypochondriac region
2. epigastric region
3. left hypochondriac region
4. right lumbar region
5. umbilical region
6. left lumbar region
7. right iliac region
8. hypogastric (suprapubic) region
9. left iliac region

연습문제 21
1. fibr/o / -osis
   fiber / abnormal condition
   abnormal condition of fibrous tissue
2. path/o / -genic
   disease / producing
   causing disease or abnormality
3. hem/o / -stasis
   blood / stopping
   stopping of bleeding
4. neur/o / -blast
   nerve / immature cell
   immature nerve cell
5. oste/o / necr/o / -osis
   bone / death / abnormal condition
   abnormal condition of death of bone tissue
6. cervic/o / brachi/o / -al
   neck / arm / pertaining to
   pertaining to the neck and arm
7. crani/o / cerebr/o / -al
   cranium, skull / brain, cerebrum
   pertaining to the skull and brain
8. super- / lateral
   above / side
   at the side and above
9. viscer/o / -megaly
   internal organs / enlargement
   enlargement of internal organs
10. hyper- / glyc/o / -emia
    above, excessive / glucose, sugar / blood (condition of)
    condition of above normal blood glucose

연습문제 22
1. hyperplasia
2. abnormal
3. study of form or shape
4. condition of lipids (fat) in the blood
5. remission
6. left lumbar
7. anteroposterior
8. Fowler or semirecumbent
9. blue
10. exacerbation

연습문제 23
1. the edge nearest the trunk (in direction of shoulder)
2. standing erect, arms at the sides, palms facing forward (anteriorly)
3. a group of organs with related functions
4. the cell nucleus
5. when it persists
6. study of the cause of a disease
7. a cavity is space (occupied by internal organs)
8. in the anatomic position, it is the posterior surface (back) of the hand
9. having a yellow discoloration of the skin
10. somatic condition

연습문제 24
1. B
2. A
3. D
4. C
5. A
6. B
7. D
8. C
9. D
10. B

연습문제 25
1. pulmonary
2. thoracotomy
3. lobectomy

4. lateral
5. proximally
6. distally

연습문제 26

1. bronchogenic
2. segmentectomy
3. lymphadenectomy
4. endotracheal
5. bronchoscopy
6. intercostal
7. subcutaneous

연습문제 27

1. chromosome
2. diaphragm
3. homeostasis
4. cephalad
5. cytoplasm
6. erythrocyte
7. decubitus
8. umbilical
9. pathogen
10. leukocyte
11. inflammation
12. cytology
13. metabolism
14. cyanosis
15. nuclei

단원 4

연습문제 1

1. epidermis
2. sudoriferous glands
3. skin, cutaneous membrane, or integument
4. sebaceous glands
5. subcutaneous layer or hypodermis
6. arrector pili muscles
7. dermis
8. epidermis
9. hair
10. sebum

연습문제 2

1. nail
2. hair follicle
3. sudoriferous glands
4. melanocytes
5. sebaceous glands
6. keratinocytes
7. keratin
8. adipocytes

연습문제 3

1. hair
2. wrinkle
3. nail
4. skin
5. fat
6. sebum (an oily secretion)
7. dry
8. skin
9. hard
10. red
11. sweat
12. cold

연습문제 4

1. xanth/o
2. seb/o
3. cyan/o
4. derm/o, dermat/o, cutane/o
5. electr/o
6. erythr/o
7. pachy/o
8. py/o
9. myc/o
10. melan/o
11. necr/o
12. hidr/o
13. kerat/o, scler/o

연습문제 5

1. softening
2. below, beneath
3. disease
4. inflammation
5. through
6. around, beside, near
7. instrument used to cut
8. eating
9. within
10. flowing, discharge
11. across, through
12. formation, growth
13. life

연습문제 6

1. inflammation of the skin
2. flow or discharge of pus
3. study of fungus
4. abnormal condition of sweating
5. excision or surgical removal of a nail

연습문제 7

1. xeroderma
2. dermatome
3. dermatologist
4. rhytidoplasty
5. necrosis
6. onychomalacia
7. melanocyte

연습문제 8

1. an- / hidr/o / -osis
without, not / sweat / abnormal condition
abnormal condition of not sweating
2. erythr/o / -derma
red / skin condition
condition of reddening of the skin
3. scler/o / -derma
hard / skin
condition of hardening of the skin
4. seb/o / -rrhea
sebum / flow, discharge
flow or discharge of oil or sebum
5. onych/o / -phagia
nail / eating
eating (one's) nails (nail biting)
6. rhytid/o / -ectomy
wrinkle / excision, surgical removal
surgical removal of wrinkles
7. trans- / derm/o / -al
across, through / skin / pertaining to
pertaining to across or through the skin
8. epi- / derm/o / -al
on, following / skin / pertaining to
pertaining to (the layer of skin) on top of the dermis
9. sub- / cutane/o / -ous
below, beneath / skin / pertaining to
pertaining to below or beneath the skin
10. myc/o / -osis
fungus / abnormal condition
abnormal condition of fungus
11. kerat/o / -genic
hard / originating, producing
producing hardness

연습문제 9

1. hyperplasia
2. atypical
3. purulent
4. indurated
5. integumentary
6. dysplasia
7. circumscribed
8. adipose

연습문제 10

1. erythematous
2. turgor
3. cyanosis
4. pallor
5. exfoliation
6. eschar
7. pruritic
8. diaphoresis

연습문제 11

1. full-thickness burn
2. papule
3. pustule
4. varicella
5. superficial burn; first-degree burn
6. cellulitis
7. herpes zoster; shingles
8. psoriasis
9. eczema
10. herpes simplex
11. keloid
12. jaundice
13. lesion
14. abrasion

연습문제 12

1. wheal
2. nevus
3. decubitus ulcer
4. nodule
5. scabies
6. cicatrix
7. rosacea
8. gangrene
9. contusion
10. tinea pedis

연습문제 13

1. vesicle
2. macule
3. verruca
4. pediculosis
5. tinea capitis
6. comedo

7. urticaria
8. paronychia
9. cyst
10. impetigo
11. burn
12. abscess

연습문제 14

1. tuberculosis skin test
2. scratch test
3. biopsy
4. culture and sensitivity
5. frozen section

연습문제 15

1. surgical repair of the skin
2. the use of heat, cold, electric current, or caustic chemicals to destroy tissue
3. skin grafting using skin from another species; xenograft
4. the act of cutting out

연습문제 16

1. incision and drainage
2. incision
3. irrigation
4. sutured
5. debrided
6. dermatoautoplasty

연습문제 17

1. rhytid/o wrinkle
2. derm/o skin
3. cry/o cold
4. electr/o electric, electricity
5. rhytid/o wrinkle
6. derm/o skin

연습문제 18

1. steroid
2. antiinfective
3. antifungal
4. pediculicide
5. antiinflammatory
6. liquid nitrogen
7. antipruritic
8. intralesional injection
9. scabicide

연습문제 19

1. medical aesthetician
2. dermatologist
3. dermatology

연습문제 20

1. purified protein derivative of tuberculin
2. culture and sensitivity
3. incision and drainage

연습문제 21

1. FS
2. bx
3. ED&C

연습문제 22

1. epidermis
2. dermis
3. subcutaneous layer (hypodermis)
4. sebaceous gland
5. arrector pili muscle
6. hair follicle
7. sudoriferous (sweat) gland

연습문제 23

1. hidr/o sweat
2. kerat/o hard
3. cry/o cold
4. dermat/o skin
5. scler/o hard
6. onych/o; myc/o nail; fungus
7. rhytid/o wrinkle
8. py/o pus
9. lip/o fat
10. seb/o sebum
11. dermat/o; myc/o skin; fungus
12. cutane/o skin

연습문제 24

1. an- / hidr/o / -osis
   without, not / sweat / abnormal condition
   abnormal condition of not sweating
2. erythr/o / cyan/o / -osis
   red / blue / abnormal condition
   abnormal condition characterized by red and blue coloring
3. trich/o / -pathy
   hair / disease
   disease of the hair
4. py/o / -derma
   pus / skin condition'
   condition of pus in the skin
5. para- / onych/o / -ia
   beside / nail / pertaining to
   pertaining to beside the nail (nail infection)
6. dermat/o / -logist
   skin / one who specializes in
   physician who specializes in the skin
7. trans- / derm/o / -al
   across, through / skin / pertaining to
   pertaining to across or through the skin
8. dermat/o / heter/o / -plasty
   skin / other, different / surgical
   repair, reconstruction surgical repair or reconstruction of the skin using skin from another species
9. pachy/o / -derma
   thick / skin condition
   condition of thick skin
10. onych/o / -malacia
    nail / softening
    softening of the nail
11. cyan/o / -osis
    blue / abnormal condition
    abnormal condition characterized by blue coloring
12. onych/o / -phagia
    nail / to eat
    to eat one's nails (nail biting)
13. intra- / derm/o / -al
    within / skin / pertaining to
    pertaining to within the skin
14. xer/o / -derma
    dry / skin condition
    condition of dry skin

연습문제 25

1. epidermis, dermis, and subcutaneous (hypodermis) layer (in any order)
2. arrector pili
3. comedo
4. sudoriferous
5. medical aesthetician
6. abscess
7. rhytidoplasty
8. adipocytes
9. indurated
10. vitiligo
11. Tinea
12. excoriation
13. furuncle
14. necrosis
15. tinea pedis
16. albinism
17. fissure

연습문제 26

1. B
2. C
3. B
4. C
5. D
6. D
7. A
8. C
9. B

연습문제 27

1. dermabrasion
2. circumscribed
3. debridement
4. carbuncle
5. tinea
6. impetigo
7. urticaria
8. paronychia
9. scratch
10. dermatome

연습문제 28

1. A
2. B
3. D
4. C
5. D
6. A
7. B
8. D

연습문제 29

1. C
2. D
3. A
4. the back of the foot

연습문제 30

1. B
2. A
3. C
4. pertaining to the nose and stomach

연습문제 31

1. anhidrosis
2. cicatrix
3. dermatomycosis
4. onychophagia

5. urticaria
6. psoriasis
7. gangrene
8. tinea
9. dysplasia
10. pruritic
11. keratogenic
12. xeroderma
13. jaundice
14. erythematous
15. arrector pili muscles

단원 5

연습문제 1

1. humerus
2. metacarpal bones
3. scapula
4. sternum
5. diaphysis
6. tendon
7. fascicle
8. calcaneus
9. axial skeleton
10. vertebrae

연습문제 2

1. moving away from the body's midline
2. band of strong connective tissue that connects bones or cartilage at a joint
3. the site where bones come together; joint
4. bending foot upward the tibia
5. the socket of the hip bone where the femur articulates
6. the skull
7. lower jawbone
8. a joint that moves freely; the joint cavity contains synovial fluid; diarthrosis
9. upper jawbone
10. dense connective tissue attached to bone in many joints
11. the growth area of a long bone
12. muscle tone; tonus

연습문제 3

1. patella
2. meniscus
3. unstriated
4. Fascia
5. fibula
6. ilium
7. lamina
8. clavicle
9. metaphysis
10. tibia
11. bursa
12. ischium, pubis
13. vertebrae
14. tarsal
15. flexion

연습문제 4

1. endosteum
2. compact bone
3. radius
4. carpal bones
5. spongy bone
6. sacrum
7. intervertebral disc
8. ulna
9. epiphyseal plate
10. osteocyte

연습문제 5

1. clavicle
2. humerus
3. cancellous
4. ligament
5. insertion
6. antagonist
7. striated, unstriated
8. synovial
9. eversion
10. suture
11. ligaments
12. sacrum

연습문제 6

1. cranium, skull
2. lumbar region, lower back
3. crooked, twisted
4. bone
5. sternum
6. maxilla
7. cartilage
8. carpals
9. tendon
10. vertebra
11. fascia, band
12. muscle
13. mandible
14. sacrum
15. femur

연습문제 7

1. cost/o
2. tars/o
3. lei/o
4. fibul/o
5. burs/o
6. arthr/o, articul/o
7. pelv/i, pelv/o
8. thorac/o
9. ischi/o
10. clavic/o, clavicul/o
11. lamin/o
12. cervic/o
13. menisc/o
14. phalang/o

연습문제 8

1. surgical repair, reconstruction
2. weakness
3. below, beneath
4. development, nourishment
5. excision, surgical removal
6. growth
7. suture
8. together, with
9. to split
10. to break

연습문제 9

1. inflammation of bone
2. condition of bent forward
3. muscle pain
4. inflammation of a bursa
5. inflammation of the maxilla
6. below the scapula
7. relating to the pelvis
8. inflammation of a tendon
9. between vertebrae
10. surgical repair of a joint

연습문제 10

1. myositis
2. cranioplasty
3. patellectomy
4. tenorrhaphy
5. arthralgia
6. intracranial
7. tarsectomy
8. meniscitis
9. discectomy
10. chondroplasty

연습문제 11

1. intercostal
2. femoral
3. intervertebral
4. ischiofemoral
5. synovial
6. pelvic
7. subscapular
8. carpal

연습문제 12

1. humeral
2. intercostal
3. substernal
4. suprapatellar
5. cranial
6. sacral
7. intervertebral
8. intracranial
9. lumbar
10. costovertebral
11. submandibular
12. lumbosacral

연습문제 13

1. scoliosis
2. tendonitis or tendinitis
3. fracture
4. chondromalacia
5. bursitis
6. osteoporosis
7. rickets
8. tenodynia
9. spondylarthritis
10. ankylosing spondylitis
11. kyphosis
12. arthralgia
13. arthritis
14. osteomalacia

연습문제 14

1. myasthenia
2. polymyositis
3. gout
4. strain, sprain
5. rheumatoid arthritis
6. fibromyalgia
7. bursolith
8. atrophy
9. carpal
10. dyskinesia
11. tenosynovitis

연습문제 15

1. arthritis
2. arthralgia
3. rachischisis
4. maxillitis
5. tenodynia
6. bursitis

7. myalgia
8. arthrochondritis
9. osteomalacia

연습문제 16

1. hyper- / -trophy
   above, excessive / development
   excessive development (of a part or organ)
2. scoli/o / -osis
   crooked, twisted / abnormal condition
   abnormal condition of crooked or twisted (spine)
3. crani/o / -schisis
   cranium, skull / split
   split skull
4. carp/o / -ptosis
   carpal bones / dropping
   dropping of the carpal bones
5. ankyl/o / -osis
   stiff / abnormal condition
   abnormal condition of stiffening (of a joint)
6. burs/o / -lith
   bursa / stone
   calculus (stone) in a bursa
7. a- / -trophy
   not, without / development
   without (absence of) development
8. oste/o / -itis
   bone / inflammation
   inflammation of bone
9. brady- / kines/o / -ia
   slow / movement / condition of
   condition of slow movement
10. poly- / myos/o / -itis
    many, much / muscle / inflammation
    inflammation of many muscles

연습문제 17

1. computed tomography
2. electromyogram
3. arthrography
4. nuclear medicine imaging
5. radiography
6. creatine kinase
7. uric acid
8. rheumatoid factor

연습문제 18

1. bone densitometry
2. range of motion testing
3. bone scan
4. arthroscopy
5. magnetic resonance imaging
6. erythrocyte sedimentation rate
7. synovial fluid analysis

연습문제 19

1. synovectomy
2. reduction
3. myorrhaphy
4. chondrectomy
5. arthroclasia
6. discectomy
7. traction
8. cranioplasty
9. spondylosyndesis
10. osteoclasis
11. patellectomy
12. osteoclast
13. chondroplasty
14. meniscectomy
15. maxillotomy
16. arthroplasty

연습문제 20

1. ostectomy
2. bursectomy
3. craniotomy
4. myoplasty
5. orthosis
6. open reduction, internal fixation
7. laminectomy
8. tenorrhaphy
9. arthrocentesis
10. prosthesis

연습문제 21

1. myoplasty
2. chondrectomy
3. arthrodesis
4. tenorrhaphy
5. craniotomy

연습문제 22

1. oste/o / -clasis
   bone / to break
   intentional fracture of bone (to correct deformity)
2. my/o / -rrhaphy
   muscle / suture
   suture of a muscle
3. arthr/o / -plasty
   joint / surgical repair, reconstruction
   surgical repair of a joint
4. phalang/o / -ectomy
   phalanges / excision, surgical removal
   excision of a phalanges
5. rachi/o / -tomy
   spine / incision
   incision into the spine
6. disc/o / -ectomy
   vertebral disc / excision, surgical removal
   excision of (part or all) of a vertebral disc
7. chondr/o / -plasty
   cartilage / surgical repair, reconstruction
   surgical repair of cartilage
8. arthr/o / -centesis
   joint / puncture to aspirate
   puncture to aspirate (fluid) from a joint
9. synov(i)/o / -ectomy
   synovial joint / excision, surgical or fluid removal
   excision of (part or all of) a synovial membrane
10. oste/o / -ectomy
    bone / excision, surgical removal
    excision of bone

연습문제 23

1. skeletal muscle relaxant
2. analgesic
3. corticosteroid
4. nonsteroidal antiinflammatory drug (NSAID)

연습문제 24

1. chiropractor
2. podiatrist
3. orthotist
4. osteopath
5. rheumatologist
6. orthopedist

연습문제 25

1. magnetic resonance imaging
2. myasthenia gravis
3. Second cervical vertebra
4. muscular dystrophy
5. range of motion
6. open reduction, internal fixation
7. electromyogram
8. carpal tunnel syndrome
9. rheumatoid arthritis
10. nonsteroidal antiinflammatory drug
11. erythrocyte sedimentation rate, rheumatoid factor, creatine kinase

연습문제 26

1. T4
2. Fx
3. CT
4. L3
5. MRI
6. OA

연습문제 27

1. vertebrae
2. carpal bones
3. phalanges
4. tarsal bones
5. cranium
6. mandible
7. clavicle
8. acromion
9. scapula
10. sternum
11. humerus
12. femur
13. patella

연습문제 28

1. tendons
2. biceps brachii
3. origins
4. insertion
5. humer/o
6. ten/o, tend/o, tendin/o

연습문제 29

1. ankyl/o / -osis
   stiff / abnormal condition
   abnormal condition of stiffening (of a joint)
2. carp/o / -ptosis
   carpal bones / dropping
   dropping of the carpal bones; wrist-drop

3. electr/o / my/o / -gram
electricity / muscle / record, recording
recording of a muscle's electrical activity
4. myo / -itis
muscle / inflammation
inflammation of muscle
5. kyph/o / -osis
humpback / abnormal condition
abnormal condition of humpback
6. intra- / crani / o/-al
within / skull / pertaining to
pertaining to within the skull
7. poly- / my/o / -itis
many, much / muscle / inflammation
inflammation of many muscles
8. supra- / patell/o / -ar
above / patella / pertaining to
pertaining to above the patella
9. ten/o / -dynia
tendon / pain
pain in a tendon
10. arthr/o / -centesis
joint / puncture to aspirate
puncture to aspirate (fluid) from a joint
11. chondr/o / -ectomy
cartilage / excision, surgical removal
surgical removal of cartilage
12. cost/o / vertebr/o / -al
rib / vertebra / pertaining to
pertaining to the ribs and vertebrae
13. sub- / mandibul/o / -ar
below, / mandible / pertaining to beneath, below
pertaining to below the mandible
14. oste/o / arthr/o / -itis
bone / joint / inflammation
inflammation of bone and joint
15. my/o / -rrhaphy
muscle / suture
suture of a muscle
16. oste/o / -malacia
bone / softening
softening of bones
17. arthr/o / -scopy
joint / process of examining, examination
process of examining (the interior of) a joint
18. my/o / -algia
muscle / pain
muscle pain
19. spondyl/o / arthr/o/ / -itis
vertebra / joint / inflammation
inflammation of a vertebral joint

연습문제 30

1. adduction
2. Orthotics
3. arthroplasty
4. podiatrist
5. prosthesis
6. Carpal tunnel syndrome
7. compact
8. exostosis
9. Fibromyalgia
10. Extension
11. bone scan
12. dystrophy
13. rheumatoid arthritis (RA)
14. range of motion (ROM)
15. hyperkinesia
16. Chiropractic
17. dorsiflexion
18. orthopedics

연습문제 31

1. A suture is an immovable joint, such as one that joins the skull bones together.
2. Ligaments attach bones to bones.
3. Metacarpal bones are found in the hand.
4. Osseous means it is composed of bone (or bony) tissue.
5. Osteopathy is school of medicine emphasizing manipulative measures in addition to techniques of conventional medicine.
6. A tenorrhaphy is done when a tendon is partly or completely separated (torn).
7. Rickets results from a vitamin D deficiency in childhood.
8. Arthrodesis surgically stiffens the joint.
9. Uric acid crystals are deposited in the joint.
10. An x-ray image (arthrogram) of a joint using a contrast dye is produced.
11. The insertion is the movable end of the muscle and it is the end of the muscle attached to bone that moves during muscle contraction.
12. The xiphoid process is the inferior portion of the sternum.
13. Cardiac muscle (striated, involuntary) muscle is the third type of muscle tissue.
14. Rachiotomy is another term for a laminotomy.

연습문제 32

1. C
2. D
3. A
4. D
5. A
6. D
7. B
8. A
9. B
10. D
11. A
12. A
13. C
14. A

연습문제 33

1. A
2. D
3. B
4. C
5. B
6. C
7. D
8. A
9. D
10. B
11. A

연습문제 34

1. paraspinal
2. sacral
3. myofascial
4. range of motion
5. the knees; "bilateral total knee replacement"

연습문제 35

1. arthralgia
2. myalgia
3. arthritis
4. range of motion
5. rheumatoid arthritis
6. inflammation in many joints

연습문제 36

1. laminotomy
2. osteoarthritis
3. rheumatology
4. tenodynia
5. osseous
6. clavicle
7. myorrhaphy
8. vertebrae
9. fibromyalgia
10. dorsiflexion
11. ankylosis
12. polymyositis
13. fascia
14. osteoporosis
15. intervertebral

단원 6

연습문제 1

1. pons
2. occipital lobe
3. cerebrum
4. central nervous system (CNS)
5. cerebellum
6. ventricle
7. temporal lobe
8. parietal lobe
9. frontal lobe
10. brainstem

연습문제 2

1. portion of the central nervous system contained in the vertebral canal that conducts nerve impulses to and from the brain and body
2. outer layer of the cerebrum; controls higher mental functions
3. whitish cordlike structure that transmits stimuli from the central nervous system to another area of the body or from the body to the central nervous system
4. groove or depression on the surface of the brain
5. thin inner layer of the meninges that attaches directly to the brain and spinal cord
6. part of the nervous system external to the brain and spinal cord that consists

of all other nerves throughout the body
7. part of the brainstem that contains reflex centers associated with eye and head movements
8. 12 pairs of nerves that emerge from the brain
9. part of the central nervous system contained within the cranium
10. three membranous coverings of the brain and spinal cord

연습문제 3

1. ganglion
2. spinal nerves
3. neuron
4. arachnoid mater
5. cerebrospinal fluid
6. gyrus
7. neuroglia
8. dura mater
9. diencephalon

연습문제 4

1. entire brain
2. glue, neuroglia
3. brain, cerebrum
4. nerve
5. hard, dura mater
6. meninges
7. cerebellum (little brain)
8. nerve root
9. sleep
10. mind, mental
11. ganglion
12. thalamus
13. cranium, skull
14. sensation, perception
15. speech
16. vertebra
17. bone marrow, spinal cord
18. spine
19. mind, mental
20. gray matter

연습문제 5

1. gli/o
2. ventricul/o
3. encephal/o
4. anxi/o
5. myel/o
6. cerebell/o
7. cortic/o
8. gangli/o
9. thalam/o
10. schiz/o
11. spin/o
12. thym/i, thym/o
13. cerebr/o
14. ment/o, phren/o, psych/o,
15. spondyl/o, vertebr/o
16. esthesi/o
17. dur/o
18. hallucin/o
19. narc/o

연습문제 6

1. one who specializes in
2. half
3. attraction for
4. excited state, obsession
5. abnormal fear, aversion to, sensitivity to
6. many, much
7. four
8. condition of
9. incision
10. above, excessive
11. partial or incomplete paralysis
12. below, deficient
13. paralysis
14. on, upon, following
15. relating to or caused by stroke or seizure

연습문제 7

1. inflammation of the brain
2. incision into the skull
3. x-ray study of the spinal cord (specifically, the subarachnoid space and its contents)
4. pertaining to glia or neuroglia
5. condition of difficulty speaking
6. pertaining to the spine
7. pertaining to the cerebellum
8. one who specializes in the mind
9. splitting of the mind
10. condition of loss of sensation
11. disease of the spinal nerve roots
12. disease involving many nerves

연습문제 8

1. myelitis
2. craniotomy
3. neuropathy
4. glioma
5. cranial
6. dysesthesia
7. meningitis
8. subdural
9. meningioma
10. encephalopathy

연습문제 9

1. pertaining to the meninges
2. pertaining to the cranium or skull
3. pertaining to on or outside the dura mater
4. pertaining to the cerebrum
5. pertaining to a lack of blood flow
6. pertaining to a nerve root
7. pertaining to the mind

연습문제 10

1. bipolar
2. dural
3. neural
4. glial
5. ictal
6. postictal
7. cerebellar
8. ischemic
9. subdural

연습문제 11

1. cerebr/o; cerebrum
2. radicul/o; nerve root
3. ment/o; mind
4. dur/o; dura mater
5. spin/o; spine
6. cerebell/o; cerebellum (little brain)

연습문제 12

1. concussion
2. stupor
3. coma
4. parkinsonism, Parkinson disease
5. disorientation
6. stroke
7. multiple sclerosis (MS)
8. cerebral aneurysm
9. cerebral embolism
10. amnesia
11. amyotrophic lateral sclerosis (ALS), Lou Gehrig disease
12. paraplegia

연습문제 13

1. obsessive-compulsive disorder (OCD)
2. anxiety
3. attention deficit hyperactivity disorder (ADHD)
4. posttraumatic stress disorder (PTSD)
5. paranoia
6. delusions
7. compulsion
8. depression
9. catatonia
10. agoraphobia
11. autism
12. delirium

연습문제 14

1. poly- / neur/o / -itis
   many, much / nerve / inflammation
   inflammation of many nerves
2. radicul/o / -pathy
   nerve roots / disease
   disease of the nerve roots
3. a- / phas/o / -ia
   without, not / speech / condition of
   condition of without speech
4. mening/o / myel/o / -cele
   meninges / spinal bone / herniation, marrow, cord protrusion
   herniation or protrusion of the meninges and spinal cord
5. encephal/o / -itis
   brain / inflammation of
   inflammation of the brain
6. hemi- / -paresis
   half / partial or incomplete paralysis
   partial paralysis of half of the body
7. neur/o / -algia
   nerve / pain
   pain in a nerve
8. schiz/o / -phrenia
   split / the mind
   splitting of the mind
9. sub- / dur/o / -al
   below, / hard, dura / pertaining to beneath matter
   pertaining to below the dura matter (deep to the dura mater)
10. poli/o / myel/o / -itis
    gray matter / bone marrow / inflammation of spinal cord
    inflammation of the gray matter of the spinal cord

연습문제 15
1. Glasgow coma scale (GCS)
2. evoked potential studies
3. Babinski sign
4. positron emission tomography
5. cerebral angiography

연습문제 16
1. lumbar puncture
2. polysomnography
3. magnetic resonance imaging (MRI)
4. deep tendon reflex (DTR)
5. electroencephalography (EEG)
6. myelogram

연습문제 17
1. neuroplasty
2. craniectomy
3. laminectomy
4. craniotomy
5. radicotomy
6. neurolysis
7. ganglionectomy
8. psychotherapy

연습문제 18
1. neuroplasty
2. ganglionectomy
3. rhizotomy or radicotomy
4. craniectomy

연습문제 19
1. anticonvulsant
2. antidepressant
3. antianxiety agent, anxiolytic
4. antiinflammatory
5. sedative
6. analgesic
7. neuroleptic
8. epidural injection

연습문제 20
1. drug that reduces anxiety
2. drug used treat mental illnesses
3. drug that provides loss of sensation
6. drug that promotes sleep

연습문제 21
1. psychologist
2. neurology
3. psychiatry
4. psychiatrist
5. EEG technician
6. psychology
7. neurologist

연습문제 22
1. cerebral palsy
2. transient ischemic attack
3. lumbar puncture
4. multiple sclerosis
5. cerebral spinal fluid
6. obsessive-compulsive disorder
7. magnetic resonance imaging
8. cerebrovascular accident

연습문제 23
1. EEG
2. CVA
3. ALS
4. PTSD
5. ADHD
6. PET
7. CNS
8. DTR

연습문제 24
1. frontal lobe
2. cerebral cortex
3. parietal lobe
4. occipital lobe
5. cerebellum
6. brain stem
7. temporal lobe

연습문제 25
1. pia mater
2. arachnoid mater
3. dura mater

연습문제 26
1. meningi/o / -cyte
meninges / cell
cell of the meninges

2. neur/o / -pathy
nerve / disease
disease of a nerve

3. crani/o / cerebr/o / -al
cranium, skull / brain, / pertaining to cerebrum
pertaining to the skull and brain

4. quadri- / -paresis
four / partial or incomplete paralysis
partial paralysis in four limbs

5. radicul/o / myel/o / -pathy
nerve root / bone marrow, spinal cord / disease
disease involving the spinal cord and the nerve roots

6. electr/o / encephal/o / -graphy
electric, electricity / brain / writing, description
electrical recording of brain activity

7. encephal/o / -scopy
brain / process of examining, examination
process of examining the brain

8. poli/o / dys- / -trophy
gray matter / painful, / development, difficult, nourishment abnormal
wasting of the gray matter of the nervous system

9. spondyl/o / -osis
vertebra / abnormal condition
abnormal condition of the vertebra`

10. ganglion/o / -ectomy
ganglion / excision, surgical removal
excision of a ganglion

연습문제 27
1. hallucinations
2. Lethargy
3. ataxia
4. Bell palsy
5. sleep apnea
6. Alzheimer disease
7. anesthesia
8. electroencephalography (EEG)
9. shingles
10. paranoia
11. Cerebral palsy (CP)
12. meningitis
13. Radiculopathy
14. migraine
15. cerebral thrombosis
16. cerebrum
17. gyri
18. brainstem
19. Syncope
20. epilepsy

연습문제 28
1. D
2. C
3. A
4. B
5. B
6. B
7. C
8. D
9. C
10. B
11. B
12. B
13. C
14. C

연습문제 29
1. C
2. C
3. D
4. A
5. D
6. C
7. D
8. B

연습문제 30
1. B
2. C
3. B
4. B
5. C

연습문제 31
1. aphasia
2. cerebrovascular accident
3. transient ischemic attack
4. electroencephalogram
5. seizure
6. Lamictal and Dilantin
7. carotid endarterectomy

연습문제 32
1. cerebrum
2. encephalopathy
3. temporal
4. delusion
5. Alzheimer
6. schizophrenia
7. radiculopathy
8. catatonia
9. cerebellum

10. myelopathy
11. anesthesia
12. neuropathy
13. parietal
14. hallucination
15. seizure

단원 7

연습문제 1
1. lens
2. vitreous humor
3. choroid
4. orbit
5. iris
6. conjunctiva
7. pupil
8. cornea
9. optic nerve
10. nasolacrimal ducts

연습문제 2
1. retina
2. sclera
3. lacrimal ducts
4. choroid
5. tarsal glands, meibomian glands
6. lens
7. conjunctiva
8. lacrimal glands
9. pupil
10. aqueous humor

연습문제 3
1. tarsal glands
2. retina
3. aqueous humor
4. optic nerve
5. cornea
6. vitreous humor
7. lacrimal glands
8. iris
9. sclera

연습문제 4
1. eye
2. tears or tear ducts
3. iris
4. pupil (of the eye)
5. tears or lacrimal (tear) ducts
6. cornea
7. eye
8. pupil (of the eye)
9. cornea
10. eyelid

연습문제 5
1. conjunctiv/o
2. scler/o
3. phot/o
4. blephar/o
5. ton/o
6. presby/o
7. dipl/o
8. opt/o
9. ir/o or irid/o
10. retin/o

연습문제 6
1. paralysis
2. vision
3. prolapse, drooping, sagging
4. two, twice
5. destruction, breakdown, separation
6. flow, discharge
7. surgical fixation
8. softening
9. surgical repair, reconstruction
10. process of examining, examination
11. dilation, stretching
12. abnormal fear, aversion to, sensitivity to

연습문제 7
1. ir/o
2. retin/o
3. pupill/o
4. conjunctiv/o
5. scler/o
6. corne/o

연습문제 8
1. conjunctivitis
2. diplopia
3. blepharoptosis
4. pupillometer
5. photophobia
6. retinopathy
7. iridoplegia
8. keratoplasty
9. sclerotomy
10. ophthalmologist

연습문제 9
1. instrument for examining the eye
   eye
   instrument for examining
2. measurement of vision
   vision, eye
   measurement of
3. involuntary movement of the eyelid
   eyelid
   involuntary movement
4. discharge of tears
   tears or lacrimal (tear) duct
   flow, discharge
5. vision loss that is age-related
   related to aging
   vision
6. surgical fixation of the retina
   retina
   surgical fixation
7. dilation of the pupil
   pupil
   dilation, stretching
8. inflammation of the iris
   iris
   inflammation
9. instrument for measuring pressure
   tension, pressure
   instrument for measuring
10. disease of the cornea
    cornea
    disease

연습문제 10
1. pertaining to the eye
2. pertaining to tears
3. pertaining to vision
4. within or inside the eye
5. pertaining to the iris
6. pertaining to the conjunctiva
7. pertaining to the eye
8. pertaining to the sclera
9. ability of the eye to adjust focus on near objects

연습문제 11
1. intraocular
2. binocular
3. blepharal
4. pupillary
5. retinal
6. optic
7. corneal
8. iridial

연습문제 12
1. ophthalmic
2. conjunctival
3. optic
4. intraocular
5. corneal
6. blepharal
7. binocular

연습문제 13
1. involuntary rhythmic movements of the eye
2. any disease of the retina
3. softening of the iris
4. inflammation of the eyelid
5. clouding of the lens of the eye, which causes poor vision
6. abnormal protrusion of one or both eyeballs
7. stone in the lacrimal sac or lacrimal ducts
8. excessive dryness of the conjunctiva and cornea, usually associated with vitamin A deficiency; dry eyes
9. group of diseases of the eye characterized by increased intraocular pressure that damages the optic nerve
10. any disease of the eyes

연습문제 14
1. astigmatism
2. Hyperopia
3. Color blindness
4. amblyopia
5. diplopia
6. presbyopia
7. nyctalopia
8. Myopia
9. macular degeneration
10. photophobia
11. ophthalmia

연습문제 15
1. diabetic retinopathy
2. ophthalmoplegia
3. dacryoadenitis
4. chalazion
5. dacryocystitis
6. hordeolum
7. pterygium
8. retinitis pigmentosa
9. strabismus
10. detached retina

연습문제 16
1. scler/o / -malacia
   hard, sclera / softening
   softening of the sclera
2. kerat/o / -itis
   cornea / inflammation
   inflammation of the cornea

3. irid/o / -plegia
iris / paralysis
paralysis of the iris
4. dacry/o / -rrhea
tears or tear ducts / flow, discharge
discharge of tears
5. blephar/o / -spasm
eyelid / involuntary movement
involuntary movement of the eyelid
6. scler/o / -itis
hard, sclera / inflammation
inflammation of the sclera
7. conjunctiv/o / -itis
conjunctiva / inflammation
inflammation of the conjunctiva
8. ophthalm/o / -algia
eye / pain
pain in the eye
9. blephar/o / -ptosis
eyelid / prolapse, drooping, sagging
sagging eyelid
10. kerat/o / -malacia
cornea / softening
softening of the cornea

연습문제 17
1. instrument used for measuring pressure within the eye
2. instrument used for examining the interior of the eye through the pupil
3. examination of the retina
4. instrument used for measuring the curvature of the cornea
5. measurement of the pupil

연습문제 18
1. visual field assessment
2. Snellen chart
3. pupillometry
4. fluorescein angiography
5. refraction
6. extraocular movement assessment

연습문제 19
1. fluorescein angiography
2. retinoscopy
3. Snellen chart
4. refraction
5. tonometer
6. visual acuity

연습문제 20
1. pupill/o / -meter
pupil / instrument for measuring
instrument for measuring the pupil
2. ton/o / -metry
tension, pressure / measurement of
measurement of pressure (within the eye)
3. ophthalm/o / -scopy
eye / process of examining, examination
examination of the eye
4. kerat/o / -meter
cornea / instrument for measuring
instrument for measuring (the curvature of) the cornea
5. retin/o / -scopy
retina / process of examining, examination
examination of the retina
6. ophthalm/o / -scope
eye / instrument for examining
instrument for examining (the interior of) the eye

연습문제 21
1. enucleation
2. cryoretinopexy
3. vitrectomy
4. photorefractive keratectomy (PRK)
5. cataract extraction
6. retinal photocoagulation
7. laser-assisted in situ keratomileusis (LASIK)

연습문제 22
1. Phacoemulsification
2. trabeculectomy
3. dacryocystotomy
4. scleral buckling
5. keratoplasty
6. blepharoplasty
7. intraocular lens (IOL) implant

연습문제 23
1. tomy
2. blepharo
3. ectomy
4. kerato
5. ectomy
6. irido

연습문제 24
1. mydriatic
2. corticosteroid
3. prostaglandin
4. miotic
5. hypotonic

연습문제 25
1. optometry
2. ophthalmology
3. optician
4. ophthalmologist
5. optometrist

연습문제 26
1. each eye; both eyes (oculus uterque)
2. extraocular movement
3. intraocular lens
4. left eye (oculus sinister)
5. visual field

연습문제 27
1. visual acuity
2. laser-assisted in situ keratomileusis
3. right eye (oculus dexter)
4. photorefractive keratectomy
5. intraocular pressure

연습문제 28
1. smallest auditory ossicle shaped like a stirrup
2. receptor for hearing located inside the cochlea; the organ of hearing
3. passage leading inward from the auricle to the tympanic membrane (eardrum)
4. middle auditory ossicle that is shaped like an anvil
5. external portion of the ear that directs sound waves
6. largest auditory ossicle that is shaped like a hammer or club
7. three small bones (malleus, incus, stapes) of the middle ear that transmit sound waves
8. waxy substance produced by glands of the external auditory canal; earwax
9. inner ear, which is made up of a series of semicircular ducts (canals), the vestibule, and the cochlea

연습문제 29
1. vestibule
2. semicircular canals
3. auditory ossicles
4. tympanic membrane
5. auditory tube
6. mastoid cells
7. auricle
8. cochlea
9. external auditory canal

연습문제 30
1. auditory ossicles
2. mastoid cells
3. labyrinth
4. cerumen
5. spiral organ or organ of Corti
6. semicircular ducts
7. vestibule
8. auditory tube or pharyngotympanic tube or eustachian tube
9. tympanic membrane

연습문제 31
1. hearing
2. pain
3. vestibule
4. ear
5. hearing, sound
6. hard, sclera
7. painful, difficult, abnormal
8. cochlea

연습문제 32
1. labyrinth/o
2. -ectomy
3. -stomy
4. scler/o
5. dys-
6. ot/o

연습문제 33
1. inflammation of the labyrinth or inner ear
2. surgical opening into the middle ear
3. inflammation of the mastoid cells (infection in the air cell system of the mastoid process)
4. flow or discharge from the ear
5. instrument for measuring hearing
6. incision into the tympanic membrane (eardrum)
7. excision of the stapes

연습문제 34
1. vestibulotomy
2. aural
3. acoustic
4. cochleitis
5. sclerosis
6. otalgia
7. myringitis

연습문제 35
1. pertaining to the ear
2. pertaining to hearing or sound
3. pertaining to the ear
4. pertaining to the tympanic membrane
5. pertaining to a vestibule
6. pertaining to hearing
7. pertaining to the cochlea

연습문제 36
1. aural
2. vestibular
3. tympanic
4. acoustic
5. labyrinthine
6. mastoid

연습문제 37
1. aural
2. labyrinthine
3. auditory
4. otic
5. mastoid
6. tympanic

연습문제 38
1. otomycosis
2. otosclerosis
3. tinnitus
4. cholesteatoma
5. cerumen impaction
6. presbycusis
7. vertigo
8. acoustic neuroma

연습문제 39
1. otitis media
2. sensorineural hearing loss
3. presbycusis
4. otitis externa
5. conductive hearing loss
6. dysacusis

연습문제 40
1. sensorineural hearing loss
2. Otitis externa
3. conductive hearing loss
4. Otopyorrhea
5. Ménière disease
6. tympanic membrane perforation
7. otitis media

연습문제 41
1. ot/o/-algia; otalgia
2. labyrinth/o/-itis; labyrinthitis
3. ot/o/-rrhea; otorrhea
4. mastoid/o/-it is; mastoiditis
5. myring/o/-itis; myringitis

연습문제 42
1. unit of measure of frequency or pitch of sound
2. record of hearing (presented in graph form)
3. use of an otoscope to examine the external auditory canal and tympanic membrane
4. measurement of middle ear function
5. unit for expressing the intensity of sound
6. record of middle ear function (presented in graph form)

연습문제 43
1. audiometer
2. audiometry
3. audiogram
4. tympanometer

연습문제 44
1. otoscope
2. tympanogram
3. audiometer
4. otoscopy
5. tympanometry
6. audiogram

연습문제 45
1. labyrinthectomy
2. mastoidotomy
3. stapedectomy
4. ear lavage
5. otoplasty

연습문제 46
1. cochlear implant
2. myringotomy or tympanostomy
3. myringotomy; tympanostomy tube placement
4. tympanoplasty
5. mastoidectomy

연습문제 47
1. mastoidotomy
2. stapedectomy
3. tympanostomy
4. tympanoplasty

연습문제 48
1. otic
2. antibiotic
3. ceruminolytic

연습문제 49
1. otology
2. audiologist
3. otorhinolaryngology
4. audiology
5. otologist
6. otorhinolaryngologist

연습문제 50
1. eyes, ears, nose, and throat
2. each ear, both ears (auris utraque)
3. hertz
4. otitis media
5. decibel
6. right ear (auris dexter)

연습문제 51
1. ears, nose, and throat
2. otitis externa
3. left ear (auris sinister)
4. electronystagmography
5. tympanic membrane

연습문제 52
1. cornea
2. iris
3. pupil
4. lens
5. anterior chamber
6. posterior chamber
7. sclera
8. choroid
9. retina
10. optic nerve

연습문제 53
1. auricle
2. tympanic membrane
3. external auditory canal
4. ossicles
5. semicircular ducts
6. cochlea
7. vestibule
8. auditory (pharyngotympanic) tube

연습문제 54
1. ophthalm/o / -ic
   eye / pertaining to
   pertaining to the eye
2. audi/o / -meter
   hearing / instrument for measuring
   instrument for measuring hearing
3. blephar/o / -itis
   eyelid / inflammation
   inflammation of the eyelid
4. tympan/o / -stomy
   tympanic membrane, eardrum / surgical opening
   surgical opening into the tympanic membrane (eardrum)
5. irid/o / -malacia
   iris / softening
   softening of the iris
6. labyrinth/o / -itis
   labyrinth, inner ear / inflammation
   inflammation of the labyrinth
7. retin/o / -pathy
   retina / disease
   disease of the retina
8. acous/o / -tic
   hearing, sound / pertaining to
   pertaining to hearing or sound
9. pupill/o / -meter
   pupil / instrument for measuring
   instrument for measuring the pupil
10. staped/o / -ectomy
   stapes / excision, surgical removal
   excision of the stapes
11. ton/o / -meter
   tension, pressure / instrument for measuring
   instrument for measuring pressure
12. vestibul/o / -ar
   vestibule / pertaining to
   pertaining to a vestibule
13. scler/o / -tomy
   hard, sclera / incision
   incision into the sclera
14. ot/o / -scopy
   ear / process of examining, examination
   examination of the ear

연습문제 55
1. discharge from the ear
   ear
   flow, discharge
2. examination of the eye
   eye
   process of examining, examination

3. measurement of vision
   vision
   measurement of
4. inflammation of the tympanic membrane
   tympanic membrane, eardrum
   inflammation
5. discharge of pus from the ear
   ear
   pus
   flow, discharge
6. discharge of tears
   tears
   flow, discharge
7. pertaining to the ear
   ear
   pertaining to
8. age-related vision loss
   related to aging
   vision
9. recording of hearing
   hearing
   record, recording
10. excision of (part of) the mastoid process of the temporal bone
    mastoid process
    excision, surgical removal
11. inflammation of the conjunctiva
    conjunctiva
    inflammation
12. measurement of middle ear (function)
    middle ear
    measurement of
13. surgical repair of the cornea
    cornea
    surgical repair, reconstruction
14. age-related hearing loss
    related to aging
    hearing

연습문제 56

1. otorhinolaryngologist
2. optometrist
3. audiologist
4. otologist
5. ophthalmologist

연습문제 57

1. cochlea
2. ossicles
3. retina
4. cerumen impaction
5. lacrimal glands
6. Ménière disease
7. otitis externa
8. Astigmatism
9. Presbycusis
10. mydriatic
11. hypotonic
12. Detached retina
13. laser-assisted in situ keratomileusis (LASIK)
14. xerophthalmia
15. fluorescein angiography
16. ear lavage
17. Snellen test
18. stapedectomy
19. Prostaglandins
20. Cryoretinopexy

연습문제 58

1. myopia
2. a spinning sensation; commonly used to mean dizziness
3. impaired vision
4. diplopia
5. photophobia
6. hyperopia is farsightedness, myopia is nearsightedness
7. to soften earwax
8. myringotomy

연습문제 59

1. C
2. A
3. D
4. C
5. D
6. A
7. B
8. A
9. C
10. D
11. B
12. B
13. D
14. D
15. A
16. B
17. D
18. B
19. B
20. A

연습문제 60

1. B
2. D
3. D
4. C
5. A
6. B
7. A
8. C
9. B
10. D

연습문제 61

1. C
2. A
3. B

연습문제 62

1. corneal
2. intraocular
3. microkeratome
4. keratography
5. speculum

연습문제 63

1. audiometry
2. otorrhea
3. otic
4. tympanoplasty
5. dysacusis
6. tympanic membrane perforation
7. tympanic
8. tinnitus
9. tympanostomies
10. conductive hearing loss
11. toward the front of the body and above or upward
12. a significant conductive hearing loss in the right ear

연습문제 64

1. tarsal
2. choroid
3. vitreous
4. corneal
5. ophthalmology
6. chalazion
7. diplopia
8. glaucoma
9. nystagmus
10. presbyopia
11. pterygium
12. strabismus
13. fluorescein
14. refraction
15. Snellen
16. pupillometry
17. acuity
18. cataract
19. mydriatic
20. optician

단원 8

연습문제 1

1. pituitary gland
2. adrenal glands, suprarenal glands
3. islets of Langerhans
4. thyroid gland
5. parathyroid glands
6. pineal gland, pineal body
7. hypothalamus
8. thymus gland
9. ovaries

연습문제 2

1. growth hormone
2. thyroxine
3. follicle-stimulating hormone
4. parathyroid hormone
5. prolactin
6. oxytocin
7. aldosterone
8. melatonin
9. insulin

연습문제 3

1. parathyroid hormone (PTH)
2. Thymosin
3. Adrenocorticotrophic hormone (ACTH)
4. luteinizing hormone (LH)
5. thyroid-stimulating hormone (TSH)
6. Thyroxine (T_4), triiodothyronine (T_3)
7. antidiuretic hormone (ADH)
8. testes
9. ovaries
10. cortisol

연습문제 4

1. glucose, sugar
2. cortex
3. thyroid gland
4. potassium
5. to secrete

6. thirst
7. glucose, sugar
8. sodium

연습문제 5

1. excision or surgical removal of an adrenal gland
2. deficiency of calcium
3. pertaining to a hormone
4. enlargement of the head, face, hands, and feet
5. incision into the thyroid gland
6. inflammation of the thymus gland
7. excision or surgical removal of a parathyroid gland
8. one who specializes in the endocrine system

연습문제 6

1. condition of a deficient thyroid gland
   below, deficient
   thyroid gland
   condition of
2. pertaining to the pancreas
   pancreas
   pertaining to
3. resembling a normal thyroid gland
   good, normal
   thyroid gland
   resembling
4. glucose or sugar in the urine
   glucose, sugar
   urine, urination
5. condition of excessive glucose in the blood
   above, excessive
   glucose, sugar
   blood
6. disease of an adrenal gland
   adrenal gland
   disease
7. condition of much (excessive) thirst
   many, much
   thirst
   condition of
8. abnormal condition of a gland
   gland
   abnormal condition

연습문제 7

1. cortical
2. exogenous
3. pancreatic
4. thymic
5. endogenous

연습문제 8

1. euthyroid
2. pancreatic
3. metabolism
4. thymic
5. exogenous

연습문제 9

1. thym/o; thymus gland
2. cortic/o; cortex
3. adren/o; adrenal glands
4. thyroid/o; thyroid gland
5. pancreat/o; pancreas
6. hormon/o; hormone

연습문제 10

1. polydipsia
2. Hashimoto thyroiditis, Hashimoto disease
3. exophthalmos
4. acidemia
5. thyrotoxicosis
6. hirsutism
7. ketosis
8. Type 1 diabetes mellitus
9. myxedema
10. polyuria
11. adenomegaly
12. hyperthyroidism
13. Type 2 diabetes mellitus

연습문제 11

1. gigantism
2. Addison disease
3. congenital hypothyroidism
4. acromegaly
5. hypothyroidism
6. Graves disease
7. diabetes insipidus
8. Diabetic ketoacidosis
9. Cushing syndrome
10. adrenalitis
11. Goiter
12. tetany

연습문제 12

1. hyponatremia
2. hyperkalemia
3. hypercalcemia
4. polyuria
5. glycosuria
6. hyperglycemia
7. calcipenia
8. polydipsia
9. hypocalcemia

연습문제 13

1. glucosuria, glycosuria
2. endocrinopathy
3. acromegaly
4. adrenomegaly
5. thyroiditis
6. adenitis
7. pancreatitis
8. calcipenia
9. adrenopathy
10. thyromegaly

연습문제 14

1. above, excess / parathyroid glands / condition of
2. below, deficient / parathyroid glands / condition of
3. above, excessive / calcium / blood (condition of)
4. below, deficient / calcium / blood (condition of)
5. above, excessive / glucose, sugar / blood (condition of)
6. below, deficient / glucose / blood (condition of)
7. above, excessive / sodium / blood (condition of)
8. below, deficient / sodium / blood (condition of)
9. above, excessive / potassium / blood (condition of)
10. below, deficient / potassium / blood (condition of)

연습문제 15

1. glucometer
2. thyroid function tests
3. glucose tolerance test (GTT)
4. radioactive iodine uptake test (RIU); ^{131}I uptake test
5. thyroid scan
6. thyroid-stimulating hormone level

연습문제 16

1. thyroxine level
2. glucose tolerance test
3. blood glucose
4. fasting blood glucose
5. electrolyte panel
6. glycosylated hemoglobin

연습문제 17

1. excision of the thyroid gland
2. excision of an adrenal gland
3. excision of the thymus gland
4. excision of the thyroid and parathyroid glands

연습문제 18

1. thyroid gland
2. adrenalectomy
3. incision
4. thyroid

연습문제 19

1. pancreat/o; pancreas
2. thyroid/o; thyroid gland
3. aden/o; gland
4. parathyroid/o; parathyroid gland
5. thym/o; thymus gland

연습문제 20

1. insulin therapy
2. antithyroid
3. hormone replacement therapy (HRT)
4. antidiabetic
5. continuous subcutaneous insulin infusion; insulin pump

연습문제 21

1. endocrinology
2. endocrinologist

연습문제 22

1. diabetes insipidus
2. thyroid-stimulating hormone
3. fasting blood glucose
4. antidiuretic hormone
5. parathyroid hormone
6. glucose tolerance test
7. radioactive iodine uptake
8. triiodothyronine
9. glycosylated hemoglobin alpha 1c

연습문제 23
1. ACTH
2. DM
3. FSH
4. T_4
5. DKA
6. CSII
7. DI
8. GH
9. LH

연습문제 24
1. pituitary gland
2. thyroid
3. adrenal gland
4. testis
5. pineal gland
6. parathyroid glands
7. thymus gland
8. pancreas
9. ovary

연습문제 25
1. pancreat/o / -ic
pancreas / pertaining to
pertaining to the pancreas
2. adrenal/o / -itis
adrenal gland / inflammation
inflammation of an adrenal gland
3. glucos/o / -uria
glucose, sugar / urine, urination
glucose in the urine
4. acr/o / -megaly
extremity, tip / enlargement
enlargement of the extremities
5. cortic/o / -al
cortex / pertaining to
pertaining to the cortex
6. calc/i / -penia
calcium / deficiency
deficiency of calcium
7. thyroid/o / -tomy
thyroid gland / incision
incision into the thyroid gland

연습문제 26
1. thym/o; thymus gland
2. thyr/o; thyroid gland
3. kal/i; potassium
4. adrenal/o; adrenal gland
5. natr/i; sodium
6. endocrin/o or crin/o; endocrine or to secrete
7. pancreat/o; pancreas
8. dips/o; thirst

연습문제 27
1. hyperthyroidism
2. glucose tolerance test (GTT)
3. adrenalectomy
4. antidiuretic hormone (ADH)
5. Islets of Langerhans
6. polyuria
7. euthyroid
8. congenital hypothyroidism
9. diabetes insipidus
10. endocrinologist

연습문제 28
1. A
2. D
3. B
4. D
5. A
6. B
7. B
8. B
9. C
10. B

연습문제 29
1. C
2. B
3. B
4. A
5. C
6. B
7. D
8. B

연습문제 30
1. endogenous
2. polyuria
3. blood glucose testing
4. pancreatitis
5. glycosuria

연습문제 31
1. C
2. B
3. A
4. C
5. B

연습문제 32
1. hyperthyroidism
2. thyromegaly or goiter
3. exophthalmos
4. thyroid scan
5. thyroidectomy
6. hemostasis
7. lying face up

연습문제 33
1. pituitary
2. pancreas
3. CORRECT
4. CORRECT
5. euthyroid
6. diabetes
7. exophthalmos
8. hirsutism
9. CORRECT
10. CORRECT
11. myxedema
12. CORRECT
13. CORRECT
14. glycosylated
15. CORRECT

단원 9

연습문제 1
1. leukocyte, white blood cell (WBC)
2. platelets, thrombocytes
3. blood
4. lymphocyte
5. plasma
6. spleen
7. granulocyte
8. agranulocyte
9. monocyte
10. eosinophil
11. basophil
12. erythrocyte, red blood cell (RBC)
13. hemoglobin
14. bone marrow
15. serum

연습문제 2
1. essential trace element necessary for hemoglobin to transport oxygen in red blood cells
2. soldier-like cell that protects the body and inactivates antigens
3. agent or substance that provokes an immune response
4. any virus, microorganism, or other substance that causes disease
5. protection against disease
6. hormone released by kidneys that stimulates red blood cell production in bone marrow
7. formation of blood cells and other formed elements
8. type of granulocyte that fights against bacterial infections; stains a neutral pink
9. any of the various plasma components involved in the clotting process
10. protein substance present in the red blood cells of most people capable of inducing intense antigenic reactions

연습문제 3
1. erythrocyte
2. Hemoglobin
3. formed elements
4. Histamine
5. antibodies
6. antigens
7. bone marrow
8. spleen
9. erythropoietin
10. leukocyte
11. macrophage
12. serum

연습문제 4
1. Rh factor
2. coagulation
3. antibody
4. fibrin
5. leukocyte
6. hemoglobin
7. pathogen
8. platelet
9. phagocytosis

연습문제 5
1. B
2. T
3. spleen
4. erythrocyte, red blood cell (RBC)
5. fibrin
6. granulocyte
7. macrocyte
8. Fibrinogen
9. macrophage

연습문제 6
1. blood
2. disease
3. blood clot
4. immune, safe
5. white
6. red
7. eat, swallow
8. granules
9. vein
10. color
11. neutral
12. formation, growth

연습문제 7
1. thromb/o
2. plas/o
3. lymph/o
4. neutr/o
5. hem/o, hemat/o
6. erythr/o
7. leuk/o
8. phag/o
9. cyt/o
10. nucle/o

연습문제 8
1. self, same
2. flowing forth
3. one
4. base
5. many, much
6. attraction for, liking
7. deficiency
8. destruction, breakdown, separation
9. production, formation
10. large, long
11. small
12. blood (condition of)
13. origin, production
14. abnormal condition

연습문제 9
1. study of veins
2. flowing forth of blood (bleeding)
3. blood clotting cell
4. red (blood) cell
5. attraction for neutral (stain)

연습문제 10
1. leukocyte
2. thrombolysis
3. mononucleosis
4. pancytopenia
5. polycythemia
6. erythropoiesis
7. phlebology

연습문제 11
1. hemorrhagic
2. systemic
3. Rejection
4. predisposition
5. Hemolytic
6. cytopathic
7. autoimmunity

연습문제 12
1. hemostasis
2. rejection
3. proliferative
4. inflammatory
5. virulent
6. hypersensitive
7. hemopoietic
8. systemic

연습문제 13
1. bleed
2. bleeding
3. platelets
4. transport
5. iron
6. produce
7. destruction
8. clotting
9. increase
10. low

연습문제 14
1. platelets
2. pernicious
3. Sjögren syndrome
4. lymph nodes
5. sickle cell anemia
6. autoimmune disease
7. coagulate
8. polycythemia
9. blood
10. autoimmune
11. joints

연습문제 15
1. deficiency in all types of (blood) cells
2. abnormal condition of (increase of white blood cells with) one nucleus
3. pertaining to without formation or growth (pertaining to aplasia, characterized by defective regeneration)
4. attraction for blood (tendency to bleed)
5. inflammation of a joint

연습문제 16
1. hemochromatosis
2. hemophilia
3. thrombocytopenia
4. thrombosis
5. hemorrhage

연습문제 17
1. Sjögren syndrome
2. EBV antibody test
3. cross-matching
4. prothrombin time
5. HGB
6. inflammation
7. differential white blood count
8. hematocrit
9. pathogen, antibiotic
10. ANA

연습문제 18
1. blood smear
2. red blood cell count
3. hemogram
4. platelet count
5. albumin
6. bilirubin
7. white blood cell count

연습문제 19
1. plasmapheresis
2. bone marrow transplant
3. splenectomy
4. blood transfusion
5. blood component therapy
6. autologous blood
7. homologous blood
8. apheresis

연습문제 20
1. splenectomy
2. vaccinations
3. phlebotomy
4. blood transfusions
5. aspiration
6. immunizations
7. immunosuppression

연습문제 21
1. anticoagulant
2. vaccine
3. antibiotic
4. antiserum, immune serum
5. hemostatic agent, procoagulant
6. immunosuppressant
7. antihistamine
8. thrombolytic agent

연습문제 22
1. allergology
2. rheumatologist
3. hematologist
4. hematology
5. immunology
6. allergist
7. immunologist
8. rheumatology

연습문제 23
1. prothrombin time, von Willebrand disease
2. bone marrow aspiration, bone marrow transplant
3. complete blood count
4. erythrocyte sedimentation rate
5. hemoglobin, hematocrit
6. red blood cells, white blood cells
7. idiopathic thrombocytopenic purpura, blood transfusions
8. antibody, antigens
9. culture and sensitivity

연습문제 24
1. Fe
2. PLT
3. ESR
4. EPO
5. ANA
6. EBV
7. SLE
8. RA

연습문제 25
1. neutrophil
2. eosinophil
3. basophil
4. lymphocyte
5. monocyte

연습문제 26
1. hem/o / stasis
blood / stopped, standing still
stopped bleeding
2. erythr/o / -cyte
red / cell
red (blood) cell

3. hemat/o / -poiesis
blood / production, formation
blood (cell) production or formation
4. thromb/o / cyt/o / -penia
blood clot / cell / deficiency
deficiency of blood clotting cells
5. path/o / -gen
disease / origin, production
disease-producing
6. cyt/o / path/o / -ic
cell / disease / pertaining to
pertaining to cell disease
7. a- / plas/o / -tic
without / formation, growth / pertaining to
pertaining to without formation or growth
8. chromat/o / -ic
color / pertaining to
pertaining to color
9. an- / -emia
without / blood (condition of)
condition of without blood cells
10. hem/o / chromat/o / -osis
blood / color / abnormal condition
abnormal condition of blood color
11. hem/o / -philia
blood / attraction for
attraction for blood
12. granul/o / -cyte
granules / cell
cell containing granules
13. lymph/o / cyt/o / -ic
lymph / cell / pertaining to
pertaining to a lymph cell
14. hem/o / -rrhage
blood / flowing forth
flowing forth of blood
15. mono- / nucle/o / -osis
one / nucleus / abnormal condition
abnormal condition of one nucleus

연습문제 27
1. antibodies
2. Antigens
3. vaccination or immunization
4. Hemorrhagic or blood loss
5. Thrombocytopenia
6. Inflammation
7. erythrocyte sedimentation rate
8. white

연습문제 28
1. to decrease rejection of the donor organ
2. erythrocytes, leukocytes, platelets, or red blood cells, white blood cells, thrombocytes
3. anticoagulant
4. erythrocyte sedimentation rate (ESR)
5. Antigens are agents or substances that produce an immune response; antibodies protect the body and inactivate antigens.
6. clotting or coagulation
7. leukocytes (macrophages)
8. mononuclear leukocytes
9. bone marrow
10. autologous blood transfusion
11. Rheumatoid arthritis is an autoimmune disease, and immunosuppressants reduce the normal immune response.
12. A vaccine is the preparation composed of a weakened or killed pathogen, and a vaccination is the administration of a vaccine.
13. "Systemic" is a term that means affecting the whole body, and this disease can affect the entire body.
14. culture and sensitivity (C&S)
15. in the bone marrow

연습문제 29
1. D
2. D
3. B
4. D
5. B
6. C
7. A
8. A
9. C
10. A
11. D
12. D

연습문제 30
1. B
2. D
3. C
4. A
5. D
6. A
7. C
8. B
9. D
10. B

연습문제 31
1. hemolytic
2. thrombocytopenia
3. NKA
4. as needed
5. anti- / bi/o / -tic
opposing, / life / pertaining to against
pertaining to against life

연습문제 32
1. B
2. C
3. D
4. A
5. A

연습문제 33
1. systemic lupus erythematosus
2. erythrocyte sedimentation rate
3. white blood count
4. Epstein–Barr virus test
5. antinuclear antibody test
6. hematuria

연습문제 34
1. erythrocyte
2. granulocyte
3. leukocyte
4. neutrophil
5. eosinophil
6. agranulocyte
7. erythropoietin
8. phagocytosis
9. hemoglobin
10. hemorrhagic
11. virulent
12. proliferation
13. immunosuppressant
14. thalassemia
15. thrombocytopenia

단원 10

연습문제 1
1. atrium
2. venule
3. myocardium
4. aortic valve
5. septum
6. arteriole
7. superior vena cava and inferior vena cava
8. heart
9. endocardium
10. pericardium

연습문제 2
1. clear fluid consisting of fluctuating amounts of white blood cells and a few red blood cells that accumulates in tissue and is removed by the lymphatic capillaries
2. vessel carrying blood away from the heart
3. vessel carrying blood to the heart
4. microscopic thin-walled lymph vessels that pick up lymph, proteins, and waste from body tissues
5. largest artery that carries oxygenated blood away from the heart
6. tubular structures that transport blood
7. vessels transporting lymph from body tissues to the venous system
8. the largest lymph vessels that transport lymph to the venous system
9. small bean-shaped masses of lymphatic tissue that filter bacteria and foreign material from the lymph
10. heart valve between the right atrium and right ventricle

연습문제 3
1. atria
2. outer
3. endocardium
4. bicuspid
5. aorta
6. artery
7. capillaries
8. vein
9. capillary

10. tricuspid
11. two
12. pericardium
13. arteriole
14. heart

연습문제 4

1. pulmonary valve
2. myocardium
3. lumen
4. lymph
5. septum
6. apex

연습문제 5

1. lymph nodes
2. ventricles
3. arteries
4. aortic valve
5. pericardium
6. lumen
7. capillary
8. ducts
9. lymph
10. inferior

연습문제 6

1. atrium
2. muscle
3. blood vessel
4. vessel, vascular
5. vein
6. electric, electricity
7. artery
8. heart
9. normal cavity, ventricle
10. lung
11. encircling, crown
12. vein
13. blood vessel
14. chest, thorax
15. valve

연습문제 7

1. scler/o
2. sphygm/o
3. varic/o
4. lymph/o
5. valv/o, valvul/o
6. aort/o
7. arteri/o
8. atri/o
9. cardi/o
10. steth/o, thorac/o

연습문제 8

1. stricture, narrowing
2. small
3. rapid, fast
4. across, through
5. within
6. between
7. in, within
8. instrument for recording
9. slow
10. on, following
11. around, surrounding
12. tissue, structure
13. pertaining to
14. three
15. away from, cessation, without
16. pertaining to destruction, breakdown, separation

연습문제 9

1. inflammation of a vein
2. study of the heart
3. heart muscle tissue
4. abnormal condition of blood clot
5. recording of a vein (x-ray image of veins)
6. surgical removal of fatty deposit
7. resembling lymph
8. imaging of the aorta

연습문제 10

1. angioplasty
2. thoracic
3. arteriole
4. venule
5. vascular
6. adenoid
7. lymphopathy
8. sonography

연습문제 11

1. above
2. paroxysmal
3. patent
4. narrowed
5. cyanotic
6. Systole
7. diastole

연습문제 12

1. constriction
2. cardiovascular
3. cyanotic
4. precordial
5. varicose
6. oxygenate
7. thoracic
8. ischemic
9. atrioventricular
10. deoxygenate

연습문제 13

1. sphygm/o; pulse
2. cardi/o; vascul/o; heart; blood vessel
3. varic/o; swollen or twisted vein
4. arteri/o; ven/o; artery; vein
5. thromb/o; blood clot

연습문제 14

1. weakening
2. hardening
3. high
4. low
5. narrowing
6. death
7. valve
8. lack of
9. irregular
10. regular
11. early
12. abnormal
13. edema
14. chest pain
15. cramping
16. outside

연습문제 15

1. backward
2. fluid
3. narrowed
4. filariae
5. myocardial infarction
6. angina pectoris
7. cardiac arrest
8. cyanotic
9. circulation
10. tachycardia
11. phlebitis
12. decrease
13. embolus
14. blood clot
15. varicose
16. coronary occlusion

연습문제 16

1. angiostenosis
2. palpitation
3. arrhythmia
4. lymphedema
5. occlusion
6. plaque
7. mitral valve stenosis
8. lymphadenitis
9. dysrhythmia
10. cardiomegaly

연습문제 17

1. bradycardia
2. pericarditis
3. endocardium
4. interventricular
5. pericardium
6. tachycardia
7. polyarteritis

연습문제 18

1. lymph/o / angi/o / -itis
   lymph / vessel, vascular / inflammation
   inflammation of a lymphatic vessel
2. lymph/o / aden/o / -pathy
   lymph / gland / disease
   disease of the lymph nodes
3. thromb/o / phleb/o / -itis
   blood clot / vein / inflammation
   inflammation of a vein (with formation of a) blood clot
4. cardi/o / my/o / -pathy
   heart / muscle / disease
   disease of the heart muscle
5. endo- / cardi/o / -itis
   in, within / heart / inflammation
   inflammation within the heart (inflammation of the endocardium)
6. cardi/o / valvul/o / -itis
   heart / valve / inflammation
   inflammation of the valves of the heart
7. my/o / cardi/o / -itis
   muscle / heart / inflammation
   inflammation of the heart muscle
8. tel- / angi/o / -ectasia
   end / vessel, vascular / dilation, stretching
   dilation of end (or terminal) vessels

연습문제 19

1. Holter monitor
2. arteriography
3. lymphangiography
4. angioscopy

5. auscultation
6. electrocardiography
7. SPECT
8. sonography
9. percussion
10. magnetic resonance angiography

연습문제 20
1. exercise stress test, graded exercise test (GXT), or stress electrocardiogram
2. echocardiography
3. transesophageal echocardiography
4. multiple uptake gated acquisition (MUGA) scan or single photon emission computed tomography (SPECT) scan
5. coronary angiography or cardiac catheterization
6. exercise
7. heart ventricles
8. radiofrequency waves
9. sphygmomanometer
10. auscultation; stethoscope

연습문제 21
1. electrolyte panel
2. cardiac enzyme tests
3. cardiac troponin
4. lipid panel
5. C-reactive protein

연습문제 22
1. sonography
2. venography
3. ventriculography
4. aortography
5. angiography

연습문제 23
1. adenectomy
2. percutaneous transluminal coronary angioplasty (PTCA)
3. embolectomy
4. valvuloplasty
5. atherectomy
6. lymphadenectomy
7. lymphadenotomy

연습문제 24
1. valve replacement
2. cardioversion
3. endarterectomy
4. cardiac pacemaker
5. PTCA
6. stent
7. CABG
8. aortocoronary bypass

연습문제 25
1. angioplasty
2. aneurysmectomy
3. pericardiocentesis
4. adenectomy
5. valvotomy

연습문제 26
1. valvul/o / -plasty
valve / surgical repair, reconstruction
surgical repair or reconstruction of a valve
2. angi/o / -plasty
vessel, vascular / surgical repair, reconstruction
surgical repair reconstruction of a vessel
3. ather/o / -ectomy
fatty deposit / excision, surgical removal
excision or surgical removal of fatty plaque
4. phleb/o / -ectomy
vein / excision, surgical removal
excision or surgical removal of vein
5. valv/o / -tomy
valve / incision
incision into a valve

연습문제 27
1. vasoconstrictor
2. anticoagulant
3. thrombolytic therapy
4. vasodilator
5. hemostatic agent
6. antiarrhythmic agent
7. nitroglycerin
8. hypolipidemic agent

연습문제 28
1. cardiology
2. lymphedema therapy
3. cardiologist
4. cardiac electrophysiology
5. lymphedema therapist
6. cardiac electrophysiologist

연습문제 29
1. congestive heart failure
2. aortocoronary bypass
3. single photon emission computed tomography
4. arteriosclerotic heart disease
5. deep vein thrombosis
6. premature ventricular contraction
7. blood pressure
8. acute coronary syndrome
9. hypertension
10. coronary artery bypass graft

연습문제 30
1. Holter monitor
2. percutaneous transluminal coronary angioplasty
3. magnetic resonance angiogram
4. atrioventricular
5. transesophageal echocardiogram
6. coronary artery disease
7. rheumatic heart disease
8. graded exercise test
9. myocardial infarction
10. peripheral arterial disease

연습문제 31
1. ECG
2. MRI
3. MRA
4. DS
5. MUGA

연습문제 32
1. superior vena cava
2. right atrium
3. endocardium
4. right ventricle
5. inferior vena cava
6. left atrium
7. epicardium
8. left ventricle
9. myocardium
10. apex

연습문제 33
1. cervical lymph nodes
2. axillary lymph nodes
3. mediastinal lymph nodes
4. inguinal lymph nodes

연습문제 34
1. angi/o / -stenosis
vessel / stricture, narrowing
narrowing of a blood vessel
2. phleb/o / -itis
vein / inflammation
inflammation of a vein
3. electr/o / cardi/o / -graphy
electric, electricity / heart / recording writing, description
recording of the electrical conduction of the heart
4. atri/o / ventricul/o / -ar
atrium / ventricle / pertaining to
pertaining to the atrium and ventricle
5. tachy- / cardi/o / -ia
rapid, fast / heart / condition of
condition of fast heart (rate)
6. inter- / ventricul/o / -ar
between / ventricle / pertaining to
pertaining to between the ventricles
7. thromb/o / -osis
blood clot / abnormal condition
abnormal condition of a blood clot
8. poly- / arteri/o / -itis
many, much / artery / inflammation
inflammation of many arteries
9. thromb/o / phleb/o / -itis
blood clot / vein / inflammation
inflammation of a vein (related to) a blood clot
10. cardi/o / my/o / -pathy
heart / muscle / disease
disease of the heart muscle
11. arteri/o / scler/o / -osis
artery / hard / abnormal condition
abnormal condition of hardening of the arteries
12. sphygm/o / -ic
pulse / pertaining to
pertaining to the pulse
13. ven/o / -graphy
vein / recording, writing, description
recording of a vein (image of vein after injection with a dye)
14. brady- / cardi/o / -ia
slow / heart / condition of
condition of slow heart (rate)

15. ather/o- / scler/o / -osis
fatty deposit / hard / abnormal condition
abnormal condition of hardening due to fatty deposits
16. my/o / cardi/o / -ium
muscle / heart / tissue, structure
heart muscle tissue
17. valvul/o / -tomy
valve / incision
incision into a valve
18. lymph/o / aden/o / -pathy
lymph / gland / disease
disease of a lymph gland
19. lymph/o / angi/o / -itis
lymph / vessel, vascular / inflammation
inflammation of a lymph vessel
20. thromb/o / -lytic
blood clot / pertaining to destruction, breakdown, separation
pertaining to destruction of a blood clot

연습문제 35
1. myocardium
2. septum
3. cardiologist
4. pulmonary
5. aorta
6. diastole
7. telangiectasia
8. varicose
9. flutter
10. fibrillation
11. Elephantiasis
12. intermittent claudication
13. ischemia
14. myocardial infarction
15. cardiac
16. deep vein thrombosis
17. premature ventricular contraction
18. murmurs
19. open
20. inflammation

연습문제 36
1. hemostatic agent
2. the wrist or neck
3. within a blood vessel
4. cholesterol, high-density lipoprotein (HDL), low-density lipoprotein (LDL), and triglycerides
5. hypotension is blood pressure that is below normal and hypertension is persistently elevated (high) blood pressure
6. stethoscope and sphygmomanometer
7. angina pectoris
8. pericardiocentesis
9. tapping on body parts
10. to view an image of the beating heart
11. defibrillation and drug therapy
12. bradycardia
13. to stop a fibrillation or during cardiac arrest
14. coronary artery bypass (aortocoronary bypass) and coronary artery bypass graft (CABG)
15. it is inflated at the site of stenosis, thereby enlarging the lumen

연습문제 37
1. A
2. B
3. A
4. B
5. D
6. A
7. A
8. B
9. A
10. B
11. D
12. B
13. D
14. C
15. A
16. D
17. C
18. C
19. B
20. D

연습문제 38
1. B
2. C
3. A
4. A
5. D
6. C
7. D
8. D
9. D
10. B
11. C

연습문제 39
1. cardiovascular
2. echocardiogram
3. graded exercise test
4. myocardial infarction
5. ventricular
6. cyanosis
7. arteriosclerosis
8. atherosclerosis

연습문제 40
1. B
2. D
3. A
4. C
5. A
6. redness

연습문제 41
1. aneurysm
2. lymphangiitis
3. valvoplasty
4. telangiectasia
5. Doppler
6. sphygmomanometer
7. vasoconstrictor
8. diastole
9. auscultation
10. elephantiasis
11. paroxysmal
12. ischemic
13. dysrhythmia
14. arrhythmia
15. claudication

단원 11

연습문제 1
1. lobes
2. expiration, exhalation
3. epiglottis
4. eupnea
5. larynx
6. pharynx, throat
7. inspiration, inhalation
8. diaphragm
9. nose
10. external respiration, breathing
11. nasal septum
12. bronchi
13. alveoli
14. visceral layer; visceral pleura
15. sputum; phlegm

연습문제 2
1. nose and pharynx
2. cilia, mucous membranes
3. trachea
4. larynx
5. epiglottis
6. bronchus
7. bronchioles
8. diaphragm
9. paranasal sinuses
10. carina
11. parietal layer
12. pleural cavity
13. respiration

연습문제 3
1. internal respiration
2. glottis
3. adenoid
4. mediastinum
5. lungs
6. pleura
7. patent
8. thorax

연습문제 4
1. carbon dioxide
2. trachea
3. epiglottis
4. thorax, chest
5. to breathe in or suck in
6. septum, thin wall
7. rib, side, pleura (lung)
8. mediastinum (middle septum)
9. bronchus (windpipe)
10. mucus
11. tonsil
12. listening
13. lung, air
14. lung
15. incomplete

연습문제 5
1. pect/o, pector/o, thorac/o
2. tonsill/o
3. phon/o

4. thorac/o
5. pharyng/o
6. laryng/o
7. pleur/o
8. spir/o
9. lob/o
10. bronch/o, bronchi/o
11. sinus/o
12. nas/o, rhin/o
13. diaphragmat/o, phren/o
14. ox/o, ox/a
15. capn/o, capn/i

연습문제 6
1. through
2. below, deficient
3. in
4. breathing
5. rapid, fast
6. flowing forth
7. all, entire
8. involuntary movement
9. paralysis
10. herniation, protrusion
11. excision, surgical removal
12. blood (condition of)
13. process of examining, examination
14. without, not
15. a writing, description

연습문제 7
1. -metry
2. -al, -ar, -ary, -ic
3. -rrhea
4. -phonia
5. -emia
6. -centesis
7. -ectasis
8. dys-
9. -stomy
10. per-
11. eu-
12. -plasty
13. -itis
14. -cele
15. -tomy

연습문제 8
1. excision or surgical removal of the adenoids
2. inflammation of the alveoli
3. instrument for examination of the bronchus
4. herniation or protrusion of the diaphragm
5. inflammation of the epiglottis
6. instrument for examining the larynx
7. pertaining to the lobes of the lung
8. pertaining to the nose
9. involuntary movement of the pharynx
10. inflammation of the pleura

연습문제 9
1. pneumonitis
2. septoplasty
3. tracheotomy
4. thoracostomy
5. tonsillitis
6. sinusitis
7. laryngitis
8. lobar
9. alveolar
10. pharyngitis

연습문제 10
1. pertaining to or suffering from apnea
2. pertaining to the trachea
3. pertaining to the diaphragm
4. pertaining to a low level of oxygen
5. pertaining to pleurisy
6. pertaining to respiration
7. pertaining to the tonsil
8. pertaining to within the trachea
9. pertaining to the mediastinum
10. pertaining to mucus or a mucous membrane

연습문제 11
1. thoracic
2. bronchial
3. pleural
4. alveolar
5. diaphragmatic
6. lobar
7. anoxic
8. pharyngeal
9. intercostal
10. pectoral

연습문제 12
1. pulmonary, lobar
2. thoracic
3. pharyngeal
4. mediastinal
5. lobar

연습문제 13
1. lob/o; lobe
2. phren/o; diaphragm
3. pleur/o; rib, side, pleura (lung)
4. nas/o; nose
5. pulmon/o; lung

연습문제 14
1. hypoxemia
2. tonsillitis
3. upper respiratory infection (URI)
4. bronchiectasis
5. bronchitis
6. pleural effusion
7. rhinitis
8. tracheorrhagia
9. epistaxis
10. lobar pneumonia
11. pharyngitis
12. pansinusitis
13. atelectasis
14. pneumonitis
15. rhonchi
16. dyspnea
17. rubs
18. wheeze
19. chronic obstructive pulmonary disease (COPD)

연습문제 15
1. pulmonary edema
2. bronchopneumonia
3. influenza
4. hemothorax
5. empyema
6. pertussis
7. pansinusitis
8. adult respiratory distress syndrome
9. pleuritis
10. tuberculosis
11. pulmonary embolism

연습문제 16
1. croup
2. asthma
3. hypoxia
4. pneumococcal pneumonia
5. rales
6. interstitial lung disease
7. pulmonary embolism
8. bronchiolitis obliterans with organizing pneumonia
9. emphysema
10. reactive airway disease
11. Cheyne–Stokes respiration

연습문제 17
1. pneumon/o / -ia
lung / condition of
condition of the lung
2. a- / -phonia
without, not / condition of the voice
condition of without a voice (loss of voice)
3. bronchi/o / -ectasis
bronchus / dilation, stretching
dilation of the bronchi
4. bronch/o / pneumon/o / -ia
bronchus / lung / condition
condition of the bronchus and lung
5. laryng/o / -spasm
larynx / involuntary movement
involuntary movement of the larynx
6. pleur/o / -itis
pleura / inflammation
inflammation of the pleura
7. a- / -pnea
without, not / breathing
not breathing
8. laryng/o / -itis
larynx / inflammation
inflammation of the larynx
9. pneumon/o / -itis
lung / inflammation
inflammation of the lung
10. sinus/o / -itis
sinus / inflammation
inflammation of the sinus(es)
11. trache/o / -itis
trachea / inflammation
inflammation of the trachea
12. diaphragmat/o / -cele
diaphragm / herniation, protrusion
herniation of the diaphragm
13. nas/o / pharyng/o / -itis
nose / pharynx / inflammation
inflammation of the nose and pharynx
14. -dys / -phonia
painful, difficult, / condition of the voice
condition of vocal difficulty (difficulty producing sound)

15. pharyng/o / -itis
pharynx / inflammation
inflammation of the pharynx

연습문제 18

1. Computed tomography
2. chest radiograph
3. V/Q scan
4. PPD test
5. Bronchoalveolar lavage
6. magnetic resonance imaging
7. VATS
8. spirometry

연습문제 19

1. pulse oximetry
2. arterial blood gases (ABGs)
3. percussion
4. acid-fast bacilli (AFB) smear
5. radiography
6. laryngoscopy
7. pulmonary function tests (PFTs)
8. polysomnography
9. auscultation
10. peak flow monitoring

연습문제 20

1. thoracoscopy
2. rhinoscopy
3. pharyngoscopy
4. bronchoscopy
5. laryngoscopy

연습문제 21

1. thoracotomy
2. adenoidectomy
3. tracheoplasty
4. hyperbaric medicine
5. mechanical ventilation
6. aspiration
7. continuous positive airway pressure (CPAP) therapy
8. tracheotomy
9. laryngotracheotomy
10. tracheostomy tube
11. bronchoplasty
12. endotracheal intubation
13. pneumonectomy
14. incentive spirometry

연습문제 22

1. tracheotomy
2. tonsillectomy
3. rhinoplasty
4. thoracentesis
5. CPR

연습문제 23

1. septoplasty
2. laryngectomy
3. thoracentesis
4. bronchoscopy
5. thoracotomy

연습문제 24

1. laryng/o / -scope
larynx / instrument for examination
instrument for examination of the larynx
2. rhin/o / -plasty
nose / surgical repair, reconstruction
surgical repair of the nose
3. laryng/o / -stomy
larynx / surgical opening
surgical opening in the larynx
4. pneumon/o / -ectomy
lung / excision, surgical removal
surgical removal of a lung
5. sinus/o / -tomy
sinus / incision
incision into the sinus
6. bronch/o / -plasty
bronchus / surgical repair, reconstruction
surgical repair of the bronchus
7. thorac/o / -centesis
thorax / puncture to aspirate
puncture to aspirate the thorax (pleural cavity)
8. trache/o / -tomy
trachea / incision
incision into the trachea
9. adenoid/o / -ectomy
adenoid / excision, surgical removal
excision of the adenoid
10. trache/o / -stomy
trachea / surgical opening
surgical opening of the trachea

연습문제 25

1. nebulizer
2. expectorant
3. corticosteroid
4. antitussive
5. antihistamine
6. bronchodilator
7. antibiotic
8. decongestant
9. antitubercular drug

연습문제 26

1. otorhinolaryngologist
2. pulmonologist
3. otorhinolaryngology
4. pulmonology

연습문제 27

1. reactive airway disease
2. computed tomography (scan)
3. upper respiratory infection
4. ventilation–perfusion (scan)
5. tuberculosis
6. cardiopulmonary resuscitation
7. magnetic resonance imaging
8. purified protein derivative
9. video-assisted thoracoscopic surgery
10. arterial blood gas
11. continuous positive airway pressure
12. bronchoalveolar lavage

연습문제 28

1. chronic obstructive pulmonary disease, interstitial lung disease
2. pulmonary function tests, cystic fibrosis
3. acute respiratory distress syndrome
4. acid-fast bacilli, bronchiolitis obliterans with organizing pneumonia
5. chest x-ray

연습문제 29

1. nasal cavity
2. nasal septum
3. nose
4. epiglottis
5. larynx
6. bronchi
7. bronchioles
8. paranasal sinuses
9. pharyngeal tonsil (adenoids)
10. tonsils
11. pharynx
12. glottis
13. trachea
14. mediastinum
15. lung
16. diaphragm

연습문제 30

1. frontal sinus
2. nasal cavity
3. nose
4. oral cavity
5. epiglottis
6. sphenoid sinus
7. nasopharynx
8. oropharynx
9. tonsils
10. laryngopharynx
11. larynx
12. esophagus

연습문제 31

1. laryng/o / -eal
larynx / pertaining to
pertaining to the larynx
2. rhin/o / -rrhea
nose / -flow, discharge
discharge from the nose
3. pulmon/o / -ary
lung / pertaining to
pertaining to the lung
4. phren/o / -spasm
diaphragm / involuntary movement
involuntary movement of the diaphragm
5. thorac/o / -tomy
thorax / surgical incision
surgical incision into the thorax
6. tachy- / -pnea
fast / breathing
fast breathing (rate)
7. thorac/o / -ic
thorax / pertaining to
pertaining to the thorax
8. bronch/o / -spasm
bronchus / involuntary movement
involuntary movement of the bronchus
9. pulmon/o / -logy
lung / study of
study of the lungs
10. bronch/o / -scopy
bronchus / process of examining, examination
process of examining the bronchus

연습문제 32
1. visceral layer
2. alveoli
3. epiglottis
4. tachypnea
5. Hemothorax
6. asthma
7. laryngospasm
8. upper respiratory
9. Stridor
10. pharynx

연습문제 33
1. larynx, trachea, bronchi, and lungs
2. glottis or vocal cords
3. the anatomic region formed by the sternum, the thoracic vertebrae, and the ribs, extending from the neck to the diaphragm
4. three lobes make up the right lung and two lobes make up the left lung
5. tracheostomy or tracheotomy
6. pulmonary fibrosis
7. to aspirate fluid from the chest cavity
8. a mask is used to pump constant pressurized air through the nasal passages to keep the airway open
9. flow and volume of air inspired and expired by the lungs
10. windpipe

연습문제 34
1. B
2. A
3. D
4. B
5. D
6. B
7. B
8. B
9. C
10. D

연습문제 35
1. B
2. D
3. A
4. C
5. C
6. B
7. A
8. C
9. B
10. A

연습문제 36
1. erythema
2. tuberculosis
3. rhonchi
4. auscultation
5. wheezing
6. bilateral
7. to rule out active tuberculosis

연습문제 37
1. bronchitis
2. sputum
3. dyspnea
4. pulmonary embolism
5. pulmonary
6. pulmonologist

연습문제 38
1. alveolar
2. pulmonary
3. CORRECT
4. diaphragm
5. pneumopleuritis
6. pleuralgia
7. CORRECT
8. CORRECT
9. tonsillar
10. dyspnea

단원 12

연습문제 1
1. jejunum
2. appendix; vermiform appendix
3. gallbladder
4. mouth; oral cavity
5. palate
6. pharynx
7. fundus
8. liver
9. ileum
10. anus
11. salivary glands
12. bile

연습문제 2
1. duodenum
2. pancreas
3. esophagus
4. sigmoid colon
5. pylorus
6. rectum
7. cecum
8. descending colon
9. uvula
10. rugae

연습문제 3
1. stomach
2. teeth
3. transverse
4. tongue
5. water
6. cardia
7. three
8. saliva
9. body
10. ascending

연습문제 4
1. duodenum
2. mouth
3. pancreas
4. small intestine
5. lip
6. saliva
7. liver
8. cheek
9. anus
10. digestion
11. pharynx
12. anus, rectum
13. pylorus
14. colon
15. sigmoid colon
16. tooth
17. abdomen

연습문제 5
1. jejun/o
2. appendic/o
3. phag/o
4. hemat/o, hem/o
5. gastr/o
6. esophag/o
7. bucc/o
8. rect/o
9. polyp/o
10. cholecyst/o
11. cec/o
12. lingu/o
13. ile/o
14. dent/o, odont/o
15. col/o, colon/o
16. lith/o
17. palat/o
18. bil/o, chol/e
19. herni/o
20. abdomin/o, lapar/o
21. aliment/o

연습문제 6
1. in, within
2. crushing
3. enzyme
4. around, surrounding
5. surgical opening
6. abnormal condition
7. one who specializes in
8. herniation, protrusion
9. origin, production
10. enlargement
11. backward, behind
12. prolapse, drooping, sagging
13. viewing or examining with an instrument
14. meal
15. after, behind
16. above, excessive
17. pain
18. softening
19. a writing, a description
20. vomiting
21. instrument for examination
22. puncture to aspirate
23. stricture, narrowing
24. record, recording
25. suture
26. pain
27. incision

연습문제 7
1. inflammation of the pancreas
2. instrument for examination of the sigmoid colon
3. pertaining to nourishment
4. surgical opening into the colon
5. surgical removal or excision of the gallbladder
6. inflammation of a diverticulum

연습문제 8
1. proctologist
2. hepatitis
3. buccal
4. lithotripsy

5. abdominocentesis
6. anoplasty
7. gastrectomy
8. colonoscopy

연습문제 9

1. esophagitis
2. appendectomy
3. gastroscopy
4. colostomy
5. cheilorrhaphy
6. laparotomy
7. cholecystogram
8. oral
9. alimentary
10. hepatitis
11. pancreatopathy

연습문제 10

1. gastr/o / enter/o / -logist
   stomach / small intestine / one who specializes in
   one who specializes in the treatment of the stomach and small intestine
2. dys- / peps/o / -ia
   painful, / digestion / pertaining to difficult, abnormal
   pertaining to painful digestion (heartburn)
3. hyper- / -emesis
   above, excessive / -vomiting
   condition of excessive vomiting
4. col/o / -ectomy
   colon / surgical removal, excision
   surgical removal of the colon
5. herni/o / -rrhaphy
   hernia / suture
   suture of a hernia
6. dys- / phag/o / -ia
   painful, difficult, abnormal / eat, swallow / condition of
   condition of painful swallowing
7. chol/e / lith/o / -iasis
   gall, bile / stone, calculus / abnormal condition
   abnormal condition of gallstones
8. hemat/o / -emesis
   blood / -vomiting
   vomiting blood
9. rect/o / -cele
   rectum / -herniation, protrusion
   herniation of the rectum
10. palat/o / -plasty
    palate / surgical repair, reconstruction
    surgical repair of the palate
11. ile/o / -stomy
    ileum / surgical opening
    surgical opening into the ileum
12. sub- / lingu/o / -al
    below, beneath / tongue / pertaining to
    pertaining to below or beneath the tongue

연습문제 11

1. eructation
2. occult
3. feces
4. peristalsis
5. mastication
6. halitosis
7. digestion
8. bolus
9. defecation
10. bloody stools

연습문제 12

1. deglutition
2. melena
3. inguinal
4. nausea
5. flatus
6. chyme
7. vomit
8. anorexia

연습문제 13

1. ascites
2. anorexia nervosa
3. volvulus
4. gastroesophageal reflux disease
5. Crohn disease
6. ileus
7. incontinence
8. pruritus ani
9. gastric ulcer
10. hiatal hernia

연습문제 14

1. diverticula
2. peritonitis
3. constipation
4. anorexia nervosa
5. dysentery
6. peptic ulcer disease
7. cirrhosis
8. irritable bowel syndrome
9. polyp
10. intussusception

연습문제 15

1. pancreatitis
2. gastralgia
3. polyposis
4. gastroenteritis
5. hepatomegaly
6. cholelithiasis
7. cholecystitis

연습문제 16

1. polyp/o; polyp
2. hepat/o; liver
3. diverticul/o; diverticulum
4. esophag/o; esophagus
5. cholecyst/o; gallbladder
6. stomat/o; mouth
7. hemat/o; blood
8. appendic/o; appendix
9. phag/o; eat, swallow
10. cheil/o; lip

연습문제 17

1. stool culture
2. barium swallow
3. endoscopy
4. paracentesis
5. hemoccult test

연습문제 18

1. proctoscopy
2. flexible sigmoidoscopy
3. colonoscopy
4. abdominal ultrasound
5. barium enema
6. cholecystogram
7. esophagogastroduodenoscopy

연습문제 19

1. abdomin/o; abdomen
2. cholecyst/o; gallbladder
3. lapar/o; abdomen
4. sigmoid/o; sigmoid colon
5. colon/o; colon
6. proct/o; rectum, anus

연습문제 20

1. surgical incision into the abdominal cavity
2. suturing of the tongue
3. removal of the stomach
4. process of feeding a patient through nasogastric intubation
5. surgical repair of the roof of the mouth
6. removal of a section of the stomach
7. a connection made surgically between two structures, such as adjacent parts of the intestine
8. crushing of gallstones
9. surgical removal of the appendix
10. surgical construction of an artificial opening between the ileum and the body exterior; done to bypass a damaged part of the ileum

연습문제 21

1. bariatric surgery
2. abdominoperineal resection
3. gavage
4. palatoplasty
5. anastomosis
6. cholecystectomy
7. gastric lavage
8. nasogastric intubation
9. TPN
10. gastric bypass

연습문제 22

1. colostomy; col/o / -stomy
2. pancreatography; pancreat/o / -graphy
3. periodontal; peri- / odont/o / -al
4. cheilorrhaphy; cheil/o / -rrhaphy
5. ileotomy; ile/o / -tomy
6. cholelithotripsy; cholecyst/o / lith/o / -tripsy
7. polypectomy; polyp/o / -ectomy
8. hemicolectomy; hemi- / colon/o / -ectomy
9. abdominoplasty; abdomin/o / -plasty

연습문제 23

1. surgical repair of the palate
   palate
   surgical repair
2. surgical construction of an artificial opening between the colon and the body exterior; done to bypass a damaged part of the colon
   colon
   surgical opening
3. suture of a hernia
   hernia
   suture

4. surgical construction of an artificial opening between the ileum and the body exterior; done to bypass a damaged part of the ileum
   ileum
   incision
5. surgical removal of the appendix
   appendix
   surgical removal, excision
6. suturing of the tongue
   tongue
   suturing

연습문제 24
1. antidiarrheal
2. laxative, cathartic
3. antacid
4. emetic
5. antiemetic

연습문제 25
1. medical specialty concerned with diagnosis and treatment of disorders of the gastrointestinal tract
2. physician who specializes in proctology
3. medical specialty concerned with diagnosis and treatment of disorders of the anus and rectum
4. physician who specializes in gastroenterology
5. branch of medicine concerned with the prevention and control of obesity and allied diseases

연습문제 26
1. gastrointestinal
2. barium enema
3. total parenteral nutrition
4. esophagogastroduodenoscopy
5. nasogastric
6. upper gastrointestinal
7. gastroesophageal reflux disease

연습문제 27
1. IBS
2. BM
3. PUD
4. APR
5. BE

연습문제 28
1. mouth
2. pharynx
3. liver
4. duodenum
5. gallbladder
6. ascending colon
7. cecum
8. appendix
9. salivary glands
10. esophagus
11. stomach
12. pancreas
13. transverse colon
14. descending colon
15. sigmoid colon
16. rectum
17. anus

연습문제 29
1. duodenum
2. jejunum
3. ascending colon
4. ileum
5. cecum
6. appendix
7. left colic (splenic) flexure
8. transverse colon
9. descending colon
10. sigmoid colon
11. rectum
12. anus

연습문제 30
1. surgical repair of the pylorus
   pylorus
   surgical repair
2. herniation of the esophagus
   esophagus
   herniation, protrusion
3. stomach pain
   stomach
   pain
4. softening of the mouth
   mouth
   softening
5. enlargement of the liver
   liver
   enlargement
6. process of examining through the abdominal wall into the stomach
   abdomen
   stomach
   technique of producing images
7. instrument used to examine the anus
   anus
   instrument to examine
8. eating (biting) the lip
   lip
   eat, swallow
9. surgical opening between the sigmoid colon and rectum
   sigmoid colon
   rectum
   surgical opening
10. inflammation of the small intestine and colon
    small intestine
    colon
    inflammation
11. narrowing of the rectum
    rectum
    stricture, narrowing
12. suturing of the lip
    lip
    suturing
13. teeth pain
    teeth
    pain
14. disease of the appendix
    appendix
    disease
15. incision into gallbladder to remove gall stones
    gall, bile
    stone, calculus
    incision
16. surgical opening into the jejunum
    jejunum
    surgical opening
17. surgical removal of the esophagus and stomach
    esophagus
    stomach
    surgical removal
18. drooping of the rectum
    rectum
    prolapse, drooping, sagging

연습문제 31
1. sial/o; saliva
2. aliment/o; nourishment, nutrition
3. pylor/o; pylorus
4. pharyng/o; pharynx
5. duoden/o; duodenum
6. gastr/o; enter/o; stomach; small intestine
7. hepat/o; liver
8. palat/o; palate
9. bucc/o; pharyng/o cheek; pharynx
10. dent/o; tooth
11. cec/o; cecum
12. proct/o; rectum, anus
13. polyp/o; polyp

연습문제 32
1. abdominocentesis
2. proctologist
3. occult blood test; hemoccult test
4. gastroesophageal reflux disease (GERD)
5. hyperemesis
6. pancreatolithectomy
7. gastroenterostomy

연습문제 33
1. B
2. A
3. C
4. A
5. C
6. B
7. A
8. C
9. C
10. A
11. D
12. A
13. C
14. C
15. D

연습문제 34
1. C
2. B
3. B
4. C
5. B
6. C

연습문제 35
1. gastrointestinal
2. diarrhea
3. constipation
4. bowel movement
5. nausea
6. anal
7. peptic ulcer
8. a deep furrow, cleft, slit or tear in the anus

연습문제 36
1. C
2. A
3. A
4. C

5. to decrease the reflux of acid from the stomach to the esophagus

연습문제 37

1. rugae
2. cecum
3. tongue
4. regurgitation
5. ileus
6. feces
7. occult
8. pylorus
9. uvula
10. gavage
11. nausea
12. mastication
13. polyposis
14. palate
15. incontinence

단원 13

연습문제 1

1. opening that carries urine from the urethra to the outside of the body
2. one of two narrow tubes that carry urine from the kidneys to the bladder
3. one of two bean-shaped organs that remove wastes from the blood and help maintain fluid and electrolyte balance in the body
4. microscopic functional unit of the kidney that forms urine
5. a reservoir in each kidney that collects urine

연습문제 2

1. glomerulus
2. renal cortex
3. glomerular capsule
4. urethra
5. urinary bladder
6. trigone of bladder
7. urine

연습문제 3

1. meat/o
2. olig/o
3. ur/o, urin/o
4. nephr/o, ren/o
5. hydr/o
6. pyel/o
7. noct/i
8. lith/o
9. enur/o

연습문제 4

1. -stomy
2. -lith
3. -cele
4. -scopy
5. -ptosis
6. -emia
7. -iasis, esis
8. -stenosis

연습문제 5

1. nephr/o
2. py/o
3. urethr/o
4. son/o
5. vesic/o
6. ureter/o
7. hydr/o

연습문제 6

1. hematuria
2. ureterostenosis
3. lithotripsy
4. uremia
5. glomerulitis
6. ureterolith
7. sonogram
8. cystoscopy

연습문제 7

1. pyuria
2. hematuria
3. albuminuria
4. glycosuria or glucosuria
5. oliguria
6. bacteriuria
7. polyuria
8. dysuria

연습문제 8

1. nephr/o / -megaly
   kidney / enlargement
   enlargement of the kidney
2. cyst/o / scope
   fluid-filled sac / instrument for (urinary bladder) examination
   instrument for examining the bladder
3. noct/i / -uria
   night / urine, urination
   urination at night
4. ureter/o / -stomy
   ureter / surgical opening
   creation of a surgical opening into a ureter
5. ren/o / -gram
   kidney / recording
   recording of kidney (function)
6. nephr/o / -lysis
   kidney / destruction, breakdown, separation
   separation of the kidney (freeing of the kidney from inflammatory adhesions)
7. vesicul/o/ / -ar
   fluid-filled sac (urinary bladder) / pertaining to
   pertaining to the urinary bladder
8. nephr/o / -rrhaphy
   kidney / suture
   suturing of the kidney

연습문제 9

1. to pass urine
2. pertaining to the kidney
3. pertaining to the urinary bladder
4. to urinate
5. pertaining to the urethra
6. pertaining to urine

연습문제 10

1. micturition
2. vesical
3. meatal
4. genitourinary
5. nephric
6. urinate
7. ureteral

연습문제 11

1. urin/o / -ary
   urine, urinary system/tract / pertaining to
   pertaining to urine or the urinary system/tract
2. ren/o / -al
   kidney / pertaining to
   pertaining to the kidney
3. cyst/o / -ic
   fluid-filled sac (urinary bladder) / pertaining to
   pertaining to the urinary bladder
4. urethr/o / -al
   urethra / pertaining to
   pertaining to the urethra
5. ureter/o / -al
   ureter / pertaining to
   pertaining to the ureter

연습문제 12

1. stricture
2. enuresis
3. renal calculus, nephrolith
4. nephrolithiasis
5. renal failure
6. urethral stenosis
7. urinary tract infection
8. uremia
9. hypospadias
10. anuria
11. hydronephrosis
12. polyuria

연습문제 13

1. stress urinary incontinence
2. diuresis
3. hydroureter
4. nocturia
5. urinary suppression
6. polycystic kidney disease
7. urinary retention
8. nephroptosis
9. hematuria
10. urge incontinence
11. epispadias
12. urethral stenosis
13. renal hypertension
14. nocturnal enuresis
15. end-stage renal disease

연습문제 14

1. ureter/o / -lith
2. protein/o / -uria
3. albumin/o / -uria
4. ur/o / -emia
5. urethr/o / -itis
6. glycos/o / -uria
7. ureter/o / -itis
8. pyel/o / nephr/o / -itis
9. nephr/o / lith/o / -iasis
10. glomerul/o / nephr/o / -itis

연습문제 15

1. ureterolith
2. pyuria
3. cystitis
4. nephroptosis
5. cystocele
6. dysuria
7. polyuria
8. pyelitis
9. oliguria
10. ureterocele
11. nephritis
12. cystolith
13. bacteriuria
14. nephromegaly
15. ureterostenosis

연습문제 16

1. creatinine clearance test
2. cystoscope
3. kidneys, ureters, and bladder (KUB) x-ray
4. renogram
5. urinalysis (UA)
6. specific gravity (SG)
7. urethroscopy
8. intravenous pyelography (IVP), intravenous urography (IVU)
9. nephrogram
10. blood urea nitrogen (BUN)

연습문제 17

1. cystometrogram
2. retrograde pyelogram
3. urodynamics
4. nephrosonography
5. voiding cystourethrogram
6. nephrotomogram
7. urinometer
8. urinalysis

연습문제 18

1. nephroscopy
2. cystogram
3. nephrography
4. urethroscope
5. cystoscopy
6. renogram
7. cystography
8. nephroscope

연습문제 19

1. procedure of inserting a tube through the urethra into the bladder to drain it of urine
2. incision into the bladder to remove a stone
3. surgical fixation of a floating kidney
4. creating a surgical opening into the bladder
5. incision into the renal pelvis to remove a stone
6. excision of a ureter
7. repair of the urethra
8. surgical removal of the bladder
9. breaking up of renal or ureteral calculi by focused ultrasound energy

연습문제 20

1. hemodialysis
2. kidney transplant or renal transplant
3. Nephrolithotomy
4. Ureterostomy
5. peritoneal dialysis
6. Cystoplasty
7. vesicourethral suspension
8. nephrotomy

연습문제 21

1. lith/o / -tomy
   stone, calculus / incision
   incision (to remove a) stone or calculus
2. cyst/o / -rrhaphy
   fluid-filled sac (urinary bladder) / suture
   suturing the urinary bladder
3. ureter/o / -tomy
   ureter / incision
   incision into the bladder
4. nephr/o / -ectomy
   kidney / excision, surgical removal
   excision or surgical removal of the kidney
5. pyel/o / -plasty
   renal pelvis / surgical repair, reconstruction
   repair of the renal pelvis
6. meat/o / -tomy
   meatus / incision
   incision into a meatus
7. lith/o / -tripsy
   stone, calculus / crushing
   crushing of a stone or calculus
8. nephr/o / -lysis
   kidney / destruction, breakdown, separation
   separation of the kidney (from adhesions)
9. urethr/o / -tomy
   urethra / incision
   incision into a urethra

연습문제 22

1. urinary analgesic
2. antibiotic
3. diuretic
4. antibacterial

연습문제 23

1. nephrologist
2. urology
3. urologist
4. nephrology

연습문제 24

1. urinary tract infection
2. intravenous pyelogram, intravenous pyelography
3. end-stage renal disease
4. specific gravity
5. catheter, catheterize, catheterization
6. voiding cystourethrogram, voiding cystourethrography
7. blood urea nitrogen
8. acute renal failure
9. genitourinary
10. intravenous urogram, intravenous urography

연습문제 25

1. kidneys, ureters, and bladder (x-ray)
2. extracorporeal shock wave lithotripsy
3. chronic renal failure
4. urinalysis
5. stress urinary incontinence

연습문제 26

1. inferior vena cava
2. abdominal aorta
3. bladder
4. urethra
5. kidneys
6. ureters

연습문제 27

1. renal artery
2. renal vein
3. renal pelvis
4. ureter
5. calyx
6. renal cortex
7. renal medulla

연습문제 28

1. cyst/o; fluid-filled sac (urinary bladder)
2. meat/o; meatus
3. urethr/o; urethra
4. hemat/o; blood
5. cyst/o; fluid-filled sac (urinary bladder)
6. ren/o; kidney
7. ureter/o; ureter
8. py/o; pus
9. pyel/o; renal pelvis
10. urethr/o; urethra
11. glycos/o; glucose, sugar
12. nephr/o; kidney
13. vesic/o; bladder
14. noct/i; night
15. ur/o; urine, urinary system/tract
16. cyst/o; fluid-filled sac (urinary bladder)
17. nephr/o; kidney
18. urethr/o; urethra
19. olig/o; scanty, few
20. ureter/o; ureter

연습문제 29

1. ureter/o / -lith
   ureter / stone, calculus
   stone or calculus in the ureter
2. glycos/o / -uria
   glucose, sugar / urine, urination
   glucose or sugar in the urine
3. nephr/o / -ptosis
   kidney / prolapse, drooping, sagging
   drooping of the kidney
4. ureter/o / -stenosis
   ureter / stricture, narrowing
   narrowing of the ureter
5. nephr/o / -tomy
   kidney / incision
   incision into the kidney
6. ur/o / -emia
   urine, urinary system/tract / blood (condition of)
   condition of urine in the blood

7. pyel/o / -itis
   renal pelvis / inflammation
   inflammation of the renal pelvis
8. glomerul/o / nephr/o / -itis
   glomerulus / kidney / inflammation
   inflammation of the glomeruli of the kidney

연습문제 30
1. specific gravity
2. KUB
3. hydroureter
4. catheterization
5. proteinuria
6. hemodialysis
7. stress urinary incontinence (SUI)
8. renal hypertension
9. vesicourethral suspension
10. nephroptosis
11. cystometrogram
12. urinalysis
13. urinary retention
14. nocturnal enuresis
15. hypospadias

연습문제 31
1. the amount of urea in the blood
2. a kidney
3. urine sample
4. the kidney stone may obstruct the flow of urine
5. to release wastes (urine) from the body
6. to surgically crush the stone in the bladder
7. the kidney
8. a nephrologist
9. urinary analgesic
10. urine
11. bladder and urethra
12. catheterization
13. urology
14. make an incision to remove a stone from an organ
15. the kidney
16. a ureter
17. cystogram
18. urinometer
19. an antibacterial and an antibiotic
20. the kidney

연습문제 32
1. D
2. B
3. D
4. A
5. B
6. A
7. B
8. D
9. C
10. A
11. C
12. A
13. C
14. A
15. D

연습문제 33
1. B
2. A
3. C
4. D
5. C

연습문제 34
1. oliguria
2. nocturnal enuresis
3. pyelonephritis
4. hydronephrosis
5. urinalysis
6. catheterization
7. SG
8. urinary retention
9. hydroureter
10. KUB
11. a stone in the urinary tract

연습문제 35
1. C
2. B
3. D
4. A
5. C
6. B
7. B
8. pertaining to through the vagina

연습문제 36
1. glomerulus
2. meatus
3. cystic
4. CORRECT
5. CORRECT
6. nephromegaly
7. CORRECT
8. cystocele
9. diuresis
10. CORRECT
11. hydroureter
12. CORRECT
13. CORRECT
14. urinalysis
15. cystoscopy

단원 14

연습문제 1
1. prepuce, foreskin
2. scrotum
3. seminal vesicles
4. sperm, spermatozoon
5. vas deferens, ductus deferens
6. bulbourethral glands
7. penis
8. seminiferous tubules

연습문제 2
1. testosterone
2. glans penis
3. epididymis
4. semen
5. prostate gland
6. testis

연습문제 3
1. prostate
2. sperm, spermatozoon
3. male
4. fluid-filled sac (seminal vesicle)
5. testis, testicle
6. glans penis
7. epididymis
8. sperm, spermatozoon
9. duct, vessel, vas deferens
10. testis, testicle

연습문제 4
1. crypt-
2. -lysis
3. -ism
4. -cele
5. -tomy
6. an-
7. -pexy
8. -plasty
9. –stomy
10. -genesis

연습문제 5
1. orchi/o, testicul/o
2. balan/o
3. vesicul/o
4. vas/o
5. prostat/o

연습문제 6
1. vasectomy
2. andropathy
3. prostatolith
4. vesiculitis
5. spermatogenesis
6. balanorrhea
7. orchiopexy

연습문제 7
1. prostatic
2. testicular
3. condom
4. ejaculation
5. epididymal
6. spermatic
7. balanic

연습문제 8
1. spermicide
2. testicular
3. balanic
4. prostatic
5. puberty
6. epididymal
7. condom

연습문제 9
1. testicul/o testis; testicle
2. prostat/o; prostate
3. balan/o; glans penis
4. epididym/o; epididymis
5. sperm/o; sperm, spermatozoon

연습문제 10
1. inflammation of the prostate
2. abnormal persistent and painful erection of the penis
3. absence of sperm; inability to produce sperm
4. abnormal discharge from the glans penis
5. inflammation of the epididymis
6. narrowing of the penis foreskin opening that prevents it from being retracted over the glans penis
7. a wart-like lesion on the genitals

연습문제 11
1. chlamydia
2. Genital herpes
3. varicocele
4. Gonorrhea
5. acquired immunodeficiency syndrome
6. hydrocele
7. Benign prostatic hypertrophy
8. erectile dysfunction

연습문제 12
1. human papillomavirus (HPV)
2. benign prostatic hyperplasia (BPH), benign prostatic hypertrophy (BPH)
3. human immunodeficiency virus (HIV)
4. sexually transmitted disease (STD) or venereal disease (VD) or sexually transmitted infection (STI)
5. spermatocele
6. testicular torsion
7. syphilis
8. Peyronie disease

연습문제 13
1. spermat/o / -cele
2. prostat/o / -itis
3. balan/o / -rrhea
4. a- / sperm/o / -ia
5. orchid/o / -itis
orch/o/ -itis
test/o/ -itis
6. balan/o / -itis
7. crypt/o / orchid/o / -ism
8. epididym/o / -itis

연습문제 14
1. andr/o / -pathy
male / disease
disease found in males
2. prostat/o / -lith
prostate / stone
stone in the prostate
3. balan/o / -itis
glans penis / inflammation
inflammation of the glans penis
4. olig/o / sperm/o / -ia
few, scanty / sperm, spermatozoon / condition of
deficiency of sperm
5. an- / orch/o / -ism
without, not / testis, testicle / condition of
condition of being without a testis
6. prostat/o / -rrhea
prostate / discharge
discharge from the prostate
7. crypt- / orchid/o / -ism
hidden / testis, testicle / condition of
condition of hidden testes

연습문제 15
1. transrectal ultrasound
2. digital rectal examination
3. prostatic-specific antigen

연습문제 16
1. surgical reconnecting of the vasa deferentia in a male with a vasectomy to restore fertility; vasectomy reversal operation
2. operation to remove the prepuce (foreskin) from the penis
3. removal of one or both testes
4. incision into the prostate to remove a stone
5. removal of the prostate through the urethra using a resectoscope; used to treat benign prostatic hyperplasia
6. device that is surgically placed in the penis to produce an erection; used to treat erectile dysfunction (ED)

연습문제 17
1. orchioplasty
2. epididymectomy
3. prostatolithotomy
4. orchiectomy
5. vasectomy
6. prostatectomy

연습문제 18
1. epididymectomy
2. orchioplasty
3. vesiculectomy
4. orchidotomy
5. vasectomy

연습문제 19
1. orchi/o / -tomy
testis, testicle / incision
incision into a testis
2. balan/o / -plasty
glans penis / surgical repair, reconstruction
surgical repair of the glans penis
3. prostat/o / -ectomy
prostate / excision, surgical removal
excision (removal) of the prostate
4. orchi/o / -pexy
testis, testicle / surgical fixation
surgical fixation (treatment) of a testis
5. vas/o / -ectomy
duct, vessel / excision, surgical removal
surgical excision of the vas deferens

연습문제 20
1. impotence agent
2. antiretroviral
3. vasodilator
4. antiviral

연습문제 21
1. urology
2. urologist

연습문제 22
1. benign prostatic hyperplasia, benign prostatic hypertrophy
2. transurethral incision of the prostate
3. erectile dysfunction
4. human immunodeficiency virus
5. prostatic-specific antigen
6. sexually transmitted infection
7. transrectal ultrasound
8. transurethral incision of the prostate

연습문제 23
1. transurethral resection of the prostate
2. sexually transmitted disease
3. digital rectal examination
4. human papillomavirus
5. acquired immunodeficiency syndrome
6. benign prostatic hyperplasia or benign prostatic hypertrophy

연습문제 24
1. prostate gland
2. vas deferens
3. penis
4. glans penis
5. prepuce (foreskin)
6. epididymis
7. seminal vesicle
8. testis
9. scrotum

연습문제 25
1. testicul/o; testis, testicle
2. prostat/o; prostate
3. balan/o; glans penis
4. orch/o; testis, testicle
5. epididym/o; epididymis
6. sperm/o; sperm, spermatozoon
7. vesicul/o; fluid-filled sac (seminal vesicle)
8. andr/o; male

연습문제 26
1. excision of the vas deferens
duct, vessel, vas deferens
excision
2. discharge from the prostate
prostate
discharge
3. inflammation of the glans penis
glans penis
inflammation
4. pertaining to the epididymis
epididymis
pertaining to
5. surgical fixation of the testes (surgical treatment of an undescended testicle)
testis, testicle
surgical fixation
6. stone in the prostate
prostate
stone
7. repair of a testis
testis, testicle
surgical repair, reconstruction
8. excision of the seminal vesicle
fluid-filled sac (seminal vesicle)
excision, surgical removal

연습문제 27
1. through sexual contact
2. to reverse a vasectomy and regain the ability to reproduce
3. testosterone
4. secretions from the testes, seminal glands, prostate gland, and bulbourethral glands
5. spermatocele
6. human papillomavirus (HPV) infection
7. prostate gland
8. prepuce or foreskin

9. cryptorchidism
10. vasectomy
11. in the erectile tissues inside the penis

연습문제 28
1. B
2. D
3. B
4. C
5. A
6. C
7. A
8. D
9. C
10. B
11. D
12. C
13. B
14. A
15. A
16. D
17. B
18. B

연습문제 29
1. D
2. B
3. C
4. B
5. D
6. A

연습문제 30
1. digital rectal examination
2. dysuria
3. hydrocele
4. orchiopexy
5. transrectal ultrasound

연습문제 31
1. D
2. B
3. A
4. D
5. D
6. transrectal ultrasound and needle biopsy

연습문제 32
1. orchialgia
2. balanorrhea
3. spermicide
4. condyloma
5. urethritis

연습문제 33
1. D
2. A
3. B
4. C
5. B
6. an accumulation of an excessive amount of watery fluid in cells, tissues, or serous cavities (exact answer will vary depending on dictionary used)

연습문제 34
1. scrotum
2. spermatozoon
3. semen
4. prostate gland
5. coitus
6. epididymis
7. balanorrhea
8. aspermia
9. phimosis
10. hydrocele
11. prostatitis
12. varicocele
13. chlamydia
14. condyloma
15. syphilis

단원 15

연습문제 1
1. placenta
2. lactiferous ducts
3. endometrium
4. breasts or mammary glands
5. genitalia
6. ovum
7. amnion
8. umbilical cord
9. nipple
10. fundus
11. areola
12. corpus luteum
13. vesicular ovarian follicles, graafian follicles
14. greater vestibular glands, Bartholin glands
15. zygote

연습문제 2
1. outer layer of the uterus that covers the body of the uterus and part of the cervix
2. fluid that encases the fetus and provides a cushion for the fetus as the mother moves
3. tubular, lower portion of the uterus that opens into the vagina
4. hormone secreted by the fertilized ovum soon after conception
5. female gamete or sex cell; when fertilized by a sperm, it develops into an ovum and is capable of developing into a new individual
6. outermost membrane surrounding the fetus
7. tubular structures that carry the oocyte from the ovary to the uterus
8. period of development from fertilization until birth
9. subdivisions of the lobes of the mammary gland that make breast milk
10. hormone that stimulates breast growth and milk secretion
11. pear-shaped organ located in the middle of the pelvis that supports a growing embryo and fetus and is the site of menstruation
12. part of the labia that covers and protects the female external genital organs
13. the developing organism from conception until the end of the eighth week of gestation

연습문제 3
1. corpus luteum
2. labia
3. Fimbriae
4. mons pubis
5. ovulation
6. introitus
7. labia minora
8. ovaries
9. vagina
10. zygote

연습문제 4
1. vulva
2. fetus
3. cervical os
4. lactation
5. effacement
6. gamete
7. lochia
8. vagina
9. lobules of mammary gland
10. ovaries

연습문제 5
1. endometrium
2. clitoris
3. labia
4. perineum
5. mammary glands
6. genitalia
7. adnexa
8. myometrium

연습문제 6
1. fundus
2. pelvis, pelvic cavity
3. cervix, neck (neck of uterus)
4. breast, mammary gland
5. from conception to birth
6. pubis
7. salpinx, uterine tube, fallopian tube
8. vagina
9. pregnancy
10. scanty, few
11. uterus
12. milk
13. birth
14. chorion
15. perineum

연습문제 7
1. vagin/o, colp/o
2. gyn/o, gynec/o
3. my/o
4. salping/o
5. mamm/o, mast/o
6. cephal/o
7. gravid/o
8. perine/o
9. hydr/o
10. toc/o
11. men/o, menstru/o
12. cervic/o
13. galact/o, lact/o
14. vulv/o, episi/o
15. pub/o

연습문제 8
1. above
2. surgical repair, reconstruction
3. incision

4. none
5. herniation, protrusion
6. measurement of
7. flow, discharge
8. condition of
9. new
10. beginning
11. suture
12. puncture to aspirate
13. before
14. in, within
15. childbirth, labor

연습문제 9
1. flowing forth (of blood) from the uterus
2. study of woman
3. excision or surgical removal of the uterus
4. record (image) of the breast
5. incision into the vulva
6. suture of the vagina
7. excision or surgical removal of (one or both) ovaries
8. inflammation of the cervix
9. surgical repair or reconstruction of the vagina
10. excision or surgical removal of (one or both) salpinges (uterine tubes)

연습문제 10
1. gynecologist
2. hysteroscopy
3. colporrhaphy
4. omphalocele
5. vaginitis
6. mammography
7. amniotomy
8. fetal
9. embryology
10. mastectomy

연습문제 11
1. suprapubic
2. intrauterine
3. menarche
4. estimated date of confinement
5. stillbirth
6. para
7. prenatal
8. meconium
9. primigravida

연습문제 12
1. chorionic
2. nullipara
3. transabdominal
4. neonate
5. congenital
6. cystic
7. gestational
8. gravida

연습문제 13
1. in vitro
2. ovarian
3. uterine
4. postpartum
5. neonatal
6. perineal
7. menses
8. date of birth
9. last menstrual period
10. nulligravida

연습문제 14
1. fet/o; fetus
2. vagin/o; vagina
3. pelv/i; pelvis
4. metri/o; uterus
5. abdomin/o, pelv/i; abdomen, pelvis
6. embry/o; embryo
7. abdomin/o; abdomen
8. ovari/o; ovary

연습문제 15
1. sexually transmitted disease (STD)
2. oligohydramnios
3. gastroschisis
4. cervical dysplasia
5. Turner syndrome
6. ectopic pregnancy
7. menopause
8. atrial septal defect
9. cleft lip
10. nuchal cord
11. abortion, spontaneous abortion
12. toxoplasmosis
13. rupture of membranes
14. patent ductus arteriosus
15. abruptio placenta
16. tetralogy of Fallot
17. bacterial vaginosis
18. pelvic inflammatory disease (PID)
19. atresia
20. breech pregnancy

연습문제 16
1. metrorrhagia
2. dyspareunia
3. infertility
4. polycystic ovary syndrome
5. ventricular septal defect
6. Braxton Hicks
7. gestational diabetes
8. eclampsia
9. postpartum depression
10. atrophic vaginitis
11. spina bifida
12. uterine prolapse
13. cleft palate
14. placenta previa
15. prolapsed cord
16. congenital
17. jaundice of newborn
18. incomplete abortion
19. adenomyosis

연습문제 17
1. a- / men/o / -rrhea
without, not / menstruation / flow, discharge
without (absence of) menstrual flow
2. salping/o / itis
salpinx, uterine tube, fallopian tube / inflammation
inflammation of the salpinx
3. mast/o / -itis
breast / inflammation
inflammation of the breast
4. endo- / metri/o / -osis
in, within / uterus / abnormal condition
abnormal condition within the uterus (endometrium)
5. vulv/o / -dynia
vulva / pain
pain in the vulva
6. micro- / cephal/o / -y
small / head / condition of
condition of abnormally small head
7. my/o / -oma
muscle (uterus) / tumor
tumor of the uterus
8. omphal/o / -cele
umbilicus, navel / herniation, protrusion
herniation of the umbilical cord
9. mast/o / -dynia
breast / pain
pain in the breast
10. -dys / men/o / -rrhea
painful, difficult / menstruation / flow, discharge
painful or difficult menstrual flow

연습문제 18
1. fetoscope
2. transvaginal ultrasound
3. hysterosalpingography
4. Apgar
5. TORCH panel
6. quad marker screen
7. Papanicolaou test

연습문제 19
1. pelvic ultrasound
2. colposcopy
3. pregnancy test
4. mammography
5. chorionic villus sampling (CVS)
6. amniocentesis
7. TORCH panel

Exercise 20
1. puncture to aspirate (fluid) from the amnion (amniotic sac)
2. instrument for examination of the vagina
3. process of recording the uterus and salpinges (uterine tubes); radiography of the uterus and uterine tubes
4. process of recording the breast; radiography of the breasts
5. instrument for examining (listening to) the fetus
6. process of examining the vagina; examination of the vagina and cervix by means of an endoscope

연습문제 21
1. dilatation and curettage
2. myomectomy
3. pessary
4. total abdominal hysterectomy
5. cerclage
6. vaginal hysterectomy
7. induction of labor
8. in vitro fertilization (IVP)
9. loop electrosurgical excision procedure (LEEP) or loop excision
10. amniotomy or artificial rupture of membranes

연습문제 22

1. tubal ligation
2. cryosurgery
3. salpingo-oophorectomy
4. salpingectomy
5. therapeutic abortion
6. cesarean section

연습문제 23

1. mammoplasty
2. amniotomy
3. mastopexy
4. hysteroplasty or uteroplasty
5. episiotomy

연습문제 24

1. salping/o / oophor/o / -ectomy
   salpinx, uterine tube, fallopian tube / ovary / excision, surgical removal
   excision of the ovary and salpinx (uterine tube)
2. colp/o / -rrhaphy
   vagina / suture
   suture of the vagina
3. uter/o / -tomy
   uterus / incision
   incision of the uterus
4. mamm/o / -plasty
   breast, mammary gland / surgical repair, reconstruction
   surgical repair of the breast
5. hyster/o / -ectomy
   uterus / excision, surgical removal
   excision of the uterus
6. episi/o / -tomy
   vulva / incision
   incision of the vulva
7. salping/o / -ectomy
   salpinx, uterine tube, fallopian tube / excision, surgical removal
   excision of a salpinx (uterine tube)
8. oophor/o / -ectomy
   ovary / excision, surgical removal
   excision of an ovary
9. mast/o / -pexy
   breast, mammary gland / surgical fixation
   surgical fixation of the breast (plastic surgery to elevation and reshape a drooping breast)
10. vulv/o / -ectomy
    vulva / excision, surgical removal
    excision of all or part of the vulva

연습문제 25

1. oxytocin
2. abortifacient
3. contraceptive
4. ovulation induction
5. tocolytic
6. hormone replacement therapy (HRT)

연습문제 26

1. midwife
2. neonatal intensive care unit
3. reproductive endocrinology
4. neonatology
5. obstetrics
6. pediatrics
7. neonatologist
8. midwifery
9. reproductive endocrinologist
10. gynecology
11. obstetrician
12. pediatrician
13. gynecologist

연습문제 27

1. total abdominal hysterectomy
2. spontaneous abortion
3. abortion
4. pelvic inflammatory disease
5. sexually transmitted disease

연습문제 28

1. neonatal intensive care unit
2. obstetrician
3. hormone replacement therapy
4. total abdominal hysterectomy
5. therapeutic abortion
6. estimated date of delivery
7. last menstrual period
8. in vitro fertilization
9. dilatation and curettage or dilation and curettage
10. loop electrosurgical excision procedure

연습문제 29

1. D&C
2. CVS
3. HSG
4. GYN
5. DOB
6. hCG

연습문제 30

1. peritoneal cavity
2. ovary
3. uterine tube
4. uterus
5. clitoris
6. labium minus
7. labium majus
8. vagina
9. cervix

연습문제 31

1. hyster/o / salping/o / -graphy
   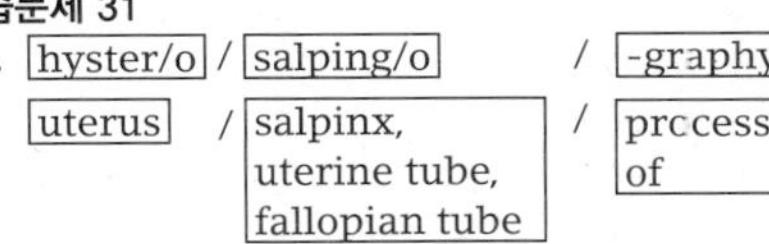
   uterus / salpinx, uterine tube, fallopian tube / process of
   process of recording the uterus and salpinges; radiography of the uterus and uterine tubes
2. episi/o / -tomy
   vulva / incision
   incision of the vulva
3. colp/o / -rrhaphy
   vagina / suture
   suturing the vagina
4. endo- / cervic/o / -al
   in, within / cervix / pertaining to
   pertaining to within the cervix
5. pelv/i / -metry
   pelvis / measurement of
   measurement of the pelvis
6. oophor/o / -ectomy
   ovary / excision, surgical removal
   excision of an ovary
7. mamm/o / -graphy
   breast, mammary gland / process of recording
   process of recording the breast; radiography of the breast
8. metr/o / -rrhagia
   uterus / flowing forth
   flowing forth (of blood) from the uterus between periods
9. olig/o / men/o / -rrhea
   scanty, few / menstruation / flow, discharge
   scanty discharge (of blood) during menstruation
10. mamm/o / -plasty
    breast / surgical repair, reconstruction
    surgical repair of the breast
11. salping/o / -ectomy
    salpinx, uterine tube, fallopian tube / excision, surgical removal
    surgical removal of a salpinx (uterine tube)
12. colp/o / -scopy
    vagina / process of examining, examination
    process of examining the vagina (and cervix)
13. vagin/o / -itis
    vagina / inflammation
    inflammation of the vagina
14. cervic/o / -itis
    cervix / inflammation
    inflammation of the cervix

연습문제 32

1. ectopic
2. nulligravida
3. Infertility
4. In vitro fertilization
5. Cesarean section
6. nuchal cord

연습문제 33

1. salpingo-oophorectomy
2. embryo
3. uterine tube (salpinx or fallopian tube)
4. Nulligravida refers to a woman who has had no pregnancies; primigravida refers to a woman who has had a single pregnancy; gravida refers to a woman who is pregnant.
5. perimetrium (outer layer); myometrium (muscular middle layer); endometrium (inner layer)
6. Gynecology deals with the functions and diseases of the female genital tract as well as endocrinology and reproductive health. Obstetrics deals with childbirth and the care of the mother.

7. anywhere other than the lining of the uterus
8. Rupture of membranes is a spontaneous rupture of the amniotic sac. An amniotomy is an artificial (purposeful) tearing of the amniotic sac to induce labor.
9. to test for various problems in the fetus, such as genetic defects, fetal infections, or fetal lung immaturity

연습문제 34
1. D
2. A
3. B
4. A
5. C
6. B
7. B
8. D

연습문제 35
1. C
2. B
3. A
4. C
5. A
6. B
7. A
8. C
9. A
10. D

연습문제 36
1. sexually transmitted disease
2. endocervical curettage
3. colposcopy
4. stenosis
5. patient has been pregnant 3 times
6. Papanicolaou test

연습문제 37
1. Prenatal
2. cervix
3. episiotomy
4. neonatologist
5. Apgar score
6. to enlarge the vagina and assist childbirth

연습문제 38
1. hysterectomy
2. suprapubic
3. cervicitis
4. cystic
5. laparotomy
6. mastectomy
7. endometrial
8. ovulation
9. perimetrium
10. mammography
11. placenta
12. clitoris
13. areola
14. colposcopy
15. zygote

단원 16

연습문제 1
1. disease
2. cancer
3. tumor
4. cancer
5. cold
6. black, dark
7. white
8. muscle, flesh
9. x-rays, radiation
10. abdomen

연습문제 2
1. cyt/o
2. kary/o
3. chem/o
4. cancer/o, carcin/o
5. rhabd/o
6. squam/o
7. plas/o
8. bi/o
9. ablat/o
10. sarc/o

연습문제 3
1. change, beyond
2. viewing, examining, or observing with an instrument
3. tumor
4. origin, production
5. within
6. bad, poor
7. smooth
8. new
9. painful, difficult, abnormal
10. originating, producing
11. beside
12. across, through

연습문제 4
1. tumor of the bone
2. tumor of cartilage
3. tumor of smooth muscle
4. cancerous tumor
5. condition of white blood cells (type of cancer)
6. tumor of the muscle
7. pertaining to a duct

연습문제 5
1. cytology
2. squamous
3. leiomyoma
4. melanoma
5. adenoma
6. lymphoma
7. myeloma
8. nephroma
9. angioma
10. neuroma

연습문제 6
1. benign
2. malignant
3. myelomas
4. melanoma
5. glandular tissue
6. oncogenic
7. recurrence
8. neuroma
9. malignant
10. lipoma
11. malignant neoplasm

연습문제 7
1. carcinoma
2. benign
3. lesion
4. dysplasia
5. tumor
6. cancer
7. in situ
8. invasion
9. metastasis

연습문제 8
1. adenoma
2. fibroma
3. pathogenic
4. lipoma
5. sarcoma
6. myeloma
7. cancerous
8. fibrosarcoma

연습문제 9
1. lymphoma
2. bronchogenic carcinoma
3. leiomyoma
4. chondroma
5. osteosarcoma
6. liposarcoma
7. lymphangioma
8. Wilms tumor
9. melanoma
10. glioma
11. osteofibroma
12. giant cell tumor
13. rhabdomyoma
14. mesothelioma
15. germ cell tumor (GCT)

연습문제 10
1. Leukemia
2. GIST
3. Wilms
4. Hodgkin
5. pheochromocytoma
6. bone
7. chondrosarcoma
8. giant cell tumor
9. retinoblastoma
10. meningioma

연습문제 11
1. medulloblastoma
2. ductal carcinoma in situ
3. oat cell carcinoma
4. squamous cell carcinoma
5. basal cell carcinoma
6. neuroblastoma
7. Kaposi sarcoma

연습문제 12
1. nephroma
2. lymphoma
3. leukemia
4. glioma
5. adenoma
6. leiomyoma
7. leiomyosarcoma
8. astrocytoma
9. carcinoma
10. rhabdomyosarcoma

연습문제 13

1. radionuclide scan
2. Endoscopic retrograde cholangiopancreatography
3. cholescintigraphy
4. fine-needle aspiration
5. lumbar puncture
6. Pap test
7. tumor marker
8. thoracoscopy
9. single photon emission computed tomography scan
10. hCG

연습문제 14

1. sentinel lymph node biopsy
2. alpha-fetoprotein (AFP) test
3. prostate-specific antigen (PSA) test
4. estrogen receptors
5. shave biopsy
6. punch biopsy
7. endoscopic ultrasound
8. mammography
9. transrectal ultrasound
10. colposcopy

연습문제 15

1. colposcopy
2. carcinoma
3. thoracoscopy
4. mammography

연습문제 16

1. radiofrequency ablation
2. radiation therapy
3. mastectomy
4. bone marrow transplant (BMT)
5. loop electrosurgical excision procedure (LEEP)
6. amputation
7. fulguration
8. Mohs surgery
9. debulking surgery
10. peripheral stem cell transplant

연습문제 17

1. TURBT
2. palliative
3. colectomy
4. Whipple
5. limb salvage surgery
6. transsphenoidal resection
7. wedge resection
8. radical
9. stereotactic radiosurgery
10. brachytherapy

연습문제 18

1. esophagectomy
2. thyroidectomy
3. gastrectomy
4. mastectomy
5. nephrectomy
6. lymphadenectomy
7. myomectomy
8. lobectomy

연습문제 19

1. pneumon/o / -ectomy
   lung / excision, surgical removal
   excision of the lung
2. col/o/ / -ectomy
   colon / excision, surgical removal
   excision of (all or part of) the colon
3. cyst/o / -ectomy
   bladder / excision, surgical removal
   excision of the (urinary) bladder
4. thyroid/o / -ectomy
   thyroid gland / excision, surgical removal
   excision of the thyroid gland
5. laryng/o / -ectomy
   larynx / excision, surgical removal
   excision of (all or part of) the larynx
6. irid/o / -ectomy
   iris / excision, surgical removal
   excision of (part of) the iris
7. crani/o / -ectomy
   skull, cranium / excision, surgical removal
   excision of (part of) the cranium
8. gastr/o / -ectomy
   stomach / excision, surgical removal
   excision of (all or part of) the stomach

연습문제 20

1. adjuvant chemotherapy
2. hormonal therapy
3. intrathecal chemotherapy
4. aromatase inhibitors
5. immunotherapy, biologic therapy
6. palliative chemotherapy
7. chemotherapy
8. chemoprevention
9. epidermal growth factor receptor (EGFR) inhibitor therapy
10. interstitial chemotherapy

연습문제 21

1. gynecologic oncology
2. radiation oncology
3. surgical oncology
4. pediatric oncology
5. gynecologic oncologist
6. medical oncologist
7. medical oncology
8. pediatric oncologist
9. radiation oncologist
10. surgical oncologist

연습문제 22

1. gastrointestinal stromal tumor
2. ductal carcinoma in situ
3. transurethral resection of prostate
4. hepatobiliary iminodiacetic acid
5. bone marrow transplant
6. radiofrequency ablation
7. transrectal ultrasound
8. epidermal growth factor receptors
9. magnetic resonance cholangiopancreatography
10. endoscopic ultrasound
11. single photon emission computed tomography
12. alpha fetoprotein

연습문제 23

1. LP
2. FNA
3. CA
4. TURB
5. ERCP
6. LEEP
7. PSA
8. BCC
9. hCG
10. MEN
11. NHL
12. SCC

연습문제 24

1. rhabd/o / my/o / sarc/o/-oma
   striated / muscle / muscle, flesh
   (malignant) tumor of striated muscle
2. my/o / -oma
   muscle / tumor
   (benign) tumor of muscle
3. nephr/o / -oma
   kidney / tumor
   tumor of the kidney
4. bronch/o / -scopy
   bronchus / viewing, examining, or observing with an instrument
   examining the bronchial tree through a bronchoscope
5. meningi/o / -oma
   meninges / tumor
   (benign) tumor of the meninges
6. endo- / -scopy
   in, within / viewing, examining, or observing with an instrument
   examining the interior using an endoscope
7. oste/o / sarc/o / -oma
   bone / muscle, flesh / tumor
   (malignant) tumor of bone arising from osteoblasts
8. neur/o / -oma
   nerve / tumor
   tumor of a nerve
9. irid/o / -ectomy
   iris / excision, surgical removal
   excision or surgical removal of the iris
10. lapar/o / -scopy
    abdomen / viewing, examining, or observing with an instrument
    examining the abdomen with a laparascope

연습문제 25

1. colorectal
2. cryotherapy
3. cystoscopy
4. benign
5. melanoma
6. Whipple operation
7. fulguration
8. shave biopsy
9. mammogram
10. osteosarcoma

연습문제 26

1. A simple mastectomy is the removal of a breast in which the underlying muscles and the lymph nodes are left intact. A radical mastectomy is the removal of the breast as well as the underlying muscles and lymph nodes in the adjacent armpit.
2. Hodgkin lymphoma is indicated by the presence of Reed-Sternberg cells. Non-Hodgkin lymphoma is a type of lymphoma other than the Hodgkin type.
3. debulking
4. to relieve pain and other symptoms but not to cure cancer
5. astrocytoma
6. A chondroma is benign and a chondrosarcoma is malignant.
7. Oncogenes are genes that cause normal cells to grow out of control and become cancer cells.
8. A beam of high-energy radiation is applied externally directly to the tumor while minimizing damage to other tissues.
9. They reduce estrogen levels in a woman's body and stop the growth of cancer cells that depend on estrogen to live and grow.
10. malignant

연습문제 27

1. C
2. B
3. D
4. C
5. C
6. A
7. B
8. B
9. A
10. C

연습문제 28

1. B
2. C
3. A
4. D
5. C
6. B
7. C
8. B
9. A
10. D

연습문제 29

1. stenosis
2. ulceration
3. rhinoscopy
4. carcinoma
5. rhinectomy

연습문제 30

1. B
2. B
3. B
4. C
5. C
6. B
7. Ductal carcinoma in situ (DCIS) is breast cancer that is confined to the ducts and has not spread into the tissue of the breast. This patient's cancer has become invasive so has obviously spread into the tissues of the breast.

연습문제 31

1. craniectomy
2. fulguration
3. rhabdomyoma
4. thyroidectomy
5. chondrosarcoma
6. cryosurgery
7. glioma
8. leiomyosarcoma
9. mammography
10. pheochromocytoma
11. brachytherapy
12. cholescintigraphy
13. lipoma
14. nephrectomy
15. palliative

스테드만 해부학 도감
Anatomy Atlas

Skeletal Anatomy, Anterior View

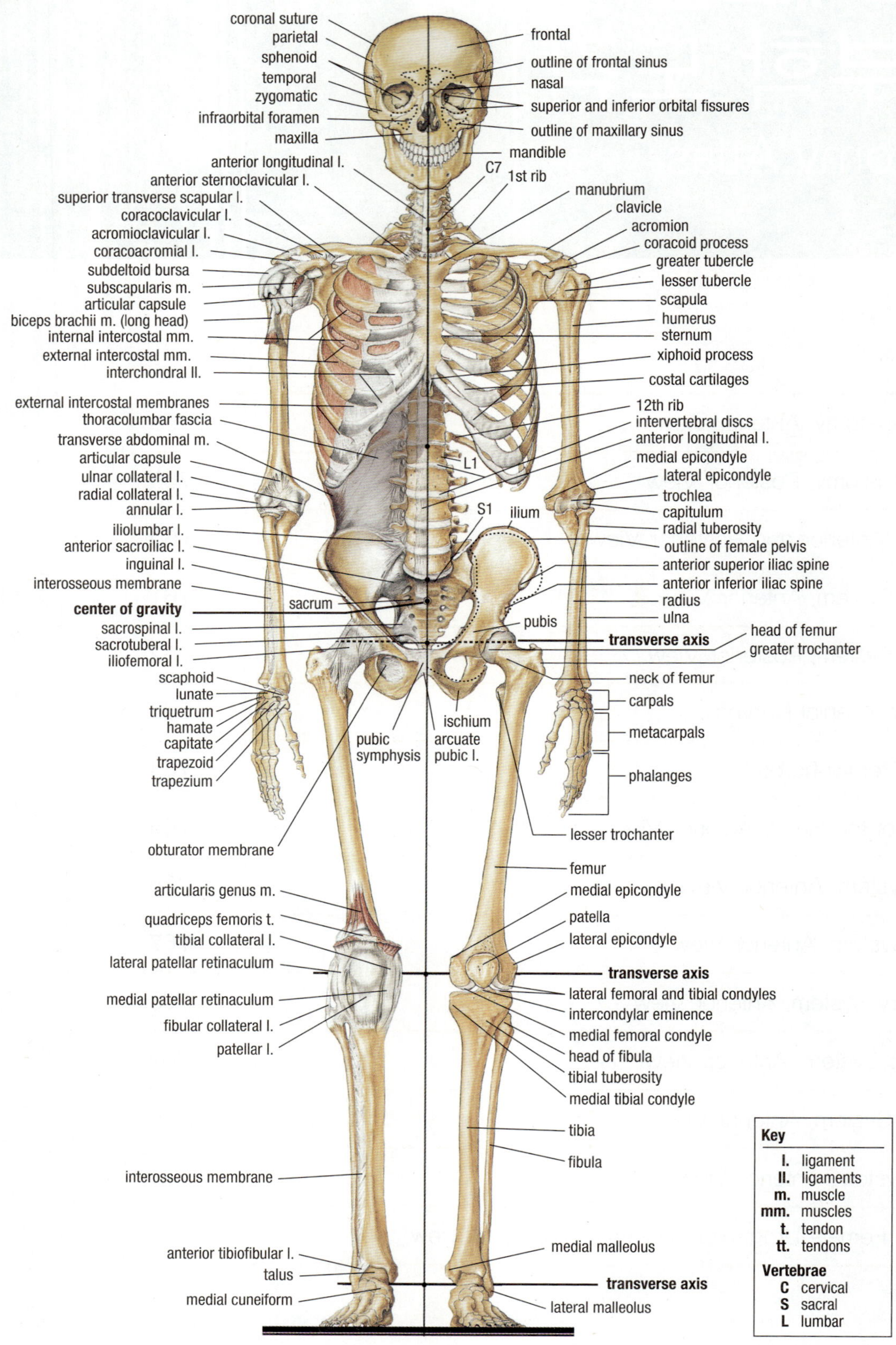

Skeletal Anatomy, Posterior View

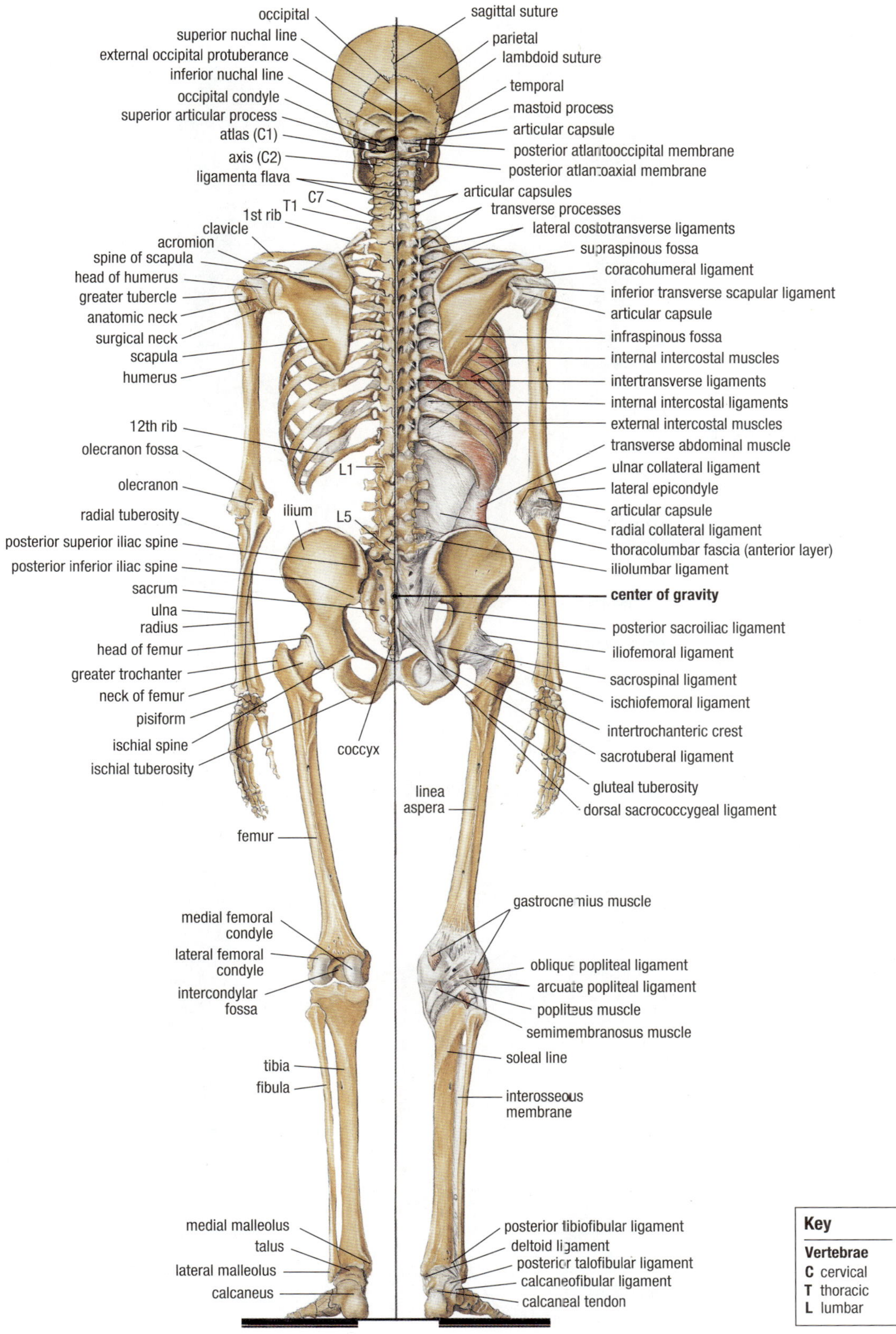

The Skull, Anterior and Posterior Views

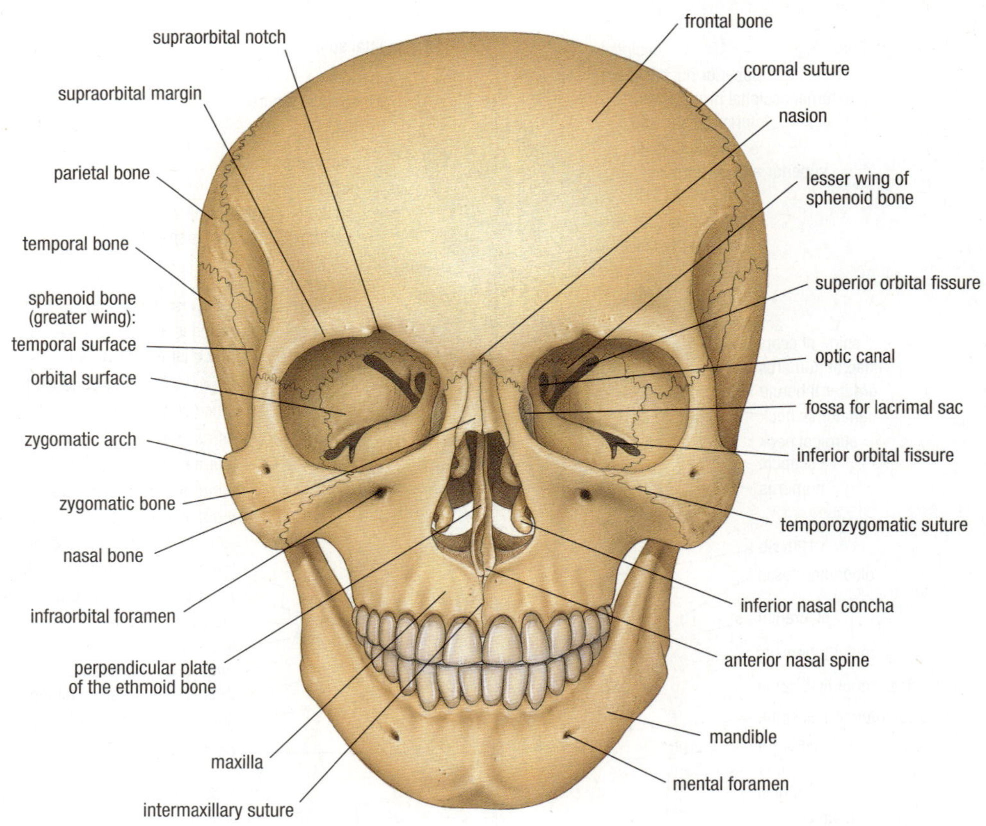

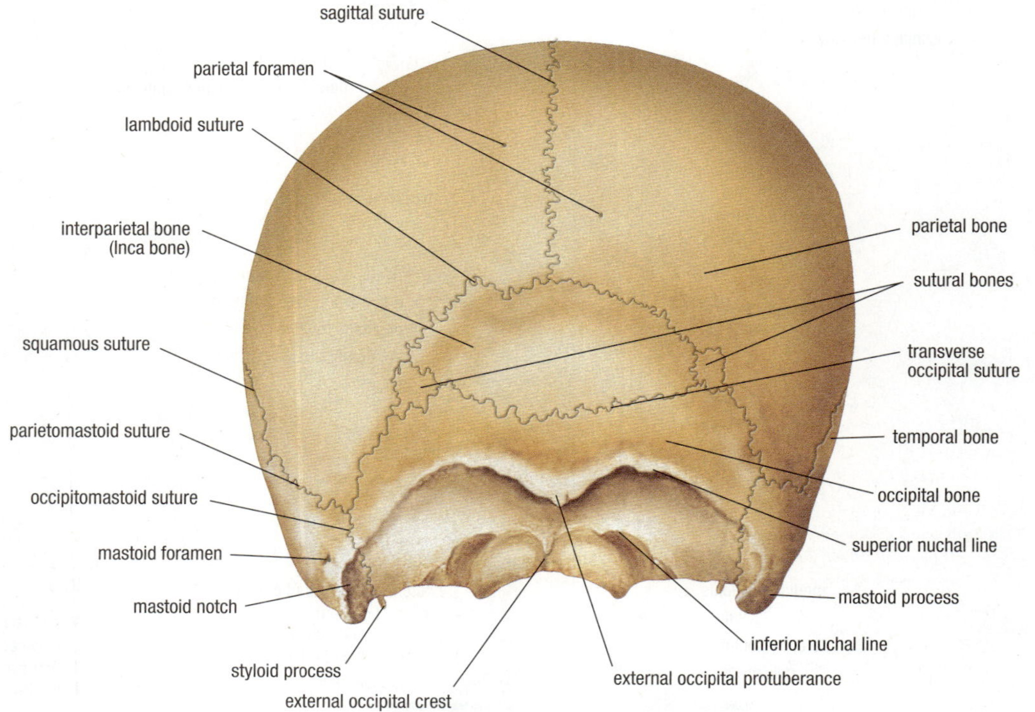

Muscular System, Anterior View

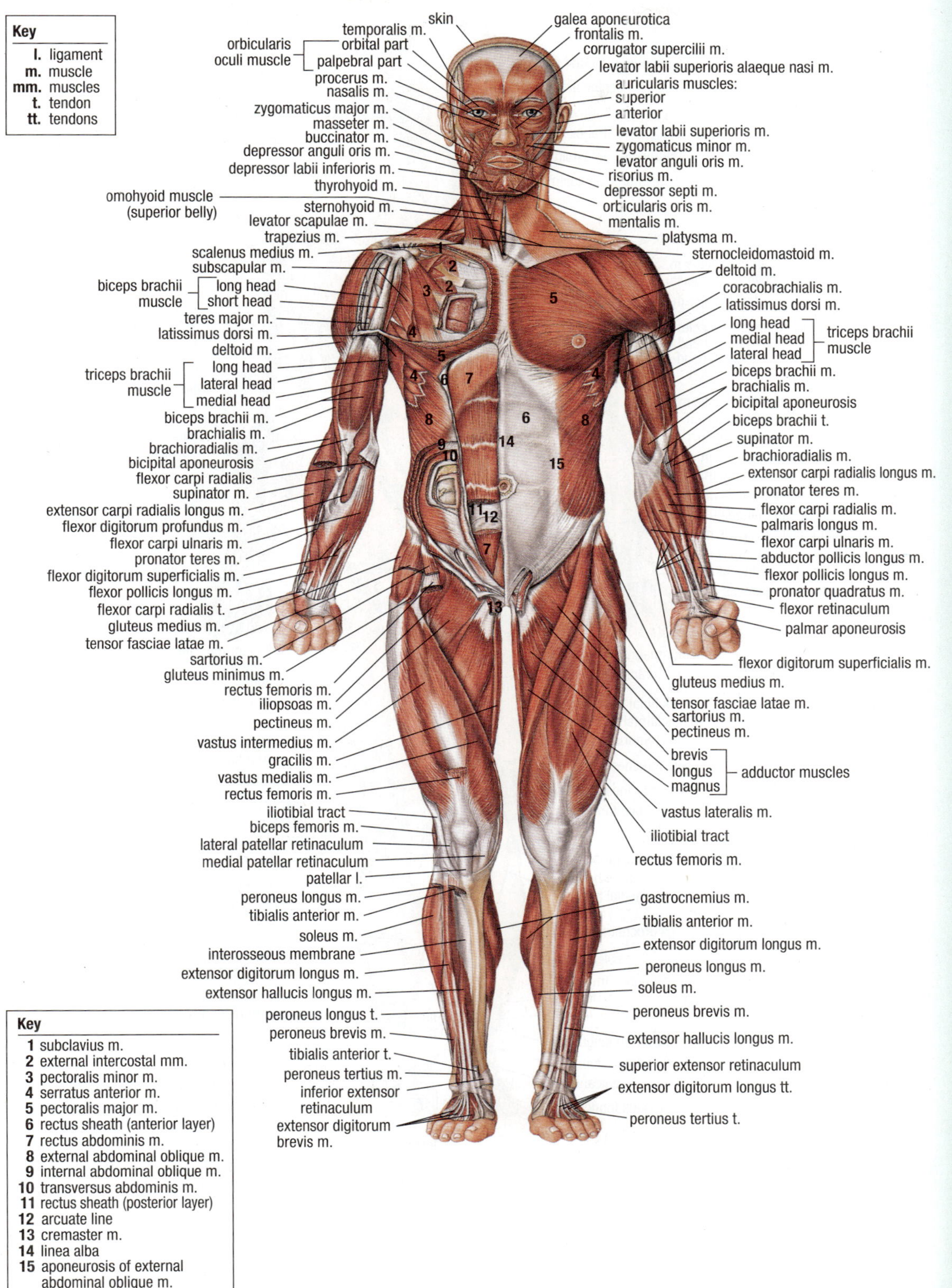

Muscular System, Posterior View

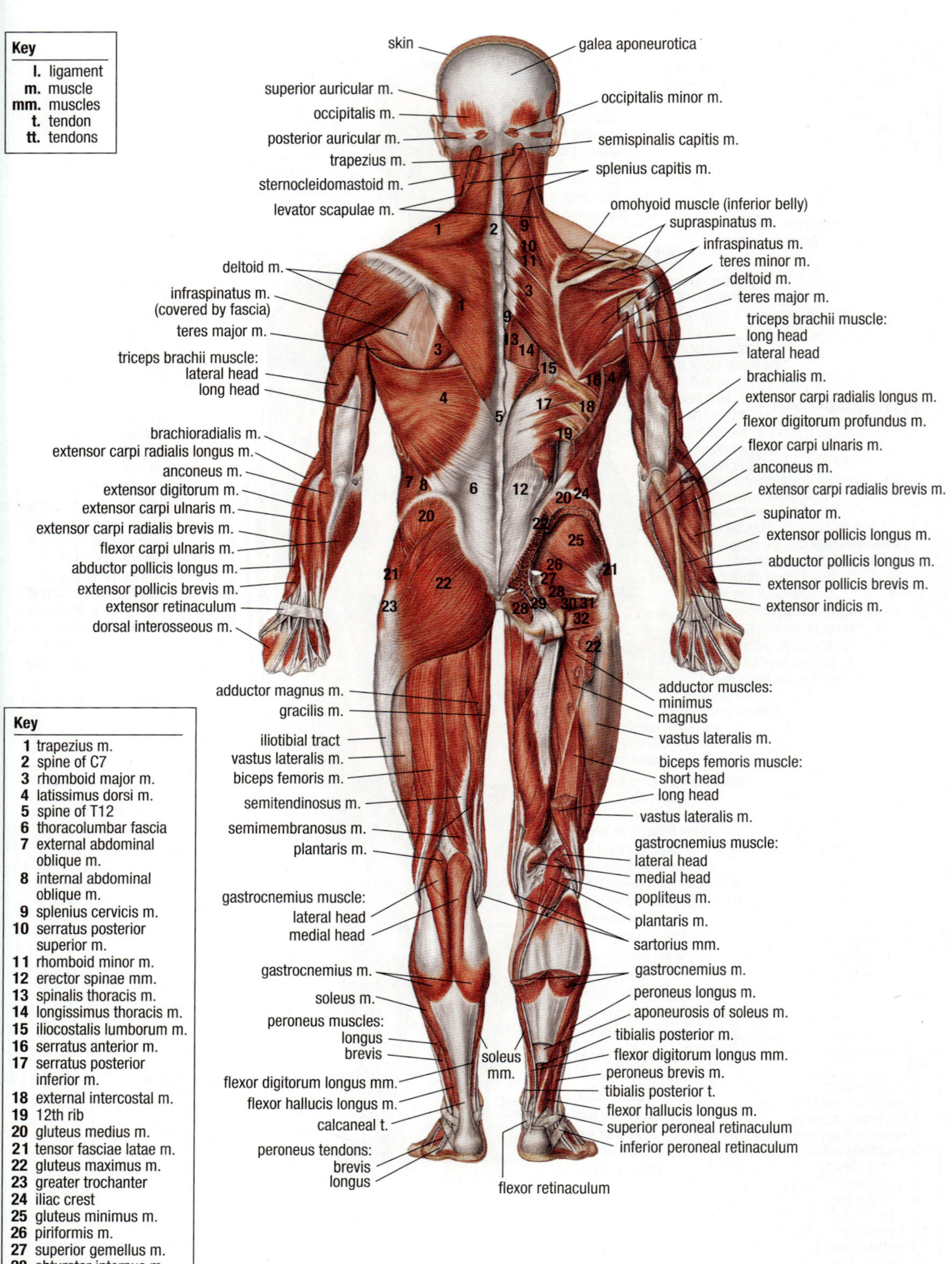

Spinal and Cranial Nerves

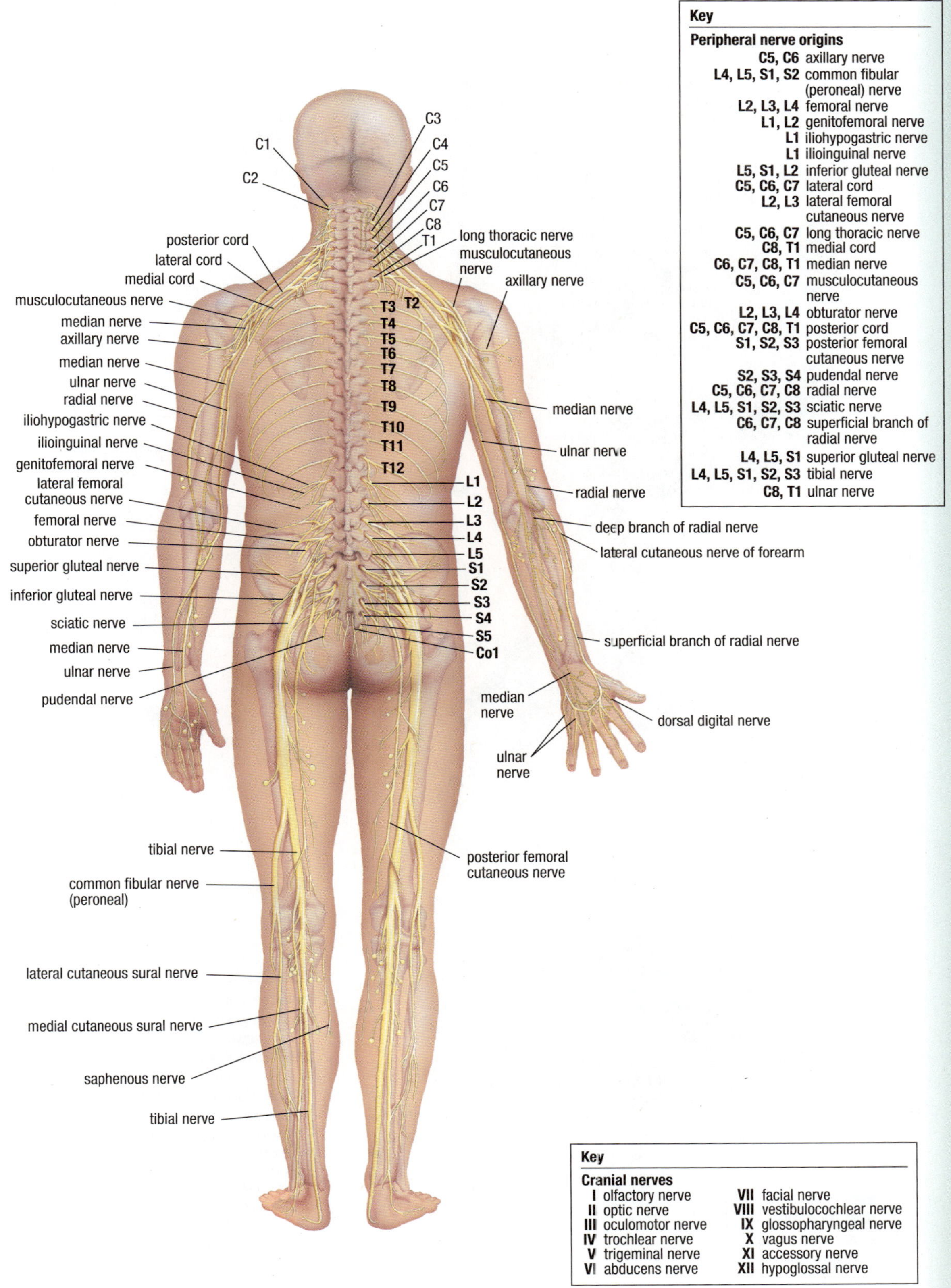

Cerebral Hemispheres

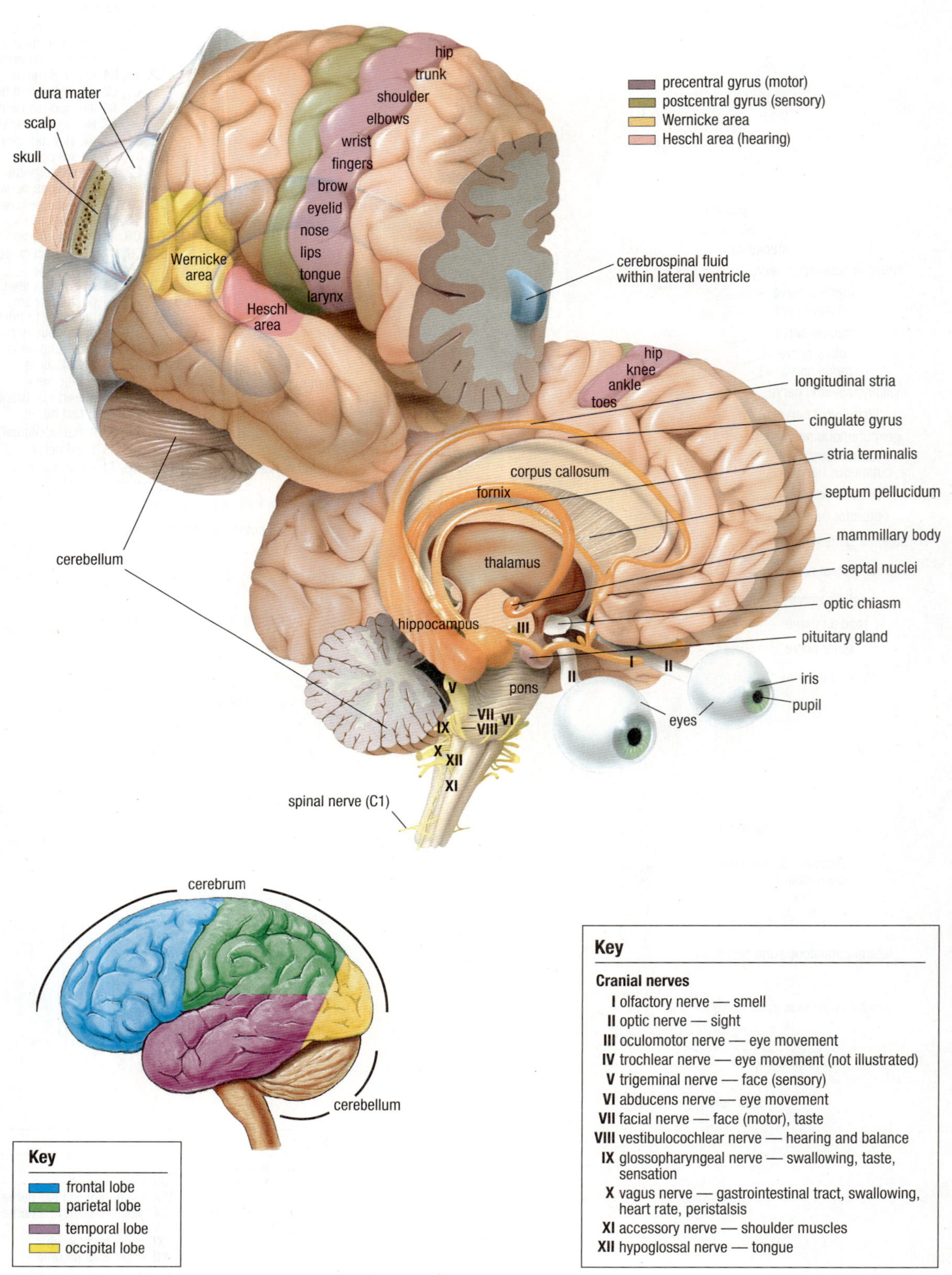

Anatomy of the Heart, Anterior View

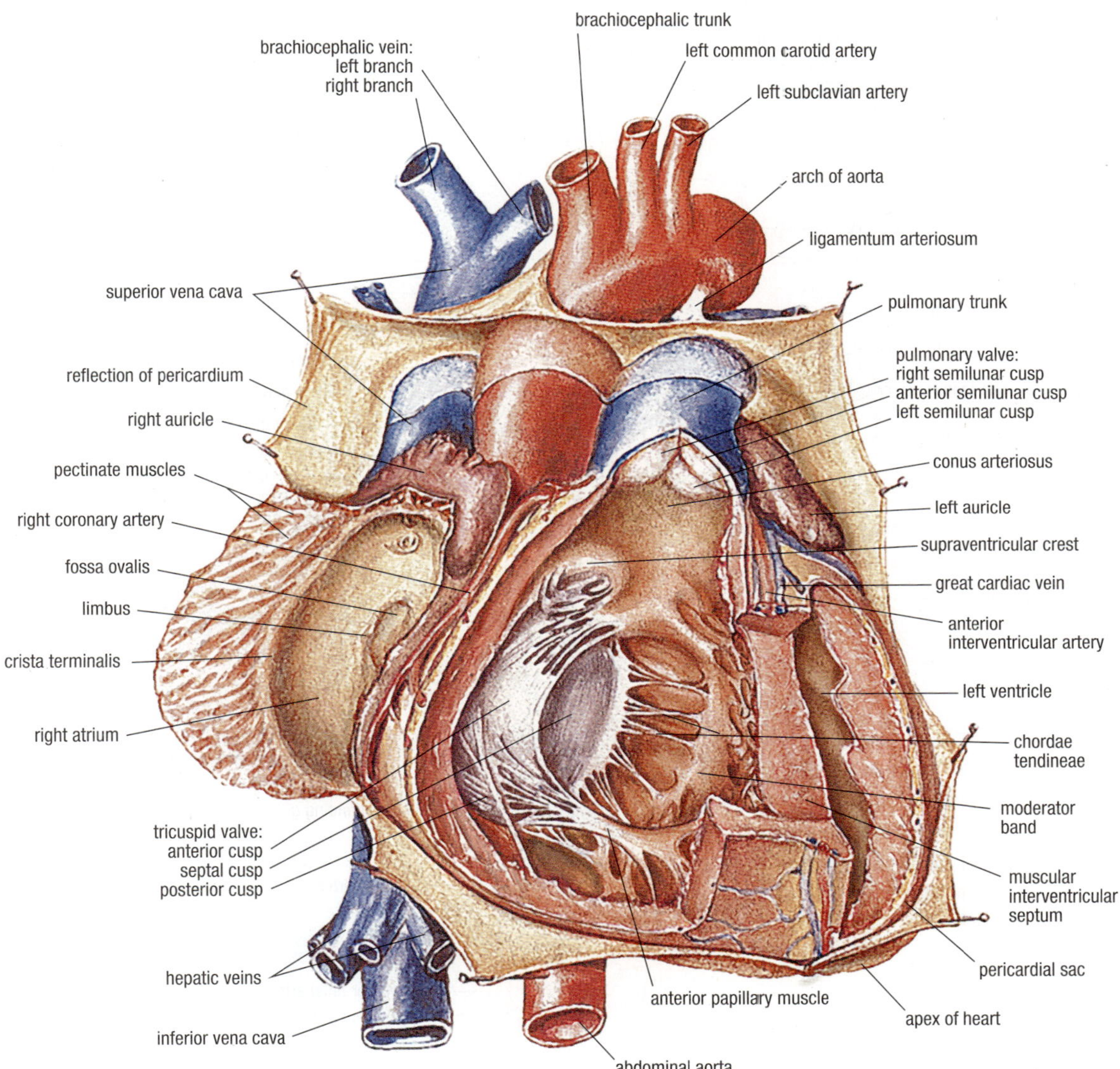

Arterial System, Anterior View

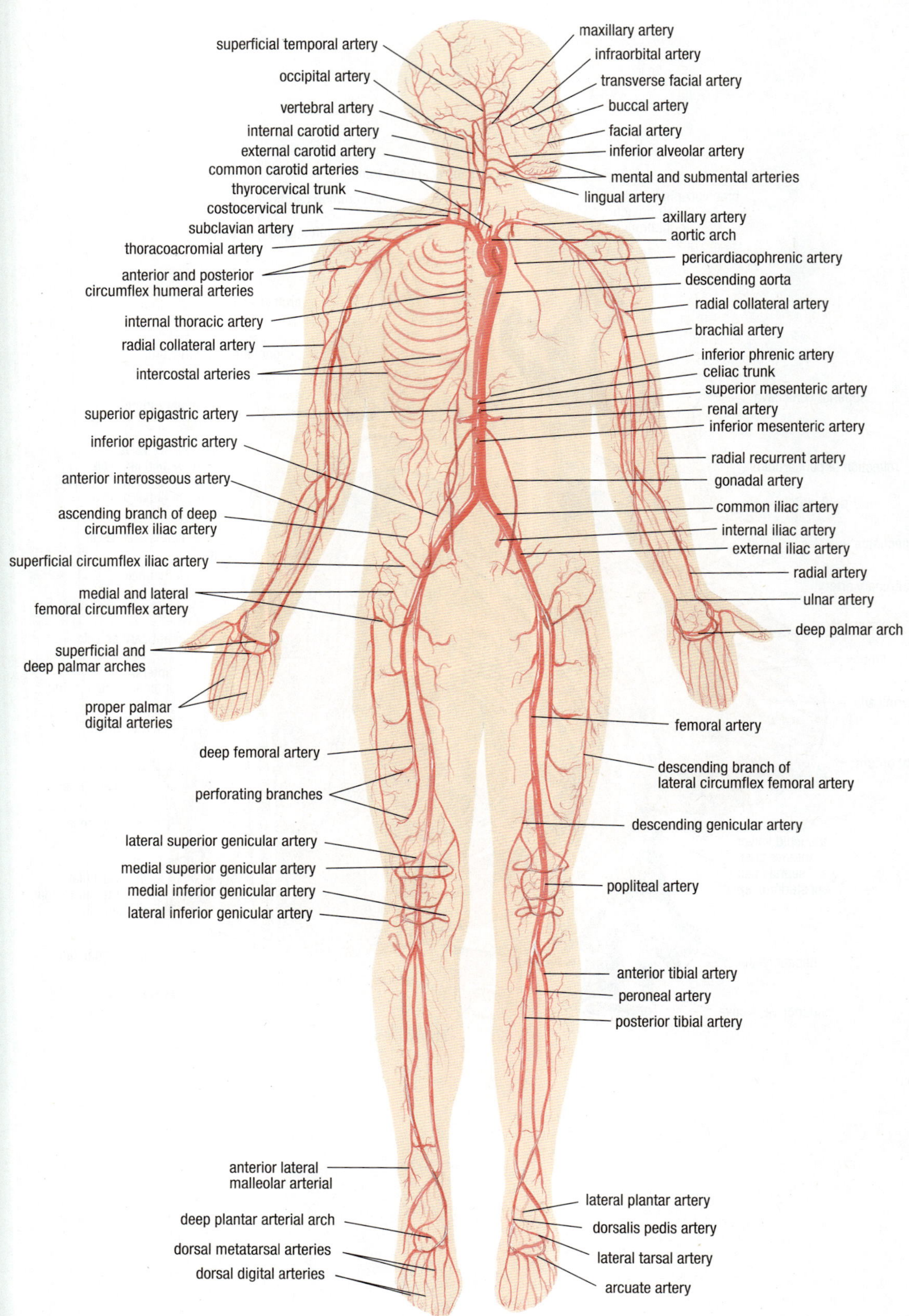

Venous System, Anterior View

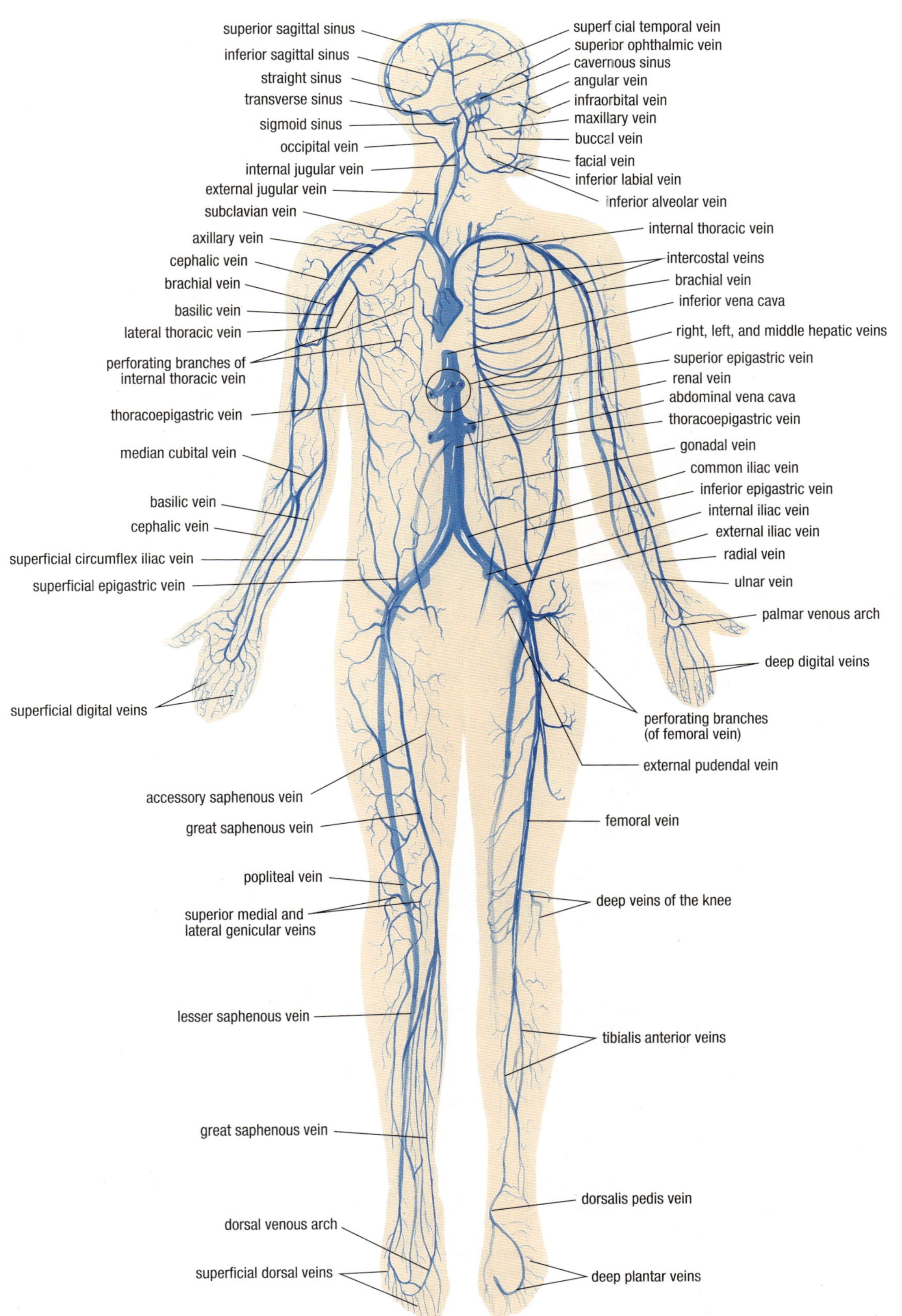

Respiratory System, Anterior View

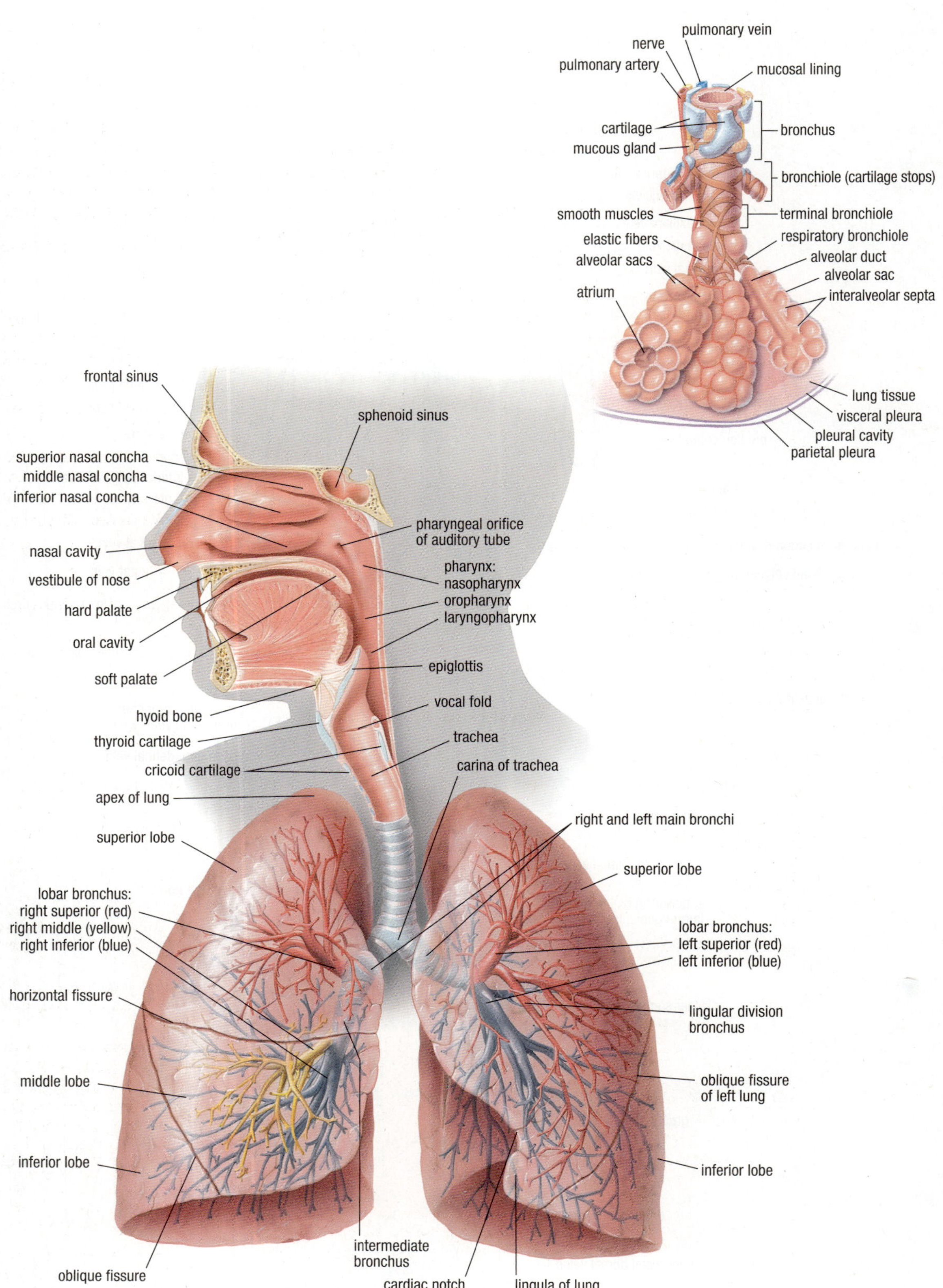

Lymphatic System, Anterior View

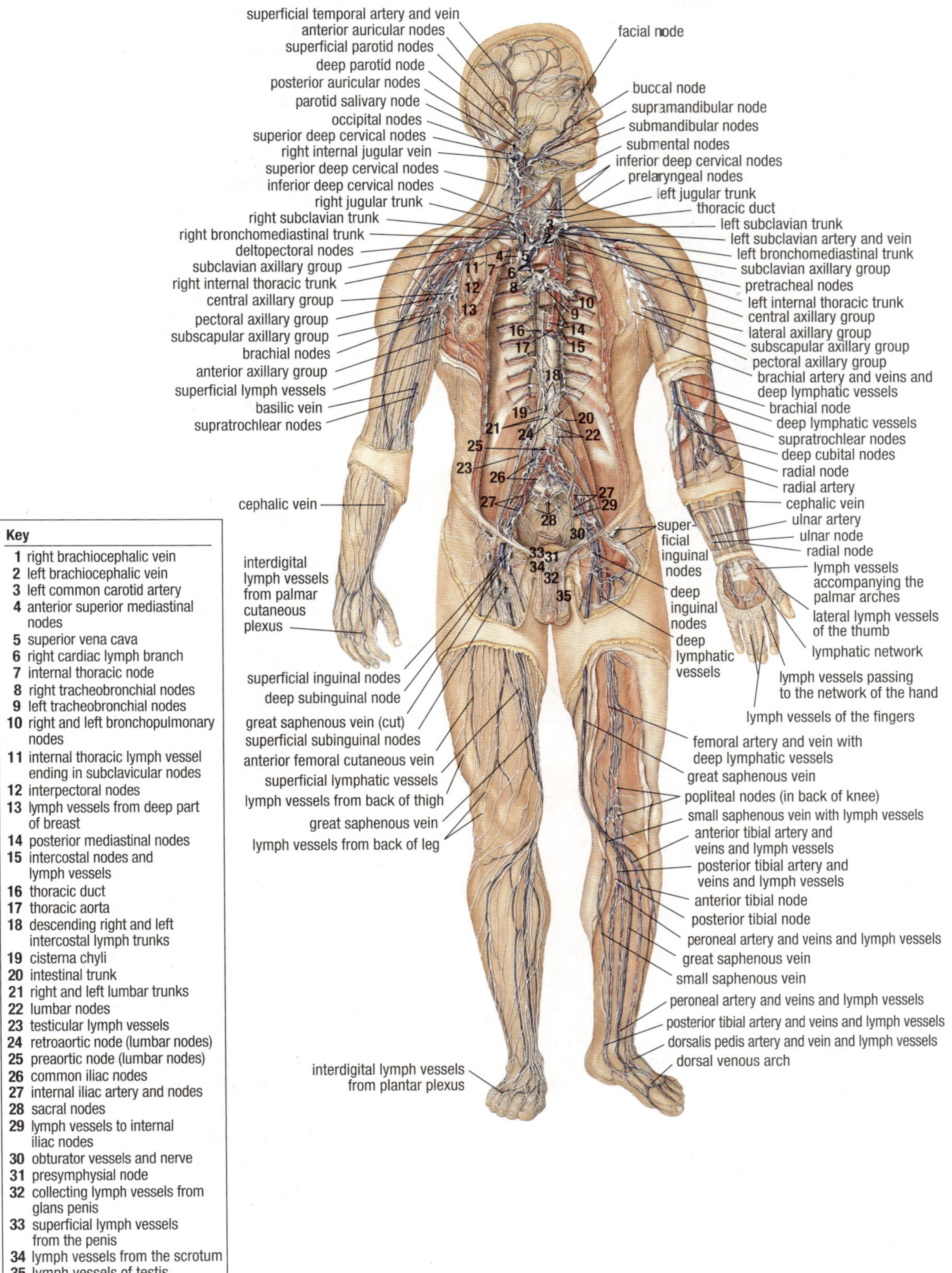

Digestive System, Anterior View

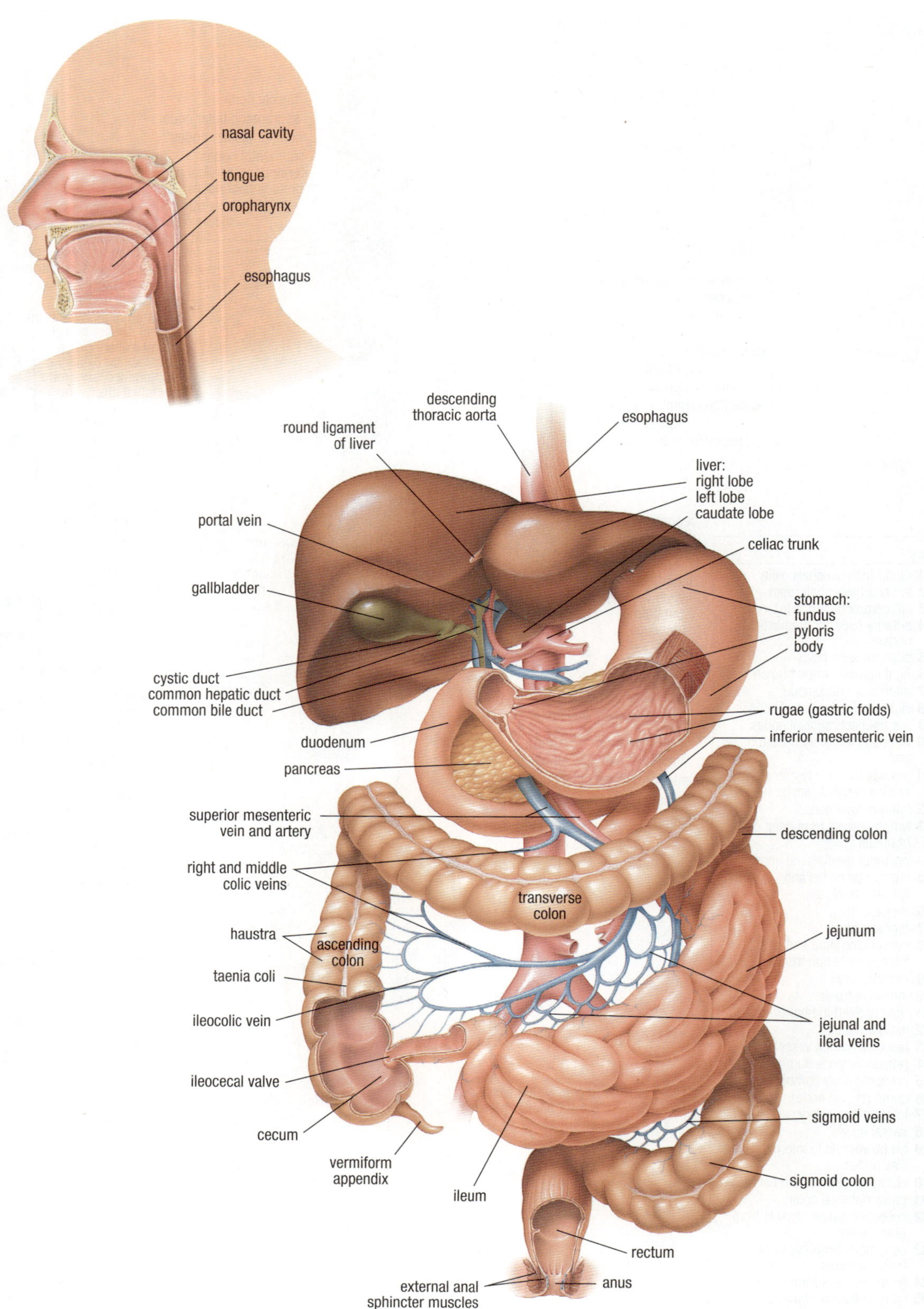

Urinary System, Anterior View

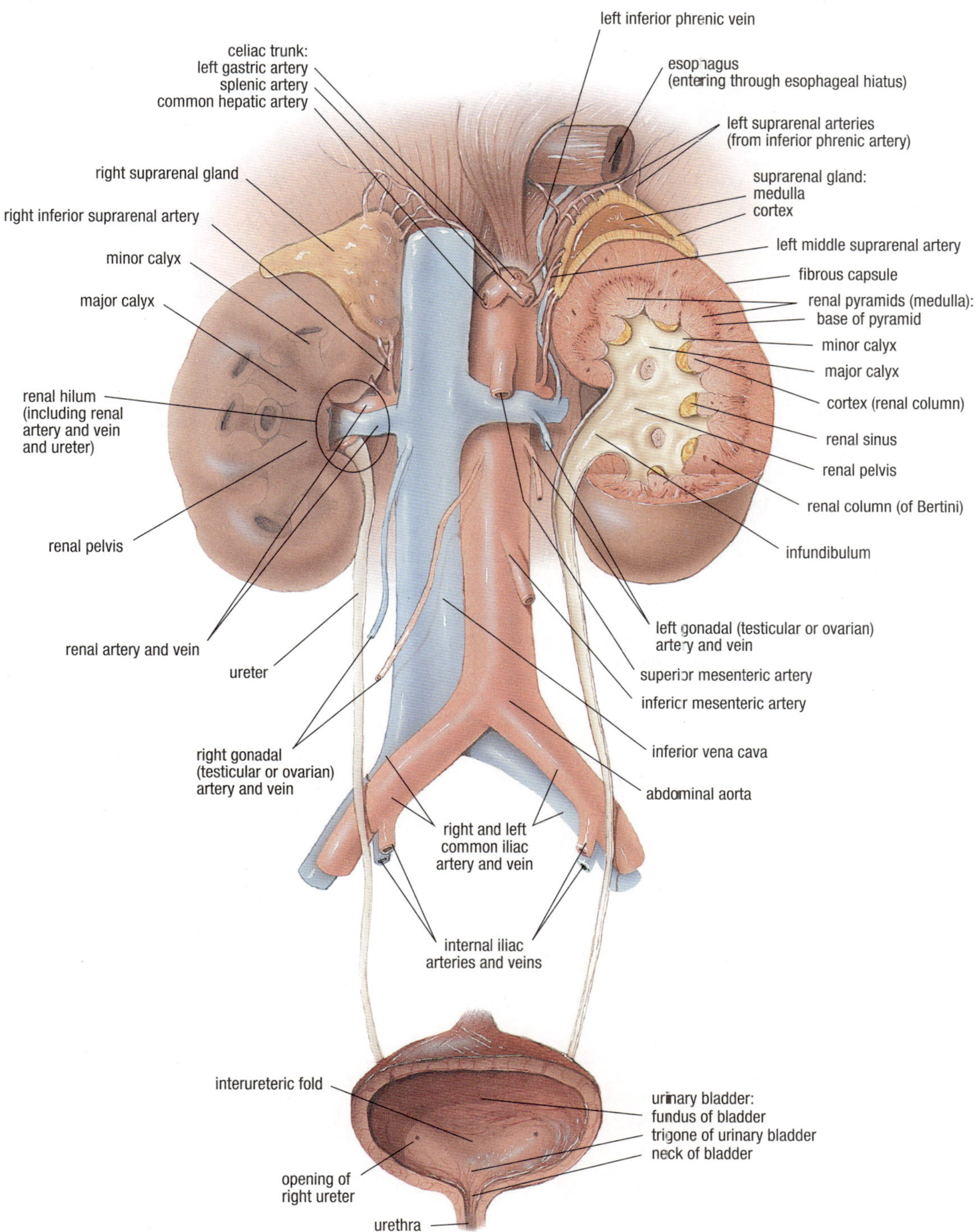

Male and Female Urogenital Systems, Midsagittal View

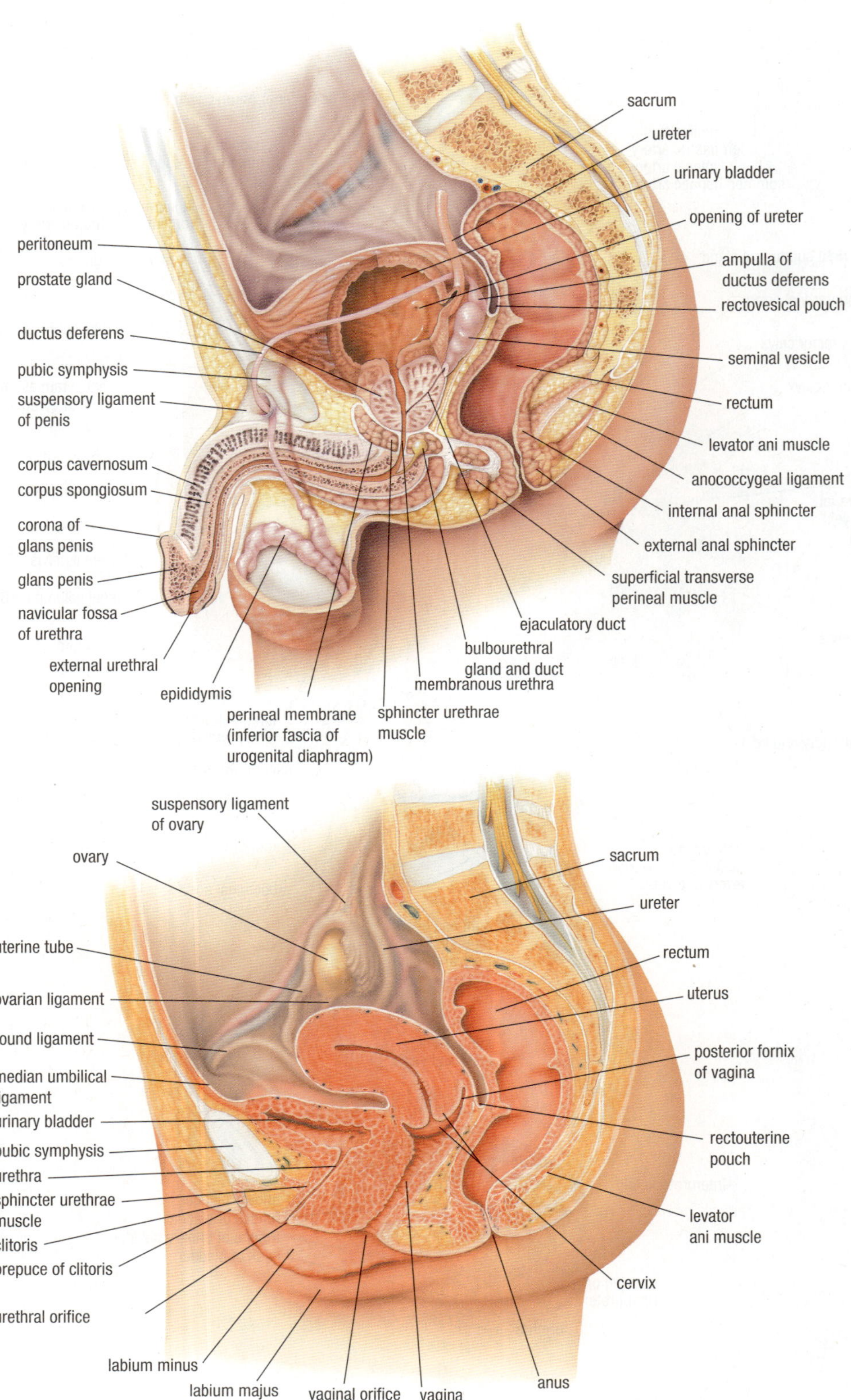

Imagery © Anatomical Chart Company

■ 찾아보기

B

C

D

E

F

G

H

I

M

N

P

Q

R

T

U

V

W

X

Y

Z